TRAITÉ

DE

CHIMIE MÉDICALE

ET PHARMACEUTIQUE

CHIMIE MINÉRALE

TRAITÉ

DE

CHIMIE MÉDICALE

ET PHARMACEUTIQUE

PAR LE

Dr R. HUGUET

Professeur de Chimie et de Toxicologie à l'École de Médecine et de Pharmacie
de Clermont-Ferrand,
Pharmacien en chef des Hospices,
Inspecteur des Pharmacies, ex-interne lauréat des Hôpitaux de Paris.

CHIMIE MINÉRALE

PARIS

LIBRAIRIE POLYTECHNIQUE, BAUDRY ET Cⁱᵉ, ÉDITEURS
15, RUE DES SAINTS-PÈRES, 15
MAISON A LIÈGE, RUE DES DOMINICAINS, 7

1894

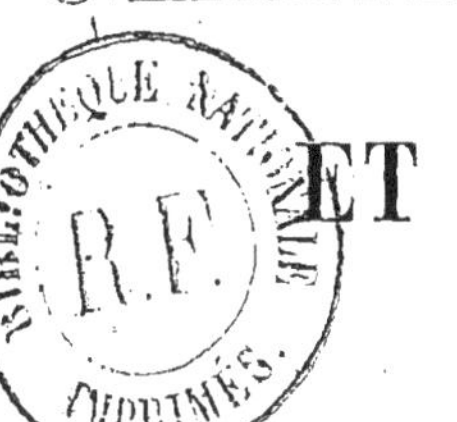

MÉTALLOIDES BI-ATOMIQUES

MÉTALLOIDES MONO-ATOMIQUES

MÉTALLOIDES TRI-ATOMIQUES

MÉTALLOIDES TÉTRATOMIQUES

MÉTAUX DE LA PREMIÈRE SECTION

MÉTAUX DE LA DEUXIÈME SECTION

MÉTAUX DE LA TROISIÈME SECTION

MÉTAUX DE LA QUATRIÈME SECTION

MÉTAUX DE LA CINQUIÈME SECTION

PRÉFACE DE L'AUTEUR

Ce livre est le résumé des leçons professées pendant dix-huit ans à l'École de médecine et de pharmacie de Clermont.

Les élèves, quelques amis trop indulgents nous ont témoigné le désir de les voir imprimer, trouvant qu'une grande partie de notre cours était éparse dans divers ouvrages peu à la portée des étudiants ou conçus dans un esprit différent ; cette dernière raison nous a vivement frappé : depuis longtemps, nous entendons dire par des personnnes, que nous jugeons du reste incompétentes sur la question parce qu'elles n'ont aucune attache directe avec la médecine ou la pharmacie, que les cours de chimie et des autres sciences dites accessoires, devraient être professés à nos étudiants dans les Facultés des sciences ; à nos établissements d'enseignement médical, on laisserait encore un cours de chimie biologique et probablement un cours de pharmacie : assurément cette manière de faire augmenterait considérablement le nombre des élèves des établissements précités ; mais, malgré la valeur de cet argument, nous ne saurions partager cette manière de voir ; nous sommes convaincu que pour enseigner la chimie médicale, il faut être médecin ou pharmacien et mieux encore les deux : nous pensons qu'un coup d'œil jeté sur notre ouvrage justifiera cette opinion : les développements donnés pour l'essai des médicaments, leurs usages médicaux, la toxicologie, occupent la partie la plus importante de ce livre.

Plan de l'ouvrage. — Nous avons apporté de nombreux changements à l'ordre habituellement adopté pour ces sortes d'ouvrages : en leur lieu et place nous les avons justifiés.

On décrit habituellement l'appareil employé à la préparation d'un corps quand on s'occupe de cette préparation ; le même appareil pouvant servir à plusieurs usages est ainsi décrit plusieurs fois ; il nous a semblé plus simple de nous occuper, dès le commencement de l'ouvrage, de la description des appareils, et de n'y plus revenir.

Il existe des cours et des traités spéciaux d'analyse, de minéralogie, de toxicologie, de manipulations, etc. : au point de vue médical, toutes ces parties de l'enseignement ne sont pour nous que des branches de la chimie ; n'était-il pas bon qu'un même ouvrage les groupât toutes, pour montrer le lien qui réunit ces diverses unités et permît ainsi de se faire facilement une idée nette, précise, de cette vaste et utile science?

En agissant ainsi, on risquait de produire un ouvrage compendieux, complexe, embrouillé, ayant en un mot les qualités opposées à celle que nous recherchons le plus : la netteté et la concision ; nous espérons avoir résolu ce difficile problème au moyen d'un dispositif assez peu usité.

Après avoir terminé l'étude des généralités nous avons abordé celle des corps simples et nous avons alors scrupuleusement suivi le même ordre, le même itinéraire dont les principales étapes sont :

État naturel. — Préparation. — Propriétés physiques et chimiques. — Caractères. — Dosage. — Altérations et falsifications. — Essai. — Usages médicaux (Formes pharmaceutiques. Doses. Absorption. Localisation. Élimination). — Toxicologie.

L'ouvrage est lui-même divisé en deux parties distinctes ; en tête de la page, en gros texte, la partie théorique concise et nette autant que nous l'avons pu ; à la partie inférieure de la même page, en texte moins gros, la partie pratique, aussi minutieusement détaillée que possible ; nous prenons l'étudiant et nous lui disons : « Voici ce qu'il vous faut, d'abord en matériel, puis en réactifs : opérez de telle manière ; arrêtez-vous ici, calculez de telle façon, etc. »

Pour être plus net encore, nous avons eu soin, tant dans la partie théorique que dans la partie pratique, d'espacer davantage le texte pour les sujets les plus importants. La minéralogie, peu importante pour le médecin, guère plus pour le pharmacien, fait l'objet d'une partie spéciale du deuxième examen de ce dernier ; pour cette raison nous avons cru devoir la faire imprimer en texte gros et espacé.

Nous espérons que le plan adopté permettra de se servir de ce livre comme d'un ouvrage de fond dans lequel on trouvera tous les renseignements utiles au point de vue professionnel : grâce à la division en deux parties et au double interlignage, une lecture rapide sera facile et permettra à la veille d'un examen de revoir en peu de temps les matières nécessaires : si nos espérances se réalisent, nous aurons été utile ; c'est notre but.

R. HUGUET.

Clermont, le 1er août 1893.

TRAITÉ DE CHIMIE MINÉRALE

MÉDICALE ET PHARMACEUTIQUE

PRÉLIMINAIRES

En jetant les yeux sur tout ce qui nous environne, nous sommes frappés par la vue d'une multitude d'objets d'une diversité infinie : tous ces objets, quels qu'ils soient, ont reçu le nom générique de *corps*.

Ce qui constitue les corps s'appelle *matière* ou *substance*. D'une manière générale, on peut dire que la matière est ce qui tombe sous nos sens.

Les corps ne sont point formés d'une substance partout continue à elle-même. Comme le démontrent leur porosité, leur faculté d'augmenter ou de diminuer de volume sous certaines influences, et même de changer d'état, ils sont constitués par une agrégation de petites masses, nommées *molécules*, placées à une petite distance les unes des autres et maintenues en équilibre par le jeu des attractions et des répulsions qui s'exercent entre elles.

Ces molécules ne sont point la dernière limite à laquelle on puisse parvenir dans la division de la matière : en faisant agir certaines forces, on peut, dans la plupart des cas, les diviser elles-mêmes en masses plus petites portant le nom d'*atomes*, qui veut dire insécable.

Dans certains corps, les molécules ne sont pas susceptibles de se diviser en atomes; on dit alors que ces corps ont une molécule et un atome qui se confondent.

Suivant l'intensité des forces qui attirent ou repoussent entre elles les molécules, les corps se présentent sous trois états différents.

1. L'*état solide*. — Cet état est caractérisé par une adhérence entre les molécules, telle qu'on ne peut les séparer que par un effort plus ou moins considérable.

2. L'*état liquide*. — Le caractère distinctif des liquides est une adhérence si faible entre les molécules, qu'elles peuvent glisser les unes sur les autres

avec une extrême facilité ; d'où il résulte que ces corps n'affectent aucune forme particulière et prennent toujours celle des vases qui les contiennent.

3. L'*état gazeux*. — Dans les gaz, la mobilité des molécules est encore plus grande que dans les liquides : non seulement il n'y a pas attraction entre les molécules, mais il y a même répulsion, de sorte que les gaz ont tendance à prendre sans cesse un volume plus grand ; cette propriété est désignée sous le nom d'*expansibilité*.

D'après W. Crookes, il faudrait admettre un quatrième état de la matière désigné sous le nom d'*état radiant;* cet état serait caractérisé par un écartement des molécules tel que celles-ci ont une trajectoire rectiligne et ne se choquent que très rarement, tandis que dans les gaz ordinaires, les molécules se choquent continuellement les unes contre les autres et par suite elles changent à chaque instant de direction.

L'ensemble de tous les corps qui existent a reçu le nom de *Nature* et l'étude de la nature s'appelle *philosophie naturelle*.

Dans la philosophie naturelle, on doit faire deux grandes divisions.

Certaines sciences étudient les corps vivants, surtout en tant que vivants, c'est-à-dire y recherchent les lois de la vie, en laissant de côté les propriétés qu'ils ont de communes avec les corps bruts ; lorsqu'elles s'occupent des corps bruts, elles n'étudient que leur manière d'être dans la nature, leurs propriétés extérieures, sans s'occuper des modifications que ces propriétés peuvent subir sous l'influence de divers agents. D'autres sciences, au contraire, en étudiant les corps bruts, recherchent et leurs propriétés extérieures et les modifications que nous pouvons leur imprimer à l'aide des agents dont nous disposons ; elles ne s'occupent pas des êtres vivants ou, du moins, ne les étudient qu'au point de vue des propriétés communes à eux et aux corps bruts.

On donne le nom de *sciences naturelles* aux premières de ces sciences, et on réserve aux secondes le nom de *sciences physiques*.

Comme subdivisions, les sciences naturelles comprennent :

1° La *zoologie* qui s'occupe des animaux;

2° La *botanique* qui s'occupe des végétaux ;

3° La *géologie* qui s'occupe des êtres non animés.

Les sciences physiques se subdivisent en

1. *Physique.* — La physique étudie les forces naturelles : pesanteur, chaleur, électricité, etc., et leurs actions sur les corps, en tant que ces actions n'intéressent pas leur constitution intime.

2. *Chimie.* — La chimie étudie les phénomènes modifiant profondément la structure et la composition des corps.

CHIMIE MÉDICALE

La chimie est la science qui s'occupe des phénomènes modifiant la molécule d'un corps dans la nature, le nombre et le mode de groupement de ses atomes, soit sous l'influence d'un autre corps, soit sous l'influence de forces d'ordres différents, telles que la lumière, l'électricité, etc.

En chimie, les corps sont divisés en *simples* et *composés*. Les *corps simples* sont ceux dont on n'a pu jusqu'à présent retirer qu'une seule et même espèce de matière.

Les *corps composés* sont ceux dans lesquels on est parvenu à séparer plusieurs substances jouissant de propriétés différentes. La notion de corps simple n'a rien d'absolu : tels corps, envisagés comme simples aujourd'hui, pourront demain être considérés comme composés, grâce à des procédés de recherche nouveaux et à des instruments plus parfaits.

Les corps simples se divisent en deux catégories, les *métalloïdes* et les *métaux*, dont les divers caractères, bien nets aux deux extrémités de l'échelle, sont beaucoup moins saillants pour les corps intermédiaires.

Les *métalloïdes* sont des corps ayant ordinairement peu d'éclat, mauvais conducteurs de la chaleur et de l'électricité, d'une densité relativement faible; les composés qu'ils forment avec l'oxygène sont généralement acides; rarement ces composés sont basiques. *Ils se combinent très aisément avec l'hydrogène.*

Les métalloïdes connus sont au nombre de quinze ; leurs analogies de propriétés les ont fait ranger par Dumas en quatre classes ou familles :

1. Oxygène	5. Fluor	9. Azote	14. Carbone
2. Soufre	6. Chlore	10. Phosphore	15. Silicium
3. Sélénium	7. Brome	11. Arsenic	
4. Tellure	8. Iode	12. Antimoine	
		13. Bore	

On étudie habituellement parmi les métalloïdes un gaz nommé *hydrogène* que ses propriétés tant physiques que chimiques devraient plutôt faire rentrer dans la catégorie des métaux.

Les *métaux* sont des corps doués de l'éclat dit *métallique ;* ils sont bons conducteurs de la chaleur et de l'électricité : leur densité est relativement considérable : leurs combinaisons oxygénées sont ordinairement basiques ; *ils ne se combinent que très rarement à l'hydrogène.* On ne connaît jusqu'à présent que deux métaux donnant avec l'hydrogène des combinaisons d'ailleurs très instables ; ce sont le cuivre et le palladium.

Le nombre des métaux connus est d'environ 50 ; ce qui porterait à 66 le nombre des corps simples.

On a proposé plusieurs classifications des métaux ; aucune n'est bonne : la plus connue est celle de Thénard ; elle est basée sur l'action que les métaux exercent sur l'eau et sur leur affinité pour l'oxygène ; la voici en résumé.

Première section. — Métaux absorbant l'oxygène à toutes les températures et décomposant l'eau à froid avec dégagement d'hydrogène :
Potassium, sodium, lithium, cæsium, rubidium, thallium.
Baryum, strontium, calcium.
Les six premiers sont appelés *métaux alcalins*, les trois derniers *métaux alcalino-terreux.*

Deuxième section, — Métaux absorbant l'oxygène à haute température, dont les oxydes sont indécomposables par la chaleur seule et qui décomposent l'eau à 100° :
Magnésium, manganèse, zirconium, yttrium, thorium, cérium, lanthane, didyme, erbium, terbium.
De tous ces métaux, il n'y a que le magnésium qui possède les caractères types de la section.

Troisième section. — Métaux absorbant l'oxygène au rouge, dont les oxydes sont indécomposables par la chaleur seule, et qui ne décomposent l'eau qu'au rouge. Ces métaux décomposent l'eau à froid en présence des acides énergiques.
Aluminium, fer, nickel, cobalt, chrome, vanadium, zinc, cadmium, uranium, glucinium.

Quatrième section. — Métaux absorbant l'oxygène au rouge, dont les protoxydes sont indécomposables par la chaleur ; ils décomposent l'eau au rouge, ne la décomposent pas en présence des acides, mais la décomposent en présence des bases.
Tungstène, molybdène, camium, tantale, titane, étain, antimoine, niobium, pélopium, ilménium.

Cinquième section. — Métaux absorbant l'oxygène au rouge dont les protoxydes sont indécomposables par la chaleur ; ils ne décomposent l'eau qu'à une température très élevée, et ne la décomposent pas en présence des acides.
Cuivre, plomb, bismuth.

Sixième section. — Métaux dont les oxydes se réduisent par la chaleur seule à une température plus ou moins élevée ; ils ne décomposent l'eau dans aucun cas.

Mercure, argent, rhodium, iridium, palladium, platine, ruthénium, or.

Cette classification renferme plus de cas irréguliers que de ceux qui suivent la règle ; elle est complètement artificielle, puisqu'elle repose non sur l'ensemble des caractères, mais sur un seul, l'oxydabilité. Aujourd'hui, on n'en tient presque plus aucun compte.

En théorie atomique (nous verrons plus tard la valeur de cette expression), on range les métaux suivant leur atomicité.

Monoatomiques : argent, lithium, sodium, potassium, rubidium, cæsium.

Diatomiques : calcium, baryum, cérium, lanthane, didyme, yttrium, erbium, strontium, magnésium, zinc, cadmium, cuivre, mercure.

Triatomiques : or, thallium, indium.

Tétratomiques : aluminium, glucinium, manganèse, fer, chrome, cobalt, nickel, plomb, platine, palladium.

Pentatomiques : uranium.

Hexatomiques : molybdène, tungstène, iridium, osmium, rhodium, ruthénium.

Pour l'étude des métaux, nous adopterons un ordre essentiellement pratique, c'est celui suivi en analyse qualitative.

M. Mendeleef a montré que les propriétés des corps simples (métalloïdes et métaux) sont fonctions des poids atomiques et que de plus cette fonction est périodique. Sa théorie lui a permis de prévoir l'existence d'un certain nombre de corps dont il a pu décrire à l'avance les propriétés et dont quelques-uns ont été découverts depuis. Ces idées ont été adoptées et développées par Lothar Meyer. Enfin, W. Crookes a traduit de la manière suivante son opinion sur ce sujet :

GENÈSE DES ÉLÉMENTS

« Il est reconnu aujourd'hui qu'il existe plusieurs rangées dans la hiérarchie et qu'entre les groupes bien définis des éléments chimiques, viennent se placer un certain nombre de sous-groupes. A ces sous-groupes, on a donné le nom de *méta-éléments*. La genèse originelle des éléments suppose l'action de deux formes d'énergie, agissant dans le temps et dans l'espace, l'une variant uniformément, en raison de l'abaissement continuel de la température ; l'autre, ayant des cycles périodiques d'augmentation et de diminution, et intimement liée à l'énergie électrique (fig. 1). Le centre de cette force créatrice projeta dans son travail à travers l'espace des germes ou sous-atomes qui s'agglomérèrent finalement dans les groupes que nous connaissons comme éléments chimiques. A cette période génésique, les particules nouvellement produites oscillant dans toutes les directions et avec toutes les vitesses, les plus rapides atteignant les traînardes, les plus lentes arrêtant les autres, il a dû se former des groupes dans certaines parties de l'espace. Les particules de chaque groupe, dont la forme d'énergie produisant le poids

atomique n'était pas d'accord avec la valeur moyenne de la masse des particules de ce groupe, sont reparties à la recherche d'autres groupes avec
lesquels elles seraient mieux en harmonie. A la longue s'est établi un équilibre stable, et nous avons notre série actuelle d'éléments chimiques à poids

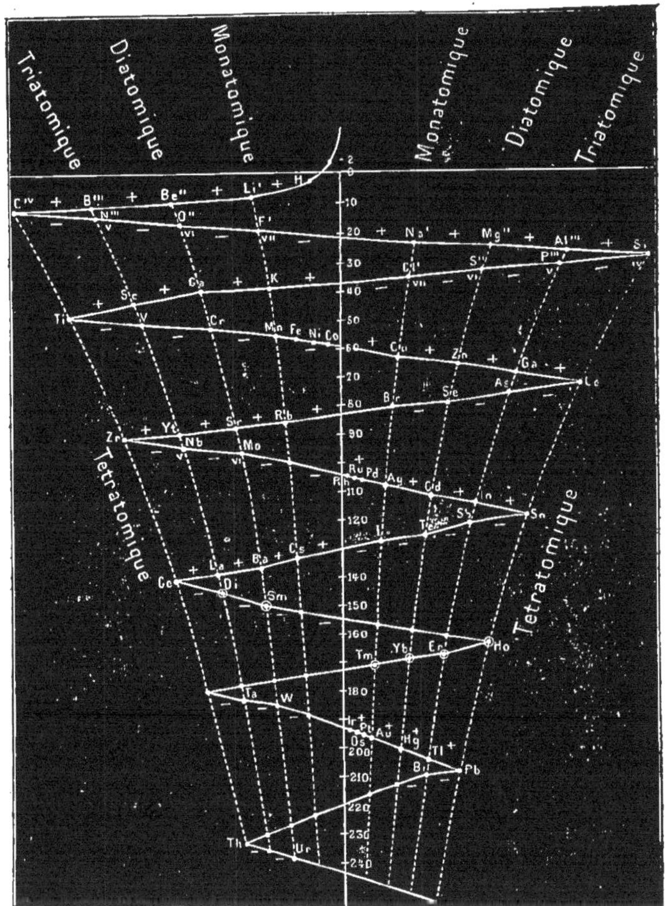

Fig. 1. — Schéma de Crookes.

atomiques définis, définis comme poids moyen d'un nombre énorme de
sous-atomes ou méta-éléments, tous très voisins de la moyenne. Le poids
atomique du mercure, par exemple, est pris égal à 200, mais l'atome du
mercure, tel que nous le connaissons, doit être regardé comme formé d'un
nombre énorme de sous-atomes, le poids de chacun d'eux variant très peu,
de part et d'autre, du nombre 200.

« Nous nous sommes souvent demandé pourquoi, si les éléments ont été
ainsi formés, nous n'avons jamais vu l'un d'eux transformé, ou être en

voie de se transformer en un autre. C'est là une question aussi futile que de demander pourquoi, dans le monde organique, on n'a jamais vu un cheval métamorphosé en vache. Avant que le cuivre, par exemple, puisse être changé en or, il faudrait qu'il fût ramené à un état plus simple et plus primitif de la matière et alors, pour ainsi dire, lancé sur le chemin qui conduit à l'or.

« Le schéma atomique (fig. 1) suppose un mouvement alternatif d'une forme de l'énergie, réglant l'état électrique de l'atome. On a trouvé que les éléments formés quand elle approche de la position centrale sont électro-positifs, et que ceux qui ont pris naissance pendant le mouvement d'éloignement sont électro-négatifs. En plus, le degré de positivité ou de négativité dépend de la distance de l'élément à la ligne centrale ; par suite, en supposant l'atome dans la position moyenne électriquement neutre, les sous-atomes qui sont d'un côté de la moyenne seront chargés d'électricité positive, ceux qui sont de l'autre côté, d'électricité négative, l'atome total étant neutre.

« Ceci n'est pas une simple hypothèse et peut prendre le rang d'une théorie. La vérification expérimentale a été poussée aussi loin qu'on peut le faire, pour déchiffrer une telle énigme. Des recherches de laboratoire, longuement poursuivies, ont montré que dans la matière qui répond à l'état d'élément défini, on peut trouver des traces différentes qui conduisent à admettre la résolution en méta-éléments ayant exactement les propriétés requises par la théorie. L'yttria, qui nous a été si utile dans les recherches électriques pour montrer les atomes électrisés négativement, ne présente pas moins d'intérêt au point de vue de la chimie, car c'est le premier corps au moyen duquel on a pu démontrer l'existence de ces sous-groupes ou méta-éléments. »   (CROOKES.)

Les corps composés sont dits *binaires, ternaires, quaternaires,* etc., suivant le nombre des corps simples qui entrent dans leur composition. En chimie minérale, les corps composés sont divisés en acides, bases, anhydrides, sels et corps neutres. Les amides, si importants en chimie organique, sont pour ainsi dire inconnus en chimie minérale.

On donne le nom d'*acides* à des composés hydrogénés dans lesquels l'hydrogène peut être remplacé en totalité ou en partie par des métaux. Ce remplacement peut être fait :

1° Directement par les métaux ;

2° Par voie de double décomposition au moyen des bases.

Ces corps ont en général une saveur aigre et rougissent la teinture bleue de tournesol. L'hydrogène remplaçable des acides porte le nom d'*hydrogène basique*

Les *bases* sont des composés ternaires formés par la combinaison d'un métal (ou d'un radical en remplissant le rôle) avec l'hydrogène et l'oxygène, susceptibles de former de l'eau en changeant leur métal contre l'hydrogène basique, par voie de double décomposition. Quand les bases sont solubles, elles ramènent au bleu la teinture de tournesol rougie par les acides : leur saveur est âcre et urineuse.

Les *anhydidres* sont des corps différents des acides ou des bases par les éléments de l'eau en moins ; mais aussitôt que ces corps se trouvent en contact avec de l'eau, ils deviennent des acides ou des bases.

Les *sels* sont des composés qui résultent le plus souvent de la substitution d'un métal à l'hydrogène basique des acides ; on peut encore dire qu'ils proviennent de la combinaison des acides avec les bases, combinaison dans laquelle les propriétés des acides et celles des bases se neutralisent mutuellement d'une manière plus ou moins complète. On peut aussi obtenir les sels par des procédés différents de ceux que nous venons d'indiquer.

Les *corps neutres* sont ceux qui ne rentrent dans aucune des catégories précédentes.

Le tableau suivant résume cette division des corps de la chimie minérale :

<pre>
                              ⎧ simples   ⎧ Métalloïdes.
                              ⎪   ⎩ Métaux.
                              ⎪
                              ⎪   ⎧ Acides.
        Corps ⎨   ⎪   ⎪ Bases.
                              ⎪ composés ⎨ Anhydrides.
                              ⎪   ⎪ Sels.
                              ⎩   ⎩ Corps neutres.
</pre>

NOMENCLATURE

Maintenant que nous connaissons les différentes espèces de corps, apprenons à les nommer.

La nomenclature chimique a pour but de désigner les corps composés par des noms qui indiquent leur composition : on forme le nom de chaque composé avec les noms des corps simples qui le constituent, en ayant soin d'énoncer d'abord le corps le plus électro-négatif, c'est-à-dire celui qui dans la décomposition par la pile se rend au pôle positif.

Le tableau suivant nous indique les divers cas à étudier ainsi que les exceptions faites à la règle :

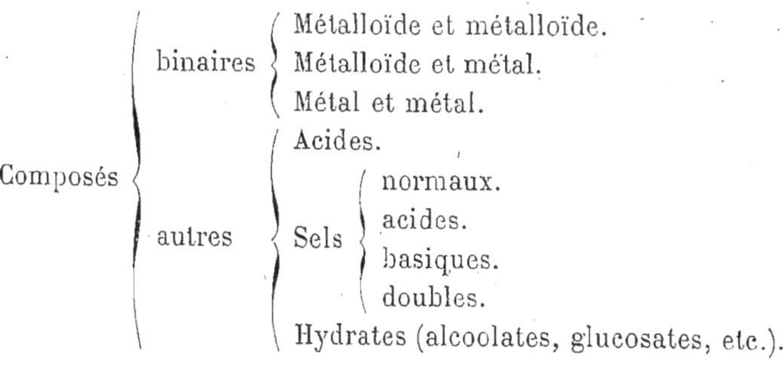

<pre>
                    ⎧ binaires ⎧ Métalloïde et métalloïde.
                    ⎪   ⎨ Métalloïde et métal.
                    ⎪   ⎩ Métal et métal.
   Composés ⎨   ⎪   ⎧ Acides.
                    ⎪   ⎪   ⎧ normaux.
                    ⎪ autres   ⎨ Sels   ⎪ acides.
                    ⎩   ⎪   ⎨ basiques.
                                ⎪   ⎩ doubles.
                                ⎩ Hydrates (alcoolates, glucosates, etc.).
</pre>

Exceptions : 1° Composés oxygénés ;
2° Composés hydrogénés (acides et neutres).

COMPOSÉS BINAIRES

Métalloïde et métalloïde. — Quand deux métalloïdes se combinent ensemble, on donne au plus électro-négatif la désinence *ure* et on le fait suivre du nom de l'autre, précédé de la préposition *de*, Ex. : Chlorure de soufre, bromure de phosphore, sulfure de carbone, etc.

Si deux métalloïdes se combinent entre eux dans des proportions variées, on distingue ces combinaisons au moyen des préfixes *proto, sesqui, bi, tri*, etc., c'est ainsi que l'on dit : bi-sulfure d'arsenic, tri-sulfure d'arsenic, etc.

Métalloïde et métal. — La règle est la même : on donne la désinence *ure* au métalloïde parce qu'il est toujours électro-négatif par rapport au métal. Ex. : Chlorure de sodium, iodure de zinc, mono-sulfure de potassium, tri-sulfure de potassium.

Métal et métal. — Quand deux métaux sont combinés, on désigne cet état par le mot *alliage de*. Ex. : Alliage de cuivre et de zinc. Si l'un des métaux est le mercure, on dit que l'on a un *amalgame*. Ex. : Amalgame de bismuth, amalgame d'or.

Exceptions. — *Composés oxygénés*. Les composés oxygénés ont une nomenclature spéciale.

Quand un corps simple, en se combinant avec l'oxygène, ne donne qu'un seul composé, le nom de ce composé se forme en faisant suivre les mots *oxyde de* du nom du corps simple. Ex. : Oxyde de zinc.

Lorsque le corps simple peut se combiner en plusieurs proportions avec l'oxygène et donner ainsi naissance à plusieurs oxydes, on distingue ceux-ci en faisant précéder le mot oxyde des préfixes *proto, sesqui, bi, tri... per*, qui indiquent des proportions croissantes d'oxygène. Ex. : protoxyde de manganèse, sesquioxyde de manganèse, bioxyde de manganèse, peroxyde de cuivre. Le préfixe *per* sert toujours à désigner l'oxyde le plus oxygéné.

Quand il n'y a que deux oxydes, on désigne encore le moins oxygéné par le mot oxyde suivi du nom du corps oxydé auquel on ajoute la désinence *eux* pour le moins oxygéné et la désinence *ique* pour le plus oxygéné. Ex. : Oxyde ferreux, oxyde ferrique : oxyde mercureux, oxyde mercurique. Si on avait quatre oxydes et même cinq, on pourrait encore les distinguer au moyen des préfixes *hypo* et *per*. C'est ainsi qu'en allant du corps le moins oxydé à celui qui l'est le plus, on a

Oxyde hypo-chloreux

— chloreux

— hypo-chlorique

— chlorique

— per-chlorique

Dans le cas où les oxydes seraient des anhydrides, c'est-à-dire donneraient par hydratation des acides ou des bases, on remplacerait le mot *oxyde* par le mot *anhydride* en employant les désinences *eux* ou *ique :* on dirait ainsi anhydride hypochloreux, anhydride chloreux, anhydride chlorique, anhydride perchlorique.

Composés hydrogénés acides. — Ces corps, que l'on désigne encore sous e nom d'*hydracides*, ont une nomenclature très simple ; on fait suivre le mot acide du nom du corps combiné avec l'hydrogène, auquel on ajoute la désinence *hydrique*. Ex. : Acide chlorhydrique, acide iodhydrique.

Composés hydrogénés neutres. — Souvent ces composés suivent la règle et on dit par exemple, phosphure d'hydrogène ; mais souvent aussi on préférera donner au mot hydrogène un adjectif qui indiquera le corps avec lequel il est combiné ; l'on dira volontiers hydrogène arsénié, antimonié, phosphoré et même hydrogène sulfuré, quoique l'hydrogène sulfuré soit un acide.

COMPOSÉS NON BINAIRES

1. — *Acides.*

Il existe deux sortes d'acides : les uns, non oxygénés, portent le nom d'*hydracides ;* nous avons déjà donné leur nomenclature ; les autres, oxygénés, portent le nom d'*oxacides ;* leur nomenclature est des plus simples ; tous dérivent (en réalité ou par hypothèse) d'un anhydride ; pour former leur nom, il suffit de remplacer le mot *anhydride* par le mot *acide*. Ex. : l'anhydride chloreux donne l'acide chloreux, l'anhydride hypochloreux donne l'acide hypochloreux, l'anhydride sulfurique donne l'acide sulfurique.

2. — *Sels.*

Les sels sont des acides dans lesquels l'hydrogène a été remplacé par un métal.

Les sels obtenus au moyen d'un hydracide sont des composés binaires, et nous avons déjà donné la nomenclature de ces corps : ainsi, quand dans l'acide chlorhydrique on remplace l'hydrogène par un métal, le potassium par exemple, on obtient un corps formé de chlore et de potassium : c'est du chlorure de potassium.

Quelquefois cependant on applique la même règle que pour les sels à oxydes; ainsi, au lieu de dire iodure de potassium, on dira quelquefois, mais rarement, iodhydrate de potasse.

Quand les sels proviennent d'un oxacide, on remplace dans le nom de l'acide la désinence *eux* par la désinence *ite*, la désinence *ique* par la désinence *ate* et l'on fait suivre le nom du métal qui a remplacé l'hydrogène, soit sous forme de substantif, soit sous forme d'adjectif. Ex. : L'acide chloreux donne des chlorites, l'acide azotique donne des azotates ; avec le zinc, l'acide azotique donne de l'azotate de zinc ou encore de l'azotate zincique.

Dans certains acides, l'hydrogène peut être remplacé par fractions par un métal. Suivant la proportion d'hydrogène remplacé, on mettra devant le nom du métal les préfixes *mono*, *bi*, *tri*, etc., indiquant le nombre de parties d'hydrogène auxquelles le métal s'est substitué. Ex. : Sulfate monopotassique sulfate bipotassique ; phosphate monocalcique, phosphate bicalcique, phosphate tricalcique.

Au sel dans lequel tout l'hydrogène a été remplacé par un métal, se joint quelquefois de l'oxyde ; on a alors des *sous-sels* et on les distingue par les mots *sesquibasique*, *bibasique*, *tribasique* dont on fait suivre le nom générique du sel et qui indiquent que les proportions de base relativement à celles qui existent dans le sel neutre sont entre elles comme un, un et demi, deux, trois. Ex. : Acétate tribasique de plomb.

Il peut arriver que deux sels ayant le même acide se combinent entre eux en proportions définies. Le composé qui en résulte porte le nom de *sel double*. Ex. : Sulfate double d'alumine et de potasse.

Certains chlorures et certains sulfures jouent le rôle, les uns d'acides, les autres de bases ; on les désigne sous le nom de *chloracides, chlorobases, sulfacides, sulfobases ;* ils se combinent entre eux pour donner des *chlorosels*, des *sulfosels*. Ex. : Le sulfure de carbone (ou acide sulfocarbonique) se combine avec le sulfure de potassium pour donner naissance à un sulfosel, le sulfocarbonate de potassium.

Hydrates. — L'eau se combine quelquefois avec certains corps pour former de véritables combinaisons ; ces composés sont désignés sous le nom d'*hydrates.*

Dans certains composés organiques, l'alcool, la glucose etc., peuvent jouer le même rôle que joue l'eau dans les hydrates ; ces combinaisons portent le nom d'*alcoolates*, de *glucosates*, etc.

NOTIONS ET LOIS DIVERSES

COHÉSION

On a donné le nom de cohésion à la force qui réunit les molécules similaires des corps ; nous savons que cette force est considérable pour les solides,
très faible pour les liquides, et que la chaleur la diminue.

AFFINITÉ

L'affinité est la force qui tend à réunir, et qui maintient réunis les atomes
qui constituent la molécule. L'affinité joue le plus grand rôle dans tous les
phénomènes chimiques ; c'est elle qui préside aux combinaisons des corps
et détermine la plupart des décompositions. Cette force peut être modifiée
dans son action par plusieurs agents dont les principaux sont la cohésion, la
chaleur, la lumière, l'électricité, la pression, l'état naissant, la force catalytique, etc.

La cohésion est un obstacle à l'affinité ; les corps à l'état solide ne se combinent que très rarement entre eux. Il faut, pour que l'affinité puisse librement s'exercer entre leurs molécules, qu'ils soient amenés à l'état liquide ou
à l'état gazeux ; c'est ce que les anciens chimistes exprimaient par cet adage
bien connu : *Corpora non agunt nisi soluta.*

CHALEUR

La chaleur diminue la cohésion ; c'est ce que démontrent les phénomènes
de la fusion et de la volatilisation ; la chaleur favorise donc l'affinité ; cependant une chaleur trop élevée peut, dans beaucoup de cas, lui être nuisible ;
ainsi une chaleur modérée favorise la combinaison de l'oxygène et du mercure,

tandis qu'une chaleur intense détruit le composé formé par ces deux corps. La dissociation est encore une preuve de ce fait.

SOLUTION

La solution agit d'une façon analogue à la chaleur : le plus souvent elle favorise l'affinité en mettant en contact intime les molécules qui doivent réagir les unes sur les autres, mais quelquefois aussi, elle détruit des combinaisons (sels d'antimoine, de bismuth) et donne aussi naissance à des phénomènes de dissociation.

DISSOCIATION

Sous l'influence de la chaleur, certains corps se décomposent brusquement et en totalité à une température déterminée, en dégageant de la chaleur : ce sont les corps explosifs. Pour d'autres corps, la décomposition est progressive et régulière, et elle atteint une limite déterminée pour une certaine température quand les produits restent en présence ; c'est là le phénomène de la dissociation.

La dissociation d'un corps peut commencer à une température inférieure à celle à laquelle ses composants se combinent : ainsi la vapeur d'eau commence à se dissocier à 1000°, tandis que la combinaison de l'hydrogène et de l'oxygène produit 2500°. La tendance qu'ont les corps d'une part à se combiner, d'autre part à se dissocier, fait que, pour une température donnée, la dissociation atteint une limite qu'on appelle *tension de dissociation*. Cette tension de dissociation croît rapidement avec la température.

La solution peut également déterminer la dissociation, qui a alors pour limite un rapport déterminé entre la quantité de l'un des éléments du corps dissocié et la quantité de dissolvant : si cet élément peut être soustrait à la solution, par dialyse ou par évaporation par exemple, la dissociation se poursuivra. Nous étudierons en détail ce phénomène à propos de la préparation du sous-azotate de bismuth.

L'électricité et la lumière peuvent également produire des phénomènes de dissociation.

LUMIÈRE

L'action de la lumière est mise en évidence par un grand nombre de faits. Ainsi, un rayon de lumière suffit pour déterminer la combinaison instantanée et violente d'un mélange de chlore et d'hydrogène; la réaction ne s'opérerait pas dans l'obscurité absolue. Divers sels d'argent et d'autres métaux sont réduits par la lumière ; c'est sur ce phénomène que repose la photographie.

De son travail *Action de la lumière sur les médicaments chimiques* P. CHASTAING a tiré les conclusions suivantes :

Théoriquement, le meilleur moyen de conserver les substances organiques consiste à les placer dans l'obscurité, ou, ce qui revient au même, dans des flacons de la couleur de la substance.

Il faut placer :

Dans l'obscurité. — Le phosphore (et les préparations où l'on cherche à le conserver en nature) ;

La solution de chlore (on peut la conserver dans un flacon rouge monochromatique) ;

L'iodure d'éthyle (au moins jusqu'à ce qu'on sache exactement l'effet de chaque radiation sur cette substance) ;

Le chloroforme (mais s'il est exempt de chloral, la précaution est inutile).

Dans le violet. — Les corps métalliques ou métalloïdiques, qui tendent à fixer de l'oxygène, et en général les sels au minimum qui tendent à passer au maximum.

Dans le jaune. — Les corps qui à la lumière tendent à se réduire (aussi bien que ceux dans lesquels il se forme un sel plus oxydé aux dépens d'une autre partie du sel qui perd de l'oxygène). Tels sont les sels au maximum en général et tous les sels riches en oxygène. On prendra les mêmes flacons pour les corps organiques.

ÉLECTRICITÉ

L'électricité peut être utilisée sous différentes formes. Les combinaisons et décompositions produites par l'étincelle peuvent en général être attribuées à la haute température qui les accompagne : cependant l'effluve donne souvent naissance à des composés spéciaux que la chaleur de l'étincelle suffirait à détruire. L'action du courant électrique mérite de nous arrêter plus longtemps.

Toutes les actions chimiques produisent, et un effet thermique, et un courant électrique : la chaleur qui mesure l'énergie chimique est aussi proportionnelle à l'énergie électrique.

Rappelons qu'en électrolyse on nomme *corps électro-positifs* ceux qui se portent au pôle négatif ou *cathode*, et *électro-négatifs* ceux qui se rendent au pôle positif ou *anode*. Dans l'électrolyse d'un sel, le métal se porte au pôle négatif, l'acide au pôle positif.

Les décompositions électro-chimiques sont soumises aux lois de FARADAY.

1° L'action chimique d'un courant est la même dans toutes ses parties.

2° La quantité de substance décomposée est proportionnelle à la quantité d'électricité dans un temps donné.

3° Quand un même courant traverse plusieurs électrolytes, les poids des éléments séparés sont entre eux comme leurs équivalents chimiques.

4° Le travail chimique intérieur qui produit l'électricité dans chaque couple de pile est équivalent au travail chimique produit dans un point quelconque du circuit extérieur.

ÉTAT NAISSANT

Sous le nom d'état naissant, on entend l'état dans lequel se trouvent les corps au moment où ils sortent d'une combinaison ; l'expérience prouve que, dans ces conditions, ils ont plus de tendance à se combiner que quand on les prend à l'état ordinaire. Ce fait, resté longtemps inexpliqué, est devenu très simple à comprendre grâce aux lois de la thermochimie.

PRESSION

La pression favorise l'affinité : ainsi, la craie chauffée dans un vase ouvert se décompose en acide carbonique et en chaux, tandis que, dans un vase fermé, elle résiste à la décomposition. Un mélange intime de soufre et de plomb comprimé, limé et comprimé à plusieurs reprises, donne du sulfure de plomb.

PHÉNOMÈNES CATALYTIQUES

On a donné le nom de phénomènes catalytiques à des phénomènes qui se produisent par le seul fait de la présence d'un corps ; pour expliquer cette action, on avait inventé une force particulière, la *force catalytique ;* mais une étude plus scientifique de ces phénomènes a montré que leur cause peut être rapportée à des effets, soit physiques (conductibilité, porosité, etc.), soit chimiques.

FERMENTS

Les ferments, soit solubles, soit organisés, donnent fréquemment naissance à des réactions du plus haut intérêt. Nous ne pouvons songer à esquisser ici leur histoire, même sommairement.

LOI DE DALTON

La loi des proportions multiples, découverte en 1807 par Dalton, chimiste anglais, peut se formuler ainsi :

« Lorsque deux corps s'unissent en plusieurs proportions, les quantités pondérales de l'un d'eux, combinées avec une même quantité du second, sont toujours entre elles dans des rapports simples. »

Ainsi l'oxygène et l'azote se combinant en 5 proportions, l'analyse des cinq composés démontre que, pour un même poids d'azote, les poids de l'oxygène sont entre eux comme les nombres 1, 2, 3, 4, 5. Il en est de même pour les deux combinaisons du chlore avec le mercure ; pour un même poids de mercure, il faudra 1 de chlore dans la première combinaison, et deux fois plus dans la seconde. On trouve assez souvent le rapport de 1 à 1,5 ou de 2 à 3.

La loi des proportions multiples ne s'applique pas seulement aux composés binaires ; on l'observe aussi dans les composés d'un ordre plus élevé ; ainsi, lorsqu'une base et un acide se combinent en plusieurs proportions, on reconnaît que, pour un même poids de base, les poids de l'acide sont constamment entre eux comme les nombres 1, 1,5, 2, 3, etc.

LOI DE GAY-LUSSAC

Lorsque les corps qui se combinent sont gazeux, ou susceptibles d'être amenés à l'état de vapeur, la même simplicité de rapports s'observe encore entre leurs volumes respectifs. Cette loi, découverte par GAY-LUSSAC, peut se formuler ainsi :

Lorsque deux gaz se combinent, leurs volumes, pris à la même température et à la même pression, sont toujours entre eux dans un rapport simple. Exemple : deux volumes d'hydrogène se combinent avec un volume d'oxygène pour donner deux volumes de vapeur d'eau ; un volume d'azote et trois volumes d'hydrogène se combinent pour former deux volumes de gaz ammoniac ; un volume de chlore et un volume d'hydrogène se combinent pour former deux volumes de gaz chlorhydrique.

Remarquons, en outre, que les volumes des composés formés sont dans des rapports simples avec les volumes des corps composants. Reprenons nos exemples : nous voyons que 1 volume + 2 volumes = 3 volumes se combinent pour donner 2 volumes, que 1 volume + 3 volumes = 4 volumes se combinent pour donner 2 volumes, que 1 volume + 1 volume = 2 volumes se combinent pour donner 2 volumes.

Ces exemples nous montrent, de plus, que si les gaz se combinent à volumes égaux, il n'y a pas de condensation ; le volume du composé obtenu est égal à la somme des volumes des composants ; si, au contraire, les composants ne se combinent pas à volumes égaux, il y a condensation ; le volume obtenu ne représente pas la somme des volumes des composants.

La loi complète de GAY-LUSSAC peut donc s'énoncer ainsi :

1° Lorsque deux gaz se combinent, leurs volumes, pris à la même température et à la même pression, sont toujours entre eux dans un rapport simple ;

2° Les volumes des composés, considérés à l'état gazeux, sont aussi en rapport simple avec les volumes des composants ;

3° Quand les volumes des composants sont inégaux, il y a toujours condensation ; cette condensation ne s'observe pas, en général, quand les volumes des composants sont égaux.

ÉQUIVALENTS

On désigne sous le nom d'équivalents les nombres qui expriment les rapports des quantités pondérables des divers corps susceptibles d'entrer, elles ou leurs multiples, dans les combinaisons chimiques et de s'y remplacer mutuellement pour former des composés chimiquement analogues. Un exemple fera facilement comprendre cette définition.

Si l'on fait dissoudre dans l'eau un composé de chlore et de mercure nommé chlorure mercurique, et qu'on place dans cette solution une lame de cuivre pesée, il se déposera du mercure, et du cuivre se dissoudra, sans que la moindre quantité de chlore se dégage. En constatant la perte de poids qu'a éprouvée la lame de cuivre et en pesant le mercure qui s'est précipité, on trouve que pour 100 grammes de mercure il s'est dissous 31^{gr},75 de cuivre : ce rapport est toujours le même, quelles que soient les quantités réagissantes des deux métaux. Que l'on prenne, en second lieu, une lame de fer et qu'on la plonge dans la liqueur cuivrique, d'où le mercure s'est déposé ; le cuivre se déposera à son tour et le fer entrera en solution. En dosant le fer dissous, on trouvera que les 31^{gr},75 de cuivre auront été remplacés par 28 grammes de fer, ce rapport restant le même dans quelques conditions qu'on se place et toujours sans qu'on observe le moindre dégagement de chlore. Enfin, qu'on prenne 28 parties de fer et qu'on les mette dans un composé de chlore et d'hydrogène nommé acide chlorhydrique, du gaz hydrogène se dégagera et le fer en prendra la place ; si on recueille le gaz qui est mis en liberté, on en obtiendra un poids égal à 1 gramme.

Il résulte de ce qui précède que 100 de mercure ayant été remplacés par 31,75 de cuivre, qui l'ont été à leur tour par 28 de fer, sans que la quantité de chlore contenue dans la solution ait varié, 28 de fer sont équivalents à 31,75 de cuivre et à 100 de mercure. Comme d'ailleurs, 1 d'hydrogène a été remplacé par 28 de fer, ces deux quantités sont encore équivalentes, et, comme enfin plusieurs quantités équivalentes à une quantité commune sont équivalentes entre elles, 1 d'hydrogène équivaut à 100 de mercure et à 31,75 de cuivre. Les nombres qui expriment ainsi les rapports selon lesquels les corps se remplacent dans les combinaisons chimiques, portent le nom d'*équivalents*. Pour ces rapports, l'hydrogène a été pris comme unité, parce qu'il est de tous les corps connus celui dont l'équivalent est le moins élevé.

SYMBOLES

Les symboles sont les lettres par lesquelles on représente un corps. Ces symboles sont ordinairement la première lettre du nom français ou latin, ou les deux premières lettres, ou la première et la dernière quand plusieurs noms commencent par la même.

Nous allons donner le nom des corps simples avec leur symbole, leur équivalent, ainsi que leur poids atomique.

TABLEAU DES CORPS SIMPLES

Nom.	Symbole.	Équivalent.	Poids atomique.	Nom.	Symbole.	Équivalent.	Poids atomique.
Aluminium	Al	13,75	27,5	Mercure	Hg	100	200
Antimoine	Sb	120	120	Molybdène	Mo	48	96
Argent	Ag	108	108	Nickel	Ni	29,5	59
Arsenic	As	75	75	Niobium	Nb	47	94
Azote	Az	14	14	Or	Au	98,3	196,6
Baryum	Ba	68,5	137	Osmium	Os	99,5	199
Bismuth	Bi	210	210	Oxygène	O	8	16
Bore	Bo	11	11	Palladium	Pd	53,25	106,5
Brome	Br	80	80	Phosphore	P	31	31
Cadmium	Cd	56	112	Platine	Pt	98,35	196,7
Calcium	Ca	20	40	Plomb	Pb	103,5	207
Carbone	C	6	12	Potassium	K	39	89
Cærium	Cé	70,65	141,3	Rhodium	Rh	52	104
Césium	Cs	133	133	Rubidium	Rb	85	85
Chlore	Cl	35,5	35,5	Ruthénium	Ru	52	104
Chrome	Cr	26,25	52,5	Samarium	Sa	»	»
Cobalt	Co	29,3	58,6	Scandium	Sc	22	44
Cuivre	Cu	31,5	63	Sélénium	Se	39,75	79,5
Décipium	De	85,5	171	Silicium	Si	14	28
Didyme	Di	72	144	Sodium	Na	23	23
Erbium	Er	166	166	Soufre	S	16	32
Étain	Sn	59	118	Strontium	St	43,75	87,5
Fer	Fe	28	56	Tantale	Ta	91	182
Fluor	Fl	19	19	Tellure	Te	64,5	129
Gallium	Ga	35	70	Thallium	Tl	204	204
Germanium	Ge	»	72,30	Thorium	Th	58,5	234
Glucinium	Gl	4,62	9,25	Thulium	Thu	»	170,7
Holmium	Ho	»	»	Titane	Ti	25	50
Hydrogène	H	1	1	Tungstène	Tu	92	184
Indium	In	567	113,4	Uranium	U	60	240
Iode	I	127	127	Vanadium	Va	51,3	51,3
Iridium	Ir	98,5	197	Ytterbium	Yb	173	173
Lanthane	La	67,5	135	Yttrium	Yt	46,25	92,5
Lithium	Li	7	7	Zinc	Zn	32,75	65,5
Magnésium	Mg	12	24	Zirconium	Zr	45	90
Manganèse	Mn	27,5	55				

THÉORIE ATOMIQUE

M. le docteur DENIGÈS a bien voulu nous accorder l'autorisation de reproduire sa brochure *Exposé élémentaire des principes fondamentaux de la théorie atomique ;* nous avons largement usé de la permission : pour nous et nos lecteurs nous ne saurions trop remercier notre ami.

Loi d'Avogadro et d'Ampère. — Les corps à l'état gazeux sont soumis, avons-nous dit, à des lois physiques simples et régulières ; si on en considère un nombre quelconque, pris dans les mêmes conditions de volume, de température et de pression, on constate que tous se contractent ou se dilatent sensiblement de la même quantité pour une même variation de température ou de pression. La dilatabilité des corps solides ou liquides est, au contraire, très différente d'un corps à l'autre.

Il doit donc, évidemment, y avoir grande analogie de structure pour les substances gazéiformes, et, au commencement de ce siècle, AVOGADRO en Italie, AMPÈRE en France, émirent l'idée que des volumes égaux de gaz pris dans les mêmes conditions de température et de pression renferment le même nombre de molécules.

Nous allons essayer d'arriver au même résultat et de démontrer l'exactitude de cette loi en nous basant sur les phénomènes de diffusion.

Lorsqu'un corps est doué d'un mouvement de translation, il y a à considérer, au point de vue du choc qu'il peut produire, deux choses, sa vitesse et sa masse.

On démontre en mécanique que la pression qu'il exerce sur un obstacle qu'il vient heurter est égale à la moitié du produit de sa masse m par le carré de sa vitesse v. Cette pression est donc $\dfrac{mv^2}{2}$, c'est ce qu'on appelle la puissance vive de ce corps, et un gaz renfermant N molécules identiques en masse et en vitesse aura pour puissance vive totale $N \dfrac{mv^2}{2}$; c'est cette force totale qui mesure évidemment la pression du gaz.

Si nous supposons pris dans les mêmes conditions de volume, température et pression x gaz, renfermant respectivement N_1, N_2, N_3,…, N_x molécules de masse m_1, m_2, m_3,…, m_x et de vitesse v_1, v_2, v_3,…, v_x, ces gaz exerçant, puisque nous les avons pris tels, la même pression sur les vases qui les renferment, doivent avoir même force vive totale, et on peut poser :

$$\frac{N_1\, m_1\, v_1^{\,2}}{2} = \frac{N_2\, m_2\, v_2^{\,2}}{2} = \dots = \frac{N_x\, m_x\, v_x^{\,2}}{2},$$

d'où

$$N_1\, m_1\, v_1^{\,2} = N_2\, m_2\, v_2^{\,2} = \dots = N_x\, m\; v_x^{\,2},$$

d'où

$$\frac{v_1^2}{v_2^2} = \frac{N_2\, m_2}{N_1\, m_1}.$$

D'autre part, les molécules gazeuses, indépendantes les unes des autres et douées d'un rapide mouvement de translation, sont susceptibles de se répandre non seulement dans le vide, mais aussi dans d'autres atmosphères gazeuses et même dans des liquides sans action chimique (exemples : l'air, les vapeurs mercurielles dans l'eau), c'est ce qu'on nomme la diffusion gazeuse.

Cette diffusion n'est pas empêchée, mais seulement ralentie par l'interposition entre le gaz considéré et le milieu où il doit se diffuser, d'un corps poreux en lames minces, tel que du graphite artificiel. Les molécules gazeuses circulent à travers les pertuis de ces diaphragmes comme à travers des tunnels, mais en ralentissant leur course, ce qui permet d'étudier aisément la vitesse de diffusion des gaz dans ces nouvelles conditions.

Par une série de nombreuses expériences, GRAHAM a démontré vers 1832 que la vitesse de diffusion des divers gaz est, à pression égale, en raison inverse de la racine carrée de leur densité, c'est-à-dire de leur masse. Or, pour volumes égaux de gaz renfermant N_1, N_2,..., N_x molécules de masses respectives m_1, m_2, ..., m_x, les masses totales sont $N_1 m_1$, $N_2 m_2$, ..., $N_x m_x$, et si nous désignons par a_1, a_2, ..., a_x les vitesses de diffusion, nous pourrons écrire, d'après la loi de GRAHAM :

$$\frac{a_1}{a_2} = \sqrt{\frac{N_2\, m_2}{N_1\, m_1}}.$$

En élevant au carré il vient :

$$\frac{a_1^2}{a_2^2} = \frac{N_2\, m_2}{N_1\, m_1},$$

et comme nous avons posé plus haut

$$\frac{v_1^2}{v_2^2} = \frac{N_2\, m_2}{N_1\, m_1},$$

il vient :

$$\frac{a_1^2}{a_2^2} = \frac{v_1^2}{v_2^2},$$

d'où

$$\frac{a_1}{a_2} = \frac{v_1}{v_2}.$$

Ces deux dernières fractions étant égales, il en résulte que les termes de

l'une sont des multiples de ceux de l'autre par un même terme, k par exemple,
et on peut écrire :

$$a_1\, k = v_1 \quad ; \quad a_2\, k = v_2,$$

ou encore

$$a_1 = \frac{v_1}{k} \quad ; \quad a_2 = \frac{v_2}{k},$$

c'est-à-dire que les vitesses de diffusion des gaz sont proportionnelles aux
vitesses de leurs molécules et que si cette vitesse change, la vitesse de diffusion changera également.

Cela posé, lorsqu'on mélange deux gaz quelconques, pris dans les mêmes
conditions de température et de pression, on constate *expérimentalement*
que la vitesse de diffusion de ces gaz n'est pas modifiée par le fait du
mélange ; il en résulte que la vitesse de translation de leurs molécules et,
par suite, leur force vive individuelle n'est pas non plus modifiée, ce qui ne
peut se produire que si ces forces vives sont égales pour les deux gaz considérés.

Dans le cas contraire, ces molécules, sans cesse en mouvement, régulari-
seraient, par leurs chocs mutuels, leurs forces vives individuelles, de telle
sorte qu'à un moment donné la force vive individuelle de toutes les molécules tendrait vers une valeur commune différente de ce qu'elle était précédemment pour chaque gaz et les vitesses de translation des molécules
seraient modifiées dans le même sens, puisque, pour un même corps, ce qui
est variable dans la force vive, c'est la vitesse et non la masse, qui reste
constante.

Il y aurait donc différence dans les vitesses de translation moléculaire et,
par suite, dans les vitesses de diffusion de chaque gaz d'un mélange, même
en faisant la correction due au changement de pression, selon qu'on mesu-
rerait ces vitesses avant ou après le mélange ; comme on a constaté, au
contraire, une identité complète entre les valeurs obtenues dans l'un et
l'autre cas, il faut qu'il y ait égalité des forces vives individuelles :

$$m_1\, v_1{}^2 = m_2\, v_2{}^2 = \ldots = m_x\, v_x{}^2 = q$$

et puisque nous avons établi plus haut que pour volumes égaux de gaz
pris dans les mêmes conditions de température et de pression on pouvait
écrire :

$$N_1\, m_1\, v_1{}^2 = N_2\, m_2\, v_2{}^2 = \ldots = N_x\, m_x\, v_x{}^2,$$

remplaçant dans cette dernière série d'égalités $m_1 v_1{}^2$, $m_2 v_2{}^2$,…, $m_x v_x{}^2$, par
leur valeur commune q, il vient :

$$N_1\, q = N_2\, q = \ldots = N_x\, q\,;$$

en divisant par q :

$$N_1 = N_2 = \ldots = N_x,$$

expression algébrique de la loi d'Avogadro et d'Ampère indiquant que volumes égaux de gaz ou corps gazéiformes pris dans les mêmes conditions de température et de pression renferment le même nombre de molécules.

Il est actuellement possible à l'aide de ces données d'établir des relations entre les poids des molécules des divers gaz ou vapeurs.

Supposons pris à la température de 0° et à la pression de 760^{mm} de mercure

1 litre d'hydrogène,

1   d°   d'oxygène,

1   d°   d'azote,

1   d°   de gaz carbonique.

On peut représenter leur poids de deux façons, soit en grammes, soit en poids d'un litre d'air ou fraction de ce poids.

En effet :

1 litre d'hydrogène pèse soit	0^{gr},09	soit son égal,	0,0692 $\times$ 1^{gr},3.
1 — d'oxygène —	1^{gr},43	—	1,1056 $\times$ 1^{gr},3.
1 — d'azote —	1^{gr},256	—	0,97 $\times$ 1^{gr},3.
1 — de gaz carb. —	1^{gr},977	—	1,53 $\times$ 1^{gr},3.

(1^{gr},3 étant le poids d'un litre d'air.)

Les quantités 0,0692 ; 1,1056 ; 0,97 ; 1,53, indiquant combien de fois 1 litre des gaz correspondants pèse de fois 1 litre d'air, s'appellent densités de ces gaz.

Si nous désignons par D la densité d'un gaz ou d'une vapeur quelconque, expérimentalement établie, le poids d'un litre de ce gaz ou de cette vapeur sera exprimé par la relation

$$D \times 1^{gr},3.$$

Si nous représentons par N le nombre de molécules contenues dans 1 litre d'hydrogène pris dans des conditions déterminées, d'après le principe d'Avogadro, 1 litre des autres gaz, pris dans les mêmes conditions, en contiendra aussi N.

Si on connaissait N, on aurait par une simple division le poids absolu de la molécule de tous ces gaz. En effet, 1 molécule d'hydrogène pèserait

$$\frac{0,0692 \times 1^{gr},3}{N} = h,$$

et 1 molécule d'un gaz quelconque X,

$$\frac{D \times 1^{gr},3}{N} = x.$$

Comme on ne connaît pas N, le poids absolu des molécules des corps gazéiformes, en grammes ou fraction de gramme, ne peut être connu, mais par contre on peut savoir combien 1 molécule d'oxygène, d'azote, de gaz carbonique, de chlore, etc., pèse de fois la molécule d'hydrogène dont le poids lui-même peut, comme nous l'avons vu, être exprimé par

$$h = \frac{0,0692 \times 1^{\mathrm{gr}},3}{N} \cdot$$

On a alors pour la molécule d'oxygène O dont le poids est

$$O = \frac{1,1056 \times 1^{\mathrm{gr}},3}{N},$$

en le comparant au poids de la molécule d'hydrogène,

$$\frac{O}{h} = \frac{1,1056 \times 1^{\mathrm{gr}},3}{N\,h} = \frac{1,1056 \times 1^{\mathrm{gr}},3 \times N}{N \times 0,0692 \times 1^{\mathrm{gr}}3} = 1,1056 \times \frac{1}{0,0692},$$

et en général pour la molécule x d'un gaz X,

$$\frac{x}{h} = \frac{D \times 1^{\mathrm{gr}},3}{N\,h} = \frac{D \times 1^{\mathrm{gr}},3 \times N}{N \times 0,0692 \times 1^{\mathrm{gr}}3} = D \times \frac{1}{0,0692},$$

d'où

$$x = h \times D \times \frac{1}{0,0692} = h \times D \times 14,44 \ \ (\text{puisque } \frac{1}{0,0692} = 14,44).$$

Et si l'on fait arbitrairement $h = 1$, on a :

$$x = 1 \times D \times 14,44 = D \times 14,44.$$

C'est-à-dire :

Le poids moléculaire ou mieux la *densité moléculaire* d'un gaz ou d'une vapeur par rapport à la molécule d'hydrogène prise pour unité s'obtient en multipliant par la constante 14,44 la densité de ce gaz ou de cette vapeur par rapport à l'air.

Nota. — La détermination des poids moléculaires est donc liée à celle des densités de vapeurs, nécessitant elle-même qu'on connaisse la température t, la pression h, le volume v et le poids p du corps gazeux considéré.

Pour les corps gazéifiables par la chaleur sans décomposition, les quantités t et h sont toujours rapidement et aisément fixées. Pour les deux autres valeurs v et p, selon le procédé employé pour la prise de la densité ou bien p est donné par une simple pesée préalable, et seule la détermination rigoureuse de v est plus ou moins délicate (méthodes GAY-LUSSAC, HOFFMANN, MEYER) ou bien, au contraire, la difficulté du problème consiste à fixer exactement p, le jaugeage de v étant une opération courante (procédés DUMAS, SAINTE-CLAIRE DEVILLE et TROOST).

En ce qui concerne les corps que la chaleur altère avant leur transformation en vapeurs, le problème se complique et paraîtrait insoluble si l'on n'avait recours aux nouvelles idées introduites dans la science par J.-H. VAN'T HOFF, d'Amsterdam.

Ce savant a émis en effet l'idée, prouvée d'ailleurs expérimentalement par la concordance parfaite des phénomènes observés et calculés, que les molécules d'un corps en dissolution très étendue se comportent comme les molécules d'un gaz parfait, c'est-à-dire qu'elles sont indépendantes les unes des autres, douées de mouvements rapides et que, choquant dans leur course les parois du vase qui les renferme, elles leur impriment une pression spéciale appelée *pression osmotique* qui est pour les solutions ce qu'est la pression gazeuse pour les substances gazéiformes.

Or, ici sur les quatre éléments t, h, v, p, nécessaires pour obtenir la densité de vapeur d'un corps, la pression osmotique h est la seule qui soit malaisée à obtenir et, de fait, sa mesure directe n'est pas encore entrée dans la pratique. Cependant on peut la déterminer indirectement en tenant compte de la relation qui existe entre l'abaissement du point de congélation des solutions étendues ou encore entre l'abaissement de la tension de vapeur des mêmes solutions et la pression osmotique et, par suite, le poids moléculaire.

Ces faits ont été découverts par M. RAOULT, de Grenoble, qui a créé sous le nom de *cryoscopie* une méthode générale pour la détermination du poids moléculaire des corps solubles dans un véhicule assez facile à congeler.

Réduit à sa formule empirique, et sans rechercher comment il se relie à la théorie de VAN'T HOFF, le principe de la méthode peut être résumé ainsi :

I. Tout corps en se dissolvant dans un composé défini liquide, capable de se solidifier, en abaisse le point de solidification.

II. On appelle *coefficient d'abaissement de solidification* pour une substance donnée, le nombre de degrés ou de fractions de degré exprimant la différence existant entre le point de solidification du dissolvant et celui d'une solution de 1 gramme de substance dans 100 grammes du dissolvant.

III. Le produit du coefficient d'abaissement d'un corps donné par le poids moléculaire de ce corps est égal à la constante 40 si le dissolvant est l'acide acétique, aux constantes 50 ou 50/2 si le dissolvant est la benzine. La constante 50/2 correspondant aux alcools, phénols et acides organiques, la constante 50 aux autres composés organiques et aux chlorures et bromures minéraux.

Avec l'eau comme dissolvant, le nombre de constantes, c'est-à-dire de catégories chimiques, est plus considérable et, par suite, la loi plus complexe.

On comprend donc que si l'on a, d'après la loi de RAOULT : Poids moléculaire × coefficient d'abaissement = constante, on peut en déduire :

$$\text{Poids moléculaire} = \frac{\text{Constante}}{\text{Coefficient d'abaissement}}.$$

Et la fixation des poids moléculaires se réduit à déterminer des points de solidification ou congélation, ce qu'on fait avec des thermomètres très sensibles donnant le 1/50 de degré.

ATOMES ET POIDS ATOMIQUES

Les molécules d'un corps représentent-elles le dernier degré de division de la matière ?

Nous avons démontré qu'elles devaient être indivisibles par les agents mécaniques, et de là se déduit la définition de la molécule :

La *molécule d'un corps est la plus petite partie de ce corps qui puisse exister à l'état de liberté.*

Les phénomènes chimiques vont nous ouvrir un nouveau point de vue et nous amener à conclure que les molécules sont à leur tour composées de parties plus petites, qui ne peuvent, il est vrai, se séparer les unes des autres sous l'influence des agents mécaniques, mais qui se disloquent dans les réactions chimiques pour former des groupements différents avec les particules provenant de la division d'autres molécules.

Lorsqu'on met, en effet, en présence de la lumière diffuse, volumes égaux de chlore et d'hydrogène, soit 1 litre de chacun de ces gaz, on obtient un mélange encore jaune verdâtre comme le chlore lui-même, mais d'une teinte un peu atténuée, et dont le volume est de 2 litres.

Si l'on observe ce mélange, on constate que la coloration propre du chlore ainsi que son odeur disparaissent peu à peu et au bout d'un certain temps (si, toutefois, les conditions extérieures de température et de pression n'ont pas changé), on a 2 litres d'un nouveau gaz dont toutes les parties sont identiques entre elles et qui est essentiellement différent des gaz générateurs : il n'est plus coloré, n'a plus l'odeur de chlore, n'est pas inflammable comme l'hydrogène, est instantanément absorbé par l'eau, etc.

Comme il est convenu que les gaz générateurs et le gaz résultant sont observés dans les mêmes conditions de température et de pression, on peut leur appliquer la loi d'AVOGADRO et écrire :

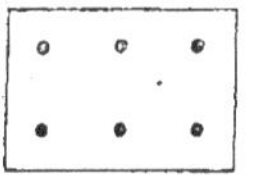

A. Schéma d'un volume de Cl renfermant 6 molécules.

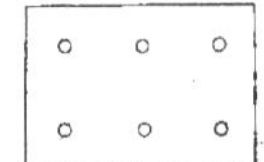

B. Schéma d'un égal volume de H renfermant 6 molécules.

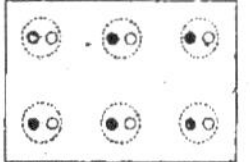

C. Schéma du volume gazeux résultant de la combinaison des 2 gaz précédents dans le cas où leurs molécules se seraient groupées 2 à 2. On voit dans cette hypothèse qu'il n'y a que 6 molécules résultantes et que, par suite, le volume gazeux est la 1/2 somme des volumes des gaz générateurs, ce qui est contraire à l'expérience.

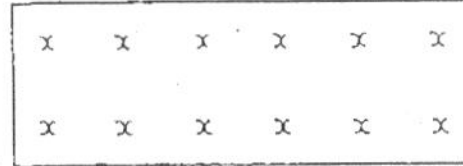

D. Schéma du volume gazeux résultant de la combinaison des gaz A et B dans le cas où les molécules du composé seraient formées par des portions de molécules des générateurs.

On voit que le volume gazeux est égal à la somme des volumes des gaz composants, ce qui est conforme à l'expérience.

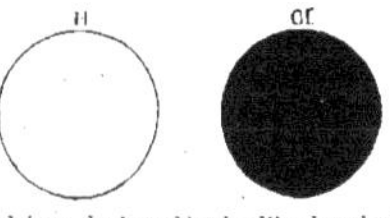

Schéma de 1 molécule d'hydrogène et de 1 molécule de chlore.

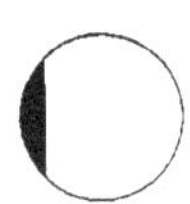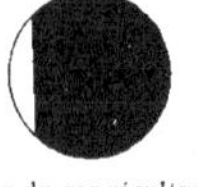

Schéma de 2 molécules du gaz résultant de leur combinaison dans le cas de partage inégal des molécules génératrices. Les molécules composées sont ici différentes entre elles.

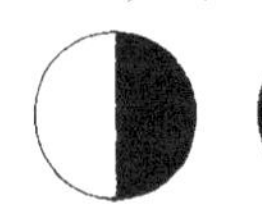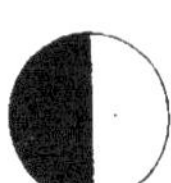

Schéma de 2 molécules du même gaz dans le cas de partage égal des molécules génératrices. Les molécules composées sont identiques entre elles.

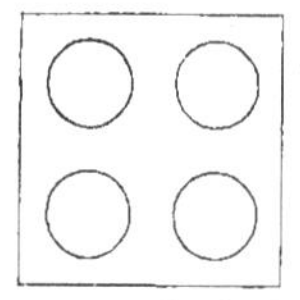
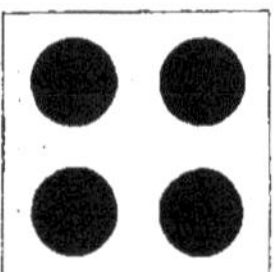

Un volume d'hydrogène
renfermant 4 molécules

+

Un égal volume de chlore
renfermant aussi 4 mo-
lécules

réunies donnent

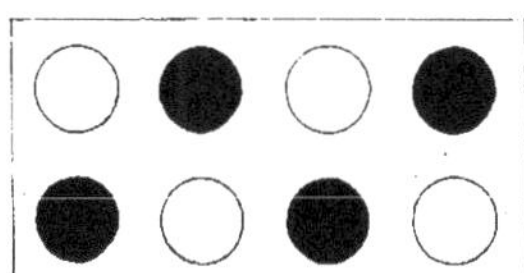
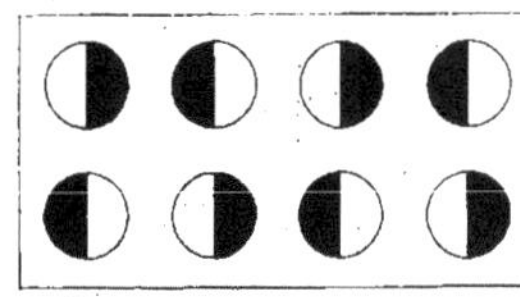

D'abord un simple mélange de 4 molécules de chlore
et 4 molécules de H occupant un volume égal à la
somme des précédents.

Puis une combinaison renfermant 8 molécules identiques composées chacune de 1/2 molécule de Cl et
1/2 molécule de H et dont le volume total est égal à
la somme de ceux des gaz générateurs.

Si 1 litre de chlore renferme N molécules,

   1 litre d'hydrogène en renfermera le même nombre.

   1 litre du gaz résultant de leur combinaison renfermera également N molécules,

et 2 litres de ce même gaz, c'est-à-dire la totalité du composé envisagé, en renfermeront 2N molécules.

S'il y avait eu simplement mélange, c'est-à-dire juxtaposition des molécules de chlore et d'hydrogène, on comprendrait qu'il y ait en tout dans le mélange 2N molécules. N + N égalant 2N ; mais il y a eu formation d'un nouveau corps dans lequel on ne retrouve plus les propriétés ni du chlore ni de l'hydrogène, il faut donc que les molécules de ces corps se soient fusionnées et non juxtaposées.

Se sont-elles fusionnées partiellement ? Assurément non, puisque le gaz résultant a toutes ses parcelles identiques ; il faut donc admettre que toutes les molécules des gaz générateurs ont participé à la combinaison et se sont réunies par groupes identiques.

Chacune des unités chimiques résultant de cette fusion (unités qui constituent les molécules du nouveau corps) est-elle composée d'*une* molécule de chlore plus *une* molécule d'hydrogène ? Non encore, parce que

Si 1 mol. de Cl + 1 mol. de H donnaient 1 seule mol. du nouveau gaz,

   N mol. de Cl + N mol. de H donneraient N mol. du nouveau gaz,

or, il y en a 2N molécules, d'après le volume occupé.

A plus forte raison ces groupes ne sont-ils pas composés de plus de 1 molécule d'hydrogène ou de chlore, car le gaz produit aurait encore moins de N molécules ; ils ne peuvent donc être constitués que de fraction de molécules des gaz générateurs puisqu'il y a 2N molécules du nouveau gaz et que chacun doit renfermer du chlore et de l'hydrogène.

Comment cette division s'est-elle effectuée ? On ne peut supposer qu'elle se soit faite en plus de deux parties, puisqu'on aurait alors une somme plus grande que 2N molécules, ni en deux parties inégales, parce que si les molécules de chlore, par exemple, étaient partagées en deux parties inégales, alors même que celles d'hydrogène seraient divisées en deux moitiés égales, on formerait par combinaison des molécules, dont la somme serait, il est vrai, égale à 2N, mais dont les unes renfermeraient plus de chlore que les autres et seraient par suite hétérogènes, ce qui est contraire à l'expérience. Il faut donc admettre, pour répondre aux diverses conditions nécessaires que nous venons d'examiner, que *dans l'acte de leur combinaison*, les molécules de chlore et celles d'hydrogène se divisent en deux parties égales, chacune des moitiés des unes se fusionnant aussitôt avec chacune des moitiés des autres pour constituer le corps composé acide chlorhydrique.

On en conclut que les molécules sont elles-mêmes susceptibles de division dans les phénomènes chimiques.

En faisant l'analyse quantitative des diverses combinaisons qui renferment un même corps, l'hydrogène, par exemple, on peut dresser un tableau montrant la fraction de molécule qui entre en combinaison :

CORPS HYDROGÉNÉS	POIDS ou, mieux, rapport moléculaire obtenu en multipliant par 14,44 la densité du corps à l'état gazeux.	QUANTITÉ D'HYDROGÈNE dans la molécule du corps considéré.
Hydrogène libre . . .	1	1 molécule
Acide chlorhydrique. .	36,5/2	1/2 mol.
Acide bromhydrique. .	81/2	1/2
Acide iodhydrique . .	128/2	1/2
Ammoniaque.	17/2	3/2
Gaz des marais. . . .	16/2	4/2
Acide acétique	60/2	4/2
Alcool éthylique . . .	46/2	6/2
Éther ordinaire. . . .	74/2	10/2

Dans ce tableau on voit que la plus petite quantité d'hydrogène renfermée dans un composé hydrogéné quelconque est égale à 1/2 molécule.

Donc la molécule d'hydrogène est divisible, mais *au plus* en deux parties égales, et la 1/2 molécule d'hydrogène est la plus petite partie de ce corps à laquelle on puisse arriver par les actions chimiques ; cette partie ultime est donc *indivisible* mécaniquement et chimiquement, c'est-à-dire par tous les agents dont nous disposons et pour cela on l'a nommée *atome*, qui veut dire insécable.

De même en dressant le tableau des principales substances phosphorées volatiles

CORPS PHOSPHORÉS	RAPPORT MOLÉCULAIRE (obtenu comme précédemment).	QUANTITÉ DE PHOSPHORE dans la molécule du corps considéré.
Phosphore (libre)	62	1 molécule
Hydrogène phosphoré liquide.	66/2	1/2 —
Hydrogène phosphoré gazeux.	34/2	1/4 —
Trichlorure de phosphore . .	137,5/2	1/4 —
Oxychlorure de phosphore. .	153,5/2	1/4 —

on trouve que l'atome de phosphore est égal au quart de sa molécule.

Enfin, par les mêmes considérations, on observe que la plus petite fraction de molécule susceptible d'exister dans une molécule entière des composés qui renferment les corps suivants est :

Pour le chlore, 1/2 molécule.
Pour le brome, 1/2 —
Pour l'azote, 1/2 —
Pour l'oxygène, 1/2 —
Pour l'arsenic, 1/4 —
Pour le mercure, 1 —
Pour le zinc, 1 —
Etc., etc.

Ce qui veut dire que les molécules du chlore, du brome, de l'azote, de l'oxygène, renferment 2 atomes ; celle de l'arsenic, 4 ; celles du mercure et du zinc, 1 seul atome, etc.

On connaît aujourd'hui environ 70 atomes d'espèces différentes qui portent un nom distinct, se représentent par un symbole correspondant spécial, et forment par leur agrégation diverse les molécules de toutes les substances connues.

Lorsque tous les atomes d'une molécule sont identiques entre eux, la molécule est dite simple et on peut la schématiser par un cercle divisé en autant de secteurs égaux qu'elle renferme d'atomes :

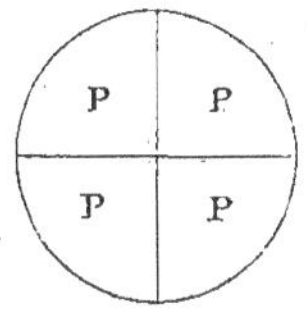
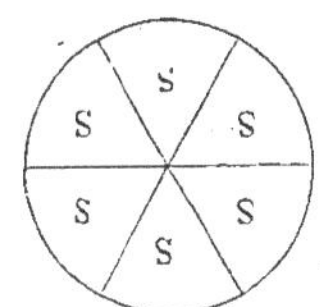

Fig. 3.

1 molécule de phosphore renfermant 4 atomes identiques entre eux.

1 molécule de soufre (à 500°) renfermant 6 atomes identiques entre eux.

On la représente aussi par le symbole de l'atome surmonté d'un exposant indiquant le nombre d'atomes par molécules.

Ex. : P^4 pour le phosphore ; S^6 pour le soufre à 500°.

Lorsqu'un corps ne renferme que des molécules simples, on l'appelle corps simple. Il y a évidemment autant de corps simples que d'atomes d'espèces différentes, c'est-à-dire 70 environ.

Si les atomes constituant la molécule sont différents les uns des autres, on a une molécule composée qu'on peut figurer par un cercle renfermant autant de secteurs semblables qu'il y a d'atomes identiques, autant de secteurs différents qu'il y a d'atomes divers :

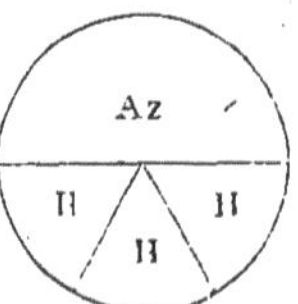

Fig. 4. — 1 molécule d'ammoniaque renfermant 3 atomes d'hydrogène identiques et 1 atome d'azote.

Ce qui peut se traduire sous une autre forme, en écrivant à la suite les uns des autres les symboles des divers atomes composants avec l'exposant qui indique le nombre de ces atomes, lorsque ce nombre est supérieur à l'unité.

Ex. : AzH^3 pour l'ammoniaque ; SO^4H^2 pour l'acide sulfurique, etc.

Un corps composé est celui dont les molécules (d'ailleurs toutes identiques entre elles) sont composées.

Quand il ne rentre dans la molécule que deux espèces d'atomes, le composé est *binaire*, telle est l'ammoniaque AzH^3 ; il est *ternaire* quand il y a trois espèces d'atomes, tel est l'acide azotique AzO^3H ; *quaternaire* quand il en a de quatre espèces, comme dans l'urée $COAz^2H^4$, etc.

. . . .

Nous avons vu plus haut, en examinant la composition quantitative des principales combinaisons hydrogénées, que l'atome d'hydrogène est égal à la 1/2 molécule de ce corps, il en résulte qu'en adoptant, ainsi que nous l'avons fait, le nombre 1 pour *rapport moléculaire* de l'hydrogène, nous sommes conduits à attribuer à son atome le rapport 1/2.

Pour éviter les fractions, on est convenu de doubler le rapport moléculaire de l'hydrogène, c'est-à-dire de le faire égal à 2, ce qui n'a aucun inconvénient puisque le chiffre choisi est arbitraire. Il faut alors doubler les rapports moléculaires de tous les autres corps et le rapport atomique doublant aussi devient pour l'hydrogène, $2 \times 1/2 = 1$; c'est, par suite, le rapport ou poids atomique de l'hydrogène qui est pris pour unité des poids moléculaires et atomiques de tous les corps.

Pour que les rapports moléculaires restent comparables, il faut, dans la formule démontrée précédemment pour obtenir le poids moléculaire x d'un corps à l'aide de sa densité D à l'état gazeux :

$$x = h \times D \times 14,44,$$

remplacer h par 2 ; il vient alors :

$$x = 2 \times D \times 14,44 = D \times 28,88.$$

On peut donc énoncer ainsi les règles conventionnelles adoptées au sujet des poids des molécules et des atomes :

I. *Le poids, ou plus exactement le rapport atomique d'un corps s'obtient en multipliant par* 28,88 *sa densité à l'état gazeux.*

II. *Le poids, ou mieux, le rapport atomique d'une substance simple s'obtient en examinant les diverses combinaisons qui renferment cette substance, en regardant quelle est la plus petite fraction de molécule de la substance considérée rentrant dans ces composés, enfin en divisant le poids moléculaire déjà trouvé par le dénominateur de cette plus petite fraction.*

On obtient encore les poids atomiques à l'aide de la chaleur spécifique moyenne de ces corps, ainsi que l'ont signalé DULONG et PETIT.

On appelle *chaleur spécifique* d'un corps la quantité de chaleur nécessaire pour élever la température de 1 gramme de ce corps d'un certain degré thermométrique au degré immédiatement supérieur, de 26° à 27°, par exemple, de 30° à 31°, etc.

Cette quantité de chaleur n'est pas constante dans toute l'étendue des températures usuelles, mais elle oscille autour d'une valeur moyenne qu'on appelle *chaleur spécifique moyenne* entre telle et telle température.

Or, DULONG et PETIT ont reconnu que cette chaleur spécifique C (obtenue par l'expérience), multipliée par le poids atomique P du corps correspondant, égalait un nombre sensiblement constant et voisin de 6,66.

On a donc :

$$P \times C = 6,66,$$

d'où

$$P = \frac{6,66}{C}.$$

Ce qui veut dire qu'on peut obtenir le poids atomique d'un corps en divisant le nombre constant 6,66 par la chaleur spécifique de ce corps.

ATOMICITÉ OU VALENCE; RADICAUX

Dans l'exemple cité précédemment à propos des atomes, nous avons vu qu'*un* atome d'hydrogène fixait *un* atome de chlore pour donner une molécule d'un corps composé, le gaz chlorhydrique. — Or, quelle que soit la combinaison hydrogénée *binaire* où l'hydrogène ne rentre que pour *un* seul atome, on constate que cet atome ne fixe jamais plus d'*un* atome d'un autre et même corps ; pour cette raison on le dit *monoatomique* ou mieux *monovalent*.

Il en est de même des atomes de chlore, brome, potassium, sodium, argent, etc. Ce sont des corps *monovalents;* ils sont pris par suite pour unités de valence.

Au contraire, les atomes d'oxygène, de soufre, zinc, mercure, cuivre, etc., peuvent fixer au maximum 2 atomes d'un corps monovalent tel que l'hydrogène ou le chlore, par exemple; ils sont dits *bivalents* ou encore *divalents*. Le bore, l'or pouvant fixer 3 atomes monovalents, sont dits *trivalents*.

Le carbone, pouvant en fixer 4, est dit *tétravalent*, etc.

Ainsi, pour déterminer le degré de valence ou quantivalence d'un corps A quelconque, on cherche à le combiner avec la plus grande quantité possible d'un corps monovalent, tel que l'hydrogène, le chlore, le sodium ou l'argent, par exemple ; le composé ainsi formé étant analysé indique combien d'atomes monovalents ont été fixés par l'atome du corps A. Ce nombre d'atomes indique la valence cherchée.

Il importe d'observer que les atomes d'un même corps ont souvent plusieurs valences : ainsi l'ammoniaque AzH^3 dans laquelle l'azote fonctionne comme trivalent et est saturé vis-à-vis de H seul, se combine énergiquement à la température ordinaire avec ClH pour former le composé $ClAzH^4$ dans lequel l'azote fixant 5 atomes monovalents fonctionne comme pentavalent.

Cependant, nous pouvons dire que dans la limite des actions chimiques que nous pouvons produire :

Série impaire I			Série paire II		
Sont monovalents	1° Les Chloroïdes.	Fluor. / Chlore. / Brome. / Iode.	**Sont bivalents**	1° Les Oxoïdes.	Oxygène. / Soufre. / Sélénium. / Tellure.
	2° Les Natroïdes.	Lithium. / Sodium. / Potassium. / Argent.		2° Les Calcoïdes.	Calcium. / Baryum. / Strontium.
Sont trivalents		Bore. / Or. / Thallium.		3° Les Magnésoïdes.	Magnésium. / Zinc. / Cadmium.
				4° Les Cuproïdes.	Cuivre. / Mercure.
Sont trivalents ou pentavalents	Les Azotoïdes.	Azote. / Phosphore. / Arsenic. / Antimoine. / Bismuth.	**Sont bivalents ou tétravalents**	1° Les Sidéroïdes.	Fer. / Nickel. / Cobalt. / Chrome. / Aluminium.
				2° Les Anthracoïdes.	Carbone. / Silicium. / Etain.
				3° Les corps se rattachant au plomb et au platine.	

Nous avons mis de côté (I) les éléments de valence impaire, de l'autre (II) ceux de valence paire, car il est à remarquer que les valences diverses d'un même corps diffèrent presque toujours de deux unités. Elles sont, à peu près constamment, pour une même substance, paires ou impaires. Ainsi le phosphore est tri ou pentavalent : le fer bi ou tétravalent.

. . . .

M. Kékulé a eu le premier l'idée de représenter schématiquement les atomes monovalents par une sorte d'aimant sphéroïde à coupe circulaire à un seul centre d'attraction (un seul pôle) : les corps polyvalents par des aimants prismatiques, à coupe rectangulaire, présentant autant de centres d'attraction que la quantivalence du corps l'indique :

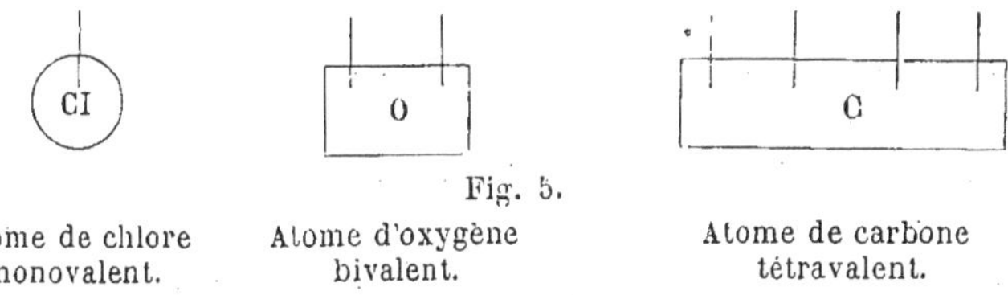

Fig. 5.

Atome de chlore   Atome d'oxygène   Atome de carbone
monovalent.   bivalent.   tétravalent.

Pour indiquer les combinaisons on joint deux à deux les centres d'attraction des atomes combinés, deux lignes se confondent alors en une seule n'ayant plus d'extrémité libre et indiquant l'échange de 2 valences.

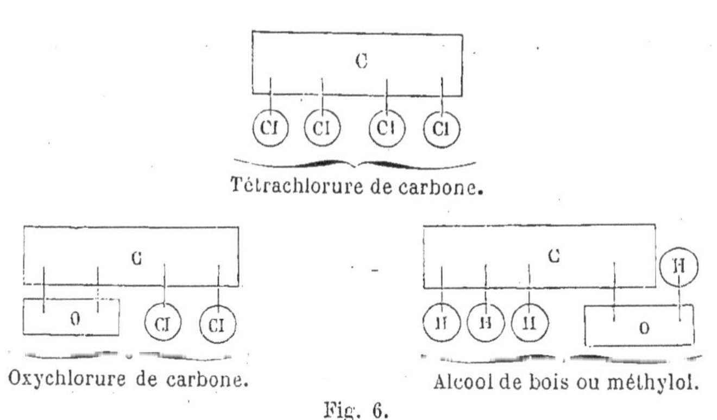

Tétrachlorure de carbone.

Oxychlorure de carbone.   Alcool de bois ou méthylol.

Fig. 6.

Au lieu d'employer ces symboles qui frappent l'œil, mais compliquent la représentation graphique, l'on procède différemment aujourd'hui. C'est ainsi qu'on est convenu d'écrire :

$$\text{Le tétrachlorure de carbone} \quad Cl' - \overset{\displaystyle Cl'}{\underset{\displaystyle Cl'}{C^{IV}}} - Cl'$$

$$\text{L'oxychlorure} \qquad \begin{array}{c} \mathrm{Cl'} \\ | \\ \mathrm{C^{IV}} = \mathrm{O''} \\ | \\ \mathrm{Cl'} \end{array}$$

$$\text{L'alcool de bois} \qquad \begin{array}{c} \mathrm{H'} \\ | \\ \mathrm{H'} - \mathrm{C^{IV}} - \mathrm{O''} - \mathrm{H'} \\ | \\ \mathrm{H'} \end{array}$$

En un mot, on écrit la lettre représentative de l'atome qui sert de centre de groupement avec un petit chiffre romain à droite et en haut pour indiquer la quantivalence ; au-dessous de la quantivalence IV, ces chiffres romains sont remplacés par des virgules, exemples :

$\mathrm{P^V}$	$\mathrm{C^{IV}}$	$\mathrm{B'''}$	$\mathrm{O''}$	$\mathrm{Cl'}$	[1]
Phosphore pentavalent.	Carbone tétravalent.	Bore trivalent.	Oxygène bivalent.	Chlore monovalent.	

Et on réunit par des traits simples, doubles ou triples (selon le nombre de valences échangées), l'atome central avec les atomes satellites de valence inférieure.

Ainsi l'acide azotique sera représenté par le schéma :

$$\begin{array}{c} \mathrm{O''} \\ \diagdown \\ \diagup \\ \mathrm{O''} \end{array} \mathrm{Az^V} - \mathrm{O''} - \mathrm{H'}$$

dans lequel les 5 valences de l'azote s'échangent

2 avec le 1er atome d'oxygène,
2 avec le 2e — —
1 avec un 3e — — lequel échange sa seconde valence avec
un atome d'hydrogène.

Il est important, lorsqu'on veut bénéficier de tous les avantages de la théorie atomique, de se servir des formules qui viennent d'être écrites et qui sont dites *formules développées, formules de constitution*, qui ne sont pas, comme on l'a dit, fondées sur des hypothèses, mais bien sur la représentation rationnelle des faits chimiques qu'elles doivent synthétiser.

C'est ce que démontre l'exemple suivant pris sur l'un des composés biologiques les plus importants, l'urée.

---

[1] Dans les formules développées modernes, on supprime généralement sur le graphique l'indication de la valence des corps usuels, bien connue et bien fixée : tels sont le carbone, l'hydrogène, le chlore, etc.

Cette substance est représentée par la formule de constitution :

$$CO \begin{cases} Az\,H^2 \\ Az\,H^2 \end{cases} = O = C \begin{cases} Az \big\langle\begin{smallmatrix} H \\ H \end{smallmatrix} \\ Az \big\langle\begin{smallmatrix} H \\ H \end{smallmatrix} \end{cases}$$

Or, cette formule résulte de la synthèse de ce corps par l'oxychlorure de carbone et l'ammoniaque, et rend parfaitement compte de l'action qu'exercent sur lui les différents réactifs.

En effet, l'oxyde de carbone $O = \overset{|}{\underset{|}{C}}$, composé non saturé, dans lequel le carbone conserve 2 valences disponibles, est susceptible de fixer 2 atomes de chlore pour donner l'oxychlorure de carbone qui ne saurait avoir d'autre formule que

$$O = \overset{\displaystyle Cl}{\underset{\displaystyle Cl}{C}}$$

et qui, en présence de l'ammoniaque, donne de l'acide chlorhydrique et de l'urée d'après l'équation :

$$O = \overset{\displaystyle Cl}{\underset{\displaystyle Cl}{C}} \begin{matrix} H - Az\big\langle\begin{smallmatrix} H \\ H \end{smallmatrix} \\ \\ H - Az\big\langle\begin{smallmatrix} H \\ H \end{smallmatrix} \end{matrix} = O = C \begin{matrix} Az\big\langle\begin{smallmatrix} H \\ H \end{smallmatrix} \\ \\ Az\big\langle\begin{smallmatrix} H \\ H \end{smallmatrix} \end{matrix} + \begin{matrix} Cl - H \\ \\ Cl - H \end{matrix}$$

Urée.

La formule développée de l'urée est donc, par suite, bien fixée.

L'action des oxydants s'interprète très facilement en partant de ce schéma ;

$$O = C \begin{matrix} Az\big\langle\begin{smallmatrix} H \\ H \end{smallmatrix} \quad O \\ \\ Az\big\langle\begin{smallmatrix} H \\ H \end{smallmatrix} \quad O \end{matrix} = Az^2 + O = C = O + \begin{matrix} H{\scriptstyle\diagdown} \\ \quad{\scriptstyle\diagup}O \\ H{\scriptstyle} \\ \\ H{\scriptstyle\diagdown} \\ \quad{\scriptstyle\diagup}O \\ H{\scriptstyle} \end{matrix}$$

Il en est de même de l'action des autres réactifs.

Définissons maintenant les radicaux chimiques.

On appelle *radical simple*, ou *radicaux simples*, les atomes eux-mêmes ; ils ont été étudiés précédemment.

On donne le nom de *radical composé* à tout groupe d'atomes susceptible de se transporter intégralement d'une combinaison dans une autre.

Considérons la série suivante :

Le gaz des marais, qu'on peut représenter par

$$H - \overset{\displaystyle H}{\underset{\displaystyle H}{C^{IV}}} - H, \qquad \text{hydrure de } \textit{méthyle},$$

traité par le chlore, donne :

$$H - \overset{\displaystyle H}{\underset{\displaystyle H}{C^{IV}}} - Cl, \qquad \text{le chlorure de } \textit{méthyle},$$

lequel, traité par la potasse, donne :

$$H - \overset{\displaystyle H}{\underset{\displaystyle H}{C^{IV}}} - O - H, \qquad \text{l'hydrate de } \textit{méthyle},$$

lequel, traité par l'acide azotique, donne

$$H - \overset{\displaystyle H}{\underset{\displaystyle H}{C^{IV}}} - O - Az \overset{O}{\underset{O}{\big\langle}}, \quad \text{l'azotate de } \textit{méthyle},$$

lequel enfin, traité par l'ammoniaque, donne :

$$H - \overset{\displaystyle H}{\underset{\displaystyle H}{C^{IV}}} - Az \overset{H}{\underset{H}{\big\langle}}, \qquad \begin{array}{l}\text{l'ammoniaque de } \textit{méthyle}\\ \text{ou } \textit{méthylamine}.\end{array}$$

Dans ces corps différents, on voit que le groupe

$$H - \overset{\displaystyle H}{\underset{\displaystyle H}{C^{IV}}} -$$

se retrouve intact et se transporte intégralement d'une de ces combinaisons dans une autre ; c'est un radical composé auquel on a donné le nom de méthyle et qui a servi à établir la nomenclature des composés qui le renferment.

La notion de valence s'étend aussi aux radicaux composés. Ainsi le groupe

$$H—\overset{H}{\underset{H}{\overset{|}{\underset{|}{C^{IV}}}}}—,$$

ayant encore une valence de son atome carbone central non échangé, non satisfaite, est monovalent ; le groupe ou radical

$$—\overset{H}{\underset{H}{\overset{|}{\underset{|}{C^{IV}}}}}—$$

est bivalent ; le radical

$$—\overset{|}{\underset{H}{\overset{|}{\underset{|}{C^{IV}}}}}—,$$

trivalent, etc.

Il ne faut pas perdre de vue que la plupart des radicaux qu'on peut concevoir ne sont pas isolables, car les valences ou affinités libres qu'ils possèdent tendent *généralement* à les faire grouper deux par deux lorsqu'on cherche à les mettre en liberté.

C'est ainsi que l'iodure de méthyle traité par le sodium méthyle donne de l'iodure de sodium et du *diméthyle* et non deux groupes *méthyle* séparés :

$$H—\overset{H}{\underset{H}{\overset{|}{\underset{|}{C}}}}—\boxed{I \quad + \quad Na}\;—\overset{H}{\underset{H}{\overset{|}{\underset{|}{C}}}}—H = I\text{-}Na + H—\overset{H}{\underset{H}{\overset{|}{\underset{|}{C}}}}-\overset{H}{\underset{H}{\overset{|}{\underset{|}{C}}}}—H.$$

Iodure de méthyle.   Sodium. Méthyle.   Di-méthyle.

Cependant, un assez grand nombre de radicaux à valence paire peuvent être mis en liberté sans se doubler ; tels sont les carbures éthyléniques C^nH^{2n}.

Dans ces substances, tout se passe comme si les affinités libres se saturaient réciproquement sans l'intermédiaire de radicaux étrangers ; c'est ainsi qu'on écrit le radical éthylène

$$H—\overset{H}{\underset{|}{\overset{|}{C}}}—$$
$$H—\overset{|}{\underset{H}{\overset{|}{C}}}—$$

et l'éthylène libre

$$H—\overset{H}{\underset{\parallel}{\overset{|}{C}}}$$
$$H—\overset{}{\underset{H}{\overset{}{C}}}$$

Note I. — **Des différents sens qu'on attribue en chimie au mot « atomicité ».**

Il importe d'être bien fixé sur le sens attaché en chimie au mot *atomicité*, ce mot ayant reçu des acceptions bien diverses.

1° *Atomicité des atomes ou des radicaux simples et composés.* C'est la propriété qu'ont ces radicaux de fixer autour d'eux 1, 2, 3..., n atomes d'un radical monovalent (synonymie, *valence*).

2° *Atomicité des molécules des corps simples*, ou nombre d'atomes que renferme la molécule de ces corps ; c'est ainsi que l'on pourrait dire que :
La molécule de mercure renfermant 1 seul atome est *monoatomique ;*
La molécule d'hydrogène renfermant 2 atomes est *diatomique ;*
La molécule de phosphore formée de 4 atomes est *tétratomique.*
Ce serait la véritable atomicité.

3° *Atomicité des alcools ou des phénols.* C'est le nombre d'atomes d'hydrogène remplaçables par un radical d'acide qu'ils renferment.
Les mots alcools ou phénols, mono, di, triatomiques, etc., seraient avantageusement remplacés par les termes mono, bi, tri alcools ou phénols, qu'on commence à employer couramment.

4° *Atomicité des acides.* C'est le nombre d'atomes d'hydrogène remplaçables par un radical métallique ou alcoolique qu'ils renferment.

Note II. — **Transformation des formules équivalentes en formules atomiques.**

On commence par transformer les formules équivalentes, généralement dualistiques, c'est-à-dire composés de *deux* principes, $SO^3 — HO$, $AzO^5 — KO$, en formules unitaires ou brutes en réunissant les éléments de même nom :

$$\text{ainsi la formule } AzO^5,\ KO \text{ deviendra } AzO^6K,$$
$$\text{la formule } SO^3,\ HO \qquad — \qquad SO^4H ;$$

puis on divise par 2 les coefficients des éléments de valence paire, et si l'on obtient des fractions, on double les coefficients de tous les éléments de la nouvelle formule ainsi obtenue.

En appliquant ces principes aux corps choisis pour exemples, la formule atomique de l'azotate de potasse sera, l'oxygène étant divalent :

$$AzO^{\overline{2}}K = AzO^3K ;$$

celle de l'acide sulfurique, à cause de la bivalence de l'oxygène et du soufre :

$$S^{\frac{1}{2}}O^{\frac{1}{2}}H = S^{\frac{1}{2}}O^2H,$$

qui doublée, d'après la règle énoncée, à cause de la fraction 1/2 donne

$$\left(S^{\frac{1}{2}}O^2H\right) \times 2 = SO^4H^2.$$

Il résulte de ce qui précède que les composés ne renfermant pas d'éléments de valence paire, ont des formules équivalentes et anatomiques identiques.

Note III. — De la dissymétrie moléculaire.

Pour compléter la théorie de la valence, nous devons dire quelques mots d'une notion assez récemment introduite dans la science, celle de la dissymétrie moléculaire.

Un grand nombre de composés organiques et quelques rares corps minéraux ont la propriété de dévier, soit à droite, soit à gauche, le plan de polarisation de la lumière, et sont dits, par suite, actifs sur la lumière polarisée. Parmi ces substances, les unes ne sont actives qu'à l'état cristallisé et deviennent inactives en solution ; les autres sont actives, même à l'état dissous.

Or, M. Pasteur a le premier admis, à la suite de ses belles recherches sur la dissymétrie cristalline, que tout milieu actif sur la lumière polarisée devait être dissymétrique.

Dans les cristaux actifs dont les solutions sont inactives, le pouvoir rotatoire résulte uniquement de l'arrangement dissymétrique des *molécules* dans ces cristaux.

Dans les solutions actives de corps solides, le pouvoir rotatoire ne peut plus être occasionné que par la dissymétrie de la molécule elle-même, c'est-à-dire, comme en ont émis l'idée MM. Le Bel et ensuite Van t'Hoff, par la position dissymétrique des *atomes* dans l'espace.

Pour figurer graphiquement cette conception, MM. Le Bel et Van t'Hoff représentent les combinaisons organiques par un tétraèdre régulier au centre duquel serait un atome de carbone exerçant ses 4 valences selon les axes du solide et ayant à ses 4 sommets les 4 radicaux qui servent à saturer l'atome central (fig. 7).

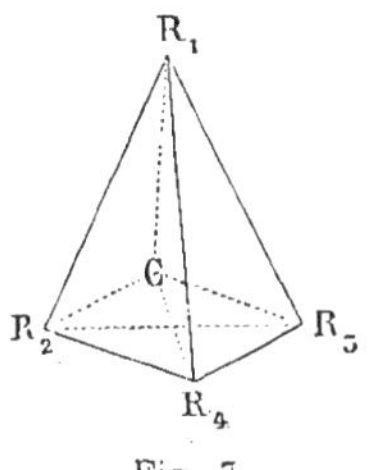

Fig. 7.

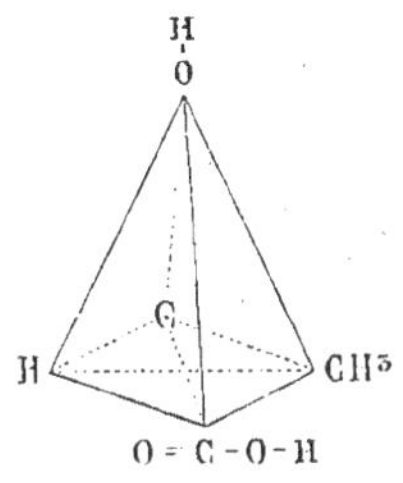

Fig. 8.

Lorsque cet atome est entouré de 4 groupes différents, les auteurs cités l'appellent *carbone asymétrique*, car alors il n'existe aucun plan de symétrie permettant de couper le tétraèdre en 2 moitiés équivalentes et symétriques.

Dans ce cas, la substance possède le pouvoir rotatoire, ou, du moins, chaque fois qu'un pareil carbone se rencontre dans une formule atomique, le corps est connu sous forme active. Tel est l'acide lactique des muscles, par exemple (fig. 8).

Certaines substances peuvent avoir 2, 3, *n* atomes de carbone asymétriques ; tel est l'acide tartrique qui en renferme 2 ; au contraire, tout atome de carbone entouré d'au moins deux radicaux identiques ou d'un radical bivalent est symétrique et le corps ainsi formé est inactif.

En effet, si l'on fait alors passer un plan par l'arête qui joint les deux radicaux différents et par le milieu de celles qui réunit les deux radicaux identiques, la molécule est partagée en deux parties symétriques, ainsi qu'il est facile de s'en assurer par un graphique analogue aux figures 7 et 8.

Les considérations qui précèdent permettent de se rendre compte d'un certain nombre de particularités que présentent les corps optiquement actifs.

Un corps actif, c'est-à-dire dissymétrique, peut, en effet, être considéré comme dérivant d'un corps inactif, symétrique à deux radicaux identiques, dont un de ces radicaux aurait été remplacé par un radical différent ; or, suivant que la substitution se produit d'un côté ou de l'autre du plan de symétrie, il y a formation de deux corps isolément actifs, mais l'un dextrogyre ou positif et l'autre lévogyre ou négatif.

S'il se forme simultanément une égale quantité de ces deux corps, ce qui arrive fatalement dans les synthèses de laboratoire où il n'existe aucune raison pour que la substitution gauche se produise de préférence à la substitution droite, leur solution est inactive, mais elle l'est *par compensation* et la substance est dite *dédoublable* (en ses deux constituants de signe optique opposé).

Ce dédoublement se fait généralement soit sous l'influence de moisissures qui se nourrissent de l'un des isomères plutôt que de l'autre, soit par cristallisation simple ou en présence d'un autre composé actif.

Si la substance organique considérée a 2 carbones asymétriques, l'un des carbones peut correspondre à la rotation droite, le second à la rotation gauche, ce corps est alors inactif, mais n'est pas cette fois dédoublable, car il ne s'agit plus ici d'un mélange de molécules optiquement opposées, mais d'une agrégation atomique qu'on ne peut rompre sans détruire le composé lui-même.

Pour éviter l'emploi du tétraèdre, on peut représenter en plan le carbone asymétrique en le mettant en évidence en caractères gras.

C'est ainsi qu'on écrira :

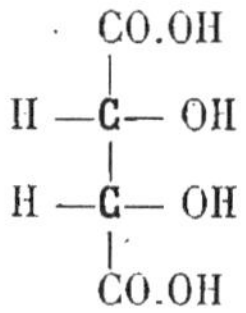

<pre>
        CO.OH   CO.OH
          | |
   H —C— OH   HO —C— H
          | |
   H —C— OH   HO —C— H
          | |
        CO.OH   CO.OH
  ‿‿‿‿‿‿‿‿‿‿‿   ‿‿‿‿‿‿‿‿‿‿‿
  Acide tartrique droit.   Acide tartrique gauche
</pre>

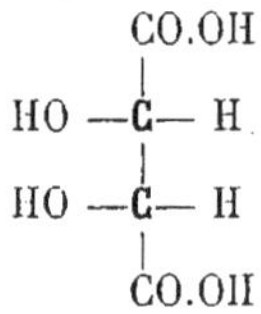

donnant par leur mélange de l'acide tartrique inactif
dédoublable.

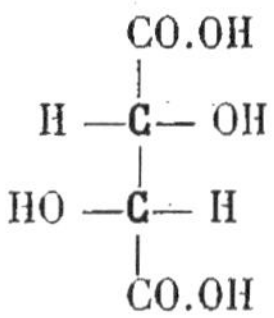

<pre>
        CO.OH
          |
   H —C— OH
          |
   HO —C— H
          |
        CO.OH
</pre>

Acide tartrique inactif
non dédoublable.

(DENIGÈS)

FORMULES

Les poids atomiques servent à former par la réunion de leurs symboles ces formules si simples à l'aide desquelles on représente la composition des corps, ainsi que les réactions qu'ils exercent les uns sur les autres. La notation chimique nous apprend la manière d'écrire ces formules. En voici les principales règles :

Lorsqu'un composé est formé par l'union d'un atome de chacun des corps simples constituants, sa formule s'établit en écrivant simplement les deux symboles à la suite l'un de l'autre ; ainsi l'acide chlorhydrique s'écrit HCl ou ClH ; autrefois on s'attachait à écrire le premier le symbole du corps le plus électro-positif.

Si le composé renferme plusieurs atomes des constituants, on indique le nombre des atomes en plaçant à droite et en haut du symbole un chiffre convenable ; ainsi, l'oxyde ferrique étant composé de deux atomes de fer et de 3 d'oxygène, sera représenté par la formule Fe^2O^3.

Lorsqu'on veut représenter plusieurs fois la formule d'un corps composé, on place à sa gauche le chiffre convenable, ou bien on met la formule du corps entre parenthèses et on ajoute toujours le chiffre indicateur ; ainsi $2\ Fe^2O^3$ ou $(Fe^2O^3)^2$ ou $2\ (Fe^2O^3)$ indiquent toujours deux molécules d'oxyde ferrique.

Pour formuler la combinaison de deux corps composés, on écrit tous les symboles les uns à la suite des autres, en donnant à chacun l'exposant qui lui convient. Ainsi l'azotate potassique s'écrit AzO^3K ; nous verrons par la suite qu'on peut écrire de plusieurs manières différentes, suivant les relations que l'on veut mettre en évidence.

Dans les ouvrages de minéralogie, on n'écrit pas le symbole de l'oxygène, on le remplace par des points que l'on place au-dessus du symbole du corps avec lequel l'oxygène est combiné. On met autant de points qu'il y a d'atomes d'oxygène. Pour le soufre, on agit de même, mais les points sont remplacés par des virgules. Ainsi

$$\overset{...}{Fe^2} = Fe^2\,O^3 \qquad\qquad \overset{.}{Fe} = FeS.$$

Les poids atomiques servent à reconnaître les proportions relatives des éléments qui entrent dans un corps composé, et cela au moyen d'une simple règle de trois : ainsi, si nous avons de l'acide chlorhydrique formé d'un atome d'hydrogène $= 1$ et d'un atome de chlore $= 35,5$ et dont le poids

moléculaire est par conséquent 36,5, nous aurons les proportions relatives
d'hydrogène et de chlore en résolvant les deux équations suivantes :

$$\frac{x}{100} = \frac{1}{36.5} = 2.74 \quad \text{et} \quad \frac{y}{100} = \frac{35.5}{36.5} = 97.26.$$

LOI DES CHALEURS SPÉCIFIQUES DE DULONG ET PETIT

En adoptant les poids atomiques, au lieu des équivalents, on peut constater la loi des chaleurs spécifiques due à DULONG et à PETIT.

Les chaleurs spécifiques des corps simples solides, c'est-à-dire les quantités de chaleur nécessaire pour élever de $1°$ un kilogramme de ces corps sont inversement proportionnelles à leurs poids atomiques.

En d'autres termes :

Le produit de la chaleur spécifique par le poids atomique est un nombre constant.

Ce produit porte le nom de *chaleur atomique*. La moyenne des chaleurs atomiques observées est de 6,4 avec des limites extrêmes de 5,5 et de 6,9. Ces variations tiennent à plusieurs causes, aux erreurs d'observation, à la chaleur employée à produire un travail intérieur de dilatation, à la température à laquelle on opère, etc.

Cette loi ne s'applique qu'aux corps pris à l'état solide. La chaleur spécifique des gaz simples sous pression constante est sensiblement la moitié des chaleurs atomiques des éléments solides.

REGNAULT, qui s'est beaucoup occupé de cette loi, en a étendu l'étude aux corps composés. Pour des corps de constitution analogue et renfermant par conséquent le même nombre d'atomes, la chaleur spécifique est sensiblement en proportion inverse des poids moléculaires et l'on nomme *chaleur moléculaire* le produit de ces deux quantités. En général, les chaleurs moléculaires sont à peu près égales à la moyenne des chaleurs atomiques, multipliée par le nombre d'atomes constituant la molécule. On a donc, en représentant la chaleur spécifique par C, le poids moléculaire par M et le nombre d'atomes par n l'expression

$$CM = n\alpha\ 6,4.$$

THERMOCHIMIE

Quand on met deux corps en présence, est-il possible de prévoir la réaction qui doit se passer? Autrefois, ces prévisions étaient faites d'après les *lois de* BERTHOLLET, dont voici un résumé approximatif et fort sommaire.

« Quand on met en présence d'un sel, un acide, une base, ou un autre sel, ils réagissent l'un sur l'autre, si leur combinaison peut donner naissance dans les conditions de l'expérience, à un composé insoluble ou moins soluble qu'eux, infusible ou moins fusible qu'eux, ou plus volatil qu'eux. »

Aujourd'hui, on admet que les réactions chimiques sont régies par les lois de la thermochimie dont nous allons donner un rapide exposé.

La théorie mécanique de la chaleur apprend que le travail peut se transformer en chaleur et réciproquement que la chaleur peut se transformer en travail. Lorsqu'un marteau frappe sur une enclume, il est subitement arrêté, au moment du choc, dans son mouvement et le travail employé à le mouvoir se transforme en chaleur. On conçoit qu'il doit en être de même dans les combinaisons chimiques ; les atomes se précipitent les uns sur les autres avec une vitesse qui dépend de l'affinité, et par suite, le dégagement de chaleur qui se produit peut servir de mesure à l'affinité.

Dès maintenant, il faut distinguer l'absorption ou le dégagement de chaleur produits par les travaux physiques de ceux produits par les travaux chimiques.

Ainsi l'hydrogène gazeux peut s'unir à l'oxygène gazeux et former de la vapeur d'eau, si la température est convenable, en dégageant 58,6 calories (pour H^2O). Mais si l'eau passe de l'état gazeux à l'état liquide, elle abandonne encore 10,4 calories. Ainsi la combinaison de l'hydrogène et de l'oxygène, à la température ordinaire, donnant de l'eau liquide, dégage 69 calories, sur lesquelles 10,4 calories doivent évidemment être attribuées à un travail physique, au passage de l'eau de l'état de vapeur à l'état de liquide.

Inversement, si l'on veut décomposer de l'eau liquide, il faudra dépenser une énergie représentée par 69 calories, tandis que 58,6 calories suffiraient si l'eau était réduite à l'état de vapeur.

Ceci permet déjà de comprendre comment certaines réactions ont lieu à une température donnée, tandis que les réactions inverses se produisent si les conditions physiques viennent à changer.

On peut en général produire les réactions chimiques dans un calorimètre convenablement disposé et mesurer directement la quantité de chaleur dégagée. Rien de plus simple que de mélanger, à poids moléculaires convenables avec les précautions requises pour des déterminations exactes, une solution de potasse et de l'acide sulfurique étendu ; on trouvera que la quantité de chaleur dégagée est égale à 31,4 calories, pour une molécule de sulfate formé.

Les résultats ainsi établis pour un grand nombre de combinaisons ont permis de poser le principe suivant :

I. — *La quantité de chaleur dégagée dans une réaction quelconque mesure la somme des travaux chimiques et physiques accomplis dans cette réaction.*

C'est le principe des travaux moléculaires.

On en déduit immédiatement que :

« Le travail de l'affinité a pour mesure la quantité de chaleur dégagée par les travaux chimiques accomplis dans la combinaison. »

Mais il n'est pas toujours possible de faire réagir dans le calorimètre les corps dont on voudrait mesurer l'affinité. Ainsi on ne peut pas combiner l'anhydride sulfurique avec l'anhydride barytique pour obtenir le sulfate barytique précipité ; mais on peut d'abord combiner l'anhydride sulfurique avec l'eau, opération possible dans le calorimètre ; en second lieu, on peut en faire autant pour la baryte anhydre et enfin, en mélangeant les deux dissolutions; la réaction se produit et le sulfate de baryte se précipite ; il est évident que la chaleur dégagée par la formation de ce sel est égale à la somme des quantités dégagées dans les trois réactions successives.

Prenons un autre exemple. Le carbone peut s'unir avec de l'oxygène pour former de l'oxyde de carbone, ce qui dégage 25,8 calories ; l'oxyde de carbone lui-même brûle en dégageant 68,2 calories ; cette combustion produit de l'acide carbonique. Or, on peut brûler directement le carbone pour obtenir de l'acide carbonique, ce qui dégage 94 calories. Il est clair que ce nombre 94 doit être égal à la somme de 25,8 + 68,2, ce qui est en effet. On pourrait multiplier les exemples. On voit par là que la quantité de chaleur dégagée dans une réaction dépend seulement de l'état initial et de l'état final des corps qui réagissent : quels que soient les états intermédiaires, le résultat est le même. De là le 2° principe de thermochimie :

II. — *Si un système de corps, pris dans un état initial donné, est amené par des changements physiques ou chimiques, à un nouvel état, la quantité de chaleur dégagée ou absorbée par ces changements dépend uniquement de l'état initial et de l'état final, et non des états intermédiaires par lesquels peut passer le système donné.*

C'est le principe de l'équivalence calorifique des transformations chimiques ou principe de l'état initial et de l'état final.

Ce principe est d'une grande utilité en thermochimie ; il permet de déterminer par le calcul des quantités de chaleur qu'il serait impossible d'obtenir directement, et, dans les cas où les déterminations directes peuvent se faire, c'est un excellent moyen de vérification.

Allons plus loin : mettons plusieurs corps en présence. Peut-on prévoir la réaction et la nature du composé qui va se former ? Les lois de BERTHOLLET permettent de résoudre cette question dans un grand nombre de cas, mais elles souffrent des exceptions qu'elles ne peuvent expliquer, si même elles n'en sont contredites.

La thermochimie va nous indiquer la solution complète de cette question par le troisième principe.

III. — *Tout changement chimique, accompli sans l'intervention d'une énergie étrangère, tend vers la production du système de corps qui dégage le plus de chaleur.*

C'est le principe du *travail maximum*.

La démonstration en est simple ; le système qui a dégagé le plus de chaleur doit être définitif, puisque tout changement nouveau exigerait un nouveau travail, c'est-à-dire une nouvelle quantité de chaleur qui ne peut plus être dégagée sans l'intervention d'une énergie étrangère ; et, d'autre part, un système susceptible de dégager encore de la chaleur, par un nouveau changement, devra subir ce changement, puisqu'il possède en lui l'énergie nécessaire.

Dans l'application de ce principe, il faudra évidemment tenir compte des circonstances ultérieures qui pourraient intervenir dans les réactions. Prenons un exemple : le chlore et l'hydrogène dégagent 22 calories pour former de l'acide chlorhydrique gazeux : la même quantité d'hydrogène en se combinant avec l'oxygène pour donner de l'eau à l'état liquide dégage 34,7 calories ; une solution de chlore dans l'eau devrait donc se conserver, il n'en est rien ; elle donne rapidement naissance à de l'acide chlorhydrique ; le fait s'explique parce que l'acide chlorhydrique formé est non pas gazeux, mais hydraté, et que sa chaleur de formation est de 39,3 calories : dans ces conditions, il est évident que le chlore peut facilement décomposer l'eau.

D'après ce qui précède, on conclut que pour qu'une réaction se produise, il faut qu'elle dégage de la chaleur ; cependant il existe des composés qui se forment avec absorption de chaleur ; mais la réaction qui leur donne naissance ne se produit jamais isolément ; il s'y joint toujours une réaction voisine, dégageant simultanément de la chaleur, de telle sorte que le résultat final est un dégagement de calorique. Ainsi le chlore ne s'unit pas directement avec l'oxygène ; mais quand le chlore se trouve en présence de l'oxyde de mercure, il se produit en même temps que l'anhydride hypochloreux qui absorbe de la chaleur, du chlorure de mercure qui en dégage, de telle sorte que le résultat observé est un dégagement de chaleur.

Quand l'oxygène s'unit à l'azote, c'est grâce à l'intervention d'une énergie étrangère, l'étincelle électrique par exemple : la réaction se fait mieux encore, si l'on a ajouté de la potasse qui, par la formation d'azotate et d'azotite potassiques, vient augmenter le dégagement total de chaleur.

Les corps ainsi formés avec absorption de chaleur en dégagent lorsqu'ils se décomposent. D'après le principe du travail maximum, ils doivent donc se décomposer spontanément. Et c'est ce qui arrive en effet. Ces corps sont en quelque sorte en état d'équilibre instable et la plus petite cause extérieure suffit pour provoquer leur décomposition qui se fait en général avec explosion.

Ces quelques notions de thermochimie suffisent pour montrer toute l'importance de cette science créée par M. Berthelot.

GÉNÉRALITÉS

Nous avons pensé qu'avant d'aborder l'étude détaillée de chaque corps, il serait bon de donner quelques généralités qui déblayeraient le terrain. Nous avons à étudier les corps sous les trois états solide, liquide et gazeux. Dans chaque corps nous étudions son état naturel, sa préparation, ses propriétés, ses caractères, son dosage, ses propriétés toxiques, ses emplois thérapeutiques. Plusieurs de ces états ou de ces têtes de chapitres pourront être l'objet de vues d'ensemble.

L'étude des corps solides ne peut guère être généralisée ; ces corps se préparent le plus souvent

     Par refroidissement de la substance à l'état liquide ;
     —   —   — gazeux ;
     Par cristallisation au sein d'un dissolvant ;
     Par précipitation.

Leur analyse se fait presque toujours par voie humide, les essais par voie sèche ne sont guère utilisés qu'en métallurgie ou en minéralogie.

La manutention des liquides (que ces liquides soient des composés définis, ou que ce soient de simples solutions) ne présentent en général rien de bien particulier et rien à quoi nous ne soyons déjà familiarisés dans la pratique de la vie courante.

L'obtention, la manutention, l'analyse des gaz présentant un grand nombre de particularités, nous consacrerons un chapitre à l'étude de ces corps.

L'état naturel des corps implique des notions de minéralogie que nous ne saurions passer sous silence.

Le caractère et le dosage font l'objet de l'analyse qualitative et quantitative.

Enfin quelques mots sur la toxicologie sont indispensables avant de passer à l'étude détaillée de chaque toxique.

Nous avons donc à traiter les sujets suivants :

1° Gaz ;

2° Minéralogie ;

3° Analyse { qualitative ; quantitative ;

4° Toxicologie ;

Enfin, il sera bon d'étudier rapidement dans trois chapitres distincts :

5° Outillage et matériel ;

6° Opérations ;

7° Formules et renseignements divers.

GAZ

Obtention des gaz. — On peut distinguer trois cas :
    1° Les gaz sont libres ;
    2° Les gaz sont dissous ;
    3° Il faut les préparer.

1° LES GAZ SONT LIBRES

Quand les gaz sont libres, on peut les recueillir :

(*a*) Dans des récipients dans lesquels on a fait le vide au préalable (vide partiel qu'il faut déterminer) ;

(*b*) Par aspiration, dans des récipients où l'on fait passer un courant de gaz suffisamment prolongé pour entraîner l'air ;

(*c*) Par injection, dans des récipients pleins d'un liquide sans action sur le gaz à recueillir.

Divers dispositifs spéciaux ont été imaginés pour puiser les gaz des volcans, des hauts fourneaux etc...

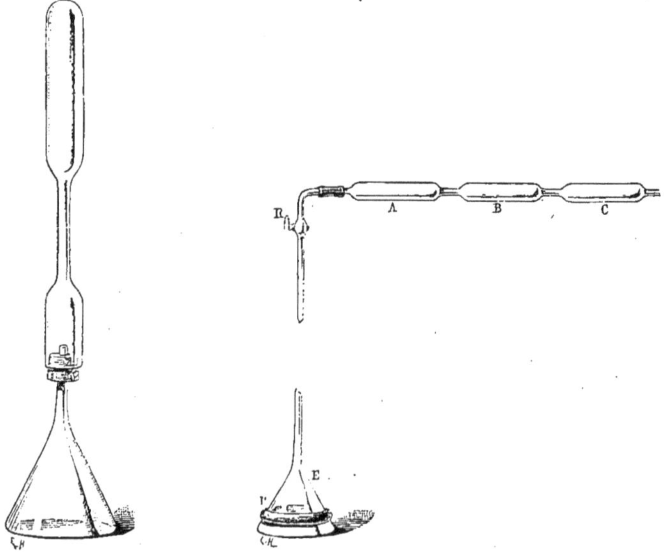

Fig. 9. — Dispositif pour recueillir les gaz.

Fig. 10. — Entonnoir lesté avec long tube de dégagement.

Pour recueillir les gaz qui se dégagent des eaux, on emploie un entonnoir lesté par une couronne de plomb, adapté par un bouchon à un récipient ; le tout est rempli du liquide d'où se dégagent les bulles gazeuses et y est plongé (fig. 9) ; si la source est profonde, le tube on prolonge de l'entonnoir au moyen d'un tube en étain et on recueille le gaz par le procédé indiqué en *b* (fig. 10).

2° LES GAZ SONT EN DISSOLUTION

On a recours à l'ébullition ou à l'action du vide.

L'appareil de PRIESTLEY est bien connu mais ne donne que de mauvais résultats ; le suivant (fig. 11) en est une modification très avantageuse. B est un ballon d'un litre

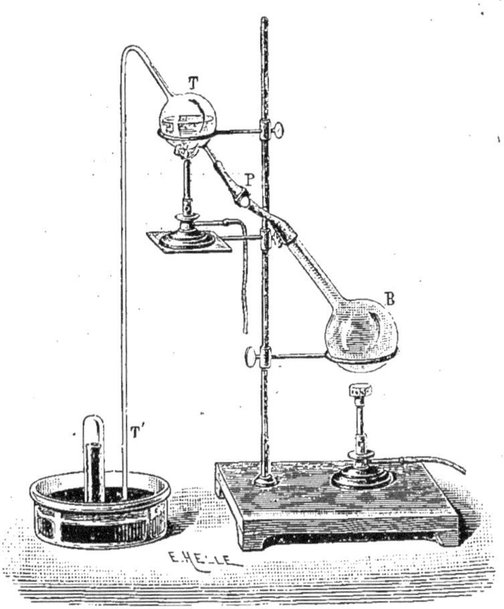

Fig. 11. — Appareil de PRIESTLEY, modifié.

environ de capacité, entièrement rempli de l'eau à examiner ; il est relié par un caoutchouc épais muni d'une pince P, à un long tube T T' qui porte un renflement en T ; ce renflement est en partie rempli d'eau que l'on fait bouillir, la pince P étant serrée. Lorsque tout l'air est chassé de la boule et du tube T T, on desserre la pince P, on fait bouillir pendant un temps suffisant le liquide du ballon B ; le gaz qui se dégage est recueilli sur le mercure.

Le vide donne des résultats beaucoup plus précis , on l'obtient avec la trompe de SPRENGELL ou celle de SCHLŒSING, ou avec la pompe d'ALVERGNIAT ; pour opérer avec cette dernière, on fait le vide dans un ballon, au moyen d'un robinet à trois voies (fig. 12) ; on introduit le liquide et on le chauffe à 25 ou 30° ; on refroidit le col du ballon pour condenser les vapeurs ; on exécute la manœuvre de la pompe (fig. 13) à plusieurs reprises et on recueille ainsi la totalité du gaz dans l'éprouvette graduée. C'est ainsi que l'on opère pour l'eau, les urines, etc. Quand il est nécessaire de maintenir à l'abri de l'air les liquides dont on veut extraire les gaz, il faut prendre certaines précautions spéciales. Pour le sang, A. GAUTIER opère de la façon suivante. Le récipient est un tube à 2 robinets d'environ 100 C.C. (fig. 14). On fait le vide dans ce tube et on remplit, d'une solution bouillie de sel marin à 20 p. 100, le tube depuis B jusqu'à la clef du robinet. On plonge alors l'extrémité B dans la solution saline et en ouvrant doucement le robinet R', on laisse pénétrer 10 ou 15 C.C. de cette solution; la mesure de ce volume se fait aisément, si la solution a été placée dans un tube

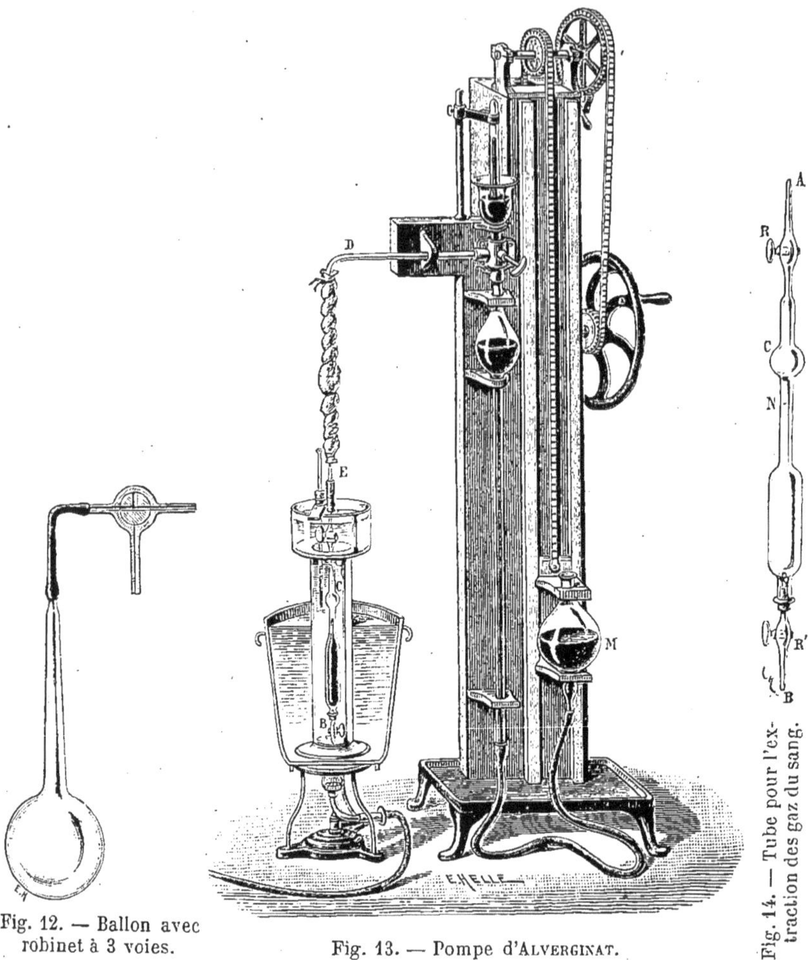

Fig. 12. — Ballon avec robinet à 3 voies.

Fig. 13. — Pompe d'ALVERGINAT.

gradué. Ajustant alors par une canule pleine d'eau l'extrémité B avec la veine de l'animal, on ouvre avec précaution le robinet R' de manière à faire entrer le sang : on s'arrête quand la mousse qui se produit atteint le niveau N. Le sommet A du tube est alors relié avec la pompe à mercure, par l'intermédiaire d'un long tube CD, qu'on a préalablement rempli de mercure, en relevant la boule M de la pompe, et en ouvrant les robinets de celle-ci ; quand la jointure est faite, on incline le vase CB et le tube CD la boule M étant en bas, de manière à faire repasser dans la pompe le mercure du tube CD : il ne reste plus alorsqu'à ouvrir le robinet supérieur et à procéder à l'extraction du gaz par des manœuvres successives du réservoir M. On active le dégagement en chauffant le tube CB à 35 ou 40°. Un chiffon imbibé d'éther maintient le tube CD à basse température et empêche la distillation de la vapeur d'eau vers la pompe. Il se forme souvent dans ces expériences une mousse fort gênante ; on l'empêche de se produire au moyen d'une goutte d'huile introduite à l'avance dans la boule C du récipient. La mesure du liquide employé se fait après l'extraction ; on défalque du volume contenu dans le tube CB le volume de solution saline introduite pour empêcher la coagulation.

3° PRÉPARATION DES GAZ

Les tubes abducteurs du gaz doivent être taillés en biseau, pour que les gouttelettes de liquide entraînées mécaniquement retombent dans le récipient sans former une grosse goutte qui obturerait momentanément l'ouverture du tube et donnerait un dégagement de gaz saccadé.

Dans les appareils producteurs de gaz, il faut éviter les espaces nuisibles ou *chambres à air* : c'est pour cela que l'ouverture des tubes abducteurs doit se trouver au ras du bouchon ; pour la même raison, dans les divers récipients, le gaz doit arriver par le haut de l'appareil, s'il est plus léger que l'air, et par la partie inférieure s'il est plus lourd, afin de chasser l'air devant lui.

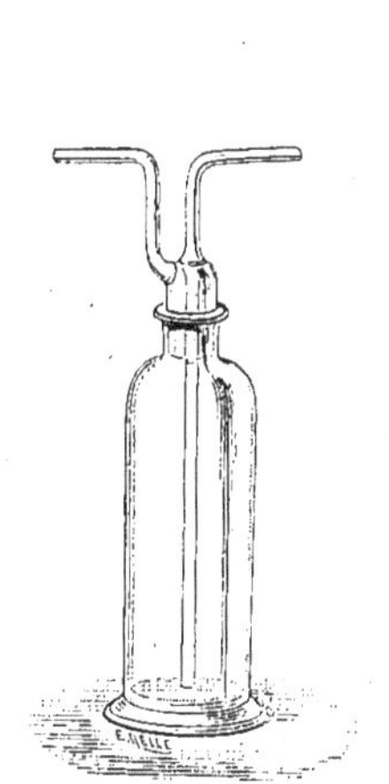

Fig. 15. — Flacon de Durand
à 2 entrées.

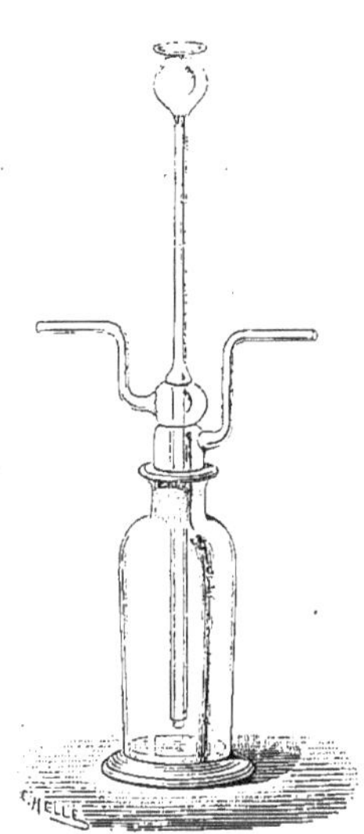

Fig. 16. — Flacon de Durand
à 3 entrées.

Les ballons, cornues, flacons de Wolf, etc., sont souvent munis de tubes de sûreté ; quand ces tubes sont droits, il faut les effiler ou les recourber en boucles pour que les gaz produits par l'appareil ne se puissent dégager par le tube.

Quand, dans un appareil en fonctionnement, on doit introduire une nouvelle quantité de réactif, il ne faut pas que le tube de sûreté soit terminé par un entonnoir adhérent ; il vaut mieux que le tube soit droit ; on le munit d'un entonnoir à pointe effilée ; on évite ainsi la production de *chapelets* et par suite l'introduction de bulles d'air dans l'appareil.

Les flacons de WOLF sont souvent employés pour la production à froid, le lavage et la dissolution des gaz : nous ignorons la cause de cette faveur : les flacons à large ouverture, munis de bouchons à 2 ou 3 trous sont plus économiques et plus commodes : cependant, pour la commodité du langage, nous dirons flacons de WOLF,

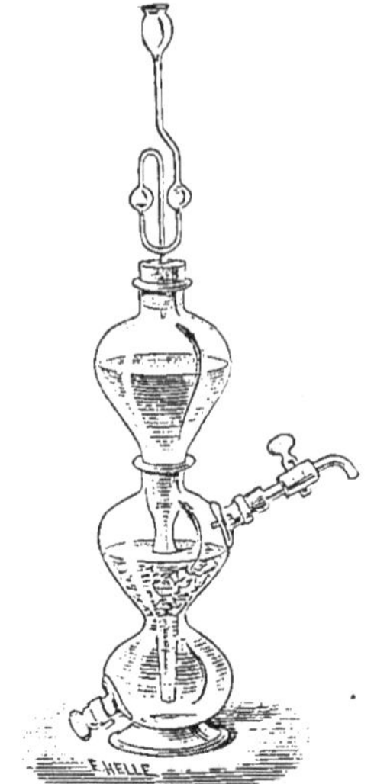

Fig. 17. — Appareil de KIPP.

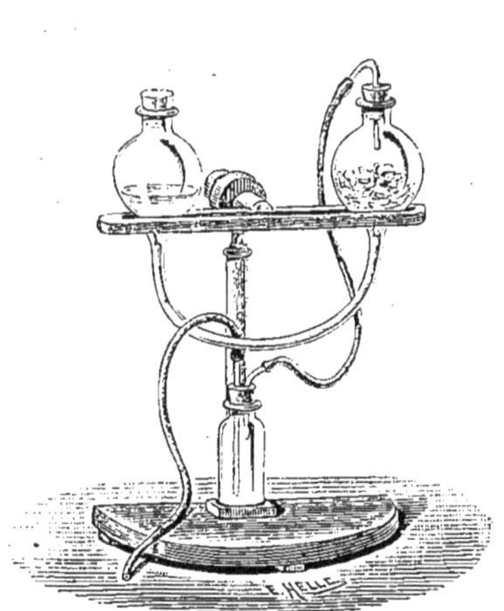

Fig. 18. — Appareil de BABO.

alors que nous emploierons des flacons ordinaires à large ouverture. Si ce n'était leur prix élevé, on remplacerait souvent ces appareils par les flacons de DURAND (fig. 15 et 16).

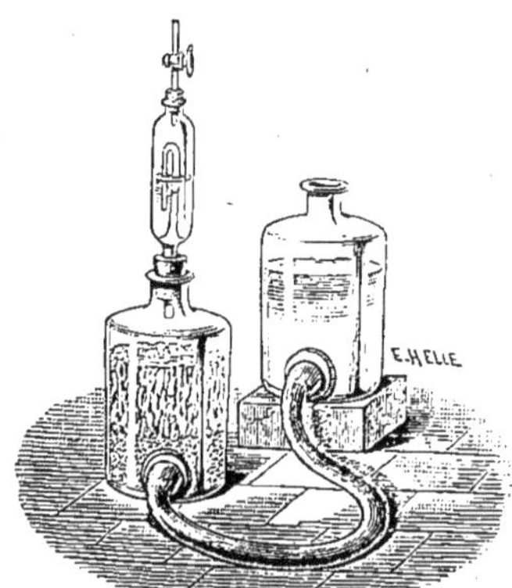

Fig. 19. — Appareil de SAINTE-CLAIRE
DEVILLE.

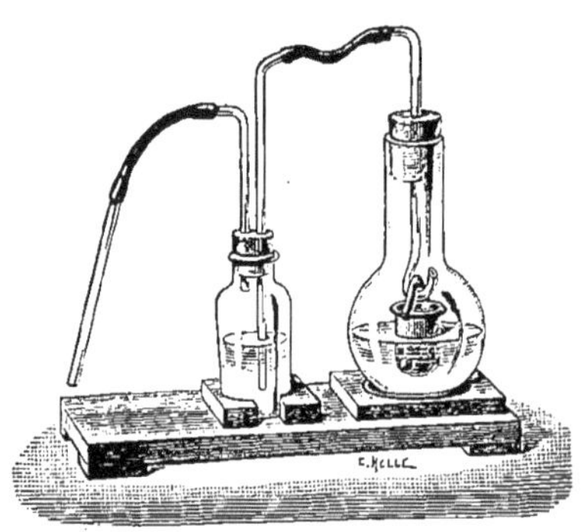

Fig. 20. — Appareil de PISANI.

Les gaz qui se produisent à froid peuvent s'obtenir d'une manière continue, au moyen de divers appareils tels que ceux de KIPP (fig. 17), BABO (fig. 18), SAINTE-

Claire Deville (fig. 19), Pisani fig. 20), Lavaud de Lestrade (fig. 21), etc. Quelques-uns

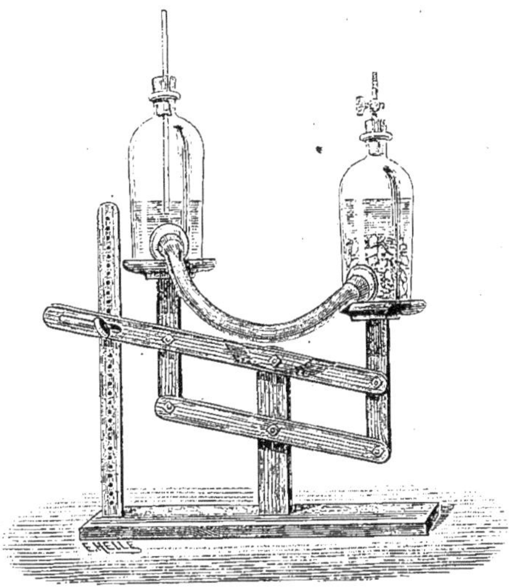

Fig. 21. — Support de l'abbé Lavaud de Lestrade.

de ces appareils ont l'inconvénient de ne pas produire les gaz sous une pression assez grande pour leur permettre de traverser une couche de liquide un peu forte.

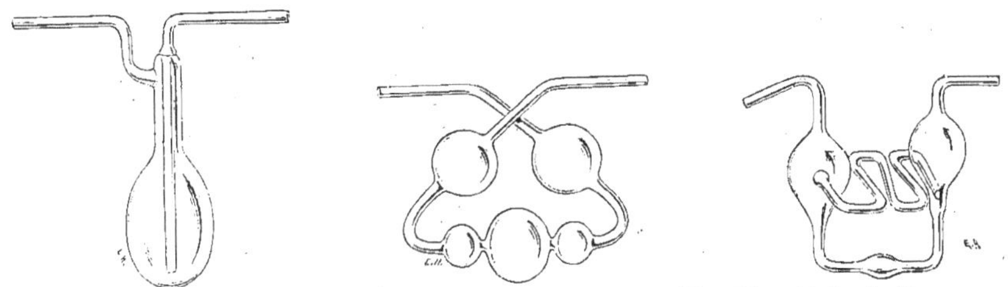

Fig. 22. — Tube de Cloez.   Fig. 23. — Tube de Liebig.   Fig. 24. — Tube de Schloesing.

Lavage des gaz. — Les gaz produits ont souvent besoin d'être lavés, pour les débarrasser des impuretés qu'ils ont entraînées ; pour cela, on se sert le plus sou-

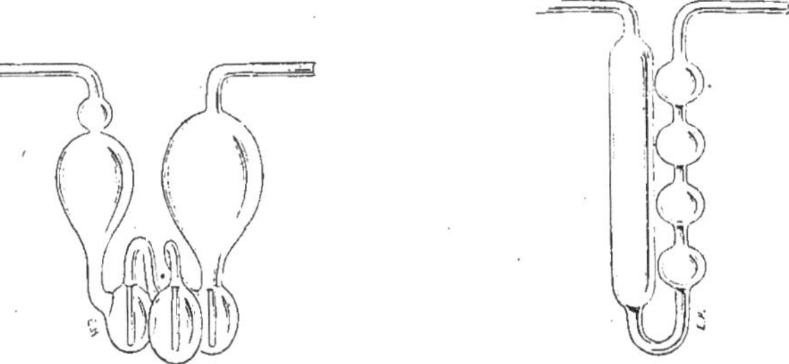

Fig. 25. — Tube de Mohr.   Fig. 26. — Tube de Mitscherlich.

vent de petits flacons de Wolf munis ou non de tubes de sûreté ; la longueur du tube de sûreté doit être proportionnelle à la résistance que le gaz aura à vaincre pour sortir de l'appareil.

Les tubes de CLOEZ (fig. 22), de LIEBIG (fig. 23), de SCHLŒSING (fig. 24), de MOHR (fig. 25), de MITSCHERLICH (fig. 26), etc., peuvent avantageusement servir comme flacons laveurs. Il est important de se rappeler que deux petits flacons lavent bien mieux qu'un seul flacon de capacité double.

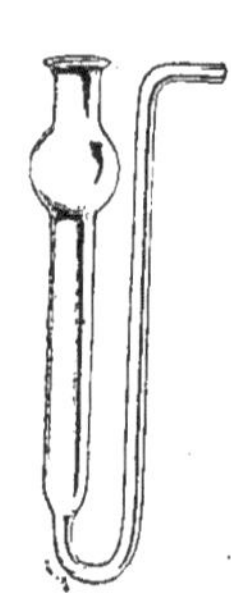
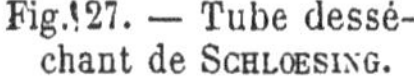
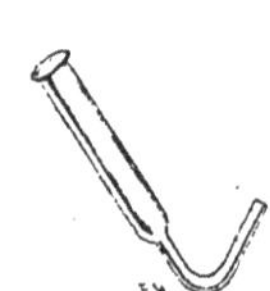
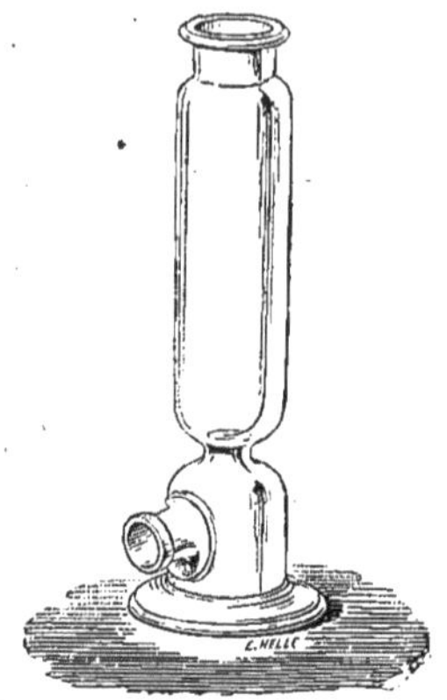

Fig. 27. — Tube dessé-
chant de SCHLŒSING.

Fig. 28. — Autre tube desséchant de SCHLŒSING.

Fig. 29. — Éprouvette à dessécher
les gaz.

Dessiccation des gaz. — Pour obtenir les gaz à l'état de siccité, on les fait passer à travers des tubes (fig. 27 et 28), des éprouvettes (fig. 29), ou des flacons contenant des réactifs desséchants suivant la nature des gaz. Les plus employés sont l'acide sulfurique, la ponce sulfurique, les perles à acide sulfurique, la potasse, le chlorure de calcium fondu ou desséché, l'anhydride phosphorique, etc.

Récolte des gaz. — On recueille les gaz :
Par déplacement de l'air quand il sont lourds ;
Sur l'eau ;

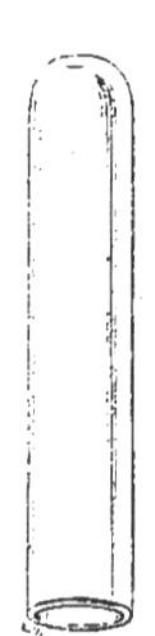
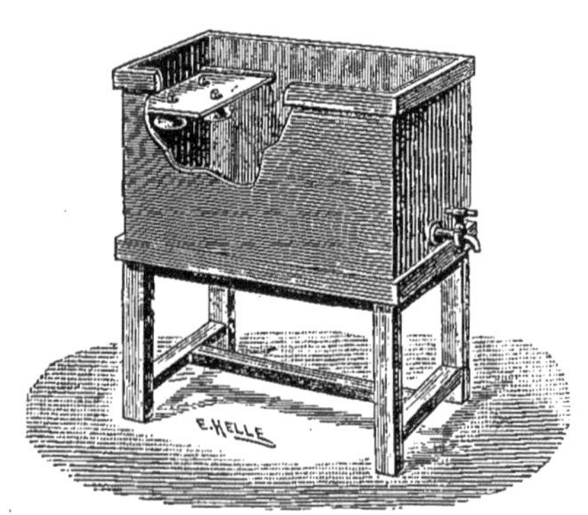

Fig. 30. — Eprouvette à gaz.

Fig. 31. — Cuve à eau.

Sur l'eau chargée de divers sels ;
Sur divers liquides, huiles minérales, huiles végétales, etc ;
Sur le mercure.

Dans le premier cas, on fait simplement plonger le tude adducteur du gaz jusqu'au fond du flacon destiné à servir de récipient.

Quand on doit recevoir les gaz sur un liquide, on remplit une éprouvette (fig. 30)

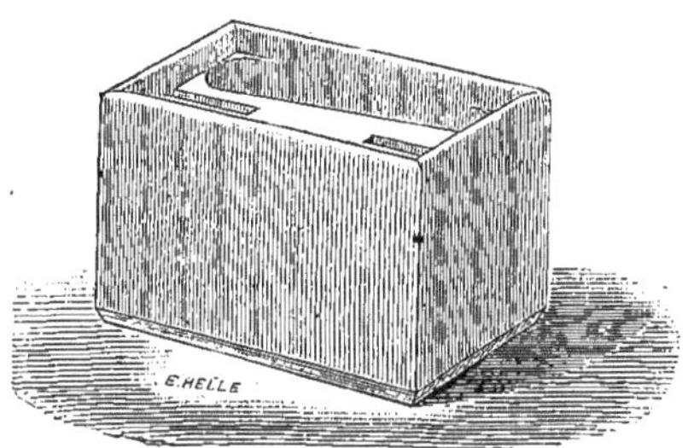

Fig. 32. — Grande cuve à mercure.

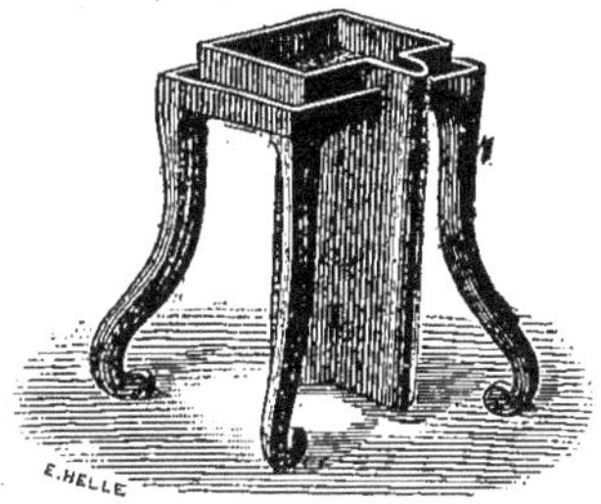

Fig. 33. — Cuve à mercure.

de ce liquide, et on la renverse sur un vase (cuves, fig. 31,32,33) contenant le même liquide, et on la met en position convenable, au-dessus d'un têt à gaz (fig. 34) ou au-

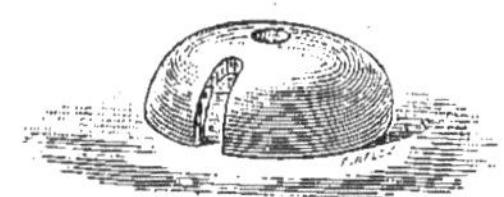

Fig. 34. — Têt à gaz.

dessus des trous ou rainures de la cuve, pour que le tube adducteur conduise le gaz sous l'éprouvette.

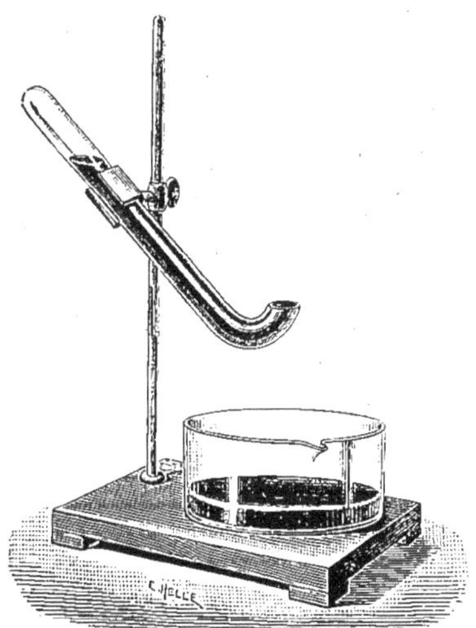

Fig. 35. — Eprouvette à gaz recourbée.

Il est quelquefois commode d'employer des éprouvettes recourbées qui évitent l'emploi de toute cuve (fig. 35).

Conservation des gaz. — Quand on veut conserver des quantités notables de gaz, on a recours aux gazomètres (fig. 36 et 37) dont la forme, les dimensions et le mode

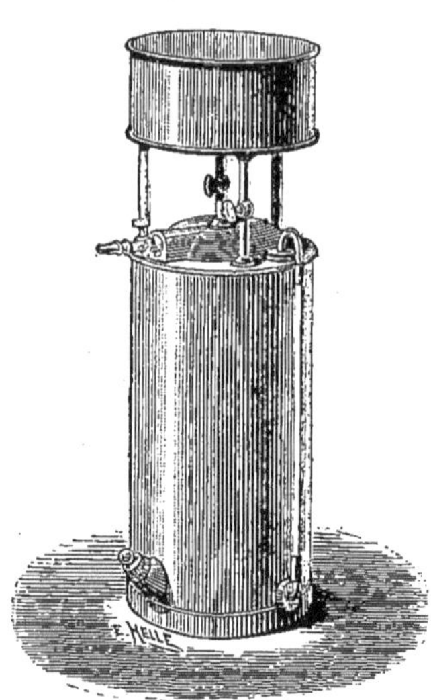

Fig. 36. — Gazomètre de Regnault.

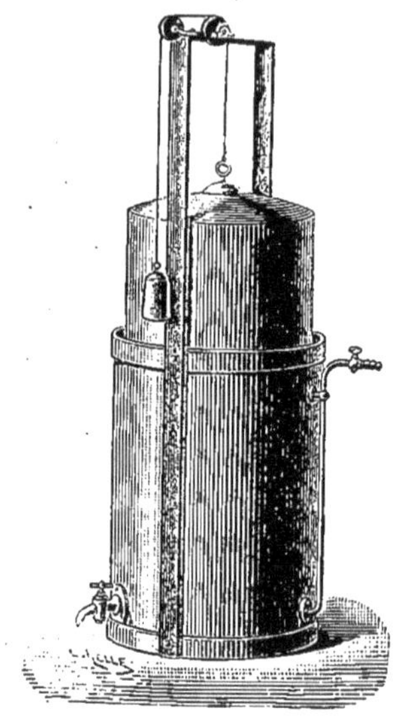

Fig. 37. — Gazomètre à cloche.

d'emploi sont variables. Dans les laboratoires, il est bon d'avoir toujours à sa disposition des flacons de 250 grammes, bouchés à l'émeri, pleins de diverses espèces de gaz.

L'industrie fournit aujourd'hui un certain nombre de gaz contenus, sous forte pression, dans des cylindres métalliques.

PROPRIÉTÉS PHYSIQUES

Loi de Mariotte.

Les volumes occupés par une même masse gazeuse sont inversement proportionnels aux pressions qu'elle supporte.

Cette loi n'est qu'approximative et est d'autant moins exacte que la pression est plus élevée ; l'écart est du reste variable suivant les gaz.

Liquéfaction et solidification dés gaz.

Thomsen a démontré qu'au-dessus d'une certaine température, les gaz ne pouvaient être liquéfiés, quelle que fût la pression à laquelle on les soumît ; le degré de température au-dessus duquel les gaz ne sauraient être liquéfiés est ce qu'on appelle leur *point critique*. Ce fait s'explique parce qu'au voisinage du point critique, la densité du gaz est voisine de celle du corps à l'état liquide, et qu'il y a alors passage insensible de l'état gazeux à l'état liquide.

Quand on a soumis les gaz à une très forte pression, à basse température, si on fait cesser tout d'un coup la pression, le gaz se détend, et cette grande dilatation du gaz, ce phénomène de *détente*, se produit avec une absorption de chaleur énorme,

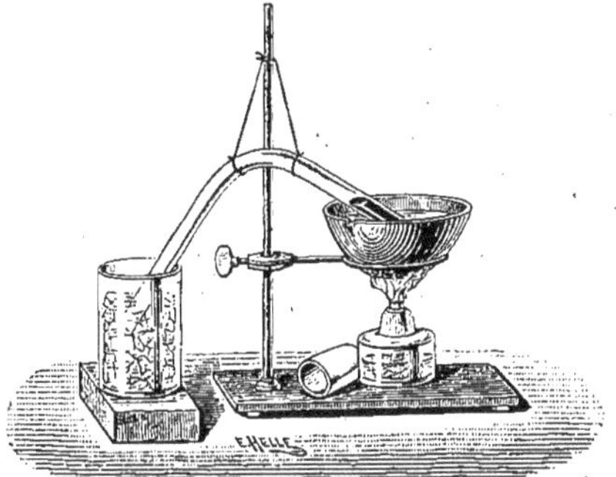

Fig. 38. — Tube de FARADAY.

telle qu'elle suffit le plus souvent pour liquéfier le gaz, s'il ne l'est déjà, et même pour en solidifier une partie.

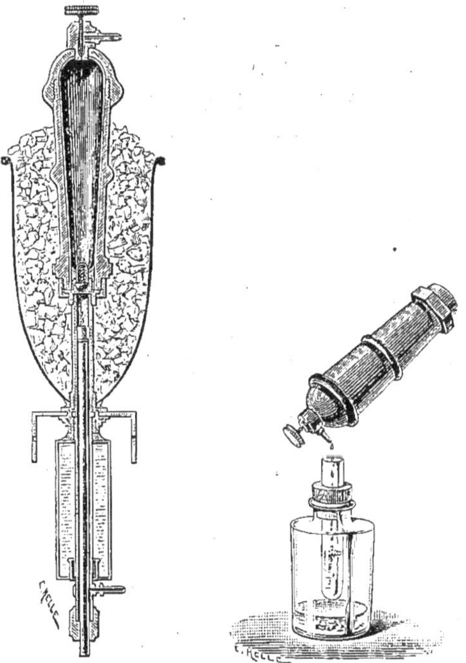

Fig. 39. — Appareil BIANCHI.

Quand on projette fortement sur une surface un gaz liquéfié, une grande partie repasse à l'état gazeux et absorbe, pour ce faire, une quantité de chaleur telle que le reste passe à l'état solide (CO_2).

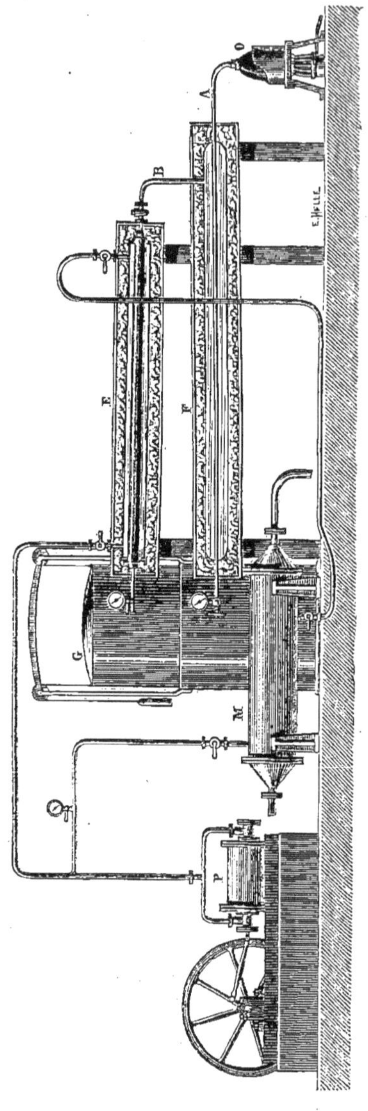

Fig. 40. — Appareil PICTET.

Les appareils les plus employés pour la liquéfaction sont donc basés sur le refroidissement ou la compression et quelquefois sur les deux.

Le tube de FARADAY (fig. 38) est un tube en verre très résistant coudé à angle obtus. On a introduit dans une branche les corps qui doivent engendrer le gaz, soit par l'action de la chaleur, soit par réaction. Le gaz produit par la décomposition du corps ne pouvant se dégager se comprime dans le tube et se liquéfie, surtout si l'on introduit la branche vide dans un mélange réfrigérant.

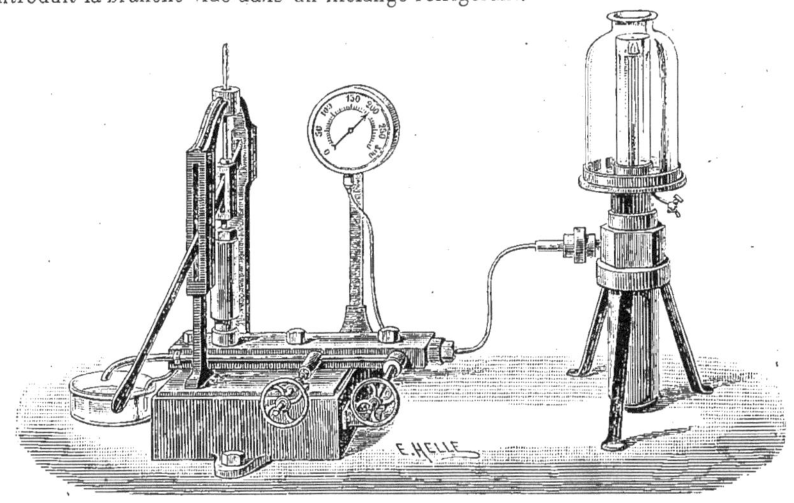

Fig. 41. — Appareil CAILLETET.

Les autres appareils les plus importants sont ceux de :
NATTERER et BIANCHI, spécialement employé pour le protoxyde d'azote (fig. 39);

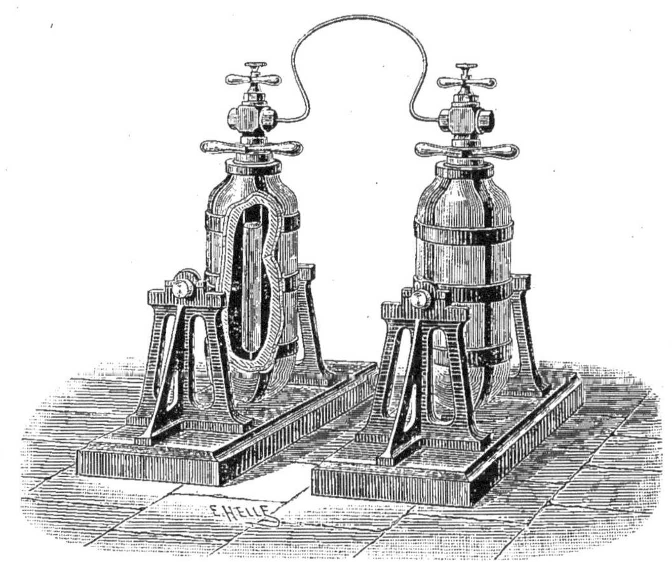

Fig. 43. — Appareil DELEUIL.

DELEUIL, spécialement employé pour l'anhydride carbonique (fig. 43);
PICTET, CAILLETET, convenant pour tous les gaz, mais le premier est plus

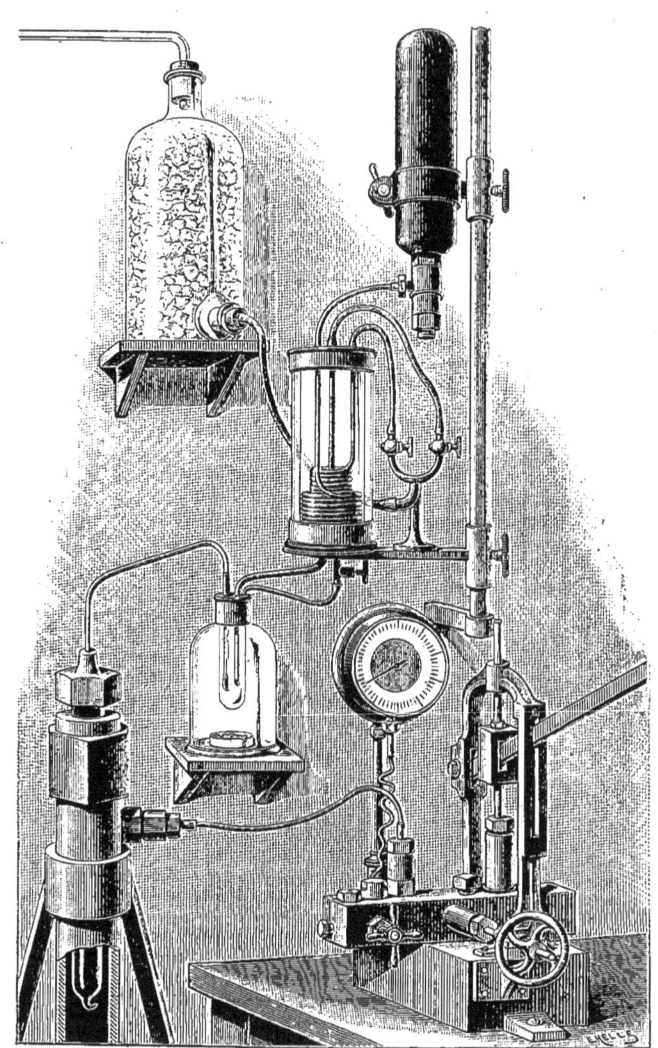

Fig. 42. — Appareil CAILLETET modifié.

susceptible d'applications industrielles et le second est plus convenable pour les opérations de laboratoire (fig. 40 et 41);

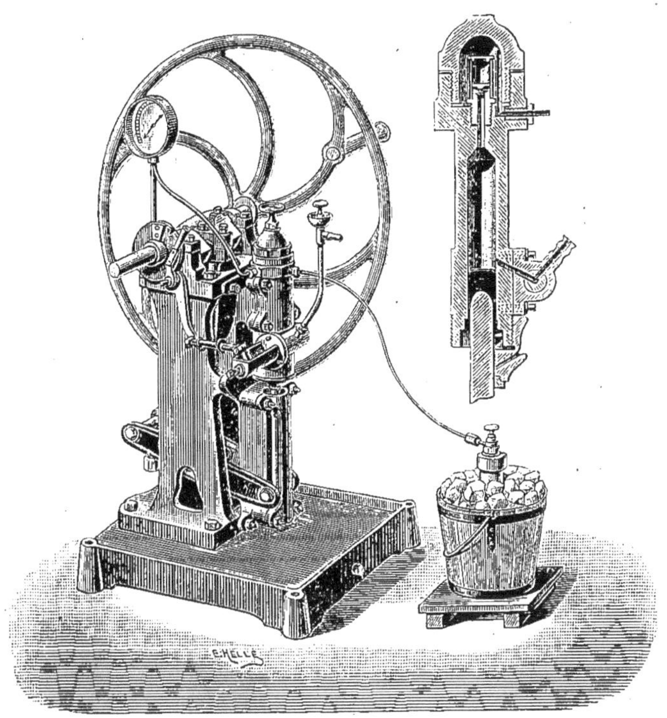

Fig. 44. — Appareil CAILLETET, industriel.

CAILLETET, l'appareil primitif a été modifié de manière à utiliser le froid produit par l'évaporation d'un gaz déjà liquéfié, l'éthylène par exemple (fig. 42);
CAILLETET, industriel pour l'acide carbonique (fig. 44).

SOLUTION DES GAZ

Le rapport, entre le volume du liquide dissolvant et celui du gaz dissous sous la pression normale, est exprimé par un nombre constant que l'on nomme *coefficient de solubilité*. Ce coefficient varie avec la température ; en général, il diminue à mesure qu'elle s'élève.

La quantité de gaz dissoute est proportionnelle à la pression qu'il supporte. (Loi de HENRY.) Il résulte de cette loi que si l'on fait le vide sur un liquide renfermant un gaz simplement dissous, le gaz doit se dégager complètement. Il en sera de même, si l'on met le liquide en présence d'une atmosphère illimitée d'un gaz étranger, le gaz primitif se trouvant alors soumis aux mêmes conditions que s'il était en présence d'un espace vide. La chaleur produirait aussi le même effet.

Les quantités de chaleur dégagées par la dissolution des gaz (ces quantités sont en général supérieures à celles dégagées par la liquéfaction des mêmes gaz) montrent que presque toujours il y a autre chose que dissolution, que le plus souvent il y a combinaison. Le fait est quelquefois démontré, parce que la solution ne se comporte plus d'après les règles précédentes ; le gaz ne se dégage point ou ne se dégage qu'incomplètement sous l'influence de la chaleur ; ainsi les dissolutions de gaz chlorhydrique ne laissent plus à 12° dégager ce gaz, quand la composition de la liqueur correspond à la formule $HCl, 6H^2O$.

Du reste, dans certains cas, la règle est violée, même quand les apparences sont sauvées. Il en est ainsi pour le gaz ammoniac. Sa dissolution dégage une quantité de chaleur telle que l'on est obligé d'admettre qu'il y a autre chose qu'une dissolution ; et de fait, en saturant l'eau de gaz ammoniac à basse température et en plongeant dans un mélange réfrigérant, on obtient l'hydrate cristallisé AzH^3, H^2O et cependant cette dissolution se comporte comme l'indique la théorie des gaz dissous. On explique ces faits en admettant que le gaz dissous, le liquide dissolvant et la combinaison de ces deux corps forment un système en équilibre, équilibre dont les conditions varient avec la température et la pression. Si l'un des composants vient à être éliminé par suite de sa vaporisation dans un espace vide ou bien au sein d'un gaz étranger, une portion correspondante du composé se détruit aussitôt, de façon à reproduire un nouvel état d'équilibre. A mesure que l'élimination du composant gazeux se poursuit, les mêmes phénomènes se reproduisent, et il continue à être éliminé jusqu'à la destruction totale de la combinaison, c'est-à-dire jusqu'à ce que le gaz dissous soit complètement dégagé.

Lorsque plusieurs gaz sont en contact avec un liquide, chacun se dissout avec le coefficient qui lui est propre et proportionnellement à la tension que possède chaque gaz dans le mélange : c'est la loi de Dalton. Nous en trouverons un exemple important en nous occupant des gaz de l'air dissous dans l'eau.

La dissolution des gaz s'obtient généralement au moyen de l'appareil de Wolf [1].

---

[1] On place dans les flacons de Wolf le dissolvant convenable ; les tubes adducteurs plongent jusqu'au fond du liquide si la solution à obtenir est plus légère que le dissolvant, et au contraire plongent à peine de quelques millimètres si la densité de la dissolution doit être plus grande que celle du dissolvant ; il est facile de voir, qu'en opérant ainsi, on se place dans les meilleures conditions pour faciliter la dissolution.

Si le gaz attaquait les bouchons, on pourrait avoir recours aux flacons de Durand.

Pour refroidir le dissolvant et absorber les quantités de chaleur qui se produisent pendant la dissolution de certains gaz, il est bon de plonger les flacons de Wolf dans un récipient plein d'eau froide que l'on peut renouveler suivant les besoins.

ABSORPTION DES GAZ PAR LES SOLIDES

Les gaz, comme les liquides qui mouillent les corps solides, sont retenus avec une certaine énergie à la surface des corps solides. Lorsque cette surface est très grande, comme dans les corps poreux, cette adhérence ne cesse que sous l'influence de la chaleur ou du vide. Signalons la faculté que possède l'éponge de platine de condenser de fortes quantités d'hydrogène, et le charbon de bois, de condenser dans ses pores une foule de gaz, surtout ceux dont la liquéfaction est le plus facile.

Les phénomènes d'occlusion que présente l'hydrogène appartiennent en partie à cet ordre de phénomènes.

L'absorption d'un gaz par un solide, aussi bien que par un liquide, a lieu avec dégagement de chaleur, même lorsqu'il n'y a pas d'action chimique : cette chaleur est due au changement d'état.

DIFFUSION DES GAZ

Quand des gaz de densités différentes se trouvent en présence, ils ne restent pas superposés dans l'ordre de leurs densités, comme le feraient des liquides, mais ils se diffusent rapidement les uns dans les autres ; quand l'équilibre est établi, la pression exercée par chaque gaz dans le mélange est la même que s'il occupait seul le volume total. C'est ainsi que dans l'air formé de 21 volumes d'oxygène et de 79 volumes d'azote, le premier exerce environ 1/5 et le second 4/5 de la pression totale.

Les gaz se diffusent à travers une plaque mince d'un corps poreux et leur diffusibilité est en raison inverse de la racine carrée de leurs densités.

La même loi règle la vitesse d'écoulement des gaz à travers un orifice très petit, percé en mince paroi ; par exemple à travers une ouverture de $0^{mm},08$ pratiquée dans une feuille mince de platine. Cet écoulement est désigné par GRAHAM sous le nom d'*effusion*. Ce principe peut servir à déterminer la densité des gaz.

Le passage des gaz à travers les plaques poreuses épaisses ne suit pas de loi régulière, et ce phénomène porte le nom de *transpiration capillaire* ou *transfusion*.

On a fondé sur la diffusion un appareil destiné à avertir de la présence du grisou, gaz beaucoup plus léger que l'air.

GRAHAM a donné le nom d'*atmolyse* à la séparation par diffusion de plusieurs gaz de densités différentes.

La diffusion moléculaire, à travers des parois poreuses, ne doit pas être confondue avec le passage des gaz, à travers certaines parois, que GRAHAM a nommées *colloïdales*, telles que les membranes animales. La *diffusion colloïdale* n'est pas en relation avec la densité des gaz : elle dépend de la facilité avec laquelle les gaz sont condensés ou dissous par la substance de la paroi. Le gaz après s'être ainsi condensé, rencontrant de l'autre côté un espace où sa tension est nulle, s'y répand.

La diffusion des gaz à travers une couche aqueuse est tout à fait du même ordre. On ne peut conserver longtemps à l'état de pureté un gaz dans une cloche renversée sur l'eau. D'un côté, ce gaz se dissout en petite quantité dans l'eau et la solution produite l'abandonne à l'air libre ; d'autre part, les gaz de l'air se dissolvent aussi dans l'eau et de là se répandent dans la cloche.

MANIPULATIONS SUR LES GAZ

On a souvent à exécuter sur les gaz diverses opérations que nous allons maintenant énumérer ; dans la plupart des cas, elles se font sur le mercure et nous admettrons qu'il en est ainsi quand nous ne l'indiquerons pas d'une manière spéciale.

Transvasements. — Il est très important pour toutes ces opérations que le mercure et les vases soient très propres.

Pour transvaser un gaz dans une éprouvette, il faut commencer par remplir celle-ci de mercure ; on le fait en tenant l'éprouvette presque horizontalement sur le mercure et en appuyant progressivement sur l'extrémité fermée : on évite ainsi que des bulles d'air adhèrent aux parois de l'éprouvette.

Tous les récipients pour gaz doivent être remplis de mercure avec les mêmes précautions.

On peut encore remplir l'éprouvette en la plaçant sur le mercure et en aspirant avec un tube siphon ; ou bien encore, l'éprouvette étant renversée, on fait arriver le mercure dans sa partie inférieure, au moyen d'un entonnoir effilé.

Pour transvaser un gaz d'une éprouvette dans un autre vase à étroite ouverture, on emploie un entonnoir, dont le col est introduit sous le mercure dans le petit orifice du vase préalablement rempli de mercure : celui-ci est tenu presque verticalement par la main gauche. L'ouverture du vase contenant le gaz à transvaser est amenée sous l'entonnoir et inclinée peu à peu de manière à laisser passer le gaz dans l'entonnoir.

Séparation des liquides. — Pour mettre un liquide réactif en contact avec un gaz renfermé dans une éprouvette sur la cuve à mercure, on se sert de pipettes courbes (fig. 45). On aspire, par le sommet de cette pipette, le liquide placé dans un verre ; on bouche le tube avec le doigt ; on introduit le bec courbé de la pipette sous l'orifice de l'éprouvette ; en soufflant par l'autre extrémité, on fait passer le liquide de la pipette dans le tube. On peut le plus souvent remplacer ces pipettes courbes par de simples bouts de tube, étirés et courbés à leur extrémité inférieure, parce qu'on emploie généralement de petites quantités de réactif. On peut encore se servir de petits tubes, fermés par un bout, longs de 1 ou 2 centimètres, qu'on remplit avec le réactif : on les bouche en les tenant entre le pouce et l'index, et on transvase leur contenu sous le mercure, dans le gaz à examiner.

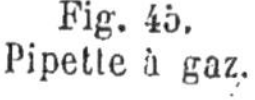

Fig. 45.
Pipette à gaz.

En dehors des pipettes à gaz, les procédés employés pour séparer les gaz des liquides sont d'un usage difficile et donnent souvent des résultats défectueux.

Les pipettes à gaz se construisent sous plusieurs formes, leur mode d'emploi est

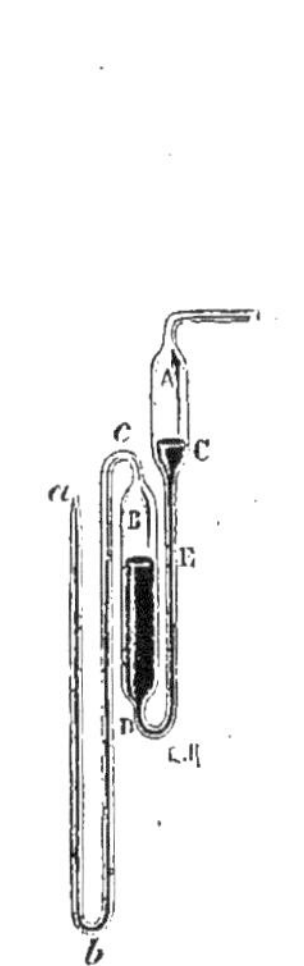

Fig. 46. — Pipette à gaz.

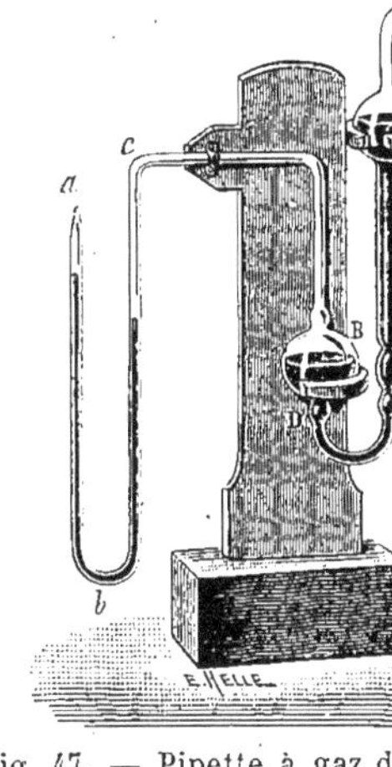

Fig. 47. — Pipette à gaz de Berthelot.

·toujours à peu près le même : on les remplit de mercure de a en E (fig. 46 et 47); la pointe effilée est introduite jusqu'au sommet de l'éprouvette contenant le gaz; par

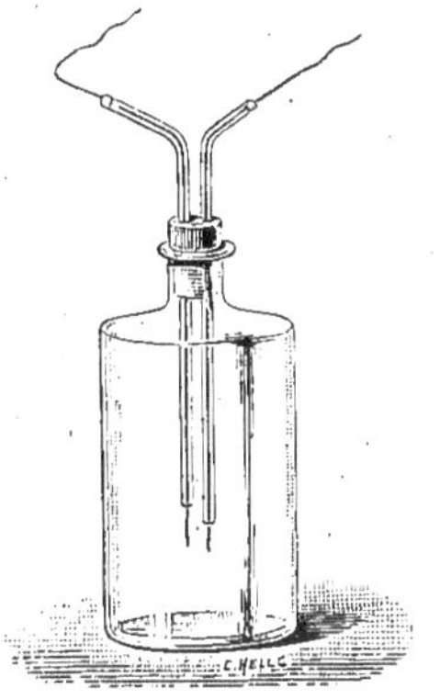

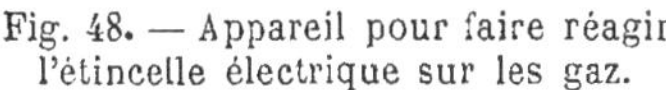

Fig. 48. — Appareil pour faire réagir
l'étincelle électrique sur les gaz.

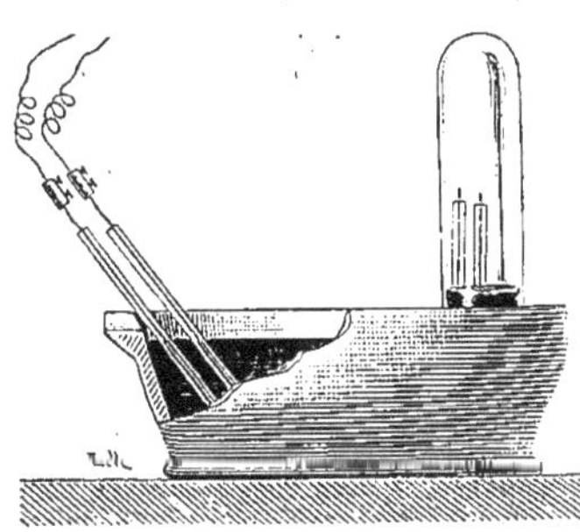

Fig. 49. — Appareil de Berthelot pour faire
réagir l'étincelle électrique sur les gaz.

aspiration, on fait passer le gaz dans la boule B sans y introduire en même temps du réactif, ce qui est difficile; on abaisse vivement la pointe a sous le mercure, de sorte que le gaz est emprisonné en B entre deux colonnes de mercure; on change l'éprouvette et par insufflation, on fait passer le gaz dans son nouveau récipient, en laissant dans la pipette les gouttelettes de liquide qui avaient pu être entraînées par la première opération.

Une autre méthode, préférable, pour se servir de ces pipettes, est la suivante. On a une pipette pour chaque réactif ; le réactif est dans la boule B : la manœuvre est la même, mais les transvasements sont plus faciles à faire en l'absence de liquide dans les éprouvettes.

Réactifs. — BUNSEN employait des réactifs solides obtenus sous forme de boulettes fondues dans un moule à balles ; les réactifs étaient ainsi faciles à mettre en contact avec les gaz et à en séparer, mais ils n'agissaient pas toujours fort efficacement ; le plus souvent, on les emploie à l'état de solution, mais il ne faut pas oublier que ces solutions ont une tension de vapeur assez grande et variable suivant le réactif, et qu'avant de faire la lecture d'un volume gazeux, il est bon, ou bien de dessécher complètement le gaz, ou bien de le saturer d'humidité au moyen d'une gouttelette d'eau ; notons encore que cette gouttelette d'eau n'est pas toujours sans inconvénient et qu'elle peut en présence de quelques rares gaz (AzH^3 — HCl) exercer une action dissolvante considérable.

Electricité. — Quand on fait réagir l'électricité sur les gaz, on peut se trouver en présence d'un seul gaz ou d'un mélange détonant ou non détonant : ces gaz peuvent attaquer le mercure ou ne pas l'attaquer.

L'appareil le plus simple pour faire réagir l'étincelle électrique sur les gaz n'attaquant pas le mercure est celui qui a été imaginé par BERTHELOT et dont nous donnons la figure (fig. 49) ; il permet de faire varier la longueur de l'étincelle, de briser les ponts de matière qui peuvent se former, etc. Si les gaz attaquent le mercure, on emploie l'appareil (fig. 48).

Sous le nom d'*eudiomètres*, on désignait autrefois des instruments, en verre, résistants, disposés de manière à permettre le passage d'une étincelle électrique à travers les mélanges gazeux détonants ; aujourd'hui le sens de ce mot est plus étendu et sous ce nom on désigne des appareils complexes destinés à l'étude des gaz.

Les eudiomètres (mot pris dans son sens primitif) sont nombreux. VOLTA, GAY-LUSSAC, BUNSEN, etc., y ont attaché leur nom ; aujourd'hui ils sont peu usités : celui de RIBAN (fig. 50) nous paraît solide et d'un nettoyage facile.

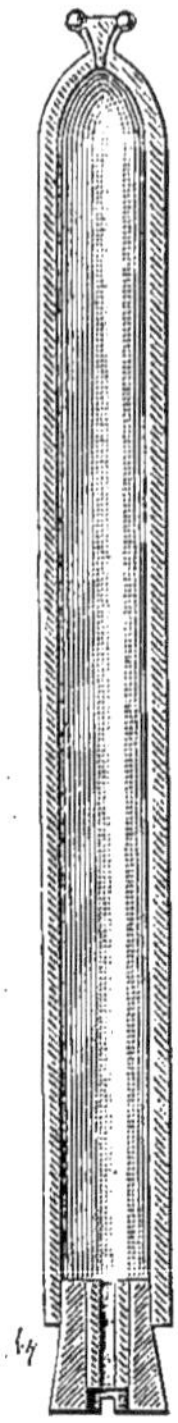

La combustion des gaz ne se produit bien, qu'autant que les proportions de gaz comburant et de gaz combustible sont convenables ; il faut que l'oxygène soit en petit excès sur la quantité théorique. Un trop grand excès d'oxygène, de même qu'un trop grand excès de gaz comburant empêcheraient également la combustion ; d'autre part, il ne faut pas que le tube contienne exactement les volumes théoriques de gaz comburant et combustible : dans ce cas, la détonation serait trop violente et risquerait de briser le tube. L'étude des conditions et des modes de combustion a été spécialement faite par SCHUTZENBERGER.

COQUILLON a observé que si un fil de platine ou de palladium, porté au rouge par le courant électrique, dans un mélange détonant, produisait parfois une explosion, par contre dans certaines conditions, il obtenait la combinaison des gaz sans détonation. Sur ce principe, il a construit un appareil spécial destiné à l'analyse des gaz hydrocarbonés et qu'il a désigné sous le nom de *grisoumètre*.

Fig. 50.
Eudiomètre
de RIBAN.

LECTURE DES VOLUMES GAZEUX

Les lectures des volumes gazeux se font dans des tubes de 15 à 50 C.C. de capacité ayant au maximum une longueur de 25 centimètres.

La lecture doit être faite de loin, souvent avec viseur, le tube étant maintenu en place par des pinces mauvaises conductrices de la chaleur.

Il faut avoir soin que le niveau du mercure soit le même dans le tube et dans la cuve.

La correction relative au ménisque est en général le tiers de la capacité comprise entre le sommet et la partie inférieure du ménisque.

On doit noter avec soin si le gaz est sec ou humide.

S'il y a une couche de liquide un peu épaisse à la surface du mercure, il faut en tenir compte et convertir cette couche en colonne de mercure.

La température et la pression barométrique devront être consignées avec soin.

La formule suivante permet alors de ramener le volume gazeux à 0°, à 760 millimètres et à l'état de siccité.

$$V^o = V' \left(\frac{H - f}{760 (1 + \alpha t)} \right)$$

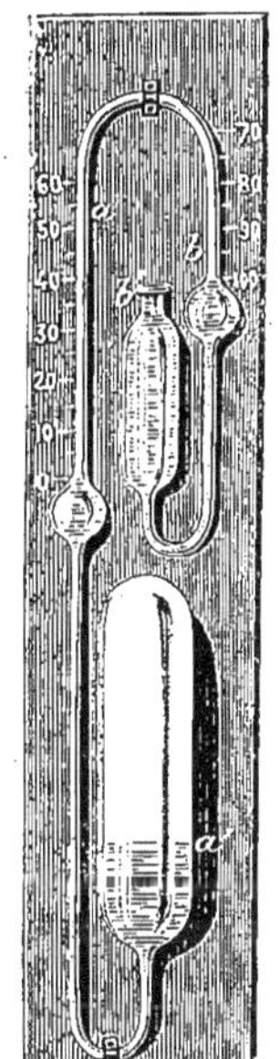

dans laquelle

V' = le volume lu ;

H = la pression barométrique ;

f = la tension de la vapeur d'eau ;

α = coefficient de dilatation des gaz = 0,00367 ;

t = température au moment de l'expérience ;

Le poids d'un volume de gaz saturé d'humidité est donné en grammes par la formule

$$P = V \frac{\pi}{1 + 0,00367 \times t} \times \frac{H - \frac{3}{8} F}{760}$$

dans laquelle

V = le volume en litres ;

π = le poids du litre à 0° et 760 ;

t = la température ;

H = la pression ;

F = la tension maxima de la vapeur d'eau à t.

Dans certaines expériences et même dans le plus grand nombre, il n'est pas nécessaire de connaître le volume absolu du gaz, mais seulement le volume relatif ; dans ce cas, on évite les calculs occasionnés par la température et la pression au moyen du *baroscope* (fig. 51), appareil qui totalise les effets produits par la pression et la température, qui est plongé dans le même milieu que le gaz que l'on mesure et que l'on ramène à un point fixe par addition ou soustraction d'eau à la cuve dans laquelle on opère.

Fig. 51.
Baroscope.

Quand les volumes gazeux à mesurer sont considérables on emploie les compteurs à gaz.

ANALYSE DES GAZ

L'analyse qualitative et quantitative des gaz s'effectue le plus souvent au moyen des appareils que nous venons de décrire ; dans quelques cas on les dose par pesées, soit que le dégagement du gaz ait diminué le poids d'un appareil, soit au contraire qu'il l'ait augmenté : certains appareils peuvent réunir ces deux avantages.

Ces appareils (fig. 52, 53, 54, 55), spécialement destinés au dosage de l'anhydride carbonique, se composent essentiellement, d'un récipient dans lequel se place la subs-

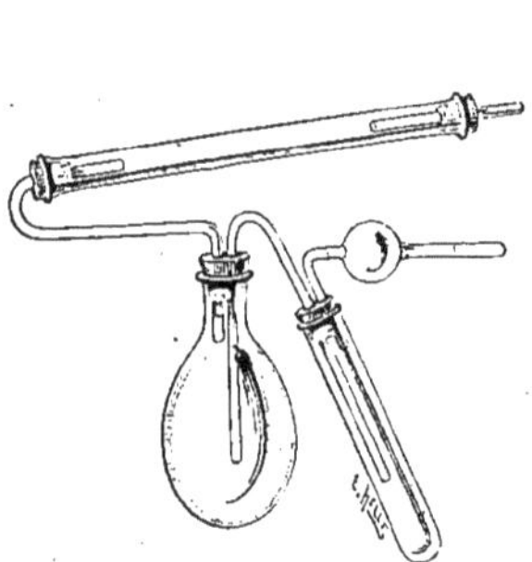

Fig. 52. — Appareil de ROSE.

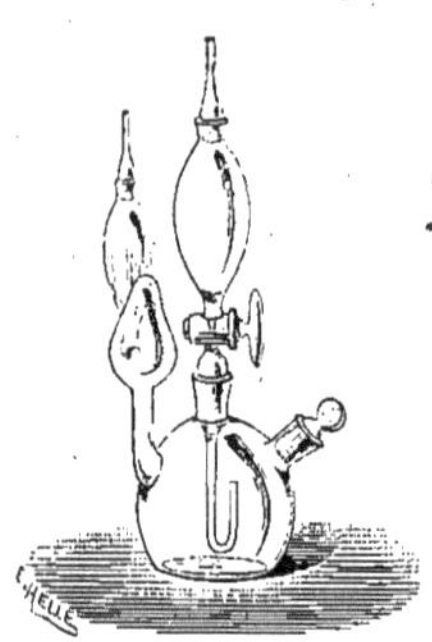

Fig. 53. — Appareil de BOYMOND.

tance qui doit dégager le gaz, d'une seconde partie renfermant le réactif qui mettra le gaz en liberté, et enfin d'un troisième récipient qui desséchera ou purifiera le gaz avant de le laisser dégager. Dans le deuxième récipient on met un poids connu de la

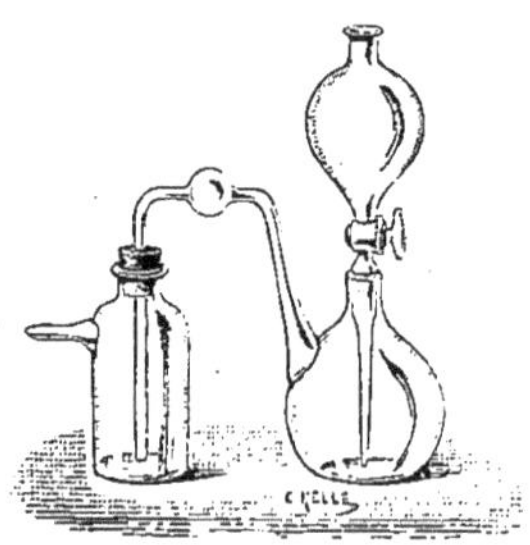

Fig. 54. — Appareil de KIPP.

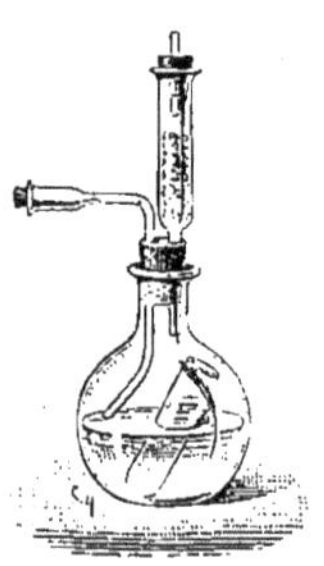

Fig. 55. — Appareil de GERHARDT et CHANCEL.

substance qui doit être traitée ; on met en place le réactif et le corps desséchant ; on pèse, on fait arriver le réactif sur la substance à attaquer ; la réaction s'effectue ; on l'aide, s'il est nécessaire, par une douce chaleur ; on fait passer dans l'appareil un courant d'air, pour entraîner le gaz produit, et mettre l'appareil dans les mêmes conditions qu'avant l'expérience ; on laisse refroidir s'il est nécessaire et enfin l'on pèse. La perte de poids indique la quantité de gaz produite.

Quand on veut déterminer la nature d'un gaz isolé, on commence par le sentir, puis on cherche s'il est combustible ou non : s'il n'est pas combustible, on cherche s'il est absorbable par l'eau d'abord seule, additionnée de potasse ensuite : dans le cas où il est combustible, la couleur de la flamme et la nature des produits de la combustion sont des renseignements précieux ; en plus, on cherche si les gaz sont absorbés par l'eau seule, puis par l'eau additionnée de potasse.

Pour les mélanges de gaz, les méthodes sont beaucoup plus complexes ; nous ne saurions en aborder l'étude ici. Nous renverrons au livre d'OGIER sur l'analyse des gaz (p. 113 et suivantes) : toutefois nous ferons remarquer que certains gaz ne pouvant coexister dans un même mélange, la présence d'un gaz donné exclut celle de ses incompatibles.

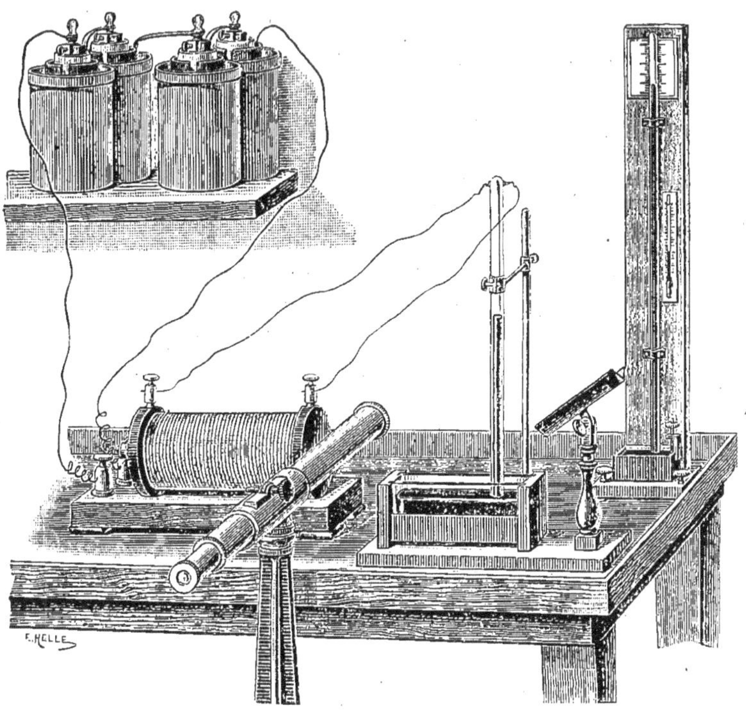

Fig. 56. — Eudiomètre de BUNSEN.

Dans la pratique, certains cas spéciaux peuvent se présenter ; ainsi on peut avoir à doser de minimes quantités d'un gaz réparti dans de grandes quantités d'autres gaz (acide carbonique dans l'air) ; à ces cas spéciaux répondent des méthodes spéciales que nous décrirons en leurs lieu et place.

Quand on exécute couramment des analyses de gaz, on a recours à des appareils assez complexes qui facilitent beaucoup ces analyses.

L'eudiomètre de BUNSEN (fig. 56) ne présente rien de bien spécial au point de vue des appareils ; les réactifs doivent être préparés à l'état de balles, ce qui est assez difficile et d'un usage peu commode.

WILLIAMSON et RUSSELL ont évité les calculs pour ramener les volumes gazeux à 0° et 760, en employant un baroscope très ingénieux et très simple.

RUSSELL a simplifié l'appareil BUNSEN en employant comme absorbant le coton hydrophile.

L'appareil de REGNAULT est très compliqué mais donne de très bons résultats ; il se compose essentiellement d'un tube laboratoire et d'un tube mesureur : on mesure soit le volume lui-même du gaz, soit sa force élastique.

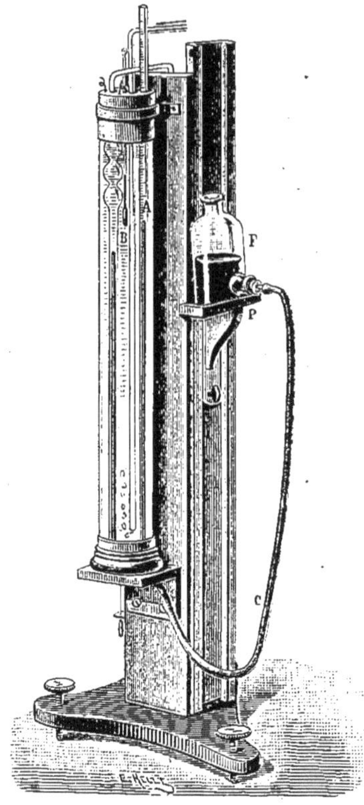

Fig. 57. — Eudiomètre de SCHLŒSING.

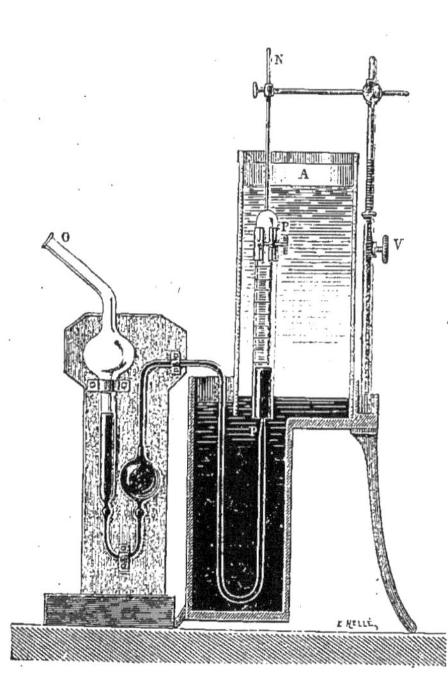

Fig. 58. — Eudiomètre de DOYÈRE.

Les appareils de FRANKLAND et WARD, de M LEOD, de FRANKLAND et ARMSTRONG, de W. THOMAS, de SCHLŒSING (fig. 57) sont des modifications de l'appareil de REGNAULT.

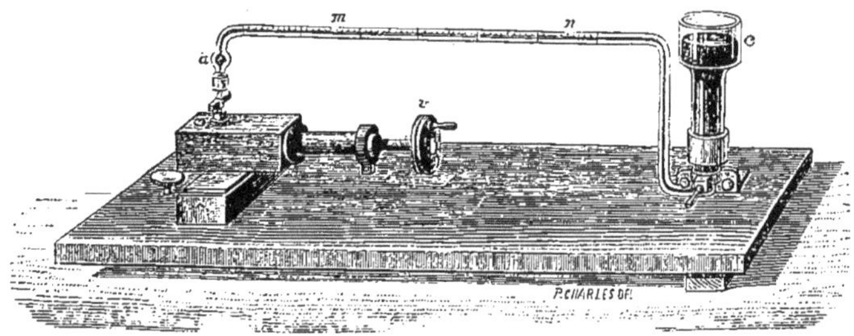

Fig. 59. — Appareil BONNIER et MANGIN

Dans l'appareil de DOYÈRE (fig. 58) la pipette représente le tube laboratoire ; c'est une pièce complètement distincte du tube mesureur ; c'est dans son intérieur que les gaz se trouvent en contact avec les réactifs.

L'appareil Timiriazeff est un eudiomètre Doyère dans lequel la pipette est devenue fixe ; c'est un passage aux eudiomètres du genre de celui de Regnault : il permet d'opérer sur des quantités très minimes de gaz.

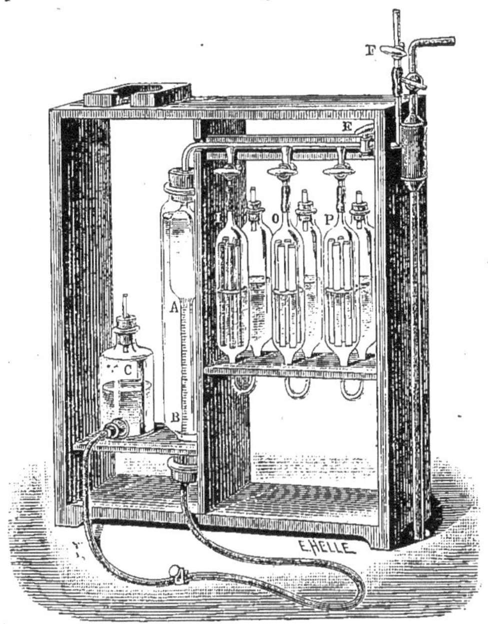

Fig. 60. — Appareil d'Orsat.

L'appareil de M. Bonnier et Mangin (fig. 59) dans lequel on opère sur 1/3 ou 1/4 de C.C. et où les propriétés des colonnes capillaires de mercure sont utilisées pour séparer les gaz des réactifs, nous paraît être excellent.

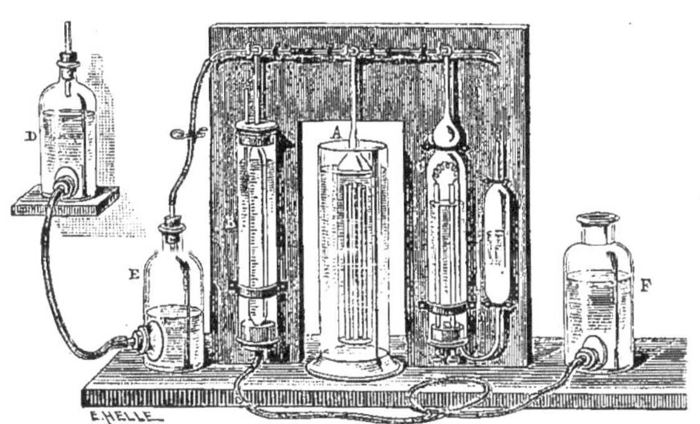

Fig. 61. — Appareil de Coquillon.

Enfin, il existe une autre série d'appareils qu'on peut nommer industriels ; ils se composent essentiellement d'un tube mesureur et de différents tubes laboratoires contenant chacun un réactif différent et dans lesquels on fait successivement passer le gaz, après l'avoir mesuré à la suite de chaque opération. Dans cette catégorie, se trouvent les appareils ORSAT (fig. 60), COQUILLON (fig. 61), DUPRÉ (fig. 62), HEMPEL.

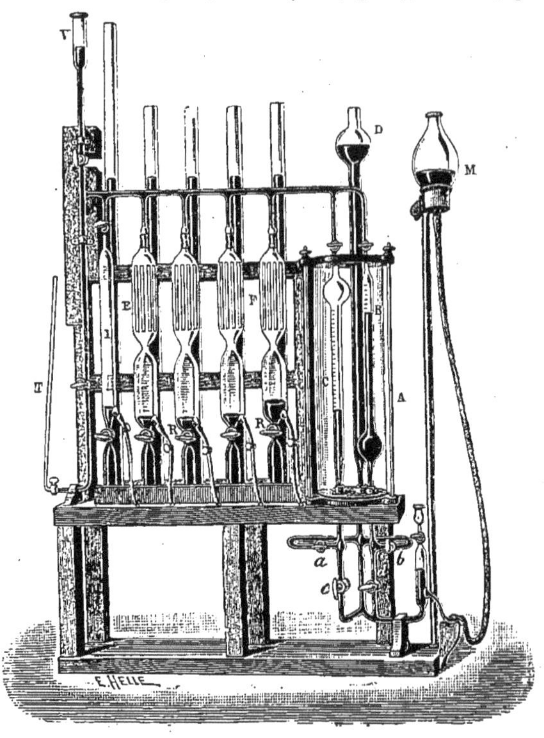

Fig. 62. — Appareil de DUPRÉ.

Pour nous résumer, les appareils pour les analyses des gaz se rapportent à cinq types.

1° Type Bunsen. .   Réactifs solides . . . . $\left\{\begin{array}{l}\text{Bunsen.}\\\text{Williamson et Russell.}\\\text{Russell.}\end{array}\right.$

2° Type Doyère. . $\left\{\begin{array}{l}\text{La pipette et le tube mesureur}\\\text{sont absolument distincts . .}\end{array}\right\}$ $\left.\begin{array}{l}\text{Doyère.}\\\text{Timiriazeff.}\end{array}\right.$

3° Type Regnault . $\left\{\begin{array}{l}\text{La pipette et le tube mesureur}\\\text{peuvent se séparer, mais cons-}\\\text{tituent un seul appareil . . .}\end{array}\right.$ $\left.\begin{array}{l}\text{Regnault.}\\\text{Frankland et Ward.}\\\text{Léod.}\\\text{Frankland et Armstrong.}\\\text{Thomas.}\\\text{Schlœsing.}\end{array}\right.$

4° Type Bonnier et Mangin . . . $\left\{\begin{array}{l}\text{Pipette et tube mesureur ne font}\\\text{qu'un. . . . .}\end{array}\right\}$ Bonnier et Mangin.

5° Type industriel. . . . . $\left\{\begin{array}{l}\text{Orsat.}\\\text{Dupré.}\\\text{Coquillon.}\\\text{Hempel.}\end{array}\right.$

NOTIONS DE MINÉRALOGIE

Définition. — La minéralogie est une science qui a pour but l'étude des minéraux.

Un *minéral* est toute substance inorganique, solide, liquide ou gazeuse entrant dans la composition du globe terrestre.

Un *minerai* est un minéral susceptible d'application industrielle.

Le nombre des *variétés minérales* est très grand, mais le nombre des *espèces minérales* est assez limité ; on en connaît au plus 500, parmi lesquelles 200 ont de l'importance.

Caractères minéralogiques. — Pour distinguer les espèces minérales les unes des autres, on a recours à leurs caractères ; ces caractères sont d'importance variable. Au premier rang, nous placerons la composition chimique et la forme cristalline ; à cause de leur valeur, on donne quelquefois à ces caractères le nom d'*attributs*. La densité, la dureté, la fusibilité sont des caractères qui ont une. assez grande importance, parce qu'ils sont très constants pour une même espèce minérale ; on les désigne sous le nom de *caractères essentiels*.

Enfin, les diverses propriétés physiques, mécaniques et organoleptiques des corps servent à les distinguer les uns des autres : ces caractères, moins importants que les précédents, sont nommés *caractères secondaires*.

Nous allons étudier successivement chacun de ces caractères.

COMPOSITION CHIMIQUE

Il est évident que la composition chimique est un caractère de la plus haute importance ; pour déterminer cette composition, on a recours aux procédés analytiques habituels ; nous n'avons donc pas à en parler ici; cependant, il faut dire qu'en minéralogie, on fait, plus que partout ailleurs, un fréquent usage du chalumeau.

Quelque grande que soit l'importance de la composition chimique, elle ne suffit cependant pas à elle seule à déterminer un minéral, car le même composé chimique peut se présenter sous deux formes différentes et constituer ainsi deux espèces minéralogiques distinctes (carbonate de chaux = arragonite et chaux spathique).

CRISTALLOGRAPHIE

Lorsqu'un corps passe lentement de l'état liquide ou gazeux à l'état solide, il prend souvent une forme régulière, géométrique, à laquelle on a donné le nom de *cristal*.

On peut obtenir des cristaux par plusieurs méthodes différentes ; nous donnerons ici les principales.

1° Quand, sous l'influence de la chaleur, un corps a passé à l'état liquide, il prend, en se refroidissant, une forme cristalline qu'il est facile de mettre en évidence par le procédé suivant : quand la couche superficielle est solidifiée, on la perce de deux trous au moyen d'une tige métallique chauffée et on fait écouler le liquide intérieur : en cassant le vase dans lequel on a fait l'opération, on en trouvera l'intérieur tapissé de cristaux. On fait ainsi cristalliser le soufre, le bismuth, etc. ; ce procédé est désigné sous le nom de cristallisation par fusion.

2° Par volatilisation, on obtient facilement un résultat analogue. Chauffons un peu d'iode dans un ballon : ce corps donnera d'abord de belles vapeurs violettes qui bientôt se condenseront sous forme cristalline sur les parois froides du ballon.

3° La solution est un procédé souvent employé pour obtenir les corps à l'état cristallin ; la plupart des corps sont plus solubles à chaud qu'à froid ; si donc, à une température élevée, nous saturons un dissolvant par une substance cristallisable, le dissolvant, en se refroidissant, ne pourra plus garder en solution tout ce qu'il avait pris à chaud et une partie de la substance se déposera sous forme de cristaux. On fait cristalliser par ce procédé presque tous les sels solubles dans l'eau. Souvent diverses circonstances, telles que l'alcalinité ou l'acidité de la liqueur, la température, influent sur les formes et même la composition des cristaux obtenus.

4° En introduisant dans une solution saline un métal qui déplace celui qui est en combinaison, on obtient souvent ce dernier sous forme cristalline. C'est par ce procédé que l'on prépare les arbres de Saturne (acétate de plomb, et zinc) et de Diane (azotate d'argent et mercure).

Bien d'autres procédés ont été donnés, tels que : le procédé DEVILLE et CARON (fluorure métallique et acide borique), la solution par voie sèche (solution des oxydes dans l'acide borique, du carbone dans le fer, etc.), le procédé par la pile, etc. : nous ne pouvons que les signaler sans insister.

Nous ajouterons que la pression, la nature du vase, sa forme, l'agitation, la présence d'une petite quantité d'un corps étranger, etc., ne sont pas sans influence sur la cristallisation.

Examinons attentivement un cristal : nous y trouverons trois éléments à considérer : des angles, des arêtes et des faces.

Les faces sont les portions de plan qui limitent le cristal.

Les arêtes sont des droites formées par l'intersection de deux faces.

Les angles sont de trois sortes : les angles plans, les angles dièdres et les angles solides ; leur définition est la même que celle donnée en géométrie, savoir : les angles plans sont formés par l'intersection de deux lignes ; les angles dièdres sont formés par l'intersection de deux plans ; les angles solides sont formés par l'intersection de plus de deux plans.

Angle dièdre. — De tous ces angles, le plus important en minéralogie est l'angle dièdre ; cette importance est due à la constance de cet angle dans une même espèce minérale.

Goniomètres. — On a inventé plusieurs appareils pour mesurer les angles

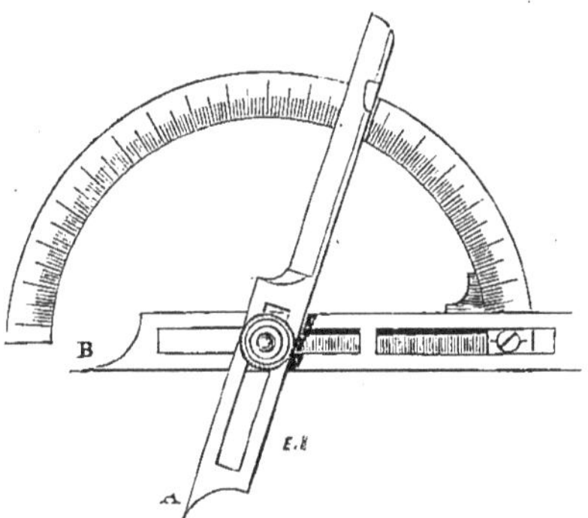

Fig. 63. — Goniomètre de GARANGEOT.

dièdres ; on les désigne sous le nom de goniomètres ; ils sont de deux sortes : les uns procèdent par mesurage direct ; ce sont les goniomètres par application ; dans les autres, on utilise la réflexion de la lumière sur la face cristalline ; ce sont les goniomètres par réflexion ; dans les premiers se trouve le goniomètre de GARANGEOT (fig. 63) ; il se compose essentiellement d'un demicercle gradué et de deux alidades : l'une, fixe, faisant le diamètre du demicercle et correspondant au zéro de l'échelle ; l'autre tournant autour du centre et indiquant par sa position sur l'échelle les degrés de l'angle qu'elle fait avec la première alidade. Pour connaître avec cet instrument la valeur de l'angle dièdre d'un cristal, il suffit d'appliquer bien perpendiculairement et bien exactement cet angle entre les deux alidades, de façon que le contact soit parfait : la lecture du limbe gradué donne la valeur de l'angle dièdre soumis à l'examen.

Parmi les goniomètres par réflexion se trouvent ceux de Babinet (fig. 64) et de Wollaston (fig. 65) ; ce dernier est presque le seul employé.

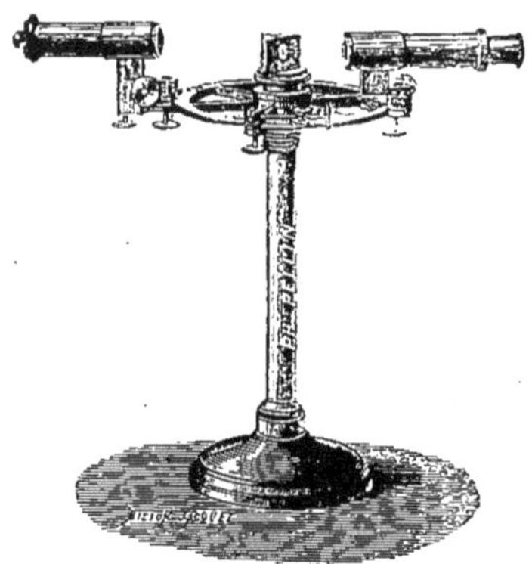

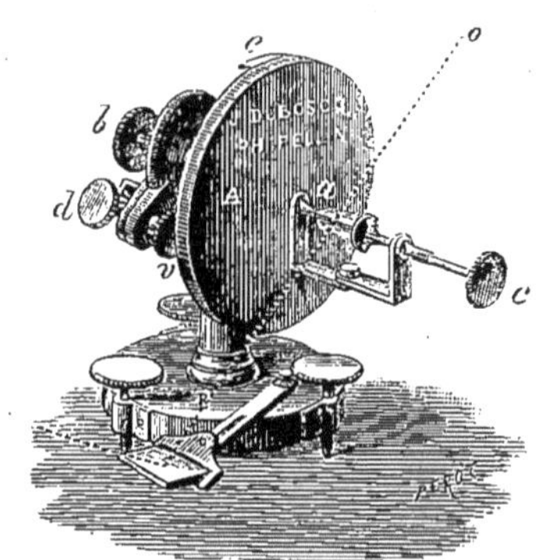

Fig. 64. — Goniomètre de Babinet.

Fig. 65. — Goniomètre de Wollaston.

Axes cristallins. — Les cristaux, quelque imparfaits qu'ils puissent être, offrent toujours une certaine symétrie. Ainsi, dans les moins parfaits, les faces et les arêtes opposées sont au moins égales et parallèles deux à deux et les angles solides opposés sont égaux. La symétrie des cristaux se manifeste encore par la propriété d'avoir un centre, c'est-à-dire un point intérieur situé de telle manière que toute droite qui y passe et qui se termine à la surface extérieure du cristal se trouve divisée en deux parties égales : cette symétrie est surtout évidente autour d'une ou de plusieurs droites que l'on peut imaginer dans l'intérieur du cristal et que l'on désigne sous le nom d'*axes cristallins.*

Systèmes cristallins. — Axe principal. — Axes secondaires. — En général, dans une forme cristalline, il y a plusieurs axes dont l'ensemble est désigné sous le nom de *système.* Parmi les axes d'un système, il en est un relativement auquel la symétrie est plus parfaite ; on le nomme *axe principal ;* les autres sont désignés sous le nom d'*axes secondaires.* Le système d'axes peut être considéré comme le squelette des formes qu'un minéral est susceptible de prendre.

Clivage. Formes secondaires. Forme primitive. Forme de la molécule intégrante. — Il existe dans les cristaux des joints naturels que l'on peut mettre en évidence en frappant les faces du cristal suivant certains sens, soit avec une lame d'acier, soit avec un marteau. Ces joints portent le nom de *clivage.* Si l'on clive un cristal, on obtient un autre cristal de plus en plus petit, quelquefois semblable au premier, mais qui souvent aussi en diffère. Haüy a vu que, quelles que soient les formes cristallines affectées par une même espèce minérale, ces formes peuvent être ramenées par le clivage à une seule et même forme qui en est comme le noyau commun et à laquelle il a donné le nom de *forme primitive*, les autres formes étant désignées sous le nom de *formes secondaires*. Dans quelques cas, le clivage peut être poussé encore plus loin que la forme primitive ; on obtient alors la forme *de la molécule intégrante*.

Dérivation. — Plusieurs méthodes ont été imaginées pour se représenter facilement à l'esprit comment les formes secondaires dérivent des formes

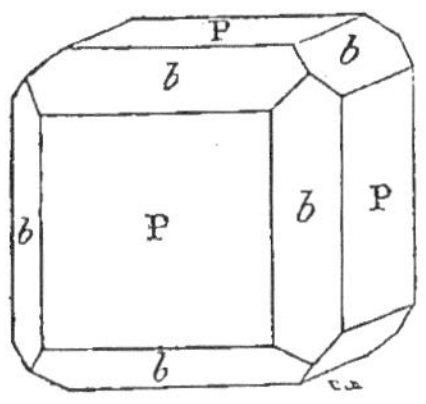

Fig. 66. — Troncature
sur les arêtes.

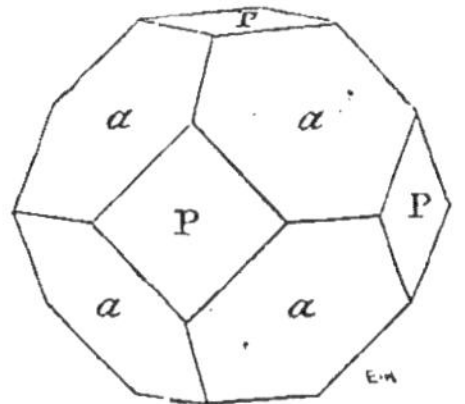

Fig. 67. — Troncature sur
les angles solides.

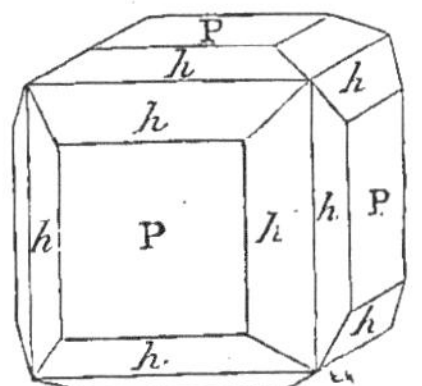

Fig. 68. — Biseau.

primitives ; telles sont la *méthode des décroissements*, la *méthode des plans tangents* la *méthode des troncatures ;* nous dirons seulement un mot de cette dernière. Ce moyen de dérivation, dû à Romey de l'Isle, est évidemment

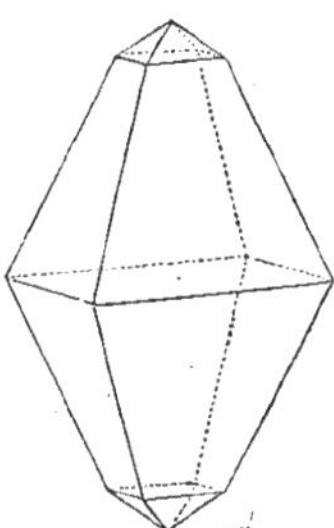

Fig. 69. — Pointement direct.

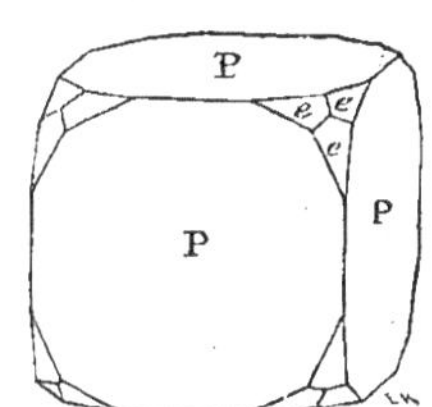

Fig. 70. — Pointement indirect.

artificiel, mais il est très précieux puisqu'il permet d'arriver à toutes les formes offertes par la nature jusqu'à ce jour

La *troncature* proprement dite consiste simplement dans une section opérée sur une arête ou sur un angle solide ; l'arête ou l'angle se trouvent alors remplacés par une facette (fig. 66 et 67).

Le *biseau* se compose de deux troncatures symétriques placées de part et d'autre d'une arête (fig. 68).

Le *pointement* se fait sur un angle solide par plusieurs troncatures symétriques (au moins trois) portant soit sur les plans, soit sur les arêtes ; dans le premier cas, on a un pointement direct (fig. 69), dans le second, un pointement indirect (fig. 70).

Forme dominante. Forme secondaire. — Les modifications subies par un cristal peuvent être plus ou moins profondes : tantôt, c'est la forme modifiée qui se montre le mieux ; tantôt la modification est plus apparente que la forme première. On donne le nom de *forme dominante* à celle qui se montre le mieux ; toute autre forme est désignée sous le nom de *forme secondaire.*

Formes ouvertes. Formes fermées. — Sous le nom de *forme ouverte,* on désigne les cristaux qui, comme les prismes, peuvent avoir une hauteur quelconque ou, du moins, dont rien n'indique une limite à la hauteur.

Les cristaux qui, comme les octaèdres, sont déterminés dans tous les sens et dont les rapports des dimensions sont fixes ont une *forme fermée.*

Loi de rationalité des axes. — Quand deux cristaux de même système ont même base, les hauteurs sont dans des rapports très simples comme les nombres 1, 2, 3, 4, 5, etc.

Description des cristaux. — Pour pouvoir rendre compte de la forme d'un cristal et la décrire, il faut donner à ce cristal une position fixe et convenue. On place verticalement l'axe principal; les axes secondaires sont ensuite ordonnés relativement au plan idéal que l'on suppose toujours exister parallèlement à l'observateur et devant lui; en général, on peut placer l'un des axes secondaires dans ce plan et souvent lui donner en même temps une position horizontale. Si la forme est simple, elle est facile à décrire; si elle est composée, on cherche la forme dominante ; une fois cette forme reconnue et décrite, on n'a plus qu'à joindre l'indication méthodique des modifications qui l'affectent. On peut encore faciliter cette description au moyen de la notation minéralogique.

Notation. — La *notation* que nous avons adoptée est celle d'Hauy.

Les formes primitives ont leurs faces désignées par les lettres P, M, T, consonnes principales du mot PRIMITIF ; leurs angles solides sont notés A, E, I, O et leurs arêtes B,C,D,F,G,H ; — B,C,D,F, représentent les arêtes des bases ; H, G, les arêtes latérales.

La lettre P sert à désigner les faces quand elles sont toutes égales, quand elles ne le sont pas, elle représente les bases des prismes, et la lettre M représente les pans lorsqu'ils sont égaux. Dans le cas contraire, P représentant toujours les bases, M et T servent à désigner les pans inégaux. La lettre H est souvent réservée pour les arêtes qui jouent le rôle de hauteur.

Soient, par exemple : 1° *un cube,* il présente 6 faces carrées P — 12 arêtes B — 8 angles solides droits A (fig. 71)

2° *Un prisme droit à base carrée,* il présente aussi 8 angles solides droits

A — 8 arêtes basiques B, 4 arêtes latérales H — 2 faces basiques P — 4 faces latérales M (fig. 72)

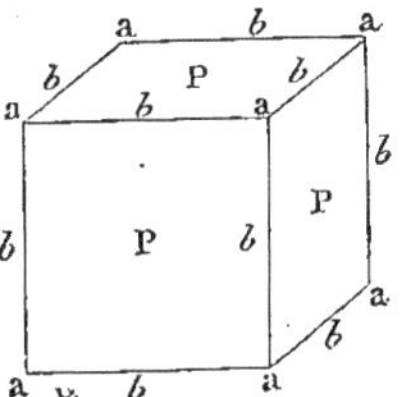

Fig. 71. — Notation du cube.

3° *Un prisme droit à base rectangle*, on a 8 angles solides droits A — 8 arêtes basiques 4B, et 4C — 4 arêtes latérales égales H — 2 faces basiques

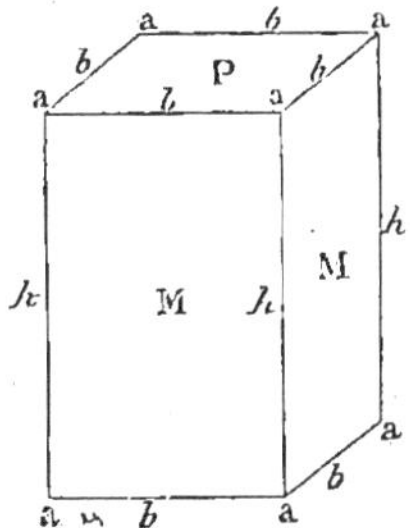

Fig. 72. — Notation du prisme droit à base carrée

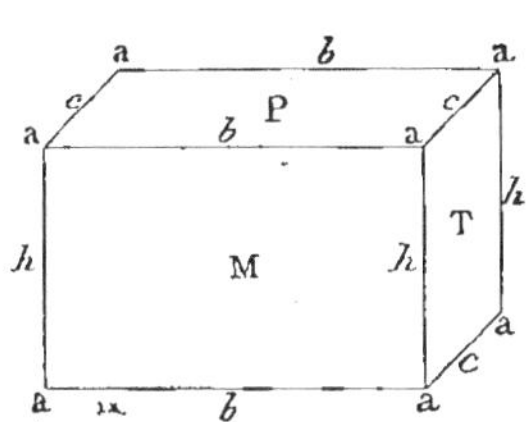

Fig. 73. — Notation du prisme droit à base rectangle

P — 4 faces latérales 2M, 2T (fig. 73). *Dans le prisme droit à base rhombe,* (fig. 74) toutes les arêtes des bases sont semblables, on les nomme B ; les arêtes latérales sont de deux espèces H et G ; les angles solides de deux

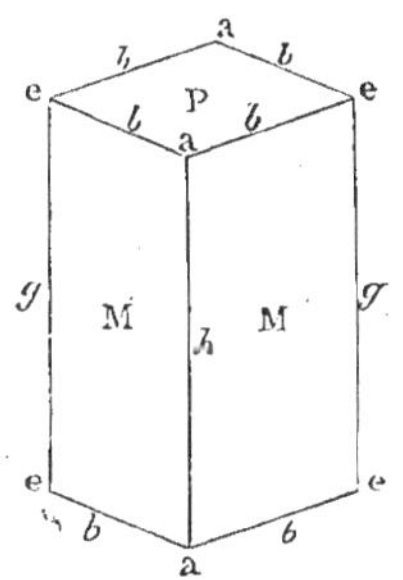

Fig. 74. — Notation du prisme droit à base rhombe.

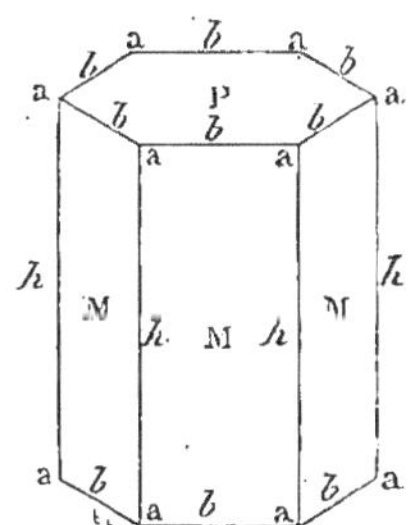

Fig. 75. — Notation du prisme hexagonal.

espèces, l'un obtus l'autre aigu, sont désignés par A et E ; de plus les faces basiques étant différentes des latérales celles-ci prendront la désignation P, celles-là M.

4° *Prisme hexagonal* (fig. 75). Les arêtes basiques étant semblables B, les arêtes latérales l'étant aussi H, les angles solides étant égaux A ; les faces basiques sont P, les faces latérales M. Dans le rhomboèdre (fig.76) les faces sont toutes égales P ; les angles sont de deux sortes A, E ; il y a 12 arêtes, les *culminantes* seront B, les *latérales* D.

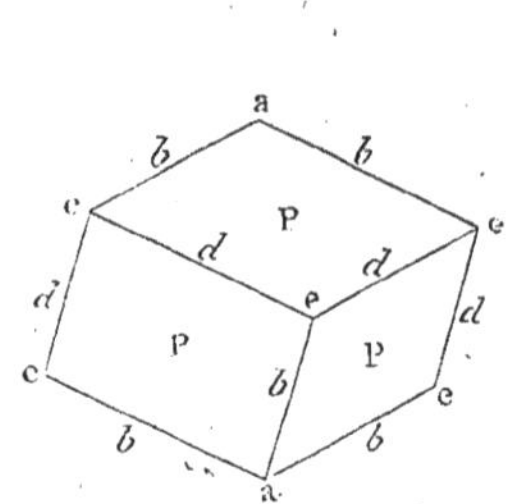

Fig. 76. — Notation du rhomboèdre.

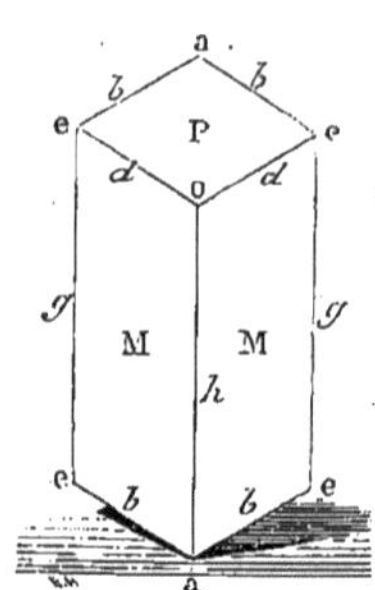

Fig. 77. — Notation d'une troncature sur les arêtes du prisme.

5° *Prisme rectangulaire oblique.* Il y a deux sortes d'angles solides A, E ; deux sortes d'arêtes des bases B, C ; deux espèces d'arêtes latérales H,G, 2 faces basiques P, 2 faces latérales M et 2T.

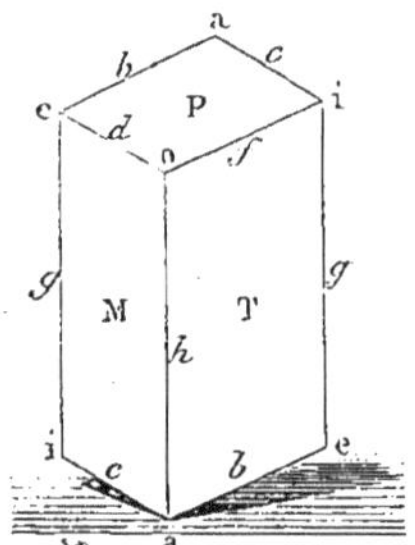

Fig. 78. — Notation du prisme bi-oblique.

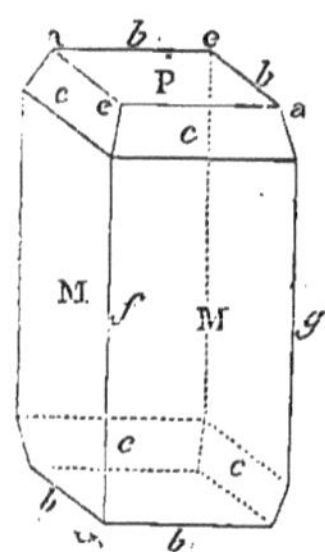

Fig. 79. — Notation du prisme rhomboïdal oblique.

Dans le prisme rhomboïdal oblique[1], il y a trois sortes d'angles A,E,O ; 8 arêtes basiques 4B, 4D ; 4 arêtes latérales, 2G et 2H ; 2 faces basiques P ; 4 latérales M. (fig. 77).

6° *Prisme oblique à base parallélogramme.* Nous avons 2 bases P, deux faces latérales M et 2T ; deux arêtes basiques B, 2C 2D, 2F ; 2 arêtes latérales H et 2G (fig. 78), 4 sortes d'angles A,E,I,O.

Ces connaissances permettent d'expliquer clairement sur quelles parties

---

[1] Quand on étudie un prisme oblique, il faut toujours le placer de façon que l'une des arêtes soit perpendiculaire au sol et parallèle à l'observateur.

on peut faire des troncatures. Une troncature sur l'angle O dans le prisme orthorhombique (fig. 77) indique que l'angle obtus seul est atteint. Nous aurions quelque difficulté à expliquer le prisme pyramidé dont l'amphibole est la forme naturelle ; rien de plus facile maintenant, la troncature sur la base supérieure a eu lieu sur les arêtes C, et ce sont encore les arêtes C qui ont été modifiées à la base inférieure (fig. 79).

Mais ce n'est pas la seule utilité de la notion des signes cristallographiques ; d'après le principe suivant dû à Haüy : « *Toute modification produite par un décroissement sur un élément est représentée par la même lettre que cet élément, mais avec un exposant qui indique de combien de rangées de molécules intégrantes chaque assise* (d'une molécule d'épaisseur) *est en retrait sur la précédente,* » d'après la loi de rationalité des axes, on peut aussi indiquer la valeur de la modification. Ainsi B^1 exprimera une face naissant sur l'arête B par la superposition *sur la base* d'assises d'une molécule d'épaisseur et en retrait les unes sur les autres d'une rangée de molécules ; B^2 exprimerait une face provenant de la superposition sur la base d'assises d'une molécule d'épaisseur et en retrait les unes sur les autres de deux rangées de molécules ; $B^{3/2}$ exprimerait une face provenant de la superposition sur la base d'assises de 2 molécules d'épaisseur et en retrait les unes sur les autres de 3 rangées de molécules.

Loi de symétrie. — Dans toutes les modifications qu'elle nous présente, la nature a suivi une symétrie parfaite. Cette loi de symétrie, découverte par Haüy, peut se formuler ainsi :

Quand une forme cristalline se modifie, la modification doit avoir lieu sur toutes les parties (faces, angles, arêtes) semblables et semblablement placées.

Hémiédrie. — Cependant dans certaines espèces minérales, quelques formes simples ne portent que la moitié des modifications qui seraient exigées par la loi de symétrie ; on donne à ce phénomène le nom d'*hémiédrie.* Dans tous les exemples connus d'hémiédrie, les modifications suivent un ordre tel que si on les prolonge, elles donnent naissance à des solides particuliers, *hémièdres,* identiques à ceux que l'on pourrait obtenir par le prolongement de la moitié des faces des polyèdres dérivés au moyen de modifications holoèdres ou complètes. C'est ainsi que l'on obtient le tétraèdre par le prolongement de quatre faces alternes de l'octaèdre régulier, ou en donnant toute l'étendue possible aux quatre troncatures alternes du cube.

M. Delafosse a montré que ces hémiédries dépendaient de la forme spéciale des molécules intégrantes et qu'en tenant compte de cette considération, elles rentraient dans des conditions réellement symétriques.

SYSTÈMES CRISTALLINS

Toutes les formes cristallines peuvent rentrer dans six catégories auxquelles on a donné le nom de systèmes cristallins. Chacun de ces systèmes est caractérisé par une forme simple convenablement choisie ou mieux encore par les axes, car toutes les formes appartenant à un même système sont assujetties à des axes identiques, tandis que d'un système à l'autre il y a des différences fondamentales, soit dans la longueur, soit dans la position relative de chacun de ces axes.

Etudions chacun de ces systèmes.

1° SYSTÈME RÉGULIER OU CUBIQUE

Trois axes égaux entre eux ; chacun d'eux est perpendiculaire sur le plan des deux autres (fig. 80).

Les cristaux de ce système ne jouissent que de la simple réfraction.

Forme type. — Le *cube* (fig. 80). Le cube possède une symétrie parfaite ; il a 6 faces carrées, 12 arêtes et 8 angles solides droits.

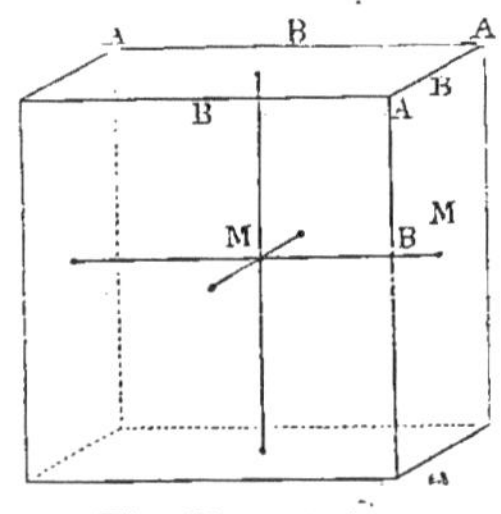

Fig. 80. — Cube.

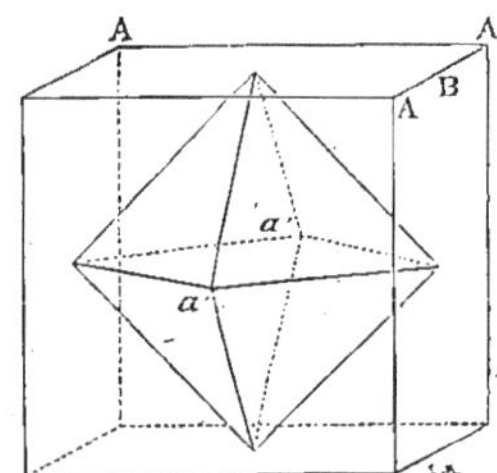

Fig. 81. — Octaèdre.

Formes dérivées. — 1° On obtient l'*octaèdre* (fig. 81) par la troncature symétrique des 8 angles solides du cube. Il possède 8 faces triangulaires équilatérales formant des angles dièdres de 109°, 30', 6 angles solides droits, et 12 angles dièdres.

2° Le *cube pyramidé* ou *hexa-tétraèdre* (fig. 82). Il s'obtient par le bisellement des 12 arêtes du cube. L'effet général et définitif est un cube pyramidé sur toutes les faces. Il a 24 faces triangulaires isocèles.

3° Le *dodécaèdre rhomboïdal* (fig. 83). On l'obtient par des troncatures sur les arêtes du cube. Il est formé de douze losanges égaux ; on pourrait dire que c'est un cube pyramidé dans lequel les deux triangles réunis par la base sont dans un même plan.

4° Le *trapézoèdre* (fig. 84) s'obtient par un pointement direct sur le cube ; il est formé de 24 quadrilatères symétriques parfaitement égaux.

5° L'*octaèdre pyramidé* s'obtient en affectant d'un biseau toutes les arêtes de l'octaèdre régulier.

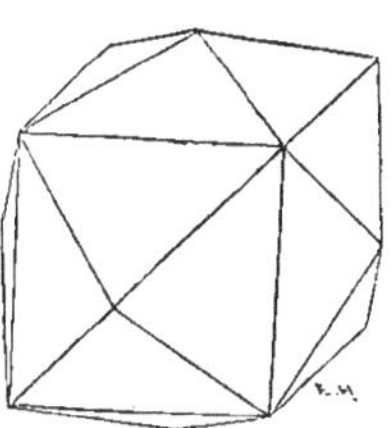

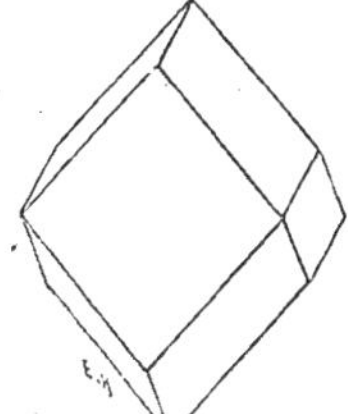

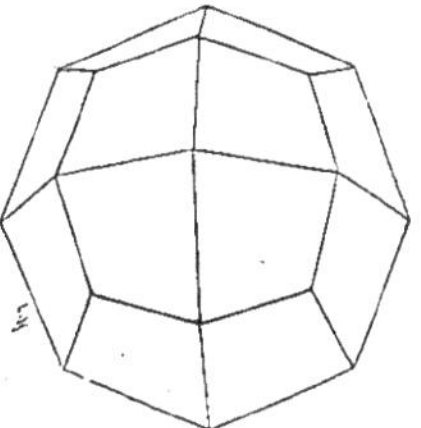

Fig. 82. — Cube pyramidé.   Fig. 83. — Dodécaèdre rhomboïdal.   Fig. 84. — Trapézoèdre.

6° Le *solide à 48 faces* s'obtient par un pointement double sur tous les angles du cube.

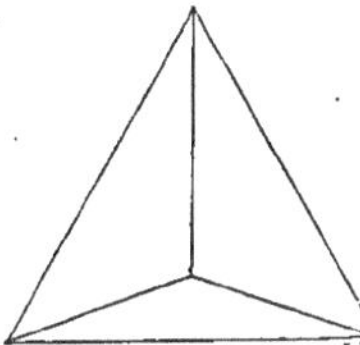

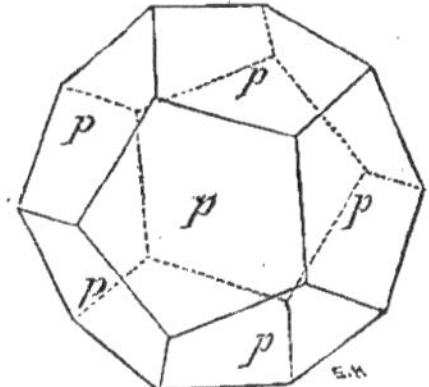

Fig. 85. — Tétraèdre.   Fig. 86. — Dodécaèdre pentagonal.

Formes hémièdres. — 1° Le tétraèdre (fig. 85) est l'hémièdre de l'octaèdre. Il s'obtient en ne faisant des modifications que sur la moitié des angles du cube.

2° Le *dodécaèdre pentagonal* (fig. 86) résulte de l'absence constante de l'une des facettes dans les biseaux qui servent à obtenir le cube pyramidé.

2° SYSTÈME HEXAGONAL OU RHOMBOÉDRIQUE

Quatre axes ; l'axe principal est perpendiculaire sur le plan des trois autres qui sont égaux et inclinés les uns sur les autres de 60° (fig. 87).

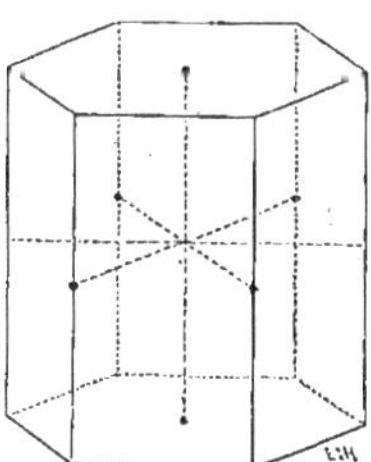

Fig. 87. — Prisme hexagonal régulier.

Les cristaux de ce système jouissent de la double réfraction. Il n'y a qu'un seul axe de double réfraction ; il se confond avec l'axe de figure.

Forme type. — *Prisme hexagonal régulier* (fig. 87). L'axe principal joint le centre des deux bases : chacun des trois axes secondaires réunit le milieu des arêtes latérales opposées. Il y a 6 faces latérales, 2 faces basiques, 12 arêtes basiques, 6 arêtes latérales et 12 angles solides.

Formes dérivées. — 1° Le *di-hexaèdre* (fig. 88) s'obtient par la troncature

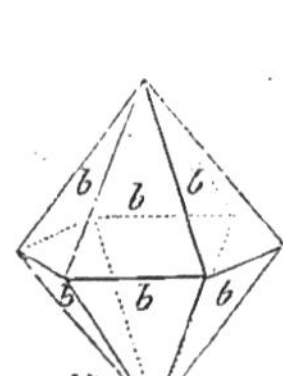

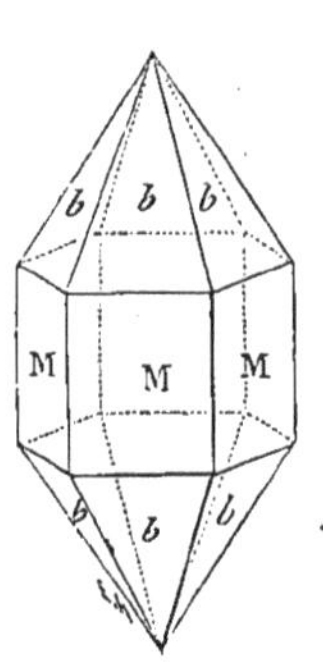

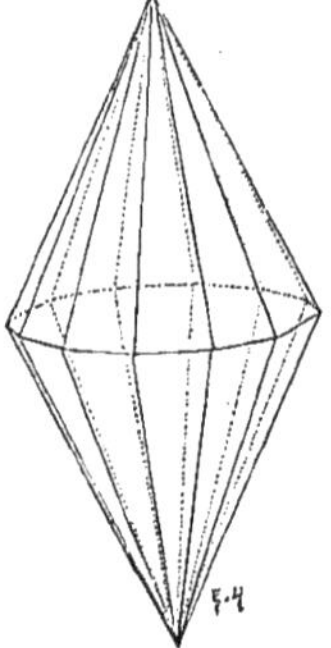

Fig. 88. — Di-hexaèdre.   Fig. 89. — Prisme hexa-.   Fig. 90. — Didodécaèdre.
                              gonal pyramidé.

symétrique des arêtes des bases, prolongée jusqu'à la rencontre des facettes ; il faut pour obtenir le di-hexaèdre que toute la partie prismatique ait disparu ; s'il en reste, on a le prisme pyramidé à ses deux extrémités (fig. 89).

2° Le *didodécaèdre* (fig. 90) est le solide pyramidal à 24 faces triangulaires qui naîtrait d'un bisellement oblique fait aux dépens des 12 angles du prisme fondamental.

Formes hémièdres. — 1° Le *rhomboèdre* (fig. 91) s'obtient au moyen du

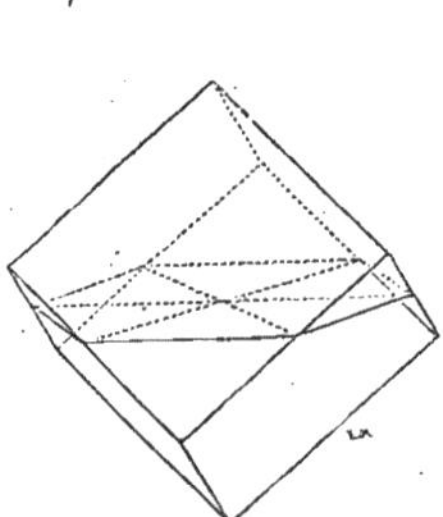

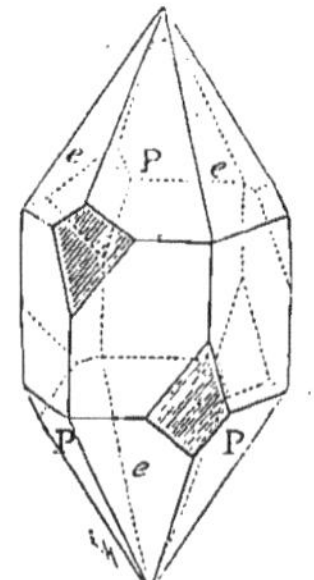

Fig. 91. — Rhomboèdre.   Fig. 92. — Quartz avec faces plagièdres.

prisme hexagonal par des troncatures sur chaque base ; à la base supérieure on tronque les arêtes 1, 3, 5 et à la base inférieure, les arêtes .2, 4, 6. L'axe principal réunit ici les angles solides du rhomboèdre, qui sont formés par 3 angles plans égaux et les axes secondaires s'obtiennent en joignant les milieux des arêtes latérales opposées.

A première vue, le quartz hyalin semble être un prisme hexagonal régulier, mais en l'examinant avec attention, on voit des faces obliques nommées *pla-gièdres* par HAUY (fig. 92). Ces faces remplacent les angles du prisme pyramidé, elles sont toujours tournées d'un seul côté, tantôt à droite, tantôt à gauche, et indiquent dans quel sens a lieu la rotation polarimétrique ; elles consti-

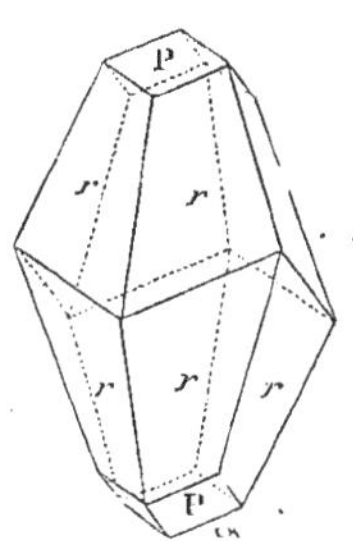

Fig. 93. — Scalénoèdre tronqué.

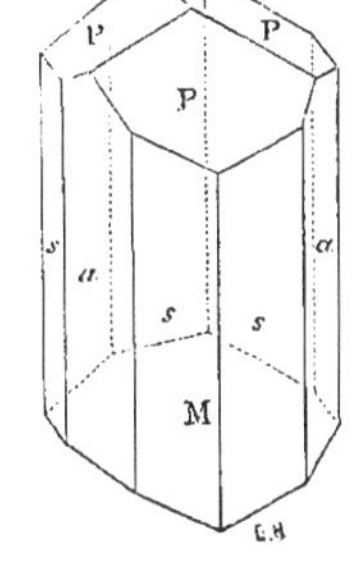

Fig. 94. — Tourmaline.

tuent une exception apparente à la loi de symétrie ; on les explique en considérant cette substance comme formée par l'accolement de deux rhomboèdres.

2° Le *scalénoèdre* (fig. 93) dérive du rhomboèdre par des biseaux sur les 6 arêtes latérales.

3° La tourmaline (fig. 94) se montre souvent sous forme d'un prisme triangulaire. Les extrémités offrent en outre constamment une dissymétrie dont l'effet le plus simple est de présenter d'un côté une pyramide à 3 faces et de l'autre une base sans modifications. Cette double dissymétrie s'explique en supposant que la molécule intégrante est une pyramide ayant pour base un triangle équilatéral.

3° SYSTÈME DU PRISME DROIT A BASE CARRÉE (SYST. TÉTRAGONAL)

3 axes : chacun d'eux est perpendiculaire sur le plan des deux autres ; les

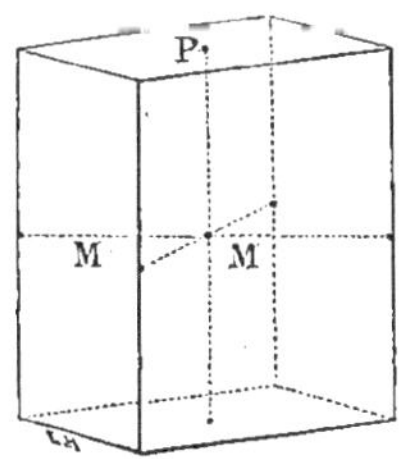

Fig. 95. — Prisme droit à base carrée.

deux axes secondaires sont égaux. Ce système jouit de la double réfraction ;

il n'y a qu'un seul axe de double réfraction ; il se confond avec l'axe de figure (fig. 95).

Forme type. — *Prisme droit à base carrée* (fig. 72 et 95) : 6 faces, 2 basiques égales, 4 latérales égales ; 12 arêtes, 4 latérales égales, 8 basiques égales ; 8 angles solides égaux.

Formes dérivées. — 1° L'octaèdre carré (fig. 96) s'obtient par la troncature

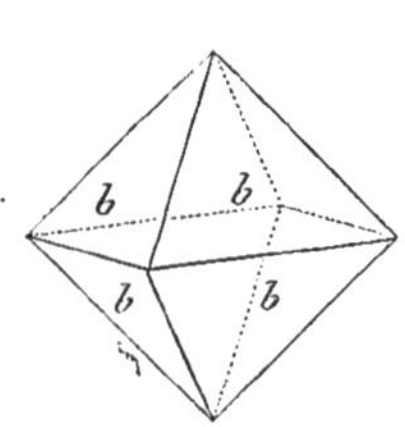

Fig. 96. — Octaèdre carré.

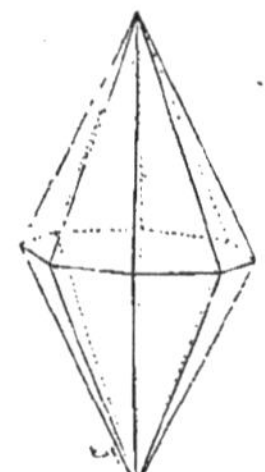

Fig. 97. — Di-octaèdre.

des arêtes basiques du prisme ; on passe au préalable par le prisme bi-pyra-midé.

2ᶜ L'*octaèdre alterne* s'obtient par une troncature sur les angles solides.

3° Le *di-octaèdre* (fig. 97) s'obtient par des biseaux obliques sur tous les angles solides.

4° Par une troncature ou un bisellement sur les arêtes latérales, on obtiendrait des prismes à 8, 12 et 16 pans.

Formes hémièdres. — La seule hémiédrie de ce système qui soit connue

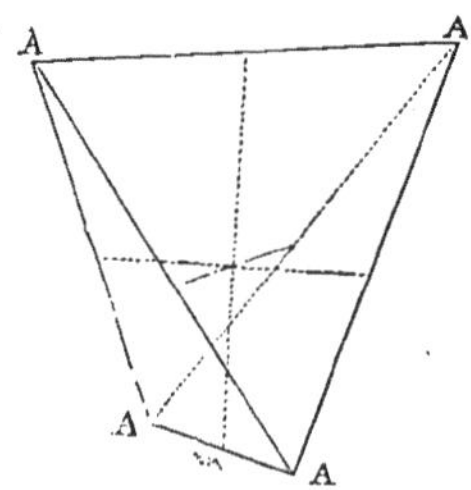

Fig. 98. — Sphénoèdre.

est le sphénoèdre (fig. 98). Le *sphénoèdre* est au prisme carré ce que le tétraèdre est au cube ; il a la forme d'un tétraèdre allongé à faces triangulaires isocèles. Seule, la chalcopyrite cristallise sous cette forme.

Les cristaux de ce système sont ordinairement nets et faciles à déterminer.

4° SYSTÈME DU PRISME DROIT A BASE PARALLÉLOGRAMME
(SYST. ORTHO-RHOMBIQUE)

Trois axes : chacun d'eux est perpendiculaire sur le plan des deux autres ; ils sont inégaux (fig. 99).

Ce système jouit de la double réfraction et il y a deux axes de double réfraction.

Forme type. Prisme droit à base parallélogramme (fig. 99). — Six faces

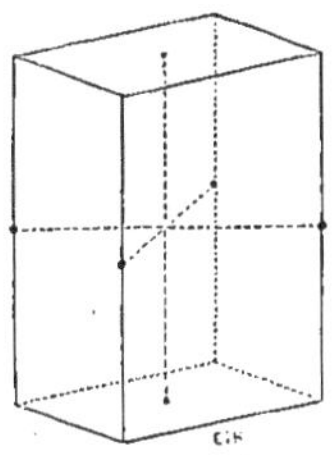

Fig. 99. — Prisme droit à base parallélogramme.

égales entre elles deux à deux ; 12 arêtes, les arêtes basiques égales 2 à 2, et les 4 latérales égales entre elles 2 à 2 ; 8 angles solides, égaux entre eux 4 à 4.

Formes dérivées. — 1° Le *prisme rectangle* s'obtient par la troncature simultanée des deux sortes d'arêtes latérales du prisme fondamental.

Comme les arêtes latérales ne sont égales que 2 à 2, nous pouvons les modifier 2 à 2 et nous pourrons ainsi obtenir des prismes à 6 pans, à 8 pans, à 10 pans, etc.

2° L'*octaèdre rectangulaire droit* (fig. 100) résulte des troncatures faites

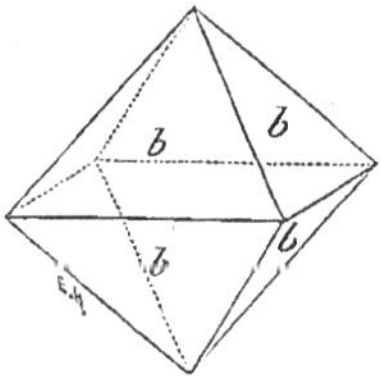

Fig. 100. — Octaèdre rectangulaire droit.

aux angles solides ; mais comme ces angles solides ne sont égaux que 4 à 4, on pourrait ne faire la troncature que sur 4 d'entre eux et, dans ce cas, on aurait un octaèdre cunéiforme.

3° L'*octaèdre ortho-rhombique* s'obtient par des troncatures faites sur les arêtes basiques.

5° SYSTÈME DU PRISME UNOBLIQUE

Trois axes inégaux : l'axe principal est perpendiculaire sur un des axes secondaires et oblique sur le second (fig. 101).

La réfraction est double et il y a deux axes de double réfraction.

Forme type. — Prisme oblique à base rectangle (fig. 101). Ce prisme a

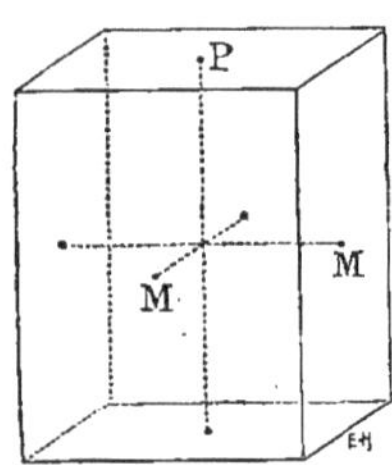

Fig. 101. — Prisme oblique à base parallélogramme.

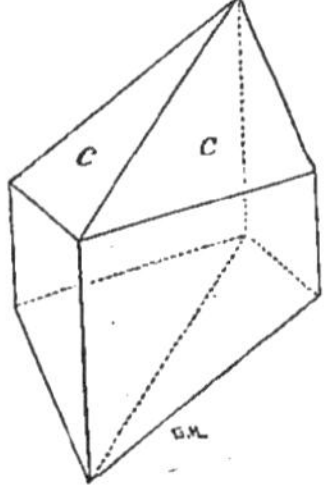

Fig. 102. — Octaèdre oblique.

deux sortes d'arêtes et 3 sortes d'angles solides A, E, I, de sorte qu'il est susceptible de modifications par 2 et même par 1 sur chaque base.

Par une troncature sur deux arêtes poussée jusqu'à leur rencontre, on arrive à la forme de la figure 102. On aurait obtenu le même résultat par la troncature des deux angles E. Chacun des deux angles A, I, est susceptible d'être tronqué séparément et de donner naissance à un biseau horizontal par la combinaison de la troncature avec le résidu de la base du prisme.

Les formes dérivées sont analogues à celles du système précédent et s'obtiennent de même, sauf le nombre de modifications qui est plus grand dans certains cas ; elles diffèrent seulement par l'obliquité en un sens, qui est marquée par la petite diagonale du prisme fondamental : ce qui entraîne un degré d'irrégularité de plus dans les faces et dans les autres parties des formes.

6° SYSTÈME DU PRISME BI-OBLIQUE

Trois axes inégaux obliques les uns sur les autres ; il n'y a ici d'autre régularité que le parallélisme et l'égalité des faces et des arêtes opposées.

La réfraction est double : il y a deux axes de double réfraction. La forme type est un prisme bi-oblique (fig. 78) ; les parties identiques n'y sont jamais qu'au nombre de deux et toujours opposées. La dérivation ne se fait que par des troncatures. Du reste, peu d'espèces se rapportent à ce système et elles ne s'éloignent que très peu du prisme fondamental.

MONSTRUOSITÉS. *Cristaux oblitérés.* — Rarement les cristaux sont aussi réguliers que nous l'avons supposé jusqu'ici ; souvent certaines faces s'élargissent tandis que d'autres diminuent et deviennent même nulles ; ces faits sont connus sous le nom de *monstruosités;* dans tous les cas, les angles restent constants et c'est là que réside la véritable fixité des polyèdres naturels.

Sous le nom de *cristaux oblitérés,* on désigne des cristaux dont les arêtes sont arrondies ou contournées, ou dont les faces sont bombées.

Macles. Hémitropie. — Les cristaux sont généralement groupés d'une manière quelconque ; mais parfois le rapprochement s'exécute avec régularité et symétrie ; les groupes ainsi disposés ont reçu le nom de *macles.* Les macles qu'HAUY nommait *hémitropies* sont composées de deux cristaux dont l'un est renversé ; elles peuvent s'expliquer en supposant que l'un des cristaux a effectué une demi-révolution avant de s'accoler à l'autre ; le gypse présente un beau type de ces hémitropies compliquées d'oblitération.

Les formes accidentelles, c'est-à-dire sans cristallisation ou sans cristallisation bien marquée, sont très nombreuses. Citons :

Dendrites. — Les dendrites ou arborisations doivent leur aspect végétal à des cristaux souvent cubiques qui se groupent à la file, se ramifient ou paraissent implantés l'un dans l'autre.

Groupements coralloïdes.

Stalactites et stalagmites. — Leurs formes et leur mode de formation sont trop connus pour en parler ici.

Pisolithes, oolithes. — Les pisolithes sont des masses plus ou moins pisiformes composées de couches concentriques superposées. Les oolithes sont des masses plus petites dont le volume ne dépasse pas celui des œufs de poissons. Ces pisolithes ou oolithes peuvent se réunir en masses auxquelles on donne alors le nom de masses pisolithiques ou oolithiques.

Formes nodulaires. — On désigne ainsi les substances minérales qui se présentent sous une forme arrondie et dont la structure peut être compacte ou stratifiée. Les rognons stratifiés résultent de l'infiltration d'eaux calcaires ou siliceuses dans les cavités situées au sein de roches de diverses natures. Les parois de ces cavités ont commencé à être rapidement incrustées par suite même de la concentration des solutions qui les remplissaient : les parties médianes se sont solidifiées ensuite. La cristallisation a pu s'y effectuer plus lentement ; aussi, le plus souvent, tandis que l'extérieur du rognon est terreux, l'intérieur est creux et tapissé de très beaux cristaux. Les rognons peuvent être cristallisés extérieurement ; ils proviennent alors de cristaux réunis vers un centre commun.

Formes dues au retrait. — Diverses substances plastiques, en se desséchant se fendillent et se séparent en parties prismatiques plus ou moins irrégulières : argile, marne, etc.

Pseudomorphoses. — On appelle ainsi certaines formes qu'affectent les minéraux et qui leur sont complètement étrangères. Elles ont des origines diverses. Voici les principales :

Par *pétrification* fausse ou *incrustation ;*

Par *moulage ;*

Par *épigénies*, c'est-à-dire par transformation d'un minéral dans un autre. On peut distinguer 5 groupes d'épigénies :

1° Sans perte ni gain de matière. Ce cas s'observe seulement chez les corps dimorphes. Ainsi l'aragonite peut se changer en calcaire spathique ;

2° Par déperdition de principes composants. Le cuivre natif se forme aux dépens du cuivre oxydulé ;

3° Par addition de nouveaux principes. L'anhydrite peut donner naissance au gypse ;

4° Par échange partiel de parties composantes. Exemple : le sulfate de baryte provenant du carbonate barytique ;

5° Par remplacement total. Exemple : quartz et calcaire ayant remplacé la barytine.

Isomorphisme. — *Dimorphisme.* — *Polymorphisme.* — Les corps qui cristallisent sous une même forme, dans un même système, sont dits *isomorphes :* longtemps on a cru qu'un même corps cristallisait toujours, sinon sous la même forme, au moins dans le même système. Cette règle présente quelques rares exceptions ; les corps qui cristallisent dans deux systèmes différents sont nommés *dimorphes ;* ceux, plus rares encore, qui peuvent cristalliser dans plus de deux systèmes sont nommés *polymorphes.*

DENSITÉ

La densité des minéraux se détermine par les procédés indiqués en physique ; on fait quelquefois usage d'appareils spéciaux, tels que l'aréomètre de Nicholson ou la balance de Jolly.

FUSIBILITÉ

La fusibilité se détermine par un essai au chalumeau et par comparaison avec l'échelle suivante :

1° Stibine   } en éclats plus ou moins minces, fondent
2° Mésotype } à la flamme de la bougie ;

3° Grenat almandin : fond facilement au chalumeau ;
4° Amphibole ;
5° Orthose ;
6° Bronzite.

DURETÉ

La dureté est une propriété en vertu de laquelle les minéraux se refusent plus ou moins à se laisser rayer, entamer ou user. Werner divisait les corps naturels en quatre sections. Durs, demi-durs, tendres et très tendres. Cette dureté s'appréciait au moyen d'une lame d'acier. Mohs a donné plus de précision à cet essai en se servant des dix types suivants, que l'on désigne sous le nom d'échelle de Mohs :

1° Talc	rayé par l'ongle.
2° Gypse	—
3° Spath d'Islande	rayé par une pointe d'acier.
4° Fluorine	— —
5° Apatite	— —
6° Orthose	raye le verre
7° Quartz hyalin	—
8° Topaze	—
9° Corindon	—
10° Diamant	raye tous les corps.

Les caractères secondaires des minéraux peuvent être subdivisés en trois groupes, sur lesquels nous passerons rapidement.

CARACTÈRES PHYSIQUES

Solubilité.

Conductibilité. — La conductibilité pour la chaleur n'est pas la même pour tous les minéraux ; elle varie, du reste, avec le système cristallin et suivant les diverses directions.

Électricité — Parmi les cristaux électriques, c'est-à-dire qui peuvent s'électriser par frottement sans être isolés, on en trouve quelques-uns qui acquièrent deux pôles quand leur température s'élève ou décroît uniformément. Tels sont la boracite, la tourmaline.

Magnétisme. — Quelques minéraux sont magnétiques ; peu sont des aimants.

Réfraction. — Les directions suivant lesquelles se produit la double réfraction sont dites *axes optiques :* on a ainsi les cristaux à un axe optique et ceux à deux axes optiques.

Polychroïsme. — On appelle ainsi un phénomène que présentent les substances douées de la double réfraction, dont la cause réside dans la propriété qu'ont les lames biréfringentes plus ou moins épaisses d'absorber plus ou moins, soit le rayon ordinaire, soit le rayon extraordinaire, et dont l'effet est de produire des couleurs variant avec la direction des rayons lumineux qui, après avoir traversé ces lames, pénètrent dans l'œil de l'observateur.

Les cristaux à deux axes sont trichroïques, c'est-à-dire ont trois directions suivant lesquelles les colorations sont maxima ; les cristaux à un axe sont dichroïques.

Phosphorescence. — C'est la propriété que possèdent certains minéraux d'émettre momentanément de la lumière à des températures inférieures au rouge, quand on les place dans certaines conditions. Ce phénomène peut se produire :

1° Par l'élévation de température (spath-fluor, apatite) ;
2° Par le frottement, le choc (quartz) ;
3° Par l'insolation (diamant, aragonite, spath-fluor) ;
4° Par l'électricité.

Fluorescence. — Ce n'est qu'une variété du phénomène précédent.

CARACTÈRES MÉCANIQUES

Ténacité. — Cette propriété s'apprécie par la résistance que les corps opposent à l'action du marteau ; un corps est très-tenace quand il garde l'empreinte du marteau.

Elasticité. — Un corps élastique ploie sans se rompre et revient ensuite à son premier état.

Flexibilité. — Les corps flexibles plient sans se rompre, mais ne reviennent pas à leur premier état.

Malléabilité. Ductilité. — Les corps qui s'aplatissent sous le marteau sans se rompre sont dits malléables : ceux qui peuvent s'étendre en fils sont dits ductiles.

CARACTÈRES ORGANOLEPTIQUES

Couleur. — Les minéraux ont des couleurs propres résultant de leur nature même et des couleurs accidentelles dues à des matières étrangères ; mais leur poudre possède toujours la couleur propre.

Quelques minéraux présentent aussi une *irisation ;* elle est due à la nature striée des surfaces réfléchissantes.

Eclat. — Métallique, résineux, vitreux, soyeux, gras, etc.

Transparence. — Les corps sont diaphanes, demi-diaphanes, translucides, translucides sur les bords, opaques.

Texture ou structure. — Lamellaire, lamelleuse, saccharoïde, grenue, fibreuse, feuilletée ou schisteuse, filamenteuse ou soyeuse, celluleuse, crayeuse ou terreuse, organique.

Cassure. — Conchoïdale, esquilleuse, unie.

Toucher. — Froid, chaud, onctueux, pesant.

Goût. — Salé, frais, styptique, etc.

Happement à la langue.

Odeur. — On l'augmente par l'insufflation, le choc, le frottement.

Sonorité.

ANALYSE

En analyse, on fait deux grandes divisions, l'analyse qualitative et l'analyse quantitative : la plupart des auteurs s'accordent à subdiviser chacune de ces parties de la manière suivante :

$$
\text{Analyse qualitative}
\begin{cases}
\text{Opérations et matériel ;} \\
\text{Réactifs ;} \\
\text{Méthodes générales ;} \\
\text{Analyses spéciales.}
\end{cases}
$$

$$
\text{Analyse quantitative}
\begin{cases}
\text{Opérations et matériel ;} \\
\text{Analyse minérale ;} \\
\quad— \quad \text{organique ;} \\
\text{Analyses spéciales ;} \\
\text{Calculs.}
\end{cases}
$$

Nous avons fait des chapitres spéciaux pour le matériel et les opérations.

A propos de chaque corps, nous indiquerons en quelques mots son emploi comme réactif.

En analyse qualitative, les méthodes générales ont pour but la recherche d'un acide ou de plusieurs acides, d'une base ou de plusieurs bases. Nous allons donc donner quatre tableaux ;

1° Recherche d'une base ;

2°   —   d'un acide ;

3°   —   de plusieurs bases ;

4°   —   de plusieurs acides.

Nous ferons tout de suite remarquer que nous eussions beaucoup pu simplifier les tableaux 1 et 2 relatifs à la recherche d'une base et d'un acide, mais ces recherches ne constituent que des cas théoriques : en pratique, quand on fait une analyse, on ne sait pas si l'on a affaire à un ou plusieurs sels; on doit donc agir comme si la composition du produit à analyser était complexe; les tableaux 1 et 2 sont donc des tableaux d'exercice, des tableaux d'apprentissage devant conduire à la connaissance des tableaux 3 et 4 ; par suite, il convient qu'ils aient entre eux la plus grande analogie possible.

Les méthodes spéciales seront données à propos des substances qui les concernent.

En analyse quantitative, on distingue deux cas, suivant que l'analyse se termine par la formation d'un précipité que l'on pèse, bien entendu après avoir pris toutes les précautions convenables, ce qui constitue les « analyses par pesées » ou suivant que l'analyse se termine en appréciant le volume nécessaire d'une liqueur à titre connu pour que la réaction utilisée soit complète; la fin de la réaction peut être appréciée ou directement ou par le commencement d'une autre réaction, ou par le changement de couleur d'un réactif coloré : c'est là ce qui constitue « l'analyse volumétrique ».

Autrefois le titre des liqueurs titrées employées en analyse volumétrique était le plus souvent arbitraire. Aujourd'hui on fait généralement ces solutions de la manière suivante : On appelle normale N la liqueur qui renferme par litre la quantité de substance correspondant à une atomicité ; la liqueur qui en contient dix fois moins est normale décime ou N/10 : celle qui en contient 100 fois moins est normale centième ou N/100.

Nous nous occuperons des réactifs colorés qui jouent un si grand rôle en analyse volumétrique à l'article « Réactifs colorés » dans le chapitre *Formules diverses*.

Les calculs d'analyse consistent en de simples règles de trois; on facilite encore les calculs par des tableaux donnant tous les multiples par 1, 2, 3, 4, 5, 6, 7, 8, 9.

TABLEAUX D'ANALYSE

Avant de donner ces tableaux, nous allons résumer, en quelques notes sommaires, les principales observations que nous avons à faire ; nous ajouterons que l'ouvrage de chimie analytique le mieux fait est incapable, à lui seul, d'apprendre ce qu'un court séjour dans le laboratoire enseigne rapidement.

SOLUTION. Le plus souvent, l'analyse s'effectue sur une solution ; si donc on se trouve en présence d'une substance solide, on la dissout dans l'eau pure ou dans les acides si cela est nécessaire. Si la substance était insoluble, on aurait affaire aux corps suivants; sulfate de chaux, chlorure de plomb (ces deux corps sont suffisamment solubles pour être retrouvés dans les liqueurs), chlorure, bromure, iodure d'argent : sulfates de plomb, de baryum, de strontium : silicates : fluorure de calcium. On la fondra dans un creuset avec un mélange de carbonates alcalins ; on reprendra par l'eau et on aura ainsi une première liqueur que l'on soumettra à l'analyse ; le résidu sera repris par l'eau acidulée par l'acide azotique, et cette seconde liqueur sera soumise de son côté à un autre essai analytique.

Traitement par HCl. — Avant de soumettre les solutions à l'action de l'hydrogène sulfuré, il faut s'assurer qu'elles sont nettement acides par les acides minéraux, ce que l'on reconnaît à ce qu'elles verdissent la solution de violet d'aniline : ce réactif, en présence d'une petite quantité d'un acide minéral ou des acides organiques, devient bleu.

Si la solution est insuffisamment acide, on l'acidifie par addition d'HCl ; cet acide peut déterminer la précipitation des sels mercureux, des sels de plomb et des sels d'argent : souvent on sépare ce précipité par le filtre et on reconnaît :

1° Le sel de plomb, à ce qu'il est un peu soluble dans l'eau bouillante et que cette liqueur précipite par l'acide sulfurique ;

2° Le sel d'argent, à ce qu'il est soluble dans l'ammoniaque et que cette solution précipite par addition d'HCl dilué ;

3° Le sel mercureux, à ce qu'il noircit par l'ammoniaque.

On peut aussi ne pas séparer ce précipité et traiter par l'hydrogène sulfuré sans s'en préoccuper, mais en ayant noté le fait dans sa mémoire.

Traitement par H²S. — La liqueur étant nettement acide, on la porte à l'ébullition et on y fait passer un courant d'hydrogène sulfuré : en présence de l'acide azotique ou des peroxydes, il peut se déposer du soufre qui est blanchâtre et qui peut brûler sans laisser de résidu. Il faut prolonger l'action d'H²S et s'assurer que la liqueur filtrée bouillante, et diluée avec de l'eau, ne précipite plus.

L'action de l'hydrogène sulfuré a donné un précipité ou n'en a pas donné. Le précipité peut renfermer les corps suivants à l'état de sulfures : arsenic, antimoine, étain, or, platine, molybdène : mercure, plomb, argent, bismuth, cuivre, cadmium, palladium.

Les premiers de ces sulfures sont solubles dans le sulfhydrate d'ammoniaque sulfuré [1] ; les autres sont insolubles ; en traitant après lavage, le précipité obtenu par l'hydrogène sulfuré par un léger excès de sulfhydrate d'ammoniaque, nous séparerons ces divers corps ; ceux qui sont dissous formeront une 1re section : les autres une 2e section.

1re *Section :* arsenic, antimoine, étain, or, platine, molybdène ;

2e *Section :* mercure, plomb, argent, bismuth, cuivre, cadmium, palladium.

La liqueur qui a été traitée par l'hydrogène sulfuré et qui a abandonné, ou non, un précipité, est neutralisée par l'ammoniaque, additionnée de chlorhydrate d'ammoniaque et enfin de sulfhydrate d'ammoniaque. Les métaux qui précipitent dans ces conditions forment la 3e section.

3e *Section :* nickel, cobalt, uranium, chrome, manganèse, fer, zinc, aluminium.

Par le filtre, on sépare le précipité de la liqueur ; cette liqueur est évaporée à sec, puis reprise par un peu d'eau ; on ajoute du carbonate d'ammoniaque et au besoin du phosphate de soude. Les corps qui peuvent précipiter dans ces conditions forment la 4e section.

4e *Section :* baryum, strontium, calcium, magnésium, lithium.

Enfin il est des métaux qui n'ont précipité par aucun des réactifs que nous avons employés jusqu'ici ; ces métaux forment la 5e section.

5e *Section :* sodium, potassium, ammonium.

---

[1] Il s'y dissout aussi une trace de sulfure de cuivre ; par contre, le sulfure de platine ne se dissout qu'à la faveur des autres sulfures et peut être retrouvé, si ces autres sulfures manquent, à côté du mercure.

Iᵉ. — TABLEAU POUR LA RECHERCHE D'UNE BASE

La liqueur acide est traitée par un courant de H^2S. Il se forme un précipité.

- **Ce précipité est soluble dans Am^2S.**
  - Il est soluble dans AzH^3 . . . . *Arsenic.*
  - Il est insoluble dans AzH^3.
    - Il est soluble dans HCl. — A la liqueur on ajoute une lame de zinc; il se dépose une poudre noire.
      - Elle est insoluble dans HCl. . . . *Antimoine.*
      - Elle est soluble. . . . *Etain.*
    - Il est insoluble dans HCl et se dissout dans l'eau régale.
      - Cette solution, chauffée avec l'acide oxalique, donne un précipité. . . . . *Or.*
      - Avec $AmCl$, on obtient un précipité jaune cristallin . . . . *Platine.*
- **Le précipité est insoluble dans Am^2S. On le traite par l'acide azotique dilué bouillant.**
  - Il est insoluble . . . . *Mercure.*
  - Le précipité se dissout; on ajoute SO^4H^2.
    - Précipité blanc . . . . *Plomb.*
    - Pas de précipité. On ajoute HCl.
      - Précipité blanc caillebotté. . . . . *Argent.*
      - Pas de précipité. On ajoute AzH^3 en excès.
        - Précipité blanc . . . . *Bismuth.*
        - La liqueur devient bleue. . . . . *Cuivre.*
        - Aucune de ces réactions ne se produit. On ajoute un excès de cyanure et on fait arriver H^2S.
          - Précipité jaune. . . . *Cadmium.*
          - Rien. On ajoute un excès d'acide acétique et de l'iodure de pot., préc. noir . . . . . *Palladium.*

Il ne se forme pas de précipité, on neutralise par AzH^3; on ajoute $AmCl$ et enfin Am^2S; on porte à l'ébullition, il se forme un précipité[4].

- **Le précipité est insoluble dans HCl étendu.** On dissout dans HCl concentré et bouillant.
  - Par la potasse, précipité noir. . . . . *Nickel.*
  - On neutralise par la potasse; on acidule par l'acide acétique; on ajoute de l'azotite de potasse; précipité jaune. . . . . *Cobalt.*
- **Il se dissout dans HCl étendu.** On ajoute un excès de potasse; on fait bouillir quelques instants.
  - Il y a un précipité.
    - Une partie du précipité est dissous dans HCl; on additionne d'un excès de carbonate d'ammoniaque, on filtre; on ajoute Am^2S; pr. rouge-brun. . . . *Uranium.*
    - Une autre partie est fondue av. du carbonate de soude et du chlorate de potasse. On reprend par l'eau.
      - Solution jaune . . . . *Chrome.*
      - Solution verte. . . . . *Manganèse.*
      - Le résidu dissous dans HCl donne un pr. bleu avec le ferrocyanure de potassium . . . . *Fer.*
  - La liqueur est additionnée d'HCl et de chlorate de potasse; elle est portée à l'ébullition; on laisse refroidir, on ajoute AzH^3, pr. blanc. . . . . *Aluminium.*

Pas de précipité
{ A une partie ajouter du phosphate de soude, précipité blanc cristallin. . . . . *Magnésium.*

Évaporer le reste à siccité ; reprendre par l'alcool éthéré.
{ Solution. — Cette solution colore la flamme en rouge carmin. . . . *Lithium.*

Résidu. On le dissout dans un peu d'eau.
{ A une partie on ajoute du pyro-antimoniate de potasse, précipité. . . . . *Sodium.*
A l'autre partie, on ajoute du chlorure de platine ; précipité . . . . *Potassium.*

On recherche l'ammoniaque dans la liqueur primitive, en la chauffant avec de la potasse en excès ; il y a dégagement de vapeurs alcalines qui bleuissent le tournesol.

'Les métaux de cette section sont quelquefois séparés d'une façon différente ; on sépare d'abord ceux qui précipitent par l'ammoniaque. Le tableau est alors modifié de la manière suivante :

H^2S n'a pas produit de précipité. On chasse l'excès de ce corps par l'ébullition ; on ajoute un peu d'AzO^5H et on porte à l'ébullition pour peroxyder le fer ; puis dans la liqueur, on ajoute Am Cl, puis Az H³.

Précipité permanent.
{ Ocreux. Traiter la liqueur primitive par le ferricyanure de potassium. { Préc. bleu . . . *Fer au minimum.* / Pas de préc. . . . *Fer au maximum.*
Blanc gélatineux . . . . *Aluminium.*
Vert . . . . *Chrome.*

Pas de précipité permanent. Ajouter précipité Am²S.
{ Noir, la liqueur primitive, traitée par la potasse, donne { pr. vert pré . . *Nickel.* / pr. bleu . . . . *Cobalt.*
Chair. ou Blanc.
{ La liqueur primitive traitée par la potasse donne un précipité : { blanchâtre, insoluble dans excès. . . . . *Manganèse.* / blanc, soluble dans excès. . *Zinc.*

Pas de précipité. — Métaux de la IV° section.

Dans le cas où l'on opère en présence des acides borique, phosphorique, fluorhydrique, ce tableau change encore et doit être remplacé par le suivant :

Liqueur non précipitable par H^2S. Chasser H^2S à l'ébullition et ajouter un peu d'acide azotique pour peroxyder le fer, puis dans la liqueur chaude, ajouter Az H³ en excès. Il se forme un précipité permanent.

Blanc.
{ Ocreux. . . . . *Fer.*
Vert . . . . *Chrome.*
A une portion, ajouter une solution de sulfate de chaux. Il se forme un précipité immédiat ou lent.
{ La solution primitive colore la flamme en vert . . . . *Baryum.* / La solution primitive colore la flamme en rouge . . . . *Strontium.*
Même après un certain temps, il n'y a pas de précipité par le sulfate de chaux. A la liqueur primitive, ajouter un peu d'acide sulfurique, il se forme un précipité, surtout après addition d'alcool. *Calcium.*
Calciner une petite portion du sel primitif avec du chlorate de potasse et de la potasse caustique, dans une petite capsule. Il se forme du manganate vert. . . . . *Manganèse.*
A une portion de la solution primitive qui a donné des résultats négatifs dans les essais précédents, ajouter de l'acide tartrique, puis de l'ammoniaque en excès.
{ Pas de précipité permanent . . . . *Aluminium.* / Précipité permanent. . . . . *Magnésium.*

IIᵒ. — TABLEAU POUR LA RECHERCHE D'UN ACIDE[1]

A la solution concentrée de sel alcalin, ajouter de l'azotate de baryte, puis quelques gouttes d'Az H² pour donner une faible réaction alcaline.

- **Précipité.** — Le séparer, l'égoutter, le traiter par H Cl, étendu de son volume d'eau.
  - *Le précipité est insoluble.* — Le laver, l'égoutter, il est :
    - jaune clair, s'agglomère dans l'eau bouillante et brûle sans résidu . . . . *Hyposulfite.*
    - blanc, opaque, insoluble dans un excès d'HCl concentré . . . *Sulfate.*
    - gélatineux, translucide, partiellement soluble dans un excès d'HCl . . . . *Silicate.*
  - *Le précipité est soluble.* — A la liqueur primitive ajouter quelques gouttes d'acide sulfurique.
    - Il se produit un dégagement gazeux. Diriger le gaz dans l'eau de chaux.
      - L'eau de chaux est troublée. A L.P. ajouter du sulfate de magnésie
        - Précipité . . . . *Carbonate.*
        - Pas de précipité . . . *Bi-Carbonate.*
      - L'eau de chaux n'est pas troublée . . . . *Sulfite.*
    - Il ne se produit pas de dégagements gazeux. Ajouter à L. A. de l'azotate d'argent.
      - Précipité rouge. Ajouter de l'azotate de plomb à L.A.
        - Précipité jaune vif . . *Chromate.*
        - — blanc . . . . *Arséniate.*
      - Précipité blanc ou jaune. Ajouter du sulfate de cuivre.
        - Précipité vert . . . . *Arsénite.*
        - Précipité bleu. Verser LA dans mixture magnésienne, agiter.
          - Préc. blanc cristallin . . *Phosphate.*
          - Rien.
            - LA avec acide acétique et Ca Cl², pr. blanc . . . *Oxalate.*
            - LA évaporée à sec, additionnnée d'acide sulfurique et d'alcool, donne flamme verte . . *Borate.*
      - Pas de précipité . . . . *Fluorure.*
- **Pas de précipité. Ajouter à LA un excès d'azotate d'argent.**
  - Précipité.
    - Noir . . . . *Sulfure.*
    - Blanc ou jaune, le laver, le faire bouillir avec Az O³ H concentré.
      - Il est soluble . . . . *Cyanure.*
      - Il est insoluble. — A LA, ajouter un peu de chloroforme, puis quelques gouttes d'eau de chlore, agiter, laisser reposer. Le chlorofome est :
        - incolore . . . *Chlorure.*
        - col. en rouge-brun . . . *Bromure.*
        - col. en violet . . . *Iodure.*
  - Pas de précipité. Évaporer LA à sec, chauffer au rouge, reprendre par l'eau, aciduler par Az O³ H; ajouter de l'azotate d'argent.
    - Précipité . . . *Chlorate.*
    - Pas de précipité . . . *Azotate.*

Métaux qui précipitent par l'hydrogène sulfuré et dont le sulfure est soluble dans le sulfhydrate d'ammoniaque

Le précipité qui a été obtenu par l'hydrogène sulfuré est lavé à l'eau bouillante, essoré entre deux feuilles de papier buvard, transporté dans un tube à essai et traité à une douce chaleur par quatre à cinq fois son volume de sulfhydrate d'ammoniaque; on jette sur un filtre.

La liqueur est traitée par l'acide chlorhydrique. Le sulfhydrate d'ammoniaque est décomposé. Le soufre se sépare nettement, floconneux et coloré, quand il est mélangé de sulfures métalliques. On jette sur un filtre et on lave. On continue alors d'après le tableau suivant :

Une partie du précipité est traitée par H Cl fumant; on obtient :

— Une dissolution; on évapore pour chasser l'excès d'acide; on laisse refroidir; on met en contact avec du zinc. S'il se dépose une mousse métallique, on la lave à l'eau; on la traite rapidement par H Cl bouillant, on obtient :

— — Une dissolution; on la dilue et on y fait passer H^2S, précipité brun. . . . . **Étain.**

— — Un résidu insoluble; on le lave à l'eau, on le traite par l'acide azotique bouillant; s'il se forme une poudre blanche, on la lave, on la dissout dans un mélange bouillant d'acide chlorhydrique et tartrique et on fait passer H^2S, préc. orangé. **Antimoine.**

Un résidu insoluble; on le lave à l'eau; on traite sur le filtre par l'ammoniaque, jusqu'à épuisement, on obtient :

— Une dissolution; on acidule par H Cl; précipité jaune. . . . . **Arsenic.**

— Un résidu insoluble; on le lave à l'eau; on le dissout à chaud dans l'eau régale; on évapore à sec au bain-marie, et on reprend par l'eau.

— — Chauffer une partie avec l'acide oxalique, précipité . . . . **Or.**

— — A une autre partie, on ajoute AmCl, on évapore à sec au bain-marie; on reprend par l'alcool à 50°. Résidu jaune et cristallin . . . . **Platine.**

On recherche le molybdène en le transformant en molybdate d'ammoniaque.

DEUXIÈME SECTION

Métaux qui précipitent par l'hydrogène sulfuré et dont le sulfure est insoluble dans le sulfhydrate d'ammoniaque.
Ce sont : Hg, Pb, Ag, Bi, Cu, Cd, Pd et Os

Le précipité, qui a été traité par le sulfhydrate d'ammoniaque, est lavé, puis traité par de l'acide azotique étendu de deux parties d'eau, bouillant. On obtient :

1° Un résidu insoluble. (On le lave à l'eau, on le sèche et on le chauffe au rouge dans un tube.) On obtient :

— Une partie volatilisée; on la dissout dans l'eau régale; on neutralise et on traite par une lame de cuivre, tache blanche volatile. . . . . **Mercure.**

— Un résidu non volatil . . . . **Platine [1].**

2° Une liqueur, on l'additionne d'un petit excès d'acide sulfurique.

— Précipité blanc. . . . . **Plomb.**

— Liqueur. On y ajoute un petit excès d'acide chlorhydrique . . . .

— — Précipité. . . . . **Argent.**

— — Liqueur. On l'additionne d'un excès d'ammoniaque.

— — — Précipité . . . . **Bismuth.**

— — — Liqueur bleue. . . . . **Cuivre.**

— — — On y ajoute du cyanure et on fait passer H^2S.

— — — — Précipité jaune. . . . . **Cadmium.**

— — — — Liqueur; on l'acidule par l'acide acétique pour détruire l'excès de cyanure et on ajoute de l'iodure de potassium. Préc. noir. **Palladium.**

[1] Le précipité de Pt par H^2S ne se redissout pas dans Am^2S, quand il n'y a pas d'autre sulfure de la première section.

TROISIÈME SECTION

Solution acide, sur laquelle H²S demeure sans action. On ajoute AzH³, AzH⁴Cl et Am²S. On porte à l'ébullition.

Précipité. On traite par l'acide chlorhydrique étendu.

Résidu noir. On le dissout dans HCl concentré, on évapore à sec, puis on ajoute KCy à l'ébullition, assez pour redissoudre. On refroidit et on verse HCl étendu pour neutraliser.

Précipité vert clair, se formant peu à peu . . . . *Nickel.*

Liqueur. On la rend acide, puis on évapore à sec et on reprend par l'eau, puis on verse Am²S; précipité noir donnant perle de borax bleue. . . . . *Cobalt.*

Solution. — On traite par la potasse caustique et on fait bouillir plusieurs minutes ⁴.

Précipité Ur, Cr, Mn, Fe.
Une partie est dissoute dans HCl et traitée par. . . un excès de carbonate d'ammoniaque. Liqueur. . . . *Uranium.*

Une partie est fondue avec un mélange de carbonate de soude et de chlorate de potasse. Reprendre par l'eau ⁴.

Résidu. — Le dissoudre dans HCl et chercher le fer par le ferrocyanure de potassium. Le degré d'oxydation se détermine dans la liqueur primitive . . . . *Fer.*

Solution. — Verte, que l'ébullition avec l'alcool décolore en précipitant MnO² . . . . . *Manganèse.*

Jaune, acidifiée par C⁴H⁴O⁴; elle donne avec un sel de plomb un précipité jaune. . . . . . *Chrome.*

Liqueur, Al, Zn.
Une partie de la liqueur est rendue acide par l'acide acétique et on fait passer un courant d'hydrogène sulfuré; précipité blanc. . . . . *Zinc.*

Une autre partie est additionnée d'HCl et de KClO³; elle est portée à l'ébullition : on laisse refroidir; on ajoute AzH³, précipité blanc. . . . . *Aluminium.*

Liqueur. — Métaux de la IVᵉ section.

⁴ Si la liqueur primitive était acide, elle pouvait contenir des sels organiques, des fluorures, des borates, des silicates, des phosphates, etc., alcalino-terreux qui sont précipités dans la troisième section et qu'on trouve avec Ur, Cr, Mn, Fe. Si les métaux de la quatrième section sont en petite quantité, ils peuvent se trouver complètement dans ce précipité, il faut donc les y chercher. Pour cela, une partie du précipité est calcinée modérément (destruction des sels organiques); le résidu est redissous dans AzO⁴H et mis à digérer avec un excès de carbonate de soude (fluorures, borates et silicates, donnent des sels sodiques solubles et laissent les bases alcalino-terreuses à l'état de carbonates); on filtre et on lave le résidu; ce résidu est dissous dans AzO⁴H, on ajoute un excès d'azotate acide de bismuth; on porte à l'ébullition; on filtre; dans la liqueur on fait passer à refus H²S pour se débarrasser de l'excès de bismuth, puis on continue la recherche des métaux de la quatrième section; les métaux de la cinquième section doivent être cherchés dans la première liqueur qui a été précipitée par Am²S.

Solution non précipitable par H²S. Chasser H²S par l'ébullition et ajouter un peu d'acide azotique en continuant l'ébullition pour suroxyder le fer ; puis dans la liqueur chaude, ajouter une grande quantité d'Am Cl et un grand excès d'Az H³. (A froid, Az H³ dissout un peu le sesquioxyde de chrome, en donnant une liqueur rose.)

Précipité permanent. Le laver et le dissoudre dans H Cl, ajouter à la solution un grand excès de potasse, et porter à l'ébullition. (Pas dans un vase de verre.)

Précipité. Le fondre avec un mélange de potasse et de chlorate de potasse et traiter par l'eau.

Résidu. Le dissoudre dans H Cl et chercher le fer par le ferrocyanure, si on en trouve, essayer la liqueur primitive.

Sulfocyanate de K, couleur rouge . . . . *Fer au maximum.*
Ferricyanure de K, précipité bleu. . . . . *Fer au minimum.*
Les deux réactions à la fois . . . . *Fer au maximum et au minimum.*

Liqueur jaune, ajouter un excès d'acide acétique, précipité jaune avec un sel de plomb . . . . . . *Chrome.*

Solution. — Neutraliser par un acide et ajouter un léger excès d'Az H³. Précipité blanc . . . . *Aluminium.*

Solution. — Ajouter un excès notable de Am²S et chauffer.

Précipité. S'il est blanc, il ne peut contenir que Zn et Mn. Laver le précipité, le traiter par H Cl à 1/10°; chauffer jusqu'à ce qu'il ne dégage plus H²S.

Solution. — La traiter par un grand excès de potasse à l'ébullition.

Solution. — L'aciduler par un excès d'acide acétique et le traiter par H²S, précipité blanc. . . . . *Zinc.*

Pr. blanc brunissant à l'air, le chauffer dans une petite capsule avec du chlorate de potasse et de la potasse caustique. Il se forme du manganate vert. . . . . *Manganèse.*

Résidu noir.

Fondre une partie dans une perle de borax. Perle bleue . . . . *Cobalt.*
La liqueur filtrée, séparée du précipité donné par Am²S, était colorée en brun. . . . . *Nickel.*

Solution. — Voyez métaux de la IVe section.

En présence des acides borique, phosphorique, etc., ce tableau doit être remplacé par le suivant :

Précipité permanent. — Le laver avec soin et le dissoudre dans la plus petite quantité possible de HCl.

> *Précipité.* — Le laver et le faire bouillir quelques minutes avec une solution de carbonate de potasse; laver avec soin les carbonates résultants, les dissoudre dans un peu de HCl et rechercher les caractères comme d'habitude . . . . . { *Baryum. Strontium. Calcium.*
>
> *Liqueur.* — Ajouter, si l'on n'a pas déjà caractérisé la chaux dans le pr. précédent trois volumes d'alcool; s'il se forme un pr., le filtrer, laver à l'alcool, dissoudre dans l'eau et rechercher Ca par l'oxalate d'ammoniaque. . . . . . . *Calcium.*
> Chasser ensuite l'alcool de la liqueur par l'ébullition et réunir au reste de la liqueur.
> Chercher le fer sur une petite portion avec du sulfocyanure de potassium, et s'il y a lieu, chercher le degré d'oxydation sur la liqueur primitive . . . . *Fer.*

Solution non précipitable par H^2S. Chasser H^2S par l'ébullition. Ajouter un peu d'AzO^3H en continuant de chauffer pour peroxyder le fer; dans la liqueur ajouter un grand excès de Am Cl et de Az H³.

> Voir si SO^4H^2, précipite une partie de cette solution et dans ce cas, en ajouter à la totalité en évitant un trop grand excès.
>
> > Ajouter au reste assez de $FeCl^2$ (p. séparer PO^4H^3) pour qu'une goutte additionnée d'une goutte d'Az H³ donne un pr. nettement jaune, et, dans la liqueur qui doit être froide, ajouter un excès de carbonate de baryte précipité. Abandonner à froid en agitant fréquemment jusqu'à ce que le liquide dans lequel se trouve le précipité soit incolore, séparer par filtration le précipité de la dissolution, en ajoutant de l'eau, s'il est nécessaire.
> >
> > > *Précipité.* — Le laver, le faire bouillir avec de la potasse et filtrer.
> > >
> > > > *Liqueur.* — Chauffer av. un excès de Am Cl. Pr. bl. . . *Aluminium.*
> > > >
> > > > *Résidu.* — Le chauffer av. de la potasse et du chlorate. Reprendre par l'eau liqueur jaune qui, neutralisée par l'acide acétique, précipite en jaune par les sels de Pb. . . *Chrome.*
> > >
> > > *Solution.* — Ajouter Am Cl, Az H³ et Am²S.
> > >
> > > > *Précipité* couleur chair, qui chauffé avec de la potasse et du chlorate donne un mangan. vert. *Manganèse.*
> > > >
> > > > *Solution.* — Précipiter Ba par SO^4H^2, saturer par Az H³, précip. Ca s'il y a lieu par l'oxal. d'amm. Ajouter du phosphate de soude. Préc. blanc. . . *Magnésium.*

QUATRIÈME SECTION

Métaux qui ne précipitent ni par H^2S, ni par Am^2S, mais qui précipitent par le carbonate d'ammoniaque.
Savoir : **Mg, Ca, St, Ba.**

A la liqueur chargée de chlorhydrate et de sulfhydrate d'ammoniaque, on ajoute du carbonate d'ammoniaque. On obtient :

1° Un précipité.

Le précipité bien lavé est dissous dans le moins possible d'acide acétique. Dans une petite partie de la liqueur, on recherche Ba par le chromate de strontiane; il se forme un précipité . . . . *Baryum.*

Si Ba existe dans la liqueur, on le sépare par le chromate de potasse; on chauffe, on filtre, on rend la liqueur ammoniacale et on précipite par le carbonate d'ammoniaque. Le précipité bien lavé est dissous dans le moins possible de HCl . . . .

On recherche St au moyen du spectroscope; qu'il y ait ou non de la strontiane, on ajoute à la liqueur SO^4H^2 en excès; on chauffe, on filtre, et dans la liqueur neutralisée par AzH^3, on recherche Ca par l'oxalate d'ammoniaque. . . . . *Strontium.*

. . . . *Calcium*

2° Une liqueur.

Cette liqueur est divisée en deux : à une partie, on ajoute de l'ammoniaque, puis du phosphate de soude; on tièdit et on agite. Précipité blanc cristallin . . . . *Magnésium.*

CINQUIÈME SECTION

La liqueur provenant de la filtration, après traitement par le carbonate d'ammoniaque, avait été divisée en deux parties. L'une a servi à la recherche de la magnésie.

La seconde partie va nous servir à la recherche de la lithine et des métaux de la cinquième section.

Si nous n'avons pas de magnésie, après avoir additionné la liqueur d'acide chlorhydrique et calciné pour chasser les sels ammoniacaux, on met le résidu en contact avec un mélange d'éther et d'alcool absolu; on obtient ainsi une solution éthéro-alcoolique de chlorure de lithium. *Lithium.*

Au résidu on ajoute du chlorure de platine en excès notable. On évapore à sec et on reprend par l'alcool ordinaire.

Solution alcoolique. . . . . *Sodium.*

. . . . *Potassium.*

Résidu : on reprendra par l'eau bouillante.

Liqueur. . . . .

Résidu . . . . *Rubidium.*

. . . . *Cæsium.*

Si la liqueur contenait de la magnésie, il faudrait s'en débarrasser par l'eau de baryte, filtrer, se débarrasser de la baryte par le carbonate d'ammoniaque, filtrer, ajouter de l'acide chlorhydrique et continuer comme plus haut.

IV°. — TABLEAU POUR LA RECHERCHE DE PLUSIEURS ACIDES[1]

A la solution concentrée des sels alcalins, ajouter de l'azotate de baryte, puis quelques gouttes d'ammoniaque. On obtient :

- *Un précipité.* — On le lave avec un peu d'eau froide; on le traite par HCl étendu de son volume d'eau. On obtient :
  - *Un résidu insoluble.* — On le sèche complètement, on le lave, on le traite par le sulfure de carbone. On obtient :
    - *Une solution.* — L'évaporer, elle laisse un résidu de soufre jaune, volatil, combustible en donnant du gaz sulfureux. . . . . . . *Hyposulfite.*
    - *Un résidu insoluble.* — On le porte au rouge; on le mélange avec du carbonate de soude; on chauffe au feu de réduction; on reprend par l'eau; on acidule par HCl, on filtre; la liqueur :
      - Donne par l'acétate de plomb un pr. noir . *Sulfate.*
      - Étant évaporée à sec et le résidu repris par l'eau, il reste de la silice. . . . . *Silicate.*
  - *Un dégagement gazeux.*
    - La L. P. est traitée par SO^4H^2; le gaz dégagé trouble l'eau de chaux . . . . *Carbonate.*
    - On ajoute un excès d'azotate barytique à la solution alcaline; on filtre, on ajoute de l'eau iodée. Précipité blanc . . . . . . *Sulfite.*
  - *Une liqueur.* — Évaporer à siccité, reprendre p. l'eau, filtrer, porter à l'ébullition, ajouter un excès de SO^4H^2 dilué, filtrer, neutraliser par AzH^3, ajouter au mélange de la mixture magnésienne, agiter. On obtient :
    - *Un précipité.* — Le laver à l'eau ammoniacale; le dissoudre dans HCl étendu, faire bouillir, saturer à chaud par H^2S, on obtient :
      - Un précipité jaune . . *Arséniate.*
      - Une liqueur, la filtrer, ajouter AzH^3, agiter. Pr. blanc cristallin . *Phosphate.*
    - *Une liqueur.* — En faire trois parties.
      - 1° En aciduler une par HCl, puis par H^2S; on obtient : — Un précipité jaune . . *Arsénite.*
      - 2° A la deuxième, ajouter de l'alcool, aciduler par AzO^3H, faire bouillir, laisser refroidir, aj[ter] un excès d'AzH^3, on obtient : — *Un précipité verdâtre.* *Chromate.*
        - *Une liqueur;* aciduler par SO^4H^2, évaporer à sec, reprendre par l'alcool, enflammer, flamme verte. . . . *Borate.*
      - 3° Évaporer à sec, pulvériser le résidu, traiter par SO^4H^2 concentré; vapeurs corrodant le verre. . . . . *Fluorure.*

- *Une liqueur.* — La neutraliser par AzO^3H, ajouter un excès d'azotate d'argent. On obtient :
  - *Un précipité.* — Le laver à l'eau bouillante, le traiter par le zinc et SO^4H^2 dilué, faire bouillir. On obtient :
    - *Des vapeurs.*
      - Y plonger un papier imbibé d'acétate de plomb, il est noirci. . . . . *Sulfure.*
      - Les absorber dans la potasse diluée, ajouter Am^2S, évaporer à sec, reprendre par l'eau, aciduler par HCl, ajouter $FeCl^2$; coloration rouge-sang. . . . . . . *Cyanure.*
    - *Un résidu liquide.*
      - Sur la sol. alc. rechercher les chlorures, les bromures et les iodures, par le procédé de Denigès, donné à propos des caractères des iodures. . . . . . . *Chlorure. Bromure. Iodure.*
  - *Une liqueur.* — Ajouter un excès de carbon. de soude, filtrer et évaporer à siccité.
    - Une partie est chauffée au rouge; le résidu est repris par l'eau, acidulé par l'acide azotique et additionné d'azotate d'Ag. Pr. bl. *Chlorate.*
    - Dans la deuxième partie, on recherche l'acide azotique au moyen de SO^4H^2 concentré et de la tournure de cuivre; vapeurs rutilantes. . . . . . . *Azotate.*

TOXICOLOGIE

DÉFINITION. — La toxicologie (τοξικον, poison ; λογος, discours) est la science qui traite des substances toxiques ou poisons.

La définition du poison est des plus difficiles ; la meilleure, et cependant elle prête encore à la critique, est, à notre avis, celle donnée par RABUTEAU. « Le poison est tout agent chimique, capable de produire la mort ou de porter atteinte grave à la santé en agissant sur les éléments anatomiques ou sur les humeurs.

L'empoisonnement est l'ensemble des symptômes produits par les substances toxiques.

Les poisons agissent proportionnellement à la dose. Les venins sont des substances qui agissent également proportionnellement à la dose, mais qui sont des produits de sécrétion. »

Cette définition exclut du nombre des toxiques le verre pilé, les épingles, les aiguilles, etc., qui, du reste, ne sont pas envisagés comme poisons par les tribunaux.

Ne pouvant donner une définition qui nous satisfasse complètement, nous rappellerons l'article 301 du Code pénal.

ART. 301. — Est dit empoisonnement tout attentat à la vie d'une personne par l'effet de substances qui peuvent donner la mort plus ou moins promptement, de quelque manière que ces substances aient été employées ou administrées et quelles qu'en aient été les suites.

ART. 302. — Tout coupable d'assassinat, de parricide, d'infanticide et d'empoisonnement sera puni de mort.

ABSORPTION. — D'après la définition de RABUTEAU, le poison ne peut agir que lorsqu'il se trouve en contact intime avec les éléments anatomiques ou qu'il peut se mélanger avec les humeurs : ce contact intime ne peut se produire que par l'absorption. Il y a six modes principaux d'absorption :

1° *Absorption gastro-intestinale.* — Par cette voie, la plus fréquente, le poison n'arrive aux organes essentiels qu'après un trajet assez compliqué ; il doit traverser le système de la veine porte, le foie, les veines hépatiques, le cœur droit et le tissu pulmonaire avant d'être lancé dans la circulation générale ; il peut donc être déjà éliminé en totalité ou en partie avant d'en arriver là.

2° *Absorption par les voies respiratoires.* — L'absorption s'effectue avec une rapidité extrême, et pour les gaz et pour les substances dissoutes dans des liquides dialysables.

3° *Absorption par la méthode endermique.* — On applique sur le derme privé de son épiderme la substance à faire absorber : ce procédé, autrefois assez employé en thérapeutique, l'est beaucoup moins depuis l'emploi des injections hypodermiques.

4° *Absorption après injection dans le tissu cellulaire sous-cutané.*

5° *Absorption par les téguments externes et les muqueuses.*

α) *Par la peau.* — L'absorption cutanée des substances gazeuses ou volatiles est notable : après de nombreuses et longues discussions, il semble à peu près démontré aujourd'hui que l'absorption des substances solides et fixes, dissoutes dans l'eau ou incorporées dans un excipient quelconque, est nulle tant que l'épiderme est intact.

β) *Par les muqueuses.* — Les muqueuses absorbent rapidement et complètement les gaz et les substances solides en dissolution.

6° *Absorption par pénétration directe dans le torrent circulatoire.* — C'est une méthode fréquemment employée dans les expériences physiologiques ; c'est celle dont l'action est le plus rapide. On l'observe en toxicologie quand on se trouve en présence de plaies faites par des armes empoisonnées.

Ajoutons que diverses conditions peuvent singulièrement modifier l'activité d'un toxique. En général, quand il est dissous, il est plus actif ; certains corps peuvent retarder son absorption (corps gras et acide arsénieux) : le mode d'absorption n'est pas indifférent ; l'hydrogène sulfuré introduit par les voies respiratoires est assez toxique ; il l'est moins s'il est absorbé par la voie gastro-intestinale ; l'action du chloroforme n'est pas la même, suivant qu'il est inhalé ou ingéré : l'estomac plein absorbe, en général, moins vite que l'estomac vide.

Localisation. — Le toxique introduit dans le torrent circulatoire peut agir sur les divers éléments du sang ou aller se fixer sur divers organes ; cette localisation est loin d'être la même pour tous les toxiques ; elle peut varier pour le même toxique, suivant la date à laquelle remonte l'empoisonnement. Ces phénomènes ont été un peu étudiés pour les poisons minéraux et très peu pour les poisons végétaux.

ÉLIMINATION. — SES VOIES. — SA FORME. — SA DURÉE

1° *Ses voies.* — Le vomissement et la défécation sont plutôt des moyens d'expulsion que d'élimination. Les véritables voies d'élimination sont : les reins, les glandes, les poumons, les muqueuses et la peau.

Les reins éliminent surtout les substances fixes et quelques produits spéciaux, tels que l'alcool et le chloroforme.

Les voies respiratoires éliminent surtout les substances gazeuses et volatiles.

Les muqueuses n'ont qu'un rôle éliminateur secondaire.

La peau élimine un certain nombre de substances volatiles et gazeuses, et même quelques substances solides.

La bile peut éliminer un certain nombre de corps, mais comme elle se déverse dans la première partie de l'intestin grêle, elle peut abandonner une partie du toxique avant d'être rejetée au dehors.

Etat sous lequel le poison est éliminé. — Cette étude est encore bien peu avancée ; quelques corps sont éliminés en nature ; d'autres sont oxydés ; d'autres sont réduits. D'après Rabuteau, les sulfures, hyposulfites, sulfites, les phosphites sont transformés en sulfates et phosphates ; les acides organiques sont transformés en carbonates ; les hypochlorites, les bromates, les iodates sont réduits et s'éliminent à l'état de chlorures, bromures, iodures ; le tannin devient de l'acide gallique ; les azotates, les sulfates, les chlorates, les carbonates, la morphine, la strychnine, etc., s'éliminent en nature.

Durée. — La durée de l'élimination, très importante à connaître, est variable avec chaque substance, et pour la même substance, suivant les doses, la durée de l'ingestion, etc. ; elle n'est un peu étudiée que pour un petit nombre de corps.

Mode d'action. — Comment agissent les poisons ? Si pour quelques-uns la réponse est facile, pour ceux, par exemple, qui détruisent le globule sanguin, pour beaucoup d'autres, elle est impossible ; on a pensé que le poison pouvait tuer le protoplasma cellulaire, qu'il pouvait se substituer à un autre corps dans la composition de la molécule chimique des matières albuminoïdes, et donner ainsi des composés tout différents et impropres aux échanges vitaux. La loi suivante que Rabuteau avait cru pouvoir formuler semblait confirmer cette manière de voir :

Les métaux sont d'autant plus toxiques que leur poids atomique est plus élevé, ou encore, ce qui revient au même, que leur chaleur spécifique est plus faible.

Mais cette loi a été controuvée par Binet, qui a étudié l'action toxique comparée des métaux alcalins et alcalino-terreux.

L'idiosyncrasie, l'habitude, l'état de maladie, le volume de l'animal, l'âge jouent un rôle important au point de vue des doses ; en thérapeutique, on fait usage de la table de Gaubius. La dose de l'adulte de vingt à soixante ans étant représentée par l'unité, les doses pour les divers âges varient de la manière suivante :

Adulte (20 à 60 ans).	1
Au-dessus d'un an	0,082 ou 1/23
	0,066 ou 1/15
A 2 ans.	0,125 ou 1/8
3 ans.	0,166 ou 1/6
4 ans.	0,25 ou 1/4
7 ans.	0,33 ou 1/3
14 ans.	0,50 ou 1/2
20 ans.	0,66 ou 2/3

Cette règle n'est pas sans exception (opiacés chez les enfants).

Certaines substances, toxiques pour l'homme, ne le sont pas pour les animaux ; la poule mange sans inconvénients la cantharide ; le cheval peut absorber une assez forte dose de tabac ; le colchique d'automne fait simplement diminuer le lait des vaches, etc.

Antagonisme et antidotisme. — Sous le nom d'antagonisme, on désigne l'opposition des effets produits par diverses substances toxiques ou médicamenteuses. Deux agents seraient véritablement antagonistes s'ils produisaient sur les mêmes éléments anatomiques des effets contraires dont la résultante fût nulle pour certaines doses. Le nombre des agents antagonistes connus est extrêmement restreint.

Quand deux poisons se neutralisent chimiquement, on dit que l'un est l'antidote de l'autre ; ainsi les acides neutralisent les alcalis ; le sulfate sodique neutralise le chlorure barytique. L'antidotisme est très restreint.

Corps simples existant normalement dans l'économie. — Ces corps sont utiles à connaître dans les expertises ; ils sont peu nombreux ; ce sont :

Carbone	Soufre	Brome	Potassium
Hydrogène	Chlore	Iode ?	Magnésium
Oxygène	Fluor	Calcium	Fer
Azote	Silicium	Sodium	Manganèse ?
Phosphore			

C̲lassification̲. — Les poisons ont été classés de bien des manières différentes, nous ne donnerons ici que deux de ces classifications, celle de
T̲ardieu̲ et celle de R̲abuteau̲.

CLASSIFICATION DES EMPOISONNEMENTS DE TARDIEU

A	Empoisonnements irritants et corrosifs.	Acides, alcalis, irritants, drastiques.
B	— hyposthénisants ou cholériformes.	Arsenic, phosphore, sublimé corrosif, émétique, nitre, digitale et digitaline.
C	— stupéfiants. . . . . . . :	Plomb, solanées vireuses, aconit, ciguë, champignons, curare, chloroforme, alcool.
D	— narcotiques . . . . : . .	Opium.
E	— tétaniques.	Strychnine et noix vomiques, acide prussique, cantharides.

CLASSIFICATION DES POISONS DE RABUTEAU

I. HÉMATIQUES . .	Agissant spécialement sur les globules rouges ou poisons globulaires.	Oxyde de carbone, acide cyanhydrique, acide sulfhydrique et sulfhydrate d'ammoniaque, composés du sélénium et du tellure, phosphore, arsenicaux, alcooliques.
	Agissant sur les globules et le plasma, ou poisons plasmiques.	Nitrites et vapeurs nitreuses, sels d'argent injectés dans les veines. La plupart des sels métalliques (à doses faibles et continues).
II. NÉVROTIQUES . .	1° Paralyso-moteurs ou abolissant les fonctions des nerfs moteurs.	Curare, fève du Calabar, aconitine, cicutine.
	2° Spinaux ou exagérant le pouvoir réflexe.	Strychnine, M'boundou, oxygène comprimé, cantharides, etc.
	3° Cérébro-spinaux ou agissant sur les éléments du cerveau et de la moelle épinière.	Chloroforme, éther, opium.
III. NÉVRO-MUSCULAIRES		Solanées vireuses, digitale, antimoniaux.
IV. MUSCULAIRES		Acide carbonique, inée, vératrine, sels de potassium, sels de baryum, cuivre, zinc, cadmium, étain, plomb, mercure, etc.
V. IRRITANTS OU CORROSIFS		Acides sulfurique, azotique, chlorhydrique, fluorhydrique, oxalique. Potasse, soude, ammoniaque, sulfures alcalins, iode, brome, chlore, etc.

TRAITEMENT

A propos de chaque empoisonnement, nous indiquerons le traitement : cependant quelques généralités peuvent être données à ce sujet. Si le toxique a été ingéré par la voie gastro-intestinale, il faut neutraliser ce qui reste dans l'estomac, si la chose est possible (acides pour les bases, bases pour les acides, sulfates pour les sels de baryum, tannin pour les alcaloïdes, etc.), et dans tous les cas se débarrasser de la partie du toxique non encore absorbée. On doit donc provoquer les vomissements dans le plus grand nombre des cas (titillation de la luette, injection d'apomorphine, etc.) ; cependant dans le cas des corrosifs, il faut éviter les vomissements qui, d'après Letulle et Vaquez, produiraient des lésions dans les voies respiratoires ; il est préférable d'avoir recours au lavage de l'estomac au moyen de la sonde. Le contenu des intestins sera expulsé par les purgatifs.

Quant à la partie du toxique déjà absorbée, il faudra en provoquer une rapide élimination par la diurèse et la sudation ; les injections de pilocarpine rendront de grands services.

EXPERTISE

Les cas qui peuvent se présenter à l'expert sont des plus variés; le plus souvent, on lui remet les matières à analyser; quelquefois, il est obligé de les recueillir lui-même; assez souvent on lui indique le corps qu'il a à rechercher; maintes fois, la question sera plus vague, et on lui demandera si les matières soumises à son analyse renferment un corps toxique. Nous ne pouvons évidemment prévoir ici tous les cas; pour être aussi complet que possible, nous supposerons que l'expert doit procéder à l'exhumation (il serait du reste bon qu'il en fût toujours ainsi) et qu'il ne possède aucun renseignement sur la nature du toxique à rechercher.

Exhumation. — Arrivé sur le lieu de l'inhumation, l'expert devra prendre des échantillons de terre au-dessus, au-dessous, et aux côtés du cercueil ; il vérifiera le plus ou moins bon état de la bière, si elle est peinte; dans ce cas il raclera de la couleur et en gardera un échantillon ; il aura grand soin de ne pas laisser tomber dans les matières prélevées les épingles qui attachaient le linceul ou les bijoux que portait la victime.

Les vases dans lesquels les prélèvements doivent être conservés seront en verre ou en porcelaine parfaitement propres ; on les fermera au moyen de bouchons neufs sur lesquels on placera un parchemin que l'on fixera au moyen d'une ficelle dont les deux extrémités seront scellées au moyen d'un cachet de cire. Il ne faut pas recouvrir directement le bouchon avec de la cire, parce qu'à l'ouverture il est presque impossible que des fragments ne tombent pas dans le récipient, et presque toutes les cires sont colorées avec des oxydes métalliques. Chaque récipient portera une étiquette aussi explicite que possible. On évitera avec soin l'emploi des désinfectants pour conserver les matières ; ils créent toujours une grande complication et gênent parfois considérablement pour quelques recherches (alcool et phosphore). Si on croyait devoir dans quelques cas spéciaux employer l'alcool comme agent conservateur, il faudrait en joindre un échantillon.

On recueille alors chacun des organes suivants dans un bocal séparé :

1° L'estomac est enlevé séparément, on verse son contenu sur une large plaque de verre ; on l'examine et on en fait autant pour les parois stomacales : le tout est ensuite renfermé dans le récipient ;

2° On opère de même pour les intestins.

On peut d'autant mieux juger de l'altération des parois des viscères que le moment de la mort est plus rapproché. S'il y avait eu perforation stomacale ou intestinale par des substances corrosives, il serait bon de mettre séparément dans des bocaux les matières épanchées dans la cavité abdominale, ainsi que celles qui se trouvent dans le tube digestif ;

3° Le foie, la vésicule biliaire, la rate et le pancréas ;

4° Le sang, extrait au moyen d'un trocart, de la veine cave inférieure ;

5° Les poumons ;

6° Les reins et la vessie ;

7° Des muscles (environ 250 grammes) pris surtout dans les muscles antérieurs de la colonne vertébrale ;

8° Le cerveau.

Gras de cadavre. — Dans certains cas (cercueils hermétiquement clos, terrains argileux, compacts, imperméables à l'eau et à l'air) la putréfaction ne marche pas : on trouve alors une masse savonneuse qui adhère aux parois de la bière ; c'est ce qu'on appelle le *gras de cadavre* ou *adipocire :* il faut recueillir dans le cercueil même les organes encore visibles et prendre un peu de la masse savonneuse, les débris de linge qui ont résisté et un peu de la terre souillant les parties externes.

Vomissements, médicaments, etc. — De là, surtout si la mort est récente et si la chambre de la victime a été mise sous scellés, l'expert s'y rendra : il recueillera dans deux vases différents les déjections et les vomissements ; il devra noter si ces matières étaient à terre ou dans des vases ; il pourra gratter des portions de plancher ou de mur qui auraient été souillées par des vomissements et prendre comparativement d'autres parties qui lui paraîtront indemnes ; il s'emparera également des fioles paquets, poudres, pilules, etc., qu'il trouvera ; le tout sera mis sous scellés.

Tous ces produits seront portés au laboratoire et conservés dans un endroit frais, sous clef, à l'abri d'une main maladroite ou criminelle.

Communication des pièces de la procédure. — L'expert demandera alors à l'autorité judiciaire communication de toutes les pièces de la procédure qui peuvent l'intéresser ; l'analyse chimique peut en être facilitée ; parfois, au contraire, les dires de personnes inexpérimentées qui ont assisté à la mort de la victime peuvent induire en erreur un expert qui accordera trop de confiance à ces renseignements : ce dernier devra toujours se souvenir que ces indications ne doivent avoir pour lui qu'une valeur relative.

Renseignements divers. — L'expert devra également être renseigné sur le traitement médical auquel la victime a été soumise pendant les derniers jours de sa vie et sur sa profession ; il est urgent qu'il sache si un contre poison a été administré, à quelle époque, à quelle dose ; les mêmes questions se présentent pour les médicaments ; il serait même bon de s'assurer dans ce cas que les produits administrés étaient purs ; on ne rencontre que trop souvent des substances pharmaceutiques.

contenant des principes toxiques ; le sous-azotate bismuthique peut contenir du plomb, du cuivre, de l'arsenic : l'émétique, souvent usité comme vomitif, est parfois arsenical.

Au laboratoire. — De retour dans son laboratoire, et après avoir vérifié l'intégrité des scellés, l'expert vérifiera de nouveau le contenu et les parois de l'estomac et de l'intestin ; il pourra constater dans les replis de l'estomac une réaction nettement acide ou alcaline qui indiquerait un empoisonnement par les acides ou les alcalis ; il pourra trouver des grains d'acide arsénieux, des pellicules ou des semences du fruit de la belladone, des débris d'allumettes, etc. ; en examinant au microscope, il pourra trouver des poils caractéristiques de la noix vomique : la couleur des matières n'est pas sans importance ; les acides leur communiquent souvent une couleur caractéristique : quelquefois la couleur ne provient que d'un corps inoffensif, mais elle met sur la voie ; ainsi dans l'empoisonnement de la famille Kinck par Troppmann, on observa une coloration bleue dans l'œsophage du père : ce malheureux avait été empoisonné par de l'acide cyanhydrique qui renfermait un ferrocyanure de fer et de potassium (procédé Pessina) : ce sel qui est blanc, bleuit à l'air ; sa présence fut suffisante pour affirmer l'empoisonnement par l'acide prussique.

Réserve pour la contre-expertise. — En prévision d'une contre-expertise, l'expert doit réserver la moitié des matières suspectes : ce partage doit être fait avec un certain nombre de précautions ; le contenu de chaque bocal sera finement divisé et réduit à un tout homogène ; on en pèsera la moitié.

Le chimiste qui aura retrouvé des corps sujets à s'altérer aura soin de faire subir aux matières qu'il réserve un traitement qui les mette autant que possible à l'abri de cette altération ; il ajoutera de l'alcool pur lorsqu'il s'agit d'alcaloïdes ; d'autres fois, il les desséchera ; souvent il les soumettra à la distillation (acide cyanhydrique, phosphore, alcool, etc.) ; il conservera le liquide distillé dans des tubes scellés à la lampe et soumettra le résidu à la dessiccation.

Essais préliminaires. — Avant de commencer l'analyse proprement dite, l'expert doit faire quelques essais préliminaires sur une masse obtenue en prélevant dans chacun des bocaux destinés à son analyse 1/20 de leur contenu environ.

L'odeur pourra donner quelques indices : souvent, en chauffant légèrement, l'odeur s'exalte et peut mettre sur la voie (hypochlorites, laudanum, acide cyanhydrique, etc.).

L'action des lames métalliques doit être essayée : on délaye un peu des matières dans l'eau acidulée par l'acide sulfurique ; on laisse en contact pendant quelque temps et on passe ; la liqueur divisée en 4 parties est essayée avec une lame de

1° Zinc : quand elle noircit, on peut supposer la présence d'un métal, mais cette coloration peut également se produire dans un milieu organique acide dépourvu de métaux.

2° Fer : elle rougit en présence du cuivre ;

3° Cuivre : elle blanchit en présence du mercure ;

4° Platine : elle noircit dans le cas de l'antimoine.

On recherche le cuivre au moyen du papier de gaïac (voy. *Caractères des sels de cuivre*), puis on introduit les matières dans un ballon que l'on ferme par un bouchon, après avoir suspendu dans son col un papier à l'acétate de plomb, un second à l'azotate d'argent et un troisième au gaïac et au sulfate de cuivre. Le papier à l'acétate de plomb et le papier à l'azotate d'argent servent à déceler la présence du phos-

phore ; le papier au gaïac et au sulfate de cuivre indiquera la présence de l'acide
cyanhydrique : si ces essais n'ont rien donné ou n'ont fourni que des caractères douteux, on acidulera les matières par de l'acide sulfurique, si elles ne sont pas déjà
acides ; on adaptera au ballon un réfrigérant de Liebig et l'on distillera dans l'obscurité : on pourra ainsi retrouver du phosphore, du brome, de l'iode et des acides
volatils odorants comme les acides cyanhydrique, acétique, les hypochlorites, etc. ;
le contenu du ballon est rendu alcalin par l'addition d'un lait de magnésie et est
soumis à une nouvelle distillation qui permettra de reconnaître les alcaloïdes volatils (conicine, nicotine, aniline, ammoniaque, etc.).

Le produit ayant servi à ces deux distillations est transformé par l'addition d'eau en
une bouillie homogène qu'on acidule fortement avec l'acide azotique ; on laisse
macérer pendant douze heures à la température de 35-45° et si le liquide s'est concentré, on rétablit le volume primitif à l'aide de l'eau distillée ; on soumet à la
dialyse : l'opération peut être considérée comme terminée après vingt-quatre heures ;
on fait un second essai de dialyse en reprenant par de l'acide azotique fort la matière
qui n'a pas dialysé ; les liquides extérieurs provenant des deux opérations sont
réunis : dans une partie on recherche les métaux par la méthode générale ; dans
une deuxième partie on recherche les acides oxalique et méconique et enfin le reste
est consacré à la recherche des alcaloïdes.

Division des matières pour l'analyse. — La recherche des corps suivants ne doit
être entreprise que si les essais préliminaires ont démontré leur présence : ammoniaque et ses dérivés, alcaloïdes volatils, phosphore, sulfures, chlore, brome, iode,
acides caustiques et volatils, alcool, chloroforme, huiles essentielles, camphre, nitro-
benzine, couleurs d'aniline, acide picrique.

Lorsque la justice ne demande pas que la recherche porte sur un poison déterminé, le chimiste devra toujours rechercher en premier lieu le toxique dont les essais
préliminaires font soupçonner l'existence ; on le recherchera dans la moitié des
matières suspectes, le reste devant servir à la répétition de certaines réactions res-
tées douteuses, ou à la préparation de pièces à conviction : il opérera sur les
mêmes quantités, si la nature du poison qu'il a à rechercher lui est indiquée dans sa
commission rogatoire.

Si les essais préliminaires n'ont rien indiqué, il divisera les matières de la manière
suivante d'après DRAGENDORFF.

1° Recherche des poisons métalliques et des alcalis fixes ;

1/5 de l'estomac et de son contenu, des matières vomies et des restes d'aliments ;

1/4 de l'intestin, de son contenu et des fèces ;

1/3 du foie, de la rate, du pancréas, ainsi que du cerveau, des poumons, des reins,
des muscles, etc. ;

1/3 du sang et de l'urine.

2° Recherche des acides toxiques ;

1/5 de l'estomac et de son contenu, des matières vomies et des restes d'aliments ;

1/8 de l'intestin, de son contenu et des fèces ;

1/5 du foie, de la rate, etc. ;

1/5 du sang et de l'urine.

3° Recherche des gaz, des poisons volatils neutres (alcool, chloroforme, nitro-ben-
zine, huiles essentielles, etc.) de l'iode, du chlore, des combinaisons cyaniques et du
phosphore :

1/5 de l'estomac et de son contenu, des matières vomies et des restes d'aliments ;

1/4 de l'intestin, de son contenu et des fèces ;
1/5 du foie, de la rate, du cerveau, etc. ;
1/5 du sang et de l'urine.

4° Recherche des alcaloïdes, de l'ammoniaque et de ses dérivés (aniline, etc.), des glucosides, de la cantharidine, de la picrotoxine :

1/5 de l'estomac et de son contenu, des matières vomies et des restes d'aliments ;
1/4 de l'intestin, de son contenu et des fèces ;
1/5 du foie, de la rate, du cerveau, etc. ;
1/5 du sang et de l'urine.

GÉNÉRALITÉS SUR DIVERSES RECHERCHES

Les généralités pour la recherche :
Des alcalis fixes seront donnés à propos de la potasse ;
Des acides   —   —   de l'acide sulfurique ;
Des alcalis organiques   —   —   des alcaloïdes ;
Des essences et produits volatils   —   du térébenthène ;
Nous allons nous occuper tout de suite des métaux et des gaz.

N'oublions pas de signaler qu'il n'est pas question ici de la recherche des toxalbumines : ces substances nouvellement découvertes n'ont pas encore donné lieu à des travaux au point de vue qui nous occupe. (Voir la *Chimie* de A. GAUTIER.)

POISONS MÉTALLIQUES

TRAITEMENT. — A propos de chaque poison métallique, nous indiquerons le traitement à administrer : toutefois nous ne pouvons passer sous silence l'antidote multiple de JEANNEL ; on le prépare de la manière suivante :

1° Sulfate ferreux cristallisé   139
   Eau distillée tiède   110
   F. s. a. une solution.
2° Monosulfure de sodium cristallisé   110
   Magnésie calcinée   29
   Eau distillée   600
   F. s. .a.

Le mélange des deux liquides produit du sulfure de fer (sans aucun excès de sulfure alcalin ni de sulfate ferreux) du sulfate de soude, un peu de sulfate de magnésie et d'oxyde ferreux, plus un grand excès de magnésie, soit trois contrepoisons efficaces (sulfure de fer, oxyde ferreux et magnésie), plus deux sels purgatifs (sulfates sodique et magnésique). Il est essentiel qu'il ne contienne en excès ni sulfate ferreux, ni surtout du sulfure de sodium dont la présence ne serait pas sans inconvénients.

Cet antidote doit être conservé à l'abri de l'air. On l'administre à grandes

doses et coup sur coup dans les empoisonnements métalliques et aussi contre
ceux produits par les cyanures et l'acide cyanhydrique. Il est inefficace
contre les préparations arsenicales, l'émétique et les sels alcaloïdiques. On
doit éviter son emploi dans le cas d'empoisonnement par les acides.

DESTRUCTION DES SUBSTANCES ORGANIQUES

La plupart des sels métalliques ont une grande tendance à s'unir aux
matières albuminoïdes ; on peut expliquer de cette manière les effets locaux
que beaucoup de ces toxiques exercent sur les parois du tube digestif ; mais
à côté de cette action purement locale, il existe presque toujours une action
générale : quelques-uns de ces composés sont en effet rapidement absorbés ;
d'autres le sont plus lentement, et le sang ainsi imprégné provoquera à son
tour des manifestations sur des points très éloignés.

Le pouvoir toxique d'un sel dépend surtout le plus souvent du métal contenu dans le sel ; le chimiste se contentera habituellement de rechercher ce
métal, car il lui sera presque impossible d'isoler à l'état de pureté le composé toxique qui a été ingéré ; l'expert cependant ne devra pas négliger cette
recherche de parti pris, et même s'il échoue, il devra s'efforcer de déterminer
au moins si le toxique a été administré sous forme d'une combinaison soluble
ou insoluble.

Les substances organiques empêchent plus ou moins complètement les
réactions caractéristiques des métaux de se produire : pour obvier à ce grave
inconvénient, il faut détruire ces matières. Les procédés de destruction ont
été souvent imaginés pour la recherche d'un métal spécial, mais il est rare
qu'ils ne conviennent pas pour plusieurs métaux : nous allons décrire les
plus importants.

I. PROCÉDÉ DE FRESENIUS ET BABO

Les matières divisées mécaniquement sont introduites dans une cornue tubulée,
bouchée à l'émeri, avec 1/3 de leur volume d'acide chlorhydrique de densité 1,12,
de façon à obtenir une bouillie claire ; on met un peu d'eau si cela est nécessaire ; on ajoute 2 grammes environ de chlorate potassique ; on adapte un ballon
tubulé comme récipient et on chauffe au bain-marie : de cinq en cinq minutes on
ajoute une pincée d'environ 2 grammes de chlorate potassique, én ayant la précaution d'agiter ; on continue ainsi jusqu'à ce que le contenu du ballon soit devenu
jaune clair, bien homogène et fluide. Ce point atteint, on ajoute encore une pincée de chlorate et on chauffe pendant quinze ou vingt minutes : la teinte du
liquide ne doit pas foncer sensiblement.

On mélange alors le produit qui a passé à la distillation avec celui qui est resté dans la
cornue ; il faut maintenant chasser l'excès de chlore, soit à l'aide d'un courant d'acide
carbonique que l'on fait passer dans la cornue, soit et mieux encore en ajoutant à la
liqueur quelques gouttes de bisulfite de soude jusqu'à ce qu'elle répande manifes-

tement l'odeur d'anhydride sulfureux. Le liquide est filtré bouillant; les lavages se font avec de l'eau distillée bouillante.

Il reste sur le filtre un résidu de substances organiques non détruites ,et quelques substances minérales; ce résidu doit être examiné avec soin; on peut y trouver du chlorure de plomb, du sulfate barytique, du bismuth, de l'antimoine, du cinabre.

La solution *très chaude* est soumise à l'action de l'hydrogène sulfuré bien lavé, pendant une dizaine de minutes; on bouche et on agite : on recommence à faire passer le gaz pendant quelques instants; on bouche de nouveau et on laisse reposer. On recommence ainsi jusqu'à ce que le précipité qui adhère au fond et aux parois du vase soit recouvert d'un liquide limpide qui sente fortement l'hydrogène sulfuré. L'analyse se continue ensuite par les procédés analytiques habituels.

La destruction des matières organiques par ce procédé n'est pas totale, mais elle est assez avancée pour suffire à tous les besoins dans l'immense majorité des cas; le tissu cellulaire, la graisse, les matières ligneuses ne sont jamais complètement détruits et peuvent être isolés par la filtration. Seule, la présence de la graisse a quelques inconvénients ; quand elle est en quantité un peu forte, elle rend impossible l'isolement complet de tout l'arsenic ; mais la proportion du toxique ainsi retenu est insignifiante.

Le liquide provenant de la destruction des matières renferme des corps carbonés liquides (probablement des produits de substitution chlorée) qui sont décomposés par l'hydrogène sulfuré ; il en est de même du chlorure ferrique qui provient de la destruction de nos tissus et de nos humeurs. Les produits de la décomposition de tous ces corps (matière organique et soufre provenant de l'hydrogène sulfuré) se déposent peu à peu sous forme d'un dépôt jaune ou brun. La présence de ces corps étrangers, loin de nuire, facilite au contraire la précipitation de certains sulfures, notamment celle du sulfure d'arsenic.

Quand on est certain de n'avoir ni arsenic, ni antimoine, ni étain, ni mercure, on peut opérer dans un ballon au lieu d'employer une cornue.

II. PROCÉDÉ SCHNEIDER ET FYFE

Ce procédé destiné à la recherche de l'arsenic est basé sur ce fait que les composés arsenicaux en présence de l'acide chlorhydrique naissant (acide sulfurique et chlorure de sodium fondu) donnent du chlorure d'arsenic volatil : ce chlorure d'arsenic arrive dans un récipient au contact de l'eau et s'y décompose en acides chlorhydrique et arsénieux.

III. PROCÉDÉ DE DANGER ET FLANDIN

Les matières solides ou le résidu de la dessiccation des liquides sont introduits dans une capsule en porcelaine avec 1/6 ou 1/4 de leur poids d'acide sulfurique concentré. On chauffe ; il se produit une pâte noire que l'on dessèche avec précaution. Le charbon friable ainsi obtenu est mouillé avec de l'acide azotique ; on évapore de nouveau à siccité pour chasser toute trace d'acide azotique ; on épuise le charbon broyé par de l'eau distillée et l'on examine les eaux de lavage.

ORFILA et JAQUELIN ont démontré qu'il se volatilisait toujours une certaine quantité d'arsenic à l'état de chlorure lorsque les matières renferment du chlorure de sodium, et c'est là le cas général pour les produits qui nous occupent. En faisant l'opération en vase clos, comme le recommande BÉRARD, on remédie bien à cet inconvénient, mais la conduite de l'opération dans une cornue devient très difficile.

L'eau provenant du traitement du charbon est traitée par l'hydrogène sulfuré ou bien suivant le cas, introduite dans l'appareil de MARSH. Le charbon retient du plomb, du bismuth, de l'or et quelques autres métaux.

IV. PROCÉDÉ DE WŒHLER ET SIEBOLD

On chauffe dans une capsule en porcelaine les matières organiques avec leur poids d'acide azotique ; la masse devenue homogène est neutralisée par du carbonate potassique ou de la potasse caustique, puis on y ajoute un poids d'azotate potassique égal au poids de la matière organique ; on évapore à siccité en remuant constamment. Le résidu bien desséché est introduit par petites portions dans un petit creuset en porcelaine chauffé au rouge ; ce n'est que lorsque la déflagration a eu lieu qu'il faut introduire une nouvelle quantité du mélange. La matière ne blanchit que si elle renferme assez d'azotate ; au besoin on en ajoute un peu ; pour éviter la présence d'une trop grande quantité de sels alcalins, on peut substituer l'azotate d'ammoniaque à l'azotate potassique.

Cette méthode, dans laquelle on n'a à redouter que la volatilisation du mercure, est surtout très utile quand on a à examiner les restes d'un cadavre exhumé dont les diverses parties sont devenues méconnaissables ; on l'emploie avec avantage pour détruire les matières qui ont résisté au premier procédé.

Le produit de la déflagration renferme les métaux à leur degré supérieur d'oxydation ou à l'état de combinaison potassique ; si les oxydes métalliques sont réductibles par la chaleur, on pourra retrouver le composé à l'état métallique. Le résidu refroidi et pulvérisé est traité par l'eau bouillante qui dissout les arséniates, antimoniates, stannates et chromates, les plombites et zincites de potasse. Les oxydes de bismuth et de cuivre, l'or et l'argent restent insolubles. Dans le cas de la recherche de l'arsenic, il vaut mieux n'employer que des sels de sodium, parce que les antimoniates et stannates sodiques sont peu solubles.

Ajoutons enfin que lorsque les matières à analyser sont mélangées de sable ou de terre, il faut isoler ces corps par décantation et filtration, après une longue ébullition avec l'acide azotique, avant de neutraliser la masse par la potasse.

EMPOISONNEMENT PAR LES GAZ

Quand les gaz sont absorbés par le poumon, ils passent rapidement dans l'économie ; aussi, s'ils sont toxiques, ce sont des poisons énergiques ; s'ils sont absorbés par le rectum ou par la muqueuse gastrique, leur absorption est plus lente et leur action beaucoup moindre.

Le meilleur traitement consiste à faire respirer de l'oxygène ; quand on se base sur les réactions chimiques pour combattre cet empoisonnement, on arrive le plus souvent à un fâcheux résultat. Des tractions sur la langue, successives, réitérées, rythmées ramènent la respiration dans des cas qui semblent désespérés (LABORDE).

Le plus souvent, par le fait des circonstances, on sait quel est le gaz que l'on a à rechercher : ordinairement, cette recherche s'effectue en faisant barboter de l'air dans le sang et le faisant passer à travers un réactif approprié; quelquefois on a avantageusement recours à la pompe d'ALVERGNIAT, qui permet de faire le vide au-dessus du vase qui renferme le sang et de recueillir les gaz qui s'en dégagent. (voy p. 51).

NOTES DIVERSES

1° Toutes les expériences de l'expert doivent être répétées en employant de la viande de boucherie ; de cette manière seulement, il sera certain de la pureté de ses réactifs et sûr que le toxique retrouvé ne provient pas de la méthode analytique.

2° *Pièces à conviction*. — Quand le toxique aura été isolé, l'expert en conservera une petite quantité sous une forme caractéristique afin de pouvoir le présenter aux juges comme pièce à conviction.

3° *Vases neufs*. — L'expert ne devra jamais employer que des vases en porcelaine ou en verre neufs, exempts de tout corps toxique. Ceci est indispensable, car le verre et la porcelaine sont souvent recouverts de corps étrangers que les lavages n'enlèvent pas, et la porcelaine principalement se fendille fréquemment et absorbe des corps étrangers que des dissolvants puissants pourront enlever plus tard.

CONCLUSIONS. — L'expertise est terminée ; elle a donné des résultats positifs ou négatifs. Examinons les deux cas.

Le résultat est négatif. — Cela ne prouve pas qu'il n'y a pas eu d'empoisonnement. Il existe toute une série de poisons que l'analyse met difficilement en évidence, et d'un autre côté, les recherches peuvent ne pas aboutir parce que le poison a pu être ou décomposé ou éliminé.

Lorsqu'on ne réussit pas à trouver chimiquement la substance toxique là où il y a cependant soupçon d'empoisonnement, on peut, comme ORFILA, MAGENDIE, CHRISTISON et TARDIEU, tenter des expériences physiologiques sur les animaux Les premiers auteurs opéraient avec le contenu de l'estomac tel qu'on le trouve, le dernier avec l'extrait alcoolique de ce même contenu et de certaines parties du cadavre. Rappelons que depuis la découverte des ptomaïnes et des toxalbumines, le physiologiste doit être beaucoup plus réservé dans ses conclusions sur les résultats ainsi obtenus (ROYER).

Le résultat est positif. — De ce qu'on a trouvé un corps toxique, faut-il conclure à l'empoisonnement ? Plusieurs circonstances ont pu introduire le toxique dans l'économie, sans qu'il y ait eu tentative d'empoisonnement. Nous allons rapidement les passer en revue.

1° *Poisons normaux.* — On a cru pendant un certain temps que plusieurs métaux toxiques pouvaient exister à l'état normal dans l'économie, c'est ainsi qu'on a admis l'arsenic, le cuivre, le plomb, le zinc normaux ; aujourd'hui il est démontré que ces métaux peuvent pénétrer accidentellement dans l'économie mais n'y existent pas à l'état normal.

2° *Le poison a pu pénétrer sous forme de médicament.* — Il est évident qu'un grand nombre de médicaments, ont pu être ingérés à dose forte et pendant longtemps. Dans ce cas, ce n'est qu'en étudiant les commémoratifs que l'expert pourra arriver quelquefois à se faire une opinion.

3° *Intoxications professionnelles.*

4° *Addition des poisons après la mort.* — Si l'expert a assisté à l'exhumation et à l'ouverture du cadavre, il n'a à s'occuper que de la possibilité dans un but criminel de l'introduction du poison dans les voies digestives, par le rectum le plus souvent : le problème sera facile à résoudre si le gros intestin a été séparé des autres parties du tube digestif.

Si les matières à examiner proviennent d'un cadavre exhumé, il peut se faire que la substance toxique trouvée provienne de causes extérieures : objets de dévotion, fleurs, couleur du cercueil, bijoux, etc., pourront être l'origine du toxique ; en général, il sera facile de s'en rendre compte.

Terrains d'inhumation. — Les terrains d'inhumation doivent être l'objet d'une étude spéciale à ce point de vue. La question a été surtout traitée pour l'arsenic. Aujourd'hui il est démontré que l'arsenic des terres ne peut passer dans les tissus organiques. En serait-il autrement que l'expert ne serait pas encore complètement désarmé. L'arsenic provenant de causes extérieures se trouverait surtout à la périphérie du cadavre, tandis que celui qui a occasionné la mort se trouve surtout dans les viscères.

RAPPORT

Le rapport se compose de trois parties essentielles : 1° le préambule, 2° l'exposé des faits, 3° les conclusions.

Le *préambule* appelé encore *protocole, formule d'usage,* contient les noms prénoms, qualité et domicile des experts, les noms et qualité du magistrat requérant ; le jour auquel on s'est rendu au lieu de convocation, la nature de la mission et enfin la prestation du serment.

L'exposé des faits, appelé encore *narration, description,* doit être complet et rédigé d'après les notes qu'on a prises, par écrit, pendant l'expertise et pour ainsi dire minute par minute.

Les *conclusions* sont les réponses directes, précises aux questions qui ont été posées dans la commission rogatoire.

Quand les conclusions ne découlent pas d'une façon suffisamment nette de l'exposé des faits, on les fait précéder d'une *discussion* des faits les plus importants.

OUTILLAGE ET MATÉRIEL

Un alambic est un appareil servant à la distillation. Il se compose, le plus souvent, de cinq pièces : 1° cucurbite : 2° bain-marie ; 3° chapiteau ; 4° col de cygne ; 5° réfrigérant (fig. 103).

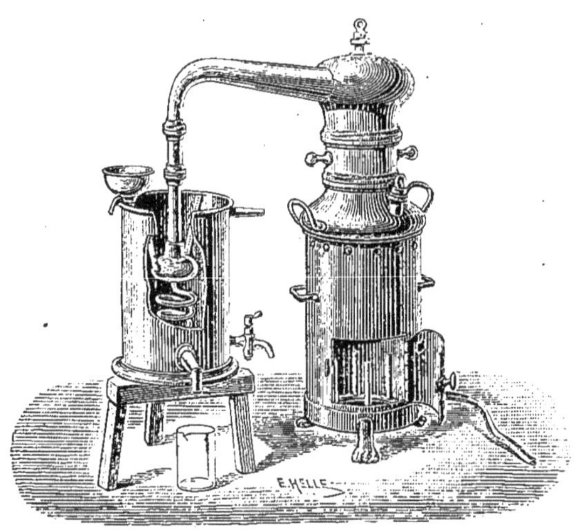

Fig. 103. — Alambic.

La description détaillée en est faite dans les traités de pharmacie.

ALLONGES

En chimie, on donne ce nom à un appareil de verre fusiforme que l'on interpose, le plus souvent entre la cornue et le récipient ; on s'en sert aussi quelquefois comme appareil à déplacement ; les allonges sont tantôt droites, tantôt courbes (fig. 104 et 105).

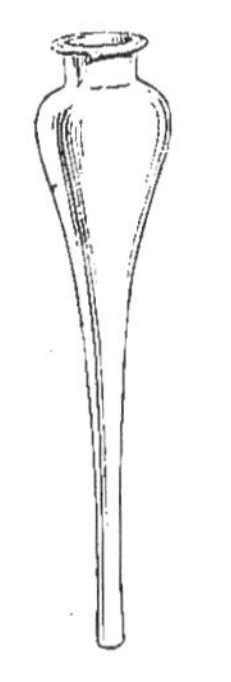

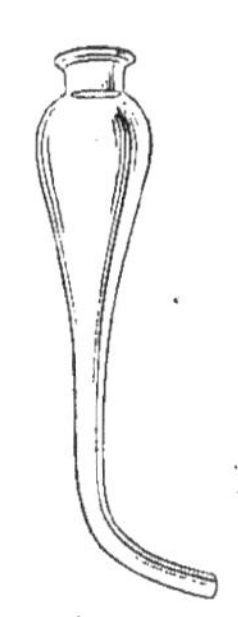

Fig. 104. — Allonge droite.   Fig. 105. — Allonge courbe.

APPAREILS POUR NIVEAU CONSTANT

Maintenir le niveau constant dans un récipient est un problème qui se pré-

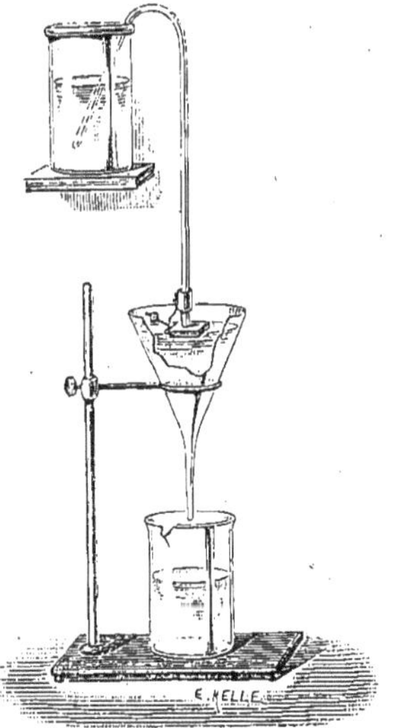

Fig. 106. — Flotteur d'Yvon.

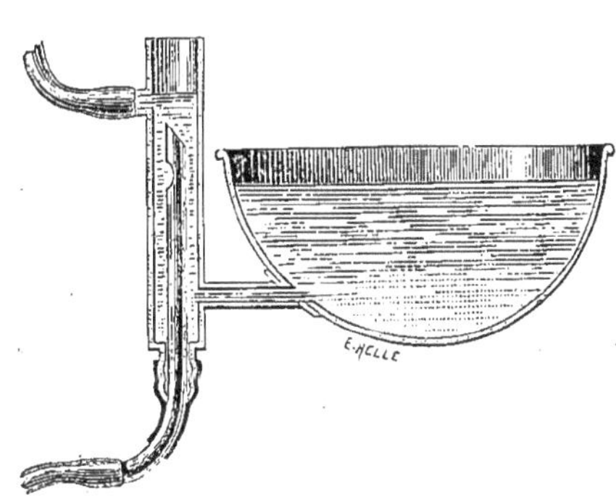

Fig. 107. — Appareil à niveau constant.

sente fréquemment et dont on a donné un assez grand nombre de solutions.

Le siphon ordinaire muni du flotteur d'Yvon (fig. 106) réussit assez bien ; ce flotteur se compose essentiellement d'une plaque de liège mobile autour d'une charnière et équilibrée par un petit contrepoids. Au moyen d'un collier on le fixe à la grande branche du siphon ; tant que le liquide n'est pas à la hauteur voulue, le siphon débite ; quand le niveau de la liqueur atteint la plaque de liège, il la soulève et oblitère l'ouverture du siphon.

On obtient le même résultat en renversant sur le récipient dont il faut maintenir le niveau constant, un vase dont l'ouverture est fermée par un bouchon muni d'un système de tubes analogue à celui des pissettes.

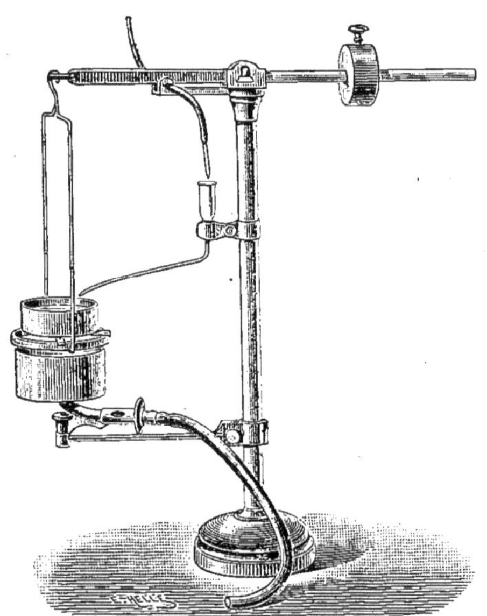

Fig. 108. — Balance de M. Truchot.

Le vase de Mariotte est spécialement utilisé dans le même but pour les évaporations de longue durée. Dans ce cas, il est bon de disposer le tube conducteur en zigzag, de façon à éviter les mouvements de liquide produits par la chaleur et qui pourraient désamorcer l'appareil.

Dans les bains-marie, on maintient le niveau constant, soit en les faisant communiquer avec un autre récipient de grande capacité, soit par un écoulement d'eau continu se faisant par un appareil disposé de telle sorte qu'il ne pénètre dans le bain-marie que la quantité d'eau strictement nécessaire pour maintenir le niveau constant et que le reste s'écoule sans pénétrer dans le vase (fig. 107).

Dans l'industrie, on maintient le niveau constant en faisant arriver le liquide par des robinets munis d'un flotteur. Le flotteur, en se soulevant, ferme le robinet et l'ouvre en s'abaissant.

Enfin, les appareils de M. Blarez et de M. Truchot résolvent très élégamment le problème. Sur le plateau, à formes variées, d'une balance équilibrée repose la capsule ou le vase dans lequel on veut maintenir le niveau et, par suite, le poids constant. Le fléau de l'appareil appuie sur un tube de caoutchouc qui conduit du récipient dans la capsule le liquide à évaporer : quand,

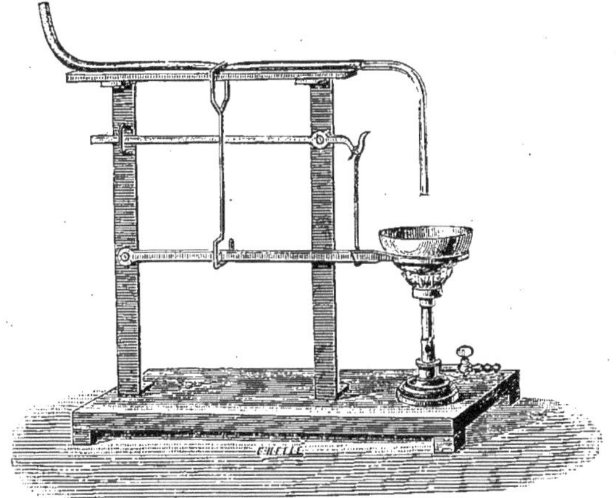

Fig. 109. — Appareil de M. Blarez.

par évaporation, la capsule a perdu de son poids, la balance bascule et laisse ainsi libre passage au liquide dans le tube en caoutchouc ; mais ce liquide arrivant dans la capsule, lui rend son poids primitif et la balance oscille de son côté ; en interrompant l'arrivée du liquide, il s'établit ainsi un équilibre et l'appareil fonctionne avec une telle régularité que le liquide arrive goutte à goutte et non par jets saccadés (fig. 108 et 109).

BAINS-MARIE

On chauffe au bain-marie en faisant plonger le vase contenant le liquide

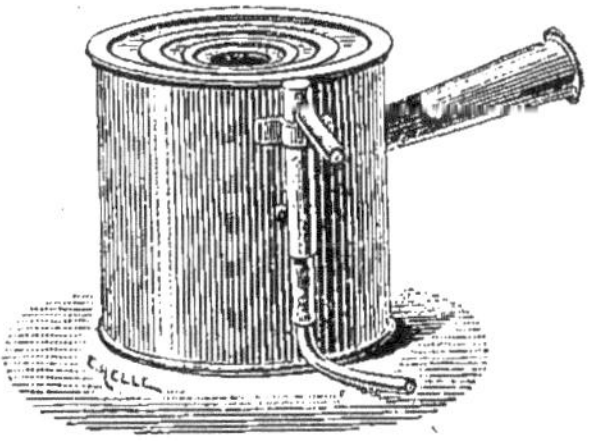

Fig. 110. — Bain-marie.

à chauffer dans l'eau ou dans la vapeur d'eau. Sous le nom de bain-marie on désigne, le plus souvent, le vase contenant l'eau chauffante ; notons que, dans l'alambic, c'est le vase contenant l'eau chauffée que l'on désigne sous ce nom.

Un récipient quelconque peut être employé à cet usage ; pour pouvoir dis-

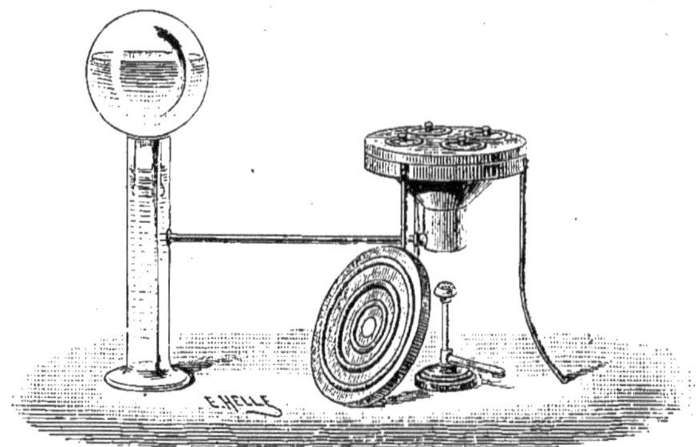

Fig. 111. — Bain-marie à niveau constant.

poser au-dessus de lui des capsules de toutes dimensions, on le recouvre de rondelles de diamètres différents. (Voy. fig. 110 et 111.)

Pour simplifier la surveillance, on le munit d'un appareil à niveau constant ; celui de la figure 107 est simple, facile à construire et réussit bien.

BALANCES ET BASCULES

La description et les conditions de sensibilité et de précision des balances et bascules sont données dans les traités de physique et de mécanique ; elles sont résumées par la formule

$$\tan g\ \alpha = \frac{pl}{\pi d}$$

$p =$ excès de poids dans l'un des plateaux ;

$l =$ longueur de chaque bras du fléau ;

$\pi =$ poids du fléau ;

$d =$ la distance du centre de gravité au point de suspension,

qui, *largement* développée et commentée, peut s'énoncer ainsi ;

« L'artiste doit donner une grande longueur au fléau, réduire, autant que possible le poids du fléau, sans lui enlever sa rigidité, faire les bras du fléau égaux en longueur et en poids, établir en ligne droite les points de suspension du fléau et des plateaux, et enfin placer le centre de gravité au-dessous du point de suspension du fléau, mais très près de ce point. » (JUNGFLEISCH, p. 3 et 4.)

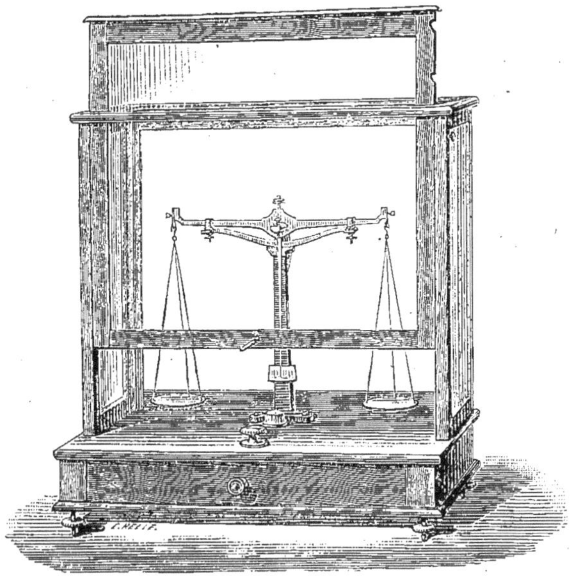

Fig. 112. — Balance d'analyse.

Quand le chimiste achète des instruments de pesage, il doit s'assurer s'ils

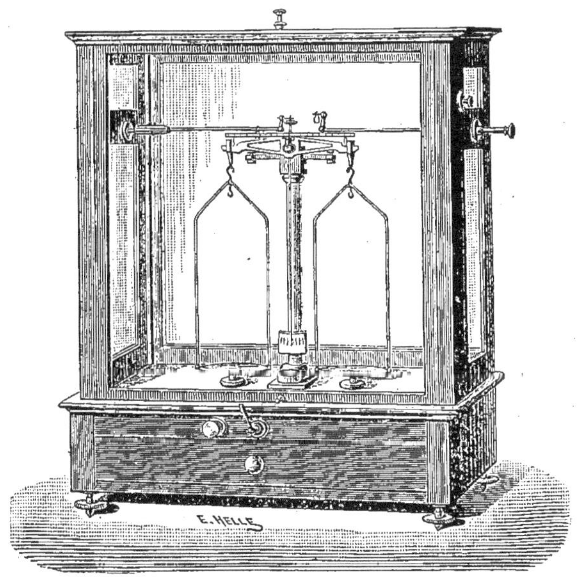

Fig. 113. — Balance à fléau court.

ont la sensibilité pour laquelle ils sont vendus ; il doit vérifier si les deux

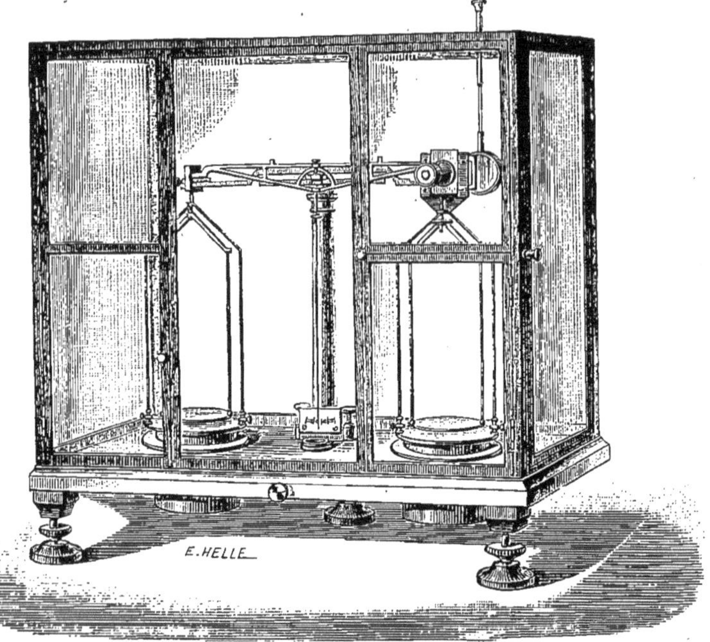

Fig. 114. — Balance CURRIE.

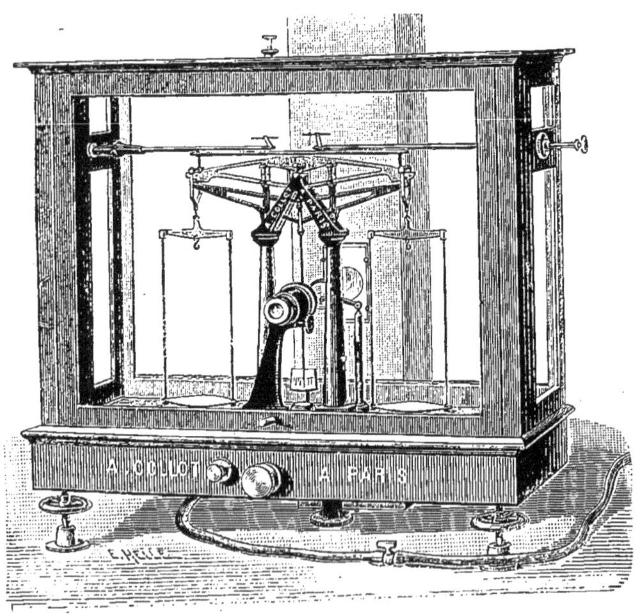

Fig. 115. — Balance COLLOT à pesées rapides.

bras du fléau sont sensiblement de même longueur, en mettant un poids d'un côté et équilibrant de l'autre par une tare quelconque ; en changeant de plateaux la tare et le poids, l'équilibre doit persister.

Vu la perfection apportée à la construction des balances et l'emploi de l'aluminium et de ses alliages, les constructeurs sont arrivés à donner une sensibilité suffisante avec des fléaux très courts ; ces balances pèsent beaucoup plus rapidement que les autres.

Dans ces derniers temps, on est encore arrivé à accélérer la rapidité des pesées en diminuant le nombre des oscillations de la balance au moyen d'amortisseurs. La déviation du fléau de sa position d'équilibre est lue avec soin au moyen d'un microscope ; elle indique l'excès de poids d'un des côtés sur l'autre (CURRIE, COLLOT).

POIDS. — Nous ne dirons rien de spécial sur les poids ; nous trouvons que la forme des divisions du gramme préconisée par MOHR est plus commode que celle généralement acceptée.

BALLONS

Les ballons sont des vases sphériques terminés par un col ; nous ne nous occupons que de ceux qui sont en verre. Le col peut être long (fig. 116) ou

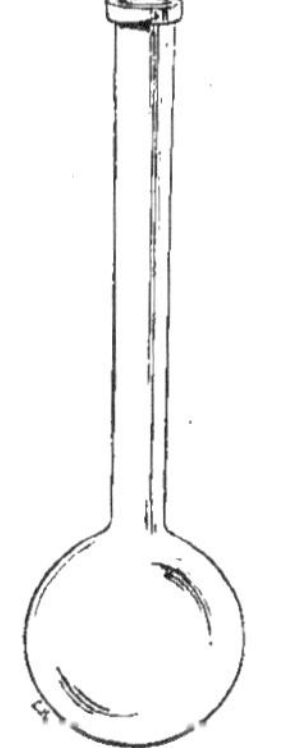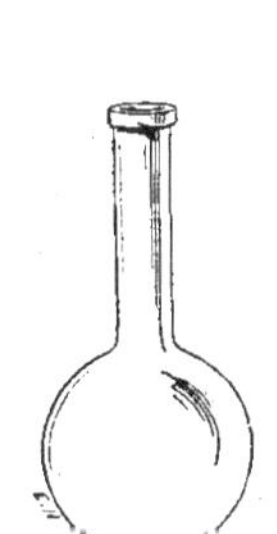

Fig. 116. — Ballon à long col.   Fig. 117. — Ballon.

court (fig. 117) ; l'ouverture est généralement limitée par une bague ; on la remplace quelquefois par un bec que l'on peut du reste faire soi-même à la lampe d'émailleur.

Le verre du ballon doit être d'une épaisseur bien régulière ; le fond doit en être assez mince.

On fait les ballons en verre blanc ou en verre vert ; ce dernier est moins fusible.

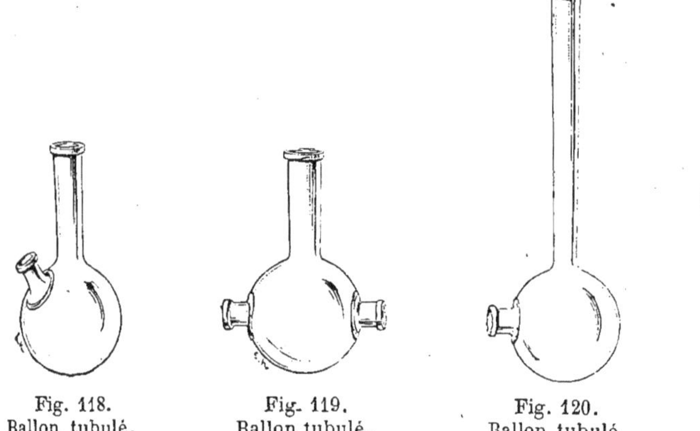

Fig. 118.
Ballon tubulé.

Fig. 119.
Ballon tubulé.

Fig. 120.
Ballon tubulé.

Fig. 121.
Ballon tubulé.

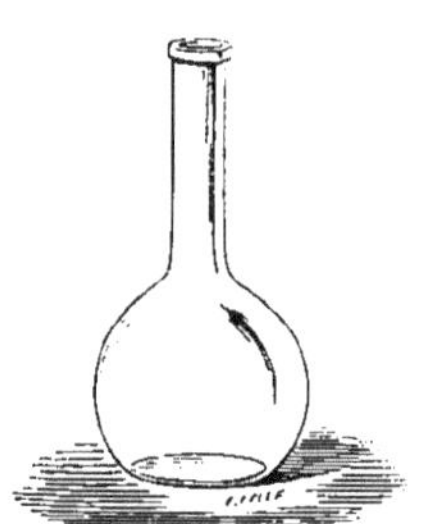

Fig. 122. — Ballon à fond plat avec bague.

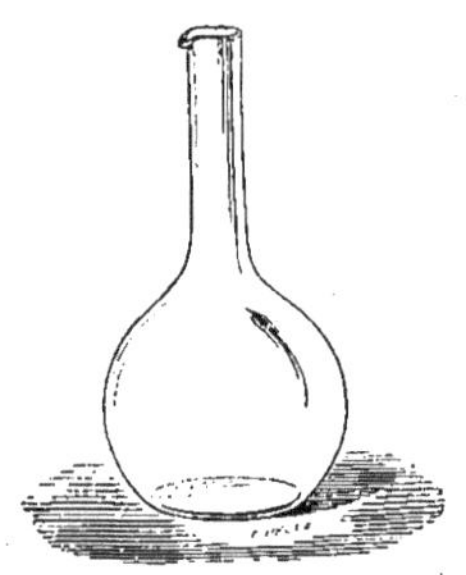

Fig. 123. — Ballon à fond plat à bec.

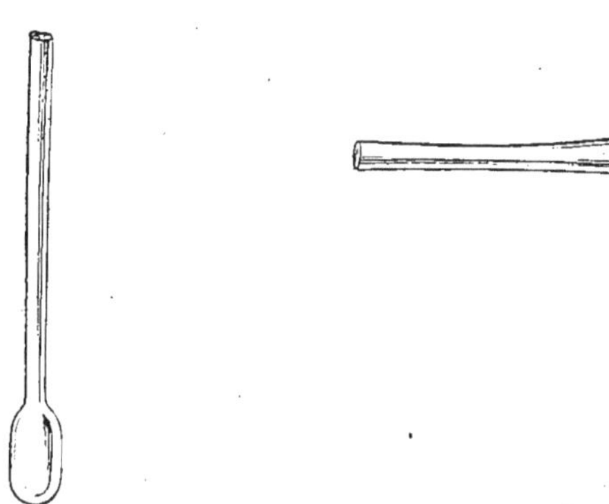

Fig. 124. — Matras d'essayeur.

Fig. 124'. — Cornue.

Sur commande, les verriers leur adaptent telle tubulure que l'on peut désirer (fig. 118,119,120,121).

Les ballons à fond plat (fig. 122, 123), désignés encore sous les noms de
fiole à fond plat, de *matras*, doivent présenter les mêmes qualités.

Les *matras d'essayeur* (fig. 124) sont des ballons à panse allongée et à
long col.

Les cornues (fig. 124') doivent présenter les mêmes qualités que les ballons.
Outre celles en verre, on en fait en grès.

BOUCHONS

On les fait en verre, en liège, en caoutchouc. Les bouchons de verre
s'ajustent par usure à l'émeri; dans bien des cas, ils sont indispensables;
quelquefois le contenu des vases cristallise entre les bouchons et le goulot et

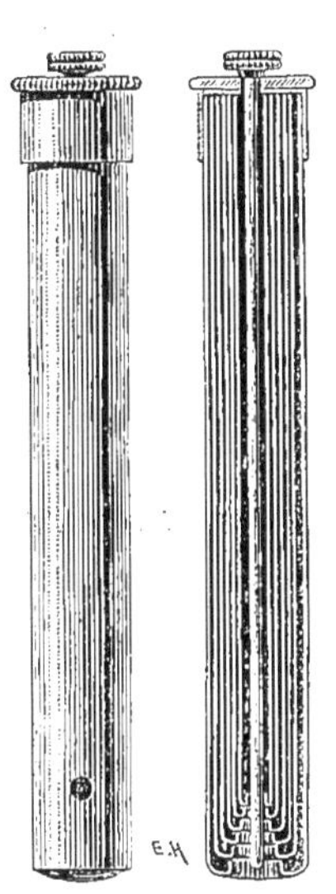

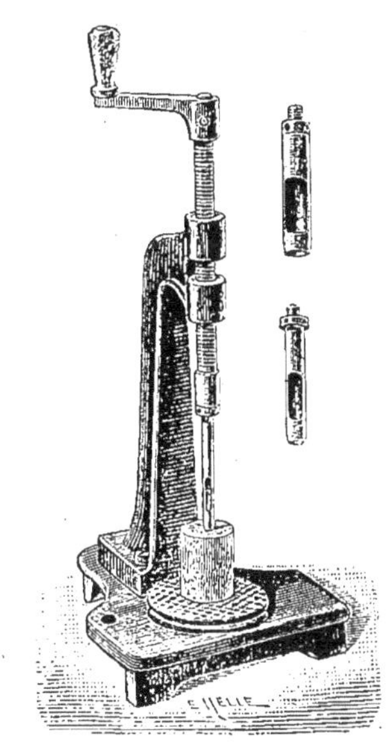

Fig. 125. — Perce-bouchons.   Fig. 126. — Machine à percer les bouchons.

les fait adhérer : cela se produit surtout avec les alcalis caustiques et leurs
carbonates : pour les ouvrir, on a recours à plusieurs procédés : on peut
mettre à tremper le goulot dans un dissolvant; après dissolution, quelques
secousses légères données latéralement au moyen d'un morceau de bois, ont
raison de l'adhérence; en général, on chauffe le goulot du flacon; il se
dilate et permet ainsi au bouchon d'être facilement extrait.

Les bouchons de liège doivent être choisis de bonne qualité; on diminue

eur diamètre au moyen des mâche-bouchons ; si ce procédé est insuffisant,
on a recours au couteau ou à la râpe.

Pour les percer, on commence le trou avec une petite tige de fer
chauffée (*percerette*) et on le termine au moyen d'une *queue de rat*. On
peut encore avoir recours à des perce-bouchons formés par des cylindres
à bords tranchants (fig. 125), ou à une machine spéciale (fig. 126).

On augmente la résistance des bouchons aux réactifs, en les tenant
immergés pendant quelque temps dans de la paraffine fondue.

L'industrie livre aujourd'hui des bouchons de caoutchouc, de diamètres
très variés, pleins, à 1, 2 ou 3 trous. On leur enlève le soufre en excès
qui est à leur surface, en les laissant pendant quelque temps dans une solution diluée et tiède de potasse caustique. Ils conviennent parfaitement pour
boucher les liqueurs alcalines, les hypochlorites, les sulfites, etc.

CAPSULES

Ce sont des vases ayant habituellement la forme d'une calotte de sphère,
allant au feu, et dont l'usage le plus fréquent consiste à faire des évaporations.

Aujourd'hui, quand l'évaporation doit être poussée jusqu'à siccité, on les
fait assez volontiers à fond plat. La raison en est qu'avec cette forme, la surface d'évaporation ne diminue pas avec la quantité de liquide à évaporer, et
le résidu, ayant partout la même épaisseur, doit arriver simultanément au
même degré de dessiccation, tandis qu'avec la forme arrondie les bords
sont souvent déjà grillés que le milieu n'est pas encore sec.

Pour chauffer les capsules, on interpose généralement entre elles et la
source de chaleur une toile métallique ; quand on veut préserver leurs parois,
on les place sur un disque de tôle percé d'une ouverture de dimension convenable.

Elles sont ou ne sont pas munies d'un bec ; on les fait en :

Porcelaine. — Il faut les choisir sans défaut apparent, d'épaisseur régulière, assez minces du fond ;

Verre. — Mêmes observations que pour la porcelaine ; elles supportent
moins facilement la chaleur ; aujourd'hui on en fait en verre trempé ; on en
connaît les avantages et les inconvénients ;

Fer émaillé. — Elles sont moins fragiles que celles en porcelaine, mais
plus facilement attaquables et moins propres.

Platine; Argent; etc.

CREUSETS

Les creusets se font en platine, en argent, en porcelaine, en terre réfractaire ou en plombagine.

Creusets en platine. — On leur donne des couvercles de deux formes différentes (fig. 127, 128, 129); nous préférons celle qui constitue une petite capsule. Les creusets de platine sont très usités; il faut éviter de les em-

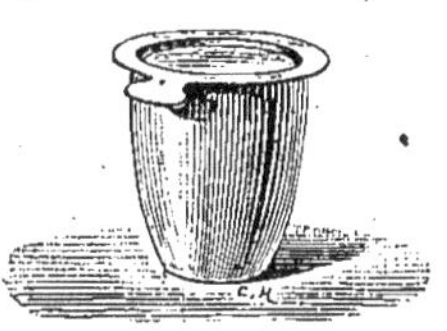

Fig. 127. — Creuset en
platine forme haute.

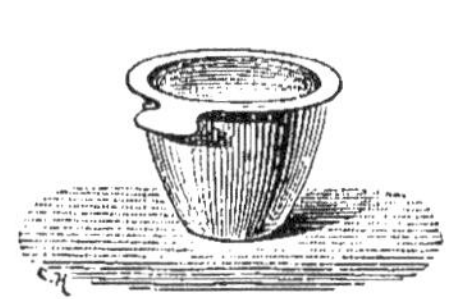

Fig. 128. — Creuset en
platine forme basse.

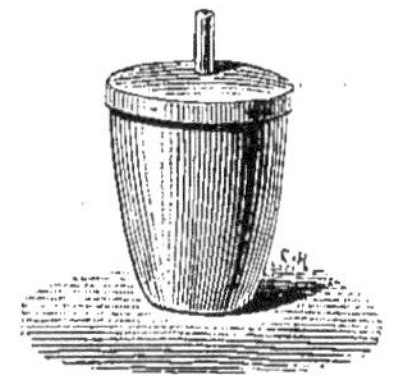

Fig. 129. — Creuset en
argent ou en platine,
couvercle à bouton.

ployer quand la réaction des matières qu'ils contiennent doit donner naissance à des alcalis, des sulfures métalliques, des métaux fusibles, ou à du fluor, du chlore, du brome, de l'iode.

On doit s'assurer que les creusets sont en platine pur, en y faisant bouillir de l'acide chlorhydrique, les lavant et les traitant par l'acide azotique. Ces différentes opérations ne doivent pas leur faire perdre de leur poids.

Pour nettoyer les vases en platine, on emploie les acides; quand ce moyen ne réussit pas, on y fait fondre du borax ou du bisulfate de potasse.

Creusets en argent. — Quand ces creusets doivent être de grandes dimensions, on les remplace économiquement par des vases en cuivre argenté.

Les creusets en argent ne peuvent supporter une température aussi élevée que ceux de platine; on les emploie pour fondre la potasse caustique, le nitrate d'argent et quelques autres sels. Ils sont attaqués par le soufre, le

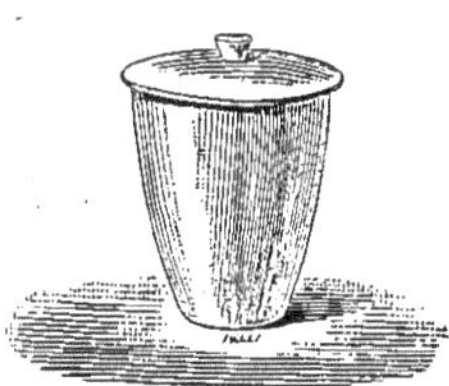

phosphore, les sulfates ou les phosphates mélangés à des substances organiques, les azotates acides, et enfin par certains métaux tels que le bismuth, l'antimoine, le plomb, l'étain.

Creusets en porcelaine (fig. 130). — Les creusets de porcelaine sont en biscuit ou bien émaillés.

Fig. 130. — Creuset en
porcelaine.

Ils sont relativement peu employés, parce qu'ils sont assez coûteux, et se cassent facilement.

Creusets en terre. — On les fait de forme ronde ou triangulaire (fig. 131, 132) en terre réfractaire ou en terre de Paris : ceux en terre réfractaire sont préférés.

Pour les chauffer, on les place sur un petit cylindre de terre cuite nommé *fromage*, afin de les mieux exposer à l'action de la chaleur.

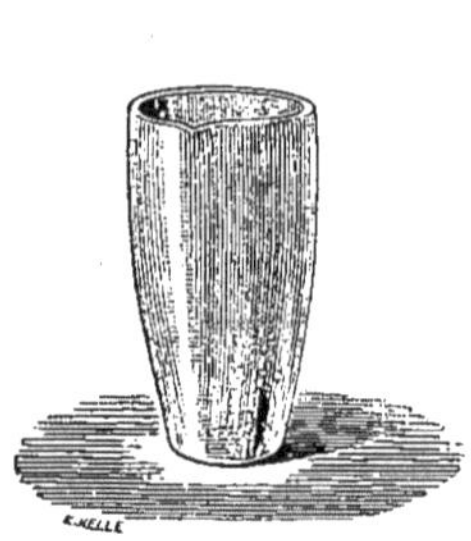

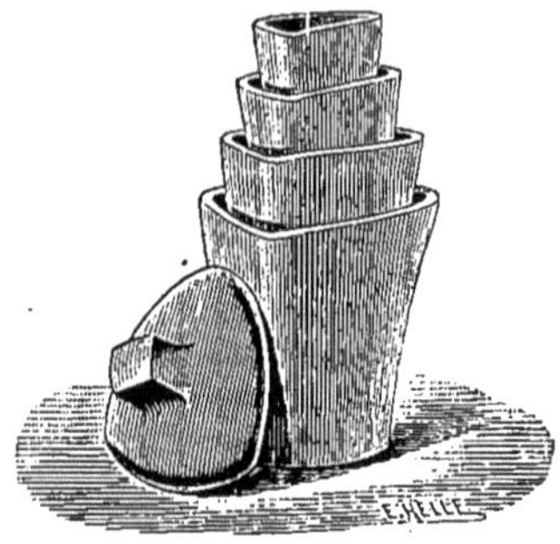

Fig. 131. — Creuset en terre de Paris.   Fig. 132. — Creusets triangulaires en grès de Hesse.

Les creusets brasqués sont des creusets en terre réfractaire dont l'intérieur est recouvert d'une couche de charbon. Pour les fabriquer, on remplit le creuset d'une pâte de poudre de charbon de bois que l'on tasse fortement. C'est là ce qui constitue la *brasque*. Au centre de cette brasque, on pratique une cavité conique dont on polit avec soin les surfaces au moyen d'une baguette de verre. On remplace souvent les creusets brasqués par des creusets en plombagine ou en charbon de cornue.

CRISTALLISOIRS

On désigne sous ce nom des vases de verre (fig. 133,134,135), de forme

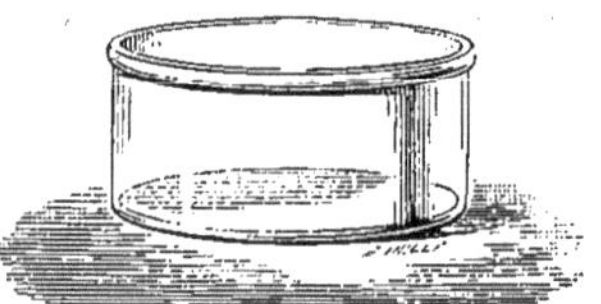

Fig. 133. — Cristallisoir.

cylindrique et peu profonds, dans lesquels on soumet les solutions à l'éva-

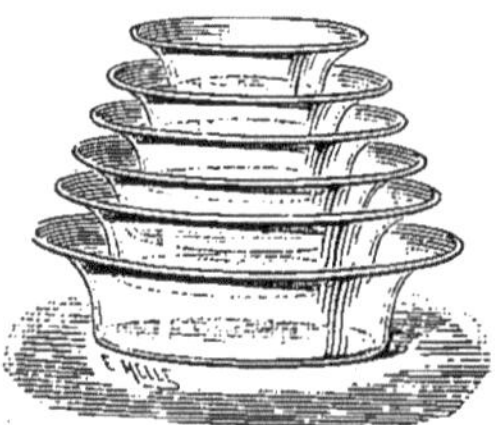

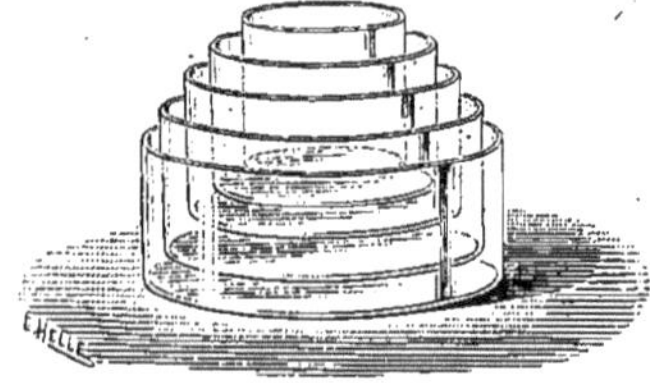

Fig. 134. — Cristallisoirs forme basse.   Fig. 135. — Cristallisoirs en verre de Bohême.

poration spontanée, pour les faire cristalliser. On se procure aisément des cristallisoirs qui peuvent supporter la chaleur en coupant le fond des ballons à une hauteur convenable, et en fondant les bords à la lampe.

Les cristallisoirs sont souvent remplacés par des capsules en porcelaine.

DESSICCATEURS

Sous le nom de dessiccateurs, on désigne des appareils renfermant de l'air

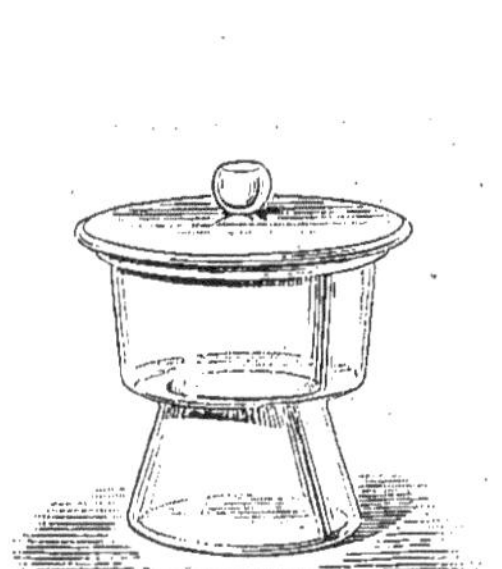

Fig. 136. — Dessiccateur de SCHEIBLER.

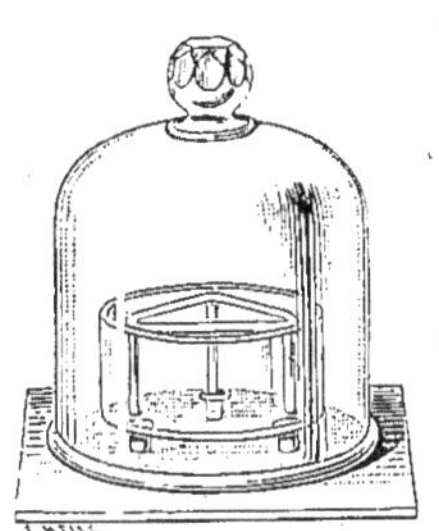

Fig. 137. — Dessiccateur à cloche.

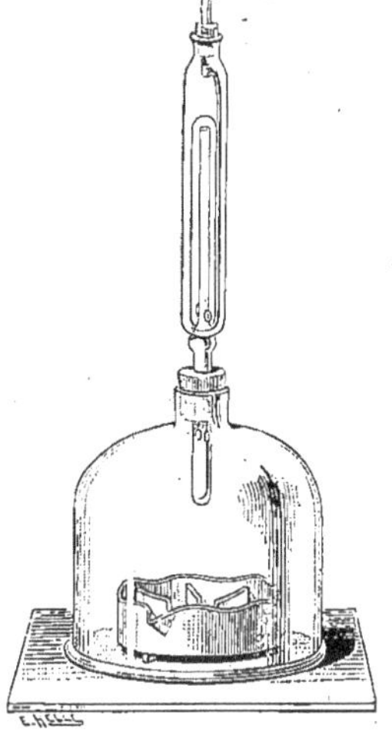

Fig. 138. — Dessiccateur de SCHROETTER.

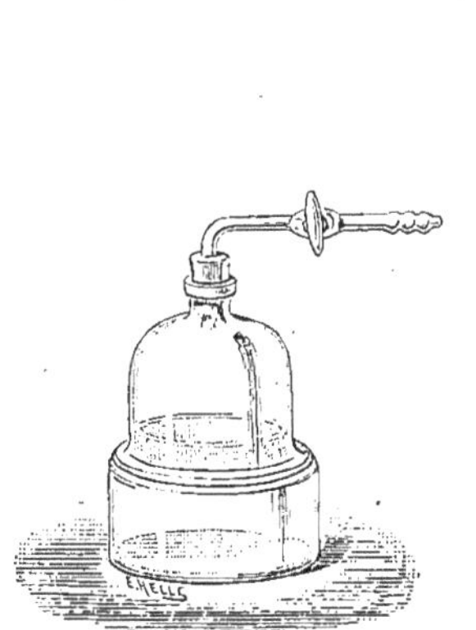

Fig. 139. — Dessiccateur de SCHIFF.

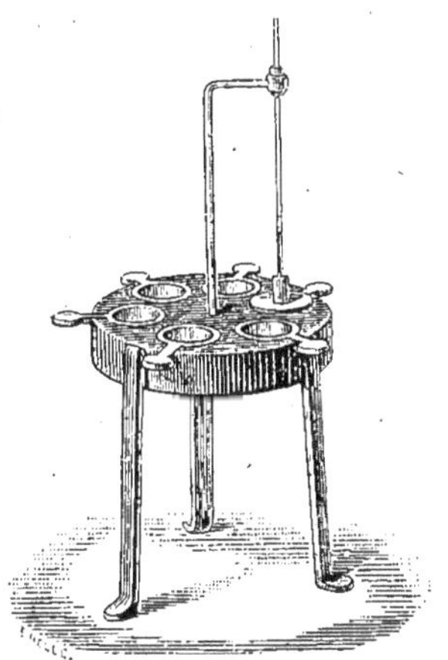

Fig. 140. — Dessiccateur de FRESENIUS.

sec et dans lesquels on dépose les divers objets sortant de l'étuve et qui se refroidissent là, avant d'être pesés.

Il en existe un grand nombre de modèles (fig. 136, 137, 138, 139, 140, 141, 142).

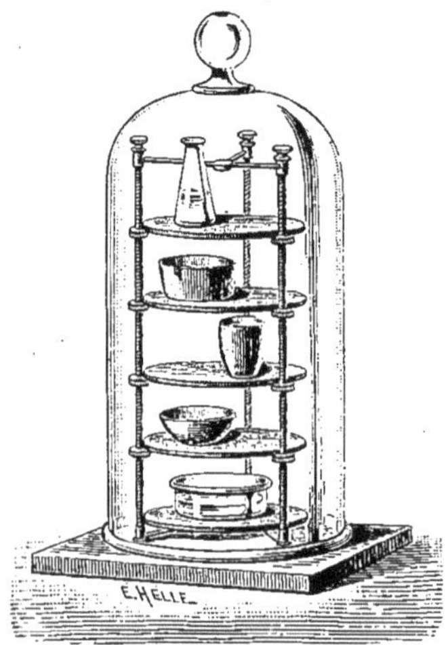

Fig. 141.—Dessiccateur d'Esbach.

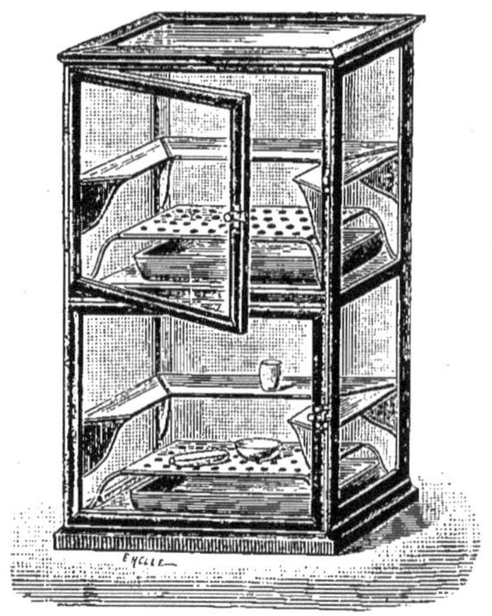

Fig. 142. — Dessiccateur de Dupré.

DIALYSEURS

Les dialyseurs peuvent être construits sous des formes très variées. Le plus simple se compose d'un cylindre de verre dont on ferme une extrémité par le parchemin dialysant (fig. 143). Quand on veut opérer plus en grand,

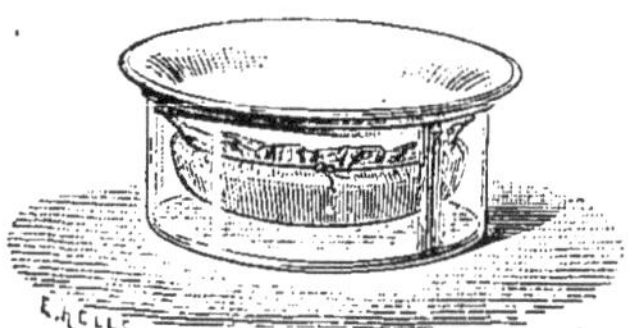

Fig. 143. — Dialyseur.

on tend le parchemin sur une monture de tamis, que l'on fait ensuite flotter à la surface de l'eau servant à la dialyse.

Lebaigue a imaginé un appareil très simple qui permet de dialyser vite et avec économie d'eau. Il prend une série d'entonnoirs à la douille desquels il soude un tube qui remonte à la hauteur de l'entonnoir. (Si l'on remplit d'eau cet appareil, on constate que le liquide s'écoule par la douille, quoique son ouverture se trouve au même niveau que le sommet de l'entonnoir ; ce phénomène se produit grâce à la capillarité.) On dispose à la suite les uns des autres, sur un même plan, une série de ces entonnoirs, de façon à ce que la douille du premier déverse dans le deuxième, la douille du second dans le troisième, et ainsi de suite. Dans chaque entonnoir on place un parchemin plissé comme un filtre dans lequel on met la solution à dialyser. On fait alors arriver, par un écoulement continu, l'eau distillée dans le premier entonnoir et, par suite, dans tous les autres. Il est facile de voir que, dans cet appareil l'eau distillée est bien utilisée et que la surface dialysante est énorme.

ENTONNOIRS

Les entonnoirs employés en chimie sont le plus souvent en verre.

Leur douille doit être toujours assez mince pour pénétrer facilement dans

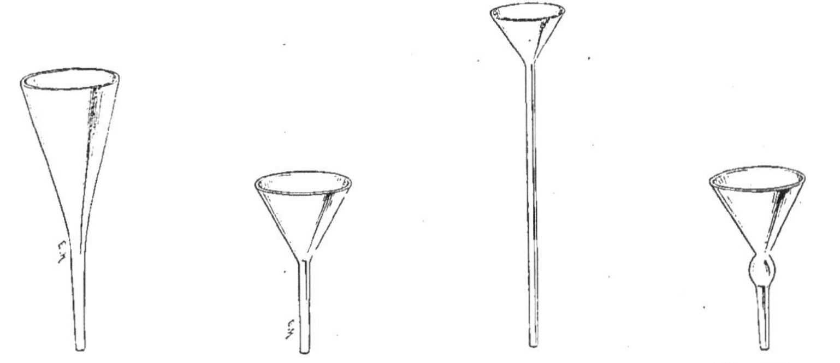

Fig. 144.   Fig. 145.   Fig. 146.   Fig. 147.
Entonnoir conique.   Entonnoir évasé à 60°.   Entonnoir JOULIE.   Entonnoir à boule.

les bouteilles de dimensions ordinaires. Il serait bon de les aplatir d'un côté ou de leur donner une section elliptique, afin de livrer une issue à l'air.

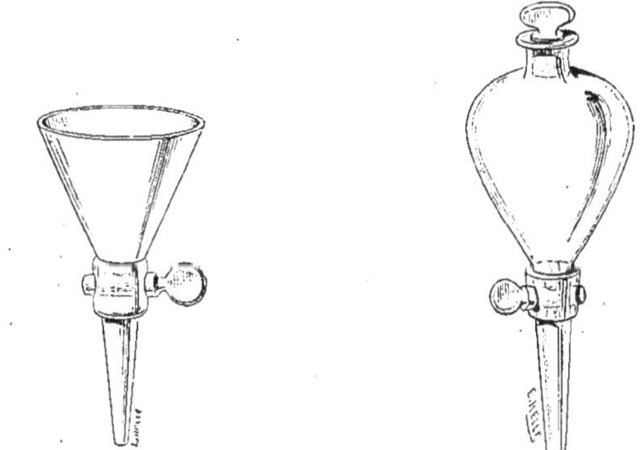

Fig. 148. — Entonnoir à robinet.   Fig. 149. — Entonnoir à robinet.

Leur forme est différente suivant qu'on doit employer des filtres plissés ou non plissés.

Pour les filtres plissés, on préfère les entonnoirs ayant un angle d'ouverture assez aigu (fig. 144). Dans ces conditions, pour une même quantité de liquide, la hauteur de la colonne est plus grande, et, par conséquent, la pression et le débit sont aussi plus considérables. Le raccordement de la douille avec le ventre doit se faire d'une façon insensible ; les filtres sont ainsi moins exposés à crever.

Pour les filtres sans plis, il vaut mieux un angle moins aigu et un raccordement bien net. L'application du filtre contre les parois de l'entonnoir et le lavage des précipités s'effectuent mieux (fig. 145).

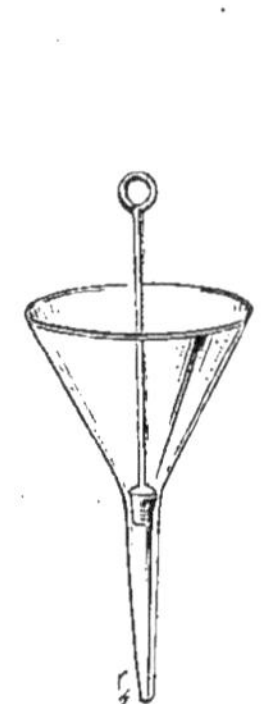
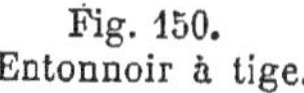
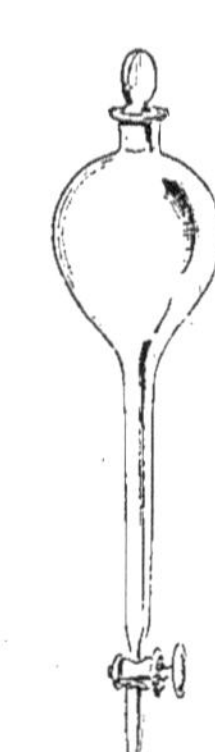
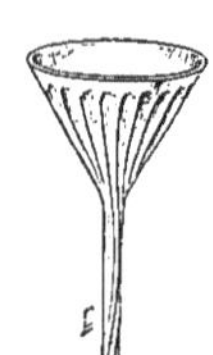

Fig. 150.
Entonnoir à tige.

Fig. 151.
Poire à décantation.

Fig. 152.
Entonnoir à cannelures.

Joulie a construit de petits entonnoirs, ayant une longue douille à tube capillaire, qui débitent rapidement (fig. 146).

On a fait des entonnoirs spéciaux pour filtration sur le verre filé (fig. 147).

Les entonnoirs à robinet, fermés ou non à la partie supérieure, sont d'un usage commode pour séparer les liquides non miscibles (fig. 148, 149).

Dans certains cas, le modèle (fig. 150) peut les remplacer.

Nous nous trouvons bien de l'emploi des poires à décantation (fig. 151).

Pour les filtres non plissés, on a proposé d'employer des entonnoirs munis de cannelures transversales ; le filtre ne touche le verre que par un nombre de points assez restreint ; le liquide s'écoule avec rapidité, et la filtration est ainsi accélérée (fig. 152).

La douille de l'entonnoir taillée en biseau facilite l'écoulement du liquide.

Quand les bords sont rodés, on peut recouvrir l'entonnoir avec une plaque de verre et empêcher ainsi l'évaporation.

ÉPROUVETTES

A propos des gaz, nous avons déjà parlé des éprouvettes à gaz et des éprouvettes à dessécher les gaz.

Les figures 153 à 157 indiquent la forme des éprouvettes à pied ; elles sont

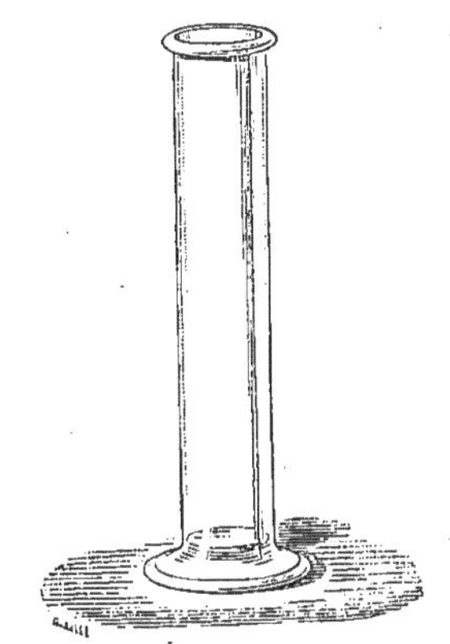

Fig. 153. — Eprouvette à pied.

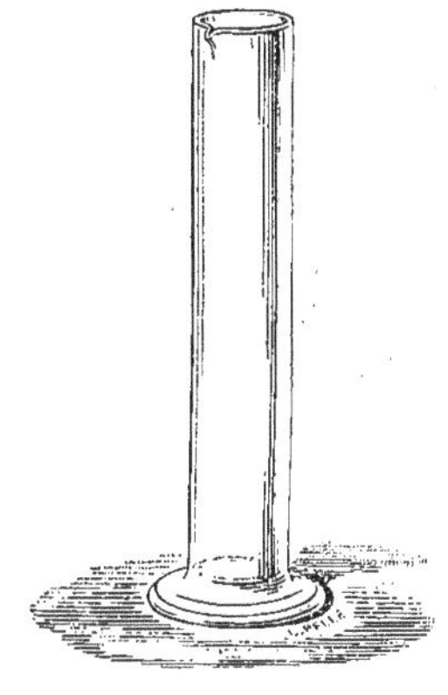

Fig. 154. — Eprouvette à pied et à bec.

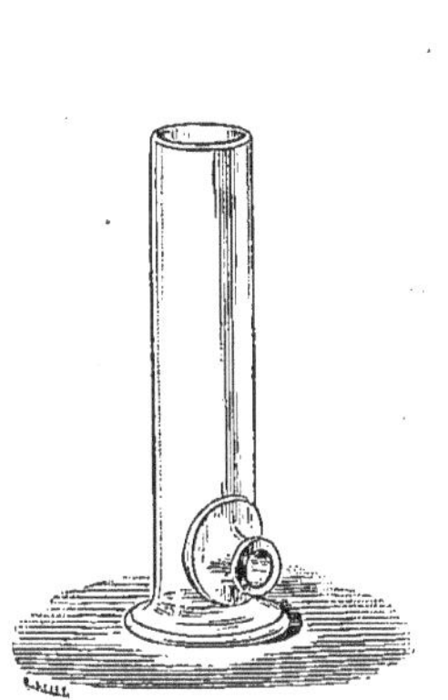

Fig. 155.
Eprouvette tubulée.

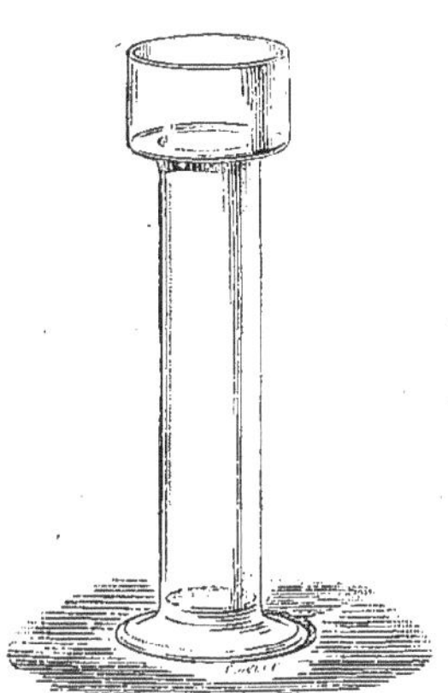

Fig. 156.
Eprouvette à cuvette.

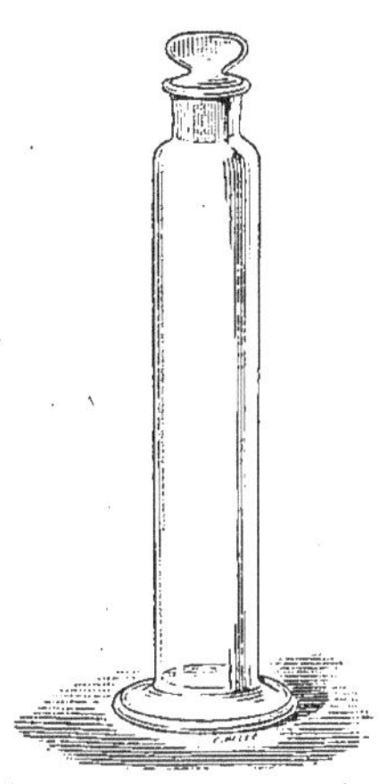

Fig. 157.
Eprouvette bouchée.

à bec ou non ; leurs proportions relatives en hauteur et en largeur sont variables.

ÉTUVES

Une étuve est un appareil à espace limité dont on peut maintenir la température constante et dans laquelle on peut, à volonté, produire un courant d'air.

On les chauffe, ou bien directement par le gaz, ou toute autre source de chaleur, ou indirectement par un bain d'huile, d'eau, de glycérine, etc. ; il est bon de les munir de régulateurs qui permettent d'obtenir une plus grande régularité de température.

Quand une étuve présente des dimensions un peu considérables, surtout
en hauteur, il est facile de constater que la température n'est pas la même

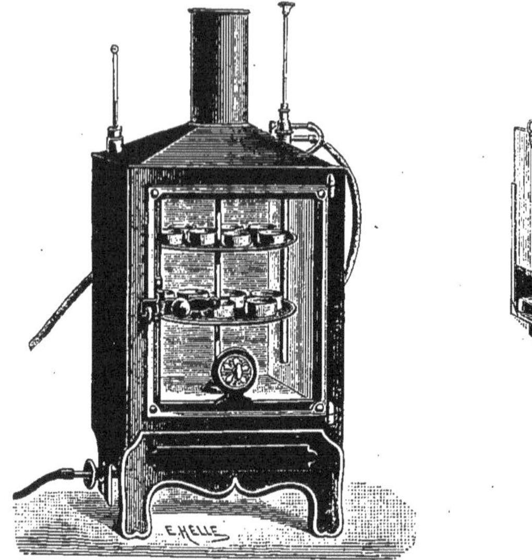

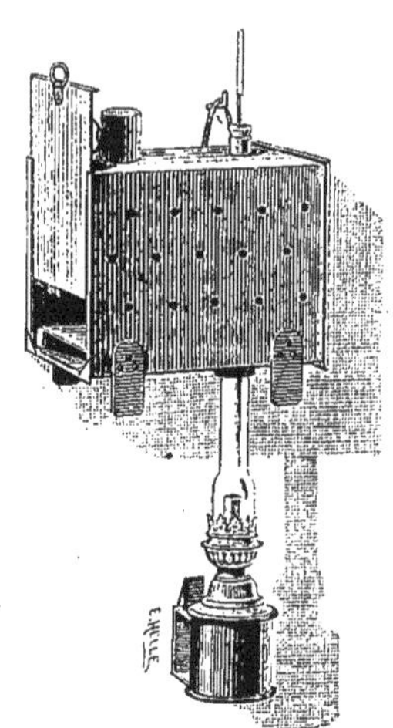

Fig. 158. — Etuve à plateaux tournants de M. Gros.   Fig. 159. — Etuve de Coulié.

dans les différentes parties de l'étuve. Pour obtenir cette égalité, il faut donner
peu de hauteur à l'étuve, préférer les étuves chauffées par l'intermédiaire

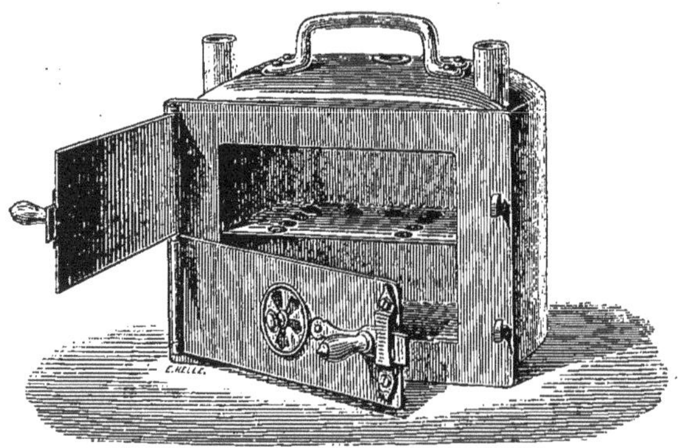

Fig. 160. — Etuve de Gay-Lussac.

d'un liquide à celles dont les parois sont chauffées directement. Enfin,
M. Gros a proposé un système un peu compliqué mais très efficace (fig. 158) :
il emploie un plan tournant autour d'un axe vertical et mû au moyen d'une
petite hélice actionnée par l'air chaud qui s'échappe de l'étuve. Les objets à
sécher sont déposés sur ce plan mobile.

Parmi les étuves qui se trouvent dans le commerce, citons les suivantes :

Etuve de Coulié (fig. 159) ;
— de Gay-Lussac à eau ou à huile (fig. 160 et 161) ;
— de Wiesnegg (fig. 158) ;
— de d'Arsonval (fig. 162) ;
— de Moitessier (fig. 163) ;

L'étuve de d'Arsonval est munie d'un régulateur direct ainsi construit : quand le thermomètre est arrivé au degré voulu, on adapte le tube : la source

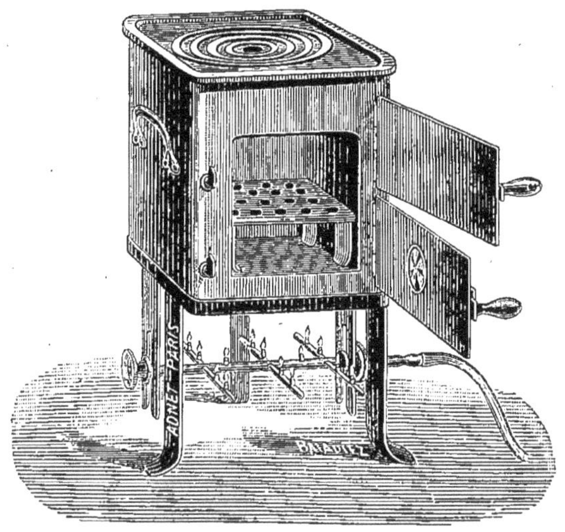

Fig. 161. — Etuve de Gay-Lussac formant bain-marie.

de chaleur continuant, le liquide se dilate et s'élève dans le tube ; sous l'influence de cette augmentation de pression, une plaque de baromètre anéroïde, située en face de l'arrivée du gaz, bombe et vient ainsi obstruer partiellement l'arrivée du gaz, de manière à maintenir la température constante.

FLACONS

Le flacon à petite ouverture est souvent désigné sous le nom de *goulot* (fig. 164).

Le *col* droit (fig. 165) présente une ouverture plus large.

Le *bocal* (fig. 166) a un orifice presque aussi grand que celui du vase même.

La *conserve* (fig. 167) a la forme d'un cylindre ouvert par une de ses bases ; on la ferme par un couvercle en verre reposant sur une cordeline. Si la hauteur est faible par rapport au diamètre, la conserve prend le nom de *seau*.

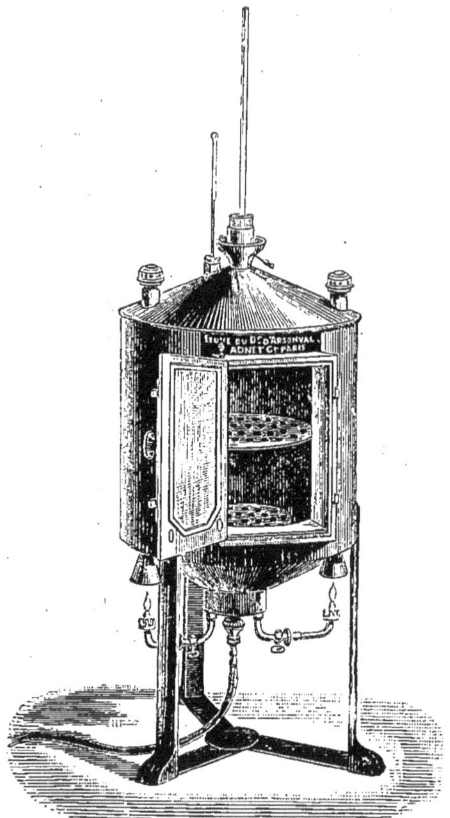

Fig. 162. — Etuve de d'Arsonval

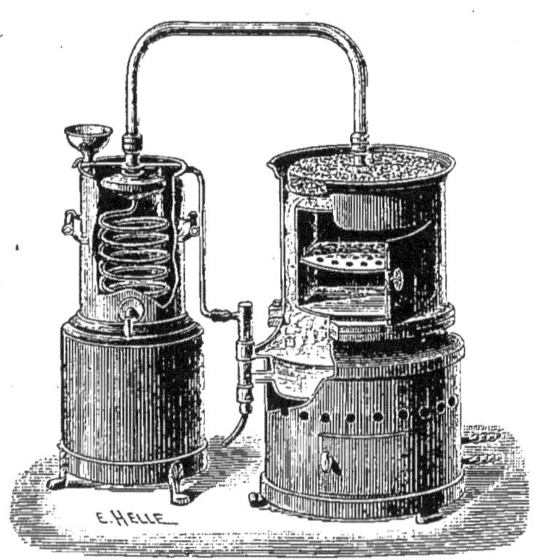

Fig. 163. — Etuve de Moitessier.

Les flacons de Wolf sont des goulots auxquels on a adapté des tubulures (fig. 168, 169, 170).

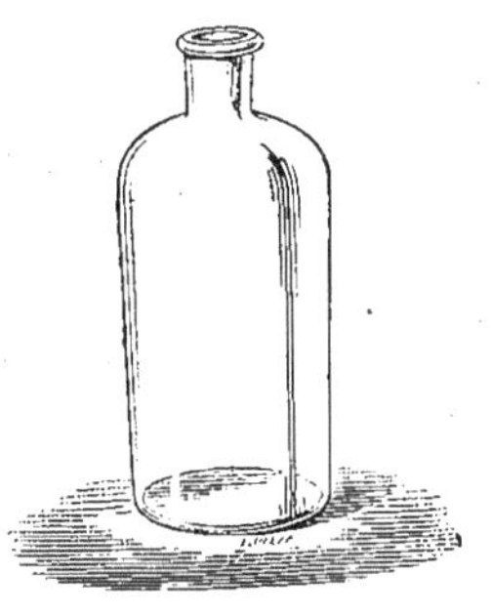

Fig. 164. — Goulot.

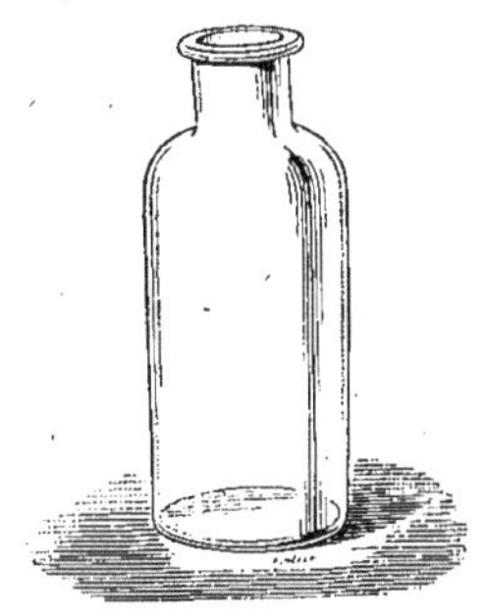

Fig. 165. — Col droit.

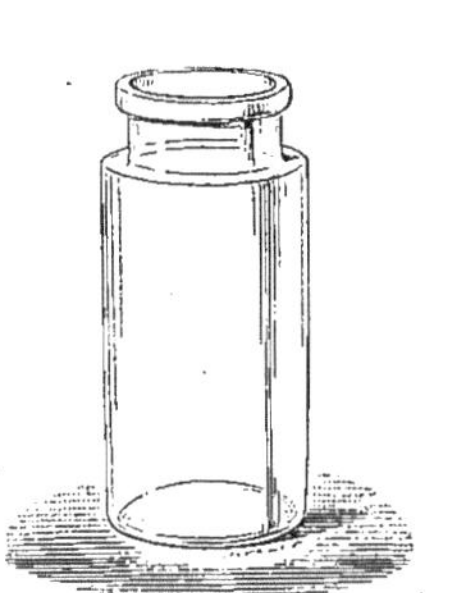

Fig. 166. — Bocal.

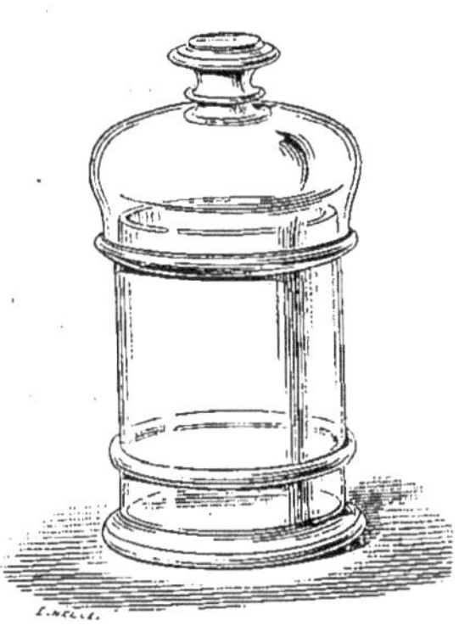

Fig. 167. — Conserve.

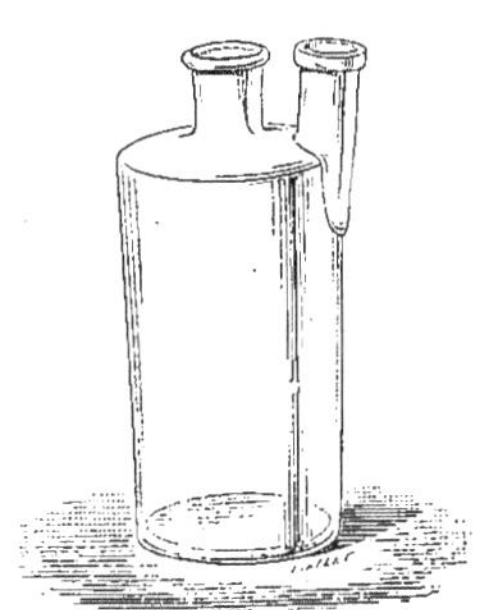

Fig. 168. — Flacon de
Wolf à 2 tubulures.

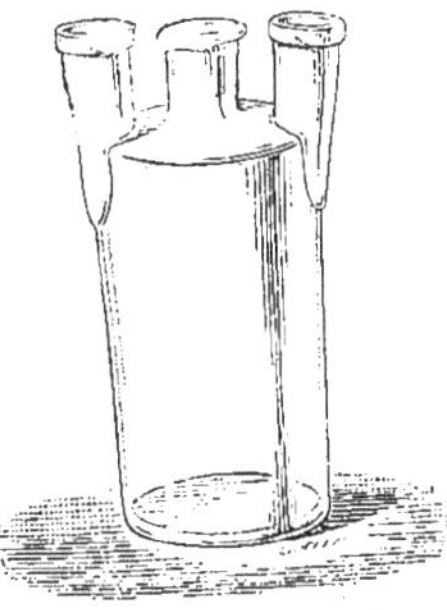

Fig. 169. — Flacon de
Wolf à 3 tubulures.

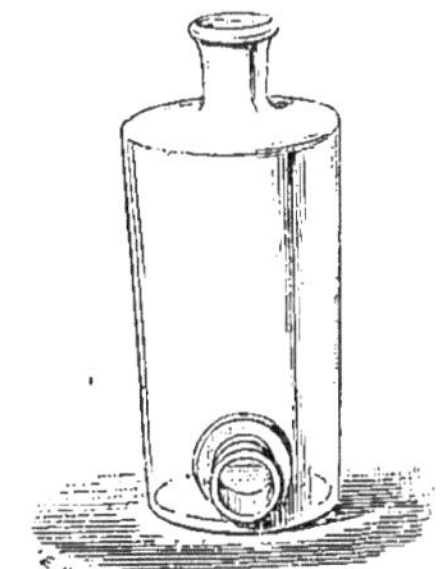

Fig. 170. — Flacon de Wolf
à tubulure inférieure.

Les ouvertures des flacons peuvent être bouchées au liège, au caoutchouc ou à l'émeri.

Les fourneaux sont de construction toute différente suivant que le combustible est solide, liquide ou gazeux.

Combustibles solides.

Ces fourneaux étaient très employés autrefois ; ils étaient bâtis, ou en fonte, ou en terre réfractaire. La fragilité de ces derniers est combattue par

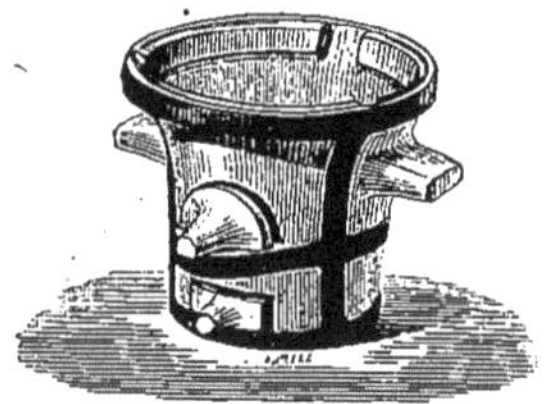

Fig. 171. — Fourneau à bassine.

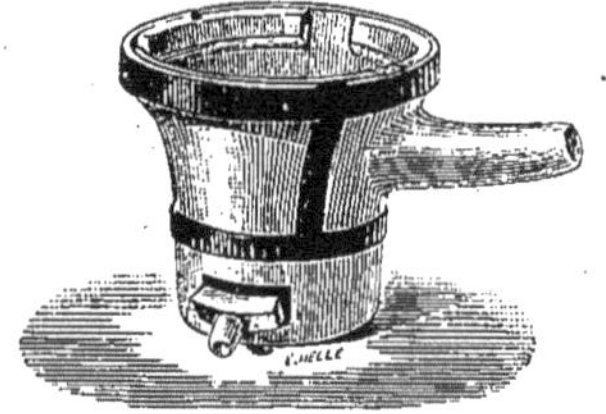

Fig. 172. — Fourneau à queue.

des armatures en tôle. Ils sont de formes et de dimensions variées, suivant leurs usages ; on distingue le fourneau à bassine (fig. 171), le fourneau à queue (fig. 172), le fourneau à réverbère (fig. 173), le fourneau à moufle ou de coupelle (fig. 174), le fourneau à tubes (fig. 175), le fourneau à vent (fig. 176), la grille à analyses (fig. 177).

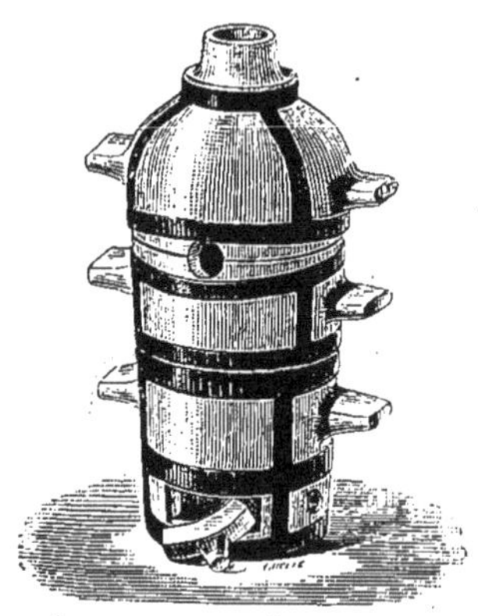

Fig. 173. — Fourneau à réverbère.

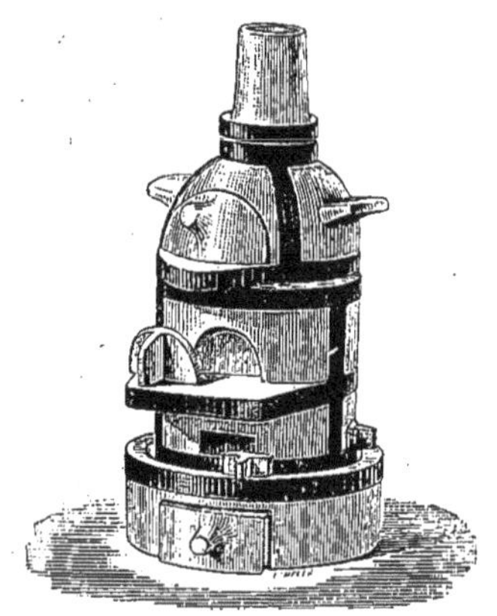

Fig. 174. — Fourneau à moufle.

Combustibles liquides.

Les combustibles liquides sont : le pétrole, l'alcool, l'essence de térébenthine.

Le pétrole ordinaire est brûlé dans des fourneaux à 2 ou 3 mèches très répandus aujourd'hui dans le commerce.

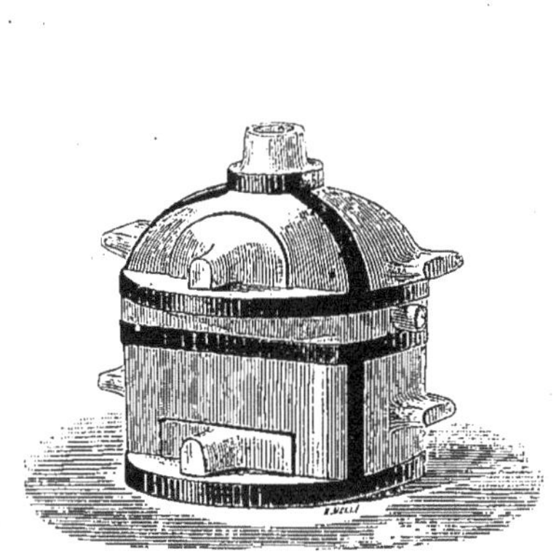

Fig. 175. — Fourneau à tubes.

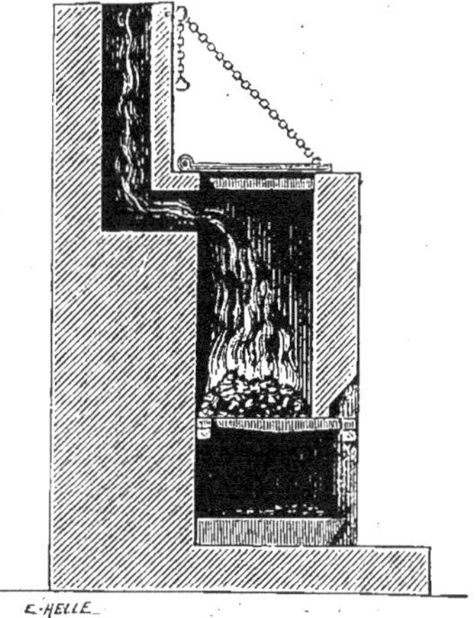

Fig. 176. — Fourneau à vent.

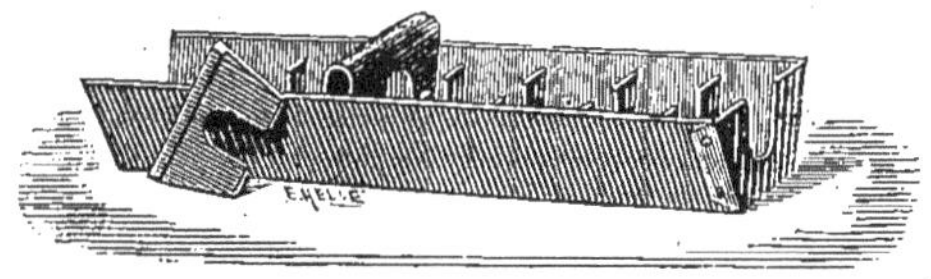

Fig. 177. — Grille à analyse.

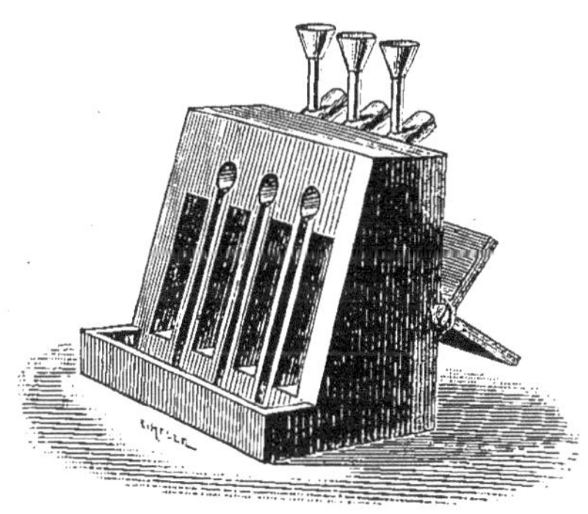

Fig. 178. — Brûleurs H. Sainte-Claire Deville.

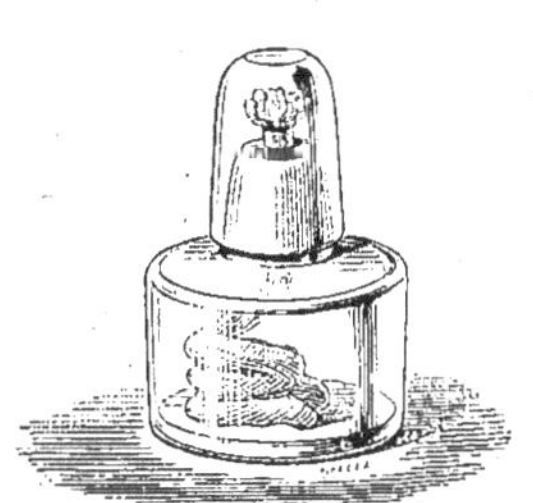

Fig. 179. — Lampe à alcool.

Paquelin a construit des appareils utilisant l'essence minérale et donnant des températures élevées.

Les huiles lourdes de pétrole peuvent être brûlées dans les grilles de SAINTE-CLAIRE DEVILLE et utilisées pour le chauffage de toutes sortes de fourneaux (fig. 178).

L'alcool est utilisé dans des lampes avec mèche (fig. 179) ou sans mèche, ou encore dans la lampe de BERZELIUS, qui sert aussi à brûler l'essence de térébenthine.

Combustibles gazeux.

Le gaz est brûlé de deux manières bien différentes : 1° à flamme éclairante, c'est-à-dire sans mélange préalable d'air ; 2° à flamme bleue, avec mélange préalable d'air.

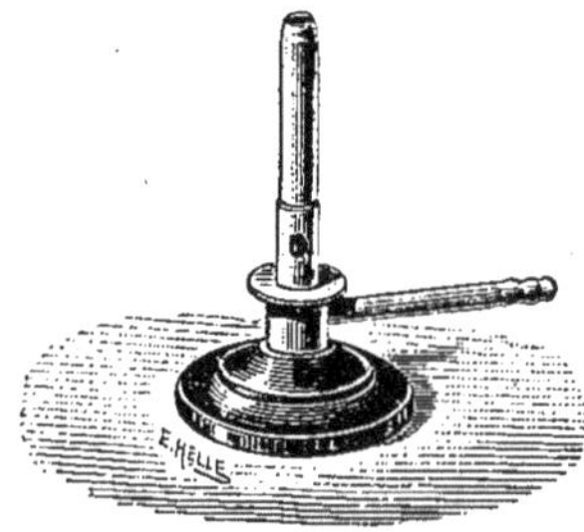

Fig. 180. — Brûleur de BUNSEN.

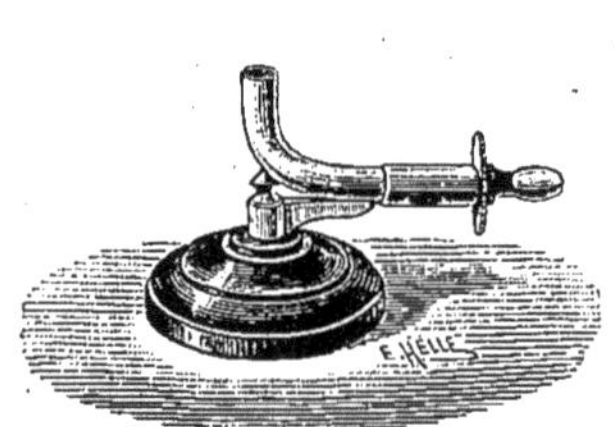

Fig. 181. — Brûleur de BERTHELOT.

Pour utiliser le gaz sans mélange préalable d'air, on perce de petits trous dans le tuyau d'amenée du gaz, disposé sous forme convenable ; on peut encore se servir de becs papillons.

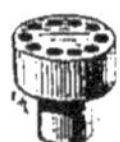
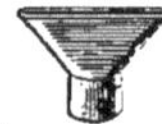
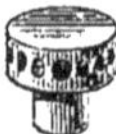
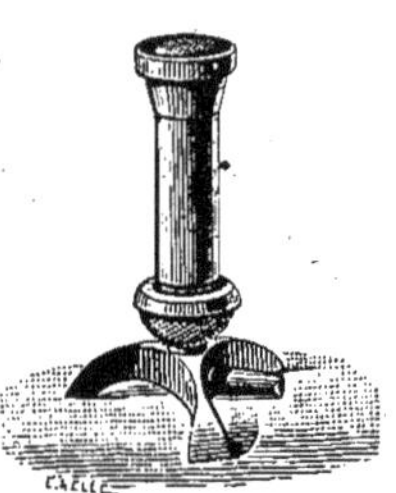

Fig. 182, 183, 184. — Couronnements divers.   Fig. 185. — Brûleur de FLETCHER.

Ces brûleurs ont l'avantage de donner une flamme volumineuse par rapport à la quantité de gaz brûlé, de présenter une température moyenne relativement peu élevée et de pouvoir donner des flammes très basses ; ils ont l'inconvénient de déposer du noir de fumée quand la flamme vient au contact d'un corps froid.

Quand on fait arriver un jet de gaz à la partie inférieure d'un tube vertical

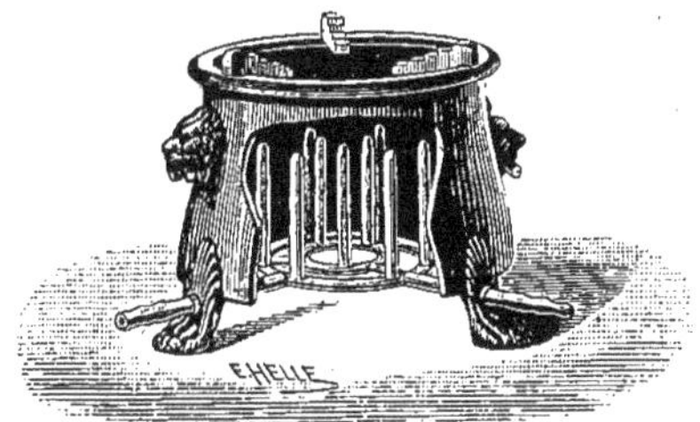

Fig. 186. — Groupe de becs de Bunsen.

de 8 à 10 millimètres de diamètre et de 12 à 14 centimètres de hauteur, sous une pression de 20 à 30 millimètres d'eau, le gaz entraîne l'air, se

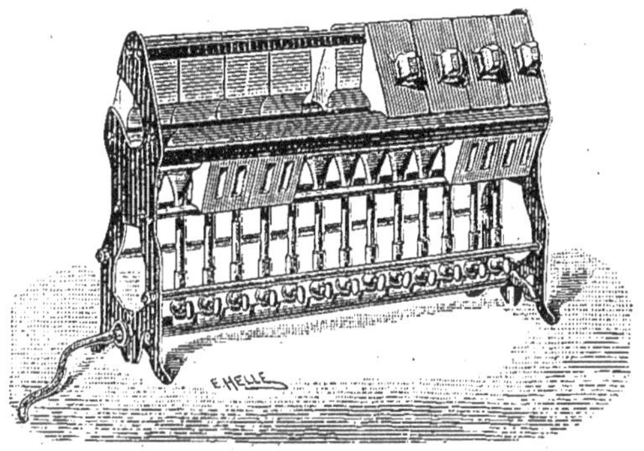

Fig. 187. — Grille à gaz.

mélange avec lui et brûle à la partie supérieure du tube avec une flamme incolore ; si la pression du gaz diminue, l'écoulement du mélange ne se fait

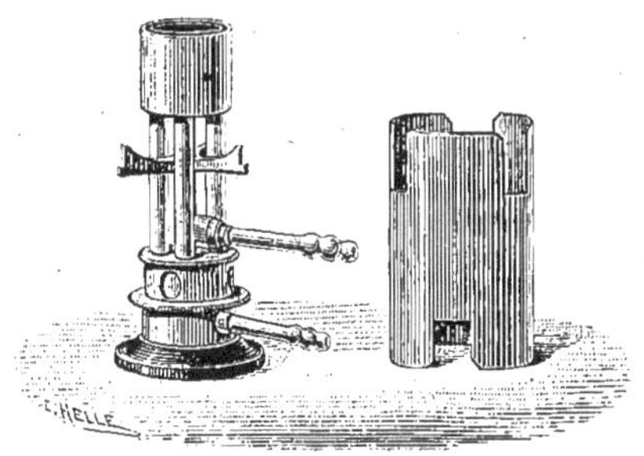

Fig. 188. — Becs de Berzélius.

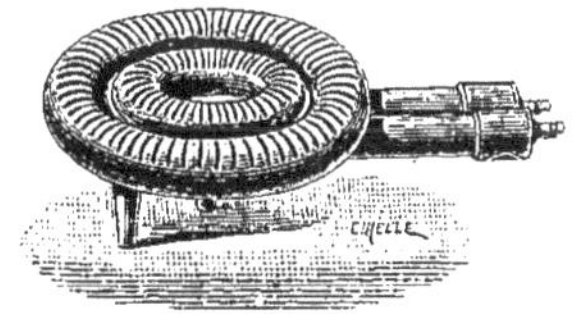

Fig. 189. — Fourneau à couronnes concentriques.

plus avec assez de vitesse et le gaz s'enflamme à son orifice de sortie. Ce sont là les principes du brûleur de Bunsen. Ce brûleur est représenté figure 180.

On le munit habituellement d'une virole servant à limiter la quantité d'air quand on diminue l'arrivée du gaz. Cet appareil a été modifié diversement ;

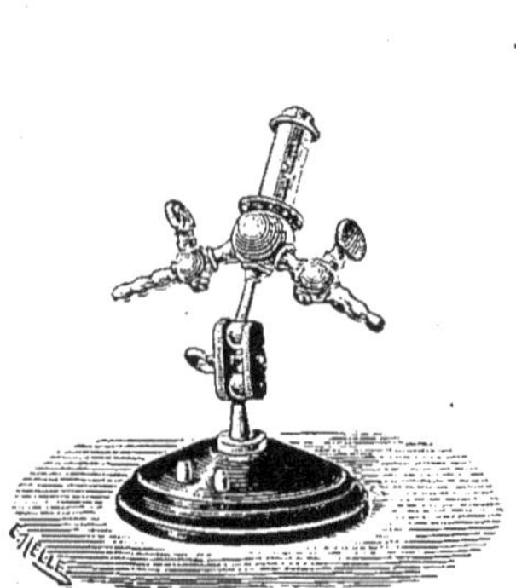

Fig. 190. — Chalumeau.

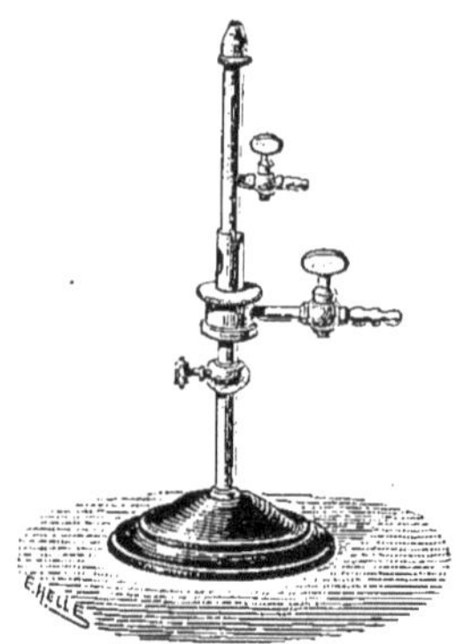

Fig. 191. — Chalumeau de DRUMMOND.

le bec de BERTHELOT (fig. 181) est de forme basse et les liquides qui peuvent tomber dans ce bec ne risquent pas d'obstruer l'arrivée du gaz.

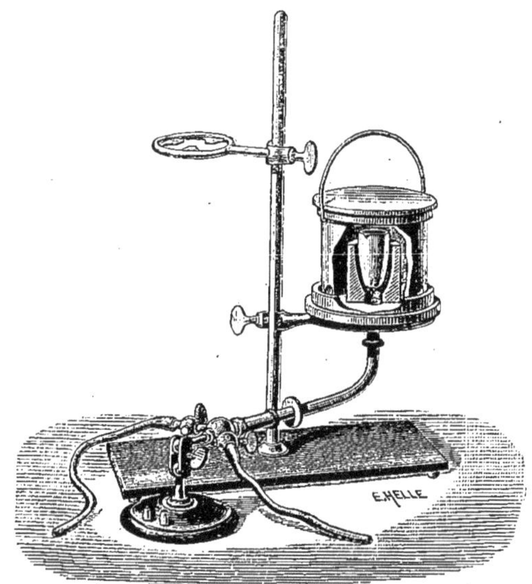

Fig. 192. — Four de LECLERC et FOURQUIGNON.

On change la forme de la flamme au moyen de couronnements (fig. 182, 183, 184).

Dans le brûleur FLETCHER (185), le couronnement est fait au moyen d'une toile métallique ; la flamme ne peut pas *tomber*.

On peut grouper des becs de Bunsen, de manière à constituer des appareils variés : fourneaux (fig. 186), grilles à analyses (fig. 187), etc.

Les fourneaux de laboratoires sont essentiellement constitués par des becs de Bunsen disposés en couronne ; les modèles en sont variés (fig. 188-189); ils doivent brûler sans produire l'odeur de l'acétylène ; nous sommes satisfaits du modèle (fig. 189).

Quand le gaz est mélangé d'air injecté sous pression, la température obtenue est encore plus élevée ; cette propriété est utilisée dans la construction d'un assez grand nombre d'appareils : chalumeau (fig. 190), chalumeau de Schlœsing, lampe de Drummond (fig. 191), four Fourquignon et Leclerc (fig. 192, etc.).

LIMES ET RAPES

Les limes sont des instruments d'acier dont les dents sont produites par

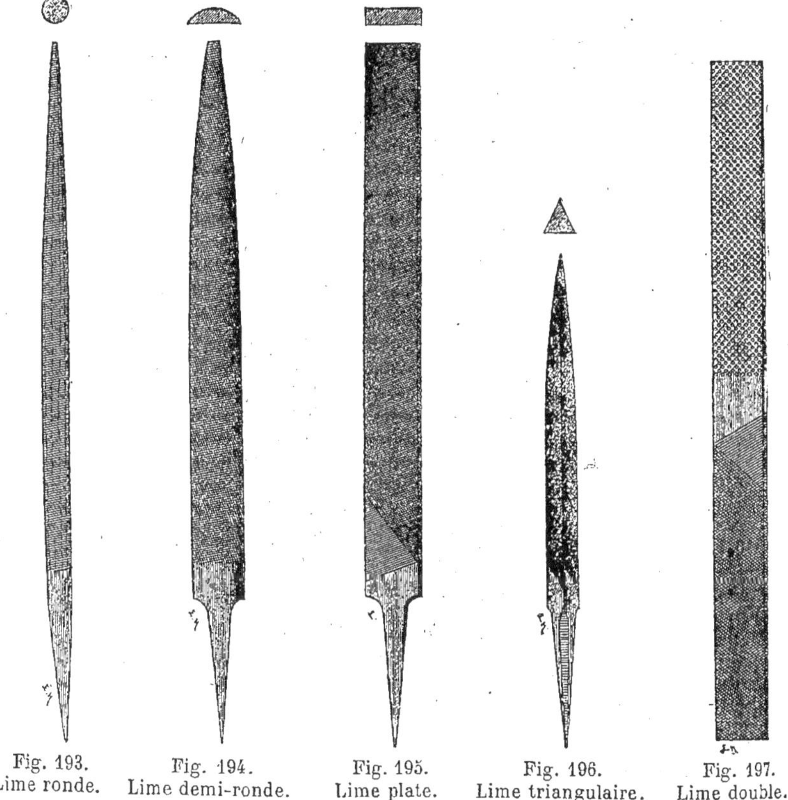

Fig. 193.	Fig. 194.	Fig. 195.	Fig. 196.	Fig. 197.
Lime ronde.	Lime demi-ronde.	Lime plate.	Lime triangulaire.	Lime double.

l'intersection de coups de burin donnés dans différents sens. Elles servent spécialement à travailler les métaux durs et cassants. Les râpes sont des outils analogues aux limes, mais chacune de leurs dents est isolée et produite par le soulèvement du métal.

Les limes peuvent être de formes très diverses, rondes, demi-rondes, plates, triangulaires, etc. (fig. 193, 194, 195, 196, 197). Les limes rondes portent, le plus souvent, le nom de *queues de rat*, et sont surtout employées à percer les bouchons. Pour obtenir la limaille de fer, le Codex recommande la lime à main ou *bâtarde*.

Nous utilisons les râpes pour dégrossir les bouchons.

LINGOTIÈRES

Sous ce nom on désigne des moules dans lesquels on coule différents métaux ou sels (fig. 198, 199, 200). La plus employée est la lingotière à nitrate d'argent ; elle se compose essentiellement de deux plaques dans lesquelles

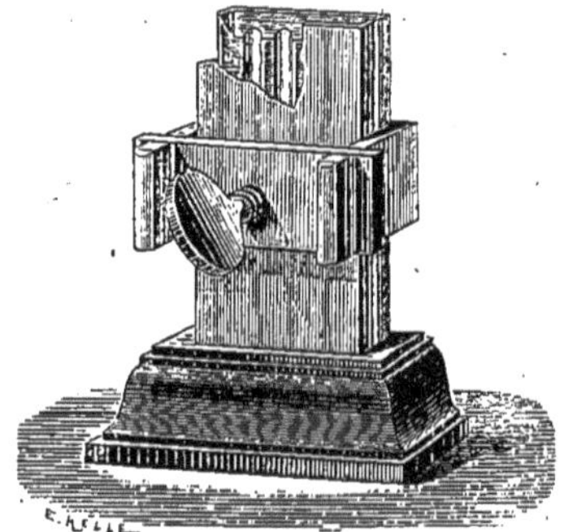

Fig. 198. — Lingotière pour cylindres.

on a creusé des demi-cylindres se correspondant. Le nombre des tubes ainsi formés est de 4, 6, 12 ou 24 ; la partie supérieure des deux plaques forme

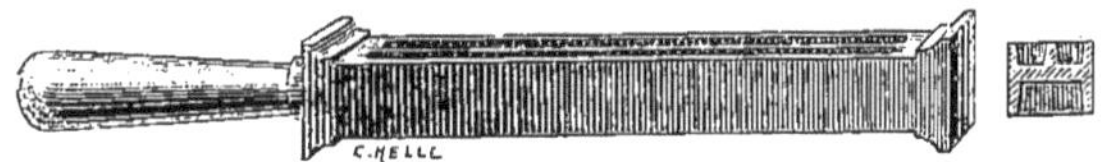

Fig. 199. — Lingotière pour lames.

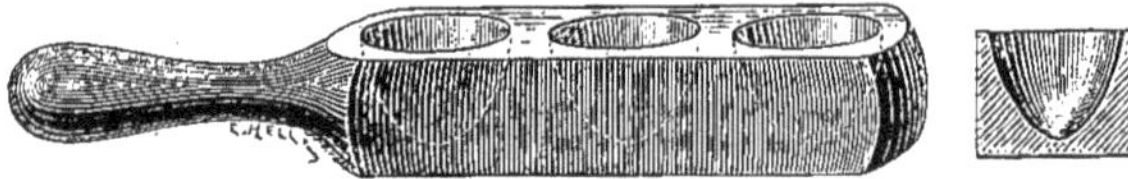

Fig. 200. — Lingotière pour culots.

un entonnoir allongé commandant tous les tubes. Ces deux plaques sont maintenues en contact au moyen d'un étrier et d'une vis de pression.

Les lingotières sont construites en cuivre ou en fer.

MORTIERS

Un mortier est un vase dont le fond est hémisphérique, évasé le plus souvent à sa partie supérieure, et, somme toute, disposé de telle façon que les

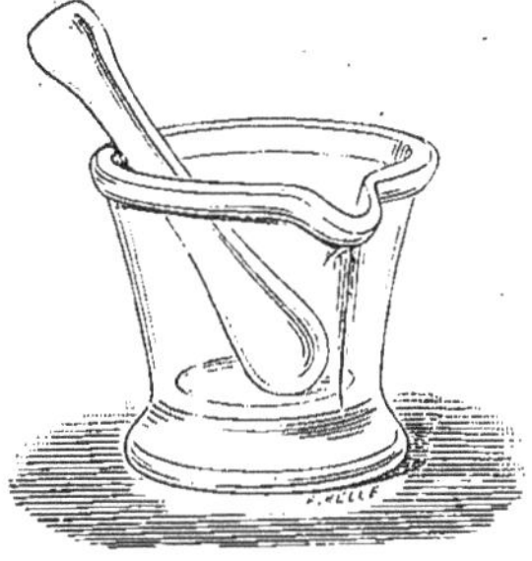

Fig. 201. — Mortier en verre
forme haute.

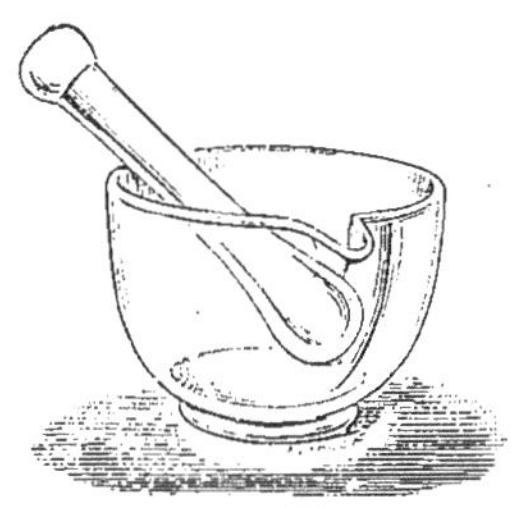

Fig. 202. — Mortier en verre
forme basse.

substances qui y sont contenues aient tendance à toujours revenir à la partie inférieure, pour y être soumises à l'action du pilon.

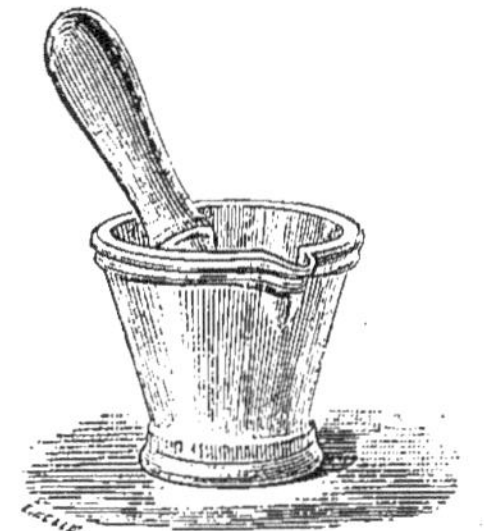

Fig. 203. — Mortier en porcelaine
forme haute.

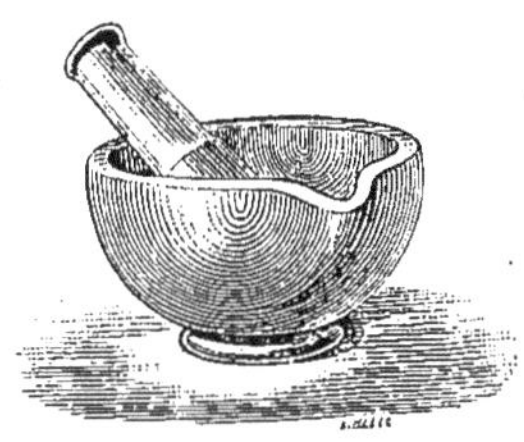

Fig. 204. — Mortier en porcelaine
forme basse.

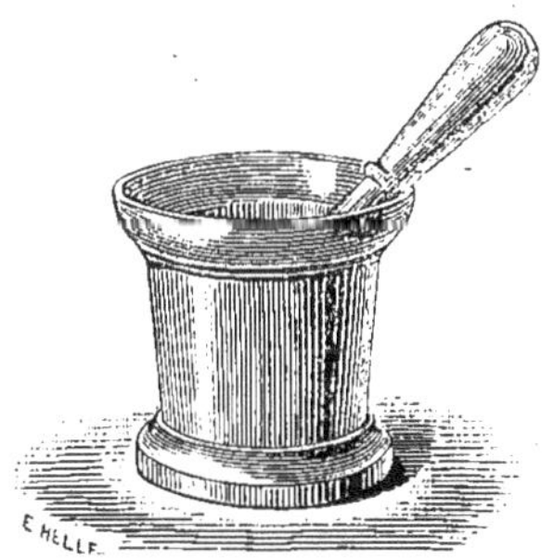

Fig. 205. — Mortier en fer.

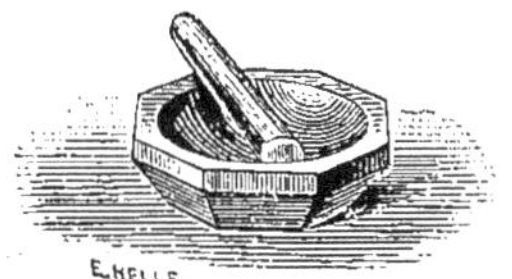

Fig. 206. — Mortier en agate.

Le pilon est une masse plus ou moins pesante et allongée, que l'on fait mouvoir dans le mortier.

On utilise en chimie les mortiers en verre et en porcelaine, à forme haute et à forme basse (fig. 201, 202, 203, 204) et les mortiers en fer (fig. 205).

Les mortiers d'agate (fig. 206) sont surtout utilisés par les minéralogistes.

PINCES

Ce sont des instruments destinés à saisir ou à comprimer des objets et à

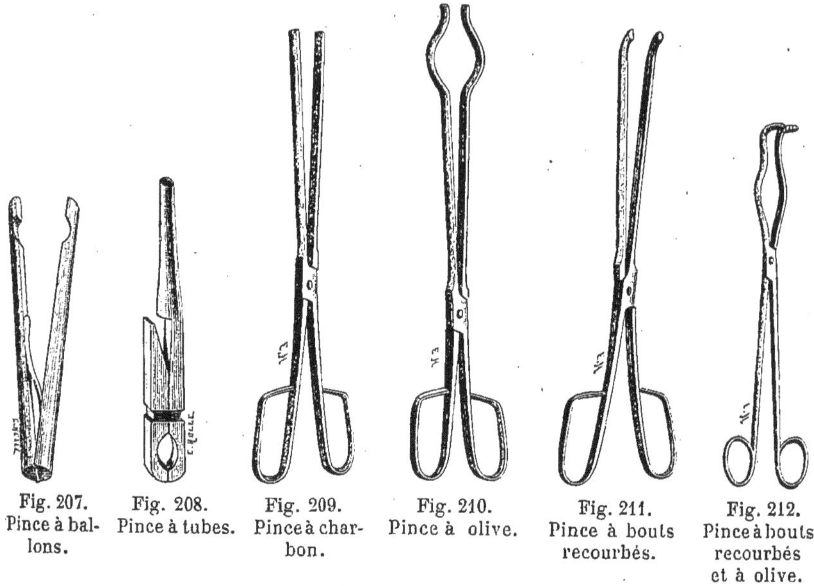

Fig. 207.
Pince à bal-
lons.

Fig. 208.
Pince à tubes.

Fig. 209.
Pince à char-
bon.

Fig. 210.
Pince à olive.

Fig. 211.
Pince à bouts
recourbés.

Fig. 212.
Pince à bouts
recourbés
et à olive.

remplacer les doigts empêchés par diverses causes : chaleur, saleté, grosseur, continuité du travail, etc. Citons :

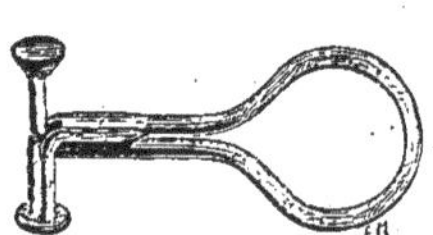

Fig. 213. — Pince de MOHR.

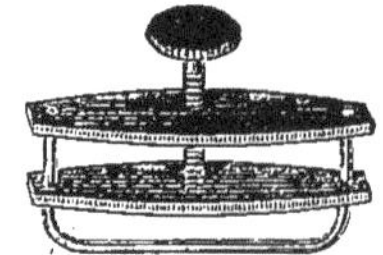

Fig. 214. — Pince à vis.

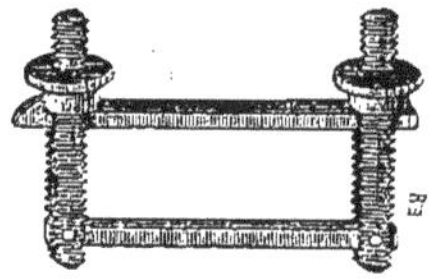

Fig. 215. — Autre pince
à vis.

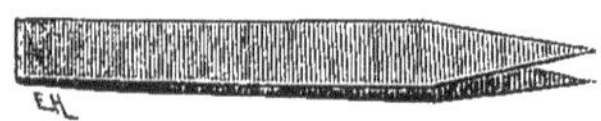

Fig. 216. — Brucelles.

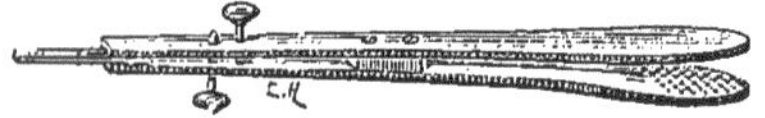

Fig. 217. — Brucelles à pointes de platine.

Pince à ballons (fig. 207, 208) pour tenir les matras, ballons, tubes à essai et ce que l'on chauffe ;

Pince à charbon (fig. 209) ;

Pince à olive (fig. 210) pour creusets ;

Pince à bouts recourbés (fig. 211) ;

Pince à olive et à bouts recourbés (fig. 212) ;

Pince de Mohr (fig. 213) pour comprimer les tubes de caoutchouc ;

Pinces à vis (fig. 214 et 215) ;

Brucelles (fig 216) pour saisir les petits objets ;

—   à pointe de platine (fig. 217) pour essais au chalumeau, etc.

PIPETTES

Une pipette est un tube de verre effilé à une de ses extrémités et destiné à transvaser les liquides (fig. 218). Quand sa capacité doit être un peu considérable, on soude à sa partie moyenne un réservoir cylindrique ou sphérique. Pour s'en servir, on plonge l'extrémité effilée dans le liquide ; on aspire avec la bouche ; on maintient le liquide en fermant l'ouverture

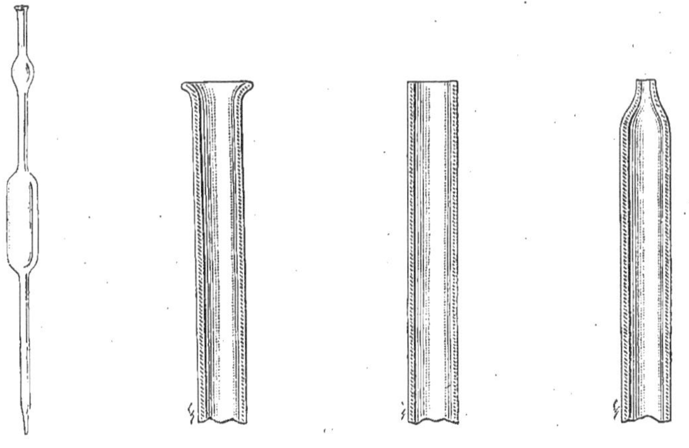

Fig. 218. — Pipette.   Fig. 219.   Fig. 220.   Fig. 221.

Orifice supérieur des pipettes.

au moyen du doigt légèrement humecté, et, pour obtenir l'écoulement, on n'a qu'à soulever le doigt.

Certaines pipettes sont munies de poires en caoutchouc : on évite ainsi d'aspirer avec la bouche.

Les pipettes destinées à introduire des liquides dans les éprouvettes à gaz ont leur extrémité inférieure recourbée (fig. 45).

Souvent les pipettes sont graduées et elles peuvent indiquer un seul ou plusieurs volumes ; dans le second cas, elles sont d'une seule pièce et n'ont pas de réservoir.

Les pipettes sont généralement graduées pour être vidées par écoulement
libre, en touchant avec la pointe la paroi du vase dans lequel s'écoule le
liquide. En soufflant dans la pipette, on fait écouler 2 centigrammes de

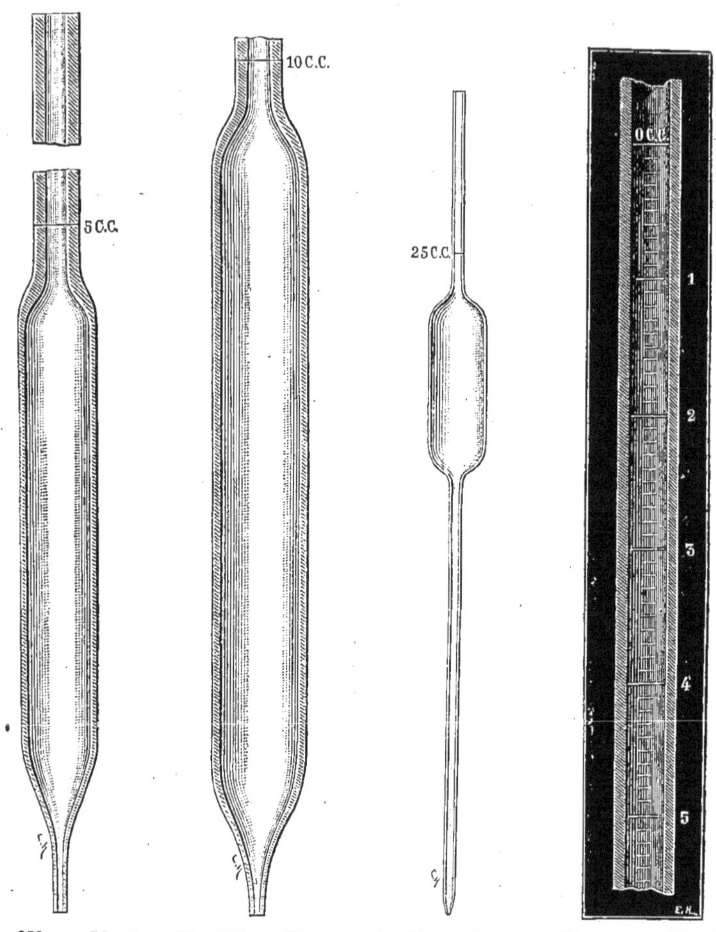

Fig. 222. — Pipette   Fig. 223. — Pipette   Fig. 224. — Pipette   Fig. 225. — Pipette
de 5.C.C. grandeur   de 10 C.C. gran-   de 25 C.C.   divisée par 1/10
naturelle.   deur naturelle.   de C.C. grandeur
                                                                naturelle.

liquide en plus ; en n'appuyant pas contre la paroi du vase, il manque de 8
à 9 centigrammes.

La partie supérieure de la pipette peut avoir le même diamètre que le
tube ou un diamètre moindre ou un plus grand. Quand l'extrémité est évasée
il faut exercer une forte pression avec le doigt pour être maître de
l'écoulement ; si l'ouverture est rétrécie, le nettoyage est difficile ; nous

préférons une ouverture de même diamètre que le tube (fig. 219, 220, 221).

Les pipettes doivent être assez étroites pour pénétrer dans le col des flacons, c'est-à-dire avoir au maximum 15 millimètres de diamètre (fig. 222, 223). Quand la capacité du réservoir est trop considérable pour pouvoir lui donner cette dimension, il faut le terminer par un tube ayant de 17 à 18 centimètres de longueur (fig. 224). Il serait bon que l'effilure de la pipette eût un diamètre extérieur de 3 millimètres, afin de donner la goutte normale.

Les pipettes à une seule graduation ont, en général, les volumes suivants : 1, 2, 5, 10, 20, 25, 40, 50, 100 centimètres cubes. Elles n'ont qu'un seul trait de jauge placé sur le tube, situé au-dessus du réservoir.

Les pipettes à volume variable (fig. 225) sont cylindriques ; on en fait depuis 1 jusqu'à 20 centimètres cubes, divisés en demi, cinquième ou dixième de C.C.

PISSETTES

Les pissettes sont des appareils destinés à produire un jet mince de liquide. On prend un ballon, un matras ou une carafe ; on ferme l'ouverture par un bouchon percé de deux trous ; dans l'un passe un tube courbé à angle obtus

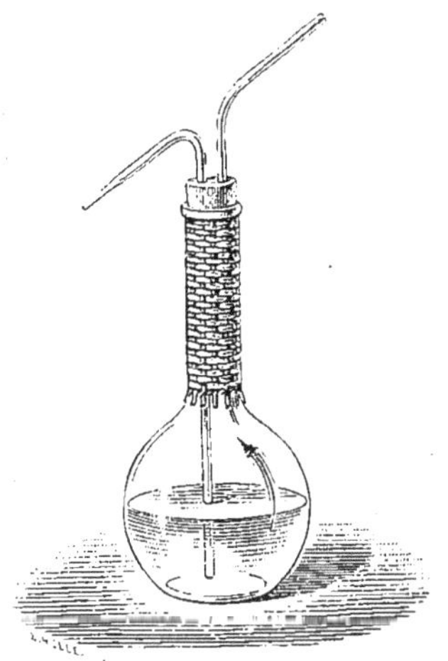

Fig. 226. — Pissette.

et qui ne pénètre pas dans le liquide ; dans l'autre, on met un tube plongeant jusqu'au fond du récipient et recourbé extérieurement sous des angles divers, suivant les usages auxquels on destine l'appareil ; on termine ce tube par une pointe effilée : quelquefois, la pointe effilée est réunie au tube par un anneau de caoutchouc, ce qui lui donne de la mobilité.

Si on emploie un liquide chaud, le col du récipient doit être entouré par un corps isolant (fig. 226).

Pour se servir de cet appareil, il suffit de souffler par le tube court; le liquide sort par la pointe effilée en un jet mince et continu.

RÉFRIGÉRANTS

Les réfrigérants sont des appareils destinés à condenser les vapeurs; on

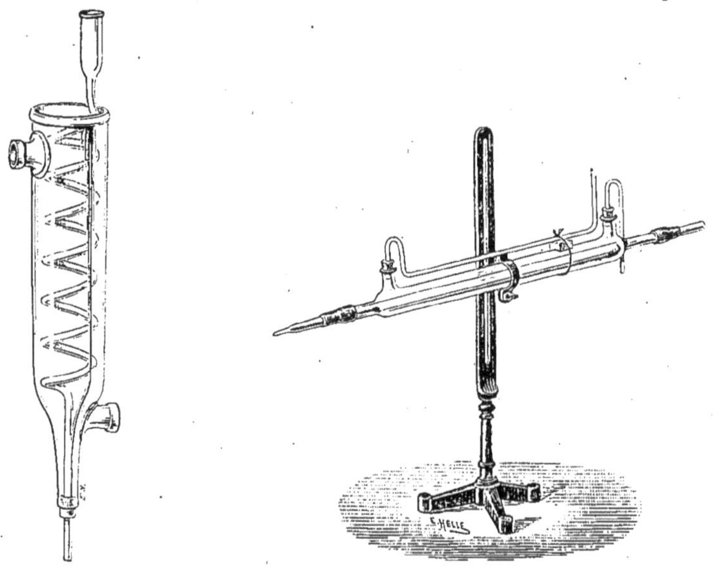

Fig. 227. — Serpentin.   Fig. 228. — Réfrigérant Liebig en verre.

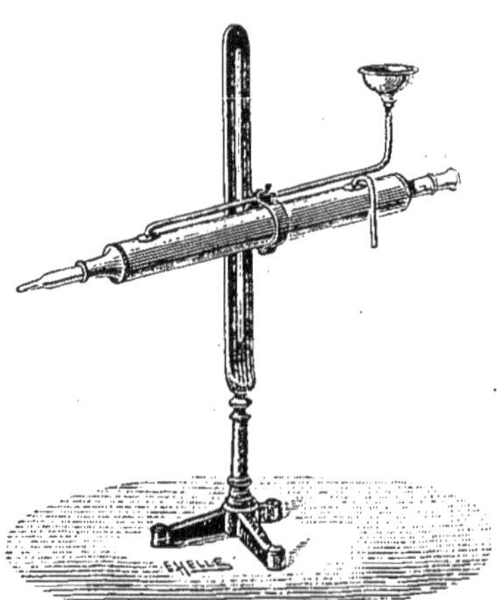

Fig. 229. — Réfrigérant Liebig.

les construit de bien des formes différentes ; les dessins ci-dessus en donnent une intelligence suffisante (fig. 227, 228, 229).

RÉGULATEURS

On donne le nom de régulateur à toute pièce, tout appareil servant à régulariser un mouvement quelconque. Nous n'avons pas l'intention d'étudier ici tous les régulateurs, la tâche serait trop longue ; nous nous occuperons seulement des régulateurs pour fluides, et nous les diviserons en deux catégories :

1° Régulateurs de pression ;

2° — de température.

1° RÉGULATEURS DE PRESSION : { A EN EXCÈS ; B EN DÉFAUT.

A. Presque tous les régulateurs dont nous allons parler sont destinés à l'écoulement du gaz d'éclairage ; il est facile de voir à quels autres usages ils pourraient servir et quelles modifications il faudrait leur faire subir pour les employer à l'écoulement des liquides.

a. *Régulateur Cavaillé-Col.* — Il se compose essentiellement d'un soufflet dont le mouvement ascendant fait lever une petite soupape qui obture

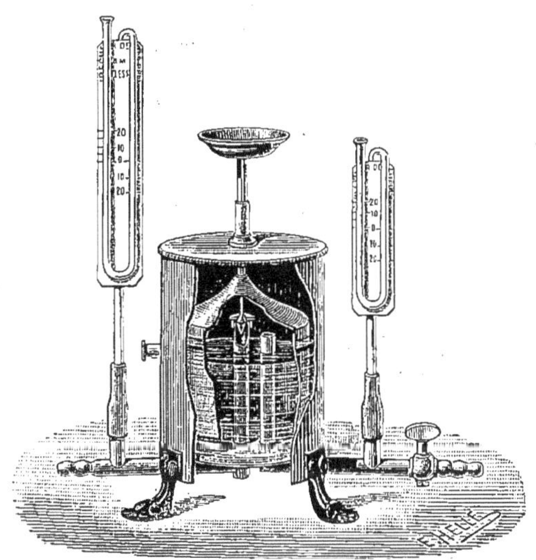

Fig. 230. — Régulateur de pression de MOITESSIER.

plus ou moins l'arrivée du gaz ; on règle la quantité de gaz que l'on désire obtenir en plaçant, à un point convenable, une masse de plomb mobile sur une règle ; cette opération faite, quand la pression du gaz augmente, elle fait lever le soufflet, et, par suite, ferme partiellement l'arrivée du gaz.

b. *Régulateur Moitessier.* — Dans ce régulateur, le soufflet est remplacé par une cloche dont le mouvement fait monter ou descendre une soupape conique destinée à obturer le tube d'arrivée du gaz.

c. *Régulateurs Giroud.* — Ils sont fondés sur le même principe que les précédents et se construisent dans toutes les grandeurs : ce constructeur fabrique aussi de tout petits régulateurs réglés à l'avance pour un débit fixe de 100 à 250 litres et destinés à être placés sous les becs de gaz.

Tous les régulateurs dont nous venons de parler conviennent spécialement pour l'éclairage au gaz ; ils diminuent la pression et permettent d'utiliser le pouvoir éclairant du gaz dans de bonnes conditions ; en outre, ils rendent plus efficace l'action des régulateurs de température.

B. Quand on désire maintenir un vide partiel dans un appareil, on laisse agir l'appareil à vide d'une façon continue, et on laisse pénétrer l'air après lui avoir fait traverser une colonne de mercure ou d'eau plus ou moins haute : l'appareil consiste simplement en un tube, fermé par un bout, de 80 centimètres de hauteur environ : ce tube, suivant le cas, est rempli d'eau ou de mercure ; il est fermé par un bouchon muni de deux tubes ; l'un communique avec l'appareil dans lequel on fait le vide et avec la partie supérieure du tube à mercure ; l'autre, communiquant avec l'atmosphère, plonge plus ou moins profondément dans le mercure.

2° RÉGULATEURS DE TEMPÉRATURE

Les régulateurs de température sont destinés à maintenir constante la température du milieu dans lequel ils sont plongés. Comme pour plusieurs raisons, la quantité de chaleur nécessaire pour maintenir la température constante peut varier, l'appareil doit donner passage à des quantités de gaz également très variables et il se pourrait qu'à un moment donné il n'en laissât point passer suffisamment pour maintenir le brûleur allumé ; on remédie à cet inconvénient au moyen de pièces de sûreté qui laissent arriver au brûleur une petite quantité de gaz qui n'est pas soumise à l'action du régulateur.

Régulateur SCHLŒSING (fig. 231). — Le tube vertical est plein de mercure jusqu'au robinet ; il plonge en partie dans l'étuve à chauffer. Quand on a atteint la température voulue, on ferme le robinet ; la dilatation du mercure repousse la membrane, qui elle-même fait avancer la palette et obture ainsi plus ou moins l'ouverture du tube par lequel arrive le gaz.

Comme sûreté, on perce un petit trou dans la palette : cette ouverture permet, dans tous les cas, le passage d'une petite quantité de gaz.

Le régulateur CHANCEL (fig. 232) en est une modification.

Régulateur RAULIN (fig. 233). — Il est basé sur la dilatation du mercure ;
ce corps vient obturer l'ouverture oblique du tube par lequel s'écoule le gaz

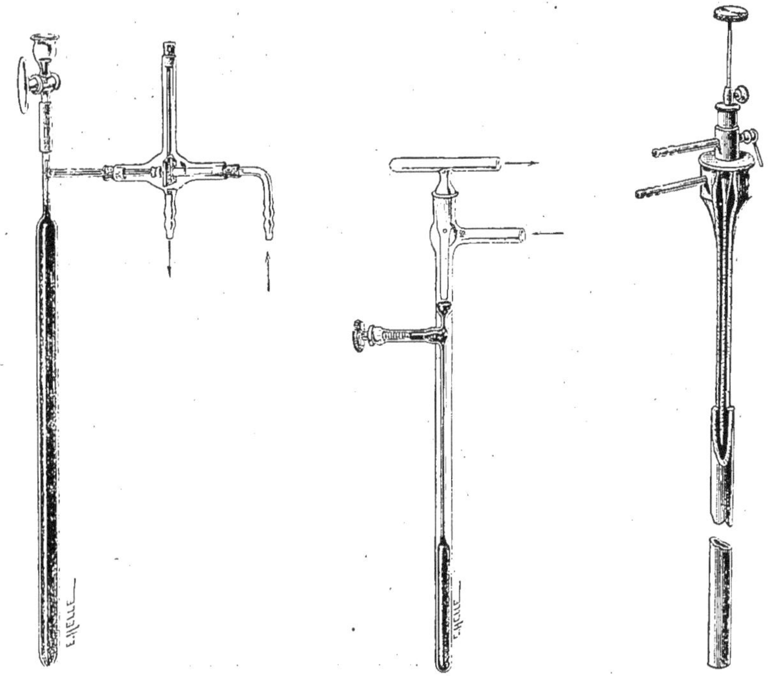

Fig. 231. — Régulateur   Fig. 232. — Régulateur   Fig. 233. — Régulateur
de SCHLOESING.   de CHANCEL.   de RAULIN.

comme dans le précédent : il est tout en fer et, de plus, porte une tige
graduée que l'on peut enfoncer dans le mercure et qui rend beaucoup plus
rapide la régularisation de la température.

Régulateurs de D'ARSONVAL. — M. D'ARSONVAL fait deux catégories de ses
régulateurs : 1° régulateurs à action directe ; à l'article ETUVE, nous avons
vu le type de ces régulateurs ; 2° régulateurs à action indirecte. Les appareils
de ce genre, imaginés par M. D'ARSONVAL, sont nombreux. Citons :

1° Thermo-régulateur manométrique ;

2° Régulateur pour émission de gaz sous un générateur ;

3° Thermo-régulateur à air ;

4° Régulateur universel (fig. 234).

Ces deux derniers méritent une description spéciale.

Le réservoir se place dans l'enceinte dont il faut régulariser la température,
il ne contient que de l'air, qui, par un tube, communique avec un réservoir
limité par une paroi de caoutchouc. Sur cette paroi, repose, un disque métal-

lique surmonté d'une tige terminée par un disque plus grand. C'est le mouvement de cette tige qui règle l'arrivée du gaz ; en chargeant le disque supérieur avec des poids, il faudra une chaleur plus grande pour obtenir une pression susceptible de soulever la tige et de diminuer ainsi l'arrivée du combustible.

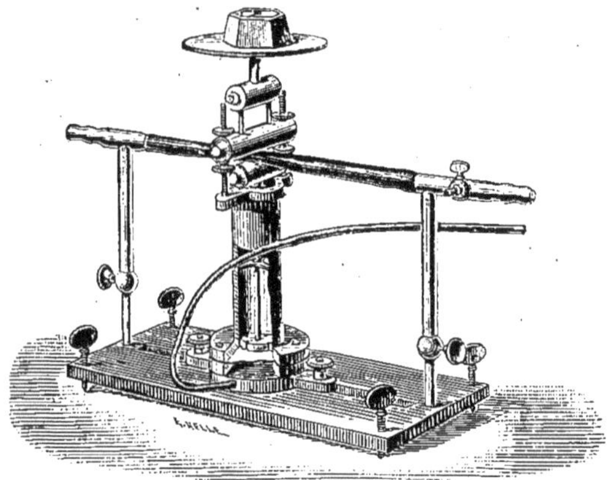

Fig. 234. — Régulateur universel de d'ARSONVAL.

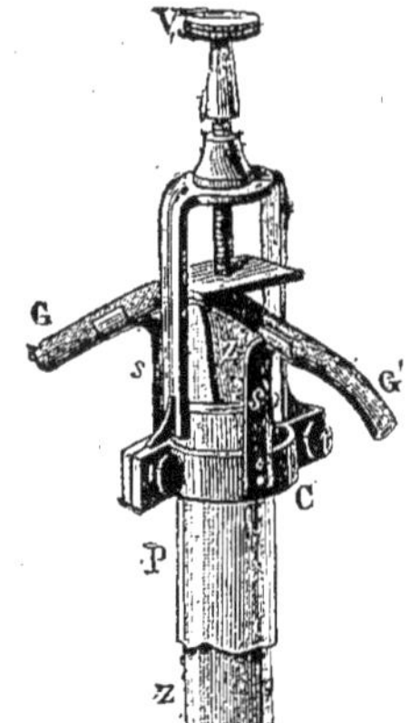

Fig. 235. — Régulateur de MIQUEL.

Le régulateur universel est construit sur le même principe que le précédent.

La tige supporte une barre horizontale au-dessus et au-dessous de laquelle se trouvent des barres parallèles fixes. Entre la barre mobile et chaque barre fixe, on place un tube en caoutchouc conduisant le fluide dont il faut régler le débit. En plaçant le tube de caoutchouc entre la barre mobile et la barre fixe inférieure, le débit augmente quand la température s'élève ; c'est l'inverse quand le tube est placé entre la barre mobile et la barre fixe supérieure.

Régulateurs MIQUEL (fig. 235). — Ils sont basés sur l'inégale dilatation de la porcelaine et du zinc ; ils sont simples et solides.

SIPHONS

Le siphon est un tube recourbé à branches inégales dont on se sert pour transvaser les liquides. La théorie de cet appareil se trouve dans tous les ouvrages de physique.

Le siphon le plus simple est un tube recourbé sur lui-même, de manière à avoir à peu près la forme d'un V, dont une des branches est plus longue que l'autre (fig. 236). On plonge la branche la plus courte dans le liquide à transvaser, et l'on aspire par l'extrémité de la grande branche ; le liquide s'élève dans le siphon, le remplit, et continue de s'écouler jusqu'à ce que son niveau atteigne l'extrémité inférieure de la petite branche.

Quand la nature du liquide est telle que l'on puisse craindre d'en introduire
dans la bouche en aspirant, on emploie un siphon dont la grande branche
communique avec un second tube étroit qui remonte parallèlement jusque
vers la courbure (fig. 237). Pour amorcer ce siphon, on ferme avec le doigt
l'orifice de la longue branche, au moment où l'on aspire par le tube latéral,
et on le débouche pour livrer passage au liquide, aussitôt que celui-ci est
descendu jusqu'auprès de cet orifice.

Quand le liquide émet des vapeurs dangereuses, il vaut mieux remplir le
siphon d'un liquide que l'on puisse, sans inconvénient, mélanger à celui que

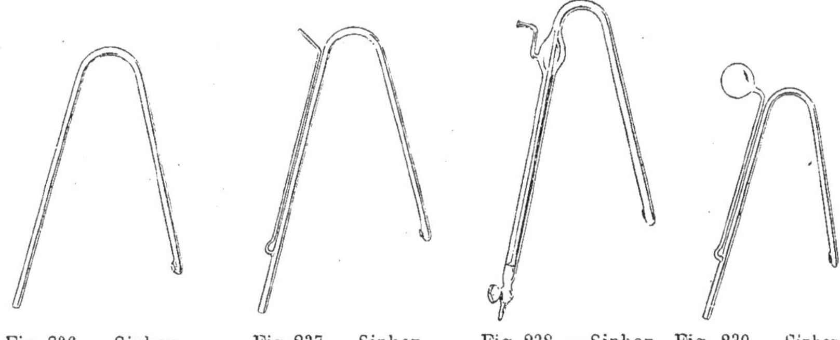

Fig. 236. — Siphon.   Fig. 237. — Siphon   Fig. 238. — Siphon   Fig. 239. — Siphon
à branche.   à robinet.   à boule.

l'on veut siphonner. On bouche avec les doigts les deux bouts du siphon, on
plonge l'extrémité la plus courte dans le liquide et on débouche ; l'écoulement s'établit aussitôt. On a quelquefois recours à l'aspiration produite par
des sphères creuses de caoutchouc à parois épaisses (fig. 239).

Quand les liqueurs sont renfermées dans des vases à étroite ouverture, on
emploie le siphon de BUNTEN. C'est un siphon ordinaire qui porte un renflement sur sa longue branche et non loin de la courbure. On remplit de liquide
la longue branche et la boule, et l'on immerge la petite branche. La boule
en se vidant entraîne le liquide en contact avec la petite branche.

On peut encore, dans les mêmes conditions, avoir recours à l'artifice suivant : on ferme très exactement le flacon par un bouchon percé de deux
trous ; dans l'un passe le siphon ; dans l'autre, un tube droit ; on souffle par
ce tube, de manière à augmenter la pression dans l'intérieur du flacon et à
amorcer ainsi le siphon.

Le siphon de BLOCH se compose de deux tubes concentriques. Nous en avons
déjà parlé à propos des appareils à niveau constant.

Les siphons se fabriquent en verre, en métal et quelquefois sont constitués
par un simple tube de caoutchouc. Pour maintenir les siphons amorcés, on
fait les deux branches d'égale longueur et on fait plonger chaque extrémité
dans un petit vase adhérent au siphon ou encore on la termine par un crochet.

SOUFFLETS

Les soufflets à double compartiment donnent un courant d'air continu et

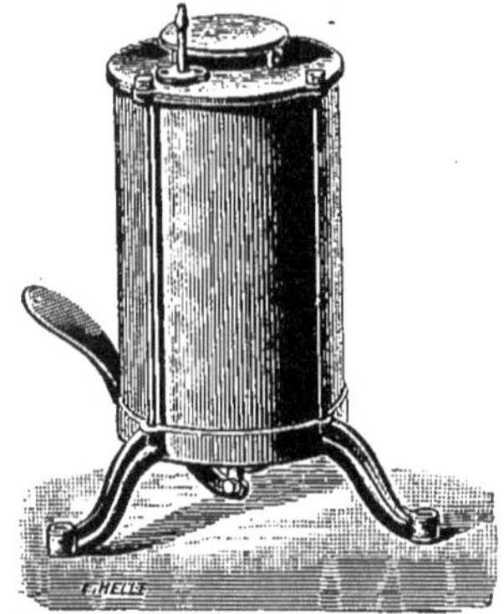

Fig. 240. — Soufflet d'Enfer.

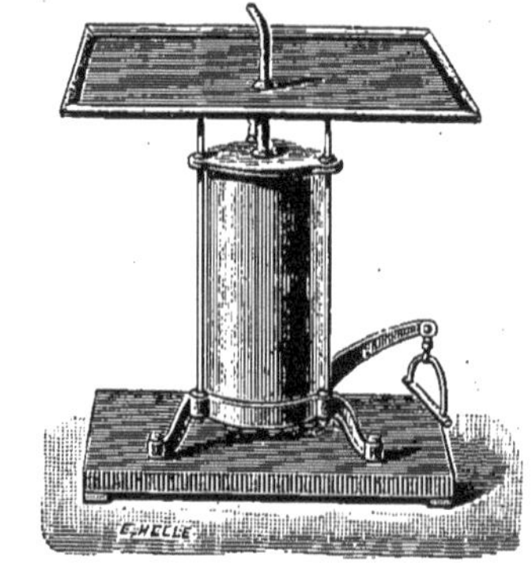

Fig. 241. — Soufflet d'Enfer avec table.

possédant une certaine pression ; ils nous servent à activer la combustion de

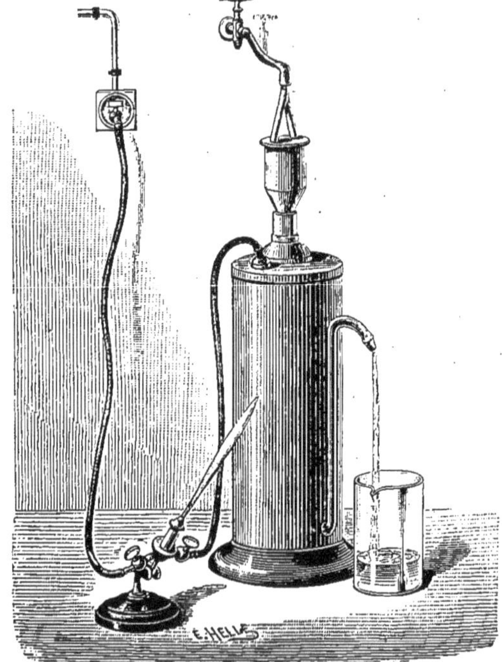

Fig. 242. — Trompe soufflante.

nos fourneaux, à alimenter les chalumeaux et on peut les utiliser pour accélérer les évaporations.

Le type est le soufflet de forge. ENFER construit des modèles beaucoup moins volumineux et plus portatifs (fig. 240, 241).

Dans quelques cas, on peut les remplacer par des trompes aspirantes et soufflantes (fig. 242).

SUPPORTS

Les supports peuvent être de formes extrêmement variées, suivant les

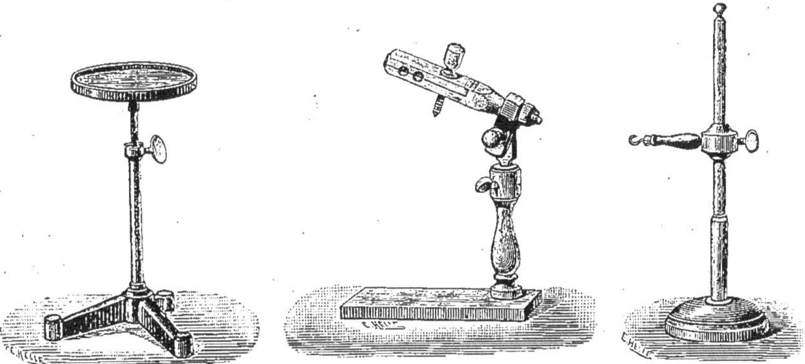

Fig. 243. — Support à chandelier.

Fig. 244. — Support à charnières de GAY-LUSSAC.

Fig. 245. — Support à crochets.

usages auxquels on les destine. Les figures 243 à 252 en diront beaucoup plus qu'une longue description.

TERRINES

Les terrines sont des vases de grès de forme évasée avec ou sans bec, vernissées ou non (fig. 253).

On les emploie beaucoup : il faut les prendre à bec et vernissées.

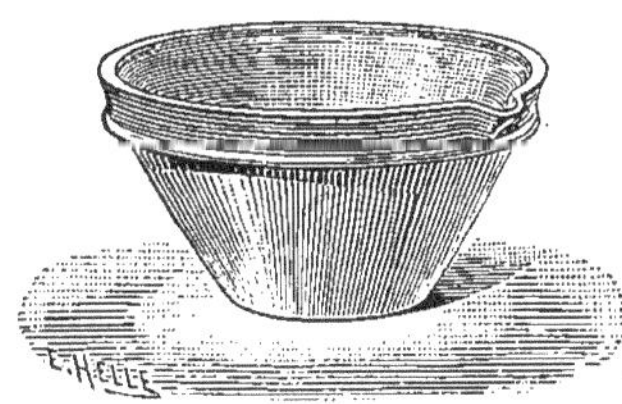

Fig. 253. — Terrine.

Leur capacité varie depuis 1 litre et même moins jusqu'à 60 litres et au delà, mais quand elle dépasse 30 ou 40 litres, ces vases deviennent difficiles à manœuvrer.

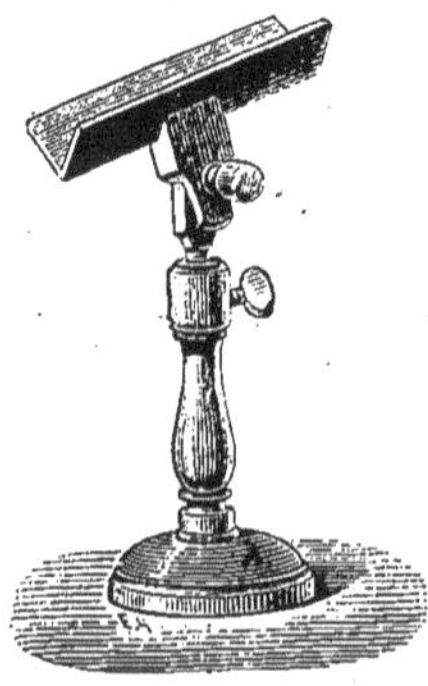

Fig. 246. — Support
à gouttière.

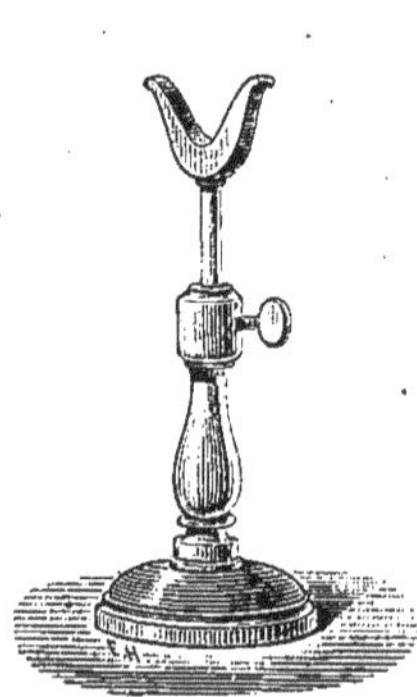

Fig. 247. — Support
à fourche.

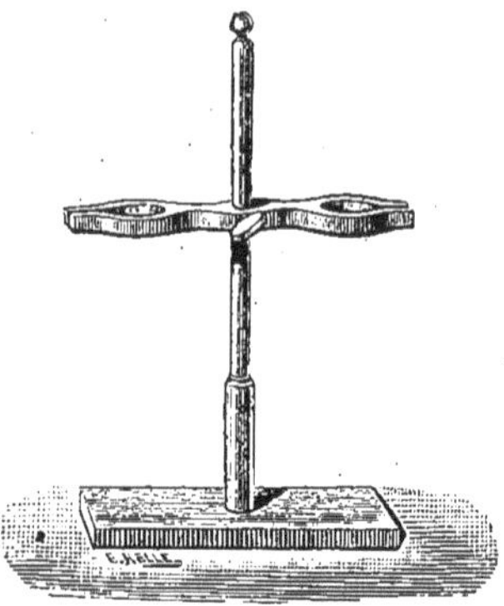

Fig. 248. — Support à entonnoir
double.

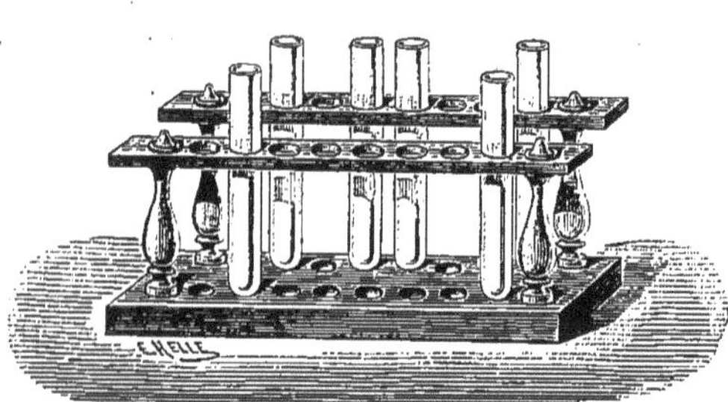

Fig. 249. — Support pour tubes à essai.

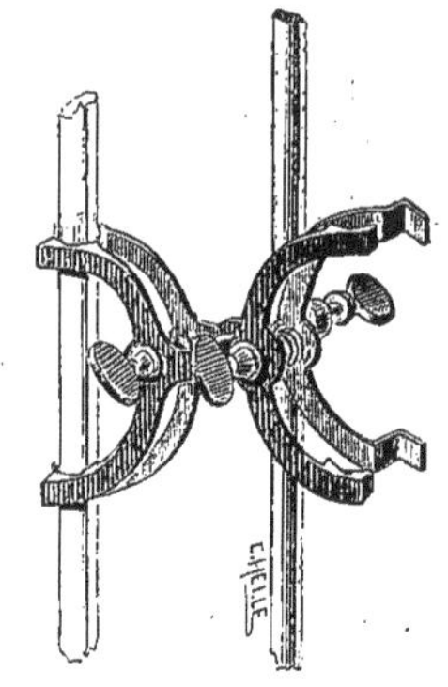

Fig. 250.— Support à burettes.

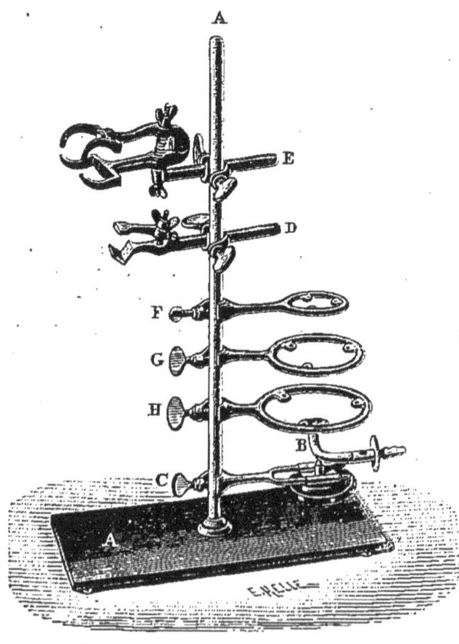

Fig. 251. — Support universel.

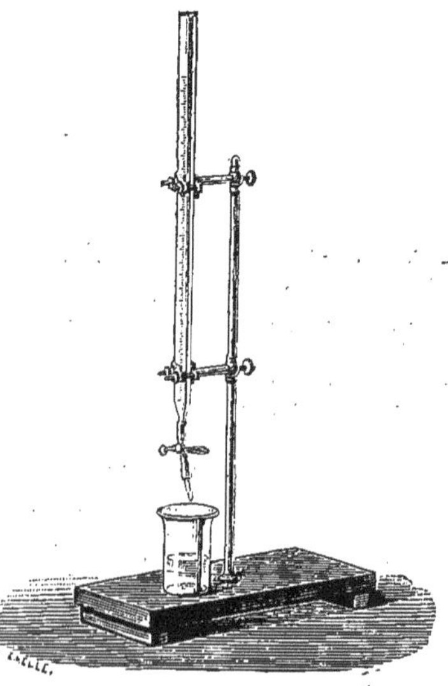

Fig. 252. — Support à burette.

Les tubes en verre sont d'un usage constant dans les laboratoires ; on les fait en verre ordinaire, verre vert moins fusible, cristal, etc. ; il en faut de tous les diamètres.

Nous avons déjà décrit la plupart des tubes employés pour la préparation des gaz.

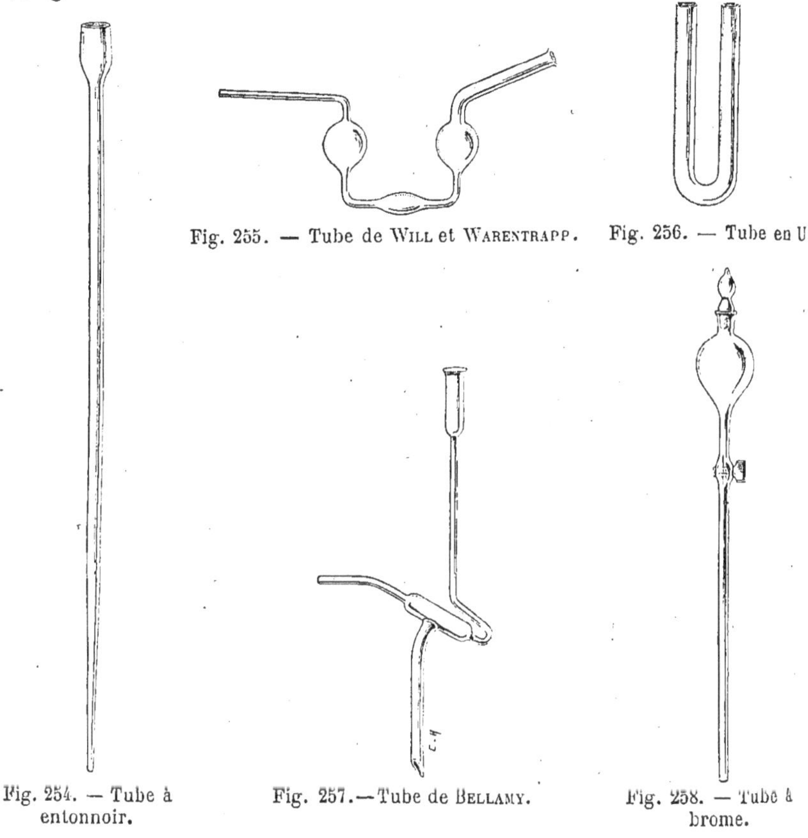

Fig. 255. — Tube de Will et Warentrapp.   Fig. 256. — Tube en U.

Fig. 254. — Tube à
entonnoir.

Fig. 257. — Tube de Bellamy.

Fig. 258. — Tube à
brome.

Les tubes à essais sont des tubes en verre mince, fermés par un bout, allant au feu.

Signalons :

Tube à entonnoir (fig. 254) ;

Tube de Will et Warentrapp (fig. 255) ;

Tubes en U (fig. 256) ;

Tube de Bellamy (fig. 257) ;

Tube à brome (fig. 258).

TUBES EN CAOUTCHOUC

Ces tubes se trouvent dans le commerce en toutes grosseurs et épaisseurs ; ceux dits, en feuille anglaise, sont préférables à ceux qui sont chargés d'une forte proportion de substances étrangères.

Un peu de glycérine facilite le frottement des tubes en caoutchouc sur le verre ; on doit éviter le contact des corps gras qui altèrent la substance élastique.

Les tubes à vide ont des parois de grande épaisseur et une petite lumière.

VASES DIVERS

Les vases à précipité sont cylindriques ou coniques (fig. 259) et munis d'un bec : ceux de Bohême (fig. 261) peuvent aller au feu.

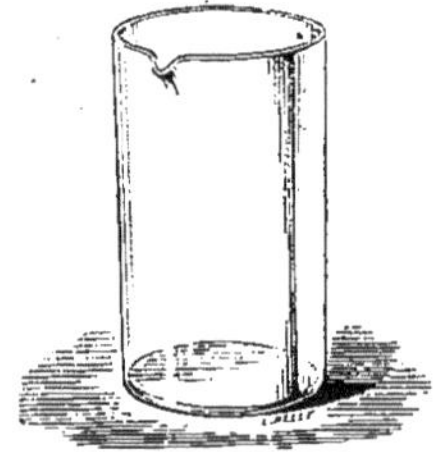

Fig. 259. — Vase à précipité.

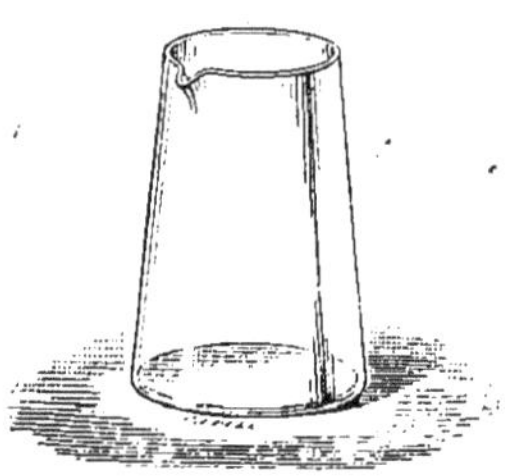

Fig. 260. — Vase à réaction.

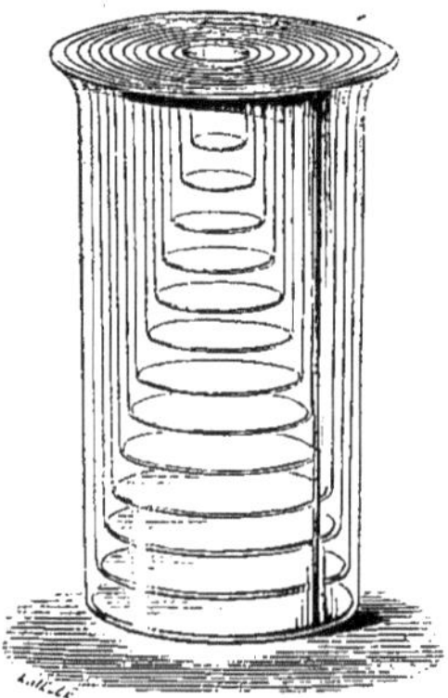

Fig. 261. — Vase à précipité en verre de Bohême.

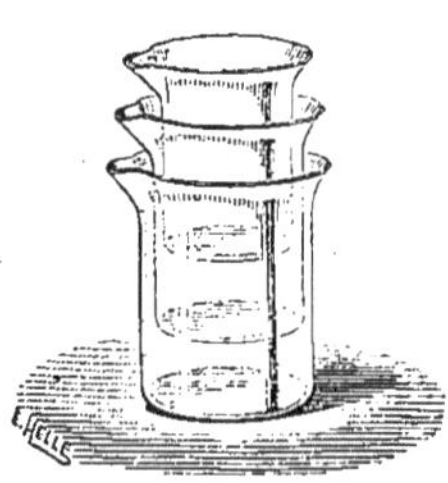

Fig. 262. — Vase à précipité en verre de Bohême, à bec.

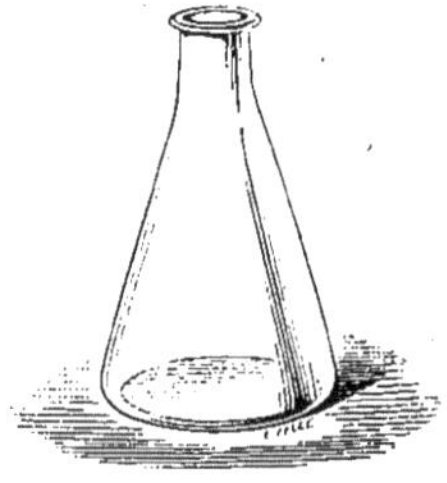

Fig. 263. — Vase à filtration chaude en verre de Bohême.

Les vases à réaction (fig. 260) diffèrent des précédents en ce qu'ils sont coniques et plus étroits à la partie supérieure.

Les vases à filtrations chaudes (fig. 263, 264) sont encore plus étroits à la partie supérieure.

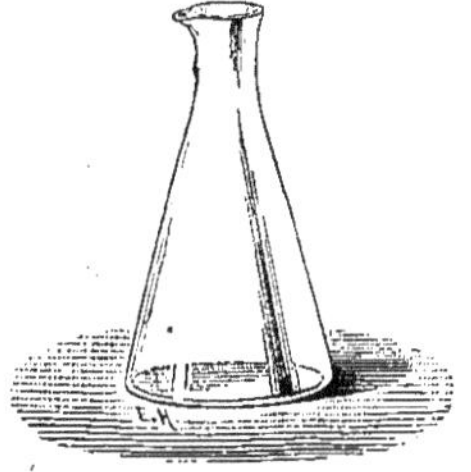

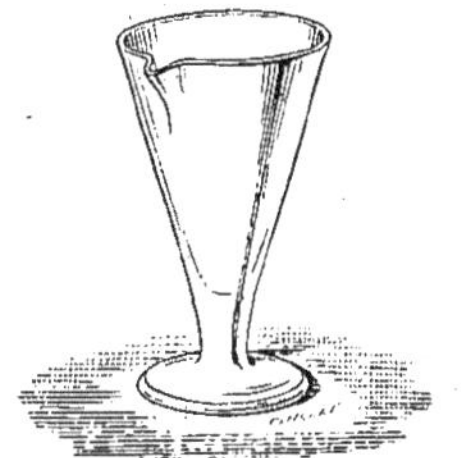

Fig. 264. — Vase à filtration chaude en verre
de Bohême, à bec.

Fig. 265. — Verre à expérience.

Les verres à expériences (fig. 265) sont coniques et munis d'un large pied.

VASES GRADUÉS

Pour mesurer les liquides, on se sert de *vases jaugés* destinés à mesurer une quantité fixe et de *vases gradués* qui permettent de mesurer des quantités variables.

En fait de vases jaugés, on emploie surtout les ballons, et les pipettes;

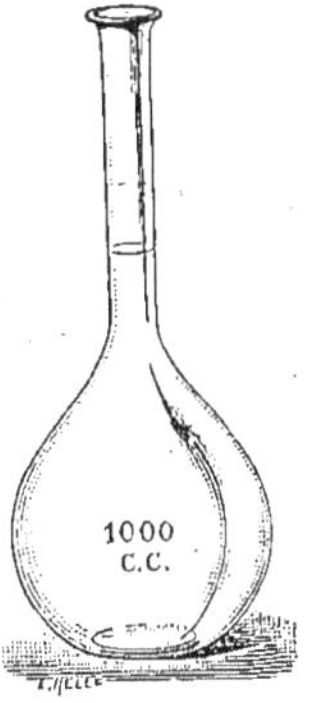

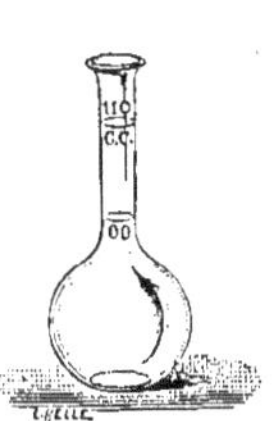

Fig. 206. — Ballon jauge.   Fig. 207. — Ballon jaugé à 2 graduations.

pour les premiers on en fait de 1,000 C.C., de 500 C.C., de 250 C.C., de 200 C.C., de 100 C.C., de 50 C.C., etc. (fig. 266 et 267).

Pour graduer ces vases, on les met sur une balance précise ; on les tare, on y introduit une quantité d'eau convenable, et au point d'affleurement on fait un trait circulaire. On note la température à laquelle se trouvait l'eau quand on a fait la graduation.

On a soin que le col soit étroit au point où se fera le trait de jauge pour que la lecture soit plus précise.

On a écrit de longues pages sur les erreurs que l'on commettait en effec-
tuant la pesée dans l'air, en ne la faisant pas à 4 degrés, etc., etc. ; il n'y a
aucune importance pratique en chimie à se préoccuper de ces corrections ;
il faut et il suffit que le ballon de 500 centimètres cubes soit bien la moitié
de celui de 1000 ; que celui de 250 soit contenu exactement deux fois dans
celui de 500, etc. ; il est bon d'opérer à une température voisine de celle à

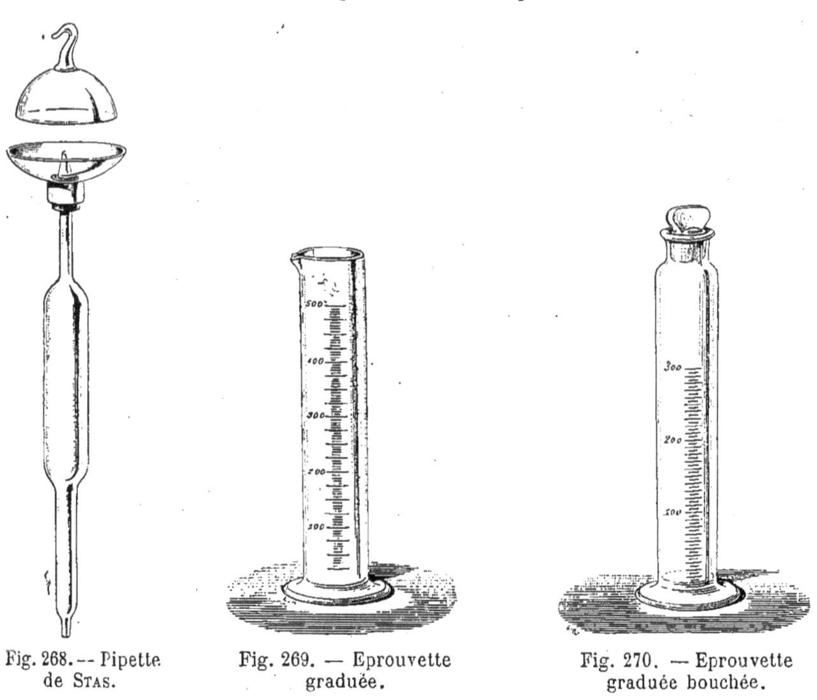

Fig. 268. -- Pipette
de STAS.

Fig. 269. — Eprouvette
graduée.

Fig. 270. — Eprouvette
graduée bouchée.

laquelle le vase a été jaugé, et enfin et surtout, il faut bien savoir si le ballon
a été jaugé par remplissage ou par écoulement.

Les ballons jaugés par remplissage — et c'est le plus grand nombre —
contiennent exactement le volume indiqué ; les autres laissent écouler le
volume du liquide pour lequel ils sont gradués, et il reste adhérent une
petite quantité de liquide.

Les pipettes sont des vases jaugés par écoulement ; nous avons déjà
décrit leurs principales formes ; on détermine leur trait de jauge supérieur
comme pour les ballons ; on laisse le liquide s'écouler librement en appuyant
la pointe du bec contre le récipient ; il ne faut jamais souffler ; nous préférons ces pipettes à celles à deux traits qui sont recommandées par quelques
auteurs comme donnant plus de précision ; nous croyons que, si l'on veut
être rigoureux, il est préférable d'avoir recours à la pipette imaginée par

STAS pour le dosage de l'argent (fig. 268) ; nous avons fait établir de ces pipettes de 5, 10, 20 et 50 C.C.

Les pipettes sont souvent graduées ; les figures 222 à 225 donnent une idée du dispositif employé.

On emploie beaucoup les éprouvettes graduées (fig. 269, 270) par remplissage : on fait aussi des ballons à deux traits de jauge 100 et 110, 50 et 55 C.C.

BURETTES GRADUÉES

Les burettes sont des vases gradués par écoulement ; ce sont des tubes cylindriques dont il doit être facile de laisser écouler le liquide goutte à goutte

Le plus souvent, elles sont graduées par un dixième de centimètre cube ;

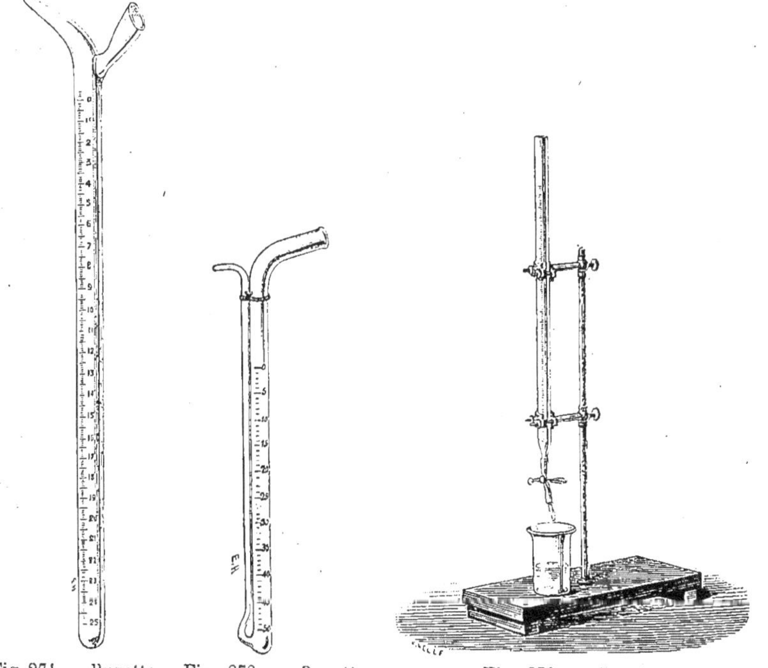

Fig. 271. — Burette anglaise.

Fig. 272. — Burette de GAY-LUSSAC.

Fig. 273. — Burette de MOHR.

quelquefois par un demi-centimètre cube ; quelquefois, enfin, elles portent des graduations spéciales (burette hydrotimétrique).

Les figures 271-272 indiquent les divers dispositifs qui ont été imaginés : nous n'aimons pas la burette anglaise et la burette de GAY-LUSSAC, parce que l'écoulement en est difficile à régler et que, pour faire les lectures, il faut relever cet appareil, attendre que le liquide mouillant les parois ait repris son niveau, recommencer à verser, à relever, etc. ; les burettes de Mohr à pince, et à robinet pour les liquides que le caoutchouc altère, sont d'un emploi commode.

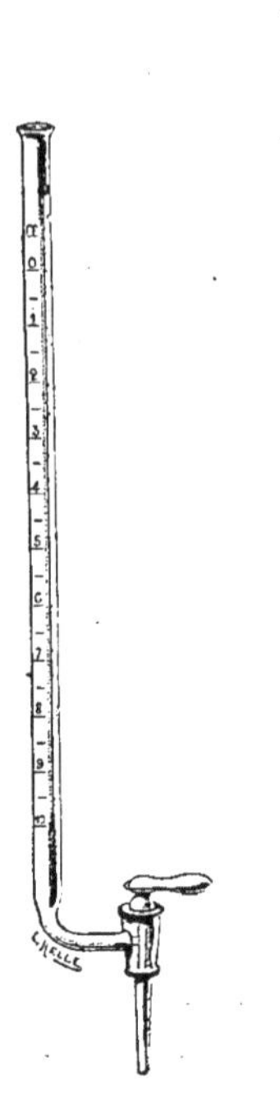

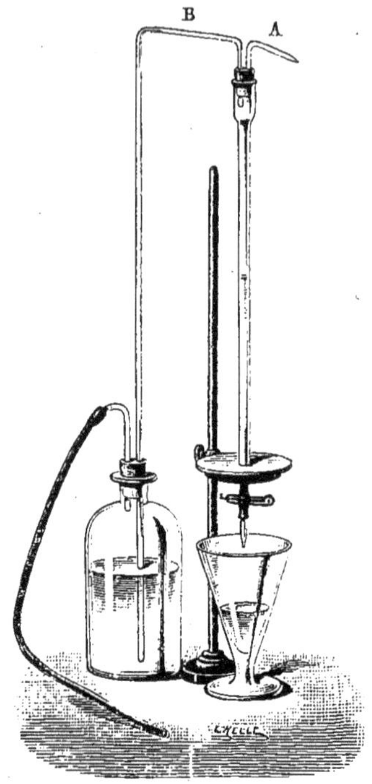

Fig. 274. — Burette de Mohr à robinet allemand.

Fig. 275. — Burette montée R H.

Pour faire la lecture on a proposé une foule d'artifices, flotteur d'Erdmann, papier mi-blanc, mi-noir, etc. ; nous nous trouvons très bien des burettes faites avec un tube dont la partie postérieure porte une bande rose encadrée entre deux bandes d'émail blanc.

Pour les liqueurs dont l'emploi est fréquent, nous les laissons adaptées à poste fixe à leur burette au moyen du dispositif représenté par la figure 275.

VASES EN VERRE

Le verre est un mélange de divers silicates et surtout de silicates de soude, de potasse, de chaux ; il possède les précieux avantages d'être transparent et d'être inattaquable par un très grand nombre de réactifs ; ses défauts sont d'être fragile et mauvais conducteur de la chaleur ; on diminue sa fragilité en le recuisant.

On a préconisé le verre trempé, obtenu en plongeant les pièces chauffées au rouge dans un bain d'huile : il est, en effet, moins fragile, et craint moins les variations de température ; mais quand il se brise, il éclate en mille morceaux.

En France, le verre contient surtout de la soude et de la chaux ; souvent, il est mal recuit ; dans le verre de Bohême, la potasse remplace la soude ; le produit obtenu est moins fragile et moins fusible.

Le cristal est un verre à base de potasse et de plomb ; dans le demi-cristal, le remplacement de la chaux par le plomb n'est que partiel.

APPAREILS A FAIRE LE VIDE

Pour faire le vide dans un vase quelconque, on peut le remplir de vapeur que l'on condense ensuite ou le remplir d'un gaz (CO_2 — AzH_3) facile à absorber (KHO — SO^4H_2), ou bien aspirer l'air :

Par des pompes ou des machines pneumatiques ; par des éjecteurs ; par les trompes, si la capacité du récipient est faible (fig. 276).

Les machines pneumatiques sont décrites dans les traités de physique ; les pompes sont construites sur les mêmes principes, mais plus solidement.

Les éjecteurs ont une construction analogue aux injecteurs GIFFARD, mais sont spécialement disposés pour l'aspiration au lieu de l'être pour le refoulement.

Les trompes sont de même nature que les éjecteurs, mais le fluide entraînant, le fluide moteur, est, non pas de la vapeur, mais bien un liquide (eau ou mercure).

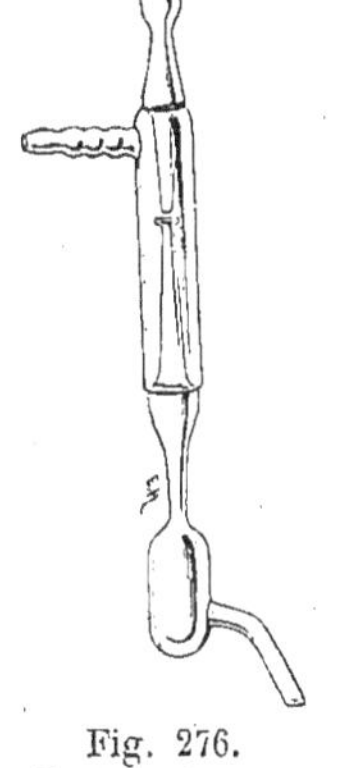

Fig. 276.
Trompe à eau.

Quand on produit un vide partiel dans l'intention de déterminer une aspiration, un courant de gaz, on peut avoir recours à des gazomètres ou à des flacons de MARIOTTE.

Le degré de vide produit est indiqué au moyen des manomètres.

OPÉRATIONS

CALCINATION, INCINÉRATION, GRILLAGE

Le mot calcination comportait autrefois simultanément l'idée de chauffage et celle d'oxydation : les métaux se convertissaient en chaux (*calx, calcis,* d'où calcination). Aujourd'hui, cette expression a une signification plus large et moins précise : ce mot seul indique, le plus souvent, l'action de chauffer à l'abri de l'air ; si l'air intervient, on effectue un grillage. Le grillage s'applique aux substances minérales ; le grillage des substances organiques, pour en obtenir les cendres, se nomme *incinération*.

On facilite l'incinération au moyen d'un courant d'oxygène, ou par addition d'azotate d'ammoniaque, qui se décompose sous l'influence de la chaleur sans laisser de résidu.

On effectue l'incinération dans des creusets ou des capsules de nature diverse, suivant la substance à incinérer. Les fourneaux à moufles sont commodes pour cet usage.

La calcination présente une grande importance au point de vue de l'analyse quantitative.

Quand on a précipité un élément sous la forme d'un composé inaltérable par la chaleur, on le lave, on le jette sur un filtre et on le dessèche ; on le calcine alors avant de le peser : cette opération s'effectue dans des creusets ou des capsules en porcelaine ou en platine ; ces derniers sont bien préférables, toutes les fois que le platine est inattaquable dans les conditions de l'expérience ; la porcelaine est plus lourde et risque de se casser ou de donner un éclat sous l'influence de la chaleur, l'analyse est alors perdue.

Pour opérer, on commence par porter au rouge le creuset ; on le laisse refroidir dans un dessiccateur et on le pèse : on continue d'une façon différente, suivant que le précipité est ou n'est pas susceptible d'être altéré par la calcination du filtre.

Dans le second cas, le filtre est replié sur lui-même, de manière à envelopper le précipité de toutes parts et est introduit dans le creuset ouvert, incliné sur un triangle, le couvercle reposant un peu sur la partie inférieure et plaçant le brûleur un peu au-dessous du fond ; toutes ces précautions visent à déterminer à l'intérieur du creuset un courant d'air qui facilitera l'incinération ; on chauffe ainsi jusqu'à incinération complète et disparition de toute trace de charbon ; on laisse refroidir au-dessous du rouge sombre à l'air libre, puis complètement dans un dessiccateur, et enfin on pèse.

Quelquefois, on active l'oxydation en agitant au moyen d'un fil de platine ; ou bien le charbon du filtre ayant produit une réduction, on fait agir quelques réactifs et on calcine de nouveau ; nous indiquerons en leur lieu ces cas spéciaux.

Quand le filtre ne peut pas être calciné en même temps que le précipité, on fait tomber le précipité sur un papier glacé noir ; le filtre roulé en un paquet est maintenu par un fil de platine en spirale et brûlé dans la flamme de Bunsen, au-dessus du creuset ; quand cette incinération est complète, on fait subir aux cendres, s'il est nécessaire, l'action des réactifs ; on ajoute le précipité et on calcine, comme nous l'avons indiqué.

CHAUFFAGE

A propos des appareils de chauffage, nous avons indiqué les principales substances qui servent à cet usage : commençons par dire tout de suite qu'on peut distinguer le chauffage direct dans lequel les vases contenant les substances à chauffer sont soumis directement à l'action de la chaleur, et le chauffage indirect, dans lequel on intercale, entre la source de chaleur et le

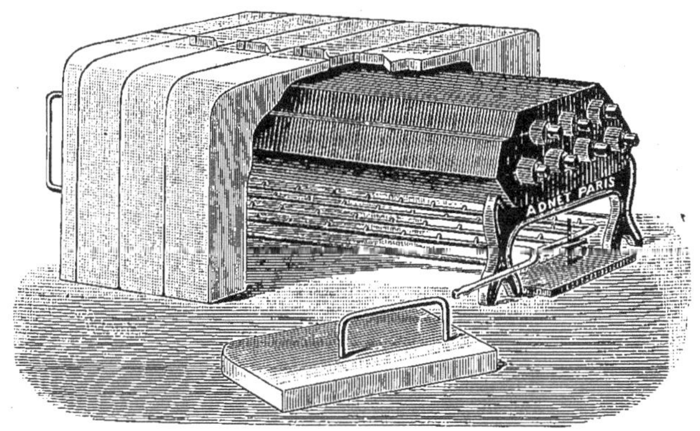

Fig. 277. — Bloc de fonte.

vase chauffé, un intermédiaire qui absorbe l'excès de chaleur, la répartit mieux et lui conserve une grande régularité. Même dans les cas de chauffage direct, on intercale souvent sous le vase une toile métallique; on a également préconisé des cartons d'amiante : c'est déjà là un chauffage indirect.

Les combustibles employés sont :

    a. Solides. —   Charbon de bois ;
                        Houille ;
                        Coke ;
                        Anthracite ;
                        Charbon de cornue.

    b. Liquides. —   Essences minérales ;
                        Pétrole ;
                        Huiles lourdes ;
                        Alcool ;
                        Essence de térébenthine.

    c. Gazeux. —   Gaz d'éclairage ;
                        Gaz pauvre ;
                        Gaz riche, etc.

Pour effectuer le chauffage indirect, on a recours à bien des intermédiaires :

Blocs métalliques, bloc pour chauffage de tubes (fig. 277), bloc étuve de FRESENIUS (fig. 140).

Bain de sable. — Le sable est contenu dans un vase métallique quelconque ; on enfonce plus ou moins l'appareil suivant le degré de chaleur que l'on veut obtenir ; on pourrait remplacer avec avantage le sable par une limaille métallique qui est meilleure conductrice de la chaleur.

Intermédiaires gazeux. — On enveloppe l'appareil de vapeur ; on a ainsi une grande constance de température ; les vapeurs d'eau, de mercure, de soufre sont ainsi utilisées.

Etuves.

Bain-marie. — Nous les avons déjà décrits, on les remplit d'eau, d'eau salée ou d'une solution saline qui élève le point d'ébullition de l'eau, de glycérine, d'huile, etc.

Voici le point d'ébullition de diverses solutions salines saturées à l'ébullition :

Carbonate de soude.	104,6
Chlorure de sodium	108,4
Azotate de potasse.	115,9
Azotate de soude.	121
Carbonate de potasse.	135
Azotate de chaux.	151
Chlorure de calcium.	179,5
Azotate d'ammoniaque.	180

Avec le mercure, on peut aller jusqu'à 150° ; avec l'acide sulfurique jusqu'à 200° ; avec les huiles jusqu'à 300° ; avec l'alliage de DARCET, on atteint le rouge sombre.

En somme, pour avoir un bon bain-marie, il reste encore à trouver un liquide comme le mercure ne mouillant pas les vases, d'une densité et d'une chaleur spécifique voisines de celles de l'eau, sans tension de vapeur.

CONGÉLATION

On nomme *congélation* le phénomène qui se produit quand un liquide passe à l'état solide ; cependant, cette expression n'est guère employée que lorsque le phénomène se produit vers 0° et au-dessous.

On emploie la congélation non seulement pour solidifier les corps, mais aussi pour séparer d'un mélange les produits dont le point de fusion est différent. C'est ainsi qu'en opérant vers 30°, on peut séparer l'oléine de la stéarine et de la margarine.

Donnons ici les formules de quelques mélanges réfrigérants employés dans un assez grand nombre de cas :

1° { Sulfate de soude cristallisé pulvérisé . . . . 4 } { Acide sulfurique à 36° . . . . 3 }	de + 10° à — 8°.
2° { Chlorhydrate d'ammoniaque . . . . 5 } { Azotate de potasse. . . . . 5 } { Eau . . . . 16 }	de + 10° à — 12°.
3° { Azotate d'ammoniaque. . . . . 1 } { Eau . . . . 1 }	de + 10° à — 16°.
4° { Sulfate de soude cristallisé pulvérisé . . . . . . 8 } { Acide chlorhydrique. . . . . 5 }	de + 10° à — 17°.
5° { Neige ou glace pilée. . . . . 2 } { Sel marin. . . . . 1 }	de 0° à — 20°.
6° { Phosphate de soude. . . . . 9 } { Acide azotique . . . . 4 }	de + 10° à — 29°.

Dans les laboratoires, on dispose de plusieurs appareils pouvant produire un abaissement de température assez considérable ; citons ceux de CARRÉ, de VINCENT, et surtout ceux à acide carbonique liquide, qui permettent de descendre à — 80°.

CRISTALLISATION

La cristallisation est le phénomène qui s'accomplit quand un corps prend l'état solide en affectant une forme géométrique

Nous nous en sommes occupés à propos de la minéralogie : insistons toutefois légèrement sur la cristallisation par solution, qui est la plus fréquente.

On peut opérer de plusieurs manières différentes :

1° On abandonne la dissolution à l'évaporation dans l'étuve ou au bain-marie. On obtient ainsi de beaux cristaux ;

2° La substance à faire cristalliser est dissoute à chaud dans le dissolvant jusqu'à refus ; par refroidissement, elle cristallise ;

3° On concentre les dissolutions trop étendues jusqu'à ce qu'elles aient acquis une concentration convenable et variable pour chaque dissolution. Finot et Bertrand ont dressé un tableau indiquant jusqu'à quel point il faut pousser l'évaporation pour obtenir de beaux cristaux.

Pour obtenir une belle cristallisation, il suffira de consulter le tableau et d'arrêter l'évaporation, lorsque la dissolution chaude de sel aura la densité indiquée. (Voir p. 178.)

On obtient de volumineux cristaux avec les solutions peu concentrées, et qui s'évaporent avec lenteur ; par contre, en employant des solutions concentrées et agitant au moment de la cristallisation, on obtient des cristaux ténus.

Lorsqu'une dissolution reste à l'état de sursaturation, il suffit, pour provoquer immédiatement la cristallisation, d'y projeter un cristal de même nature que ceux que l'on doit obtenir.

DÉCANTATION

La décantation est une opération qui consiste à séparer un liquide du dépôt qu'il a abandonné.

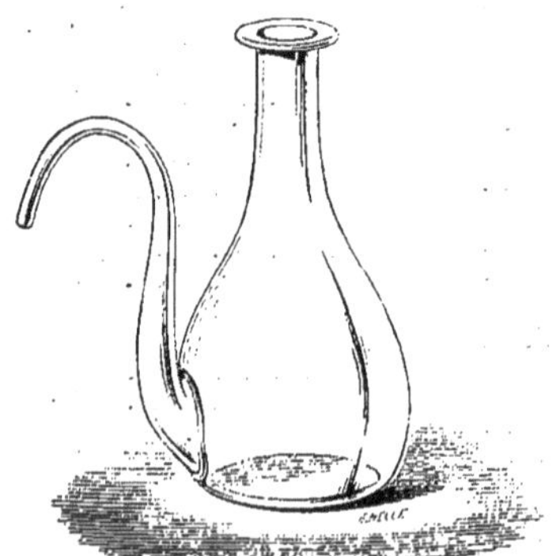

Fig. 278. — Récipient florentin.

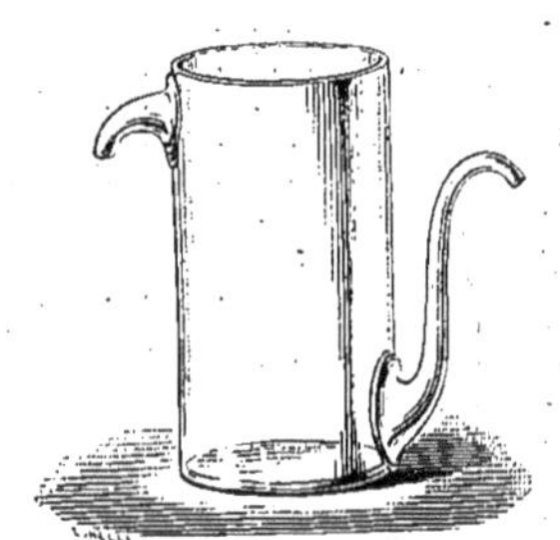

Fig. 279. — Récipient de Méro.

Son but est assez variable ; quelquefois, c'est la clarification ; d'autres fois, c'est un lavage ou bien une sorte de tamisation.

TABLEAU

INDIQUANT LES DÉGRÉS BAUMÉ POUR LA CRISTALLISATION DES PRINCIPAUX SELS, PAR MM. E. FINOT ET ARMAND BERTRAND

	Degrés Baumé.	Densités.
Acétate d'ammoniaque	14	1102
— de cuivre	5	1033
— de manganèse	26	1210
— de nickel	30	1251
— de plomb	42	1392
— de soude	22	1172
— de zinc	20	1154
Acide borique	6	1040
— oxalique	12	1086
— tartrique	35	1306
Alun d'ammoniaque	20	1154
— de potasse	20	1154
Arséniate d'ammoniaque	50	1505
— de potasse	36	1318
— de soude	36	1318
Azotate d'ammoniaque	29	1240
— de baryte	18	1136
— de bismuth	70	1889
— de chaux	55	1586
— de cobalt	50	1505
— de cuivre	55	1586
— de magnésium	45	1432
— de plomb	50	1505
— de potasse	28	1230
— de soude	40	1366
— de strontium	40	1366
— de zinc	55	1586
Baryte hydratée	12	1086
Benzoate d'ammoniaque	5	1026
— de chaux	2	1012
Borax	24	1191
Bromure d'ammonium	30	1251
— de cadmium	65	1775
— de potassium	40	1366
— de sodium	55	1586
— de strontium	50	1505
Carbonate de soude	28	1230
Chlorate de baryte	40	1366
— de potasse	22	1172
— de soude	43	1405
— de strontiane	65	1775
Chlorure d'ammonium	12	1086
— de baryum	35	1306
— de calcium	40	1366
— de cobalt	41	1379
— de cuivre	45	1432
— (proto) étain	75	2017
— de magnésium	35	1306
— de manganèse	47	1460
— de nickel	50	1505
— de potassium	25	1200
— de strontium	34	1295
— de zinc ammoniacal	43	1405
Chromate (bi-) d'ammoniaque	28	1230
— de potasse	38	1342
— de soude	45	1432

	Degrés Baumé.	Densités
Citrate de potasse	36	1318
— de soude	36	1318
Cyanure de mercure	20	1154
Cyanoferrure de potassium	38	1342
Ethylsulfate de baryte	43	1405
— de soude	37	1330
— de chaux	36	1318
Formiate de baryte	32	1272
— de soude { été	30	1251
— de soude { hiver	25	1200
Hyposulfate de baryte	24	1191
— de sodium	24	1191
Hyposulfite d'ammonium	37	1330
— de calcium	41	1379
— de magnésium	40	1366
— de sodium	40	1366
Iodate de potasse	17	1127
Lactate de chaux	8	1055
— de magnésie	6	1040
— de manganèse	8	1055
Mannite { en été	8	1055
Mannite { en hiver	7	1047
Oxalate d'ammoniaque	5	1033
— de peroxyde de fer et d'ammoniaque	30	1251
— de potasse	30	1251
Permanganate de potasse	25	1200
Phosphate d'ammoniaque	35	1306
— de sodium	20	1154
— de sodium et d'ammoniaque	17	1127
Pyrophosphate de sodium	18	1136
Sulfate d'alumine	25	1200
— d'ammoniaque	28	1230
— de cobalt	40	1366
— de cuivre	30	1251
Sulfate de cuivre ammoniacal	35	1306
— de fer	31	1262
— de fer ammoniacal	31	1262
— de magnésie	40	1366
Sulfate de manganèse	44	1448
— de nickel	40	1366
— de nickel ammoniacal	18	1136
— de potasse	15	1110
— (bi-) de potasse	35	1306
— de soude	30	1251
— de zinc	45	1432
Sulfite de sodium	25	1200
Sulfocyanate d'ammoniaque	18	1136
— de potassium	35	1306
Tartrate d'ammoniaque	25	1200
— de fer	40	1366
— neutre de potasse	48	1475
— de potasse et de soude	36	1318
Tungstate de soude	45	1432

Quand le dépôt est dense et que l'on opère sur des quantités restreintes, on décante aisément en inclinant le vase avec précaution ; si le dépôt est léger, il vaut mieux faire écouler le liquide par une ouverture latérale, pratiquée un peu au-dessus de la surface du dépôt. Il vaut encore mieux se servir du décantateur de Berquier. Cet appareil se compose d'un flotteur muni d'une pince pouvant supporter un tube de caoutchouc dont l'ouverture se trouvera à 2 ou 3 millimètres au-dessous du niveau du liquide ; l'autre extrémité du tube communique avec un robinet situé à la partie inférieure du récipient. Ce décantateur peut être employé quelle que soit la hauteur du dépôt.

On peut encore utiliser les siphons, ou l'aspiration produite par une trompe.

Il est bon d'opérer dans des vases légèrement coniques, plus larges en bas qu'en haut ; avec une telle inclinaison, le précipité descend directement au fond du récipient, sans rencontrer des parois qui l'arrêteraient, ou tout au moins le retarderaient.

Pour décanter de minimes quantités de liquides, on se sert avec avantage de pipettes ; et si la quantité est encore plus minime, on se contente de plonger dans le liquide le bout d'une mèche de coton, tandis que l'autre extrémité se trouve hors du vase ; grâce à la capillarité, cette mèche fait l'office de siphon ; on peut la remplacer par une étroite bande de toile ou de papier sans colle, ou même par un simple fil.

C'est encore par décantation que l'on sépare deux liquides de densités différentes ; l'opération s'effectue au moyen d'un entonnoir à robinet ou d'un entonnoir ordinaire muni d'un tube en caoutchouc et d'une pince, ou mieux encore des poires à décantation (fig. 148-151).

Les récipients florentins (fig. 278-279) sont des vases à décantation, surtout employés en pharmacie pour séparer les essences des eaux distillées.

DÉCRÉPITATION

Plusieurs corps solides, soumis brusquement à l'action d'une température élevée, font entendre un bruit particulier, une sorte de pétillement. C'est ce phénomène qu'on désigne sous le nom de décrépitation.

La décrépitation paraît due à diverses causes :

1° A de l'eau interposée qui se réduit en vapeur et sépare les particules solides ;

2° A des gaz emprisonnés dans la masse et qui la font éclater en se dilatant sous l'influence de la chaleur ;

3° Aux dégagements gazeux provenant de la décomposition de la matière par l'action du feu.

D'après Baudrimont, le plus souvent la décrépitation est due à la séparation de lamelles, mauvaises conductrices de la chaleur et susceptibles de clivage. On peut diviser les corps qui décrépitent en deux séries :

1° Les corps fixes, comme les chlorures et bromures de potassium, de sodium, etc. ;

2° Les corps qui se décomposent en donnant naissance à des produits aériformes. Tantôt ils sont anhydres comme les azotates de baryte et de plomb, tantôt ils sont hydratés comme l'émétique, le gypse, le ferrocyanure de potassium, etc.

Certains sels contenant de l'eau de cristallisation, mais qui ne sont point susceptibles de clivage, ne décrépitent pas ; tels sont : le carbonate de soude, le sulfate de magnésie, etc.

DESSICCATION

La dessiccation a pour objet d'enlever aux substances l'eau ou les autres liquides volatils dont elles sont imprégnées. Elle repose sur les mêmes principes que la vaporisation.

La dessiccation se pratique de plusieurs manières :

1° On sèche à l'air libre et à la température ordinaire. Ce procédé s'applique à quelques produits chimiques tels que le sesquioxyde de fer hydraté ; il faut alors avoir soin d'étaler les substances en couches minces, et de renouveler souvent les surfaces en contact avec l'air ;

2° On comprime dans du papier sans colle les sels qui ne peuvent sans s'effleurir subir l'action de l'air sec. Dans cette catégorie, se trouvent les sels de soude en général, le sulfate de magnésie, le tartrate double de potasse et de soude, etc. ;

3° Les sels que la chaleur décompose sont exposés sous une cloche à l'action desséchante de l'acide sulfurique concentré ou de toute autre substance avide d'eau. On peut activer en opérant dans le vide ;

4° On peut sécher, en les soumettant directement à l'action du feu dans

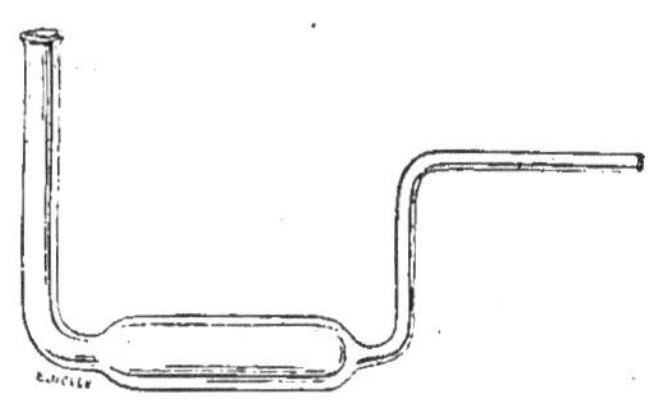

Fig. 280. — Tube à dessiccation.

des vases appropriés, toutes les matières que ne décompose pas une haute température ;

5° Le plus souvent, la dessiccation s'effectue dans les étuves.

Dans quelques cas, la substance à dessécher est introduite dans un tube à dessiccation (fig. 280) que l'on plonge dans un bain à température voulue et au moyen d'un appareil aspirateur, on fait passer un courant d'air sec.

DIALYSE

La dialyse est une opération imaginée par GRAHAM pour séparer les substances cristallisables (*cristalloïdes*) des substances incristallisables (*colloïdes*) avec lesquelles elles se trouvent mélangées dans une dissolution.

Tous les cristalloïdes (sels, alcaloïdes, sucres, etc.) traversent facilement le parchemin végétal qui, au contraire, ne livre pas passage aux colloïdes, tels que la gélatine, le caramel, l'albumine, etc. Cette loi souffre quelques exceptions à l'égard de certaines substances incristallisables. Ainsi la gomme, le tannin, la dextrine diffusent à travers le parchemin, mais avec une grande lenteur

DISTILLATION

Définition. — La distillation est une opération qui consiste à vaporiser les substances volatiles, à l'aide de la chaleur, et à les faire repasser ensuite par refroidissement à leur état primitif.

But. — Son but est très variable ; on peut ainsi séparer les substances fixes des substances volatiles, séparer les substances inégalement volatiles, mélanger des substances différemment volatiles dans des proportions déterminées par les rapports de leur tension de vapeur, etc.

Historique. — Son invention est généralement attribuée aux Arabes et en particulier à GEBER qui vivait au VIIe siècle. On a prétendu qu'ARISTOTE, HIPPOCRATE, GALIEN et d'autres encore l'avaient connue.

Principe. — En général la distillation s'effectue à la température de l'ébullition, et n'est qu'un cas particulier de l'évaporation (F prend sa valeur maxima, et devient égal à la pression atmosphérique H). Quand on opère à une température inférieure à celle de l'ébullition, on se trouve dans le cas des vases communiquants.

Soient A et B deux vases reliés entre eux au moyen d'un tube de communication. Le premier contient de l'eau à la température ambiante qui est, je suppose, de 20° ; l'autre est maintenu à une température constante de 10°, par exemple. Dans ces conditions, le liquide du vase A émet constamment des vapeurs ayant une tension correspondant à la température de 20° ; elles se répandent dans le vase B où elles se condensent partiellement pour prendre une tension correspondant à la température de 10° ; tout le liquide finira donc par passer du premier récipient dans le second.

A côté de ces principes théoriques, rappelons un fait pratique trop souvent méconnu, c'est que l'ébullition doit être très calme, afin d'éviter l'entraînement ; pour cela, dans la construction, il faut donner peu de profondeur aux vases distillatoires.

Classification. — Les anciens distinguaient trois espèces de distillation :
1° Distillation *per ascensum* qu'on effectuait dans les alambics ;
2°   —   *— latus* ou à la cornue ;
3°   —   *—descensum* dans laquelle on obligeait les vapeurs à se diriger de haut en bas, comme on le fait encore pour la préparation du zinc d'après la méthode anglaise. La distillation *per descensum* est abandonnée en pharmacie, on ne distille plus qu'à l'alambic et à la cornue.

Distillation à l'alambic. — On remplit aux 2/3 environ la cucurbite (et le bain-marie si ce vase est employé) : on lute et on chauffe modérément pour

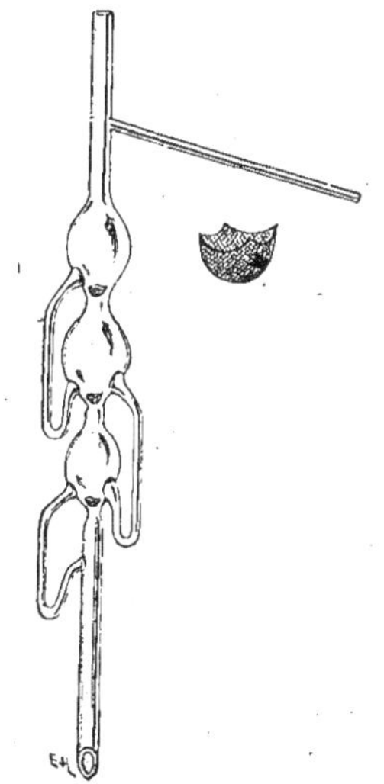

Fig. 281. — Tube Lebel et Henninger.

produire une ébullition calme ; le réfrigérant est alimenté convenablement d'eau froide.

Distillation à la cornue. — La cornue est adaptée au récipient avec ou sans allonge ou réfrigérant. Le récipient lui-même est ou n'est pas muni d'un tube de dégagement. Les diverses pièces de l'appareil sont ou ne sont pas lutées.

Il est bon de ne pas chauffer une trop grande quantité de liquide et de chauffer doucement afin de ne pas avoir d'entraînement mécanique ; on régularise beaucoup l'ébullition en déposant au fond de la cornue un peu de sable, de verre pilé, ou mieux des fragments de fil de platine.

Si l'on a besoin de distiller au-dessous de 100°, on immerge la cornue dans un bain-marie à la surface duquel on peut verser une couche d'huile qui s'oppose à l'évaporation de l'eau ; on observe la température au moyen d'un thermomètre plongé dans le bain-marie.

Si l'on veut obtenir une température supérieure à 100°, on remplace le bain-marie par le bain de sable ou bien encore on emploie des solutions salines (p. 175).

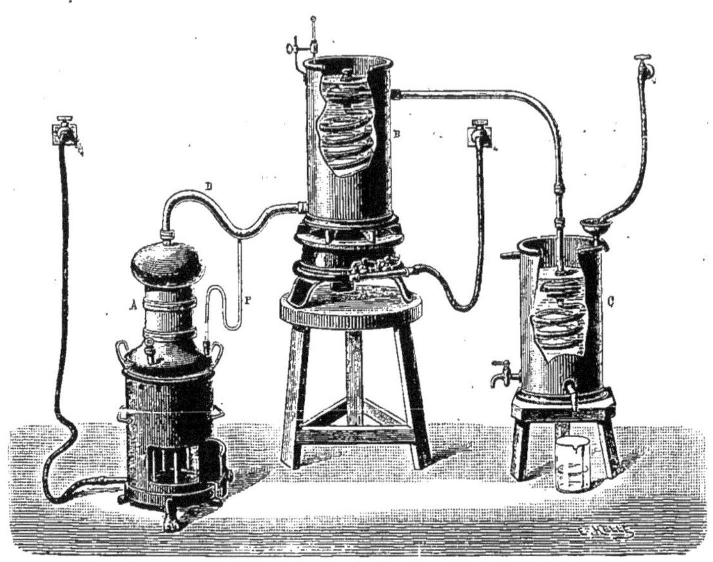

Fig. 282. — Appareil à rétrogradation.

La *rectification* est une distillation lente destinée à purifier les produits déjà distillés.

La *cohobation* est une opération qui consiste à redistiller le produit déjà distillé avec le résidu de l'opération précédente, ou avec une nouvelle quantité de la même substance.

Quand on veut séparer plusieurs liquides mélangés dont le point d'ébullition n'est pas le même, on les distille en ayant soin de plonger un thermomètre dans leur vapeur. Chaque fois que la température s'élève, on change le récipient. C'est là ce qu'on appelle la *distillation fractionnée*. Pour faciliter cette opération, on construit des appareils spéciaux (fig. 281).

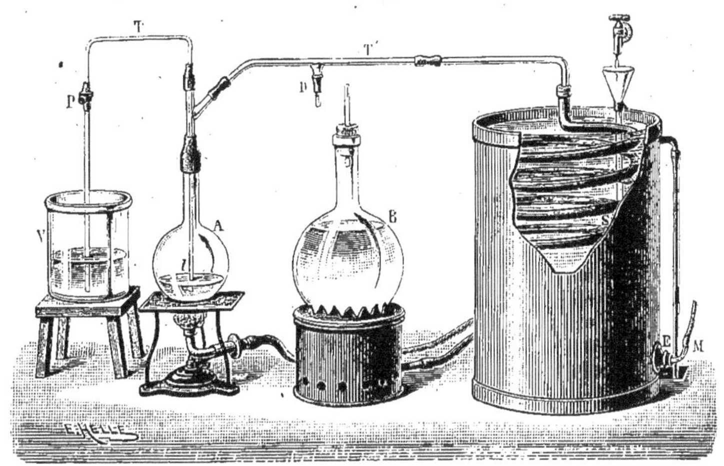

Fig. 283. — Appareil de Schloesing pour distillation dans le vide.

Dans l'industrie, on abrège la durée de cette opération en faisant passer

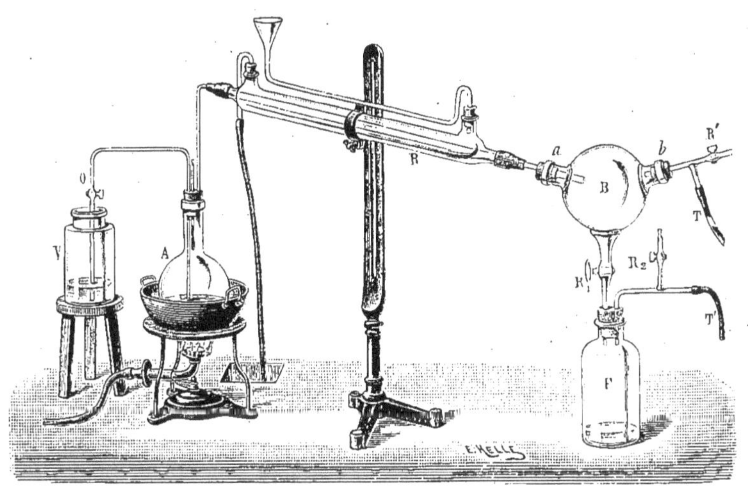

Fig. 284. — Appareil à distillation fractionnée dans le vide.

les vapeurs dans des condensateurs maintenus à une température constante et convenable pour maintenir un des corps en présence à l'état de vapeur et condenser l'autre qui revient dans l'alambic. Ce sont les *appareils* à *rétrogradation;* ils sont quelquefois d'une construction très complexe (fig. 282).

Enfin dans quelques cas, la distillation est effectuée sous pression réduite, ou, comme on dit, dans le vide. L'appareil de Schlœsing nous paraît très convenable pour cet usage (fig. 283). On peut également effectuer dans le vide les distillations fractionnées (fig. 284). Quelquefois au moyen d'un tube de verre très effilé, on laisse rentrer quelques bulles d'air qui facilitent singulièrement l'ébullition.

ÉBULLITION

L'ébullition est le phénomène qui se produit quand, la tension de vapeur d'une substance étant devenue égale à la pression atmosphérique, des bulles de vapeur prennent naissance au sein du liquide, et viennent crever à sa surface.

Pour un même liquide, placé exactement dans les mêmes conditions, l'ébullition se produit toujours à une même température, et celle-ci demeure invariable pendant toute la durée de l'ébullition.

Les conditions les plus importantes, nécessaires pour que l'ébullition se produise toujours à la même température, sont :

1° Une même pression ;

2° Un vase de même nature ;

3° La présence de quelques molécules gazeuses.

Cette dernière condition démontrée nécessaire par les expériences de Donny et Dufour explique le mode d'action des fils de platine, morceaux de charbon, de silex, etc., que l'on introduit dans les divers liquides que l'on veut porter à l'ébullition.

C'est à cause de l'absence de molécules gazeuses que l'ébullition devient de plus en plus difficile quand elle a duré un certain temps ; elle se fait alors par soubresauts, et la température du liquide s'élève.

On porte les liquides à l'ébullition soit pour les évaporer, soit pour obtenir la température de leur point d'ébullition.

Quand on veut évaporer, on peut augmenter l'intensité de la source calorifique sans grand inconvénient. Il faut toutefois se rappeler que, dans une ébullition tumultueuse, des particules liquides sont entraînées par la vapeur.

Quand on ne vise qu'à obtenir une température fixe, comme par exemple lorsque le liquide sert de bain-marie, il faut régler l'intensité du feu de manière à n'avoir qu'une très légère ébullition.

Quand on veut obtenir la température d'ébullition d'un liquide, on observe les précautions indiquées dans les traités de physique pour la détermination du point 100. En général, on se contente de porter à l'ébullition au bain de sable, dans un petit ballon, une petite quantité de substance et de faire arriver à 2 ou 3 centimètres au-dessus du niveau du produit le réservoir d'un thermomètre ; on fait la lecture et du thermomètre et du baromètre. Pour les recherches précises de physique, il faut faire un assez grand nombre de corrections.

ESSORAGE

L'essorage est une opération destinée à enlever aux corps solides les liquides qui les baignent.

On l'effectue :

1° Par contact avec des corps poreux, tels que le papier non collé, certaines

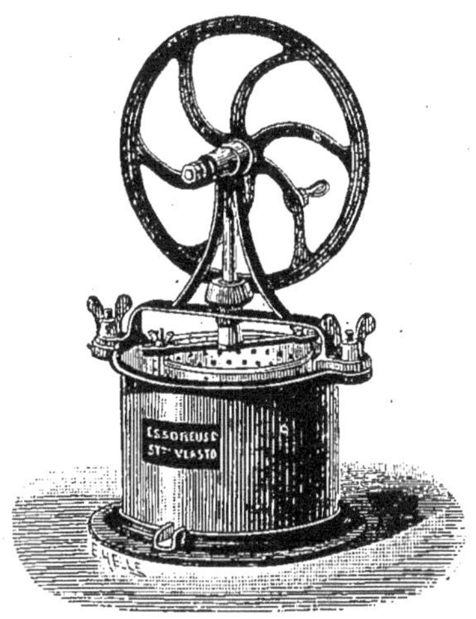

Fig. 285. — Essoreuse.

briques, le plâtre, la porcelaine dégourdie : une légère pression augmente le contact et par suite la rapidité de l'absorption ;

2° Par la force centrifuge, au moyen d'instruments désignés sous le nom de *turbines*, *toupies* ou *essoreuses* et dont quelques modèles ont été créés pour les laboratoires (fig. 285) ;

3° Par succion. La substance étant régulièrement tassée dans un entonnoir, sur un filtre sans plis ou sur un tampon de coton, on aspire au moyen d'une trompe ; le liquide est entraîné rapidement.

ÉVAPORATION

L'évaporation est une opération qui consiste à réduire les liquides en vapeur.

En désignant par C un coefficient constant, la formule de l'évaporation est

$$E = C \times S \times F$$

S $=$ la surface d'évaporation ;

F $=$ la force élastique maxima de la vapeur à la température de l'expérience ; si l'atmosphère contient déjà des vapeurs du liquide à vaporiser, il faut remplacer F par F $- f$, $f =$ la tension de la vapeur contenue dans l'atmosphère.

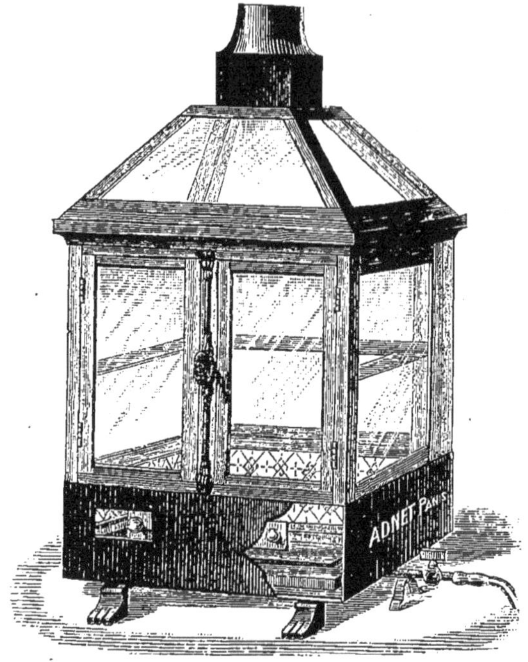

Fig. 286. — Etuve de Frémy.

D'après cette formule, on voit que pour évaporer rapidement dans l'air, il faut :

1° Augmenter la surface d'évaporation ;

2° Élever la température parce que F croît avec la température ;

3° Renouveler l'air pour que f ait toujours sa valeur minima.

On désigne sous le nom d'*évaporation spontanée*, celle qui se produit à la température ordinaire.

Il est bon de placer au-dessus du liquide à évaporer un diaphragme quelconque empêchant les poussières atmosphériques d'y tomber.

Dans le vide, la valeur de F est de beaucoup supérieure à celle de F dans l'atmosphère, et si on absorbe les vapeurs produites par un corps qui en est avide, f ne diminuera pas la valeur de F, et l'évaporation sera rapide.

Quand l'évaporation n'est poussée que jusqu'à un certain degré, elle porte le nom de *concentration ;* quand tout le liquide doit disparaître, on évapore à *siccité* ou *à sec.*

Les vapeurs, autres que celles de l'eau, répandues dans l'atmosphère sont souvent fort incommodes ; aussi est-il bon de faire leur évaporation dans des cages à évaporation munies d'un bon tirage (fig. 286).

EXPRESSION

L'expression est une opération ayant pour but d'extraire les liquides contenus dans les solides.

Quand l'expression n'exige pas l'intervention d'une grande force, on exprime entre les mains ou dans une toile à laquelle on fait subir une torsion prolongée. Si ces moyens sont insuffisants, on a recours à la presse.

Pour bien presser, on prend les précautions suivantes :

1° Si la substance est pâteuse et risque de s'écouler à travers les ouvertures du seau de la presse, on l'enferme dans des toiles de chanvre ou de laine, à tissu assez lâche. Dans le cas contraire, on l'introduit directement dans le seau (ce qui évite une perte par imbibition du linge), et on la dispose en couches assez minces, séparées par des plaques permettant un rapide écoulement du liquide ;

2° Chaque couche doit être bien égalisée, afin d'avoir une épaisseur uniforme, pour que la pression s'effectue normalement ;

3° Le seau doit être bien centré pour ne pas fausser l'organe de pression ;

4° On presse lentement ; sans cette précaution, les couches extérieures, devenues imperméables par le fait même de la pression, ne laisseraient pas transsuder le liquide contenu dans leur intérieur, et si on opérait avec des toiles, on risquerait fort de les faire éclater ;

5° Quand il est nécessaire de fluidifier les substances exprimées, on chauffe le seau et les plaques en les plongeant pendant quelque temps dans l'eau bouillante ;

6° Le seau et les plaques doivent être en métal sans action sur la substance exprimée.

FILTRATION

La filtration est un mode de clarification résultant du passage des liquides à travers des substances poreuses, nommées *filtres*, qui retiennent les corps solides à leur surface. Les matières susceptibles de servir de filtres sont très nombreuses.

Filtres de papier. — Les papiers à filtrer blancs doivent être seuls employés en chimie.

Quand la filtration a spécialement pour but d'obtenir des liquides limpides, on plisse, en général, les papiers à filtrer. Le mode opératoire, très difficile à décrire, est, au contraire, très simple à exécuter.

Divers moyens ont été proposés pour accélérer la filtration au papier.

DUBLANC place le filtre dans un cône de toile métallique ou de fil de fer. Ce procédé est très bon.

En Angleterre, aux Etats-Unis, en Allemagne, on emploie des entonnoirs cannelés (fig. 152).

PICARD se sert d'un filtre sans plis exactement appliqué contre l'entonnoir,

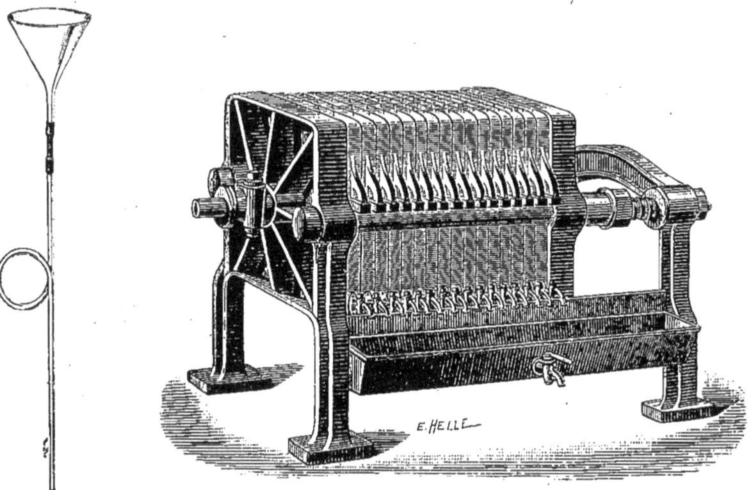

Fig. 287.
Filtre PICARD.

Fig. 288. — Filtre-presse.

et, à l'aide d'un tube de caoutchouc, il adapte à ce dernier un tube de verre long, étroit et recourbé circulairement à sa partie supérieure. L'appareil est placé verticalement, et fonctionne comme un aspirateur (fig. 287).

Pour éviter que le papier ne s'obture trop rapidement par le dépôt des molécules salines, on prend un entonnoir renversé, recouvrer par un filtre doublé d'une toile pour mieux résister à la pression, et on opère par succion.

La filtration des liquides qui craignent le contact de l'air ou qui sont très volatils, se fait commodément dans le filtre de RIOUFFE.

Pour les huiles et les liquides visqueux, on construit des entonnoirs à doubles parois dans l'intervalle desquelles on fait circuler de l'eau chaude ou de la vapeur d'eau.

Quand on doit filtrer des quantités de liquide considérables, on s'aide de la pression et on a recours aux filtres-presses (fig. 288).

Quand on vise surtout à recueillir les précipités, on plie le papier en quatre, et on l'ouvre de façon à avoir une feuille simple d'un côté et une feuille triple de l'autre ; le pliage en quatre doit être fait sous un angle tel que le papier épouse exactement la forme de l'entonnoir.

Les filtres ne doivent jamais dépasser les bords de l'entonnoir. On les enfonce suffisamment pour que leur pointe ne soit pas trop large, et ne se déchire pas sous la pression du liquide, mais non pas de manière à boucher trop complètement la douille de l'entonnoir, ce qui ralentirait la filtration.

La filtration ainsi obtenue est très lente ; on l'accélère en employant des entonnoirs JOULIE ou en ayant recours à l'aspiration ; si la pression ainsi produite est voisine d'une atmosphère, le papier crèvera infailliblement ; il faut le soutenir au moyen d'un petit cône en platine qui s'adapte exactement dans l'entonnoir.

Le papier employé en analyse quantitative doit être très pur ; il ne doit rien abandonner aux liquides qui le traversent et ne doit laisser qu'un poids infime de cendres ; s'il en était autrement, on devrait tenir compte du poids de ces cendres. Le papier MUNKTELL est de très bonne qualité.

Filtres de tissus. — A l'aide des étoffes de fil, de laine, de molleton, on effectue des filtrations moins parfaites qu'avec les filtres de papier. Les produits obtenus sont désignés sous le nom de *colatures*.

Les filtres de chanvre ou de coton sont de simples carrés de toile que l'on tend modérément sur des châssis.

Suivant leur forme et leur nature, les filtres de laine prennent le nom de *blanchet, étamine, chausse*.

Les filtres de laine ne peuvent servir à la clarification des liqueurs alcalines qui les détruisent.

Filtres divers. — Coton cardé. Charpie.

Pour la filtration de très petites quantités de liquide, on se sert fréquemment de coton cardé que l'on place au fond d'un entonnoir en le tassant modérément.

La charpie peut dans bien des cas remplacer le coton cardé ; le coton hydrophile est encore préférable.

Fulmi-coton. — M. BŒTTGER recommande le fulmi-coton pour la filtration des liquides qui s'altèrent au contact des matières organiques. Ce procédé convient très bien pour filtrer la solution de permanganate de potasse et un certain nombre d'acides.

Verre filé ou Glaswolle. — Ce produit s'obtient en filant du verre de Bohême fondu sur un cylindre échauffé auquel on imprime un mouvement rotatoire. On l'emploie comme le coton cardé ; on construit des entonnoirs spéciaux pour cet usage, ayant un renflement à la partie supérieure de la douille (fig. 147).

On utilise le glaswolle pour filtrer des solutions acides ou alcalines, les

solutions salines comme celles de nitrate d'argent, la liqueur de FEHLING, etc.
Il est préférable à l'amiante qui se met plus difficilement en boule, et qui
présente l'inconvénient de se détacher par fragments venant nager à la surface du liquide filtré. Enfin, il peut servir un très grand nombre de fois,
puisqu'il suffit pour le purifier de le laver à grande eau et de le sécher.

Verre pilé. — Le verre pilé peut servir aux mêmes usages que le verre filé,
mais il est beaucoup moins commode. Pour l'employer, on obstrue la douille
d'un entonnoir avec quelques fragments de verre un peu gros; on recouvre
ces fragments avec du verre un peu plus divisé, et sur le tout on dépose une
couche de verre en poudre.

Amiante. — L'amiante peut être employée comme le verre filé.

Enfin on emploie encore, surtout pour la filtration de l'eau, le sable, le
charbon, les pierres poreuses, le feutre, la laine, les éponges, etc. A part les
pierres poreuses, ces filtres ne trouvent guère leur place dans le laboratoire
du chimiste; ils sont surtout employés par l'industrie.

FUSION

On nomme *fusion* et quelquefois *liquéfaction* l'opération qui consiste à
faire passer un corps de l'état solide à l'état liquide, en le portant à une
température convenable.

La deuxième dénomination est plus spécialement appliquée à la fusion des
matières végétales ou animales.

Appliquée aux sels, la fusion est aqueuse ou ignée.

La fusion aqueuse se produit quand on chauffe un sel contenant de l'eau
de cristallisation ; c'est une véritable dissolution du sel dans l'eau qui s'y
trouve combinée.

La fusion ignée est la fusion des sels anhydres, anhydres soit naturellement, soit par le fait d'une fusion aqueuse prolongée.

Cette opération s'effectue le plus souvent dans des creusets de composition
variable suivant la nature du corps à chauffer.

En général chaque corps défini fond à une température déterminée que
l'on nomme *point de fusion*. Quand en chauffant, on a atteint le point de
fusion, la température reste constante pendant toute la durée de la fusion.

Les points de fusion sont excessivement variables : l'anhydride sulfureux
fond à — 10°, le mercure à — 40° ; la silice ne fond qu'avec l'aide du chalumeau oxhydrique. On peut admettre que tous les corps, lorsqu'ils ne se
décomposent pas, sont susceptibles d'être amenés à l'état liquide sous l'influence d'une source de chaleur suffisamment intense.

Pour déterminer les points de fusion, on emploie souvent le procédé suivant : on introduit une petite quantité de matière dans un mince tube de verre que l'on dispose dans un bain-marie convenable, dans lequel on place un thermomètre très sensible. On chauffe très lentement, et on observe simultanément la fusion et le thermomètre. On recommence autant de fois qu'il est nécessaire pour obtenir une bonne moyenne.

Il est très difficile d'établir avec précision le point de fusion des corps subissant la fusion pâteuse, c'est-à-dire passant graduellement de l'état solide à l'état liquide, comme le verre et beaucoup de corps gras et résineux.

La pression fait un peu varier les points de fusion ; elle les élève quand les corps se dilatent en fondant, et les abaisse dans le cas contraire.

La fusion sert à préparer un certain nombre de produits, à en reconnaître la pureté et à séparer diverses substances les unes des autres. Elle est aussi employée quelquefois pour faciliter la pulvérisation (zinc, étain, plomb, etc.).

LOTION OU LAVAGE

La *lotion* ou *lavage* est une opération destinée à enlever toute substance étrangère, soluble ou insoluble, à l'objet lavé.

Quelques auteurs emploient le mot lotion quand la substance étrangère est soluble et le mot lavage quand elle est insoluble.

Les précipités chimiques, quand ils sont en quantité un peu notable sont lavés par décantation. Pour laver par filtration, on jette le précipité sur un filtre sans plis ; on le recouvre avec le liquide laveur, en ayant soin de faire arriver le précipité au fond du filtre : dès que le liquide s'est complètement écoulé, on remplit de nouveau le filtre, et on continue ces affusions jusqu'à ce que le liquide filtré n'indique plus par les réactifs la présence du corps à éliminer ou qu'il ne laisse plus de résidu par évaporation sur une lame de platine. Il est important de ne remettre du liquide sur le filtre qu'après l'écoulement complet de celui qu'on y avait versé précédemment. La théorie indique qu'on arrive ainsi à un lavage plus parfait avec une moindre quantité de liquide.

Les liquides chauds donnent des lavages plus complets et plus rapides que les liquides froids, mais ils ne peuvent être employés dans tous les cas.

PESÉES

La pesée simple sur une balance ordinaire ne présente rien d'intéressant à signaler.

Pour faire les pesées de précision on opère toujours par la double pesée de Borda ou pesée par substitution ; dans ces conditions, la pesée est exacte, même quand les deux bras du fléau n'ont pas strictement la même longueur.

On opère ordinairement de la manière suivante : la substance à peser est toujours placée dans un vase quelconque qu'il faut tarer au préalable; pour cela, sur le plateau gauche de la balance on dispose un poids plus lourd que le vase à tarer et le contenu qu'il doit recevoir ; dans le plateau droit on dispose le vase et on ajoute des poids (toujours saisis avec une pince pour qu'ils ne s'oxydent pas) méthodiquement jusqu'à ce que l'aiguille donne des

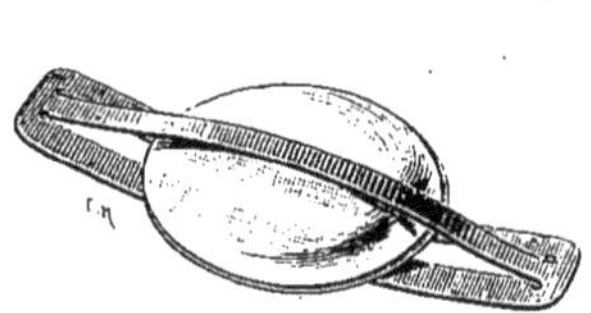
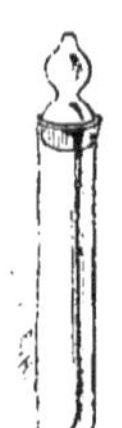

Fig. 289. — Verres de montre.   Fig. 290. — Pèse-filtres.

oscillations d'égale amplitude de chaque côté du zéro. On lit les poids obtenus et on les inscrit par exemple sous la forme suivante :

Capsule en platine n° 2 . . . .   50 — $14^{gr},225$

On introduit alors la substance à peser dans la capsule et on pèse dans les conditions indiquées plus haut ; on aura par exemple

Capsule avec sulfate de baryte . . . . .   50 — $13^{gr},912$
d'où sulfate de baryte . . . . $0^{gr},313$

On doit toujours inscrire les pesées, et avec le plus grand soin.

Il est bien entendu que l'on ne pose jamais rien sur le plateau d'une balance sans que celle-ci soit au repos.

Les derniers essais d'équilibre doivent être faits, la cage de la balance étant close, afin d'éviter l'action des courants d'air.

Enfin il faut se rappeler que les corps à peser doivent être complètement froids ; s'ils étaient chauds, ils détermineraient un courant d'air qui influencerait singulièrement la pesée.

L'atmosphère de la balance doit être maintenue sèche à l'aide du chlorure de calcium desséché.

Les substances hygrométriques doivent être pesées entre deux verres de montre rodés et maintenus par une armature (fig. 289) ou dans de petits flacons légers, fermés à l'émeri (fig. 290).

PRÉCIPITATION

On désigne sous ce nom l'opération qui consiste à séparer un corps rapidement et sous forme très divisée, au sein d'un liquide renfermant ce corps ou des substances capables de le produire ; on nomme *précipité* le produit ainsi obtenu, et *précipitant* le réactif qui sert à obtenir la précipitation.

La précipitation peut être produite :

1° Par voie électrolytique. C'est un cas trop spécial pour nous en occuper ici ;

2° En diminuant la solubilité d'un corps dans son dissolvant actuel. — La chaleur précipite une solution de citrate de chaux ; l'alcool augmente l'insolubilité des sulfates de chaux et de plomb dans l'eau ;

3° Par des réactifs qui peuvent être solides, liquides ou gazeux.

Les réactifs solides doivent présenter une grande surface pour agir plus rapidement (précipitation de Cu par Fe ou Zn) ; il faut agiter fréquemment pour renouveler les surfaces en contact (précipitation des sesquioxydes par le carbonate barytique).

L'addition des réactifs liquides doit être faite lentement en agitant et en opérant par tâtonnements de manière à ne pas ajouter un trop grand excès de réactif.

Il faut employer des liqueurs de concentration convenable ; les précipités gélatineux doivent être obtenus en liqueurs diluées ; ils sont ainsi plus faciles à laver.

Il n'est pas indifférent d'opérer à chaud ou à froid ; le sulfate de baryte obtenu dans une liqueur bouillante est beaucoup plus facile à filtrer.

Les gaz doivent être amenés par un tube de verre jusqu'au fond de la solution ; le courant doit être lent ; suivant les cas on opère à froid ou à chaud.

RÉFRIGÉRATION

La réfrigération s'effectue souvent par simple rayonnement dans l'air ; mais dans un certain nombre de cas, il faut une réfrigération plus active et plus rapide, et c'est à l'eau que l'on s'adresse ; s'il n'y a aucun inconvénient, la substance à refroidir et l'eau sont mises en contact direct ; mais si l'on veut condenser des vapeurs, cas habituel, on a recours à des réfrigérants, tube de LIEBIG, serpentins, etc. (voy. p. 157).

Il est évident que l'on doit disposer le réfrigérant d'une façon différente suivant que l'on désire que la vapeur condensée soit séparée du liquide qui l'a produite, ou qu'au contraire, elle se mélange avec lui à nouveau.

La réfrigération peut encore être produite par la fusion d'un corps (glace), par les mélanges réfrigérants, dont nous avons déjà parlé à propos de la congélation qui n'est qu'un cas particulier de la réfrigération, par la volatilisation (éther) ; les diverses machines à froid (ammoniaque, chlorure de méthyle acide carbonique) sont basées sur l'abaissement de température produit par la volatilisation.

SOLIDIFICATION

Quand on refroidit de plus en plus un liquide, il arrive un moment où il prend l'état solide ; le plus souvent ce changement d'état se produit brusquement ; dans ce cas, la température de solidification est ordinairement la même que la température de fusion : cependant, dans certains cas, il se produit un phénomène de *surfusion*, très analogue à celui de la sursaturation, et qui consiste en ce fait que le corps reste liquide à une température inférieure à celle de la fusion ; mais si on vient à introduire un petit fragment du même corps solidifié ou d'un corps isomorphe, la surfusion cesse aussitôt et la température de la masse remonte à celle du point de fusion.

On détermine le point de solidification en prenant des précautions analogues à celles que nous avons indiquées pour prendre la température du point de fusion.

La cristallisation et la précipitation sont des cas particuliers de la solidification ; nous les avons déjà étudiés.

SOLUTION

« Lorsqu'on met un corps liquide en présence d'un autre corps solide, liquide ou gazeux, il arrive fréquemment que les deux corps s'unissent de façon à former un système liquide et homogène. Plusieurs cas se présentent alors.

Tantôt le système se comporte comme une combinaison véritable, unique, formée en proportions définies et incapable de s'unir avec une nouvelle dose de l'un des composants.

Tantôt, au contraire, et ce cas est le plus fréquent, on peut ajouter au système formé tout d'abord plusieurs doses nouvelles de l'un ou de l'autre des composants, voire même de tous les deux, de façon à constituer une série de systèmes liquides et homogènes, dans lesquelles la proportion relative des composants varie d'une manière continue et indéfinie ; c'est ce que l'on appelle une dissolution.

Quelle est la nature véritable de cet état des corps ? Quel rôle physique et chimique remplit le dissolvant, l'eau en particulier à laquelle on a le plus souvent recours ? Les particules du corps dissous sont-elles simplement mélangées au dissolvant, c'est-à-dire écartées les unes des autres, sans changement dans leur nature chimique à la façon d'une poussière impalpable répandue uniformément dans le liquide, ou tout au plus, modifiées dans leurs arrangements physiques relatifs, ainsi qu'il arrive lors de la fusion d'un corps solide ? ou bien le dissolvant exerce-t-il une action propre, soit en se combinant intégralement avec le corps dissous pour former un nouveau composé, lequel se distinguerait des combinaisons chimiques par le caractère indéfini de ses proportions, soit en se combinant en partie avec la totalité du corps dissous, pour former un véritable composé défini, lequel se dissémine ensuite physiquement au sein du dissolvant? Enfin le dissolvant est susceptible d'opérer une décomposition chimique véritable, en séparant tout ou partie du corps primitif dans ses composants, ces derniers d'ailleurs pouvant demeurer libres au sein du liquide, avec lequel ils sont mêlés, confondus, ou se combiner à leur tour et séparément avec le dissolvant, chacun d'eux formant avec ce dernier soit une combinaison indéfinie, soit une combinaison définie disséminée dans la masse du liquide ?

Telles sont les principales manières d'envisager les dissolutions. La variété des phénomènes naturels est si grande que chacune de ces hypothèses semble réalisée et applicable dans un certain ordre de dissolutions.

Dans la dissolution, il y a absorption de chaleur, ce qui tient :

1° A un changement d'état analogue à la fusion ;

2° A l'écartement des molécules.

Mais comme la solution peut être accompagnée de phénomènes concomitants dégageant de la chaleur, la résultante peut être ou nulle ou bien consister en une élévation ou en un abaissement de température. » Berthelot.

Les dissolvants employés sont nombreux. Ce sont l'eau, l'alcool, l'éther, la glycérine, les huiles fixes, le chloroforme, le sulfure de carbone, les carbures d'hydrogène.

On a remarqué qu'il existe ordinairement entre la nature du corps dissous et celle de son dissolvant une certaine corrélation. Le mercure, qui est un métal, dissout presque tous les métaux. L'alcool dissout un grand nombre de substances organiques ; les huiles fixes dissolvent avec facilité les corps gras qui ont une composition analogue. Cependant l'adage des alchimistes, *le semblable dissout son semblable*, ne peut être érigé en règle absolue, car il rencontre de nombreuses exceptions.

Détermination de la solubilité. — La saturation dans une dissolution maintenue à une température invariable est le terme auquel le dissolvant toujours en contact avec le corps à dissoudre, ne peut plus ni en prendre, ni en abandonner aucune portion. Le rapport qui existe alors entre le corps dissous et le dissolvant, détermine le degré de la solubilité de ce corps pour la température en expérience.

On peut obtenir une solution saturée soit en chauffant le dissolvant avec un excès de la substance et laissant refroidir le mélange à la température voulue, soit au contraire en chauffant les deux corps en présence jusqu'au degré voulu. Dans les deux cas, il faut maintenir la température constante au moins pendant une heure.

La solution obtenue, on en prend un poids connu que l'on évapore à siccité dans un ballon incliné à 45° ; on chasse les dernières traces d'humidité à l'aide d'un tube de verre adapté à un soufflet ; la pesée indique le poids du résidu. Dans beaucoup de cas, on peut avoir recours à des méthodes spéciales ; ainsi la solubilité d'un acide ou d'une base se détermine facilement au moyen des liqueurs titrées ; il en est de même pour un certain nombre de chlorures, de phosphates, etc.

On peut représenter graphiquement la solubilité des corps en marquant la température sur la ligne des abscisses et en prenant sur les ordonnées des longueurs proportionnelles aux quantités dissoutes. La solubilité des corps est alors représentée soit par une ligne droite, soit par des courbes dont l'équation est une formule du deuxième ou du troisième degré et quelquefois même d'un ordre plus élevé.

Quand il s'agit de traiter par les dissolvants les substances végétales ou animales dont la composition est fort complexe, il est difficile de préciser l'action probable de tel ou tel dissolvant, parce que le plus souvent les principes immédiats sont engagés dans des combinaisons particulières. Ainsi la cantharidine est insoluble dans l'eau, et cependant une décoction de cantharides est vésicante. Inversement, un principe soluble à l'état de liberté peut ne pas l'être à l'état de combinaison naturelle ; enfin quelques principes, l'essence de moutarde par exemple, se forment sous l'influence des dissolvants.

Le traitement de ces substances se fait par divers procédés, savoir :

1° Solution simple ;

2° Macération ;

3° Infusion ;

4° Digestion ;

5° Décoction ;

6° Lixiviation.

Nous étudierons ici la solution simple ; les autres procédés sont surtout étudiés dans les traités de pharmacie.

1° *Solution simple.*

Il faut étudier la solution des gaz, celle des liquides, et celle des solides ; c'est œuvre déjà faite pour les gaz.

Solution des liquides.

Lorsqu'on mélange deux liquides, l'opération se fait le plus souvent sans aucune précaution spéciale ; il faut cependant en excepter le cas où le mélange est susceptible de dégager une grande quantité de chaleur ; pour obtenir de l'acide sulfurique dilué, on versera lentement l'acide dans l'eau, et non l'eau dans l'acide, afin d'éviter toute projection par suite d'une brusque élévation de température. S'il s'agit d'un liquide volatil et dangereux, comme le brome, on aura soin de le manier sous une couche d'eau ou d'un autre liquide convenablement approprié, capable de s'opposer à la diffusion des vapeurs.

Théorie. — « Deux liquides mis en présence peuvent, soit demeurer sans action réciproque (eau et mercure), soit se mêler en toutes proportions (eau et acide azotique), soit se dissoudre réciproquement, mais de façon à former, d'après les proportions relatives, tantôt un mélange homogène, tantôt deux couches distinctes, renfermant chacune une certaine dose des deux liquides composants.

« Dans le premier cas, l'absence d'action réciproque est confirmée par ces faits, qu'il n'y a point de dégagement de chaleur au contact des deux corps et que la tension de vapeur du mélange est précisément la somme des tensions des deux liquides séparés. Au contraire, dans les deux autres cas, il y a toujours une diminution de tension, dont l'étendue indique la grandeur des actions réciproques.

« Celles-ci sont encore attestées par les variations des diverses propriétés physiques (densité, point de fusion, point d'ébullition, chaleurs spécifiques, etc.) et surtout par la formation de certains composés cristallisables. Elles le sont aussi par l'existence et la grandeur des dégagements ou des absorptions de chaleur, car le signe même du phénomène thermique peut changer suivant les proportions relatives et la température. Ainsi, l'acide cyanhydrique mêlé avec une petite quantité d'eau absorbe de la chaleur, tandis qu'il en dégage si la dose d'eau est très grande.

« Quand les quantités de chaleur produites par le mélange des deux liquides sont considérables, il est licite et conforme aux analogies d'admettre l'existence de composés définis entre le dissolvant et le corps dissous, mais l'interprétation est plus douteuse quand il s'agit de quantités de chaleur faibles ou négatives ; les travaux purement physiques accomplis par le simple mélange des liquides et par la désagrégation des particules complexes qui constituaient chacun d'eux avant le mélange se trouvant confondus avec les effets des combinaisons proprement dites. » (BERTHELOT.)

Solution des solides.

Théorie. — « Un solide étant mis en présence d'un liquide, plusieurs cas se présentent :

« 1° Les deux corps peuvent demeurer sans action apparente, le liquide ne mouillant pas le solide ;

2°· Le liquide et le solide peuvent réagir sans donner naissance à un mélange réellement homogène. Ainsi le liquide peut mouiller le solide et l'imbiber, en vertu d'une action purement capillaire, sans s'y combiner pourtant et sans le dissoudre. Il arrive même parfois que le liquide imprègne le solide et le gonfle, ce qui se présente avec les corps colloïdes, par exemple ;

3° Le solide et le liquide se combinent en formant un composé défini cristallisable. Tantôt ce composé est insoluble dans un excès de liquide comme le sulfate de chaux, tantôt il est soluble dans un excès de liquide, comme les hydrates définis des acides solides (acide oxalique $C^2 H^2 O^4 + 2H^2 O$), les hydrates des bases solides ($KHO + 2H^2O$), enfin les hydrates des sels ($SNa^2 O^4, 10^2HO$) ;

« 4° Le liquide et le solide peuvent aussi se mélanger et constituer une masse transparente, d'apparence homogène, mais formée suivant des proportions indéfinies et sans limite fixe. Cette masse est en outre incapable de résister à la dialyse ; c'est ce qu'on appelle la *pseudo-solution*. L'addition de quelques traces d'un sel quelconque à la liqueur suffit souvent pour faire cesser cet état et pour précipiter le corps pseudo-soluble. Il existe même des cas de ce genre pour le mélange de deux liquides.

« 5° Le liquide et le solide peuvent se mélanger, en formant une dissolution véritable, caractérisée par cette circonstance qu'il existe un rapport constant et défini, pour chaque température entre le poids du corps dissous, et celui du dissolvant (coefficient de solubilité). Ce rapport n'est pas modifié d'une manière appréciable par la présence d'une petite quantité d'un sel étranger dénué d'action chimique sur le corps dissous. Le coefficient de solubilité change avec la température ; il croit généralement à mesure que celle-ci s'élève. Réciproquement, si la température s'abaisse, le solide se dépose et la liqueur en retient précisément la même proportion qui l'avait saturée pendant l'opération inverse.

« On voit par là que la définition complète de la dissolution normale exige l'accomplissement d'un cycle complet, dans lequel les corps sont ramenés a leur état initial.

« A ce point de vue, la dissolution n'offre un sens véritablement précis et caractérisé par des phénomènes invariables que pour les corps cristallisés, les corps amorphes revenant rarement à leur état primitif, après qu'ils ont traversé une série de transformations.

« Les phénomènes de la dissolution normale sont en quelque sorte intermédiaires entre le simple mélange et la combinaison véritable. En effet, d'une part, l'aptitude à s'unir pour former un système homogène indique une affinité réelle entre le solide et le dissolvant ; mais, d'autre part, cette union cesse sous l'influence d'une simple évaporation, et elle se produit, en apparence du moins, suivant des proportions qui varient d'une manière continue avec la température.

« Cependant il me paraît probable que le point de départ de la dissolution proprement dite réside dans la formation de certaines combinaisons définies entre le dissolvant et le corps dissous. Tels seraient les hydrates définis formés au sein de la liqueur même, entre les sels et l'eau existant dans cette liqueur, hydrates analogues ou identiques aux hydrates définis des mêmes composants, connus sous l'état cristallisé (BERTHELOT). »

Nous avons vu que généralement la solubilité des sels augmente avec la température, cependant quelques sels et en particulier un certain nombre de sels calciques sont moins solubles à chaud qu'à froid ; d'autres ont un maximum de solubilité à une température donnée ; ainsi le sulfate de soude a son maximum de solubilité à 33° ; il est probable qu'à cette température, le sulfate de soude cristallisé SNa^2O^4, $10H^2O$ se décompose, soit en sulfate de soude anhydre, soit en un nouvel hydrate de solubilité différente.

Pour opérer la dissolution, on peut chauffer afin d'activer l'opération, si l'élévation de température est sans inconvénient ; il en est ainsi le plus souvent, quand l'eau est le dissolvant employé ; si on utilise l'alcool ou l'éther, si on opère sur des quantités un peu notables, il faut employer, quand on chauffe, des appareils condensateurs.

La solution s'opère d'autant plus rapidement que le corps soumis à l'action du liquide est plus divisé ; elle se termine encore plus promptement quand, par l'agitation, on renouvelle les surfaces de contact entre le liquide et le corps que l'on veut dissoudre.

Un procédé avantageux pour hâter la dissolution d'un corps solide, consiste à le placer sur un diaphragme maintenu à la surface du dissolvant : la partie du liquide en contact avec le solide le dissout, et, devenue plus dense, descend à la partie inférieure, de telle sorte que le liquide le moins saturé se trouve toujours en contact avec la substance à dissoudre.

Inutile de dire qu'il faut employer des vases inattaquables par les matières en contact avec eux.

Sursaturation. — Certaines solutions saturées à une température élevée et abandonnées au refroidissement à l'abri de l'air restent limpides, et ne cristallisent pas, comme elles devraient le faire en vertu du coefficient de solubilité du sel dissous ; on dit alors qu'elles sont sursaturées ; mais si, dans cette solution, on introduit un cristal isomorphe du sel dissous, la sursaturation cesse aussitôt et la cristallisation se produit ; l'air lui-même peut produire le même résultat parce qu'il contient en suspension une grande quantité de cristaux. Cette cessation d'état produit un dégagement de chaleur, résultant de ce qu'un liquide passe à l'état solide.

La sursaturation, et la propriété qu'ont les cristaux isomorphes de la faire cesser, ont été utilisées soit pour obtenir un corps sous plusieurs formes différentes ou sous plusieurs formes symétriques (soufre octaédrique et prismatique, chlorate de soude droit et gauche, soit pour séparer divers corps ou diverses formes du même corps (acide tartrique droit et gauche).

SUBLIMATION

La sublimation n'est autre chose que la distillation des corps solides à la température ordinaire. Elle s'effectue le plus souvent dans des matras en verre ou dans des cornues de grès ou de porcelaine. La condensation des vapeurs étant presque toujours facile ne nécessite pas l'emploi d'un réfrigérant; on couvre imparfaitement les matras ; on bouche à demi les cornues et en général cela suffit.

Si les vapeurs sont moins faciles à condenser, on a recours à un véritable appareil distillatoire avec allonge et ballon.

Quelquefois on opère dans des tubes en porcelaine.

Pour l'acide benzoïque, on met le benjoin dans un *camion ;* on recouvre avec une feuille de papier à filtre et on surmonte le tout d'un cône en carton mince percé d'un petit trou à sa partie supérieure ; les vapeurs émises par la substance chauffée traversent le papier à filtrer et se condensent dans le cône.

VAPORISATION

La vaporisation est une opération analogue à l'évaporation ; elle en diffère par ce fait que, dans la vaporisation, on utilise les vapeurs produites tandis que, dans l'évaporation, on ne cherche qu'à s'en débarrasser.

FORMULES ET RENSEIGNEMENTS

CHAUX SODÉE

On dissout dans l'eau une partie de soude : on ajoute à la solution deux parties de chaux éteinte, on évapore; on calcine ensuite le résidu sec dans un creuset; on brise en petits fragments.

On conserve à l'abri de l'air.

La chaux sodée ne fond pas et n'attaque pas le verre, comme le font la potasse et la soude

Il est bon de s'assurer que ce produit ne dégage pas d'ammoniaque sous l'influence de la chaleur.

EAU AMIDONNÉE

On pulvérise ensemble 3 grammes de fécule de pommes de terre et 1 centigramme d'iodure mercurique. On délaye le tout dans un peu d'eau, et la bouillie claire obtenue est versée dans un litre d'eau en ébullition. On décante après repos pour n'utiliser que la partie limpide.

Cette solution se conserve très longtemps; la minime quantité d'iodure mercurique ne gêne en rien, même en présence de H_2S.

RÉACTIF IODURÉ AMIDONNÉ

A un litre d'eau amidonnée, ajoutez 2 grammes d'iodure de potassium et 2 grammes de carbonate de soude cristallisé.

Pour obtenir le papier amidonné, il suffit de tremper dans cette solution des bandes de papier d'impression fin et blanc; on laisse sécher et on conserve dans un flacon bien fermé.

SOLUTION AMIDONNÉE D'IODURE DE ZINC
RÉACTIF DE TROMSDORFF

On met :

Chlorure de zinc	20 gr.
Eau pure	100 C.C.

On chauffe à l'ébullition, on y introduit progressivement et on fait dissoudre :

Amidon pulvérisé.	4 gr.

délayés préalablement dans de l'eau froide. Au liquide refroidi, on ajoute :

Iodure de zinc	2 gr.

On porte à 1,000 C.C. et on filtre.

PAPIER AMIDONNÉ IODATÉ

On trempe du papier dans de l'empois d'amidon fait à 1/100 et contenant $0^{gr},20$ d'iodate de potasse pour 200 C.C. d'empois. Ce papier humecté d'eau sert de réactif pour SO^2.

ÉLÉMENT ZINC-CUIVRE DE GLADSTONE ET TRIBE

On traite une lame de zinc mince par une solution de sulfate de cuivre à 0,01 ; le cuivre se précipite sur le zinc sous forme d'un dépôt noir ; après lavage et dessiccation, l'élément peut être employé. Au moment de s'en servir, on l'humecte d'abord avec de l'eau distillée.

Cet élément transforme les composés nitriques, d'abord en composés nitreux, puis en ammoniaque ; il ramène les chlorates à l'état de chlorures, etc.

LIQUEUR HYDROTIMÉTRIQUE

1° La formule primitive de Boutron est la suivante :

  Savon de Marseille. . . . . 100 gr.
  Alcool à 90°. . . . . 1600 gr.

Faites dissoudre à l'aide de la chaleur portée jusqu'à l'ébullition. A cette liqueur filtrée, on ajoute 1000 grammes d'eau distillée ; on obtient ainsi $2^{kg},700$ de liquide. Le titre est à déterminer.

2° La liqueur de Boutron se prend quelquefois en masse pendant l'hiver : Denigès évite cet ennui par le tour de main suivant.

Mettre dans un ballon d'un litre 25 grammes de savon blanc de Marseille ou amygdalin, coupé en menus morceaux, et 400 grammes d'alcool à 90° (1/2 litre). Adapter au ballon un bouchon muni d'un petit tube droit effilé à son extrémité supérieure, biseauté inférieurement, et chauffer à l'ébullition jusqu'à dissolution du savon ; cela fait, ajouter 250 grammes d'eau distillée, agiter et introduire le liquide dans un vase à précipité, qu'on fermera aussi hermétiquement qu'on le pourra avec une couverture de papier, et pendant deux ou trois jours abandonner le vase et son contenu dans un endroit aussi froid que possible ; cette dernière recommandation est la plus importante.

Au bout de ce temps, introduire le caillot gélatineux, s'il s'en est formé, et le liquide qui le baigne le plus souvent, dans un linge placé sur un entonnoir et en exprimer fortement la masse ; il ne reste sur le linge qu'un résidu très peu abondant et qui contraste par son volume définitif, avec celui qu'il occupait avant toute expression. On filtrera de nouveau au papier.

3° M. Courtonne a constaté que si la liqueur hydrotimétrique se troublait, cela tenait à ce qu'aujourd'hui le savon blanc de Marseille était bien rarement préparé avec de l'huile d'olives. Il a reconnu qu'en opérant d'après les proportions du Codex pour le savon amygdalin, avec d'une part les huiles d'olives, d'amandes et l'acide oléïque, et d'autre part avec la potasse ou la soude, il obtenait des liqueurs de bonne conservation. Cependant il donne la préférence au procédé suivant.

Dans un ballon d'un litre de capacité, on verse :

  Huile d'olives ou d'amandes exactement pesée 28 gr.
  Soude à 36° — — — 10 C.C.
  Alcool à 90-95 — — — 10 C.C.

Après quelques minutes de chauffage au bain-marie bouillant, le savon est formé. On ajoute alors 800 ou 900 C. C. d'alcool à 60^{dc} ; on agite quelques instants pour dissoudre le savon ; puis on filtre dans un ballon jaugé d'un litre dont on complète le volume après refroidissement avec de l'alcool à 60°.

Titrage. — Pour titrer cette liqueur on l'introduit dans la burette hydrotimétrique (fig. 291-292) jusqu'au trait supérieur, et on la verse dans 40 C.C. d'une solution d'épreuve renfermant 0^{gr},59 d'azotate barytique par litre, jusqu'à obtention d'une mousse persistante (1/2 cent. de hauteur et durant dix minutes).

Si la liqueur savonneuse possédait son titre normal, on en aurait dépensé vingt-deux divisions chiffrées, soit vingt-trois divisions effectives (on remplit la burette d'une division au-dessus du zéro ; cette division représente la quantité de liqueur néces-saire pour produire la mousse persistante dans 40 C.C. d'eau distillée). Comme elle n'est pas normale, supposons qu'on en ait employé dix-huit divisions chiffrées, soit dix-neuf divisions effectives de la burette.

En ajoutant (23 — 19) = 4 divisions d'eau à chaque 19 divisions de notre liqueur, c'est-à-dire en l'additionnant de 4/19 de son volume d'eau, nous lui donnerons son titre normal.

Il suffira donc de mesurer exactement le volume de la solution qu'on possède, une fois son titrage effectué, de multiplier cette quantité par la fraction 4/19 pour obtenir le volume d'eau distillée à ajouter à la liqueur primitive ; on obtiendra ainsi une liqueur hydrotimétrique, étalon, à peu près inaltérable, dont 22 divisions chiffrées donneront une mousse persistante avec 40 C.C. de liqueur barytique d'épreuve, ainsi qu'on devra d'ailleurs s'en assurer.

Si on emploie une burette ordinaire, au lieu de la burette hydrotimétrique, on retranchera 1/10 de C.C. (constante nécessaire pour produire la mousse) et les divi-

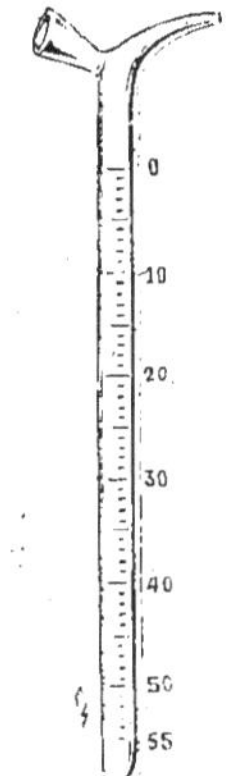

Fig. 291. — Burette hydrotimétrique.

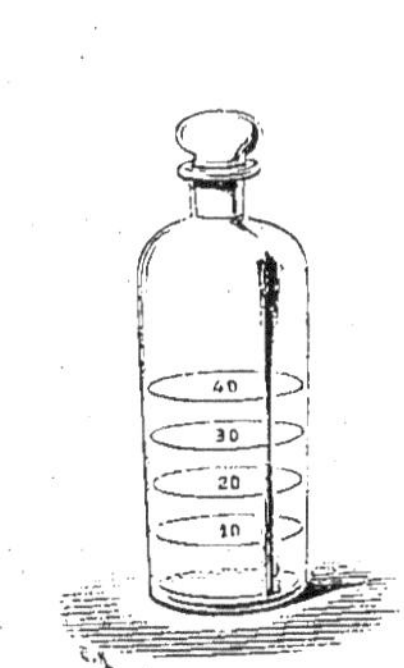

Fig. 292. — Flacon pour hydrotimétrie.

sions de la burette multipliés par 0,95 donneront les degrés hydrotimétriques (2 C.C. 4 = 23 divisions hydrotimétriques).

Le docteur Frebault a longuement étudié cette opération et l'a rendue d'une pré-cision bien supérieure à celle nécessaire dans le cas présent.

LIQUEUR DE WANKLYN ET CHAPMANN
POUR LE DOSAGE DE L'AZOTE ALBUMINOÏDE DANS L'EAU

Hydrate de potasse	200 gr.
Permanganate de potasse	8 gr.
Eau distillée, environ	1000 gr.

Faites dissoudre et portez quelque temps à l'ébullition pour chasser toute trace d'ammoniaque ou de matière organique nitrée ; laissez refroidir : amenez le volume à 1 litre.

MIXTURE MAGNÉSIENNE

Sulfate de magnésie cristallisé. . . . .   83 gr.
Chlorhydrate d'ammoniaque. . .   . .   166 gr.

On dissout chacun de ces sels dans environ 250 centimètres cubes d'eau ; on mélange les deux solutions ; on ajoute 260 centimètres cubes d'ammoniaque à 22° Bé et on étend à un litre avec de l'eau distillée.

10 centimètres cubes de cette solution précipitent $0^{gr},2$ d'anhydride phosphorique.

MIXTURE CITRO-MAGNÉSIENNE

Acide citrique . . . .   400 gr.
Carbonate de magnésie . . . .   22 gr.
Eau . . . .   200 gr.
Ammoniaque à 22° Bé . . . .   400 gr.

Compléter le volume d'un litre.

Cette solution sert à précipiter l'acide phosphorique en présence du fer et de l'alumine : 10 centimètres cubes précipitent $0^{gr},134$ d'anhydride phosphorique.

SOLUTION DE CITRATE D'AMMONIAQUE

Dans un ballon jaugé de 500 centimètres cubes, on met 200 grammes d'acide citrique cristallisé ; on ajoute peu à peu 200 centimètres cubes d'ammoniaque à 23° Bé. Après quelques minutes et par l'agitation, l'acide citrique se dissout ; on laisse refroidir et on complète le volume de 500 centimètres cubes.

Cette solution sert à déterminer l'acide phosphorique assimilable des superphosphates.

RÉACTIFS COLORÉS

Nous voulons parler ici de ces réactifs indicateurs qui, sous l'influence de divers agents, prennent une coloration spéciale, ce qui permet de reconnaître la fin d'une réaction.

La théorie du changement de couleur de ces corps n'est pas différente de celle des autres réactions de la chimie ; elle relève toujours de la thermochimie ; quand, dans une solution saline additionnée de quelques gouttes de réactif coloré, on ajoute un acide ou une base, toutes les réactions possibles se produiront à leur tour suivant la quantité de chaleur qu'elles dégagent ; il pourra arriver un moment où le réactif coloré, qui le plus souvent est un sel, deviendra acide ou alcalin, et ce changement pourra être accompagné par un changement de coloration : comme ces réactifs colorés peuvent avoir été formés avec des dégagements de chaleur très variables, on comprend très bien que chacun d'eux pourra répondre à un cas particulier et qu'on puisse ainsi reconnaître les alcalis caustiques des carbonates et des bicarbonates alcalins, les différentes étapes de saturation de l'acide phosphorique, etc.

La sensibilité de ces divers réactifs est très variée ; elle dépend de bien des causes : d'abord de la nature même du réactif, puis de sa composition ; il n'est pas toujours facile de se procurer deux fois de suite un produit identique, dans la même maison, en le demandant sous le même nom ; en plus il n'est pas certain que tous les opérateurs distinguent également bien tous les changements de coloration.

Plusieurs tableaux de la sensibilité des divers réactifs ont été dressés ; d'après ce que nous venons de dire, on voit qu'ils ne peuvent rien présenter d'absolu.

Nous passons de suite à l'étude de quelques-uns de ces réactifs.

BLEU SOLUBLE C4B POIRIER

On en fait une solution à 2/1000 ; elle reste bleue en présence des carbonates alcalins et rougit sous l'influence des alcalis caustiques.

Si donc à un mélange de carbonate alcalin et de base caustique, on ajoute 1 ou 2 gouttes du réactif, on obtient une liqueur rose dans laquelle chaque goutte d'acide sulfurique titré détermine une coloration bleue qui disparaît tant que toute la potasse caustique n'a pas été neutralisée. On s'arrête quand on est arrivé à une teinte franchement bleue qu'annonce une nuance violette du liquide.

Ce réactif permet de doser commodément les carbonates. Il suffit de déplacer en vase clos, par de l'acide sulfurique, l'acide carbonique du carbonate, et de l'absorber dans une quantité connue de potasse caustique titrée.

On peut encore doser par liqueurs titrées l'acide carbonique en présence des bicarbonates alcalins, et les bicarbonates alcalins en présence des carbonates neutres.

A cet effet, on colore par 2 ou 3 gouttes de bleu POIRIER un certain volume de la solution ; on y ajoute un volume de potasse caustique titrée connu et suffisant pour qu'après cette addition, il y ait au sein de la liqueur un excès de potasse caustique, ce qu'indique la coloration rouge que prend la liqueur. On dose alors, ainsi qu'il a été dit plus haut, l'excès de potasse caustique. La différence entre la quantité de potasse caustique ajoutée et l'excès trouvé est la potasse nécessaire pour fixer l'acide carbonique libre et transformer le bicarbonate en carbonate neutre. Si l'on détermine, d'autre part, par un titrage alcalimétrique ordinaire, la quantité d'alcali carbonaté qui existe dans la liqueur primitive, on a toutes les données nécessaires pour calculer, dans le premier cas, l'acide carbonique libre, dans le second, la quantité de bicarbonate qui se trouve en présence du carbonate neutre.

On doit faire réagir ce réactif en liqueurs assez concentrées, normales par exemple. En sa présence, le phénol, la morphine, le chloral, l'acide cyanhydrique se comportent comme acides monobasiques ; la résorcine, l'acide carbonique sont bibasiques ; l'acide borique présente une basicité supérieure à 1 et l'acide phosphorique une basicité supérieure à deux.

COCHENILLE

On fait macérer un gramme de cochenille avec 100 centimètres cubes d'alcool à 20ᵈʳ.

Cette solution est jaune ; les alcalis la font virer au violet ; les acides minéraux ramènent la coloration primitive.

On peut en faire usage en présence de l'acide carbonique et à la lumière du gaz ; la réaction est sensible et nette avec les alcalis et les terres ; on ne peut en faire usage en présence des sels d'alumine ou de fer, ni des acétates.

Avec la liqueur d'urane, quand l'acide phosphorique est complètement précipité, elle donne une laque verte.

CURCUMA

Le curcuma concassé est mis à digérer, à plusieurs reprises, avec une petite quantité d'eau, pour le priver d'une matière colorante insensible aux alcalis, puis à macérer dans 7 parties d'alcool à 90^{dr}, en plaçant le flacon dans l'obscurité. Après quelques jours on filtre ; on a ainsi la teinture de curcuma.

Pour préparer le papier, on le plonge dans cette teinture ; on fait sécher ; on conserve entre des feuilles de papier d'étain.

Au contact des alcalis, ce papier prend une teinte brune ; il en fait autant avec l'acide borique.

GALLÉINE OU PYROGALLOL-PHTALÉINE

Ce corps a une couleur brun pâle. Les alcalis, la chaux, la magnésie, l'ammoniaque donnent une couleur d'un rouge bleuâtre ; leurs carbonates donnent du rose et les bicarbonates prennent une teinte rose faible. Avec les alcaloïdes, elle produit des teintes rosées.

HÉLIANTHINE. ORANGÉ 3 DE POIRIER

SOLUTION. — On en fait dissoudre 0^{gr},10 dans 100 centimètres cubes d'eau ; on en prend de 2 à 4 gouttes à chaque opération.

Tant que le liquide est alcalin, on ne perçoit aucune coloration, mais le plus faible excès d'acide fait apparaître une coloration distincte que l'on perçoit aisément en plaçant un papier blanc sous le verre.

Cet indicateur est indifférent vis-à-vis de l'acide carbonique et de l'hydrogène sulfuré.

Pour le dosage de l'ammoniaque, il est parfait.

Pour l'acide phosphorique, le virage se fait quand une atomicité a été satisfaite.

L'acide borique ne réagit pas sur ce corps ; il en résulte que le borate de soude peut être employé, avec ce réactif, comme liqueur alcaline vis-à-vis des acides forts et qu'on peut même utiliser des liqueurs étendues parce que la réaction est très sensible.

La *tropœline 00* agit d'une manière analogue, mais est moins sensible.

LACMOÏDE

PRÉPARATION. — Dans un matras, on fait un mélange de 10 parties de résorcine, d'une partie d'azotite de soude et d'une partie d'eau, et on le chauffe à une température n'excédant pas 120°. Il se dégage de l'ammoniaque et peu à peu le mélange devient bleu. On dissout la masse fondue dans environ dix parties d'eau distillée et l'on décompose par un excès d'acide chlorhydrique ou d'acide acétique. On recueille le précipité sur un filtre, on le lave à l'eau distillée, et, après l'avoir séché à 100°, on le dissout dans l'alcool absolu ou dans l'alcool amylique. On filtre, on évapore dans une atmosphère non ammoniacale, de préférence sur l'acide sulfurique ; on obtient ainsi une matière d'un rouge brun, en feuillets brillants, d'une pureté imparfaite, mais pouvant servir d'indicateur.

SOLUTION. — On dissout 0^{gr},50 de lacmoïde dans 100 centimètres cubes d'un mélange à parties égales d'alcool et d'eau.

PROPRIÉTÉS. — Cette solution jouit à peu près des mêmes propriétés que le tournesol ; elle devient bleue par les alcalis et rougit avec les acides.

Elle bleuit par une solution contenant 1/200,000^e d'ammoniaque.

L'acide carbonique gêne la réaction comme avec le tournesol.

Elle peut être employée pour doser alcalimétriquement les carbonates alcalino-terreux des eaux de sources.

MÉTAPHÉNYLÈNE-DIAMINE

Deux grammes de chlorhydrate de métaphénylène-diamine sont dissous dans 100 centimètres cubes d'ammoniaque dans un flacon à l'émeri ; on ajoute 5 grammes de noir animal pulvérisé ordinaire, puis on agite vivement pendant quelques instants. On renouvelle cette agitation d'heure en heure jusqu'à ce que l'on ait obtenu une solution à peu près incolore. Cette solution se conserve indéfiniment, en la laissant en présence du noir qui a servi à la clarifier. Quand on en a pris pour une expérience, on bouche et on agite (DENIGÈS).

En liqueur alcaline, cette solution sert de réactif à l'eau oxygénée, à l'oxygène actif ; en solution acide, c'est un réactif spécifique de l'acide azoteux et qui peut être employé pour le dosage colorimétrique de cet acide.

NAPHTOL α BENZINE

PRÉPARATION. — On fait réagir deux molécules de naphtol α sur une molécule de trichlorobenzine ; on modère la réaction, qui est très vive, en diluant la trichlorobenzine avec le benzol. On purifie le produit en le dissolvant dans la soude caustique faible et le précipitant ensuite par l'acide chlorhydrique. Cette opération, plusieurs fois répétée, donne un produit qu'on lave à l'eau distillée pour l'avoir pur.

PROPRIÉTÉS. — C'est une poudre de couleur orangée, soluble dans l'alcool.

Une solution alcoolique de ce corps fait virer au vert intense les liquides alcalins et au rouge les liquides acides, même quand l'acidité est due à l'acide carbonique.

Cet indicateur étant sensible avec l'acide carbonique, on ne peut l'appliquer aux titrages alcalimétriques en présence des carbonates ; mais il est très précieux pour les titrages acidimétriques.

PHÉNOL-PHTALÉINE

PRÉPARATION. — On fait digérer 10 parties d'acide phénique, 5 parties d'anhydride phtalique et 4 parties d'acide sulfurique concentré, pendant quelques heures, à 120-130° ; puis on fait bouillir le résidu avec de l'eau pour dissoudre les matières solubles. Le résidu résineux est bouilli dans le benzol. On recueille ainsi une poudre jaune.

Cette poudre se dissout dans 30 parties d'alcool à 90^{dr} : cette solution sert d'indicateur. Une ou deux gouttes suffisent pour un titrage : en liqueur acide, il n'y a pas de couleur ; en liqueur alcaline, on a une couleur rouge.

EMPLOI. — Ce réactif ne convient pas pour le dosage de l'ammoniaque, ni en présence de l'acide carbonique.

L'acide borique gêne également d'après E. LÉGER. Le même observateur a constaté que tous les alcaloïdes qu'il a essayés, sauf la cicutine et la codéine, sont sans action sur la phtaléine, de sorte que, vis-à-vis de ce réactif, les acides se comportent absolument comme s'ils étaient libres, ce qui en permet le dosage.

Pour l'acide phosphorique, le virage se fait quand deux atomicités ont été satisfaites (JOLY).

On prépare du papier à la phtaléine au moyen d'une solution alcoolique à 0,01.

TOURNESOL

1° TOURNESOL EN PAINS

On désigne ainsi de petits carrés bleus formés principalement de matière colorante et de carbonate de chaux.

On le prépare au moyen de diverses plantes : *variolaria orcina, lichen tartareus, L. roccella tinctoria*, par des procédés qui varient peu.

La plante est séchée, pulvérisée, mêlée avec la moitié de son poids de cendres. On arrose avec de l'urine humaine, qu'on remplace quand elle s'est évaporée ; on laisse ainsi putréfier pendant quarante jours ; quand, quelques jours après, la pâte est devenue bleue, on ajoute encore de l'urine et on y incorpore de la chaux ; enfin, on ajoute assez de carbonate de chaux pour faire une pâte ferme, qu'on divise en petits parallélipipèdes.

D'après Kane, la matière colorante serait formée de 3 substances :

1° L'*azotlimine*, qui différerait peu des orcéines de l'orseille et qui serait la plus importante ;

2° L'*érythroléine ;*

3° L'*érythrolitmine.*

D'après cela, on comprend que la composition du tournesol soit assez variable. Guyot a donné l'analyse suivante :

Silice	0,817
Alumine et oxyde ferrique	0,976
Sulfate de chaux	0,937
Chaux libre	43,759
Carbonate de chaux	0,321
Magnésie	0,189
Acide phosphorique	traces
Fluorure calcique	traces
Matière colorante	52.070
Eau	0,934
	100,000

2° TEINTURE DE TOURNESOL

1° On pulvérise le tournesol ; on laisse en contact une partie avec 10 parties d'eau ; on filtre. Pour rendre cette liqueur sensible, dans une portion on neutralise l'alcali par de l'acide sulfurique étendu jusqu'à ce que la teinture passe du bleu au rouge : on ajoute alors de la liqueur bleue jusqu'à disparition de la coloration rouge.

2° Le procédé suivant donne un produit plus pur : on traite à plusieurs reprises le tournesol par l'eau chaude ; on réduit les liqueurs à un très petit volume : on ajoute un faible excès d'acide acétique pour détruire les carbonates ; on évapore en consistance d'extrait ; on reprend par une assez grande quantité d'alcool à 90^{dr} ; ce liquide précipite la matière bleue, tandis que les acétates alcalins et la matière rouge restent en dissolution ; on jette le tout sur un filtre, on lave le précipité à l'alcool ; enfin la matière bleue est redissoute dans l'eau distillée à chaud, filtrée et conservée pour l'usage (Sutton).

Luttke remplace l'acide acétique par l'acide chlorhydrique et dialyse pour enlever cet acide.

Conservation. — Mohr conserve la teinture de tournesol en la mettant dans un vase ouvert plus large que haut et qu'on ne remplit qu'à moitié ; un peu de coton ou un couvercle en papier suffit pour la préserver de la poussière. En la mettant dans des vases n'ayant que difficilement le contact de l'air, elle perd sa couleur bleue et répand une odeur infecte ; elle reprend, du reste, ses propriétés primitives quand on l'expose largement au contact de l'oxygène de l'air (ferments anaérobies).

Silva la conserve en l'additionnant d'un peu de chloroforme.

Propriétés. — Le tournesol, rendu bleu par les alcalis, passe au violet par les acides faibles et devient pelure d'oignon claire par les acides forts.

Mode d'emploi. — Quand la liqueur ne contient pas d'alcali volatil, on la chauffe, on l'additionne de quelques gouttes de tournesol, et dans ce liquide on fait tomber goutte à goutte la liqueur acide ; le virage de teinte est ainsi très net parce que l'acide carbonique ne gêne pas.

Il est bon de placer à quelques centimètres au-dessous du vase dans lequel on opère, une feuille de papier blanc ou une assiette en porcelaine.

A la lumière artificielle ordinaire, on ne peut employer le tournesol, mais en se servant d'une flamme monochromatique, obtenue avec le chlorure de sodium, le changement de teinte est très net ; le rouge apparaît parfaitement incolore ; le bleu ou le violet se montrent pareils à un mélange d'encre noire et d'eau.

3° PAPIER DE TOURNESOL

On l'obtient en plongeant des bandes de papier à filtrer dans la teinture de tournesol bleue ou rouge ; on fait sécher rapidement, à l'abri des vapeurs acides ou ammoniacales et on conserve en vase bien clos.

RÉACTIF DE BOAS

Résorcine . . . . 1 gr.
Sucre ordinaire . . . . 3 gr.
Alcool dilué . . . . 100 gr.

Ce réactif sert pour la recherche de l'acide chlorhydrique. A 2 ou 3 gouttes de réactif, on ajoute 5 à 6 gouttes du liquide à essayer, on évapore doucement dans une capsule de porcelaine. Le résidu prend à chaud une belle coloration rose ou rouge vif lorsque le liquide renferme de l'acide chlorhydrique libre. Cette coloration disparaît rapidement par le refroidissement.

RÉACTIF DE GUNZBURG

Phloroglucine . . . . 2 gr.
Vanilline . . . . 1 gr.
Alcool absolu . . . . 30 gr.

Quelques gouttes de ce réactif mélangées avec un liquide renfermant de l'acide chlorhydrique libre développent, lorsque l'on chauffe doucement le mélange, une magnifique coloration rouge pourpre : il faut avoir soin d'évaporer au B.-M.; en chauffant à feu nu, on peut déterminer la calcination superficielle du mélange et masquer complètement la réaction.

RÉACTIF D'UFFELMANN

1º   Perchlorure de fer liquide . . . . 1 goutte
    Acide phénique . . . . 0 gr. 40
    Eau . . . . 100 gr.
       F. s. a.

L'acide chlorhydrique le décolore ; il forme un trouble de couleur jaunâtre avec l'acide lactique et prend une teinte laiteuse avec l'acide butyrique.

2º On met des airelles en contact avec l'alcool amylique ; avec cette solution amylique on prépare un papier réactif: de gris bleu la couleur de ce papier devient rose par l'acide chlorhydrique ; les acides organiques donnent également une coloration rose, mais qui disparaît facilement par l'éther.

La matière colorante de la mauve se comporte comme celle de l'airelle.

RÉACTIF DE DENIGÈS

    Phénol . . . . 40 gr.
    Aniline . . . . 5 gr.
    Eau . . . . q. s. pour un litre

Ne pas ajouter d'alcool.
Cette solution sert de réactif pour le chlore, les hypochlorites, etc.

ROUGE CONGO

Le rouge Congo est un produit azoïque dérivé de la benzidine et de l'érythrosine. C'est une matière colorante qui vire facilement au violet avec les acides et qui n'est pas impressionnée par les sels acides en l'absence d'acide libre.

VIOLET D'ANILINE

En présence d'une quantité notable d'un acide minéral, le violet d'aniline devient vert ; si la proportion de cet acide est faible, ou en présence des acides organiques la coloration est bleue.

SOLUTION ACÉTIQUE D'ACÉTATE DE SOUDE

    Acétate de sodium . . . . 10 gr.
    Acide acétique . . . . 5 C.C.
    Eau . . . . q. s. p. 100 C.C.

Cette solution est employée dans le dosage volumétrique des phosphates par la liqueur d'urane.

RÉACTIF DE DESBASSYNS DE RICHEMOND
POUR LA RECHERCHE LE L'ACIDE AZOTIQUE

Eau . . . . 100 C.C.
Sulfate ferreux en cristaux lavés. . . . . q.s. pour saturation
Acide sulfurique pur . . . : . . . . 400 C.C.

Laissez en repos. Décantez la partie claire.

Dans un tube mettez 2 C.C. du réactif et 2 C.C. du liquide à essayer, sans les mélanger ; à la surface de contact, il se produit un anneau rose, dans le cas des composés nitriques.

SULFATE D'INDIGO

On traite une partie d'indigo par 8 parties d'acide sulfurique fumant ; on ajoute 1 500 parties d'eau et on filtre.

Cette solution arrête les rayons jaunes du sodium et laisse passer les rayons violets du potassium ; elle sert également de réactif pour le chlore, l'acide azotique, etc.

HYDROGÈNE

$$H = 1$$

Poids atomique $= 1$ Poids moléculaire $= 2$

ÉTYMOLOGIE. — ὕδωρ, eau ; γεννάω, j'engendre.

HISTORIQUE. — Ce gaz n'a été bien connu que vers 1778, grâce aux travaux de CAVENDISH.

ÉTAT NATUREL. — On le trouve à l'état de liberté auprès des lagonis ; à l'état de combinaison, il fait partie de l'eau et de toutes les substances organiques animales ou végétales.

PRÉPARATION. — 1° Les métaux alcalins et alcalino-terreux mis en contact avec l'eau décomposent ce liquide et mettent l'hydrogène en liberté.

$$2\ H^2O + Na^2 = 2\ NaOH + H^2$$

Cette réaction est extrêmement énergique et dans la plupart des cas ne saurait être utilisée directement, on la modère en alliant les métaux au mercure ; on obtient ainsi un dégagement régulier d'hydrogène ; cette réaction est souvent utilisée en chimie organique.

2° Le courant électrique décompose l'eau ; ce courant doit avoir une tension minimum de $1^{volt},52$.

$$H^2O = H^2 + O$$

3° Les métaux de la troisième section de THÉNARD (zinc, fer, cadmium, etc.), déplacent l'hydrogène des acides énergiques, surtout quand ces acides sont étendus d'eau.

$$H^2SO^4 + Zn'' = Zn''SO'^4 + H^2$$

On s'adresse le plus généralement au fer et au zinc (1).

---

(1)   PRÉPARATION DE L'HYDROGÈNE PAR LE FER OU LE ZINC

Appareil. — Flacon de WOLF à 2 tubulures avec tube à entonnoir et tube de dégagement, sur le trajet duquel on intercalera dives tubes en U ou éprouvettes à gaz, suivant que l'on désire le gaz plus ou moins pur et sec.

4° Ces mêmes métaux décomposent l'eau au rouge, fixent l'oxygène et mettent l'hydrogène en liberté. En pratique, on fait passer un courant de vapeur d'eau sur de la tournure de fer.

$$4\ H^2O\ +\ Fe^3\ =\ Fe^3\ O^4\ +\ 4H^2$$

5° Les alcalis concentrés sont attaqués par quelques métaux tels que le zinc, l'étain, etc.

$$Zn''\ +\ 2\ KHO\ =\ H^2\ +\ Zn''O^2K^2$$

Cette réaction est quelquefois utilisée pour transformer l'acide azotique en ammoniaque.

6° On peut préparer industriellement l'hydrogène en faisant passer de la vapeur d'eau sur du charbon incandescent : il se forme de l'hydrogène et de l'oxyde de carbone.

$$H^2O\ +\ C\ =\ CO\ +\ H$$

On fait passer le mélange gazeux, chargé de vapeur d'eau, chauffé jusqu'à la température de dissociation, dans une cornue chauffée au rouge ; l'oxyde de carbone se transforme en acide carbonique qu'on absorbe au moyen de la chaux.

$$CO\ +\ H^2O\ =\ CO^2\ +\ H^2$$

7° Beaucoup de matières organiques sont décomposées par la potasse, qui agit comme oxydant, en abandonnant son hydrogène. Les réactions les plus simples de cet ordre sont celles que fournissent le formiate et l'oxalate potassiques ; ces sels sont convertis en carbonates.

$$\underbrace{HCO^2K}_{\text{formiate potassique.}}\ +\ KHO\ =\ CO^3K^2\ +\ H^2$$

$$C^2O^4K^2\ +\ 2KHO\ =\ 2CO^3K^2\ +\ H^2$$

Réactifs. — Acide sulfurique dilué à 1/10°, froid.

Zinc ou fer à volonté.

On introduit d'abord le métal dans le flacon, puis l'acide par le tube à entonnoir ; le dégagement commence rapidement.

Si le zinc employé est chimiquement pur, il n'est pas attaqué ; il suffit d'ajouter une goutte d'une solution d'un sel de cuivre ou d'un sel de platine.

L'acide doit être dilué et froid ; il est même bon, dans certains cas, de refroidir le vase dans lequel s'opère la réaction ; en effet, à chaud, l'acide sulfurique donne de l'anhydride sulfureux qui, au contact de l'hydrogène naissant, donne de l'acide sulf-hydrique lequel dans certains cas peut présenter de graves inconvénients. (Recherche de l'arsenic ; préparation du fer réduit.)

Le gaz obtenu renferme une petite proportion de gaz carbonés, arséniés, sulfu-rés, etc., provenant de ce que les réactifs employés n'étaient pas chimiquement purs ; on s'en débarrasse en le lavant dans une solution de bichromate de potasse acidulée par l'acide sulfurique.

Pour dessécher le gaz, on lui fait traverser une couche de chlorure de calcium, quand on opère en petit, de tournure de fer chauffée au rouge sombre, quand on opère plus en grand.

8° L'acide iodhydrique en solution concentrée, chauffé en vase clos, se dissocie et devient ainsi une source d'hydrogène naissant.

Propriétés physiques. — L'hydrogène est un gaz incolore, inodore et insipide, Wroblewski l'a liquéfié à — 185°.

Sa densité à 0° est 0,06927 ; il est 14 fois et demie plus léger que l'air, un litre à 0° pèse $0^{gr},08923$: il est le gaz le plus léger et le plus diffusible.

C'est le plus réfringent de tous les gaz.

A 0°, un litre d'eau en dissout $19^{cc},3$.

C'est le seul gaz qui possède une conductibilité sensible pour la chaleur.

Propriétés chimiques. — L'hydrogène brûle avec une flamme pâle : cette combustion produit de l'eau ; pour le montrer, il suffit d'enflammer sous une

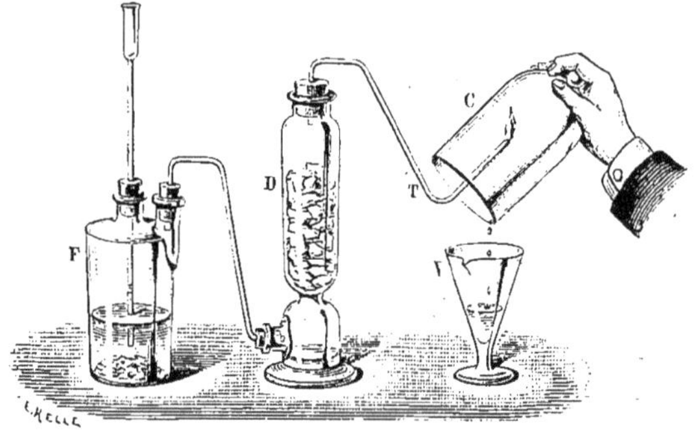

Fig. 293. — Synthèse de l'eau.

cloche un jet d'hydrogène desséché par son passage sur du chlorure de calcium ; bientôt, on verra les gouttes d'eau ruisseler sur les parois froides de la cloche (fig. 293).

La flamme de l'hydrogène est très pâle, mais très chaude ; il n'existe donc aucun rapport entre le pouvoir calorifique d'une flamme et son intensité lumineuse ; pour que l'hydrogène devienne éclairant, il suffit de verser un peu de benzine dans le flacon producteur ; du reste sa flamme très chaude peut porter à l'incandescence un morceau de craie ou de magnésie et produit ainsi une lumière intense (lumière de Drummond).

Quand on entoure la flamme de l'hydrogène d'un large tube ouvert à ses deux extrémités, on obtient un son : cet appareil porte le nom de *lampe philosophique* ou d'*harmonica chimique* (fig. 294).

L'hydrogène éteint les corps en combustion.

Il se combine avec un grand nombre de substances, nous étudierons à leur place ces combinaisons ; pour l'instant, nous ajouterons que le platine, le condense dans ses pores avec énergie ; cette absorption se fait avec dégagement de chaleur ; quand le platine est très divisé (mousse de platine) le dégagement est tel qu'il suffit pour enflammer l'hydrogène ; on a utilisé cette propriété dans la construction du *briquet à hydrogène* (fig. 295).

Cette absorption des gaz par les solides constitue le phénomène de l'*occlu-*

sion. Le palladium est le métal qui peut absorber le plus d'hydrogène ; dans certaines conditions il peut en absorber jusqu'à 936 fois son volume ; il existe un alliage Pd^4H^2, contenant 625 fois son volume d'hydrogène, qui est

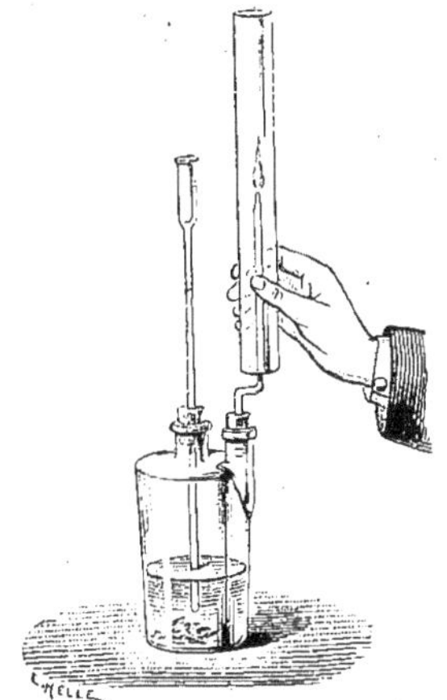

Fig. 294. — Harmonica chimique.

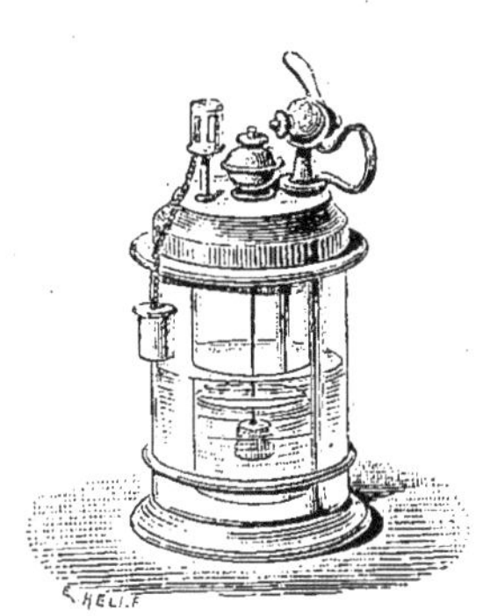

Fig. 295. — Briquet à gaz hydrogène.

une véritable combinaison, comme le démontrent les phénomènes thermiques et de diffusion ; c'est là ce qui constitue la théorie de l'*hydrogénium*.

L'hydrogène est un gaz essentiellement réducteur, c'est-à-dire désoxydant; on l'emploie pour préparer le fer réduit.

CARACTÈRES. — C'est un gaz combustible, ne troublant pas l'eau de chaux après sa combustion ; en détonant avec le chlore, il donne un gaz acide (acide chlorhydrique)

TOXICOLOGIE. — L'hydrogène pur n'est pas toxique, mais il modifie le timbre de la voix et l'affaiblit.

COMBINAISONS HYDROGÉNÉES

Nous n'avons aucune généralité à donner sur les composés hydrogénés ; les uns sont acides, d'autres basiques, d'autres enfin sont neutres.

OXYGÈNE

$$O'' = 16$$

Poids atomique $= 16$ Poids moléculaire $= 32$

ÉTYMOLOGIE. — ὀξύς, acide ; γεννάω, j'engendre.

HISTORIQUE. — L'oxygène, découvert en 1774 par PRIESTLEY, a été extrait de l'air par LAVOISIER; il chauffa du mercure dans une cornue au contact d'une quantité d'air limitée ; l'oxyde mercurique formé fut isolé, recueilli et chauffé : ce qui produisit l'oxygène ·

ÉTAT NATUREL. — Ce corps est très répandu dans la nature.
A l'état de liberté, il constitue un cinquième de l'air atmosphérique ; en solution, on le trouve dans divers liquides de l'économie, tels que l'urine et le sang ; en combinaison, il fait partie de la silice et des silicates et de diverses autres roches dont l'ensemble forme près des 999 millièmes de l'écorce terrestre.

PRÉPARATION. $=$ 1° On réduit par la chaleur les oxydes des métaux de la sixième section de THÉNARD (or, argent, mercure, platine, etc.).

$$HgO = Hg + O$$

2° En chauffant le minéral connu sous le nom de *pyrolusite* (bi-oxyde de manganèse) dans une cornue de grès, on retire un tiers de l'oxygène que ce corps renferme.

$$3\ MnO^2 = O^2 + MnO,Mn^2O^3$$

3° En ajoutant de l'acide sulfurique au bi-oxyde de manganèse, on en retirerait la moitié de son oxygène.

$$MnO^2 + H^2SO^4 = Mn''SO^4 + H^2O + O$$

4° Chauffé, le chlorate potassique se décompose et donne naissance à du chlorure de potassium et à de l'oxygène (1).

$$KClO^3 = K\ Cl + O^3$$

---

(1)   PRÉPARATION DE L'OXYGÈNE PAR LE CHLORATE DE POTASSE

Matériel. — Cornue en verre vert qui est moins fusible que le verre blanc (fig. 296)

5° On obtient un dégagement régulier d'oxygène en chauffant légèrement un mélange de chlorure de chaux et d'oxyde de cobalt.

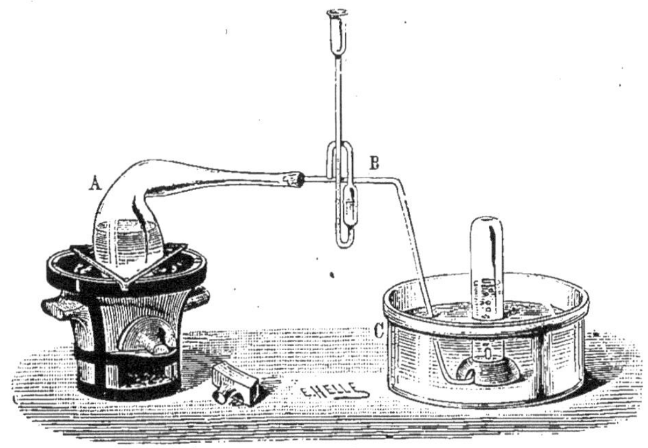

Fig. 296. — Appareil à oxygène.

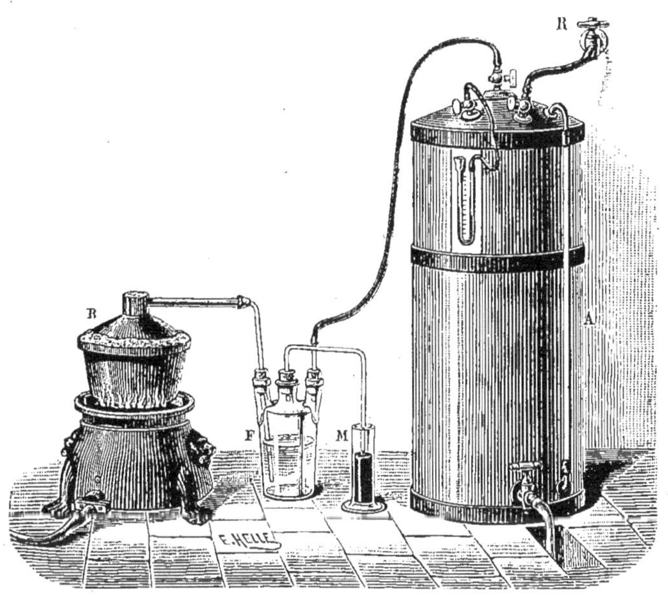

Fig. 297. — Marmite pour préparer l'oxygène.

6° On obtient de l'oxygène chimiquement pur en chauffant le permanganate de potasse.

---

ou mieux cornue spéciale en fonte formée de deux pièces que l'on réunit par un joint au plâtre (fig. 297).

7° Par l'électrolyse de l'eau en solution alcaline, au moyen des voltamètres RENARD, on peut obtenir des quantités considérables d'hydrogène et d'oxygène (fig. 298).

Flacon laveur.

Eprouvettes ou gazomètres.

Réactifs. — Chlorate potassique (100 grammes de chlorate dégagent environ 27 litres d'oxygène).

Bioxyde de manganèse : même poids que de chlorate. Avant d'employer le bioxyde de manganèse, il est prudent de le calciner, on détruira ainsi les carbonates, les azotates et les matières organiques qui l'accompagnent habituellement. Ces dernières substances peuvent occasionner de petites explosions. Le bioxyde provenant d'une opération précédente convient parfaitement. Il faut avoir le plus grand soin de ne pas substituer au bioxyde de manganèse le sulfure d'antimoine qui lui ressemble un peu ; on produirait ainsi une explosion des plus violentes ; le choc seul suffit pour faire détoner un mélange de chlorate et de sulfure d'antimoine.

REMARQUES. — 1° Le Codex fait employer du chlorate pulvérisé et desséché : nous préférons celui qui est entier ; la chaleur le pénètre plus facilement et le dégagement gazeux se fait mieux : nous employons le chlorate du commerce qui contient un peu d'eau d'interposition : aussi nous prenons la précaution d'incliner la cornue dans le sens du courant gazeux, pour que cette eau d'abord volatilisée puis condensée dans le col de la cornue ne puisse retomber dans la panse chaude et la faire éclater.

2° Si l'on emploie le chlorate seul, on remarque que ce sel fond d'abord, puis à la partie supérieure du liquide, il se forme une couche solide : cette couche est constituée par du perchlorate potassique moins fusible que le chlorate : il provient de la combinaison de l'oxygène dégagé avec le chlorate non décomposé.

$$2 \ KClO^3 = KCl + 2O + KClO^4$$

Le perchlorate se décompose ensuite sous l'influence d'une température plus élevée :

$$KClO^4 = KCl + 4O$$

La formation de ce sel exige que l'on chauffe la cornue latéralement ; en chauffant uniquement le fond, la couche solide empêcherait l'oxygène de se dégager et ferait souffler la cornue ramollie par la chaleur.

3° Outre le gaz oxygène, il se forme dans cette opération divers composés chlorés gazeux, qui rendent ce produit impropre à l'inhalation ; pour le purifier il suffit de le laver dans une solution alcaline.

4° On a remarqué qu'en ajoutant au chlorate potassique certains oxydes capables de suroxydations, tels que les oxydes de fer, de manganèse, de cuivre, etc., la réaction devenait beaucoup plus facile et cependant plus tard on retrouvait ces corps complètement inaltérés : on disait autrefois que ces corps agissaient par leur présence, qu'ils exerçaient une action catalytique ; aujourd'hui on donne une explication rationnelle de ces faits ; ces corps agissent de deux manières ; ils ont une action mécanique et une action chimique : leur action mécanique consiste à répartir plus uniformément la chaleur, et à éviter la formation d'une couche continue de perchlorate ; l'action chimique est la suivante : les oxydes qui favorisent le dégagement de

8° En chauffant le bi-oxyde de baryum vers 1 400° et sous pression diminuée, il perd la moitié de son oxygène ; mais si on chauffe l'oxyde ainsi formé,

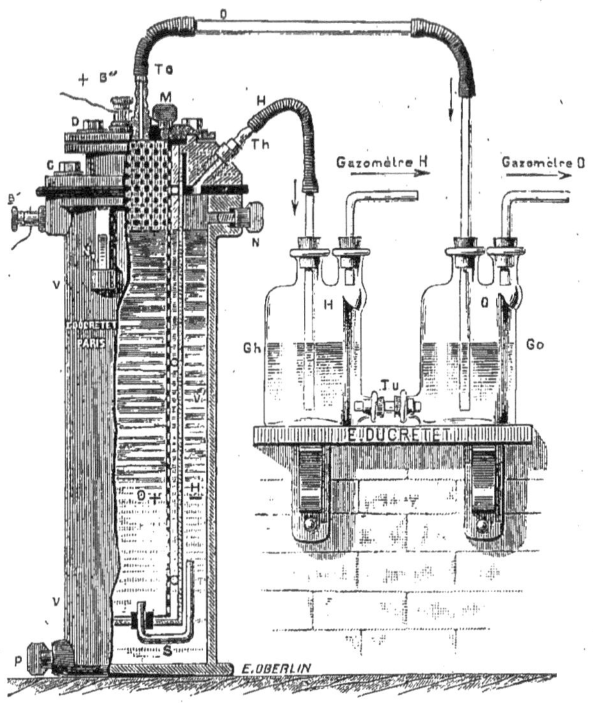

Fig. 298. — Voltamètre RENARD.

dans un courant d'air, vers 600°, et sous pression, on obtient de nouveau du bioxyde de baryum, de sorte que dans ce procédé on retire l'oxygène de l'air (procédé BRIN).

l'oxygène sont capables de se suroxyder et de fournir des acides ; ces acides sont très instables, très facilement détruits par la chaleur et dégagent de l'oxygène : ainsi le bioxyde de manganèse, sous l'influence de la chaleur et en présence du chlorate potassique se transforme en acide permanganique ; cet acide permanganique à une température peu élevée donne de l'oxygène et du bioxyde de manganèse qui entre dans un nouveau cycle de réactions. La couleur de permanganate potassique que prend le mélange quand on commence à chauffer montre la justesse de cette théorie.

MODE OPÉRATOIRE. — Mélangez exactement le chlorate potassique et le bioxyde de manganèse, introduisez le mélange dans une cornue en verre d'une capacité d'un demi-litre environ si vous opérez sur 100 grammes de chlorate de potasse. Si vous opérez sur de plus grandes quantités, prenez de préférence la cornue en fonte ; adaptez l'appareil laveur contenant la solution alcaline, et le récipient, chauffez graduellement à feu nu, modérez le feu si le dégagement a lieu trop rapidement et poussez l'opération jusqu'à ce que le gaz cesse de se produire. Le courant d'oxygène est régulier.

9° Si on fait passer un courant de vapeur d'eau sur du permanganate sodique, il se produit de l'oxygène et du manganate sodique ; le manganate sodique, chauffé dans un courant d'air, régénère le permanganate.

PROPRIÉTÉS PHYSIQUES. — L'oxygène est un gaz incolore, inodore, insipide. Sa densité à 0° est de 1,1056; un litre pèse 1^{gr},437. Son coefficient de solubilité dans l'eau à 0° est 0,041 et dans l'alcool absolu 0,284. L'argent en fusion dissout un volume assez considérable d'oxygène, mais il l'abandonne par refroidissement (*Rochage*).

L'oxygène a été liquéfié sous l'influence simultanée d'un froid de — 140° et d'une pression de 560 atmosphères, ou en le détendant, après l'avoir soumis à un froid de — 29° et à une pression de 300 atmosphères.

Sous l'influence de l'électricité, l'oxygène se condense, diminue de volume, et acquiert des propriétés nouvelles qui, dans cet état, l'ont fait nommer *ozone*.

Ce gaz est le plus électro-négatif de tous les corps, c'est-à-dire que si l'on soumet à l'électrolyse un corps renfermant de l'oxygène, cet oxygène se rendra toujours au pôle positif.

PROPRIÉTÉS CHIMIQUES. — L'oxygène est l'agent principal de la combustion. Il se combine directement avec la plupart des corps simples en dégageant de la chaleur et de la lumière. Dans les cours, quelques expériences mettent en évidence la vivacité de la combustion dans ce gaz; l'on y voit brûler avec la plus grande énergie le charbon, le soufre, le fer, le phosphore, le magnésium, etc.

Avec l'hydrogène, l'oxygène donne deux composés : l'eau H^2O et le bioxyde d'hydrogène H^2O^2. La combinaison de ces deux gaz peut s'effectuer avec une forte détonation.

L'oxygène condensé dans les pores de certains corps : noir de platine, noir animal, etc., jouit de propriétés oxydantes plus énergiques que l'oxygène ordinaire. On le désigne alors sous le nom d'*oxygène actif:* L'oxygène ne colore pas le réactif de CAZENEUVE, tandis que l'oxygène actif le colore en bleu indigo.

CARACTÈRES. — La facilité avec laquelle l'oxygène active et entretient la combustion permet de reconnaître aisément ce gaz ; une allumette présentant encore un point en ignition, plongée dans ce gaz, se rallume instantanément : un autre gaz (le protoxyde d'azote) possède cette propriété, mais à un degré moindre ; quand nous l'étudierons, nous donnerons ses caractères différentiels.

DOSAGE. — Quand ce gaz est libre, on le dose :
1° En le faisant absorber, dans un tube gradué, par une solution alcaline d'acide pyrogallique ;
2° En le faisant détoner dans un eudiomètre avec un excès d'hydrogène.
Quand l'oxygène est en dissolution, on peut le mettre en liberté par un des procédés que nous avons indiqués (p. 50) : chaleur, pompe à mercure, etc...

ou bien encore le doser directement dans la liqueur par un des procédés suivants :

Procédés GÉRARDIN, SCHUTZENBERGER, RISLER, basés sur ce que l'hydrosulfite de soude réagit sur l'oxygène avant de porter son action sur les réactifs colorés, qu'on ajoute au liquide tenant le gaz en dissolution.

Procédés de l'*observatoire de Montsouris*, de BLAREZ. On rend l'eau alcaline avec de la potasse ; on ajoute un volume déterminé de sulfate ferreux ammoniacal. Il se forme du sulfate potassique et de l'oxyde ferreux, qui se précipite, et, en présence de l'oxygène dissous, se transforme en oxyde ferrique : pour évaluer la quantité d'oxyde ferrique formé, on rend la liqueur acide par un excès d'acide sulfurique et on titre à l'aide d'une solution titrée de permanganate potassique (1).

---

(1)   PROCÉDÉ BLAREZ

Réactifs. — 1° Liqueur de soude normale

2° Solution de sulfate double de fer et d'ammoniaque à 40 grammes par litre, légèrement acidulée par de l'acide sulfurique.

3° Acide sulfurique pur étendu de son volume d'eau.

4° Solution déci-normale de permanganate de potasse.

Appareils. — 1° Eprouvette graduée de 40 C.C. environ.

2° Deux pipettes graduées de 10 C.C. et une de 5.

3° Vase à saturation.

4° Tube à brome dont la capacité de la boule est de 250 C.C. environ et dont on a coupé le tube droit à 2 ou 3 centimètres au-dessous du robinet ; on ferme par un bouchon de caoutchouc percé d'un trou traversé par la douille capillaire d'un petit entonnoir cylindrique pouvant contenir 12 C.C. environ. L'extrémité inférieure de la douille affleure le bord inférieur du bouchon de caoutchouc.

On mesure la capacité totale de l'appareil : pour cela, la boule étant débouchée, on y verse l'eau, après avoir fermé le robinet inférieur, jusqu'à ce que l'eau arrive au milieu de la tubulure destinée à recevoir le bouchon de caoutchouc. On décante dans une éprouvette graduée et on lit le volume de l'eau qui est celui de l'appareil (soit 240 C.C. par exemple). Cette opération préliminaire ne se fait qu'une fois pour chaque appareil.

MODE OPÉRATOIRE. — 1° On verse 30 à 35 C.C. de mercure dans une éprouvette graduée, pour en lire aisément le volume et on le transvase dans l'appareil débouché et tenu vertical (soit par exemple 30 C.C. le volume du mercure employé).

2° On ajoute au-dessus du mercure, dans l'appareil, 10 C.C. de soude normale au moyen d'une pipette graduée.

3° On finit de remplir l'appareil jusqu'au milieu de la tubulure avec l'eau à essayer Le volume de l'eau mise en expérience est donc de 240 — (30 + 10) = 200 C.C.

4° On bouche l'appareil avec le bouchon de caoutchouc portant son tube à entonnoir et on enfonce le bouchon, de façon à chasser tout l'air de l'appareil ; il faut même qu'une petite quantité d'eau remonte dans l'entonnoir ; si l'on fait ensuite tomber quelques gouttes de mercure en ouvrant le robinet inférieur, on fait entrer

Procédé LINOSSIER. L'oxygène est absorbé par du tartrate ferreux en solution alcaline, ajouté goutte à goutte à l'eau à examiner, colorée avec un peu de phéno-safranine. Dès que l'oxygène libre a complètement disparu, la première goutte de sel ferreux ajoutée en excès provoque la décoloration du liquide (1).

---

toute l'eau dans l'appareil. Son niveau doit se trouver juste à la naissance de la douille capillaire de l'entonnoir.

5° On verse, au moyen d'une pipette bien exacte, 5 C.C. de solution ferrugineuse dans l'entonnoir, et on fait rentrer le liquide dans l'appareil en ouvrant légèrement le robinet pour laisser écouler du mercure. Il faut bien faire attention encore à s'arrêter dès que la surface du liquide arrive à la naissance de la douille de l'entonnoir. On produit alors avec la main un mouvement giratoire de l'appareil, qui a pour effet de mélanger, en quelques instants et d'une façon complète, les différents liquides. L'oxyde ferreux formé se répartit dans toute la masse et au bout de quelques instants, 5 à 6 minutes, on peut considérer l'oxygène comme étant complètement absorbé.

6° On verse dans l'entonnoir 10 C.C. d'acide sulfurique au demi que l'on fait entrer de la même façon en ouvrant le robinet, On agite et le liquide s'éclaircit presque immédiatement. On ouvre alors le robinet pour faire tomber tout le mercure de l'appareil ; on enlève ensuite le bouchon ; on décante le contenu de la boule dans un vase à saturation et on rince l'entonnoir avec de l'eau distillée que l'on réunit à celle décantée. On verse alors la solution de permanganate au moyen de la burette jusqu'à apparition de teinte rose persistante.

Soit n le nombre de C.C. utilisés pour obtenir ce résultat.

On cherche ensuite la quantité du même caméléon N absorbée par 5 C.C. de solution ferrugineuse. N-n représente la quantité de caméléon correspondant à l'oxygène dissous dans l'eau mise en expérience (200 C.C. dans le cas que nous supposons).

On calcule tout de suite ce qu'il faudrait pour un litre d'eau.

D'un autre côté, sachant que 1 C.C. de caméléon décinormal correspond à $0^{gr},0008$ d'oxygène ou à 0 C.C. 56, une simple multiplication donne le résultat cherché.

Réactifs. — 1° Lessive de soude.
2° Solution à 20/100 de sel de Seignette.
3° Solution alcoolique de phénosafranine.
4° Solution titrée de sulfate ferreux (par litre 3 grammes de sulfate ferreux cristallisé et 10 grammes d'acide sulfurique : à conserver dans une pissette sous une couche d'huile).

Appareils. — Un flacon d'un demi-litre muni à sa partie inférieure d'un robinet de verre ; son goulot est fermé par un bouchon de caoutchouc percé de deux trous ; l'un laisse passer la douille d'une burette de MOHR préalablement remplie de la dissolution titrée de sulfate ferreux ; l'autre livre passage à la douille effilée d'un entonnoir à robinet destiné à l'introduction de l'eau.

Une éprouvette à pied de 50 C.C. ; deux pipettes de 20 C.C.

MODE OPÉRATOIRE. — Dans le flacon on introduit environ 400 C.C. de mercure puis 20 C.C. de lessive de soude, 20 C.C. de la solution de sel de Seignette, une ou

Usages. — On l'emploie pour le chalumeau à gaz hydrogène et oxygène qui sert à fondre le platine, pour la lumière de Drummond, etc. Tessié du Motay a essayé de rendre plus éclairant le gaz d'éclairage en le brûlant avec de l'oxygène. Si on l'obtenait à très bon compte, ses usages industriels seraient assez considérables.

---

deux gouttes de la solution de phénosafranine et enfin de l'eau jusqu'à ce qu'il soit entièrement rempli. Cela fait, on enfonce le bouchon de caoutchouc dans le goulot en ayant soin de n'emprisonner dans le flacon aucune bulle d'air. La douille de l'entonnoir à robinet a été remplie d'avance jusqu'au niveau du robinet, avec un peu de l'eau soumise à l'analyse.

L'appareil ainsi préparé, on ouvre le robinet inférieur : si le bouchon de caoutchouc est bien disposé, il ne doit pas s'écouler une seule goutte de mercure. On laisse tomber ensuite avec précaution, de la burette, la solution titrée de sulfate ferreux jusqu'à ce que disparaisse la teinte rose de la phénosafranine, l'appareil est alors au point. On mesure dans une éprouvette jaugée 50 C.C. de l'eau à analyser et on l'introduit dans le flacon par l'entonnoir à robinet, en ayant soin de ne laisser pénétrer aucune bulle d'air. Sous l'influence de l'oxygène dissous dans l'eau, la coloration rose de la phénosafranine reparaît et il ne reste plus pour terminer le dosage qu'à laisser écouler de la burette la solution titrée de sulfate ferreux jusqu'à ce qu'elle disparaisse à nouveau.

Comme les liquides qui réagissent reposent sur un fond mobile de mercure, rien n'est plus facile que de les mélanger intimement, bien que l'appareil soit complètement plein, par une simple agitation du flacon.

L'opération terminée, l'appareil est prêt pour un nouveau dosage, sans qu'il soit nécessaire d'y introduire à nouveau ni tartrate, ni soude, ni safranine.

Pour le calcul des résultats, on ne peut pas, comme dans la méthode de Blarez, admettre que la quantité d'oxygène dissous dans l'eau est celle qui transformerait en sel ferrique le poids de sel ferreux écoulé de la burette : les nombres seraient trop faibles : il faut titrer la solution ferreuse avec une solution d'oxygène d'une richesse connue ; comme solution titrée d'oxygène, il est commode de recourir à l'eau saturée d'air par agitation prolongée au contact de l'atmosphère. Les tables suivantes donnent la richesse d'un litre d'eau en C.C. d'oxygène, suivant la température de l'eau et la pression barométrique :

	0°	5°	10°	15°	20°
760^{mm}	8^{cc}228	7$_{cc}$256	6^{cc}500	5^{cc}978	5^{cc}676
750	8 120	7 160	6 414	5 899	5 601
740	8 011	7 065	6 329	5 821	5 527
730	7 003	6 070	6 243	5 742	5 452
720	7 794	6 874	6 158	5 663	5 377
710	7 687	6 779	6 072	5 585	5 302
700	7 578	6 683	5 987	5 506	5 228

Au moyen de cette table, et sachant d'autre part la quantité de solution ferreuse que l'on a dû employer pour absorber l'oxygène dans 50 C.C. de cette eau. Il est facile de déterminer le titre de cette solution. Il n'est pas nécessaire de titrer la liqueur avant chaque expérience ; la solution se conserve bien dans les conditions que nous avons indiquées (pissette et couche d'huile).

Les azotates et les azotites n'exercent aucune influence sur ce procédé : parmi les substances organiques, celles qui comme la glucose possèdent en solution alcaline une réaction réductrice énergique, sont seules un obstacle au dosage.

Usages médicaux. *Propriétés physiologiques.* — C'est sous l'influence de 'oxygène de l'air que le sang veineux se transforme en sang artériel ; ce gaz active la nutrition ; il diminue la proportion d'acide urique dans les urines. Brown-Séquard a montré que les tissus contractiles et nerveux pouvaient, après avoir perdu leurs propriétés vitales, les recouvrer sous l'influence du sang chargé d'oxygène.

La présence de l'oxygène est nécessaire pour que les contractions du cœur se fassent d'une manière régulière.

Quand on l'inhale à l'état de pureté, la sensation produite n'est pas différente de celle que cause l'air commun, mais il semble que la poitrine soit dégagée et à l'aise pendant quelque temps ; le pouls s'accroît de 4 à 20 pulsations, l'appétit augmente un peu ; quant à la température, elle ne paraît aucunement modifiée.

L'homme adulte consomme en moyenne 720 grammes d'oxygène par jour, ce qui représente 501 litres.

Propriétés thérapeutiques. — A l'étude de ces propriétés se rattachent les noms de Durand-Fardel, Demarquay, Hayem, Brouardel, etc.

Il est très utile contre la mort apparente des nouveau-nés.

Il constitue une ressource précieuse en cas d'asphyxie, surtout quand cette asphyxie est due à une suffocation accidentelle (effets de la foudre, froid). Il est très utile dans les cas d'empoisonnement par les gaz ou les vapeurs toxiques, ainsi que dans les cas de strangulation, pendaison et submersion.

Après l'anesthésie, il rend plus rapide le retour à la sensibilité et dissipe rapidement les effets des anesthésiques..

C'est un remède précieux à opposer aux attaques d'asthme nerveux. Dans l'asthme humide, c'est-à-dire dans le catarrhe qui complique l'emphysème, il rend de bons services, à la condition d'être employé avec persévérance.

Il produit une stimulation assez énergique des fonctions dites de nutrition ; il augmente l'appétit, accélère la circulation et favorise la formation des hématies.

Il combat les vomissements d'une manière générale .

Il rend des services incontestables aux chlorotiques atteints de troubles digestifs.

Dans la phtisie, l'oxygène n'a pas donné d'aussi bons résultats qu'on l'espérait. Il produit un soulagement immédiat et ceci peut être très utile mais de nouvelles exacerbations surviennent, plus intenses peut-être que les premières. Ce n'est donc qu'un palliatif dont il faudra se défier.

Dans l'albuminurie, il peut devenir un médicament précieux si, par de nouvelles expériences, on peut confirmer qu'il fait disparaître l'albumine de l'urine, comme cela a eu lieu dans deux cas. Même observation pour le diabète.

Dans la gangrène localisée, s'il n'y a pas d'oblitération artérielle, l'oxygène est un remède souverain.

Il a parfaitement réussi dans un cas d'empoisonnement par l'opium.

Doses et mode d'emploi. — Ce corps s'emploie généralement en inhalations à l'état gazeux, à la dose de 30 litres par jour : on peut sans danger en aspi-

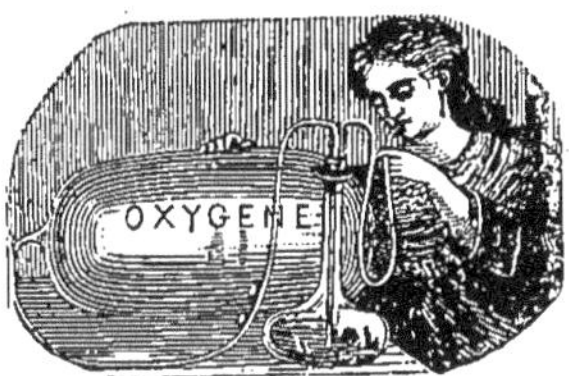

Fig. 299. — Appareil LIMOUSIN.

rer de 40 à 90 litres pendant plusieurs jours, sans qu'il survienne d'accidents ; un malade a pu en respirer 600 litres en deux jours sans inconvénient ; ce n'est qu'au bout de deux à trois semaines qu'il produit de la fièvre.

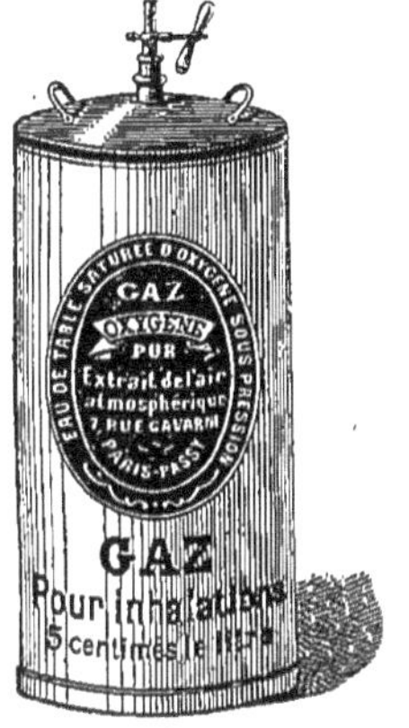

Fig. 300. — Récipient à oxygène pour pressions de 8 à 10 kilogr.

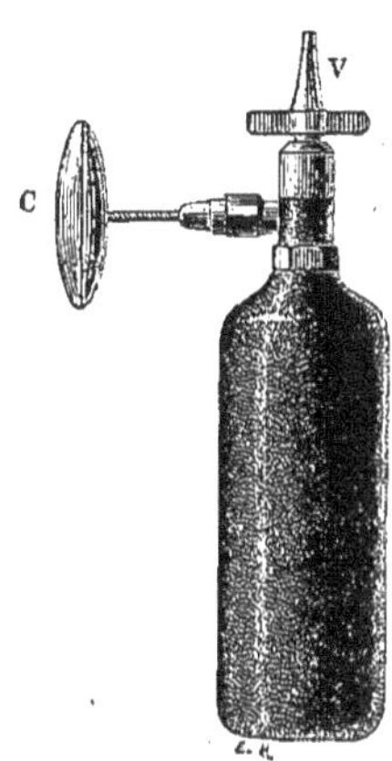

Fig. 301. — Récipient à oxygène pour fortes pressions.

On prépare quelquefois une *eau gazeuse oxygénée*, qu'il faut se garder de confondre avec le bioxyde d'hydrogène ou eau oxygénée de THÉNARD.

LIMOUSIN livrait l'oxygène dans un ballon en caoutchouc de 30 litres de capacité ; pour le faire respirer, on le faisait d'abord passer dans un flacon laveur et de là il arrivait dans la bouche par un tube muni d'un embout spécial. On règle l'écoulement du gaz au moyen d'un robinet et par la pression que l'on exerce sur le sac (fig. 299).

La compagnie « Continental Oxygen », qui exploite les brevets BRIN, le livre dans des récipients métalliques où il peut être comprimé à des pressions très grandes (deux types : dans l'un la pression est de 8 à 9 atmosphères ; dans l'autre elle est de beaucoup supérieure) (fig. 300, 301). On peut l'utiliser directement en le faisant passer à travers un régulateur qui règle la pression sous laquelle le gaz s'échappe et lui faisant ensuite traverser un

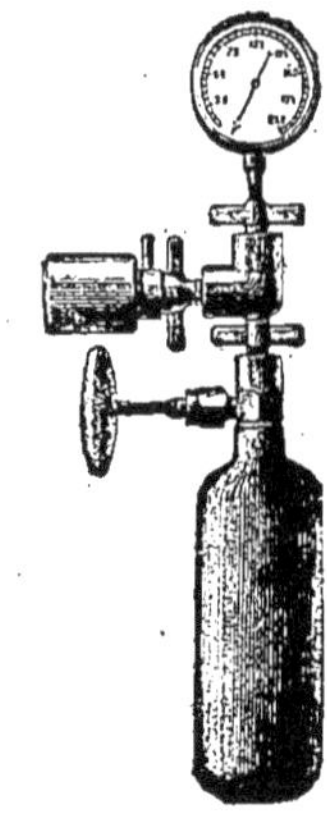

Fig. 302. — Récipient à oxygène avec
manomètre et régulateur.

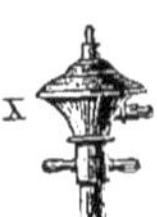

Fig. 303. — Régulateur de pression.

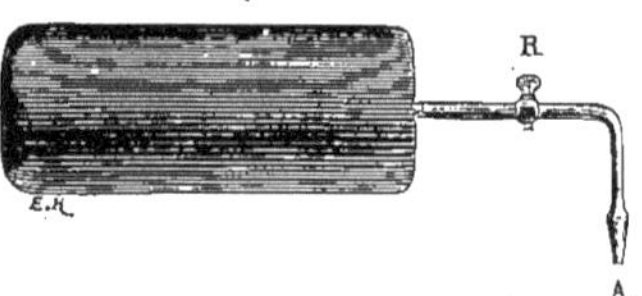

Fig. 304. — Sac de caoutchouc.

barboteur ou encore en le recevant au préalable dans un sac en caoutchouc (fig. 302, 303, 304).

Dans tous ces appareils, les tubes conducteurs de l'oxygène sont d'un diamètre beaucoup trop petit ; il ne leur est pas possible d'avoir un débit suffisant pour que le malade ne soit pas obligé de faire une forte aspiration, souvent très pénible pour lui, ou de respirer simultanément de l'air ordinaire.

Toxicité. — L'oxygène pur comprimé peut causer de graves accidents et même amener la mort ; les phénomènes produits sont très variables, mais consistent surtout dans des convulsions. Paul Bert attribuait à un empoisonnement chronique par l'oxygène les accidents dont sont atteints les ouvriers qui travaillent longtemps dans l'air comprimé.

OZONE

OO^2 Poids moléculaire $= 48$

L'oxygène se présente quelquefois dans un état particulier, odorant, qui lui a fait donner le nom d'ozone (οζω, je sens).

Composition. — Les réactions et les propriétés de l'ozone le font considérer comme formé par la réunion de 3 atomes d'oxygène : la formation de ce corps s'effectue avec absorption de chaleur.

Etat naturel. — L'oxydation des essences, les émanations balsamiques des plantes, l'électricité atmosphérique sont des causes de production d'ozone; aussi ce corps se trouve dans l'air, surtout à la campagne; dans les villes on le trouve spécialement dans les jardins et sur les hauteurs.

L'air ozoné des champs possède une odeur caractéristique assez vive rappelant celle du homard ; on la ressent assez bien, après le lever du soleil. D'après Houzeau, l'air des champs pris à deux mètres au-dessus du sol renferme au maximum 1/450 000 d'ozone ; la nuit, la proportion est un peu plus forte que le jour.

Dans toutes les oxydations qui se font rapidement et à froid, il y a production d'ozone.

Préparation. — 1° L'oxygène obtenu par l'électrolyse de l'eau est toujours ozoné.

2° L'air qui a séjourné 3/4 d'heure ou une heure sur des bâtons humides de phosphore, renferme de l'ozone.

3° En versant du bioxyde de baryum pur sur de l'acide sulfurique pur et monohydraté, additionné d'un peu de permanganate de potasse, on a un dégagement assez abondant d'oxygène ozoné.

4° Le procédé auquel on s'adresse pour se procurer couramment de l'ozone consiste à soumettre l'oxygène à l'effluve électrique (1).

---

(1) Le premier appareil était dû à M. de Babo : il a été successivement modifié par Houzeau et Berthelot. L'appareil de ce dernier (fig. 305) se compose de deux tubes

PROPRIÉTÉS PHYSIQUES. — L'ozone pur n'a jamais été isolé : ce corps présente en masse une coloration bleue : c'est peut-être à l'ozone qu'est due la couleur bleue de l'atmosphère. Il possède une odeur *sui generis*, comparable à celle des composés nitreux, mais moins douce et tellement pénétrante que l'air renfermant 1/1 000 000 d'ozone est encore odorant. L'ozone concentré doit être respiré avec précaution ; il provoque subitement une inflammation des muqueuses; sa saveur est sensible et ressemble à celle du homard. Sa densité, 1,658, a été déterminée par diverses considérations théoriques. L'eau en dissout 4 à 5 C.C. par litre.

La chaleur le détruit.

PROPRIÉTÉS CHIMIQUES. — L'ozone agit le plus souvent comme agent oxydant ; il donne cependant quelquefois naissance à des phénomènes de réduction ; c'est ainsi qu'il décompose les bioxydes d'hydrogène et de baryum, le cuivre et certains peroxydes, l'eau oxygénée, les matières organiques.

Le chlore, le brome, l'iode, le phosphore, l'arsenic sont oxydés.

L'acide arsénieux est transformé en acide arsénique, réaction qui a été utilisée pour le dosage de l'ozone.

---

concentriques qui s'ajustent à l'émeri : l'oxygène peut circuler dans l'espace compris entre les deux tubes : tout l'appareil est plongé dans une éprouvette : cette éprouvette

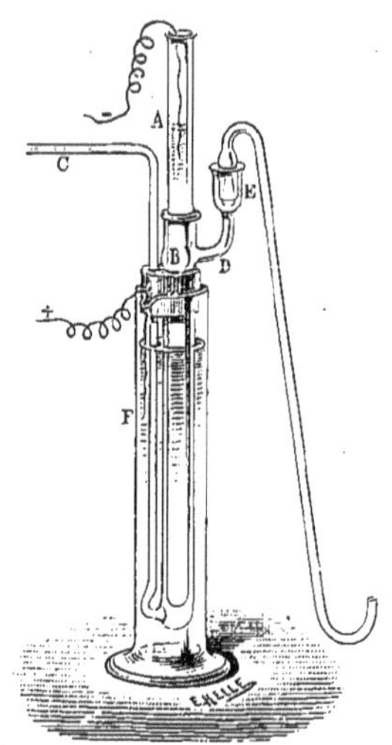

Fig. 305. — Ozoniseur de BERTHELOT.

et le tube intérieur sont remplis d'acide sulfurique dilué : chacune de ces colonnes d'acide sulfurique est reliée à l'un des pôles d'une bobine d'induction par un fil de platine. L'effluve se manifeste dans l'espace annulaire par de faibles lueurs.

L'iodure de potassium est transformé partiellement en iodate ; une autre partie est décomposée avec mise en liberté d'iode et formation probable d'un peroxyde de potassium.

Une bande de papier imprégnée de sulfate manganeux brunit dans une atmosphère ozonée ; il en est de même du papier imprégné de protoxyde de thallium.

Caractères. — Pour reconnaître sa présence dans l'air, on a recours simultanément au papier ioduré amidonné et au papier bleu de tournesol : en présence de l'ozone, le papier ioduré bleuit et le papier bleu de tournesol ne change pas ; si ce dernier avait rougi, le déplacement de l'iode pourrait être attribué à la présence des vapeurs nitreuses.

On a constaté la présence de l'ozone dans le sang de la manière suivante. La teinture de gaïac additionnée d'eau oxygénée ne change pas de couleur, mais l'ozone la colore immédiatement en bleu. Or, si l'on ajoute du sang défibriné au mélange d'eau oxygénée et de teinture de gaïac, on voit aussitôt se produire la coloration bleue caractéristique. Ce procédé permet même de reconnaître la présence de traces de sang. On imbibe la tache avec un peu d'eau, on comprime fortement avec un papier blanc non collé par addition d'eau oxygénée et de teinture de gaïac. On obtient la coloration bleue.

Le réactif de Cazeneuve (chlorhydrate de métaphénylène-diamine) prend une coloration rouge brun.

Dosage. — On peut doser l'ozone dans l'air en se basant sur la propriété

Le courant de gaz doit être très lent (un litre à l'heure). La pression influence peu la production d'ozone ; elle varie beaucoup avec la température ; elle est bien plus forte à froid qu'à chaud.

Labbé et Oudin préparent l'ozone en faisant passer un courant d'air entre deux tubes concentriques dont l'intervalle est sillonné par les étincelles. Les étincelles génératrices de l'ozone éclatent entre une feuille métallique et la surface de verre du tube interne séparées par un intervalle de 3 à 4 millimètres ; dans cet espace annulaire la légère élévation de la température produite par l'effluve suffit à assurer un courant d'air ascendant entraînant l'ozone.

Pour arriver à ozoner un laboratoire de 300 mètres cubes, les auteurs emploient dix de ces tubes ayant 80 centimètres de longueur environ : on les monte en quantité. Comme source d'électricité, on a pris une dynamo Gramme à courants alternatifs, reliée à un transformateur sur lequel était monté en dérivation un condensateur. Une bobine à résistance magnétique variable intercalée dans le circuit permettait d'élever progressivement le potentiel. A 6 000 volts commence le dégagement d'ozone, à 8 000 les tubes chauffent ; à 7 000 l'appareil fonctionne bien ; il y a lieu de remarquer qu'une petite quantité du métal formant l'armature du tube est entraînée dans la pièce.

que ce corps possède de transformer l'acide arsénieux en acide arsénique (1).

Rôle. — On a attribué une grande influence à l'ozone dans la production ou la disparition de certaines maladies épidémiques. Divers observateurs ont constaté que l'ozone avait complètement fait défaut pendant le choléra : dans les dernières épidémies de choléra à Paris, on a, au contraire, trouvé une moyenne d'ozone assez élevée, tandis qu'en temps ordinaire, l'ozone manque. Un médecin anglais, Cook, a cru constater l'augmentation ou la diminution de l'ozone dans le delta du Gange, suivant que les épidémies de choléra, de fièvres palustres et de dysenteries devenaient moins ou plus intenses. Schœnbein a noté l'existence d'une forte quantité d'ozone dans l'air de Berlin, pendant une épidémie de grippe.

Bœckel a signalé à Strasbourg l'apparition de maladies gastriques dès que l'ozone vient à faire défaut dans l'air. Enfin on a admis une sorte d'incompatibilité entre la présence dans l'air de l'ozone et celle des miasmes pernicieux. Toutes ces assertions demandent de nouvelles et plus sérieuses conformations.

---

(1) *Théorie.* — L'ozone met l'iode de l'iodure de potassium en liberté, cet iode oxyde l'arsénite de potasse et le transforme en arséniate.

L'azotite d'ammoniaque ne réagit pas sur le mélange d'iodure de potassium et d'arsénite de potasse.

Appareils. 1° Appareil aspirateur (trompe).

2° Tube de platine dont la partie inférieure, renflée et percée de trous fins, plonge dans un vase étroit, profond de 12 centimètres.

3° Compteur à gaz.

Le tout est monté de manière à ce que l'air aspiré passe dans le flacon, de là dans le compteur et enfin dans la trompe.

4° Pipettes, 1 de 20 C.C., 1 de 2 C.C., 2 de 1 C.C.

5° Burette graduée.

Réactifs. 1° Empois d'amidon à 1 p. 100.

2° Solution saturée de carbonate d'ammoniaque.

3° Solution d'arsénite de potasse ($0^{gr},730$ d'acide arsénieux par litre).

3° Solution d'iodure de potassium à 1/10.

5° Solution titrée d'iode à 1/1 000.

Mode opératoire. — Dans le vase du tube de platine, on introduit 20 C.C. eau distillée, 2 C.C. liqueur arsénieuse et 1 C.C. iodure de potassium ; on monte l'appareil ; on fait marcher la trompe pendant 24 heures, on arrête ; on lit sur le compteur le volume d'air : le liquide dans lequel a barboté l'air est additionné de 20 gouttes de solution de carbonate d'ammoniaque pour empêcher l'action de l'air sur l'acide iodhydrique qui se formera pendant le dosage, puis de 1 C.C. d'empois. Ensuite, au moyen de la burette graduée, on ajoute goutte à goutte la solution d'iode, jusqu'à ce qu'il se produise une coloration bleue persistante.

La lecture faite, on compare le volume de la solution d'iode versée à celui qui est nécessaire pour transformer entièrement les 2 C.C. d'arsénite en arséniate. De là il est facile de déduire le poids d'oxygène fourni par l'ozone.

La direction des vents exerce une influence très marquée sur les quantités d'ozone contenues dans l'air. Les vents soufflant du nord-ouest jusqu'à l'est-sud-est n'apportent qu'une faible quantité d'ozone ; au contraire, les vents qui soufflent de l'ouest au sud sont chargés d'ozone ; cette relation se rattache du reste à une loi plus générale établie par Marié Davy. « Quand le centre d'une bourrasque traverse la France, toutes les stations situées au sud de la trajectoire ont beaucoup d'ozone ; celles qui sont au nord en ont peu ou point. »

Usages Médicaux. — Dans les conditions des expériences de MM. Labbé et Oudin, on ne dépasse jamais la dose thérapeutique d'ozone qui est de 11 à 12 centièmes de milligramme par litre d'air : au bout d'un quart d'heure, on a ainsi respiré 2 milligr. d'ozone et bien que cette dose soit réputée dangereuse, les auteurs ont pu la faire respirer à des cachectiques, à des enfants en bas âge, sans le moindre inconvénient : dans ces conditions, chez les sujets chez lesquels on trouve un chiffre trop faible d'oxyhémoglobine, la proportion de ce corps augmente de 1 p. 100 ; cette augmentation persiste de douze à vingt-quatre heures, si le malade ne fait pas d'autres inhalations ; mais s'il les renouvelle tous les jours, la quantité d'oxyhémoglobine continue à croître peu à peu jusqu'au chiffre physiologique.

Il semble que la présence de l'ozone entrave le développement des bacilles.

D'Arsonval a trouvé, au contraire, que les inhalations d'air ozonisé diminuaient la capacité respiratoire du sang ; qu'en ozonisant l'air, il se produisait des vapeurs nitreuses et que c'était à l'absorption de ces vapeurs qu'était due la diminution de la capacité respiratoire.

Labbé et Oudin ont plus tard maintenu leurs conclusions ; pour eux, l'ozone est un puissant stimulant de la nutrition, très efficace dans tous les cas de misère physiologique (anémie, diabète, etc.) ; c'est également un antiseptique. L'action thérapeutique de l'ozone est puissamment aidée par les vapeurs métalliques que l'air ozonisé, sous l'influence de la tension élevée du courant alternatif, transporte hors du tube à effluver. Le métal qui forme l'électrode se trouve en partie entraîné sous forme de molécules métalliques ou d'oxydes à l'état naissant qui, absorbés par la muqueuse des bronches, jouent un grand rôle dans la thérapeutique par l'ozone.

Girerd a constaté l'heureuse influence de l'air surchargé d'ozone sur les malades atteints d'anémie paludéenne et des pays chauds, sur les hépatiques et les convalescents.

EAU ou PROTOXYDE D'HYDROGÈNE

$$H^2O = 18 \qquad \begin{array}{lll} H^2 = & 2 = 2 \text{ vol} = & 11,11 \\ O = & 16 = 1 \text{ vol} = & 88,89 \\ \hline & 18 \quad\; 2 \text{ vol} & 100,00 \end{array}$$

L'Etude de l'eau est extrêmement importante ; pour nous permettre de la simplifier, nous la diviserons en quatre parties.

Eau au point de vue chimique ;

Eaux potables ;

Eaux minérales ;

Eaux industrielles.

EAU CHIMIQUE

Historique. — La composition de l'eau a été établie en 1804 par Gay-Lussac et de Humboldt.

Composition. — Sa composition que nous avons indiquée plus haut peut être déterminée par synthèse et par analyse.

Par synthèse on peut avoir recours soit aux eudiomètres dont nous avons expliqué les usages à propos de nos généralités sur les gaz, soit au procédé de Dumas et de Boussingault. Ce procédé consiste essentiellement à faire passer de l'hydrogène pur sur de l'oxyde de cuivre chauffé au rouge ; il se produit de l'eau que l'on condense et que l'on pèse ; l'oxyde de cuivre a été pesé avant et après l'opération ; la perte de poids indique le poids de l'oxygène ; on trouve la quantité d'hydrogène par différence entre le poids de l'eau formée et la quantité d'oxygène employé.

L'analyse de l'eau peut être faite par la pile et par les métaux ; les deux procédés donnent de mauvais résultats à cause des réactions secondaires qui se produisent.

État Naturel. — L'eau est excessivement répandue dans la nature, elle constitue les mers, les nuages, les lacs, les glaces, les neiges ; elle entre pour une forte proportion dans la constitution dès êtres organisés.

D'après leur provenance, les eaux peuvent être divisées en eaux *météoriques* (eau de pluie, grêle; neige) et eaux telluriques ; ces dernières se subdivisent en eaux potables et eaux minérales.

Purification. — Pour purifier l'eau, il faut la soumettre à la distillation (1).

Quand on tient à avoir de l'eau pure, il faut faire subir à l'eau distillée une nouvelle distillation, dans des vases en verre, parfaitement propres, sur le permanganate de potasse. M. Miquel a donné un procédé spécial pour obtenir de l'eau infertile, c'est-à-dire incapable de nourrir des micro-organismes.

Propriétés. — L'eau est un liquide incolore ; cependant, vue en grande masse, elle paraît bleue ; l'eau de la mer paraît quelquefois d'un bleu verdâtre : on attribue cette couleur à la présence d'un peu de limon jaune.

L'eau est inodore, insipide, mauvaise conductrice de la chaleur, assez mauvaise conductrice de l'électricité.

Sa densité, à la température de 4°, est prise pour unité.

C'est le corps qui a le pouvoir dissolvant le plus étendu : lui-même se dissout dans un assez grand nombre de véhicules.

---

(1)   *Eau de rivière ou de source.*   Q. V.

« Distillez dans un alambic, en maintenant une ébullition modérée (a). Essayez de temps en temps le produit avec les réactifs indiqués ci-après, et ne commencez à le recueillir qu'à partir du moment où il est sans action sur eux (b).

Arrêtez l'opération lorsqu'il ne reste plus dans la cucurbite que le quart de la quantité d'eau qui y a été introduite (c).

Caractères. — L'eau distillée ne doit pas modifier la couleur du papier de tournesol rouge ou bleu. Les azotates d'argent et de baryte, l'oxalate d'ammoniaque, le bichlorure de mercure ne doivent y produire aucun trouble (d).

Observation. — Il est bon d'additionner préalablement l'eau à distiller de 10 centigrammes de sulfate d'alumine par litre, et de ne pas recueillir les premiers litres pour éviter la présence de l'ammoniaque (e). » Codex 1884.

Quand l'eau renferme du chlorure de magnésium, il est bon de l'additionner d'un peu de chaux avant de distiller.

(a) L'ébullition doit être très modérée, parce que sans cette précaution, il y a entraînement mécanique et, par suite, le produit obtenu n'est pas pur.

(b) Au commencement de l'opération, les gaz dissous dans l'eau, l'ammoniaque provenant de la décomposition des substances organiques, les poussières déposées dans l'appareil, sont entraînés par les premiers produits distillés.

(c) Il faut arrêter l'opération parce que des sels pourraient se déposer sur les parois de la cucurbite, être décomposés par la chaleur et donner des produits volatils.

(d) Nous verrons plus loin quels sont les corps dont la présence est indiquée par ces divers réactifs.

(e) Le sulfate d'alumine a pour but de retenir l'ammoniaque en formant un alun d'ammoniaque.

Sa chaleur spécifique est prise pour l'unité ; c'est le corps qui possède la chaleur spécifique la plus élevée. La quantité de chaleur nécessaire pour faire passer un kilogramme d'eau de 0° à 1° constitue la grande Calorie (par un C majuscule) ; la petite calorie est mille fois plus petite et s'écrit par un c minuscule.

A 0°, l'eau passe à l'état solide, mais diverses causes peuvent retarder cette solidification ; l'eau renfermée dans des tubes capillaires ne cristallise qu'à plusieurs degrés au-dessous de 0° ; la présence des corps étrangers, la nature des vases, l'agitation ont une grande influence sur ce phénomène.

L'eau cristallise dans le système du prisme hexagonal : la neige présente des formes cristallines remarquables ; la glace qui est en masses incolores, inodores, insipides, transparentes peut au miscrocope montrer des cristaux. A 0°, la glace possède une densité de 0,916 ; elle est donc plus légère que l'eau et par conséquent l'eau augmente de volume en se congelant : la force de cette dilatation est énorme ; elle brise les bombes les plus épaisses, et à bien plus forte raison, fait éclater les vaisseaux des plantes et briser les pierres gélives.

La glace possède une grande réfringence ; on a pu en faire des lentilles servant à concentrer les rayons solaires pour allumer l'amadou.

La glace fond à 0° ; sa chaleur latente de fusion est de 79 Calories, c'est-à-dire qu'il faut autant de chaleur pour fondre un kilogramme de glace à 0°, que pour porter un kilogramme d'eau de 0 à 79°.

L'eau bout à 100°, sous la pression normale de 760 millimètres. Sa chaleur de vaporisation est de 540 Calories, c'est-à-dire que pour vaporiser 1 kilogramme d'eau à 100°, il faut autant de chaleur que pour porter 540 kilogrammes d'eau de 0° à 1°.

La vapeur d'eau est incolore et transparente. Sa densité est 0,622 : un litre d'eau fournit environ 1 700 litres de vapeur.

L'eau projetée sur une plaque chauffée à une température supérieure à 171°, se présente sous forme d'une petite sphère plus ou moins aplatie, qui n'est pas en contact avec la plaque et dont la température est inférieure à 100° ; on dit alors que l'eau est à l'*état sphéroïdal :* ce phénomène est commun à beaucoup de liquides ; il a été étudié par BOUTIGNY.

Sous l'influence d'une température de 1000-1200°, l'eau commence à se dissocier.

PROPRIÉTÉS CHIMIQUES. — Le chlore décompose l'eau sous l'influence de la lumière et donne de l'acide chlorhydrique ;

Le carbone décompose l'eau au rouge ;

Les métaux peuvent être classés d'après leur action sur l'eau.

L'eau dissout en plus ou moins forte proportion le plus grand nombre des sels : elle en décompose quelques-uns (sels de bimuth et d'antimoine) ; avec un grand nombre, elle forme des combinaisons cristallines ; on appelle cette eau, *eau de cristallisation.* Suivant que les sels absorbent l'humidité de l'air ou perdent leur eau de cristallisation, on les dit *déliquescents* ou *efforescents.*

CONSERVATION. — L'eau distillée doit être conservée dans des flacons parfaitement pleins et bouchés à l'émeri.

L'eau distillée ordinaire nourrit très bien les microbes et au bout d'un court séjour dans les laboratoires en contient un grand nombre.

ESSÁI. — Le Codex nous a déjà indiqué les caractères de l'eau distillée ; nous les répétons ici un peu plus nombreux et sous une autre forme.

L'eau distillée ne doit pas donner de précipité par :

1° L'eau de chaux (acide carbonique) ;

2° L'azotate argentique (chlorures) ;

3° L'azotate barytique (sulfates) ;

4° L'oxalate ammonique (sels de chaux) ;

5° L'hydrogène sulfuré et le sulfure ammonique (métaux) ;

7° Le chlorure mercurique (ammoniaque) ;

7° Evaporée sur une lame de platine, elle ne doit laisser aucun résidu.

8° Elle ne doit pas décolorer le permanganate potassique (voy. *Eaux potables*).

DOSAGE. — L'eau peut se doser par deux méthodes bien différentes :
1° On pèse le corps dans lequel on veut doser l'eau ; on le dessèche à l'étuve et, quand il a perdu toute son humidité, on le pèse de nouveau ; la perte de poids indique la quantité d'eau.
2° On fait dégager l'eau en chauffant, et on l'absorbe en lui faisant traverser un tube contenant une substance avide d'eau (chlorure de calcium, potasse, acide sulfurique, anhydride phosphorique, etc.). Ce tube est pesé avant et après l'opération. La quantité d'eau est donnée par l'augmentation de poids.
Ces deux procédés sont insuffisants quand il y a d'autres corps volatils (urines, guano, etc.) ; dans ces cas, il faut avoir recours à des procédés particuliers que nous indiquerons en temps opportun.

RÉACTION. — L'eau sert de dissolvant pour presque tous les réactifs ; elle peut indiquer la présence de sels de bismuth et d'antimoine, puisque ces sels précipitent par un excès d'eau.

RÔLE. — Indiquer le rôle de l'eau dans tout ce qui nous intéresse, serait faire une invasion dans toutes les sciences industrielles, politiques, économiques, etc. L'eau a joué le principal rôle dans la formation des roches sédimentaires et de beaucoup de minéraux. Comme force motrice, son emploi augmente chaque jour, maintenant que le transport de la force motrice par l'électricité est une question résolue.

Les rivières servent à la navigation, à l'irrigation, parfois au colmatage.

A l'état de vapeur, point n'est besoin d'indiquer les services qu'elle nous rend comme chauffage, force motrice, agent chimique, etc.

Considérable est le rôle de la pluie, de la neige, des glaciers, des océans, comme régulateurs de la température, de l'état hygrométrique de l'air, etc.

En agriculture, Is. Pierre a constaté que dans les environs de Caen, un hectare de terrain reçoit annuellement par les pluies 59 kilogrammes de sels.

Au point de vue médical, nous aurons surtout à étudier l'eau potable et les eaux minérales.

EAUX POTABLES

Définition. — Sous le nom d'*eaux potables*, on désigne les eaux d'une composition convenable pour être employées communément en boisson.

Le Congrès international pharmaceutique de Bruxelles tenu en 1885 a indiqué les conditions suivantes que doit remplir une eau pour être potable.

1° Elle doit être limpide, transparente, incolore, sans odeur, exempte de matières en suspension.

2° Elle doit être fraîche, d'une saveur agréable : sa température ne doit pas varier sensiblement et né doit pas dépasser 15°.

3° Elle doit être aérée et tenir en dissolution une certaine quantité d'acide carbonique. L'air qu'elle renferme doit contenir plus d'oxygène que l'air atmosphérique.

4° La quantité des matières organiques évaluée en acide oxalique ne doit pas dépasser 20 milligrammes par litre.

5° Elle ne doit pas contenir plus dé cinq dixièmes de milligramme d'ammoniaque par litre.

6° La matière organique azotée brûlée par une solution alcaline de permanganate de potasse (procédé Wanklyn et Chapmann ne doit pas fournir plus de $0^{mgr},1$ d'azote albuminoïde par litre d'eau.

7° Un litre d'eau ne doit pas contenir plus de $0^{gr},500$ de sels minéraux.

60 milligrammes		d'anhydride sulfurique
8	—	de chlore
2	—	d'anhydride azotique
200	—	d'oxydes alcalino-terreux
30	—	de silice
3	—	de fer

8° L'eau potable ne doit renfermer ni nitrites, ni hydrogène sulfuré, ni sulfures, ni sels métalliques précipitables par l'acide sulfhydrique ou le sulhydrate d'ammoniaque, à l'exception des traces de fer, d'aluminium ou de manganèse.

9° Elle ne peut acquérir une odeur désagréable, après avoir été conservée dans un vase fermé ou ouvert.

10° Elle ne doit renfermer ni saprophytes, ni leptotrix, ni leptomites, ni hyphéotrix et autres algues blanches, ni infusoires, ni bactéries et particulièrement aucun de ces êtres en voie de décomposition.

11° L'addition de sucre blanc ne doit pas y développer de fungus.

12° Cultivée avec de la gélatine, elle ne doit pas produire d'innombrables bactéries liquéfiant la gélatine en moins de huit jours.

Le Comité consultatif d'hygiène publique de France dit (10 août 1885),

« Des analyses exécutées en suivant rigoureusement et constamment la méthode qui vient d'être exposée en détail nous paraissent permettre de juger très suffisamment de la valeur d'une eau en donnant des indications qualitatives sur la présence des nitrates et en fournissant des indications précises sur :

1° La quantité de résidu solide laissé par l'eau

2°   —   des produits volatils au rouge

3° Le degré hydrotimétrique

4° La quantité de chlorures

5°   —   des sulfates

6°   —   d'oxygène enlevé au permanganate qui, ainsi que l'ont montré de nombreuses recherches, est proportionnelle à la quantité de matière organique dosée par pesée directe après la combustion.

« Nous donnons ci-dessous un tableau reproduisant les limites dans lesquelles ces divers éléments doivent être contenus.

	EAU TRÈS PURE	EAU POTABLE	EAU SUSPECTE	EAU MAUVAISE
Chlore.	Moins de $0^{gr},015$ par litre.	Moins de $0^{gr},040$ (excepté au bord de la mer)	$0^{gr},050$ à $0^{gr},100$	Plus de 0,100
Acide sulfurique . . .	$0^{gr},002$ à $0^{gr},005$	$0^{gr},005$ à $0^{gr},030$	Plus de $0^{gr},030$	Plus de $0^{gr},050$
Oxygène emprunté au permanganate en solution alcaline . . .	Moins de $0^{gr},001$	Moins de $0^{gr},002$	$0^{gr},003$ à $0^{gr},004$	Plus de $0^{gr},004$
Perte de poids du dépôt par la chaleur rouge	Moins de $0^{gr},015$	Moins de $0^{gr},040$	$0^{gr},040$ à $0^{gr},070$	Plus de 0 100
Degré hydrotimétrique total.	5 à 15	15 à 30	Au-dessus de 30	Au-dessus de 100
Degré hydrotimétrique persistant après l'ébullition.	2 à 5	5 à 12	12 à 18	Au-dessus de 20

« On ne saurait trop insister sur ce point que les indications fournies par cette analyse sommaire sont nécessairement incomplètes et insuffisantes en ce qui concerne l'eau des fleuves, rivières, lacs, etc. *Une analyse complète accompagnée de l'examen microscopique peut seule permettre de juger avec certitude de la qualité de l'eau :* aussi émettrons-nous le vœu que cette analyse complète soit exigible au moins pour les villes et pour les centres de population à partir de 5 000 habitants.

« Il nous paraît également utile que les détails de l'analyse soient annexés aux pièces jointes à la demande d'avis du comité, afin de pouvoir juger avec certitude s'il ne serait pas nécessaire de procéder à des recherches plus complètes. »

Enfin si nous lisons les ouvrages des microbiologistes, nous trouverons que la composition chimique de l'eau est de peu d'intérêt à côté de sa teneur en microbes, que la quantité des microbes est elle-même peu de chose à côté de leur qualité.

A propos de l'adduction à Paris des sources de la Vigne et de Verneuil, M. Gadaud député a fait un rapport remarquable dont nous extrayons les passages suivants résumés.

Les caractères propres à une eau irréprochable sont de trois ordres, physiques, chimiques et biologiques.

1° CARACTÈRES PHYSIQUES

Limpidité et couleur. — Les bonnes eaux sont limpides. Plus une source est pure, plus elle est transparente.

Les bonnes eaux sont bleues, les médiocres verdâtres ; les mauvaises ont un reflet brun jaunâtre, les eaux infectes sont noires.

Saveur, odeur. — Seules, les mauvaises eaux ont une odeur et une saveur désagréables.

Fraîcheur. — La température de l'eau de source est à peu près constante. Dans nos contrées elle est d'environ 8 à 12°, c'est-à-dire voisine de la moyenne thermique. (Les eaux de source étant dépourvues de microbes, on voit l'importance de la constance de la température.)

Douceur. — Elle doit cuire les légumes assez vite et sans les durcir.

Effets sur les êtres vivants. — Mais le meilleur réactif des eaux pures est encore l'être vivant.

Une eau est saine lorsque les animaux et les végétaux doués d'une organisation supérieure peuvent y vivre et y prospérer. Au contraire, une eau est malsaine quand elle fait périr les animaux et les végétaux doués d'une organisation supérieure et qu'elle ne peut nourrir que des infusoires et des cryptogames.

La truite et la perche sont les poissons par excellence de l'eau pure, l'anguille est le dernier qui séjourne dans les mauvaises eaux. Presque tous les mollusques périssent promptement dans les eaux corrompues et ne tardent pas à s'y décomposer, ce qu'ils ne font pas à l'air libre dans lequel ils se dessèchent sans pourrir. Chaque degré de pureté des eaux est indiqué par un mollusque spécial d'organisation d'autant plus élevée que l'eau est de meilleure qualité.

En voici la classification donnée par GÉRARDIN.

Eaux très pures. *Physa fontinalis* ou *bulla.*

Eaux saines. *Valvata pixinalis.*

Eaux ordinaires. *Limnœa ovata, l. stagnalis, planorbis marginatus.*

Eaux médiocres. *Cyclas cornœa, bithynia impura, planorbis cornœus.*

Eaux corrompues 0.

Le cresson de fontaine à lui seul, en l'absence de toute autre indication physique ou chimique, distingue les eaux excellentes. Les mousses, les nénuphars poussent dans les mauvaises eaux. L'*arundo phragmites* résiste seul aux eaux souillées.

De même, tant que les eaux sont saines et aérées, les algues y sont plus ou moins volumineuses, et ont une structure complexe, tandis que les algues à structure simple, unicellulaires, au contraire, se trouvent dans les eaux dormantes et dans les eaux dépouillées d'une partie de leur oxygène par les matières organiques en décomposition.

2° CARACTÈRES CHIMIQUES

D'après M. GADAUD, pour les eaux potables, il suffit de connaître leur degré de minéralisation en bloc et leur degré d'oxygénation. Il détermine le degré de minéralisation par l'hydrotimétrie.

L'eau potable doit contenir par litre de 20 à 25 C.C. de gaz formés de 50 p. 100 environ d'acide carbonique, le reste étant un mélange d'oxygène et d'azote dans la proportion de 30 à 33 du premier pour 70 à 67 du second. Une eau ainsi aérée est légère à l'estomac ; elle est bue avec plaisir, elle facilite la digestion ; une eau non aérée doit être suspectée.

Le dosage de l'oxygène a une importance toute spéciale ; la diminution de l'oxygène, au moins dans l'eau fluviale, et lorsqu'elle coïncide avec une augmentation de l'acide carbonique et de l'azote, est une marque d'infériorité, parce que l'oxygène a disparu en oxydant les souillures. Quand l'oxygène disparaît, c'est qu'il y a un excès de matières animales en décomposition, et l'on voit aussitôt apparaître les *euglènes*, infusoires verts ou rouges de formes très variables.

La bonne eau doit être imputrescible. La putrescibilité de l'eau provient des matières organiques et organisées qu'elle contient en suspension.

3° CARACTÈRES BIOLOGIQUES

Les caractères biologiques de l'eau sont tirés de l'examen des matières organiques et des poisons chimiques que ces dernières produisent.

Les matières organiques peuvent se trouver à l'état de matière morte ou de matière vivante. La matière morte peut être en solution ou en suspension. Les matières en suspension sont constituées par des débris de toutes sortes ; les médecins militaires ont rapporté à ces souillures, agissant mécaniquement sur la surface de l'intestin, l'origine des diarrhées d'Algérie et de Cochinchine.

Les matières organiques dissoutes sont des substances albuminoïdes ou hydrocarbonées. Prise en particulier, chacune de ces substances n'a pas une

grande influence, mais la masse en est plus qu'incommode. C'est à une sorte
d'empoisonnement par l'excès de matière organique dissoute qu'il faut attribuer la plupart de ces affections gastro-intestinales qui s'emparent, en attendant l'acclimatement, des nouveaux arrivants dans une ville, dans une
agglomération où l'on consomme de l'eau fluviale. Cette eau est le meilleur
des liquides nourriciers pour les germes infectieux.

La matière organique vivante forme deux groupes : les parasites proprement dits et les microbes. Parmi les premiers, citons la sangsue, les œufs
et les embryons de toutes sortes d'entozoaires et d'hématozoaires, les algues,
les oscillariées, les beggiatoées, les saprolegnées.

Les microbes se trouvent en quantité très variable dans les eaux. A ce
point de vue, M. MIQUEL les classe de la manière suivante :

	Bactéries par C.C.
Eau excessivement pure.	0 à 10
— très pure	10 à 100
— pure	100 à 1 000
— médiocre	1 000 à 10 000
— impure	10 000 à 100 000
— très impure	100 000 et au delà

Une eau qui contient à peine quelques bactéries par C.C. doit être tenue pour
moins suspecte qu'une eau qui en renferme des milliers. A mesure que le
chiffre des bactéries s'accroît, d'autant s'augmente la chance de trouver, au
sein de ces nombreux organismes, des microbes dont le pouvoir nocif pour
l'espèce humaine est à craindre.

La multiplication des microbes est très active et très intense ; le nombre
des bactéries trouvé dans le réservoir d'une distribution est beaucoup plus
élevé qu'à la source même ; toutefois peu importe au consommateur la quantité de microbes au point d'émergence de l'eau qui lui est destinée, si à son
robinet de distribution ce nombre foisonne. Toutefois la multiplication des
microbes est loin d'être illimitée, et dans une eau que l'on conserve, ce nombre
croît d'abord rapidement, puis diminue de même et persiste enfin à un
taux assez bas ; ces faits tiennent à ce que rien ne gêne d'abord la reproduction des microbes, mais bientôt, par le fait même de leur existence, ils
ont produit des diastases qui sont mortelles pour eux et empêchent ces eaux
d'être capables de nourrir la même espèce de microbes. En portant l'eau ainsi
empoisonnée à l'ébullition, on détruit les diastases et elle est de nouveau
capable de faire fructifier la même espèce microbienne.

Au point de vue pathologique, les microbes peuvent se diviser en spécifiques et indifférents ; parmi les microbes indifférents, il en est qui sont
inoffensifs et n'exercent aucune action sur la qualité potable des eaux ; mais
il en est d'autres qui peuvent devenir toxiques, ce sont les microbes de la

putréfaction. Ce sont surtout ceux qui dans les cultures sur gélatine liquéfient ce milieu nutritif.

Les microbes pathogènes sont rapidement étouffés par les bactéries
banales et paraissent vivre d'autant moins longtemps dans l'eau que celle-ci
est souillée par une plus grande quantité de matières organiques ; de là leur
caractère transitoire et éphémère dans certaines eaux, de là aussi la difficulté
de les constater, mais de là encore la nécessité impérieuse de ne pas déclarer
une eau salubre quand on ne les y a pas constatés tout d'abord, surtout par
un temps d'épidémie, ou quand il existe des conditions possibles et perma-
nentes de contamination. L'eau pure, a dit Arago, doit, comme la femme de
César, ne pas être soupçonnée.

Les poisons chimiques qui peuvent se trouver dans les eaux potables sont
des ptomaïnes, des leucomaïnes et des diastases. Tous ces corps sont des
poisons extrêmement violents, donnant naissance à des intoxications lentes,
à des anémies incoercibles, à des névroses inexpliquées et d'autant plus
redoutables qu'ils conservent fort longtemps leurs qualités virulentes.

Les maladies causées par les microbes indifférents sont : la suppuration
(furoncle, anthrax, abcès, phlegmon).
La pyohémie et les abcès métastatiques ;
La gangrène et l'érysipèle septiques ;
L'ostéo-myélite des adolescents ;
La septicémie puerpérale ;
L'endocardite infectieuse.
Parmi les maladies causées par les microbes pathogènes qui peuvent
provenir de l'eau, citons : les fièvres éruptives, certaines pneumonies et la
diphtérie (??) l'athrepsie, la tuberculose, la dysenterie, le choléra, la fièvre
typhoïde.

Etat naturel. — Les meilleures eaux potables sont les eaux de sources ;
elles sont dépourvues de microbes (Pasteur et Joubert) à leur point d'émergence, mais ne tardent pas à se contaminer.

Les eaux de rivière sont ordinairement potables.

Les eaux provenant de la fonte des neiges ou des glaces ne sont pas bonnes
parce qu'elles renferment une assez grande quantité de substances organiques.

Les eaux de pluies, au moins les premières tombées, contiennent une proportion considérable de sels et de poussières atmosphériques ; aussi le plus
souvent elles sont mauvaises.

Au point de vue bactériologique, le chiffre des microbes répandus dans les
eaux de sources et de rivières, de puits, de drainage, est essentiellement
variable ; cependant ces variations se constatent périodiquement à quelques
époques spéciales de l'année : les eaux de sources sont surtout fort impures
dans le premier trimestre de l'année, puis la pureté des eaux va en croissant ;

elle est à son maximum en été et parfois en automne, quand cette saison
n'est pas traversée par des météores aqueux trop fréquents. — Pour les eaux
de rivière et de canal, la saison où ces eaux sont le plus pures est l'été :
les trimestres où elles sont le plus impures sont le premier et le dernier de
l'année ; il n'existe donc aucune relation entre la température des eaux et
leur richesse en micro-organismes : la recrudescence doit être attribuée à
une contamination accidentelle pareille à celle qui s'observe lorsque, après
des pluies abondantes, les eaux de lavage du sol viennent grossir les cours
d'eau et produisent les crues ; les eaux de rivières sont en effet d'autant plus
impures que leur niveau s'élève davantage au-dessus de l'étiage.

Pour expliquer les crues bactériennes observées dans les eaux de source,
de drainage, de la nappe d'eau souterraine, il faut admettre que les filtres
naturels qui, en temps normal, épurent d'une façon satisfaisante les eaux
venues de la surface du sol, deviennent insuffisants en temps de pluie ; on
peut également supposer, à côté de cette insuffisance du pouvoir filtrant des
couches telluriques, la contamination directe des sources et des puits à travers des fissures ou autres solutions de continuité.

PRÉPARATION. — « Actuellement, le problème de l'épuration des eaux
peut se résumer ainsi : séparer de l'eau de boisson tout ce qui est organisme vivant et n'y laisser que le moins possible de matières organiques,
de façon à ce que ce liquide constitue un mauvais milieu de culture. »
(G. POUCHET.) D'après ce que nous avons dit sur les qualités que doivent
présenter les eaux potables, cette opinion de POUCHET est un peu res-
treinte ; elle ne tient pas assez compte des diastases et des ptomaïnes : faute
de mieux, nous allons envisager la question surtout au point de vue micro-
bien.

Actuellement un seul procédé fournit de l'eau stérilisée dans des conditions d'absolue sécurité ; il consiste à chauffer l'eau à 120-130°. L'opération
s'effectue au moyen de l'appareil ROUARD, GENESTE et HERSCHER. Cette appareil se compose : 1° d'une chaudière ; 2° d'un échangeur ; 3° d'un complément
d'échangeur ; 4° d'un clarificateur.

Dans la chaudière, l'eau se chauffe sous pression en vase clos entre 120
et 130° ; il n'y a donc pas de vaporisation, ce qui a pour effet de ne pas
modifier sensiblement la composition de l'eau ; celle-ci conserve pour la
majeure partie l'air qu'elle tenait en dissolution. Pour rendre l'appareil auto-
matique, on peut le munir de régulateurs de température. L'eau, ayant
séjourné dans la chaudière un temps suffisant pour arriver à la stérilisation
complète, temps variable suivant la température à laquelle on fonctionne,
se rend ensuite dans l'échangeur.

Dans l'échangeur, l'eau chauffée circule dans un serpentin et cède sa chaleur à l'eau qui ira se faire stériliser dans la chaudière.

Dans le complément d'échangeur qui n'est qu'un second réfrigérant, l'eau
reprend sa température primitive à 2 ou 3° près : on peut se dispenser de cet

appareil quand il n'y a pas d'inconvénient à ce qu'il y ait 10 à 12° de différence entre l'eau stérilisée et l'eau d'alimentation.

A la suite de ces divers organes de refroidissement, l'eau stérilisée traverse un clarificateur où elle dépose toutes ses matières en suspension ; le stérilisateur peut d'ailleurs être muni d'un autre clarificateur rudimentaire à l'entrée de l'eau.

Avant de servir, l'appareil doit être stérilisé, ce que l'on fait en faisant arriver l'eau à la chaudière sans la faire passer par le vase échangeur ; n'étant plus refroidie, l'eau stérilisée traverse les serpentins et le clarificateur de sortie à la température de 120-130° et stérilise par conséquent tout l'espace qu'elle doit parcourir avant d'être recueillie.

Nous avons dit que la stérilisation obtenue par cet appareil était absolue ; le chauffage doit durer quinze minutes à 120°, ou dix minutes à 130° ; le tableau suivant indique les résultats peu importants du reste obtenus au point de vue chimique :

	Eau avant stérilisation.	Eau après stérilisation.
Evaluation de la matière (Solution acide.	4,500	2,750
organique en oxygène. (— alcaline.	2,500	2
Ammoniaque.	0	0
Hydrotimétrie, degré total.	16,5	10,5
— — permanent.	4	4
Silice.	11	9
Sulfate de chaux.	19,8	32,64 [1]
Carbonate de magnésie.	16,6	9,8
— chaux.	158,5	94
Chlorure de sodium.	12	12
Acide azotique.	5	4,3
Volume des gaz dissous.	53$^{c.c.}$6	22$^{c.c.}$4
Acide carbonique.	27$^{c.c.}$2	11$^{c.c.}$6
Oxygène.	8$^{c.c.}$1	3$^{c.c.}$0
Azote.	18$^{c.c.}$3	7$^{c.c.}$8

Les résultats sont exprimés en milligrammes et par litre d'eau.

Les figures 306-307 représentent un appareil domestique basé sur les mêmes principes que celui que nous venons de décrire.

En portant l'eau à l'ébullition pendant quelques minutes, on la débarrasse de la presque totalité de ses microbes (995 p. 1000 en moyenne, d'après MIQUEL) ; suivant sa composition, l'ébullition change ou ne change pas sa nature (eaux calcaires) ; quant aux gaz, jamais ils ne sont complètement chassés et dans tous les cas, peu de temps après le refroidissement, même sans agitation, l'eau en tient en dissolution presque autant qu'avant cette opération (GUINARD). Après trois ébullitions, répétées à vingt-quatre heures

---

[1] Ce sulfate de chaux a été fourni par du sable impur contenu dans le clarificateur.

de distance, l'eau étant maintenue à l'abri des germes atmosphériques, on peut envisager que l'on a obtenu la stérilisation.

Dans quelques cas, le procédé le plus simple pour se procurer de l'eau potable consiste à recourir à la distillation; c'est ce qui se fait sur les navires :

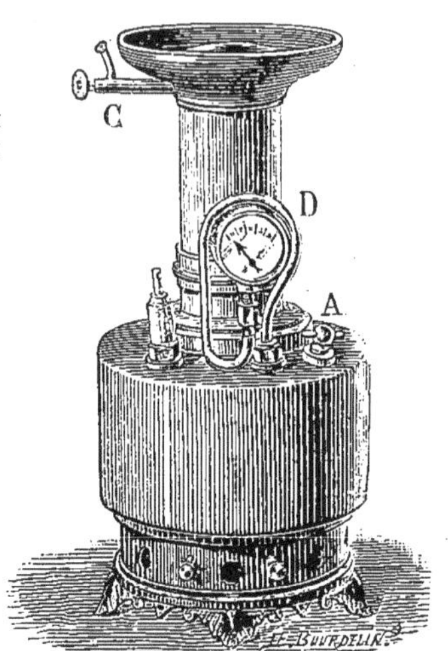
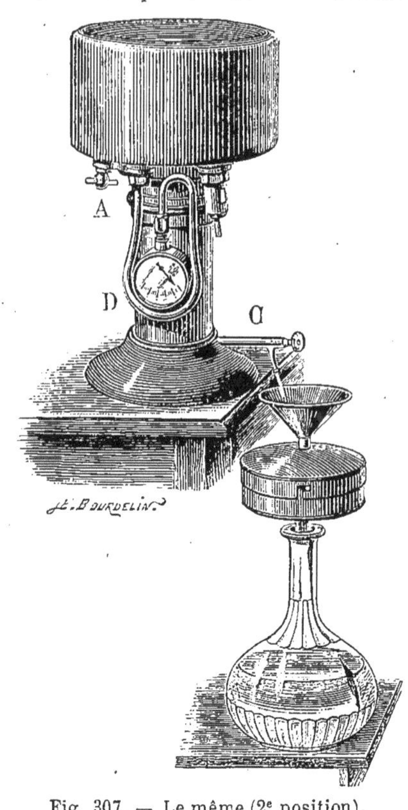

Fig. 306. — Appareil domestique pour la stérilisation de l'eau (1re position).

Fig. 307. — Le même (2e position).

l'eau de mer est distillée au moyen d'appareils spéciaux pour la rendre potable; on l'aère, on l'additionne d'un centigramme de chlorure de sodium par litre et on la laisse séjourner pendant quelque temps sur la craie.

Etudions maintenant l'épuration des eaux par la filtration.

D'après Miquel, les filtres Chamberland et la fontaine à pierre lithographique donnent de l'eau stérilisée, mais cette dernière est le plus souvent fort mal construite : quant aux filtres Chamberland, voici ce que G. Pouchet en pense : « On peut dire en principe, que tout appareil de filtration est facile à rendre parfait dans les premiers instants de sa mise en marche. Les excellents résultats qu'il peut fournir sont fonction d'un assez grand nombre de conditions parmi lesquelles les plus importantes sont : le degré de pollution de l'eau, la porosité de la substance filtrante ou le degré de ténuité de la substance pulvérulente ajoutée au liquide à épurer, l'épaisseur de la couche filtrante ou la proportion relative de substance pulvérulente, enfin le temps que l'eau met à traverser le filtre ou pendant lequel on laisse opérer la décantation. Toutes ces conditions sont solidaires les unes des autres, et si étroi-

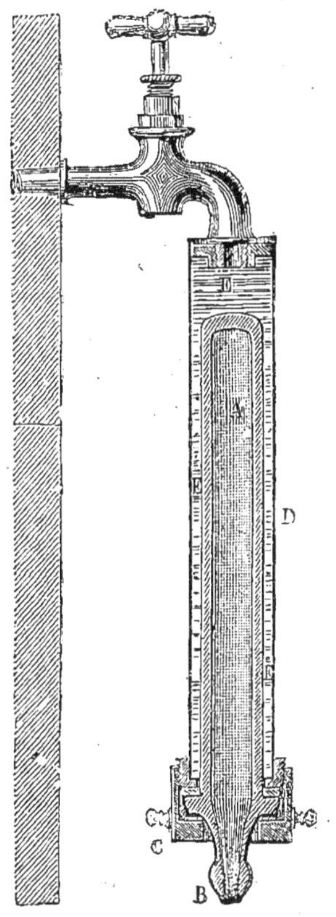

Fig. 308. — Filtre CHAMBERLAND pour eau sous pression.

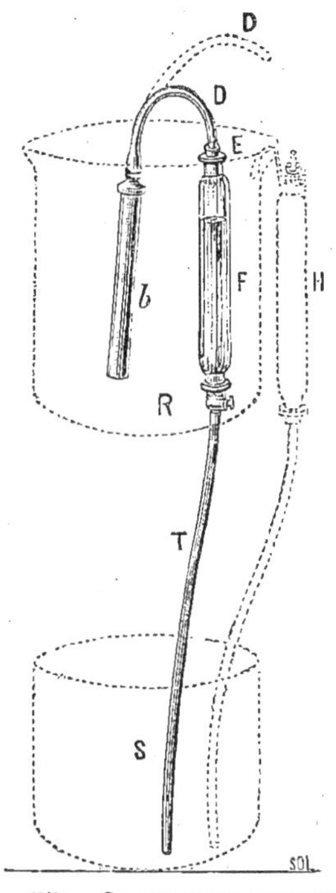

Fig. 309. — Filtre CHAMBERLAND sans pression.

tement liées qu'un même appareil est susceptible, en forçant quelque peu les conditions de l'expérience, de donner d'excellents ou de mauvais résultats. »

Les filtres en pâte à porcelaine, dont CHAMBERLAND a été le promoteur, ont été construits sous toutes formes : les deux types les plus simples de CHAMBERLAND sont les suivants :

Le premier (fig. 308) se compose d'une bougie unique contenue dans un cylindre métallique très résistant dont la partie supérieure se visse à un robinet piqué sur une conduite d'eau. L'eau arrive dans ce cylindre purgé d'air au préalable, passe à travers le biscuit, gagne la paroi intérieure de la bougie et s'écoule goutte à goutte dans le vase destiné à la recevoir.

Le second type se compose d'un récipient dans lequel on plonge une bougie
ou une batterie de plusieurs bougies (fig. 309), à laquelle est adapté un long
tube abducteur qu'on fait passer à travers une ouverture latérale ménagée

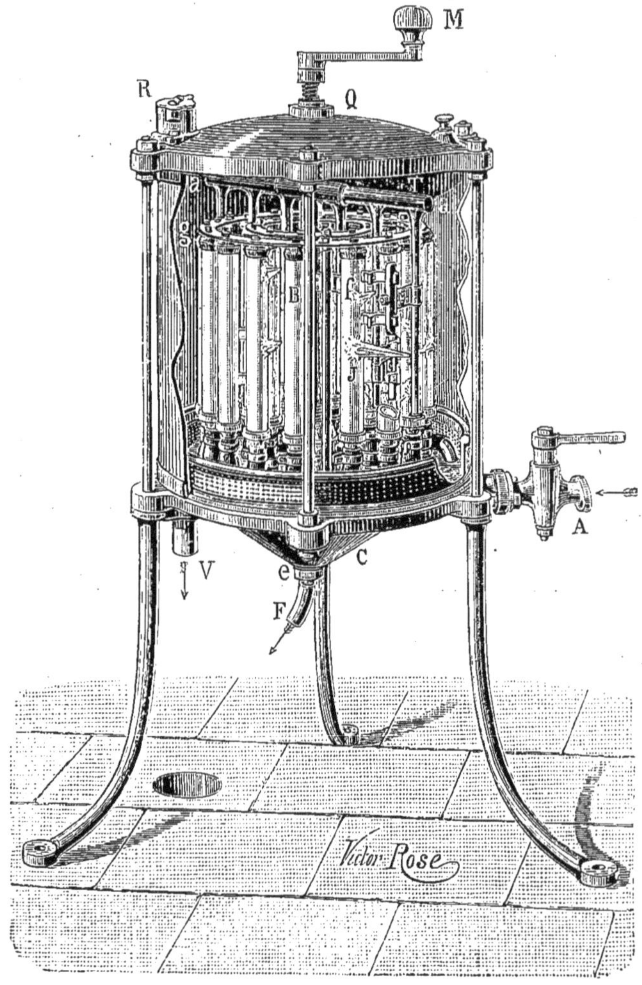

Fig. 310. — Filtre André.

exprès dans le récipient; ce dernier est rempli d'eau de façon à recouvrir les
bougies; l'eau pénètre lentement dans le filtre en chassant l'air devant elle;
les bougies pleines, le liquide gagne le tube abducteur à étroit diamètre; il
forme une colonne descendante qui produit une succion assez énergique.

Les filtres Chamberland offrent cet inconvénient que leurs pores s'obstruent
assez vite : un très ingénieux appareil, dû à M. O. André (fig. 310), rend leur
emploi beaucoup plus facile. Cet appareil est essentiellement constitué par des

brossés en caoutchouc, mues au moyen d'un mécanisme, et qui viennent nettoyer la surface de la bougie filtrante. De plus, afin d'éviter le dépôt, à la surface des bougies, de la masse glaireuse qui ralentit si rapidement la filtration, M. ANDRÉ introduit à l'intérieur de son appareil et dans le liquide baignant la bougie, des corps pulvérulents, dont le type le meilleur est le *Kieselgurt* (silice pulvérulente), qui, détachant cette couche glaireuse, forment une sorte d'enduit protecteur et donnent à la bougie et aux batteries de filtres un débit beaucoup plus considérable et plus régulier ; il ne reste plus guère à la charge des appareils de filtration ainsi constitués que leur fragilité et la possibilité de l'existence de fissures, ou une porosité trop considérable, par suite d'un défaut dans la fabrication, circonstances qui peuvent permettre le passage de micro-organismes dans l'eau filtrée.

Dans ces derniers temps, on a beaucoup préconisé les filtres à poudre d'amiante.

Le procédé MAIGNEN qui consiste à filtrer l'eau sur un mélange de charbon animal et d'amiante en poudre dans des appareils spéciaux fort ingénieusement disposés, donne au début de bons résultats ; mais ne tarde pas à laisser passer les bactéries et devient par conséquent sujet à caution. La dernière modification du procédé MAIGNEN, consistant à faire agir sur l'eau, avant filtration, un mélange de carbonate de soude, chaux et alun, donne, au moins au début, de meilleurs résultats ; mais la composition chimique de l'eau est tellement modifiée qu'il faut faire d'expresses réserves.

Notons en passant que le noir animal, grâce au phosphate de chaux qu'il contient, favorise la pullulation des microbes.

Dans les conditions habituelles, on ne trouve plus de microbes dans l'eau qui a filtré à travers une couche de terre d'une épaisseur relativement faible ($0^m,60$) ; l'eau du collecteur de Clichy jetée à la surface des terrains de Gennevilliers titre environ 20 000 000 de bactéries par C.C. : après avoir traversé une couche de terre de 2 mètres, elle n'en contient plus que 21 700 ; dans son parcours rapide, elle a donc perdu 999 p. 1000 des bactéries qu'elle contenait (MIQUEL).

Un grand nombre de villes ont eu recours à la filtration à travers le sol pour se procurer des eaux peu chargées en bactéries ; telles sont Toulouse, Mâcon, Perpignan, etc.

Dans ces derniers temps, M. LEFORT, ingénieur en chef à Nantes, a utilisé le pouvoir filtrant du sable ; un puits d'essai a été creusé au sein de la Loire ; il était entouré de toutes parts par une couche de sable épaisse de 12 mètres. L'eau de la Loire contenait 9 805 microbes par C.C., tandis que l'eau du puits n'en contenait que 68. Cet essai est encourageant et mérite d'être connu, quoique les phénomènes qui se passent dans la filtration par le sable ne soient pas du tout les mêmes que ceux qui se passent dans les filtres naturels.

D'après le professeur LEEDS, le filtrage à travers le sable, procédé américain, est la seule méthode pratique capable de donner pour les villes des eaux organiquement pures ; la filtration est surtout parfaite quand la multiplica-

tion même des bactéries a produit une sorte de gelée à la surface du sable ;
la gelée bactérienne peut être remplacée par une gelée d'alumine.

Passons à l'épuration de l'eau par les procédés chimiques.

Le procédé ANDERSON consiste à agiter l'eau suspecte avec de la tournure
de fer, puis à déterminer ensuite par battage à l'air, l'oxydation et la précipitation, à l'état d'hydrate et de combinaison organique ferrique, du sel
ferreux dissous pendant la première partie de l'opération, enfin à clarifier
l'eau par filtration sur une couche de sable ; ce procédé donne d'assez bons
résultats en ce sens qu'il prive l'eau d'une très grande quantité de germes et
qu'il diminue assez notablement la production de substance organique dissoute ; mais il ne donne pas d'eau absolument privée de micro-organismes,
complètement stérile. Récemment M. BABÈS a préconisé un procédé très
analogue.

D'après le docteur BURLUREAUX, en débarrassant l'eau de la chaux qu'elle
renferme, on la débarrasse en même temps de ses microbes ; au moyen de
diverses formules d'anti-calcaire, il arrive au résultat désiré.

Tous les précédés que nous avons indiqués jusqu'ici ont eu surtout pour
but de débarrasser l'eau des microbes et des matières qu'elle tient en suspension : voyons maintenant les procédés qui ont été proposés pour la débarrasser des divers sels qu'elle peut contenir en excès au point de vue de sa
potabilité.

Pour rendre potables les eaux séléniteuses et magnésiennes, BERNOU a proposé de doser l'acide carbonique et les sels de magnésie par l'hydrotimétrie,
de précipiter ces corps par la chaux. (Le degré hydrotimétrique obtenu $\times$ 5,7,
donne la quantité de chaux nécessaire pour débarrasser de la magnésie un
mètre cube d'eau.) Dans cette eau, on dose l'acide sulfurique toujours par
l'hydrotimétrie : ce degré hydrotimétrique diminué de une ou deux unités et
multiplié par 20,1925 exprime la quantité de carbonate de baryte précipité
qu'il faut ajouter pour se débarrasser de la presque totalité des sulfates. Il
est évident que pour les eaux séléniteuses et non magnésiennes, le traitement
à la chaux est inutile.

CONSERVATION. — « Dès qu'on change la manière d'être d'une eau, son chiffre
de bactéries augmente.

« Une infection bactérienne rapide, mais passagère, caractérise les eaux
naturelles émergeant du sol ; une infection bactérienne lente et tenace caractérise les eaux microscopiquement impures. Ces remarques permettent donc,
en dehors de tout renseignement, de découvrir l'origine première d'une
eau, quel que soit le degré de vieillesse auquel on l'examine.

« Les recrudescences des bactéries qu'on voit se produire dans les eaux
abandonnées à elles-mêmes ne sont pas dues uniquement au développement
excessif d'un seul organisme ; plusieurs bactéries, il est vrai, ont une tendance particulière à se multiplier rapidement dans les eaux, cependant il faut
reconnaître qu'à côté d'elles, il existe également beaucoup d'autres espèces
qui contribuent pour une large part aux recrudescences observées.

« Les espèces auxquelles on voit prendre le développement le plus excessif
dans les eaux de source se montrent, après leur courte apparition, incapables
de s'y multiplier à nouveau ; autrement dit, en semant ces bactéries dans de

l'eau qu'elles ont jadis infestée, non seulement elles y restent inertes, mais elles y meurent souvent avec une très grande rapidité. En un mot, l'eau qui a été malade du fait de telle ou telle bactérie, si une pareille expression est ici applicable, a acquis vis-à-vis d'elle une immunité certaine, qu'il est au pouvoir de l'expérimentateur de détruire en quelques instants (faire bouillir), mais qui peut persister pendant plus de dix à douze ans. Ce fait me paraît devoir présenter un très haut intérêt à l'hygiéniste, car il démontre que plusieurs eaux ne sont pas seulement incapables de favoriser la multiplication de tels organismes, mais qu'elles sont pour eux un milieu indifférent ou mortel. Ne trouvera-t-on pas dans ce fait la clef de ces immunités que présentent certaines régions à l'établissement de telles épidémies dont le germe a vraisemblablement l'eau pour véhicule ? On comprend donc combien il est utile de contrôler si tel organisme infectieux est capable de végéter dans telles eaux de source ou tels cours d'eau.

« D'après mes recherches, les eaux qui sont les plus nutritives relativement aux organismes pathogènes connus sont les eaux neuves, c'est-à-dire celles qui, peu chargées de bactéries, n'ont jamais été le siège des recrudescences soudaines qui ont été signalées. Les eaux de rivière, très chargées de microbes, les eaux sales et les eaux d'égout sont relativement très peu nutritives à l'égard du bacille typhique choisi pour exemple. Je conclus de là que les épidémies sont d'autant plus à redouter qu'elles sont transmises par des eaux d'une grande pureté bactérienne, par une eau neuve qui peut permettre aux bacilles pathogènes de se multiplier sans difficulté en grand nombre.

« Dans les eaux impures, dans celles qui ont nourri plusieurs générations d'organismes variés, les bactéries ont sécrété pendant leur existence des poisons diastasiques qui s'opposent à la multiplication des espèces pathogènes, quand ces diastases ne les tuent pas rapidement. » (MIQUEL.)

La conclusion à tirer de ces considérations théoriques est qu'autant que possible, l'eau doit être conduite directement de la source au robinet du consommateur ; mais comme pour diverses causes (irrégularité du débit des sources ou de la consommation, accidents dans les canalisations, etc.) ce programme ne saurait toujours être rempli, voyons les conditions que doivent remplir les réservoirs.

Les réservoirs destinés à conserver l'eau des grandes villes doivent être soustraits à l'action de l'air et de la lumière ; on doit les placer dans un lieu frais, couvert et assez éloigné de la ville dont le sous-sol n'est jamais sain : ils doivent être construits en béton recouvert de ciment hydraulique, afin de céder le moins de sels possible ; on doit les laver de temps à autre et les assainir au moyen des vapeurs sulfureuses. Il faut éviter les tuyaux de conduite en cuivre et surtout en plomb.

Les réservoirs des maisons particulières doivent être en argile, en grès, en pierre ou en fonte émaillée ; il faut éviter les réservoirs en bois qui désaèrent l'eau et facilitent la putréfaction.

Les expériences de FOLL et DUNANT, en 1885, ont montré qu'une eau très chargée de microbes en abandonne 0,94 par le repos après huit jours, et ils ont conclu qu'un réservoir de grandes dimensions purifie efficacement l'eau, si le robinet d'arrivée est en haut, le robinet de sortie à une certaine distance du fond et qu'on vide fréquemment le dépôt par un robinet de fond.

Dans certains cas, on est obligé d'avoir recours à des citernes ; elles doivent toujours être placées en un lieu couvert et frais ; un des meilleurs types est celui de Venise ; il se compose essentiellement d'un cône renversé de 3 à 4 mètres de hauteur, dont les parois sont recouvertes d'une couche d'argile de 30 centimètres d'épaisseur ; à l'intérieur se trouve un cylindre en briques sèches bien ajustées sauf dans la partie inférieure : ce cylindre est plein de sable ; les eaux à filtrer se rendent à sa partie supérieure.

Sur les navires, on conserve l'eau dans des tonneaux carbonisés à l'intérieur, ou encore dans des caisses en tôle.

ALTÉRATION. — Les eaux potables sont quelquefois altérées par des eaux de fosses d'aisances, d'égouts ou de différentes usines ; nous indiquerons plus loin les procédés de recherche propres à reconnaître ces diverses altérations.

ESSAI. — Pour essayer une eau et en faire les analyses chimique et biologique, il faut en prélever des échantillons avec des soins tout spéciaux ; en même temps que ce prélèvement, on détermine l'odeur, la couleur et les différentes propriétés de ce liquide (1).

---

(1) *Prise d'échantillons pour l'analyse chimique sommaire.* — « Il faut rejeter les bouteilles de grès ; elles peuvent modifier la pureté de l'eau et sont plus difficiles à nettoyer que celles de verre. Il faut, autant que possible, se servir de bouteilles de verre munies d'un bouchon de verre ou d'un bouchon de liège neuf paraffiné.

« Une bouteille de deux litres contient assez de liquide pour l'analyse générale d'une eau de source ou de rivière très souillée ; deux sont nécessaires pour les eaux de source et les eaux des rivières et des torrents ordinaires, et trois pour l'eau des lacs et des sources de montagnes. Une analyse plus détaillée entraîne nécessairement la consommation d'une plus grande quantité d'eau.

« On ne doit se servir que de bouchons neufs et bien lavés dans l'eau où l'on a puisé l'échantillon.

« Pour prélever un échantillon dans une source, une rivière ou un réservoir, on y plonge la bouteille elle-même, si cela est possible, au-dessous de la surface liquide ; mais s'il faut se servir de l'intermédiaire d'un vase, on veille à ce qu'il soit parfaitement propre et bien rincé à l'eau. On évitera de recueillir à la surface de l'eau ou d'entraîner les dépôts du fond.

« Pour prendre un échantillon au moyen d'une pompe ou d'un robinet, on laisse couler l'eau qui a séjourné dans la pompe ou dans le tuyau de conduite avant de recevoir le jet directement dans la bouteille. Si l'échantillon représente l'eau d'une ville, on devra le prendre au tuyau qui communique directement à la principale rue et non pas à une citerne.

« Dans tous les cas, on remplit d'abord complètement la bouteille avec l'eau, on la vide, on la rince une ou deux fois avec cette eau, on la remplit enfin jusque près du bouchon, et on la ferme solidement. »

ANALYSE CHIMIQUE

Cette analyse comprend les essais suivants : nous avons marqué d'un astérique les plus importants.

Dosage des gaz
- Acide carbonique.
- * Oxygène.
- Azote.

* Résidu à 100°.

* Résidu au rouge.

* Sulfates.

* Hydrotimétrie.

* Matières organiques.

Chlorures.

Azote sous toutes ses formes
- Azote organique.
- — à l'état d'ammoniaque.
- * Azotates et azotites.

Conservation.

Analyse microbiologique.

A ces recommandations parfaitement claires et précises de Sutton, nous ajouterons les suivantes :

« S'il s'agit d'une source, préciser, autant que possible, la nature du terrain formant la couche d'où jaillit cette source ; déterminer la température de l'eau au sortir du sol, et observer s'il y a déperdition de gaz par l'abandon de l'eau au libre contact de l'air.

« S'il s'agit d'une rivière, préciser la nature du terrain traversé par cette rivière, indiquer la distance de la source de cette rivière au point où l'eau serait prise et déterminer également la température de l'eau.

« Dans tous les cas, évaluer le débit par vingt-quatre heures au point où se ferait la prise d'eau, et noter avec plus grand soin, s'il existe à une certaine distance, soit de l'endroit auquel se fera la prise d'eau pour l'alimentation, soit de l'emplacement choisi pour l'installation des réservoirs, une cause quelconque d'insalubrité pouvant déterminer à la longue la contamination de l'eau (dépôts de fumier, de boues, d'immondices, marécages, usine de quelque nature que ce soit).

« Il faudra rejeter absolument, pour prendre les échantillons, tout vase ou bouteille dont le verre ne serait pas tout à fait limpide ou dont on ne pourrait pas constater *de visu* l'état de parfaite propreté.

« Une fois les échantillons prélevés, le mieux est de cacheter les bouteilles avec de la cire, et il faut ensuite procéder à l'analyse aussi rapidement que possible.

« L'examen des propriétés physiques fournira toujours d'utiles indications ; aussi faudra-t-il, en faisant la prise d'échantillon, noter la couleur, l'odeur, la saveur et la limpidité de l'eau, ainsi que sa réaction au papier de tournesol sensible ; on devra noter également s'il ne s'y forme pas de dépôt après un repos prolongé, puis laisser

La détermination du résidu à 100° et au rouge ne présente pas de difficultés ; les sulfates sont dosés par le procédé classique à l'état de sulfate bary-

---

une bouteille pleine bouchée pendant quelques jours et constater si l'eau n'a pas
acquis d'odeur.

« Toutes ces précautions bien observées, on procédera à l'analyse chimique sommaire. » (Comité consultatif d'hygiène publique de France.)

Prise d'échantillons pour l'analyse bactériologique. — « Des flacons de 100 à
200 C.C., d'abord munis à leur goulot d'un tampon d'ouate, sont disposés
dans un bain d'air dont on élève graduellement la température jusqu'à 200°. Au
bout d'une demi-heure, on peut considérer les germes contenus dans l'intérieur des
flacons comme irrévocablement détruits. Les flacons refroidis, on enlève, avec une
pince ou un fil métallique flambé, le coton roussi, qu'on remplace par un bouchon
de liège légèrement carbonisé à sa surface par la flamme d'une lampe à alcool ou
d'un bec de gaz. Les flacons sont alors entourés d'une feuille de papier et cachetés
dans cette enveloppe. Ces flacons restent indéfiniment stérilisés, d'abord parce qu'ils
sont purgés de tout microbe et de toute humidité, ensuite parce que la partie extérieure de ces vases, surtout la fente circulaire qui sépare le goulot du bouchon, reste
à l'abri des sédiments atmosphériques et de toutes les autres impuretés.

« Il va sans dire qu'en l'absence d'un four à flamber, on peut soumettre les flacons
à l'autoclave, à la température humide de 110° ; on arrive encore à les stériliser en
les chauffant lentement en tous sens dans une large flamme, de façon à les porter
quelques instants vers 250°. Dans ce dernier cas, on se servira avantageusement de
petits ballons, de petits matras, de tubes à essais en verre mince ; le risque de voir
les vases se casser sous l'inégale répartition de la chaleur sera considérablement
diminué.

« Pour prendre un échantillon d'eau, le flacon stérilisé, débarrassé sur le lieu de
la prise de son enveloppe protectrice de papier, est débouché et plongé à quelques
centimètres de profondeur dans la masse liquide, le col est dirigé en sens inverse
du courant. Le flacon rempli est retiré de l'eau, bouché avec le bouchon de liège
qu'on a constamment tenu au bout des doigts, sans l'appuyer contre les habits, le
sol ou un objet quelconque.

« Ce procédé convient pour de l'eau courante et accessible à la main ; si l'eau est
inaccessible, on leste le flacon, on le débouche, on le fait descendre, on le remplit,
on le monte et on le bouche. Pour une eau de canalisation, il faut laisser couler le
robinet pendant dix minutes avant de prendre échantillon. (MIQUEL). »

Nous savons que dans les eaux à la température ordinaire, le nombre des microbes
augmente rapidement. Si donc le chimiste est doublé d'un bactériologiste, il sera bon
qu'il procède immédiatement à ses ensemencements ; s'il n'en est pas ainsi, le chimiste expédiera de suite à un bactériologiste son flacon cacheté à la cire, enveloppé
dans du papier et fermé dans une triple caisse contenant de la glace fondante. MIQUEL
a démontré que la température de 0° semble se comporter à l'égard des microbes
comme un anesthésique fidèle, en ce sens que dans les eaux communes soumises à
ce degré de froid, le chiffre des microbes ne croît pas sensiblement durant des
périodes d'assez longue durée.

On procède ensuite à l'analyse chimique.

tique, en opérant sur le résidu pesé au rouge. Le résidu obtenu à 100° sert à la recherche des azotates (1).

DOSAGE DES GAZ. — Le meilleur procédé consiste à faire dégager les gaz de l'eau au moyen de la pompe à mercure ou de la trompe de SPRENGELL (voy. p. 50); ces appareils ne se trouvant pas entre les mains de tout le monde, on peut avoir recours à l'ébullition pratiquée comme nous l'avons indiqué page 50.

Par l'un et l'autre de ces procédés on obtient un mélange d'azote, d'acide carbonique et d'oxygène; on absorbe d'abord l'acide carbonique par la potasse, puis l'oxygène par l'acide pyrogallique, et enfin on mesure l'azote restant.

Quand on ne veut doser que l'oxygène, et c'est le cas le plus fréquent, on a recours au procédé BLAREZ (p. 222) ou au procédé LINOSSIER (p. 223).

HYDROTIMÉTRIE. — Nous nous en occuperons à propos des eaux industrielles.

MATIÈRES ORGANIQUES. — « On a proposé un grand nombre de méthodes pour arriver à ce résultat; nous donnons la préférence au procédé suivi par M. ALBERT LÉVY, et consistant à déterminer la proportion d'oxygène emprunté à une solution alcaline de permanganate de potasse bouillante et agissant pendant dix minutes.

---

(1) *Résidu à 100° et résidu au rouge sombre. Recherche des azotates. Dosage des sulfates.*

« 1° Evaporer au moins un litre d'eau dans une capsule, au B.-M. chauffé de manière à entretenir une ébullition légère : continuer à chauffer durant quatre heures après dessiccation complète et peser le résidu à un milligramme près.

« Sur ce résidu il sera utile de chercher la présence des *nitrates* au moyen de l'acide sulfurique en présence du sulfate ferreux.

« 2° Evaporer, dans les mêmes conditions, une nouvelle quantité d'eau de 1 litre au moins; le poids du résidu sec servira de contrôle du chiffre obtenu précédemment. Ce résidu salin sera chauffé peu à peu jusqu'au rouge sombre, puis pesé au milligramme après refroidissement.

« La différence entre la première et la seconde pesée fera connaître le poids des matières organiques et des produits volatils.

« Ce résidu peut être utilisé pour rechercher quantitativement si la proportion des sulfates est considérable. Le résidu salin sera redissous dans l'acide chlorhydrique dilué et traité par une solution de chlorure de baryum, qui fournira un précipité de sulfate de baryte, dont le poids fera connaître la quantité d'acide sulfurique.

« Le chiffre trouvé pour l'acide sulfurique sera transformé par le calcul en sulfate de chaux ; une eau contenant par litre plus de 0^{gr},150 à 0^{gr},200 de sulfate de chaux anhydre doit être rejetée pour les usages domestiques, à moins qu'il n'y ait impossibilité, comme cela arrive dans certaines contrées, de s'en procurer de moins séléniteuses. » (Comité consultatif d'hygiène de France.)

« Pour réduire au minimum toute cause d'erreur, il est nécessaire d'opérer
oujours rigoureusement dans les mêmes conditions » (1).

---

(1) « On introduit dans un ballon 100 à 200 C. C. de l'eau à examiner. On y verse pour
chaque fraction de 100 C. C. d'eau, 3 C. C. d'une solution au dixième de bicarbonate
de soude pur, puis 10 ou 20 C. C. d'une solution de permanganate de potasse contenant par litre d'eau distillée $0^{gr},50$ de sel. (Il faut ajouter 10 C. C. de permanganate
pour chaque fraction de 100 C. C. d'eau.)

Le mélange est alors porté à l'ébullition entretenue exactement pendant 10 minutes
à partir du moment où le liquide commence à bouillir. La coloration du mélange,
brun violacé au début, un peu plus rouge à l'ébullition, ne doit jamais virer au jaune ;
si la coloration jaune se produisait, ce serait l'indice que la quantité de permanganate ajoutée est insuffisante et il faudrait alors recommencer l'essai soit en ajoutant
une plus forte proportion (mais toujours un volume connu) de la liqueur titrée de
permanganate, soit en diminuant la proportion de l'eau soumise à l'analyse.

« Après refroidissement, il s'est formé un dépôt jaune brun, floconneux, d'oxyde
de manganèse ; on acidifie la liqueur en y versant 2 à 3 C. C. d'acide sulfurique pur, et
on ajoute immédiatement 5 C. C. d'une solution de sulfate ferreux ammoniacal ainsi
composée :

Sulfate ferreux ammoniacal. . . . . 20 grammes.
Acide sulfurique pur 10   —
Eau distillée, q. s. pour amener la liqueur au volume d'un litre.

« La liqueur se décolore rapidement et devient tout à fait limpide. Quand ce point
est atteint, on verse goutte à goutte, avec une burette graduée de la solution titrée
de permanganate de potasse jusqu'à production d'une teinte rosée persistant un
moment. Le chiffre de cette lecture sert de *repère*.

« On recommence l'opération en doublant le volume de l'eau mise en expérience ;
on opère exactement de la même façon, et la différence des lectures donne cette fois
le poids de permanganate qui a fourni son oxygène à la matière organique.

« Connaissant la valeur en poids de l'oxygène disponible dans un litre de liqueur
de permanganate, il est facile de calculer la quantité d'oxygène qui a été employé à
brûler la matière organique dissoute dans l'eau. La liqueur de permanganate
employée renfermant par litre un demi-gramme de sel sec et pur, le calcul indique
que cette solution renferme 125 milligrammes d'oxygène capable d'effectuer des
oxydations ; soit $0^{gr},125$ pour chaque C. C. Il est d'ailleurs facile de vérifier l'exactitude
du titre oxydant de la liqueur, en recherchant le nombre de C. C. de cette liqueur
nécessaire pour oxyder un poids connu d'acide oxalique sec et pur.

« Cette méthode, pas plus que les autres d'ailleurs, ne fournit relativement à la
matière organique un chiffre absolument exact ; mais elle donne, par comparaison
entre les eaux des différentes provenances, des renseignements constants et par cela
même fort précieux.

« Une eau analysée de cette façon et consommant par litre plus de 2 à 3 milligrammes d'oxygène doit être absolument rejetée pour les usages alimentaires. »
(Comité consultatif d'hygiène de France.)

G. Pouchet complète cette analyse en brûlant la matière organique par le permanganate en liqueur acide ; dans ces conditions, les substances azotées d'origine animale

Kœbrich prétend que ce mode opératoire est mauvais : pour obtenir des résultats à peu près comparables, il faut au moins que l'on ait la certitude d'avoir totalement détruit la substance organique ; il arrive à. ce résultat en chauffant pendant trois heures 100 C.C. d'eau à 90°, en présence d'un grand excès de permanganate, dans un milieu très acide, par l'acide sulfurique.

Le dosage des chlorures se fait au moyen d'une solution titrée d'azotate d'argent (1).

DOSAGE DE L'AZOTE SOUS TOUTES SES FORMES

« L'analyse chimique rend aujourd'hui de très grands services au point de vue organique ; on sait reconnaître facilement, doser sûrement les matières azotées, c'est-à-dire les matières dangereuses, parce que la présence de l'azote indique le plus souvent une souillure animale, c'est-à-dire la plus redoutable. Elle permet de préciser, en déterminant l'azote qui est encore à l'état organique, ainsi que celui qui est revenu à la nature minérale sous forme d'ammoniaque, d'acide azoteux, d'acide azotique. — La présence des nitrites et des nitrates, assez fréquente et assez abondante depuis que le drainage des terres s'est répandu en agriculture, doit toujours être recherchée, car elle indique une souillure organique qui a existé et qui par suite peut se reproduire. D'autre part, ces sels solubles ne sont pas sans inconvénient sérieux sur l'organisme ; enfin, ils amènent une attaque de la matière

---

qui auraient résisté à la destruction en liqueur alcaline seraient brûlées ; de sorte que la différence de résultats entre la première et la seconde analyse donnerait la quantité de ces produits qui sont ordinairement des matières fécaloïdes ; nous nous empressons d'ajouter que cette thèse nous paraît discutable et que, d'après M. G. Pouchet lui-même, quelques eaux ont indiqué plus de matières organiques en liqueur alcaline qu'en liqueur acide.

Le mode opératoire est sensiblement le même que dans le premier cas. Dans un premier essai, on introduit dans un ballon 100 C. C. d'eau à analyser, 5 C. C. d'acide sulfurique à 1/4, 10 C.C. de liqueur de permanganate de potasse à 1/2000 ; on porte à l'ébullition ; on maintient l'ébullition pendant dix minutes : on laisse refroidir ; on ajoute 5 C. C. de solution de sulfate de fer et on revient à la coloration rose, en versant la liqueur de permanganate au moyen de la burette graduée. On recommence une seconde opération dans les mêmes conditions, mais en opérant sur 200 C.C. d'eau ; la différence entre les deux opérations donne la quantité de substances organiques contenues dans 100 C.C. d'eau.

(1) *Dosage des chlorures.* « Evaporer un litre d'eau jusqu'à réduction à 50 C. C. environ ; ajouter deux gouttes d'une solution de chromate neutre de potasse et doser le chlore d'après la méthode de Mohr, par une solution titrée d'azotate d'argent telle que 1 C.C. précipite exactement 5 milligrammes de chlorure de sodium. » (Comité d'hygiène de France.)

des tuyaux, et si ceux-ci sont en plomb, ce métal entrera en dissolution et rendra l'eau toxique[1]. » A. RICHE.

Conservation. — Il est bon de vérifier si l'eau potable se conserve facilement pendant plusieurs jours soit en vase clos, soit en vase ouvert, mais à l'abri des poussières atmosphériques.

Analyse microbiologique. — Pour ce genre d'analyses, nous avons indiqué les précautions à prendre pour recueillir et conserver les échantillons ; nous croyons qu'il n'est pas trop de toute la science d'un spécialiste pour mener à bien ce genre d'analyse.

Pour reconnaître les eaux contaminées, il faut recourir à des procédés spéciaux[2].

---

[1] *A. Dosage de l'ammoniaque libre.* — Le dosage de l'ammoniaque se pratique sur la même quantité d'eau qui sert à doser l'ammoniaque des matières albuminoïdes. Il précède d'habitude cette opération. On prend 500 C.C. d'eau qu'on introduit dans une cornue tubulée assez grande; mais dont le col est allongé de façon à pénétrer de quelques centimètres dans le tube interne d'un condensateur de LIÉBIG. La cornue et le tube condensateur sont bien ajustés l'un à l'autre; on peut les joindre ensemble par un large tuyau en caoutchouc préalablement macéré dans une solution diluée de soude : on tend ce tuyau à la fois sur le col de la cornue et sur le tube du condensateur, de façon à les accoupler; on alcalinise l'eau avec du carbonate sodique, calciné préalablement au rouge : on la soumet ensuite à la distillation et on recueille 100 C.C. dans un ballon taré. On doit conduire la distillation aussi rapidement que possible, en évitant toutefois les projections. Après avoir distillé 100 C.C. on change le récipient; on bouche celui qui contient le produit déjà distillé pour le préserver de l'accès des vapeurs ammoniacales. Pour s'assurer que toute la quantité d'ammoniaque a passé à la distillation, on poursuit la distillation jusqu'à ce que 50 C.C. de liquide soient encore obtenus. L'on essaie ce second produit par le réactif de NESSLER, pour s'assurer s'il contient de l'ammoniaque. S'il n'y a pas de coloration, on arrête la distillation, sinon on continue jusqu'à ce que 50 C.C. de liquide distillé ne soient plus colorés par le réactif de NESSLER et, par conséquent ne renferment plus d'ammoniaque. Tout le produit de la distillation est dosé par le réactif de NESSLER (voyez *Ammoniaque. Dosage*).

[1] *B. Dosage de l'ammoniaque albuminoïde.* — Quand on a terminé la distillation précédente pour doser l'ammoniaque libre, on introduit dans la cornue 50 C.C. de liqueur alcaline de permanganate de potasse de WANKLYN et CHAPPMANN; on chauffe de nouveau en agitant de temps en temps. On recueille successivement 3 portions de 50 C.C. dans lesquelles l'ammoniaque est dosée au moyen du réactif de NESSLER; il suffit alors d'additionner les résultats de chaque dosage partiel et de doubler le total pour avoir la proportion d'ammoniaque contenue dans un litre.

C et D. — Les *azotates* et les *azotites* seront dosés par un procédé que nous donnerons à propos de ces corps, et notamment les azotates par le procédé Ferd. JEAN et les azotites par le procédé WARRINGTON.

[2] *Eaux contaminées.* — Pour savoir si une eau potable a été contaminée par des eaux de fosses d'aisance, le procédé classique consistait à agiter 100 C.C. de l'eau suspecte avec la moitié de son volume d'éther employé en deux fois; l'éther décanté à chaque fois est évaporé à une température ne dépassant pas 30-35°; après l'évaporation totale de l'éther, on obtient un résidu presque imperceptible et une odeur non douteuse de matière fécale (E. BAUDRIMONT). GAUTRELET se sert en outre des caractères spectroscopiques de la stercobiline qu'il considère comme identique à l'urobiline, et de l'examen microscopique (800 diamètres) du dépôt se formant par le repos en vase clos; on observe le cadavre d'un microzoaire (*stergona tetrastoma*) formé par une cellule sphérique unique à parois très minces, colorées en jaune-brun : cette cellule présente à sa surface extérieure une

Usages médicaux. — L'eau étanche la soif, elle aide à la déglutition des aliments, favorise la digestion ; elle excite la secrétion salivaire et gastrique ; en plus, l'eau est un aliment, car elle doit fournir à l'économie une certaine dose de sels calcaires et de silice que nous ne trouvons pas en quantité suffisante dans les autres aliments.

Les eaux trop pures sont mauvaises à la santé : on leur a attribué le goitre : du reste cette maladie a été également attribuée aux eaux non aérées et aux eaux privées d'iode ; mais ces opinions ne sont plus soutenues aujourd'hui.

Hippocrate et Zimmermann après lui, ont accusé l'eau séléniteuse de causer la pierre ou la gravelle. Les médecins des hospices d'Avignon ont fait la remarque que, dans le faubourg de la ville dit l'Isle de Vaucluse, où l'on ne boit que des eaux calcaires de la source de ce nom, il y a toujours un nombre bien plus grand de calculeux que dans le reste de la ville alimenté par le Rhône. On a prétendu que les eaux chargées de bicarbonate de chaux exposent à des dépôts tophacés qui incrustent les articulations ; cette curieuse observation mériterait d'être confirmée.

Les eaux trop magnésiennnes sont amères et légèrement purgatives ; l'été surtout, elles affaiblissent l'économie. L'excès des sels de magnésie peut produire dans le sang du phosphate ammoniaco-magnésien et devenir ainsi

---

sorte de pli épais, coloré en brun foncé, la divisant en 4 triangles courbes dont les sommets sont occupés chacun par une ouverture ponctuée entourée d'un bourrelet circulaire. Nous croyons qu'aujourd'hui l'analyse microbiologique donnerait des résultats plus précis que l'analyse chimique.

Il en serait de même pour l'*eau d'égout.* Jusqu'ici on employait le procédé suivant. On prend un matras de 150 C.C. environ exactement lavé, puis rincé avec l'eau à essayer. On le remplit de l'eau à examiner; on y ajoute $0^{gr},50$ de sucre cristallisé pur. On ferme avec un bouchon et on expose le matras à une bonne lumière, à une température aussi voisine que possible de 27°. L'eau, avant l'essai, doit être exempte de substances en suspension. Au bout de 2 ou 3 jours, on examine soigneusement le matras que l'on peut soumettre, en cas de nécessité, à un nouvel examen à d'autres intervalles de temps. Le fungus se montre d'abord sous forme de petites taches blanches, qui sont généralement visibles à l'œil nu dans une bonne lumière, surtout quand le matras est examiné sur un fond noir. Si l'on aperçoit quelque tache suspecte, on l'enlève avec une fine pipette et on l'examine au microscope. Ces taches se montrent d'abord constituées par de petites cellules isolées ayant chacune un noyau brillant. A une seconde période, qui exige de 4 à 6 heures pour son entier développement, l'ensemble a l'aspect d'une grappe de raisin; le noyau brillant est toujours apparent. Quelques heures après, les cellules prennent la forme de fils moniliformes, puis celle de mycelium ordinaire avec de rares cellules, çà et là dispersées. Enfin les cellules disparaissent, ne laissant que le mycelium ordinaire. Quand la quantité d'eau est grande, on observe souvent une odeur appréciable d'acide butyrique.

Enfin la question se pose quelquefois de savoir si une eau est souillée par les *eaux d'une usine;* cette recherche très complexe se fait ordinairement en recherchant dans l'eau incriminee la présence d'un produit fort secondaire, se trouvant dans les résidus de l'usine; assez souvent pour savoir si deux eaux se mélangent, on effectue le dosage d'un corps facile à doser avec précision (chlorure de sodium par exemple) dans chacune des eaux d'abord, et dans leur mélange présumé ensuite. Ce même procédé sert quelquefois pour déterminer approximativement la quantité d'eau qui a été ajoutée à une substance quelconque ou inversement.

la cause de dépôts calculeux. M. GRANGE a trouvé de la magnésie dans les pays à goitre et a cru pouvoir en conclure que cette base favorise puissamment le développement du goître ; mais à Rodez, cette affection est inconnue et cependant les eaux de cette ville contiennent une quantité de magnésie trois ou quatre fois plus grande que la moyenne de celles qu'a analysées M. GRANGE.

Les eaux chargées de silice paraissent développer la carie dentaire.

Les eaux riches en azotates et en sels ammoniacaux peuvent devenir débilitantes et toxiques ; elles peuvent surtout devenir dangereuses, parce qu'elles sont presque toujours accompagnées de substances organiques.

Beaucoup des substances organiques ténues en suspension ou en dissolution dans l'eau sont moins dangereuses qu'on pourrait le croire de prime abord ; ainsi PARENT-DUCHATELET et une partie de sa famille ont pu faire usage, sans éprouver de notables accidents, et cela pendant plusieurs jours, des eaux d'odeur putride et chargées de matières organiques, dues au rouissage du chanvre ; cependant, en plusieurs circonstances, des eaux analogues ont pu donner naissance à des épidémies de dysenterie.

Les médecins de la ville de Reims, où l'on ne buvait, il y a un peu plus d'un siècle, que de l'eau de puits salie par une dose notable de matières organiques, disaient à cette époque « qu'il n'est pas de ville dans le royaume où l'on trouve plus de goîtres, de squirrhes, de cancers, d'écrouelles, de loupes, de méliceris, de stéatomes ».

Nous avons déjà signalé suffisamment l'influence des microbes.

Ingérée dans l'estomac, l'eau est rapidement absorbée ; elle produit une augmentation de la pression artérielle et par suite active l'excrétion urinaire ; en raison de cette propriété, elle est employée comme éliminatrice. SYDENHAM l'a employée dans un empoisonnement par le sublimé, dans le choléra ; elle rend des services dans l'intoxication saturnine ; on ingère beaucoup de liquide, on administre des lavements et pour faciliter l'élimination par la peau, on a recours aux bains.

L'eau tiède est émétique ; l'eau simple, mais surtout l'eau chaude additionnée de substances qui en favorisent l'absorption gastro-intestinale, est un des meilleurs sudorifiques, pourvu que la température extérieure et la température centrale soient suffisamment élevées, sans quoi ce liquide ne produirait que des effets diurétiques.

EAUX MINÉRALES

DÉFINITION. — On nomme « eaux minérales, toutes les eaux qui, par leur température ou par la quantité et par la nature spéciale de leurs principes

salins et gazeux, sont ou peuvent être employées comme agents médicamen-
teux. » (Lefort).

A côté des eaux minérales proprement dites, il faut ranger les *eaux minérales de table;* pour mériter cette qualification, elles doivent être très limpides, froides et n'avoir aucune odeur ni aucune saveur désagréables ; elles
appartiennent à la classe des eaux bicarbonatées sodiques.

Classification. — Au point de vue chimique la classification suivante due à
Wurtz nous paraît la meilleure :

1° Acides . . . .   Rio-Vinagre ; lac de Tuscarora.

2° Carbonatées . . . . .
  Gazeuses.   Seltz ; Soultzmatt.
  Alcalines.   Vichy.
  Calcaires.   Saint-Alyre ; Saint-Philippe.

3° Ferrugineuses. . . .
  Carbonatées.   Orezza.
  Crénatées.   Bussang ; Forges.
  Sulfatées.   Auteuil ; Passy.

4° Sulfatées . . . . . .
  Calcaires.   Puits de Paris.
  Magnésiennes. Sedlitz ; Epsom.
  Sodiques.   Carlsbad.

5° Salées . . . .
  Chlorurées.   Eau de la mer.
  Bromurées.   Mer Morte.
  Iodurées.   Saxon.

6° Arsénicales . . . .   Bourboule.

7° Sulfureuses . . . . .
  Profondes.   Bonnes ; Luchon ; Labassère ; Cau-
          terets.
  Superficielles. Enghien ; Aix-la-Chapelle.

N'y aurait-il pas lieu de faire de nouvelles classes pour les eaux

  Bitumineuses. . . . .   Puy-de-la-Poix.
  Azotées . . . .   Panticosa.
  Phosphatées . . . .   Viry.
  Cuivreuses . . . .   Saint-Christau.
  Nitrées. . . . .   Eau nitrée d'Alsace,
   etc.   Montégut-Séglor, etc.

La classification suivante due à Durand-Fardel est celle qui a le plus
généralement cours au point de vue médical :

FAMILLE DES SULFURÉES

1re cl. Sulfurées . . . .
  Sulfurées sodiques. Barèges.
   — calciques. Enghien.

FAMILLE DES CHLORURÉES

2ᵉ cl. Chlorurées . . .	Sodiques.	Kreuznach; Salins.
3ᵉ cl. — . . .	Sulfurées.	Uriage; Gréoulx; Aix-la-Chapelle
4ᵉ cl. — . . .	Bicarbonatées.	La Bourboule; Saint-Nectaire Bourbon-l'Archambault.
5ᵉ cl. — . . .	Sulfatées.	Lamotte; Saint-Gervais; Baden.

FAMILLE DES BICARBONATÉES

6ᵉ cl. Bicarbonatées .	Sodiques.	Vichy; Vals.
	Calciques.	Pougues.
	Mixtes.	St-Alban; St-Myon; Châteauneuf.
7ᵉ cl. —	Chlorurées.	Vic-le-Comte; Vic-s.-Cère; Royat; Ems.
8ᵉ cl. —	Sulfatées.	Contrexeville; Sermaize.
9ᵉ cl. —	— chlorurées.	Chatelguyon; Carlsbad; Saxon; Mariensbad.

FAMILLE DES SULFATÉES

10ᵉ cl. Sulfatées	Sodiques.	Miers.
	Calciques.	Bagnères-de-Bigorre; St-Amand.
	Mixtes.	Vittel; Lavey; Bath.
	Magnésiques.	Montmirail; Pullna; Sedlitz.

FAMILLE DES INDÉTERMINÉES

11ᵉ cl. Eaux thermales simples	Plombières; Luxeuil; Ussa'.

EAUX FAIBLEMENT MINÉRALISÉES

12ᵉ cl.	Mont-Dore; Evaux; Evian; Saint-Christau.

EAUX FERRUGINEUSES

13ᵉ cl.	Spa; Bussang.

Nous ferons remarquer que dans cette classification, pas plus que dans la précédente, nous ne trouvons la place des eaux azotées, cuivreuses, bitumineuses, phosphatées, etc. Nous sommes étonnés de ne pas trouver une classe spéciale pour les eaux arsénicales et de voir la Bourboule, dont la note dominante est incontestablement l'arsenic, figurer parmi les eaux chlorurées bicarbonatées.

Formation. — La théorie des eaux minérales n'est pas encore complète, bien que de nombreux travaux aient été entrepris sur ce sujet intéressant.

Quelques auteurs admettent que les eaux pluviales s'infiltrant profondément dans le sol, atteignent des couches dont la température est de plus en plus élevée et remontent à la surface à l'état de sources thermales minéralisées par leur passage à travers des terrains variés. D'autres, s'appuyant sur cette remarque que la proportion relative de chlorure de sodium et de chlorure de potassium est sensiblement la même dans les eaux minérales que dans les eaux de la mer en concluent que ce sont les mers qui par une immense infiltration alimentent les eaux thermales.

Il est certain que toutes les roches sont constamment imprégnées d'eau, que celle-ci vienne des mers ou de la pluie ; d'autre part toutes les fissures du sol laissent dégager de l'acide carbonique, comme il est facile de le constater en Auvergne. On pourrait donc concevoir la formation des eaux thermales en disant que les couches superficielles de la terre, jusqu'à une profondeur considérable, sont imprégnées d'eau, que cette eau, sous pression, à une température élevée, se trouve en contact avec de l'acide carbonique; dans ces conditions, elle peut facilement désagréger les roches et dissoudre certains de leur éléments; si une faille vient à se rencontrer, l'eau minérale, grâce à la pression exercée par l'acide carbonique, montera à la surface du sol et viendra sourdre en un ou plusieurs griffons.

Variations. — Depuis les époques géologiques, la composition et la température des eaux minérales ont certainement beaucoup changé et actuellement elles paraissent arrivées à une telle constance de régime qu'il est difficile à une même génération de constater des différences bien appréciables, à moins que des phénomènes géologiques ou d'autres causes spéciales ne viennent apporter des perturbations exceptionnelles ; cependant il existe quelques sources de composition très variable (eau de Sougraigne A. Gautier).

Il est évident qu'il ne saurait être question ici de ces eaux dont A. Gautier a pu dire «... Un grand nombre d'eaux minérales sulfatées magnésiennes, allemandes ou bohémiennes, sont obtenues au moyen de sondages artificiels, et lavages des terrains salifères sous-jacents par introduction d'eaux de la surface à travers le trou de sonde. D'autres, comme certaines eaux espagnoles, sont faites par dissolution directe des sels purgatifs naturels, préalablement extraits de la couche salifère. »

Captage, périmètre de protection. — Pour obtenir cette constance de composition, il faut que les eaux soient bien captées. Sous le nom de *captage*, on désigne l'ensemble des précautions prises pour recueillir la totalité d'une source d'eau minérale et empêcher l'eau douce de s'y mélanger.

Certaines sources d'eaux minérales étant d'une grande utilité, il était bon de les protéger et d'empêcher que des fouilles dans des terrains avoisinants vinssent altérer leur débit et leur pureté ; c'est dans ce but que la loi de 1854 a créé le périmètre de protection.

GISEMENT. — Les eaux minérales sont beaucoup plus abondantes dans les pays de montagnes que dans les plaines ; elles sont fréquemment en rapport avec les roches cristallines.

Dans une même chaîne de montagnes, elles paraissent tendre à se grouper suivant des lignes droites parallèles à l'axe, à la limite des massifs cristallins ou sur les axes de fracture.

C'est en général au contact de deux roches, dont l'une au moins est éruptive, et en suivant les lignes de fracture occasionnées par l'expansion des roches ignées, qu'apparaissent les eaux minérales. Le plus souvent même, c'est juxtaposées à des roches d'un âge relativement moderne qu'elles se montrent, plutôt qu'au voisinage des roches cristallines anciennes.

Dans les terrains sédimentaires, les eaux minérales ne se rencontrent que là où ces terrains ont été disloqués, tandis qu'elles manquent généralement là où ces terrains sont régulièrement stratifiés et peu accidentés.

Les rapports des eaux minérales avec leur gisement sont indiqués par leur groupement ; c'est ainsi que les eaux du massif central de la France sont en général acidulées, tandis que celles des Pyrénées sont sulfurées sodiques et que celles des Alpes sont plutôt sulfurées calciques.

Les sources des montagnes sont en général plus ou moins chaudes ; celles des plaines sont plus ordinairement froides.

La composition des eaux minérales se rattache donc à la constitution géologique du sol duquel elles sourdent : quoique cette règle ne soit pas absolue, on peut cependant reconnaître que les eaux minérales offrent :

1° Dans les terrains primitifs :
    De l'hydrogène sulfuré et des sulfures alcalins ;
    Des sels de soude ;
    Du fer, rare ou peu abondant ;
    De l'acide carbonique ;
    De la silice quelquefois ;
    Des sels de chaux (quelquefois, mais pas de carbonates) ;
    Une température élevée.
2° Dans les terrains de transition :
    Abondance d'acide carbonique ;
    Sels de soude ;
    Chaux et oxyde de fer plus fréquents ;
    Température moindre.
3° Dans les sédiments inférieurs :
    Presque plus d'hydrogène sulfuré ;

Moins de silice et d'acide carbonique que dans la section n° 2 ;
Des sels de soude (rarement des carbonates);
Fréquemment du sulfate de chaux.

4° Dans les sédiments moyens :
Les mêmes éléments que la section n° 3, à l'état de :
Chlorures ;
Sulfures ;
Sulfates ;
Bicarbonates ;
Température haute ou basse.

5° Dans les sédiments supérieurs :
Sulfate et carbonate de chaux ;
Magnésie ;
Carbonate et sulfate de fer ;
Sulfure de calcium ;
Température basse.

6° Dans les porphyres :
Analogues à la section n° 1, elles offrent :
Acide carbonique abondant ;
Hydrogène sulfuré, quelquefois ;
Silice ;
Carbonates alcalins et terreux abondants ;
A peine du sulfate de fer, de magnésie, de chaux :
Température haute ou basse.

7° Dans les volcans :
Abondance d'acide carbonique ;
—   de silice ;
—   d'hydrogène sulfuré ;
Carbonates de chaux et de soude ;
Température plus haute que la section n° 6.

C'est à la limite des roches ignées et des terrains de transition que se trouvent en plus grand nombre les eaux thermales minérales, comme on peut le constater dans les Pyrénées.

TEMPÉRATURE. — Les limites de température des sources sont très étendues : quelquefois elles sont presque au même degré que les terrains d'où elles émergent : d'autres fois, la température atteint 81°, comme à Chaudesaigues et peut même dépasser 100°, comme dans les geysers d'Islande.

Les phénomènes volcaniques ne sont pas sans influence sur la thermalité des eaux ; elle varie aussi avec leur débit, la longueur du canal afférent, sa profondeur, leur situation géologique, etc.

VOLUME. — Très différent pour les diverses sources minérales, le volume n'est pas constant pour une même source ; ce qui peut être attribué à diverses causes, telles que la pression des gaz, la différence de la pression atmosphérique, la diminution de capacité des conduits afférents résultant du dépôt des eaux, l'infiltration des eaux de pluie, etc.

Quelquefois le terrain traversé par une source d'eau minérale en est en quelque sorte imbibé, comme cela paraît être le cas à Vichy, où il suffit de donner un coup de sonde pour obtenir une nouvelle source minérale, presque identique de composition avec celles déjà connues.

COMPOSITION. — La minéralisation des eaux est en général d'autant plus grande que leur température est plus élevée.

Passons successivement en revue les différents corps dont la présence a été signalée dans les eaux minérales.

Oxygène.

Azote. — On le trouve surtout dans les eaux sulfureuses.

Azotates. — Assez rares et le plus souvent à l'état de traces.

Ammoniaque. — A été souvent négligée par les auteurs : paraît manquer dans les eaux des terrains granitiques et être plus fréquente dans celles des terrains modernes.

Hydrogène sulfuré.

Sulfures.

Sulfates.

Phosphates.

Chlorures.

Bromures.

Iodures.

Fluorures.

Arsenic.

Acide borique. — Se trouve dans les eaux sulfureuses des Pyrénées.

Silice.

Acide carbonique.

Carbures d'hydrogène. — Paraissent rares.

Potasse. Exceptionnelle dans les eaux minérales.

Lithine.

Cœsium. Rubidium. Thallium.

Soude. C'est en quelque sorte le principe prédominant de toutes les eaux minérales, même de celles qui émergent de roches à base potassique.

Baryte et strontiane. Rares.

Chaux. Très fréquente.

Magnésie. Fréquente dans les eaux minérales surtout froides, où elle est associée à la chaux.

Alumine. Assez fréquente.

Manganèse. Rarement isolé ; le plus souvent associé au fer.

Fer. Très répandu.

Nickel, cobalt, antimoine, étain, titane, cuivre. Rares et à l'état de traces.

Matières organiques, acides crénique, apocrénique, glairine, micro-organismes, etc.

EAUX DES DIVERSES FAMILLES

EAUX SULFURÉES

1° *Eaux sulfureuses sodiques* — Elles émergent des terrains primitifs et ne dégagent l'odeur sulfhydrique qu'après avoir été exposées au contact de l'air. Claires et transparentes à la source, elles se troublent, pour la plupart, après avoir été exposées à l'air, en déposant du soufre qui les rend laiteuses (*eaux dégénérées*) ; quelquefois elles deviennent verdâtres par la formation de polysulfures.

Gayon et Doumer ont dit qu'une eau sulfureuse qui a été portée en vase clos à 120° offre ensuite à l'air une résistance de décomposition considérable ; le fait tient probablement à la destruction d'un ferment nitrique qui peut se trouver dans ces eaux, car les eaux dégénérées (Olette) contiennent une proportion notable d'azotates.

Les eaux sulfureuses sont souvent onctueuses ; elles sont en général thermales ; elles sont riches en azote pur, en matière organique soluble et organisée. Les sels qu'elles contiennent n'augmentent pas d'une manière sensible leur densité ; il y a toujours une proportion notable de chlorure de sodium.

La substance organique azotée contenue dans ces eaux est nommée *barégine ;* les rigoles dans lesquelles ces eaux coulent se recouvrent rapidement d'un dépôt de matière gélatineuse grisâtre, onctueuse, colorée par du fer que l'on nomme la *glairine ;* les eaux sulfureuses, dont la température n'atteint pas 50°, contiennent une conferve en filaments ténus, nommée *sulfuraire.* D'après Plauchud, cette conferve est un ferment anaérobie auquel il faut attribuer la réduction des sulfates de l'eau en sulfures et par conséquent la sulfuration.

La barégine est constituée par les sulfuraires mélangées le plus souvent de *beggiatoa, oscillaria, ulothrix,* etc. La glairine provient de la décomposition des sulfuraires et des substances qui l'accompagnent.

Les organismes de la barégine et de la glairine contiennent à l'intérieur de leurs cellules du soufre ; dans l'acte vital ce soufre est utilisé et il se produit des volumes égaux de H_2S et CO_2 ; peut-être se produit-il COS qui au contact de l'eau H_2O donne CO_2 et H_2S : (COS a été constaté dans les eaux sulfureuses d'Arkany et de Parad, en Hongrie). Il se produit également du sulfocyanate d'ammoniaque : ce fait nouveau semble assigner au soufre une fonction dont on ne connaît jusqu'à présent aucun exemple en physiologie ; le soufre serait susceptible de remplacer l'oxygène dans la transformation des albuminoïdes en amides, et d'une façon générale dans la combustion de la matière vivante.

2° *Eaux sulfureuses calciques.* Ces eaux se trouvent dans les terrains de transition et modernes ; elles exhalent toujours une odeur sulfhydrique prononcée ; elles se décomposent rapidement au contact de l'air et dégénèrent. Leur température est variable ; rarement elles sont thermales. Plus riches en principes minéralisateurs que les sources sodiques, mais moins chargées de matières organiques, elles dégagent toujours un mélange d'azote et d'acide carbonique.

EAUX CHLORURÉES

Elles sont de composition très homogène, jouissent de propriétés thérapeutiques similaires et forment un groupe très bien défini. Purgatives, quand elles sont très chargées ou employées à haute dose, elles agissent à dose moyenne sur le système glanduleux lymphatique qu'elles excitent. Elles donnent du ton aux tissus, échauffent, constipent et conviennent surtout aux tempéraments lymphatiques.

EAUX BICARBONATÉES

L'élément dominant est un carbonate, de soude le plus souvent, de chaux ou de magnésie plus rarement, mais on y trouve aussi des sulfates, des chlorures alcalins et de l'acide silicique ou un silicate alcalin. Elles facilitent la digestion et portent leur action surtout sur les reins et sur la vessie ; on les emploie principalement chez les goutteux, les graveleux et les diabétiques.

Dans les eaux de Vichy, FRÉMONT a trouvé des bacilles différents dans les diverses sources et pense « expliquer peut-être ainsi les propriétés thérapeutiques différentes des sources de Vichy dont la composition chimique est presque la même ».

Nous aurons du reste à revenir d'une manière générale sur cette question des microbes.

EAUX SULFATÉES

Ces eaux sont généralement froides ; elles sont laxatives et déterminent des selles séreuses sans inflammation ou irritation ; elles agissent aussi comme diurétiques : elles diminuent la plasticité du sang et leur effet résolutif est marqué dans les engorgements du foie, de la rate et des viscères, et elles sont utilisées contre les affections de la peau. Celles qui contiennent du sulfate de chaux sont pesantes à l'estomac ; elles contiennent généralement d'autres sels que des sulfates.

EAUX FERRUGINEUSES

Dans les eaux le fer est combiné, ou à l'acide carbonique, ou à l'acide sulfurique, ou aux acides crénique et apocrénique. Pour la plupart, elles sont froides, limpides, inodores et à saveur styptique ; elles se couvrent à l'air d'une pellicule irisée ; elles se troublent et déposent de l'ocre dans les bassins et canaux. Un grand nombre d'entre elles ont été trouvées arsénicales ; elles renferment en outre des carbonates de chaux et de magnésie en quantité variable et quelquefois assez grande. Elles ont la réputation d'être anti-laiteuses ; cette propriété a été surtout reconnue à Chateldon.

Dans la presque totalité des eaux ferrugineuses transportées, le fer se précipite et après un temps relativement bref, il n'en reste que des traces en dissolution (RIBAN).

ANALYSE

Dans l'analyse des eaux minérales, nous avons deux parties distinctes : l'analyse des gaz et l'analyse des sels : on peut encore faire une autre division, le travail qui se fait à la source et celui qui se fait au laboratoire. Etudions successivement chacun de ces points de vue.

Gaz. — Le gaz émis par les eaux minérales peuvent être au nombre de 4 : CO^2, H^2S, O, Az. Il est assez rare de les trouver tous à la fois dans la même source. Quand on veut doser avec grande précision les gaz qui se dégagent spontanément, on peut avoir recours à l'appareil employé par M. BOUQUET dans ses recherches sur les eaux de Vichy ; dans la plupart des cas, on se contente de remplir un flacon de ces gaz et on les analyse par les procédés gazométriques habituels.

Pour l'acide carbonique et l'hydrogène sulfuré qui restent en dissolution en proportion considérable, nous indiquerons à propos de chacun de ces corps les méthodes à employer.

Sels. — La principale difficulté de l'analyse des eaux minérales réside dans la répartition très inégale des principes qu'elles contiennent. En effet, certaines substances ne s'y trouvent qu'en proportion si minime, qu'il faut des soins minutieux pour qu'elles n'échappent pas à l'investigation. Aussi ne doit-on recourir qu'aux méthodes de séparation et de dosage les plus rigoureuses, afin d'éviter que ces substances ne soient masquées ou entraînées par celles qui prédominent.

Travail à la source. — On examine l'apparence de l'eau, s'il se dégage des gaz : on constate la saveur, l'odeur et la réaction ; on prend la température de l'eau et de l'air ambiant.

Dans un ballon d'un peu plus d'un litre de capacité on verse 20 C.C. de solution saturée de chlorure de baryum et 20 C.C. d'ammoniaque privée de carbonate ; on ajoute immédiatement 1 000 C.C. d'eau ; on bouche avec soin, on goudronne et on étiquète. On recommence la même opération avec deux autres ballons plus petits en opérant seulement sur 250 C.C. d'eau. Ces opérations ont pour but le dosage de l'acide carbonique total.

Si l'eau est sulfurée, ce que l'on saura généralement à l'avance, il faudra exécuter les opérations que nous indiquerons à l'article *Sulfhydrométrie*.

Enfin il faudra prélever avec toutes les précautions convenables plusieurs échantillons dans des flacons parfaitement propres et de capacités différentes (une bonbonne de 30 à 40 litres, 5 à 6 bouteilles de 2 litres et 2 ou 3 d'un litre).

Travail du laboratoire. — Avant de procéder à l'analyse d'une eau minérale, il faut en déterminer la nature par des essais qualitatifs. Tous les principes qui s'y trouvent doivent être séparés et dosés isolément, dans une opération distincte, exécutée pour chacun d'eux sur un nouveau volume d'eau. Quant aux substances qui n'y existent qu'en très faible quantité, on les recherche et on les détermine, soit sur les résidus d'évaporation de plusieurs litres d'eau, soit sur les sédiments que ces eaux abandonnent spontanément.

On procède d'abord à la détermination du résidu à 100° (1).

L'acide sulfurique se dose à l'état de sulfate barytique (2).

---

(1) 1° *Résidu à* 100°. — Dans une capsule en platine tarée, on évapore au bain-marie 250 ou 500 C.C. d'eau (Voy. p. 126). On fait une première pesée après dessiccation à l'étuve à 100°; puis on chauffe à 200° environ et on fait une nouvelle pesée.

Quand l'eau contient du chlorure de magnésium, ce sel se transforme partiellement pendant l'opération en acide chlorhydrique et magnésie, on prévient cette cause d'erreur en ajoutant un poids déterminé de carbonate de soude fondu que l'on défalque ensuite du poids du résidu.

S'il s'est formé un dépôt dans la bouteille, on pèsera un flacon plein, on évaporera son contenu en totalité et on pèsera de nouveau.

Après avoir pesé le résidu, on remplira la capsule à moitié avec de l'eau distillée et en la maintenant couverte avec une capsule en verre, on y ajoutera de temps en temps une goutte d'acide sulfurique étendu, jusqu'à ce qu'on soit sûr qu'il y en a suffisamment pour transformer tous les sels en sulfates ; on évapore à siccité, on calcine et on pèse. Le nombre ainsi obtenu est un bon contrôle de l'analyse. Avec les résidus très riches en carbonate de chaux, il vaut mieux ajouter d'abord de l'acide chlorhydrique jusqu'à ce qu'il n'y ait plus d'effervescence, puis ensuite évaporer avec l'acide sulfurique.

(2) *Acide sulfurique.* — Si le chlorure de baryum forme immédiatement un trouble notable dans l'eau acidulée d'acide chlorhydrique, on ajoute de cet acide à 500 grammes d'eau, puis du chlorure de baryum ; on laisse reposer vingt-quatre heures, etc. (Voy. *Acide sulfurique.*) Si le chlorure de baryum ne donne qu'un léger louche, on opère sur un ou deux litres concentrés par évaporation préalable.

Le chlore est précipité à l'état de chlorure d'argent ; dans ce précipité, on peut doser le brome et l'iode (1).

Pour la chaux, la magnésie, le fer, la silice et les alcalis, on opère sur une nouvelle dose (2).

L'ammoniaque et l'acide azotique sont recherchés et dosés par les procédés que nous avons indiqués à propos des eaux potables.

Nous traiterons la question de l'hydrogène sulfuré à l'article *Sulfhydrométrie* (3).

----

(1) *Chlore, brome, iode.* — On acidule de 100 à 1 000 grammes d'eau avec de l'acide azotique ; on précipite par l'azotate d'argent et on dose le précipité par les poids, comme nous l'indiquerons plus tard pour l'acide chlorhydrique.

S'il y avait peu de chlore, il faudrait évaporer l'eau avant d'ajouter l'acide azotique. Si, par l'évaporation, il se formait un précipité, il faudrait, ou bien le séparer par filtration, ou le dissoudre avec l'acide azotique avant d'ajouter la solution d'argent.

Le poids obtenu sert à calculer le chlore, les quantités du brome et de l'iode étant en général très faibles : si l'on veut doser ces deux derniers corps, on évaporera dans une marmite de fonte bien propre une assez grande quantité d'eau, après l'avoir rendue alcaline par du carbonate de soude bien pur, si elle ne l'est déjà ; le résidu est chauffé à plusieurs reprises avec de l'alcool à 97^{dv} de manière à dissoudre tout le bromure et l'iodure alcalins. Le liquide alcoolique filtré est distillé à siccité au bain-marie dans un petit ballon, après addition de deux gouttes de lessive de potasse pure ; on recommence à plusieurs reprises ce traitement avec de l'alcool absolu ; on calcine légèrement pour détruire les substances organiques ; on reprend par l'eau ; on filtre ; on met l'iode en liberté par l'hypo-azotide et on l'isole au moyen du chloroforme ; on peut ensuite le doser. Le dosage du brome en présence du chlore se fait dans la liqueur d'où on a retiré l'iode ; on précipite par l'azotate d'argent ; le précipité est recueilli, séché, fondu, pesé ; puis on l'introduit dans une boule ; on fait passer à chaud un courant de chlore qui transforme le bromure en chlorure ; on pèse de nouveau ; la perte de poids $\times$ 4 2203 donne le poids de bromure d'argent décomposé par le chlore.

Dans le liquide dans lequel on aura dosé le brome, on pourra rechercher cœsium, rubidium, thallium, acide borique, fluor, etc.

(2) *Chaux, magnésie, fer, silice, alcalis.* — A deux ou trois litres d'eau, on ajoute un excès d'acide chlorhydrique et on laisse l'acide carbonique se dégager ; on évapore à siccité dans une capsule de platine ; on sépare ainsi la silice ; il faudra vérifier si elle est pure.

On fait bouillir la solution chlorhydrique avec un peu d'acide azotique et on ajoute de l'ammoniaque ; on précipite ainsi le peroxyde de fer, l'alumine et l'acide phosphorique s'il y en a, et quelquefois des traces de silice ; ce précipité peut après avoir été pesé, être repris par HCl. évaporé à siccité, puis repris par HCl, On sépare ainsi la silice et dans la liqueur on peut doser le fer par le permanganate de potasse, ce qui permet de contrôler le poids d'oxyde de fer trouvé par la pesée ; en général, dans cette quantité d'eau, les poids d'alumine et d'acide phosphorique sont insignifiants.

Dans le liquide d'où on a séparé par filtration l'oxyde de fer, on dose la chaux et la magnésie avec l'oxalate d'ammoniaque pur (exempt de potasse ou de soude) : enfin on éliminera l'acide phosphorique ; on transformera les alcalis en chlorures : on les dosera à cet état, et enfin on y dosera le potassium.

(3) *Matière organique des eaux sulfureuses. Procédé Bellamy.* Ce procédé consiste à

Le dosage des acides crénique et apocrénique est basé sur ce que l'apo-crénate de cuivre est insoluble en liqueur acide par l'acide acétique, tandis que le crénate de cuivre est insoluble en liqueur alcaline (1).

Calcul de l'analyse. — « Les résultats obtenus sont les données immé-diates des expériences directes. Ils ne dépendent nullement des considéra-tions théoriques sur la manière dont les différents corps trouvés sont com-binés entre eux. Comme cette dernière question reste indécise dans l'état actuel de la science, il faut donc avant tout, lorsqu'on rapporte une analyse d'eau minérale, donner les résultats directs et les méthodes suivies pour les obtenir. De cette façon, l'analyse aura sa valeur dans tous les temps et elle donnera au moins un point de départ pour savoir si la composition reste ou non constante.

« Quant aux principes d'après lesquels on combine les acides avec les bases pour en former des sels, on suppose que les acides et les bases s'unissent d'après leur affinité relative, c'est-à-dire les bases les plus fortes avec les acides les plus puissants, etc., en tenant compte toutefois de la plus ou moins grande solubilité des sels qui a, comme on sait, une influence sur le jeu de l'affinité. Ainsi, si dans une eau bouillie, on a trouvé de la chaux, de la potasse et de l'acide sulfurique, on supposera d'abord que l'acide sulfu-rique est combiné à la chaux, etc. Il ne faut pas se dissimuler toutefois qu'il y a ici un peu d'arbitraire et que, suivant la manière dont on fera le calcul, on pourra avec les mêmes données directes de l'analyse, arriver à des résultats calculés différents.

« Il serait bon qu'on pût être d'accord sur la manière de représenter la composition définitive, car, sans cela, il est on ne peut plus difficile de comparer deux eaux minérales ; mais il ne faut pas espérer qu'on arrivera facilement et bientôt à cette entente ; aussi, jusque-là, n'aurons-nous de termes de comparaison qu'entre les éléments immédiats fournis par l'ana-lyse directe.

« Je crois toutefois qu'on pourrait convenir de ne jamais représenter les sels qu'à l'état anhydre. » (FRÉSÉNIUS.)

---

précipiter, dans un tube gradué, la matière organique par une solution spéciale de sous-sulfate d'alumine. On mesure la hauteur du dépôt, après vingt-quatre heures de repos.

(1) *Acides crénique et apocrénique.* — Pour rechercher ces acides, on évapore l'eau à 1/4 de son volume avec une petite quantité d'acide acétique que l'on remplace à mesure de son évaporation : on filtre et on ajoute une solution saturée d'acétate neutre de cuivre. Si l'eau contient de l'acide apocrénique, on obtient un précipité brun d'apocrénate de cuivre ; on filtre ; à la liqueur on ajoute du carbonate d'ammo-niaque jusqu'à ce qu'elle ait pris une teinte vert bleuâtre ; on fait bouillir ; si la liqueur reste transparente, on conclut à l'absence de l'acide crénique ; dans le cas contraire, il se forme un précipité vert bleuâtre de crénate de cuivre.

Le dosage des acides crénique et apocrénique est difficile à exécuter parce que les crénates et apocrénates de cuivre sont un peu solubles dans l'eau.

Très souvent ces acides font partie des dépôts rouges ocracés abandonnés par les eaux minérales ; pour les rechercher dans ces dépôts, on les délaye dans l'eau chaude contenant 1/10 de son poids de carbonate de soude ; le liquide filtré est traité comme nous l'avons indiqué plus haut.

COMMUNICATIONS. — Il est souvent très important, pour diverses causes, de savoir si deux sources voisines communiquent entre elles ; on arrive ordinairement à résoudre la question en faisant un jaugeage des deux sources et en tenant épuisé pendant un certain temps le bassin de l'une d'elles ; le débit de l'autre ne doit pas varier. On doit recommencer l'opération en sens inverse.

On a également proposé de jeter dans l'une des sources du chlorure de lithium et de rechercher ce métal dans la seconde au moyen de ses caractères spectroscopiques.

EMPLOI DES EAUX MINÉRALES. — Les eaux minérales sont employées sous bien des formes différentes que nous allons rapidement passer en revue.

1° *Boisson*. — Nous n'avons rien à dire sur les eaux minérales prises en boisson à la source même ; elles sont soit puisées directement au griffon, soit conduites à la buvette dans de bonnes conditions ; nous avons à insister davantage sur les eaux minérales transportées.

Les eaux minérales doivent être embouteillées dans des bouteilles bien propres lavées avec l'eau elle-même ; on remplit les bouteilles soit en les plongeant dans le réservoir, soit en faisant arriver l'eau jusqu'au fond de la bouteille au moyen d'un tube plongeur, de manière à éviter le plus possible le contact de l'air ; on bouche avec des bouchons fins, neufs, que l'on a laissés tremper dans l'eau minérale ; les bouteilles doivent être aussi pleines que possible : on capsule. On a même proposé d'introduire l'eau minérale dans des bouteilles préalablement pleines d'acide carbonique. Enfin il faut avec soin éviter l'introduction des micro-organismes voisins des sources et souvent spéciaux pour chacune d'elles.

Les variations atmosphériques au moment de l'embouteillage (température, pression barométrique, direction des vents) ont une assez grande influence sur la conservation des eaux minérales ; les bonnes conditions sont variables suivant les eaux.

Les bouteilles d'eaux minérales doivent être conservées couchées ; on évite ainsi que le bouchon se dessèche et permette aux gaz de se dégager.

Malgré toutes ces précautions, les eaux transportées subissent rapidement des modifications et leur vie, si tant est qu'elles aient jamais vécu, a assurément disparu.

Il est en effet de haut goût d'affirmer que les eaux minérales ont une existence propre, et qu'il est impossible de reproduire dans son laboratoire les solutions que la nature a élaborées dans le sien. Que si l'on prend l'eau à son griffon, cette opinion est peut-être soutenable. L'eau est alors dans un état d'équilibre spécial ; elle sort du sein de la terre où elle s'est formée sous des influences diverses et a acquis une stabilité dépendant de sa température, de sa pression, de ses gaz, etc. ; arrivés à l'air, tous ces éléments se modifient, et en cet instant, elle est peut-être dans les meilleures conditions d'absorption ; chacun des corps qui la composent étant pour ainsi dire dans un état naissant continuel ; mais cet état persiste-t-il quelque peu ?

En outre, l'eau contient alors des micro-organismes ; on a voulu, à tort ou à raison, en faire le principe actif des eaux : ces microbes persistent-ils dans les eaux transportées ? Nous croyons que la question ainsi posée ne saurait avoir d'autre réponse que celle-ci. Si les eaux minérales ont une vie propre à la source, assurément les eaux transportées sont des eaux mortes : faut-il ajouter qu'elles charrient de nombreux cadavres de microbes et qu'elles sont chargées des diastases qu'ils ont sécrétées.

Cette question des microbes des eaux minérales étant à l'ordre du jour, voyons en quelques mots où elle en est.

En 1887, CERTES, de Paris, constata la présence des microbes au griffon même des sources à Néris, à Luchon, à Lamalou. Il dit : « J'ai retrouvé cette substance mucilagineuse qui sert de support aux sulfuraires et aux con-ferves et qui n'est que la zooglée des bâtonnets mobiles du griffon et des conduites, microbes provenant des germes atmosphériques et dont le déve-loppement devient plus abondant quand les conditions biologiques, contact de l'air, abaissement de température, deviennent plus favorables. Qui dit microbe, dit fermentation. L'eau dont les malades font usage est donc fort différente de celle qui émerge du sol. Est-ce un bien ? Est-ce un mal ? Il fau-dra de longues études pour résoudre ce problème. Mais on pourrait trouver là peut-être la clef de ces cures merveilleuses d'une part, et d'autre part, l'ex-plication de ces accidents singuliers, de ces réactions inquiétantes qu'on observe parfois au début d'un séjour dans une station thermale. »

En 1888, FRÉMONT rappelle la découverte d'un microbe faite par CHANTE-MESSE dans le puits CHOMEL et en signale un certain nombre d'autres dans les diverses sources de Vichy. « Les microcoques de la Grande-Grille, son bacille, le bacille de l'HOPITAL, un peu le petit bacille du puits CHOMEL, liquéfient l'albumine coagulée de l'œuf et la transforment en peptone. Cela explique peut-être les propriétés thérapeutiques différentes des sources de Vichy, dont la composition chimique est presque la même. »

PERCEPIED a constaté dans les eaux du Mont-Dore l'existence des mi-crobes dont quelques-uns se retrouvent dans beaucoup d'eaux non minérali-sées.

Enfin, MM. ROMAN et COLLIN ont publié à ce point de vue un grand travail sur les diverses sources de Vichy.

2° *Pulvérisation.* — Les eaux sont pulvérisées au moyen de différents appareils ; le médecin doit en faire un choix judicieux ; ils sont loin de pro-duire les mêmes effets ; les uns réduisent l'eau en particules aussi ténues que possible, sans grande vitesse et se maintenant assez longtemps en suspension dans l'air, ce qui leur permet de pénétrer facilement dans les bronches ; les autres laissent aux particules d'eau une dimension relativement considérable et une vitesse assez grande pour qu'il en résulte une sensation de douleur sur la partie frappée.

Disons un mot sur les pulvérisateurs que l'on trouve habituellement dans le commerce.

D'après MM. MIQUEL et RUEFF, les pulvérisateurs qui fonctionnent au moyen de l'air comprimé, pulvérisent mal les liquides et fournissent un spray peu homogène et trop grossier pour pénétrer dans les poumons ; de plus, ces instruments sont actionnés par la main et leur emploi est fatigant ; enfin, le spray obtenu au moyen de ces pulvérisateurs est très froid à cause de l'évaporation qui se produit à la surface des gouttelettes. Quant aux pulvérisateurs à vapeur, ils ont constaté, que le générateur de vapeur, qui constitue l'une des deux parties les plus importantes de ces instruments, ne permet pas d'obtenir un jet de vapeur suffisamment puissant ; dans ces générateurs la pression intérieure ne dépasse pas 1/4 d'atmosphère ou 1/2 atmosphère ; la vapeur sort de l'orifice en bavant et ne suffit pas pour faire monter avec assez de force et en assez grande quantité le liquide à pulvériser ; il faut une pression d'une atmosphère et demie à deux atmosphères pour marcher convenablement ; dans ces conditions, ils ont constaté qu'à une distance de 40 centimètres de l'orifice de sortie du spray, la température est de 20° environ, et c'est à cette distance qu'ils font placer les malades auxquels ils font des pulvérisations de bi-iodure de mercure contre la tuberculose (c'est pour essayer ce traitement que les auteurs ont fait ces expériences). Cette distance de 40 centimètres doit être rigoureusement observée, attendu que le patient qui se placerait à une distance moindre absorberait une quantité de spray qui s'accumulerait dans la bouche et l'obligerait à déglutir à chaque instant, tandis que le poumon ne recevrait presque rien du remède qui lui est destiné.

NICAISE, en opérant avec les pulvérisateurs ordinaires, avait obtenu les résultats suivants :

1° La température du spray va toujours en s'abaissant à mesure qu'on s'éloigne du bec du pulvérisateur ;

2° L'abaissement de la température du spray varie avec la température ambiante, mais entre deux points dont la distance au bec ne varie pas, l'abaissement est toujours à peu près le même, malgré les différences de la température ambiante ;

3° A partir de 50 centimètres du bec, la température du nuage du pulvérisateur de SIÈGLE tend à se mettre au même degré que la température de la chambre ;

4° A une distance fixe du bec, la température du spray varie peu (de 1° 1/2), pendant la durée du fonctionnement de l'appareil ;

5° La température du nuage de vapeur seule, sans mélange de liquide pulvérisé, est au-dessous de celle du nuage de pulvérisation pour une même distance du bec ;

6° La température du liquide à pulvériser n'a pas d'influence sensible sur la température du nuage de pulvérisation.

Cette faible température du spray est souvent avantageuse ; dans le traitement de l'anthrax par les pulvérisations phéniquées, elle contribue à soulager le malade ; on a proposé de remplacer ainsi le bain froid ; elle peut aussi avoir quelques inconvénients ; dans les opérations chirurgicales on doit diriger le spray autour du malade et non sur la plaie elle-même, car l'abaissement de la température qui en résulterait, surtout s'il s'agissait d'une plaie de poitrine, pourrait être suivie d'accidents, d'une pleurésie par exemple.

3° *Humage.* — On emploie à Cauterets un appareil formé par une demi-sphère percée de nombreuses ouvertures à la périphérie ; elle est recouverte par une seconde demi-sphère munie d'une tubulure inhalatrice ; à la partie interne un jet d'eau minérale arrive avec grande pression et se pulvérise ; la partie inférieure de l'appareil communique avec l'atmosphère par une tubulure. Le malade aspire par la tubulure inhalatrice ; il jouit ainsi des avantages d'une bonne pulvérisation et de ceux de la salle d'aspiration sans avoir la chaleur de cette dernière, qui souvent produit des congestions.

A Luchon, on utilise les vapeurs spontanées et grâce à un appareil des plus ingénieux dû au docteur FRÉBAULT, professeur de chimie à la faculté de médecine de Toulouse, on peut à volonté faire varier la température des vapeurs, ainsi que la proportion d'acide sulfhydrique. On sait ainsi quelle quantité d'hydrogène sulfuré a passé dans les poumons d'un malade pendant une séance de humage.

4° *Vapeurs.* — On en distingue plusieurs sortes.

(*a*) Les vapeurs *spontanées* sont celles produites par les eaux abandonnées à leur propre température ; on les connaît encore sous le nom de *buée*.

(*b*) Les vapeurs *forcées* sont celles produites par l'évaporation de l'eau sous une pression quelconque.

(*c*) Les vapeurs par *barbotage* sont obtenues en injectant de la vapeur dans un bassin d'eau minérale.

(*d*) Les vapeurs *spontanées exaltées* se produisent en recevant l'eau minérale d'une chute naturelle ou artificielle dans une trompe.

(*e*) Les vapeurs d'*évaporation active* se produisent à la surface d'un bassin d'eau maintenu artificiellement à une température convenable pour que l'évaporation soit active.

(*f*) En faisant tomber sur une surface fortement chauffée une petite quantité d'eau minérale, on obtient les *vapeurs précipitées.*

Dans les salles d'aspiration, on utilise surtout les vapeurs forcées ; nous croyons avoir démontré que ces vapeurs renferment toujours une petite quantité de sels minéraux qui ont été entraînés mécaniquement et que la proportion en est d'autant plus faible que la salle d'aspiration est plus éloignée du générateur et que la vapeur a rencontré plus d'obstacles sur son passage. De notre travail nous avions tiré les conclusions suivantes :

1° Dans les salles d'aspiration, la majeure partie de l'eau se trouve à un état autre que l'état de vapeur (*état vésiculaire*) ;

2° Aux circonstances indiquées par M. François comme favorisant l'entraînement de particules d'eau, il faut ajouter la présence de l'acide carbonique et très probablement des autres gaz ;

3° Au point de vue médical les salles d'aspiration peuvent être considérées sous trois aspects :

(*a*) Ce sont des étuves humides ;

(*b*) L'action médicale provient de la nature des gaz (présence des acides carbonique ou sulfhydrique, proportion moins considérable d'oxygène, hématose moins rapide, atmosphère plus chaude, etc.) ;

(*c*) La présence des sels fixes a une influence thérapeutique ; dans ce cas, il faut admettre l'action des doses infinitésimales.

(*d*) Quelques auteurs y joignent aujourd'hui l'état électrique produit par l'échappement de la vapeur.

5° *Douches.* — Les eaux minérales sont employées comme les eaux douces pour les différentes sortes de douches : en jet, en pluie, ascendantes, sur les pieds, etc.; en outre, on les utilise quelquefois en irrigations sur diverses muqueuses (injection nasale).

6° *Bains.* — Nous avons déjà dit un mot des bains à propos de l'absorption ; nous n'y reviendrons pas ; nous ajouterons seulement que quelques auteurs ont rattaché l'action des bains d'eaux minérales à l'état électrique (Scoutelten, Lambron, Schnepp).

EAUX INDUSTRIELLES

Classification. — En général, on divise ces eaux en *séléniteuses* (contenant du sulfate de chaux) et *calcaires* (contenant du carbonate de chaux).

Gérardin les divise en deux catégories, les *eaux bleues* et les *eaux vertes*.

L'eau bleue est transparente et inodore ; si on la trouble par des matières en suspension, elle reste trouble indéfiniment, parce que ces matières sont animées du mouvement brownien. Ces eaux sont recherchées pour la boisson ; assez souvent l'industrie ne peut les employer.

L'eau verte est peu transparente ; elle réfléchit la lumière ; elle se conserve mal ; elle convient en général pour l'industrie ; sa coloration est due à des algues microscopiques du genre *Chrococcus;* elle laisse rapidement déposer les matières en suspension.

L'eau bleue se transforme en eau verte par stagnation dans un étang ; on peut arrêter le mouvement brownien par addition d'eaux d'égout, de lait de chaux, d'amidon, d'alun, etc.

Les eaux dont le titre hydrotimétrique ne dépasse pas 30° sont d'un excellent usage pour le blanchissage et les boissons ; elles cuisent bien les légumes ; de 30 à 60° hydrotimétriques, les eaux sont impropres au lavage du linge ; elles cuisent mal les légumes et ne peuvent être employées pour beaucoup d'usages industriels ; de 60 à 150° hydrotimétriques, ces eaux sont impropres à tous les usages industriels et alimentaires.

PURIFICATION. — En général, les eaux calcaires retiennent le carbonate de chaux en dissolution à la faveur de l'acide carbonique ; en les portant à l'ébullition, l'acide carbonique est chassé et le carbonate de chaux se précipite ; on peut encore neutraliser l'acide carbonique au moyen d'un lait de chaux.

Pour purifier les eaux séléniteuses, on les additionne de carbonate de soude ; par double décomposition, il se forme du carbonate de chaux qui se précipite et du sulfate sodique qui reste en dissolution. A propos des eaux potables, nous avons vu un procédé de purification plus complète.

Le procédé GAILLET et HUET consiste à purifier l'eau au moyen d'une dissolution de carbonate de soude additionnée de chaux. Le bicarbonate et le sulfate calciques sont précipités à l'état de carbonate calcique et il se forme des quantités équivalentes de chlorure et de sulfate sodiques. La magnésie s'élimine par le même mécanisme.

A. et P. BUISINE purifient les eaux industrielles et même les eaux d'égout en les additionnant de sulfate ferrique obtenu économiquement au moyen des pyrites grillées. L'eau épurée est parfaitement claire, décolorée, dépourvue d'odeur, neutre ou très légèrement acide ; le précipité produit se dépose très rapidement.

(Cette question de la purification des eaux d'égout est extrêmement importante au point de vue de l'hygiène, mais nous ne saurions nous y arrêter ici.)

Les eaux destinées à l'alimentation des chaudières à vapeur produisent, si elles sont calcaires ou séléniteuses, des incrustations qui ont deux graves inconvénients : 1° elles ne permettent pas une aussi bonne utilisation de la chaleur ; 2° elles risquent de produire des explosions, en permettant à l'eau de passer à l'état sphéroïdal :

On peut éviter ces incrustations par plusieurs procédés :

1° Au moyen de désincrustants qui agissent de bien des manières différentes :

(*a*) En empêchant l'oxydation des tôles de la chaudière, l'adhérence des dépôts ne se produisant que sur les points oxydés (rognures de zinc) ;

(*b*) En empêchant l'adhérence entre elles des particules constituant le dépôt (pommes de terre, argile, bois de teinture, etc.) ;

(*c*) En remuant le dépôt et l'empêchant ainsi de former une masse compacte (rognures de tôle, billes, talc, etc.).

2° Par des réactifs chimiques. Le carbonate de soude proposé par Kulmann réussit bien avec les eaux calcaires ;

3° Par des procédés physiques.

En chauffant l'eau à une température élevée, elle abandonne ses sels; on peut effectuer cette opération dans une partie distincte de la chaudière ; le dépôt se forme et il est facile de l'expulser.

La circulation de l'eau et de la vapeur dans les chaudières ramène toujours les dépôts à la partie supérieure; il est facile d'imaginer des systèmes recueillant ces dépôts et permettant de les évacuer (Dulac).

Analyse. — Au point de vue industriel, l'analyse complète de l'eau est peu intéressante ; on se contente de connaître sa dureté, sa richesse en sels calcaires et magnésiens, sulfatés ou carbonatés, et en acide carbonique; l'analyse hydrotimétrique donne d'une manière suffisante ces diverses indications.

Hydrotimétrie. — *Historique.* Ce procédé découvert par le docteur Clarck a été mis en application par MM. Boutron et Boudet.

Principe. — Cette méthode est fondée sur les principes suivants :

1° Le savon rend l'eau pure mousseuse et ne produit de mousse dans les eaux chargées de sels terreux et surtout calcaires ou magnésiens, qu'au moment où ces sels ont été décomposés par une proportion équivalente de savon et où il reste un petit excès de celui-ci dans la liqueur (1).

---

(1) *Réactifs*. Solution savonneuse titrée (Voy. p. 203).
Solution d'oxalate d'ammoniaque à 1/60.

Appareils. — 1° Burette spéciale graduée dite hydrotimétrique.
2° Flacon bouché à l'émeri d'environ 80 C.C. de capacité, marqué d'un trait aux capacités de 10, 20, 30 et 40 C.C. (fig. 292).
3° Pipettes : 1 de 10 C.C.

Mode opératoire. 1re *opération.* — On verse dans le flacon jaugé 40 C.C. de l'eau à essayer ; on y ajoute goutte à goutte la liqueur hydrotimétrique au moyen de la burette graduée, en ayant soin d'agiter le flacon jusqu'à ce que l'on ait obtenu la mousse persistante d'un demi-centimètre de hauteur, restant dix minutes sans s'affaisser notablement. L'eau qui produit des grumeaux et non un trouble opalin est trop concentrée, c'est-à-dire trop chargée de sels terreux pour permettre un bon essai. On doit alors l'étendre de 2, 3, 4 fois son volume d'eau distillée ; puis on opère sur cette solution étendue comme sur l'eau elle-même. On observera seulement que le degré obtenu devra alors être multiplié par 2, 3 ou 4, suivant la proportion d'eau distillée ajoutée : la dépense représente le degré hydrotimétrique de l'eau analysée (a).

2e *opération.* — On prend 100 C.C. de l'eau à examiner ; on y ajoute 10 C.C. de la solution d'oxalate d'ammoniaque ; après agitation suffisante, on laisse reposer la liqueur pendant une demi-heure ; on la filtre et on fait un second dosage. Le titre hydrotimétrique trouvé est augmenté de 1/10, à cause de la dilution de l'eau par la

2° A une température inférieure à 30°, cette action n'est pas troublée par les sels alcalins, quand ils ne sont pas en trop grand excès.

3° L'ébullition prolongée décompose toujours les sels de chaux et de magnésie des eaux de source et de rivière, de façon que la moitié de l'acide carbonique se dégage et que l'autre moitié se précipite à l'état de carbonate de chaux : le reste de la chaux et toute la magnésie se trouvent dans la liqueur combinées aux autres acides.

4° L'acide carbonique libre, s'il en est de dissous, sature une partie de la liqueur d'épreuve.

---

solution d'oxalate d'ammoniaque. Ce titre (b) correspond à l'action des sels de magnésie et de l'acide carbonique.

Le titre ($a - b$) correspond donc à l'action des sels de chaux.

3ᵉ opération. — On prend un volume connu d'eau ; on le soumet à une légère ébullition pendant 25 ou 30 minutes ; on laisse refroidir ; on complète le volume primitif avec de l'eau distillée bouillie. Le carbonate de chaux s'est précipité et a entraîné un peu de carbonate de magnésie ; on agite pour redissoudre ce dernier et enfin on fait un troisième dosage. Le nombre trouvé est diminué de 3 parce que le carbonate de chaux resté en dissolution correspond à 3° hydrotimétriques.

Ce titre corrigé (c) correspond aux sels de magnésie et de chaux autres que le carbonate de chaux.

4ᵉ opération. — Avec l'eau bouillie de la troisième opération, on recommence la deuxième opération. Le résultat (d) correspond aux sels de magnésie.

En résumé :

$$
\begin{aligned}
\text{Le titre hydrotimétrique de l'eau} &= a \\
\text{Les sels de chaux en totalité} &= (a - b) \\
\text{Le carbonate de chaux} &= a - c - e \\
\text{Les sels de magnésie} &= d \\
\text{L'acide carbonique} &= e = a - (a-b) - d
\end{aligned}
$$

Chaque degré hydrotimétrique correspond aux quantités suivantes :

Acide carbonique	1° = 5 C.C.	
Carbonate calcique	1° = 0,0103	
Sulfate de chaux	1° = 0,0140	
Chlorure de calcium	1° = 0,0114	
Chaux	1° = 0,0057	
Magnésie	1° = 0,0042	0,0036
Sulfate de magnésie	1° = 0,0125	0,0108
Chlorure de magnésium	1° = 0,0090	0,0078

M. COURTONNE a trouvé que, pour les sels de magnésie, les chiffres proposés étaient inexacts ; il a proposé de les remplacer par ceux inscrits dans la seconde colonne.

La méthode hydrotimétrique est rapide et bien suffisante pour l'industrie ; mais elle est sujette à un assez grand nombre d'erreurs et ne saurait être envisagée comme donnant des résultats précis.

BIOXYDE D'HYDROGÈNE

$$\text{H}^2\text{O}^2 = 34 \quad \begin{array}{l} \text{H}^2 = 2 = 2 \text{ vol} = 5,882 \\ \text{O}^2 = 32 = 2 \text{ vol} = 94,118 \\ \hline \phantom{\text{O}^2 =}\;34 \quad 2 \text{ vol} \quad 100,000 \end{array}$$

SYNONYME. — Eau oxygénée.

HISTORIQUE. — Elle a été découverte en 1818 par THÉNARD.

ETAT NATUREL. — On a constaté sa présence dans plusieurs liquides de l'économie, et notamment dans l'urine et le sang.

FORMATION. — 1° Des bâtons de phosphore abandonnés à l'air humide donnent de l'eau oxygénée.

2° Le plomb amalgamé à sa surface s'oxyde quand on l'agite à l'air, après l'avoir humecté avec un peu d'eau acidulée par l'acide sulfurique ; tous les métaux, à part les métaux nobles, donnent, comme le plomb, dans ces conditions, de l'eau oxygénée.

3° Les oxydations lentes, la respiration des végétaux et des animaux, l'oxydation de l'acide pyrogallique au contact de l'air et de la potasse donnent naissance à de l'eau oxygénée.

4° En agitant dans un flacon plein d'oxygène un mélange de 75 parties d'alcool très concentré avec 25 parties d'essence de térébenthine, on en obtient une quantité assez notable.

PRÉPARATION. — La préparation de l'eau oxygénée repose sur les réactions suivantes. L'acide chlorhydrique mis au contact du bioxyde de baryum donne de l'eau oxygénée et du chlorure de baryum (1).

$$2\text{HCl} + \text{BaO}^2 = \text{H}^2\text{O}^2 + \text{Ba}''\text{Cl}^2$$

---

(1) Plusieurs points sont assez importants dans cette préparation :

1° Il faut disposer d'un bioxyde de baryum pur ne contenant pas d'oxydes étrangers qui favoriseraient la décomposition de l'eau oxygénée et la souilleraient. Si on n'en a pas, on peut en préparer avec l'eau oxygénée du commerce (MAMN) ;

2° Il est bon de ne pas laisser dépasser aux liqueurs réagissantes la température de 10° : on y arrive par addition de fragments de glace (BOURGOUGNON).

Pour éliminer la totalité du chlorure de baryum, ce qui est très important au point de vue médical, les sels barytiques étant toxiques, on emploie des procédés variés.

Au lieu d'acide chlorhydrique, on peut employer l'acide fluorhydrique étendu ; la réaction est la même, mais on a le grand avantage que le fluorure de baryum est insoluble ; il faut opérer dans des vases en platine.

Aujourd'hui, dans l'industrie, on emploie l'acide fluosilicique.

Hanriot obtient des liqueurs concentrées et pures par plusieurs congélations successives et par distillation dans le vide (1).

Purification. — Pour les usages médicaux, il est extrêmement important que l'eau oxygénée soit parfaitement pure, débarrassée de toutes traces de baryte, exempte de corps étrangers ; nous avons indiqué dans la préparation plusieurs procédés qui permettent de l'obtenir à cet état.

Conservation. — Pour donner plus de stabilité à l'eau oxygénée, on a proposé d'ajouter à la solution de ce corps 1 p. 100 environ des produits suivants : alcool, acide acétique, chloral, chloroforme, glycérine. L'alcool est le produit qui donne les meilleure résultats (Kingzett).

Propriétés physiques. — L'eau oxygénée est un liquide incolore, inodore : cependant, à l'état de vapeur, son odeur rappelle un peu celle de l'acide azotique : sa saveur est métallique ; placée sur la langue, elle la blanchit avec picotements et épaissit la salive ; versée dans l'eau, elle traverse ce liquide comme un sirop, et cependant elle y est très soluble ; elle n'a pu être solidifiée à — 30°.

Parfaitement pure, elle possède une réaction acide (Hanriot) ; sous pression réduite, elle distille sans décomposition sensible ; à la pression ordinaire, sa décomposition est toujours incomplète.

L'électricité la décompose ; la lumière est sans action sur elle.

Crismer obtient de l'eau oxygénée pure en traitant les liquides provenant de la réaction du bioxyde de baryum sur l'acide chlorhydrique par l'éther ; l'eau oxygénée passe en dissolution dans l'éther : cet éther décanté est agité lui-même avec une petite quantité d'eau distillée qui s'empare de l'eau oxygénée. La solution ainsi obtenue est très pure, mais renferme un peu d'éther qui favorise du reste sa conservation ; on peut du reste éliminer l'éther par distillation dans le vide et les solutions elles-mêmes peuvent être concentrées par le procédé d'Hanriot.

(1) L'eau oxygénée ordinaire est concentrée au bain-marie jusqu'à ce qu'elle marque de 12 à 15 volumes. On la soumet alors à des congélations successives (4 à 5 suffisent) de façon à l'amener jusqu'à 70 ou 80 volumes et on termine la concentration par distillation dans le vide ; il passe à la distillation une eau peu chargée : il reste dans le récipient une eau pouvant titrer 267 volumes si l'on a opéré sous une pression de 3 centimètres de mercure. La distillation s'effectue avec soubresauts.

PROPRIÉTÉS CHIMIQUES. — Son action sur les corps peut se réduire à trois cas :

1° *Phénomènes énergiques d'oxydation.* Le sulfure de plomb est transformé en sulfate ; l'acide chromique passe à l'état d'acide perchromique ; le tournesol est décoloré, etc. ;

2° *Phénomènes de réduction.* — L'ozone, l'oxyde d'argent, le bioxyde de plomb, les oxydes de mercure, de platine, d'or, décomposent l'eau oxygénée ; les oxydes métalliques passent à l'état de métaux : l'ozone se transforme en oxygène ordinaire ; cette réaction explique comment l'ozone et l'eau oxygénée ne peuvent coexister en grande quantité, quoiqu'ils se produisent dans presque tous les phénomènes d'oxydation.

3° *Décompositions.* — Plusieurs métaux décomposent l'eau oxygénée, sans subir eux-mêmes aucune altération ; tels sont l'or, l'argent, le bismuth, etc.

L'albumine, la caséine, l'urée, la gélatine sont sans action sur l'eau oxygénée, tandis que la fibrine et les tissus du poumon, des reins ou de la rate, les vaisseaux veineux la décomposent sans subir d'altérations ; aussi, quoiqu'il se produise constamment de l'eau oxygénée dans les phénomènes de la respiration, ce composé ne peut jamais exister qu'en très petite quantité dans l'organisme.

CARACTÈRES. 1° A une solution d'amidon, on ajoute quelques gouttes d'une solution d'iodure de potassium, puis une petite quantité d'eau oxygénée et enfin une goutte de sulfate ferreux : il se produit aussitôt de l'iodure d'amidon. Cette réaction permet de reconnaître 1/10 000 000 d'eau oxygénée.

2° Une solution rose de permanganate de potasse est décolorée par l'eau oxygénée avec dégagement d'oxygène et dépôt d'oxyde de manganèse.

3° Une dissolution à 1/100 d'acide chromique passe du jaune orange au bleu quand on ajoute de l'eau oxygénée ; il se forme de l'acide perchromique ; l'éther dissout ce corps et permet de le concentrer sous un faible volume.

4° La teinture de gaïac mélangée avec des globules du sang bleuit par l'eau oxygénée. A l'article *Ozone,* nous avons déjà signalé l'importance de cette réaction.

5° Une solution aqueuse de molybdate d'ammoniaque, à 1/10, récente, additionnée de son volume d'acide sulfurique concentré donne avec quelques gouttes d'eau oxygénée une coloration jaune très accentuée. Lorsqu'on étend d'eau, la coloration s'atténue plus que ne l'exigerait la dilution : avec l'acide sulfurique, la coloration est proportionnelle à la dilution. Cette réaction permet de déceler 1/10° de milligramme d'eau oxygénée ; la réaction chromique n'en décèle pas plus d'un demi-milligramme (DENIGÈS).

6° On met dans un tube quelques gouttes d'eau oxygénée, une ou deux gouttes de chlorhydrate de métaphénylène-diamine et un centimètre cube d'ammoniaque, puis on fait bouillir quelques minutes. Le mélange, d'abord incolore, devient peu à peu d'un beau bleu, d'autant plus foncé qu'il y a plus d'eau oxygénée. La couleur bleue passe au rouge par l'addition de quelques gouttes de lessive concentrée de soude ou de potasse.

Cette réaction n'est pas masquée par les azotites : elle permet de déceler 5 millièmes de milligramme d'eau oxygénée dans une goutte d'eau (Denigès).

Dosage. — 1° Le procédé classique consiste à chauffer l'eau oxygénée dans un ballon et à recueillir le gaz qui se dégage ; ce procédé ne vaut absolument rien ; nous avons vu que l'eau oxygénée résistait assez bien à l'action de la chaleur.

2° En présence du bioxyde de manganèse ou du bioxyde de plomb, et en liqueur acide, l'eau oxygénée se décompose comme le représente l'équation suivante (Blarez) :

$$MnO^2 + H^2O^2 = MnO + H^2O + O^2$$

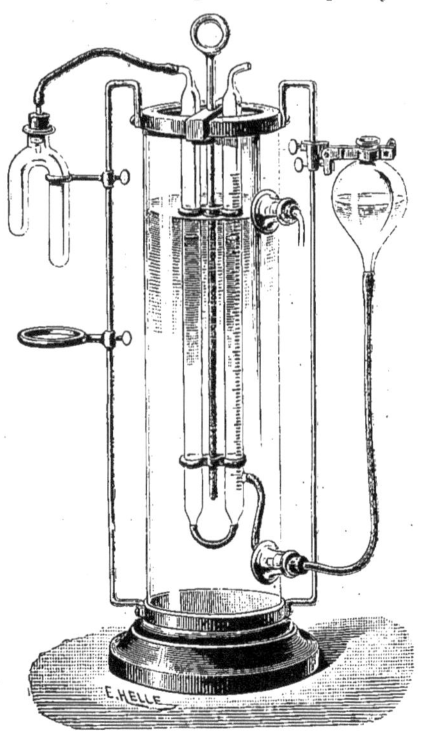

Fig. 311. — Dosage de l'eau oxygénée.

L'oxygène dégagé provient donc pour moitié de l'oxygène contenu dans le bioxyde (1).

---

(1) *Matériel.* — Appareil à dosage d'urée (fig. 311, appareil R. Huguet) ; 2 pipettes de 1 C.C.

Réactifs. — Oxyde puce de plomb ou bioxyde de manganèse. Acide azotique à 1/10.

Mode opératoire. — Dans une des branches du tube, introduire un peu d'oxyde, un peu d'eau et dix gouttes d'acide azotique; agitez et laissez réagir pendant quelques instants si vous observez une légère effervescence (carbonates contenus quelquefois dans l'oxyde); dans l'autre branche, 2 C.C. eau oxygénée; montez l'appareil; mettez en contact les réactifs avec l'eau oxygénée ; laissez le dégagement se terminer ; mesurez le volume gazeux; divisez le volume lu par 4 (divisez par 2, parce que vous opérez sur 2 C.C.); divisez encore par 2 parce que la moitié de l'oxygène dégagé provient de l'oxyde.

3° L'hypobromite de soude décompose également l'eau oxygénée (DENIGÈS),

$$BrONa + H^2O^2 = BrNa + O^2 + H^2O$$

et en dégage la moitié de l'oxygène (1).

4° Le permanganate de potasse en liqueur acide décompose l'eau oxygénée et se décolore (2).

RÉACTIF. — L'eau oxygénée est quelquefois employée dans les laboratoires pour la préparation de certains bioxydes (bioxyde de baryum pur).

A. CARNOT l'a utilisée pour le dosage des métaux de la famille du fer et surtout pour le chrome et le manganèse : en liqueur acide, les composés de ces métaux sont réduits ; en liqueur alcaline ils sont oxydés.

ESSAI. — L'eau oxygénée médicinale doit titrer 10 volumes. Après avoir constaté son titre, il faut s'assurer que par évaporation elle ne laisse pas de résidu et qu'elle ne contient pas de baryte, ni une trop forte proportion d'acide.

USAGES. — Elle est surtout employée comme agent décolorant, pour restaurer les vieux tableaux, blondir les cheveux, etc.

USAGES MÉDICAUX. — *Formes*. On peut l'administrer en potion.
Dose : La dose est de 15 grammes.

---

(1) *Matériel.* — Appareil à dosage d'urée ;
1 pipette de 10 C.C.
1 pipette de 2 C.C.

Réactif. — Hypobromite de soude ainsi préparé :

Brome	10 C.C.
Lessive de soude.	100 C.C.
Eau	200 C.C.

MODE OPÉRATOIRE ET CALCUL. — Comme plus haut.

(2) *Matériel.* — Burette graduée par 1/10 de C.C. ;
1 pipette de 2 C.C., 1 de 5 C.C ;
Vase à réaction.

Réactif. — Liqueur N/10 de permanganate de potasse.
Acide sulfurique.

MODE OPÉRATOIRE. — Dans le vase à réaction, mettez 2 C.C. eau oxygénée à essayer, 200 C.C. d'eau environ et 5 C.C. acide sulfurique. Au moyen de la burette graduée, ajoutez le permanganate jusqu'à ce que la coloration persiste.
Un C.C. de caméléon N/10 équivaut à 0,56 C.C. d'oxygène actif.
Il faudra diviser le résultat obtenu par 2 puisque nous avons opéré sur 2 C.C.

L'eau oxygénée est un antiseptique puissant : du virus rabique provenant de la substance médullaire d'un lapin mort de rage et mélangé à de l'eau oxygénée perd entièrement ses propriétés virulentes (GIBIER) ; on l'emploie à l'extérieur pour le pansement des plaies ou des ulcérations, en injections ou en pulvérisations ; dans un grand nombre d'affections oculaires et en particulier dans celles de la cornée, l'eau oxygénée se montre très utile (GOLOVINE) ; elle a amené des améliorations dans les affections des voies respiratoires et en particulier dans la tuberculose (GABRILOVICZ).

Le docteur RICHARDSON l'emploie sous le nom d'*eau ozonisée* (10 C.C. d'eau oxygénée et 20 C.C. d'eau) et la recommande contre le diabète, la tuberculose, la coqueluche, l'asthme, les affections syphilitiques, etc.

D'après TROMP, une partie d'eau oxygénée ajoutée à 5 000 parties d'eau suffit pour la stériliser complètement en 24 heures. Les spores du sang de rate et du bacille typhique sont tués par une dilution de 5 p. 10 000. Le bacille du choléra est tué par une dilution à 1/10 000 en 5 minutes.

Sous le nom de *Pyrozone*, ALLEN emploie une solution à 0,5 de bioxyde d'hydrogène dans l'éther ; ce liquide décolore la peau et peut ainsi rendre moins apparentes diverses taches pigmentées.

A l'intérieur, l'eau oxygénée a rendu des services dans certaines affections de l'estomac, et surtout dans celles provenant d'une hypo-chlorhydrie (YAKOVLEW).

D'après ROBERT, il faudrait l'administrer dans l'empoisonnement par l'acide cyanhydrique, en injections sous-cutanées, toutes les minutes, jusqu'à amélioration de l'état du patient.

COMBINAISONS OXYGÉNÉES

Les composés oxygénés peuvent se diviser en deux classes :
Les oxydes des métalloïdes ;
Les oxydes des métaux.

OXYDES DES MÉTALLOÏDES

CLASSIFICATION. — Ces oxydes peuvent être subdivisés en 2 séries :
1° Les oxydes indifférents, tels que l'oxyde de carbone, le protoxyde d'azote, le bioxyde, etc. ;
2° Les oxydes qui sont des anhydrides d'acides : le plus grand nombre de ces composés rentre dans cette catégorie.

ETAT NATUREL. — Les oxydes des métalloïdes sont peu répandus dans la nature ; les plus fréquents sont la silice, l'anhydride carbonique, l'oxyde d'antimoine, etc.

PRÉPARATION. — On peut les préparer par bien des procédés différents :
1° Par oxydation directe. Le phosphore, l'arsenic, le charbon chauffés à l'air donnent naissance à des oxydes ;
2° Par oxydation au moyen de l'acide azotique ou d'un azotate. Anhydrides arsénique, antimonique ;
3° Par déshydratation des acides, soit par la chaleur (anhydrides antimonieux, antimonique, borique ; silice, etc.), soit par un corps avide d'eau (anhydride azotique) ;
4° Par décomposition par un acide d'un sel qui, au lieu de donner naissance à un acide, produit un anhydride (anhydrides sulfureux, carbonique, etc.) ;
5° Par réduction d'un composé oxygéné supérieur (anhydrides hypo-chlorique, hypoazotique : oxyde de carbone) ;
6° Par des réactions qui, à priori, n'ont pas de rapport direct avec le produit à obtenir (protoxyde d'azote, bioxyde d'azote).

Propriétés physiques et chimiques. — Les propriétés physiques et chimiques des oxydes métalloïdiques présentent trop de variétés pour que nous puissions rien en dire de général.

OXYDES MÉTALLIQUES

Classification. — On divise généralement les oxydes métalliques en 5 classes ; nous allons donner leurs formules générales, en représentant par la lettre M un métal monoatomique.

1° *Oxydes basiques.* — Leur formule générale est M^2O : leur énergie et leur solubilité vont en décroissant de la première à la sixième section de Thénard ; il faut excepter l'oxyde d'argent Ag^2O qui est une base énergique.
Presque tous les métaux possèdent un oxyde de cette formule.

2° *Oxydes indifférents.* — Ils jouent le rôle de bases en présence d'acides et le rôle d'acides en présence des bases ; leur formule générale est

$$M^4O^3 \quad (Al''^2O^3, \ Fe''^2O^3f$$

3° *Oxydes acides.* — Ces oxydes sont les plus oxygénés ; leur formule peut être

$$M^2O^2$$
$$M^2O^3$$
$$M^2O^5$$
$$M^2O^7$$

4° *Oxydes salins.* — Ils doivent être considérés comme des sels ; leur formule la plus générale est M^6O^4.

5° *Oxydes singuliers.* — Ils sont moins caractérisés que les précédents ; en présence des bases, ils tendent à se transformer en acides et, en présence des acides, ils tendent à se transformer en bases.

État naturel. — On rencontre un assez grand nombre d'oxydes dans la nature ; plusieurs sont cristallisés : parmi les plus importants, citons les oxydes d'étain, de cuivre, de fer, de manganèse, l'alumine, etc.
On donne le nom de *spinelles* à des oxydes de la formule M^2O, N^4O^3, cristallisés en octaèdres réguliers ou en formes dérivées, d'une dureté de 8,5 et d'une densité de 3,52 à 3,58. Le spinelle rouge en est le type : c'est un aluminate de magnésie $Mg''O, Al''^2O^3$.

Préparation. — 1° On grille les métaux à l'air (oxydes de zinc, de cuivre, etc.).
2° On traite les métaux par l'acide azotique (oxyde d'étain, etc.).
3° On calcine les azotates (oxydes de mercure, de calcium, de baryum, etc.).
4° On calcine les carbonates (chaux).
5° On décompose les carbonates par la chaleur aidée de la vapeur d'eau (baryte).
6° On précipite un sel à base insoluble par un alcali (oxydes mercurique, ferrique, etc.).

7° Les méthodes de cristallisation d'EBELMEN et de SAINTE-CLAIRE DEVILLE s'appliquent spécialement aux oxydes métalliques.

PROPRIÉTÉS. — Les oxydes sont assez souvent cristallisés : ils sont ternes, mauvais conducteurs de la chaleur et de l'électricité; leur couleur est variable : le mode de préparation, l'hydratation, la température peuvent du reste la faire varier; ainsi l'oxyde de mercure obtenu par voie sèche est rouge; par voie humide, il est jaune ; à chaud, l'oxyde de zinc est jaune; à froid, il est blanc; l'oxyde de cuivre anhydre est noir ; hydraté, il est bleu; en général, les oxydes hydratés ont la même couleur que celle des sels qu'ils fournissent.

La densité des oxydes est toujours supérieure à celle de l'eau : leur solubilité décroît de la première à la dernière section de THÉNARD; leur saveur est désagréable.

La chaleur détruit les oxydes des métaux précieux : les autres oxydes ne sont pas détruits, mais peuvent être ramenés à un état inférieur d'oxydation. Quand l'oxyde n'est pas détruit, il fond ou se volatilise (acide osmique).

Tous les oxydes peuvent être décomposés par l'électricité.

L'oxygène peut suroxyder les oxydes inférieurs.

Le soufre agit d'une manière différente, suivant qu'on procède par voie sèche ou par voie humide :

Par voie humide, il donne naissance à un mélange de polysulfures et d'hyposulfites.

Par voie sèche, tous les oxydes sont attaqués, sauf l'alumine et l'oxyde de chrome; le produit obtenu est assez variable :

1° Si le sulfate correspondant est indestructible par la chaleur, on obtient un mélange de sulfate et de sulfure.

$$4K^2O + 4S = SO^4K^2 + 3K^2S$$

2° Si le sulfate correspondant ne résiste pas à l'action du feu, il se forme un sulfure et il se dégage de l'anhydride sulfureux.

$$2CuO + 3S = SO^2 + 2CuS$$

Si le soufre est en quantité insuffisante, on obtient le métal :

$$2PbO + S = SO^2 + 2Pb$$

Le phosphore et l'arsenic réagissent sensiblement comme le soufre.

Le chlore sec réagit sur les oxydes dont les métaux donnent avec le chlore un chlorure dégageant par sa formation plus de chaleur que l'oxyde correspondant.

Le chlore humide en réagissant

1° sur les bases faibles, les peroxyde en général : c'est ainsi qu'il fait passer l'oxyde ferreux à l'état d'oxyde ferrique.

2° sur les bases énergiques

(*a*) en solution étendue et froide donne naissance à un mélange de chlorure et d'hypochlorite.

(*b*) en solution concentrée et chaude, à un mélange de chlorure et de chlorate.

Le brome et l'iode se comportent d'une façon un peu analogue.

Le charbon réduit presque tous les oxydes, excepté les alcalino-terreux : l'hydrogène réduit en moins les oxydes des métaux alcalins, ce qui s'explique aisément, la formation de l'eau dégageant moins de chaleur que celle de l'anhydride carbonique.

Les métaux décomposent les oxydes dont la chaleur de formation est inférieure à celle de leur propre oxyde.

Les oxydes s'unissent à l'eau pour donner naissance à des hydrates définis ; la stabilité de ces composés va en décroissant de la première à la dernière section de Thénard.

Usages. — Un grand nombre d'oxydes métalliques se trouvant à l'état naturel sont employés comme minerais.

SOUFRE

$$S'' = 32.$$

Poids atomique $= 32$ — Poids moléculaire $= 64$

HISTORIQUE. — Le soufre est très anciennement connu; longtemps regardé comme un corps composé, il a été rangé parmi les corps simples à la fin du siècle dernier.

ETAT NATUREL. — Les sulfures métalliques, les sulfo-arséniures, les sulfo-antimoniures sont abondants dans la nature. L'hydrogène sulfuré et les sulfures alcalins caractérisent toute une classe d'eaux minérales : on trouve baucoup de sulfates naturels : un grand nombre de matières albuminoïdes animales et végétales contiennent du soufre.

Le soufre lui-même est très abondant dans la nature : il se présente sous forme d'un octaèdre aigu à base rhombe (système du prisme droit à base parallélogramme). Les autres formes cristallines sont l'octaèdre cunéiforme, basé, prismé, le di-octaèdre. On le trouve encore en lits, en nodules, en stalactites, en incrustations, sous forme pulvérulente : il est quelquefois coloré en rouge par du sélénium ou du réalgar.

Il se trouve en nids plus ou moins étendus dans les terrains secondaires, es gypses, les calcaires, les marnes, etc., en poudre dans les terrains tertiaires, au milieu des lignites, du gypse et de la marne argileuse.

Il est rare dans les terrains volcaniques anciens, abondant auprès des volcans en activité. Les eaux sulfureuses en fournissent ; il se produit encore par la réduction des sulfates.

Le soufre cristallisé se trouve ordinairement dans une gangue de sulfate de strontiane.

PRÉPARATION. — A l'exception des pyrites qui, indirectement, par leur emploi dans la fabrication de l'acide sulfurique, du sulfate et du carbonate de soude, donnent lieu à la production d'une quantité assez notable de soufre, l'on peut dire que presque tout le soufre employé dans l'industrie provient du soufre natif. En Sicile, où il est le plus abondant, on le trouve d'abord en dépôts superficiels, provenant d'émanations volcaniques (dont un certain nombre

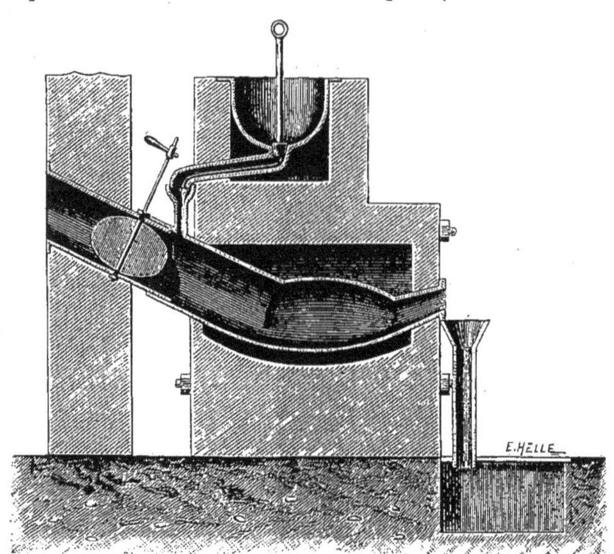

Fig. 312. — Distillation du soufre (coupe d'avant en arrière).

sont encore en activité); ce sont les *solfatares;* ensuite dans des gisements profonds où le soufre est associé à des roches sédimentaires des terrains ter-

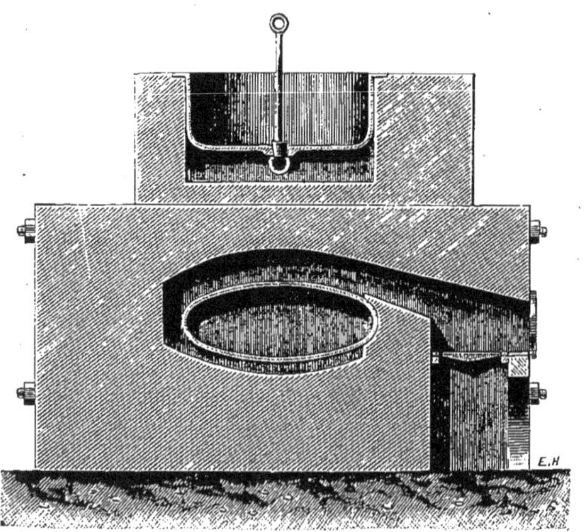

Fig. 312'. — Distillation du soufre (coupe transversale).

tiaires; ce sont les *solfares* ou soufrières. Ces dernières sont de beaucoup les plus importantes.

Le minerai peut être traité par bien des procédés différents : fusion simple, distillation, dissolution dans le sulfure de carbone, fusion par combustion partielle (procédé des meules, calcaroni), fusion à la vapeur, fusion dans une solution de chlorure de calcium bouillant à 120°, etc.

Tous ces procédés donnent du soufre brut qui a besoin d'être raffiné. Ce raffinage s'effectue surtout à Marseille. On introduit le soufre dans une chaudière (fig. 312) où il fond, grâce à la chaleur perdue du foyer : de là, par un tube de fonte muni d'un robinet, il se rend dans une cornue de fonte à section lenticulaire, communiquant par un col ascendant, court, avec des chambres de réfrigération. La cornue est chauffée directement par le foyer; le soufre se sublime et va se condenser dans les chambres.

Quand la distillation marche lentement, le soufre se condense dans les chambres sous forme pulvérulente. On le désigne sous le nom de *fleur de soufre;* si la distillation s'effectue plus rapidement, la température de la chambre s'élève au-dessus de 110° ; le soufre reste à l'état liquide : on le reçoit dans des moules en bois coniques où il se solidifie; on le désigne alors sous le nom de *soufre en canons.*

Récemment préparée, la fleur de soufre, vue au microscope, est composée de vésicules sphériques, quelquefois très grosses et souvent disposées en chapelet, dont l'extérieur est formé d'une pellicule mince, tandis que l'intérieur est liquide ; en vieillissant, l'intérieur prend l'état cristallin.

La fleur de soufre contient presque toujours de l'acide sulfureux et de 15 à 31 dix-millièmes de son poids d'acide sulfurique. Pour la purifier, il faut lui faire subir plusieurs traitements à l'eau chaude : on obtient ainsi le *soufre lavé* (1).

En médecine, on emploie également le *soufre précipité* que l'on prépare en faisant réagir les acides sur les polysulfures (2).

----

(1)   « Fleur de soufre du commerce . . . . Q.V.

Mêlez la fleur de soufre avec une petite quantité d'eau distillée, de manière à en faire une pâte molle que vous délayerez ensuite avec de l'eau bouillante ; laissez déposer. Décantez le liquide surnageant ; remplacez-le par de nouvelle eau chaude. Continuez ainsi jusqu'à ce que l'eau de lavage ne rougisse plus le papier de tournesol et ne se trouble plus par le chlorure de baryum. Jetez alors le soufre sur une toile ; faites-le égoutter et sécher. Passez enfin au tamis de soie n° 100 pour séparer les parties grossières que la fleur de soufre du commerce renferme toujours. » (Codex 1884.)

(2)   « Monosulfure de sodium cristallisé . . . . 240 grammes
         Soufre sublimé. . . . . 128 · —
         Eau distillée. 200   —
         Acide chlorhydrique officinal 230   —

Introduisez le monosulfure, le soufre et l'eau dans un ballon en verre de un litre

Examiné au microscope, le soufre précipité ne présente aucune structure.

Propriétés physiques. — Le soufre est dimorphe, c'est-à-dire qu'il peut cristalliser dans deux systèmes différents, dans le système du prisme *droit* à base parallélogramme et dans le système du prisme *oblique* à base parallélogramme. Le soufre natif et le soufre ayant cristallisé à froid dans le sulfure de carbone, appartiennent au système du prisme droit : la forme est ordinairement un octaèdre plus ou moins modifié. Le soufre cristallisé au-dessus d'une certaine température appartient au système du prisme oblique. Ces cristaux abandonnés à eux-mêmes deviennent opaques et repassent rapidement dans le système du prisme droit. Ce sont là les faits que l'on observe couramment. En amorçant les cristallisations, on peut obtenir des phénomènes inverses de ceux que nous venons d'indiquer.

Le soufre est un corps solide, jaune (vers — 50°, il devient incolore), insipide, inodore, acquérant par le frottement une odeur caractéristique ; il est mauvais conducteur de la chaleur et de l'électricité ; si l'on tient à la main pendant quelques instants un bâton de soufre, il fait entendre quelques

---

de capacité environ, et portez le mélange à une température voisine de l'ébullition, en plaçant le vase sur un bain de sable. Dès que le soufre sera complètement dissous par suite de sa combinaison avec le monosulfure, étendez d'eau, filtrez le liquide dans un vase à précipité de 5 à 6 litres, et ajoutez au liquide filtré une quantité d'eau suffisante pour amener son volume à 4 litres environ.

Versez alors dans cette liqueur l'acide chlorhydrique étendu préalablement de quatre parties d'eau. Il importe de verser l'acide dans la liqueur, et non la liqueur dans l'acide ; il faut en outre agiter parfaitement le mélange pour qu'en aucun point l'acide ne se trouve en excès par rapport au polysulfure. On continue ainsi l'addition de l'acide et l'agitation de la liqueur jusqu'à ce que celle-ci ait pris une réaction franchement acide.

Observation. — Cette opération doit se faire en plein air, ou sous la hotte d'une bonne cheminée, car l'affusion de l'acide donne naissance à de l'hydrogène sulfuré qui se dégage en abondance. En même temps on voit se déposer, à l'état de soufre précipité, la totalité de la fleur de soufre mise en expérience.

Décantez la liqueur surnageante ; lavez le dépôt à l'eau bouillante jusqu'à ce que l'eau de lavage ne trouble plus la solution d'azotate d'argent, et après l'avoir fait sécher à l'air, conservez-le pour l'usage.

Caractères. — Le soufre précipité diffère, à plusieurs égards, du soufre sublimé. Il se présente dans un état de division plus avancé ; sa couleur est plus pâle, presque blanche, et plus terne ; il exhale, surtout dans les premiers temps de sa préparation, une odeur particulière due à la présence d'une petite quantité d'acide sulfhydrique que des lavages multipliés ne peuvent lui enlever. » (Codex 1884).

Le Codex prépare le polysulfure par ce procédé parce qu'ainsi préparé il ne contient pas d'hyposulfites et que le soufre précipité des hyposulfites ne jouit pas tout à fait des propriétés du soufre précipité des polysulfures.

craquements et finit par se briser ; ce phénomène tient à sa mauvaise conductibilité pour la chaleur.

La densité du soufre varie de 1,97 à 2,2.

Ce corps fond vers 110° et donne un liquide fluide, jaune, d'une densité moins considérable que celle du soufre solide ; il conserve ces caractères jusque vers 150° ; il commence alors à s'épaissir, devient rougeâtre et, si l'on continue à chauffer, de 200 à 250°, il acquiert une telle consistance qu'on peut retourner le vase dans lequel il est contenu, sans que le soufre puisse couler ; dans cet état, il est brun ; au delà de 250°, cette teinte devient moins intense et il reprend sa fluidité. A 442°, il se volatilise.

Sa densité de vapeur prise à 500° est 6,65 ; à 800°, elle est de 2,22 ; cette dernière est la véritable ; il ne faut jamais prendre les densités de vapeurs trop près des points d'ébullition.

Son point de solidification varie de 112 à 118°, suivant la température à laquelle il a été porté et la variété de soufre sur laquelle on a opéré.

Le soufre est soluble dans l'alcool, l'éther, les essences, la benzine et le sulfure de carbone. La solution de soufre dans l'essence d'anis (1 et 4) porte en pharmacie le nom de *baume de soufre anisé*.

États allotropiques. — On a décrit un grand nombre d'états allotropiques du soufre ; mais comme le sujet est encore assez obscur, nous n'étudierons que deux de ces états.

Soufre mou. — Quand on coule dans de l'eau froide du soufre chauffé à plus de 200°, on obtient une masse filante, élastique, comparable à du caoutchouc et qui conserve cet état pendant un temps d'autant plus long qu'on l'a obtenu à une température plus élevée. Sa densité est de 1,92 ; si on la chauffe dans une petite quantité d'eau à la température de 92°, elle repasse à l'état de soufre normal et dégage une quantité de chaleur suffisante pour porter l'eau à l'ébullition.

Soufre insoluble. — Ce soufre est caractérisé par son insolubilité dans le sulfure de carbone ; on en trouve des quantités notables dans le soufre mou et dans la fleur de soufre.

L'existence des soufres rouge et noir solubles, rouge et noir insolubles de Magnus, etc., n'est pas admise par tous les chimistes. Dans ces derniers temps, on a signalé un soufre nacré incolore (Gernez).

Propriétés chimiques. — Chauffé à l'air, le soufre s'enflamme et donne de l'anhydride sulfureux ; on obtient une belle flamme bleue en faisant brûler du soufre dans l'oxygène.

L'oxygène se combine aussi d'une manière indirecte avec le soufre et donne plusieurs composés.

Avec l'hydrogène, le soufre fournit par voie indirecte deux composés : l'acide sulfhydrique et le bisulfure d'hydrogène.

De Rey-Pailhade a découvert dans divers tissus une substance qu'il a nommée *Philothion*, qui jouit de la propriété de dégager de l'hydrogène sulfuré quand on la triture avec du soufre. Cet auteur a fait une série de recherches sur les quantités relatives d'hydrogène sulfuré produites par les tissus vivants traités par le soufre ; il en conclut :

1° Que des poids égaux de divers tissus d'un même animal transforment en hydrogène sulfuré des quantités inégales de soufre ;

2° Que la hiérarchie descendante des tissus, établie par leur affinité pour le soufre, est la même que la hiérarchie descendante établie par leur affinité pour l'oxygène.

Cette seconde loi amène à penser que la matière vivante (*philothion vivant*), qui se combine au soufre avec dégagement de H^2S, doit s'unir à l'oxygène avec formation de H^2O. Cette propriété du philothion vivant, de donner H^2S avec le soufre, ne serait qu'une action accessoire, tandis que sa mission serait de produire H^2O avec l'oxygène.

CARACTÈRES. — Le soufre se reconnaît à sa couleur et à l'odeur qu'il dégage en brûlant.

Quand on écrase sur une plaque métallique refroidie par un courant d'eau une flamme contenant du soufre, on observe une coloration bleue.

ALTÉRATIONS, FALSIFICATIONS, ESSAI. — Le soufre en canons peut être impur, mais il n'est pas falsifié.

Le soufre peut être souillé par des sels fixes, de l'arsenic, etc.; par fraude on a pu le mouiller.

En chauffant le soufre dans un creuset de porcelaine taré, le soufre se volatilise et les sels fixes restent. Pour trouver l'arsenic, on calcine un gramme de soufre avec 4 à 5 grammes d'azotate potassique ; le résidu est repris par l'acide sulfurique pour chasser l'acide azotique ; on introduit alors la liqueur dans l'appareil de MARSH.

En desséchant à l'étuve un poids connu de soufre, on trouvera la quantité d'eau qu'il renferme.

Le soufre renferme toujours de l'acide sulfurique et quelquefois du sulfate d'ammoniaque.

La fleur de soufre est souvent fraudée par l'addition de soufre ordinaire réduit en poudre ; le microscope permet de déceler aisément cette fraude ; le soufre pulvérisé est en éclats irréguliers et mats de grosseur très variable. (La fleur de soufre est beaucoup plus active que le soufre pulvérisé pour le traitement de l'oïdium.) L'essai suivant fournit des renseignements assez précieux. Dans un tube de 25 C.C. divisé en 100 parties, on introduit 5 grammes de soufre à essayer et l'on remplit avec de l'éther ; on agite et on laisse déposer cinq minutes ; le dépôt se fait d'autant moins rapidement que la fleur de soufre est plus belle ; les bonnes fleurs de soufre marquent de 50 à 70 ; il en est qui atteignent 90 ; les soufres triturés ne donnent que 35 à 40.

Le soufre précipité a été additionné de sels fixes, d'amidon et de fleur de soufre. La volatilisation dans un creuset donnera les sels fixes ; le microscope fera reconnaitre l'amidon et la fleur de soufre

Dosage. — Quand on veut doser le soufre, on le fait passer à l'état d'acide sulfurique en le chauffant avec de l'acide azotique concentré ; on précipite alors par le chlorure de baryum, comme nous le verrons à propos de l'acide sulfurique.

Denigès a proposé de faire bouillir la substance dans laquelle on veut doser le soufre avec de la lessive de soude, de faire ensuite réagir l'hypobromite de soude qui transforme le soufre en sulfate et enfin de précipiter par le chlorure de baryum. Au lieu d'hypobromite de soude, on emploie quelquefois un courant de chlore.

Usages. — Le soufre est employé dans la fabrication de l'acide sulfureux, de l'acide sulfurique, du sulfure de carbone, des poudres de guerre, de chasse, de mine, du cinabre, du caoutchouc vulcanisé, pour sceller le fer dans la pierre, faire différents luts, prendre des empreintes de médailles, de cachets ; pour la fabrication des allumettes, des mèches soufrées ; pour le blanchiment de la soie, de la laine, de la paille, des sparteries, des intestins insufflés, des cordes de boyaux, de l'icthyocolle, des fruits, etc.; contre les feux de cheminées. Il sert à combattre l'oïdium, le mildiou, etc.

Usages médicaux. — *Formes :* tablettes 0ᵍʳ,10/1. Pommade 1/10. Pommade d'Helmerich 1/6.

Doses. — A la dose de 0ᵍʳ,20 à 1 gramme par jour, le soufre ne donne lieu à aucun phénomène notable ; les garde-robes et les gaz intestinaux prennent cependant une plus grande fétidité. A la dose de 6 à 8 grammes pour un adulte, de 2 à 4 grammes pour un enfant, prise en une seule fois, le soufre en poudre agit comme laxatif sans donner lieu à de vives coliques ; à la dose fractionnée de 6 à 8 grammes par jour, il produit une excitation générale caractérisée par une augmentation dans la fréquence du pouls et la chaleur de la peau : la peau exhale une odeur sulfureuse et les diverses sécrétions muqueuses charrient de l'acide sulfhydrique au point de noircir les pièces d'argent.

Propriétés thérapeutiques. — Rabuteau rangeait les composés soufrés parmi les sudorifiques sans développer beaucoup plus leurs propriétés thérapeutiques. Il avait constaté que la proportion des sulfates contenus dans l'urine est notablement augmentée après l'ingestion du soufre.

Le soufre a joui autrefois d'une très grande réputation ; un peu abandonné pendant un certain temps, il semble aujourd'hui reprendre faveur. Semnola l'emploie pour produire l'antisepsie intestinale ; il s'est bien trouvé de saupoudrer les draps des fiévreux avec de la fleur de soufre ; d'après sir Garrod, le soufre étant un des constituants normaux de nos tissus, il est permis de supposer que sa quantité peut descendre au-dessous de la normale dans certains états morbides ; d'après ces idées, ce médecin a administré avec succès cet agent thérapeutique, à petites doses longtemps continuées, contre plu-sieurs affections chroniques rebelles et principalement contre certaines dyspepsies intestinales ; il l'a utilisé avec succès contre la lithiase biliaire, contre certaines maladies de la peau (acné, psoriasis, prurigo), contre le rhumatisme chronique musculaire ou articulaire. Il le donne à la dose jour-nalière de 25 centigrammes qu'on prend le soir au moment de se coucher, mélangés à 5 centigrammes de crème de tartre, adjuvant qui a pour effet d'empêcher la formation de sulfures dans l'estomac et de prévenir ainsi les éructations fétides.

Le docteur Szadek a guéri, grâce au soufre, des cas invétérés de couperose, d'acné rosacea et d'eczéma séborrhéïque (de Unna).

La sciatique a pu être guérie en enveloppant le membre dans un drap saupoudré de soufre.

Contre la gale, le soufre est souverain.

Le docteur Hannon avait préconisé le soufre mou préparé par l'action de l'eau régale sur le sulfure de cuivre ; son emploi n'a pas prévalu.

Pour désinfecter les appartements, on en fait brûler 60 grammes par M^3, après avoir hermétiquement fermé toutes les ouvertures. (Voyez SO^2.)

COMPOSÉS HYDROGÉNÉS DU SOUFRE

L'hydrogène fournit avec le soufre deux composés, l'acide sulfhydrique H^2S et le bisulfure d'hydrogène H^2S^2 ; on voit que ces deux corps ont des formules analogues à celles des composés hydrogénés de l'oxygène H^2O et H^2O^2.

ACIDE SULFHYDRIQUE H^2S

$$H^2 = 2 = 5,88 = 2 \text{ vol}$$
$$S = 32 = 94,12 = 1 \text{ vol}$$
$$\overline{34 \quad\quad 100,00 \quad\quad 2 \text{ vol}}$$

Synonymie. — Hydrogène sulfuré.

Historique. — Les uns attribuent la découverte de ce corps à Baumé ; d'autres l'attribuent à Scheele.

Etat naturel. — Ce corps existe dans les eaux minérales sulfurées.

Formation. — Nous avons vu que les sulfuraires étaient des ferments anaé-robies qui réduisaient les sulfates et les transformaient en sulfures (Plauchud). Crouzel a constaté que les *saccharomyces cerevisiæ* ou *ellipsoïdeus* se développaient dans de l'eau contenant du plâtre en morceaux et produisaient des sulfures et un dégagement d'hydrogène sulfuré

$$CaS + 2H^2O = H^2S + CaO^2H^2$$

les ferments affectent alors à l'œil nu un aspect gélatineux analogue à la barégine ; cette fermentation ne s'effectue qu'en milieu neutre ou acide.

PRÉPARATION. — 1° On fait réagir l'acide chlorhydrique sur le sulfure d'antimoine (1).

$$Sb^2S^3 + 6HCl = 2\ SbCl^3 + 3H^2S$$

2° Quand la présence de l'hydrogène n'a pas d'inconvénients, comme c'est le cas le plus général, on attaque le sulfure de fer par les acides sulfurique ou chlorhydrique étendus de 3 parties d'eau ; on opère dans un appareil à hydrogène.

$$Fe''S + 2HCl = H^2S + Fe''Cl^2$$
$$Fe''S + SO^4H^2 = H^2S + SO^4\ Fe''$$

Le sulfure de fer contient habituellement un excès de fer ; c'est pour cela que l'hydrogène sulfuré ainsi obtenu est mélangé d'hydrogène.

---

(1)   « Sulfure d'antimoine pulvérisé. . . . . 100 grammes
       Sable fin, siliceux   50   —
       Acide chlorhydrique du commerce   400   —

Introduisez le sulfure et le sable, préalablement mélangés, dans un matras posé sur un bain de sable et adapté à une série de flacons de WOLF, comme pour la préparation du chlore dissous. Le premier flacon contiendra une petite quantité d'eau destinée à retenir l'acide chlorhydrique entraîné par le gaz. Les autres flacons seront remplis aux trois quarts d'eau distillée bouillie et refroidie à l'abri du contact de l'air ; les tubes destinés à conduire le gaz dans l'eau plongeront dans le liquide jusqu'à peu de distance du fond. Enfin, l'éprouvette qui termine l'appareil contiendra de la lessive des savonniers destinée à absorber le gaz non dissous. Malgré cette précaution, il est toujours bon d'opérer dans un endroit très aéré, afin de se soustraire à l'action délétère du gaz sulfhydrique.

Tout étant ainsi disposé, versez au moyen du tube en S la moitié de l'acide chlorhydrique sur le sulfure d'antimoine. L'action commencera à froid, mais elle s'arrêtera bientôt. Pour la continuer, chauffez légèrement le matras. Versez ensuite, par portions et à mesure que le dégagement se ralentit, la seconde moitié do l'acide chlorhydrique : quand la réaction sera terminée, enlevez la dissolution et conservez-la dans des flacons remplis et hermétiquement bouchés. » (CODEX 1884.)

Si, au lieu d'une dissolution, on désirait obtenir le gaz, il suffirait de supprimer les flacons à solution et de recevoir l'hydrogène sulfuré sur l'eau salée ou le mercure.

Quelquefois on remplace l'eau dans le flacon de lavage par une liqueur alcaline : cette solution absorbe d'abord le gaz, mais quand elle est saturée, l'acide entraîné produit un dégagement d'hydrogène sulfuré.

Dans le ballon et le tube de dégagement, on voit assez souvent se former un corps jaune orangé ; c'est du sulfure d'antimoine hydraté dû à l'action de l'acide sulfhydrique sur le chlorure antimonieux entraîné.

3° On obtient de l'hydrogène sulfuré pur, en chauffant de 60° à 100° un mélange de sulfure de potasse ou de soude ou de chaux et d'une quantité équivalente de sulfate de magnésie. Le dégagement est régulier et plus ou moins rapide suivant la température.

Propriétés physiques. — L'acide sulfhydrique est un gaz incolore, d'une odeur infecte, rappelant celle des œufs pourris : 1/1 000 000ᵉ suffit pour le faire reconnaître. Sa densité à 0° est 1,17. « A la température de + 20° et à la pression de 760ᵐᵐ, la quantité d'acide sulfhydrique dissous dans l'eau s'élève à 2ᵛᵒˡ,9 pour 1 volume d'eau ou à 1/222 du poids de l'eau. » (Codex.)

A 0° l'eau en dissout 4ᵛᵒˡ,37 et l'alcool 17ᵛᵒˡ,89 ; la glycérine en dissout une quantité notable ; c'est la solution qui se conserve le mieux.

L'acide sulfhydrique se liquéfie sous une pression de 16 atmosphères ; il a été solidifié ; c'est alors une masse blanche, transparente, qui a l'aspect du camphre.

La chaleur et l'étincelle électrique décomposent l'acide sulfhydrique.

Propriétés chimiques. — L'oxygène froid et sec ne réagit pas sur l'hydrogène sulfuré, mais à chaud il se produit de l'eau et de l'anhydride sulfureux.

$$H^2S + 3O = H^2O + SO^2$$

En présence de l'eau, l'oxydation va moins loin et il ne se forme que de l'eau et du soufre.

$$H^2S + O + H^2O = 2H^2O + S$$

En opérant en présence des corps poreux, l'oxydation serait poussée plus loin et nous obtiendrions de l'acide sulfurique.

$$H^2S + O^4 = SO^4H^2$$

Cette réaction explique la destruction rapide du linge dans les stations des eaux sulfurées. L'acide sulfhydrique qui se dégage, se trouvant en présence du linge, corps poreux, et de l'humidité, se transforme rapidement en acide sulfurique qui a bientôt détruit le linge qui lui a donné naissance.

Le chlore, le brome et l'iode s'emparent de l'hydrogène de l'acide sulfhydrique et mettent le soufre en liberté. Avec le chlore et le brome, ces réactions se produisent en opérant sur l'hydrogène sulfuré dissous ou gazeux ; avec l'iode, elles ne se produisent qu'en présence de l'eau ; à l'état gazeux, ce serait au contraire le soufre qui décomposerait l'acide iodhydrique ; les équations suivantes donnent les raisons thermo-chimiques de ces faits.

$$H^2S \text{ (dissous)} + 2I = 2HI \text{ (dissous)} + S \qquad \text{Diff} = + 17, \text{Cal } 2$$
$$\underbrace{9 \text{ Cal, } 2} \qquad \underbrace{26 \text{ Cal, } 4}$$
$$H^2S \text{ (gazeux)} + 2I = 2HI \text{ (gazeux)} + S \qquad \text{Diff} = - 17 \text{ Cal } 6$$
$$\underbrace{5 \text{ Cal, } 2} \qquad \underbrace{- 12 \text{ Cal, } 4}$$

Cette réaction de l'iode sur l'acide sulfhydrique dissous a été utilisée pour doser ce dernier corps.

L'anhydride sulfureux réagit sur l'hydrogène sulfuré ; il se forme de l'eau et un dépôt de soufre.

$$2\ H^2S + SO^2 = 3S + 2H^2O$$

L'acide azotique réagit sur l'hydrogène sulfuré et donne des vapeurs nitreuses, de l'eau et du soufre.

$$2\ AzO^3H + H^2S = 2\ AzO^2 + 2\ H^2O + S$$

L'hydrogène sulfuré précipite les solutions salines des corps suivants : arsenic, antimoine, étain, or, platine, molybdène, palladium, mercure, plomb, argent, bismuth, cuivre, cadmim, osmium. Le zinc est précipité quand il se trouve en combinaison avec un acide organique.

Caractères. — L'odeur de l'hydrogène sulfuré est des plus caractéristiques : en outre, ce corps précipite en noir les solutions des sels d'argent et des sels de plomb ; il n'a aucune action sur le nitro-prussiate de soude ; cette réaction le différencie des sulfures.

Dosage. — Pour le doser, on a recours à la sulfhydrométrie.

SULFHYDROMÉTRIE

Principe. — L'hydrogène sulfuré en dissolution mis en présence de l'iode donne du soufre et de l'acide iodhydrique

$$2\ I + H^2S = 2\ HI + S$$
$$25434$$

Les monosulfures se comportent de même

$$2\ I + Na^2S = 2\ NaI + S$$
$$25478$$

Avec les polysulfures la réaction est la même, mais la quantité d'iode employée est proportionnelle non pas à la totalité du soufre, mais bien à la quantité de soufre nécessaire pour constituer un monosulfure

$$2\ I + Na^2S^n = 2\ NaI + S^n$$

Si donc on ajoute de l'iode à une liqueur contenant de l'hydrogène sulfuré ou un sulfure, la liqueur restera incolore, tant que le sulfure n'aura pas été décomposé en totalité ; mais alors une goutte d'iode colorera la liqueur et sera surtout facile à déceler au moyen de l'empois d'amidon qui donnera une coloration bleue.

Ajoutons encore que l'hyposulfite de soude se comporte de même vis-à-vis de l'iode.

$$2\ S^2O^3\ Na^2\ +\ I^2\ =\ S^4O^6\ Na^2\ +\ 2\ NaI$$

hyposulfite   254   tétrathionate
496   (1)

RÉACTIF. — On l'utilise fréquemment, soit à l'état gazeux, soit en solution : cette solution est limpide, si elle est récente   exposée à l'air, elle en absorbe l'oxygène, se décompose, se trouble, dépose du soufre et perd l'odeur qui la caractérise. Elle se conserve mieux à l'abri de la lumière.

USAGES. — Il sert à préparer un certain nombre de sulfures.

USAGES MÉDICAUX. — Ce corps n'est ordinairement pas administré en nature. BATTESTI administre à jeun ou quatre heures après le repas, une à deux cuille-

---

(1) *Appareils*. — Burette graduée par $1/10^c$ de C.C.
                Ballon de 100 C.C.
                Flacon bouché de 200 C.C.

Réactifs. — Liqueur normale décime d'iode ($12^{gr},7$ par litre).
1 C.C. = $0^{gr},0017$ de $H^2S = 0\ ,0016$ de $S = 0,0248$ hyposulfite.
      = $0^{gr},0032\ SO^2 = 0,0039$ de NaS.
Empois d'amidon à $1/100^o$.
Solution de carbonate d'ammoniaque.

Mode opératoire. — Il faut opérer à une température assez basse, parce qu'à chaud il peut se former de l'acide sulfurique et que la réaction sur l'eau amidonnée se produit beaucoup mieux à froid qu'à chaud.

Il faut éviter le contact de l'air qui altère les monosulfures.

Il ne faut pas que la liqueur contienne plus de 4 millièmes de son poids d'hydrogène sulfuré : sans cela, la réaction est incomplète ; il faut alors étendre la liqueur d'eau distillée bouillie ou l'additionner de carbonate d'ammoniaque.

On prend 100 C.C. du liquide à titrer ; on l'introduit dans le flacon. On ajoute de l'empois d'amidon, un peu de carbonate d'ammoniaque et enfin on ajoute la liqueur titrée d'iode, jusqu'à ce qu'on ait obtenu une coloration bleue persistante.

Le résultat est simple à calculer.

Quand on tient à des résultats très précis, on opère de la manière suivante qui exige en plus une liqueur normale décime d'hyposulfite de soude (24^g ,8 par litre).

A 100 C.C. du liquide à essayer, on ajoute d'un seul coup et en excès un volume connu de la liqueur N/10 d'iode, soit 30 C.C. par exemple : on agite, puis au moyen de la burette graduée, on ajoute la liqueur N/10 d'hyposulfite jusqu'à décoloration ; admettons qu'on en ait employé 91 divisions : on dira : 300 divisions — 91 = 209 divisions de liqueur d'iode ont été utilisées pour réagir sur l'hydrogène sulfuré : 1 C.C. = $0^g,0017\ H^2S$: 209 divisions = $0^{gr},03553$; 100 C.C. d'eau contiennent donc $0^g,03553\ H^2S$ et un litre en contient $0^{gr},3553$.

Nous conseillons de toujours employer cette méthode.

rées à café par jour d'une solution d'un gramme de monosulfure de sodium dans 500 grammes d'eau distillée ; immédiatement après la solution, le malade absorbe une cuillerée à café de potion de Rivière ou un verre d'eau de Seltz. Les deux gaz sont éliminés par les poumons : on peut donc traiter ainsi les affections pulmonaires. On n'observe ni dégoût, ni irritation.

Le docteur BERGEON avait proposé de traiter les phtisiques au moyen d'injections rectales d'acide sulfhydrique ; d'après ARNOZAN et FERRÉ, ces lavements présentent le grave inconvénient d'abolir la fonction glycogénique du foie et, par conséquent, ils doivent être administrés avec une grande réserve.

TOXICOLOGIE. — L'hydrogène sulfuré est un poison violent ; mêlé à l'air atmosphérique dans la proportion de 1/1500, il peut tuer un oiseau de petite taille : 1/800 peut donner la mort à un chien, 1/250, à un cheval. Injecté par les veines ou absorbé par l'estomac, il est beaucoup moins dangereux. En effet dans ces conditions, l'acide sulfhydrique arrive aux poumons, après avoir passé dans le cœur droit, et de là il s'élimine dans l'atmosphère avec l'acide carbonique contenu dans le sang, de sorte que le cœur gauche n'en reçoit qu'une faible quantité qui se répand dans l'organisme. C'est cette minime quantité qui, transportée dans la circulation, activerait légèrement la fonction des follicules sudoripares.

D'après MM. BROUARDEL et LOYE, les phénomènes d'intoxication sont variables suivant les proportions d'hydrogène sulfuré contenues dans l'air. Dans un mélange à 0,02, les chiens meurent le plus souvent en deux ou trois minutes, et la mort semble nettement être due à une action sur les centres nerveux ; on observe des mouvements convulsifs désordonnés : dans un mélange à 0,005, la mort arrive dans un délai variant de dix-sept à cinquante minutes et aux phénomènes nerveux se joignent des phénomènes que l'on peut rapporter à l'asphyxie ; on peut remarquer l'affaiblissement général, le ralentissement, l'insensibilité du pouls, la suspension de la respiration, la dilatation de la pupille, le relâchement des sphincters. Si la mort ne survient pas, l'organisme reste affaibli pendant quelques jours.

Les cadavres des animaux intoxiqués se putréfient rapidement. A l'autopsie faite immédiatement ou plus tard, on sent une odeur d'hydrogène sulfuré, plus ou moins prononcée. Le cœur contient un sang noir ; les organes parenchymateux sont gonflés d'un sang de la même couleur ; les muscles sont noirs également, ce qui tient à la coloration du sang : ils sont flasques et immédiatement après la mort, ils ne se contractent que peu ou point sous l'influence de l'étincelle électrique.

Le mécanisme de cet empoisonnement est des plus simples ; l'acide sulfhydrique se fixe sur le globule sanguin, et n'en est déplacé qu'avec peine par l'oxygène de l'air.

Traitement. — On fait respirer de l'oxygène, ou au moins un air aussi pur que possible : avec l'oxygène, on obtient des résultats remarquables.

Autrefois on avait proposé bien des corps et en particulier le chlore qui devait donner naissance à de l'acide chlorhydrique et à du soufre ; mais cette réaction se produit-elle dans l'économie ? De plus, il est toujours imprudent d'avoir recours à un antidote toxique.

· *Recherche.* — Pour rechercher l'acide sulfhydrique, on fait barboter un courant d'air dans le sang, et on le reçoit dans une solution d'acide arsénieux ou de sulfate de cadmium.

Dans l'air, on pourrait le retrouver au moyen du papier à l'acétate de plomb.

Les signes les plus caractéristiques de cet empoisonnement consistent dans l'aspect noir du sang et des tissus et la rapidité de la putréfaction. Les globules du sang sont comme déchiquetés.

Les cas d'empoisonnement par l'hydrogène sulfuré non mélangé avec d'autres substances toxiques sont très rares.

SULFURES MÉTALLOÏDIQUES

En général, le soufre n'a pas une grande tendance à se combiner avec les métalloïdes ; parmi les plus importants de ces composés, citons :
Les sulfures de phosphore ;
Les sulfures d'arsenic ;
Les sulfures d'antimoine ;
Les chlorures de soufre ;
L'iodure de soufre ;
Le sulfure de carbone, etc.

SULFURES MÉTALLIQUES

Les métaux ont une si grande affinité pour le soufre, que la plupart de leurs minerais sont des sulfures. « *Le soufre est le grand minéralisateur des métaux.* »

CLASSIFICATION. — Les sulfures ont la plus grande analogie avec les oxydes. Comme eux, ils peuvent être divisés en

1° *Sulfures basiques,*   formule générale M^2S
2°   —   *acides,*   —   — MS^2 ou MS^3 ou MS^5
3°   —   *indifférents,*   —   — M^2S^3
4°   —   *salins,*   —   (sel de SCHLIPPE)

ETAT NATUREL. — Nous avons déjà dit que les sulfures étaient très abondamment répandus dans la nature. Citons parmi les plus importants les sulfures d'arsenic, d'antimoine, de mercure, d'argent, de plomb, de cuivre, de fer, de zinc, etc.

PRÉPARATION. — 1° On chauffe ensemble le soufre et le métal à sulfurer (antimoine, fer) ;

2° On fait un mélange de soufre et du métal, et on l'humecte d'eau (fer);

3° On soumet à des pressions considérables dé (7 à 8 000 kilogrammes) un mélange intime de soufre et du métal (plomb) ;

4° On calcine les sulfates mélangés à du charbon (baryum) ;

5° On traite une solution saline par l'hydrogène sulfuré ou le sulfhydrate d'ammoniaque ;

6° On chauffe soit à sec, soit en présence de l'eau, un mélange de soufre et de carbonate alcalin ou d'une base terreuse : si on opère à sec, on obtient un mélange de sulfate et de·sulfure ; si on opère en présence de l'eau, l'hyposulfite remplace le sulfate ;

7° On fait passer un courant de sulfure de carbone sur un mélange de charbon et de l'oxyde du métal à sulfurer; ce mélange est porté au rouge dans un tube de porcelaine (aluminium).

PROPRIÉTÉS PHYSIQUES. — Les sulfures ont beaucoup d'analogie avec les oxydes ; les sulfures alcalins et alcalino-terreux sont solubles; les autres sont insolubles ; en général, ils sont opaques et cassants, mauvais conducteurs de la chaleur et de l'électricité ; il faut excepter le sulfure d'argent, le bisulfure d'étain (or mussif) et quelques autres qui possèdent même l'éclat métallique.

Les sulfures insolubles sont généralement colorés et souvent leur couleur est caractéristique ; le sulfure de cadmium est jaune ; le sulfure de zinc est blanc ; le sulfure d'antimoine hydraté est jaune orangé, etc. Quelques-uns sont employés en teinture.

La chaleur peut réagir sur eux de bien des manières différentes.

1° Elle peut donner naissance à une modification allotropique ; c'est ainsi que le sulfure noir de mercure se transforme en cinabre sous l'influence de la chaleur ;

2° Elle peut les fondre et les volatiliser sans décomposition ;

3° Elle peut les décomposer;

4° Quelques polysulfures sont ramenés à un état inférieur de sulfuration.

PROPRIÉTÉS CHIMIQUES. — L'action de l'oxygène est assez variable.

A sec, il se forme le sulfate correspondant si celui-ci est indécomposable par la chaleur; si le sulfate est décomposable, on obtient un oxyde et de l'anhydride sulfureux ; si l'oxyde lui-même est décomposable par la chaleur, on obtient le métal.

Par voie humide, avec les sulfures des métaux proprement dits, on obtient un sulfate ; avec les sulfures alcalins et alcalino-terreux, il se produit un hyposulfite.

En général le chlore sec donne naissance à un chlorure métallique et à du chlorure de soufre.

Avec le chlore humide, la réaction est la même, mais sous l'influence de l'eau, le chlorure de soufre se décompose et donne naissance aux acides chlorhydrique et sulfurique.

L'hydrogène réduit un certain nombre de sulfures.

Le carbone en ramène quelques-uns à un état inférieur de sulfuration.

CARACTÈRES. — Tous les sulfures traités par un acide dégagent de l'hydrogène sulfuré; mais il existe trois sortes de sulfures qu'il importe de distinguer entre eux, ce sont les sulfhydrates de sulfures, les monosulfures et les poly-sulfures.

Les *sulfhydrates de sulfures* possèdent les caractères suivants :

1° Avec le sulfate de manganèse, précipité de sulfure de manganèse et dégagement d'hydrogène sulfuré.

2° Par les acides, dégagement d'hydrogène sulfuré sans dépôt de soufre.

3° Avec une solution de chloral à 1/5, dépôt de soufre sans coloration [1].

4° Avec le nitro-prussiate de soude, rien.

Les *monosulfures* donnent les caractères ci-après :

1° Par le sulfate de manganèse, précipité, mais sans dégagement d'hydro-gène sulfuré.

2° Par les acides, dégagement d'hydrogène sulfuré sans dépôt de soufre.

3° Avec la solution de chloral, dépôt rouge et liquide rouge.

4° Avec le nitro-prussiate de soude, coloration.

Les *polysulfures* se différencient de la manière suivante :

1° Par les acides, dégagement d'hydrogène sulfuré et dépôt de soufre.

2° Avec le chloral, comme les monosulfures.

3° Avec le nitro-prussiate, comme les monosulfures.

DOSAGE. — Voyez l'article *Sulfhydrométrie,* p. 300.

Pour doser le *soufre* dans les *sulfures insolubles*, on en pèse environ $0^{gr},50$; on mélange avec 25 grammes d'une poudre composée de 6 parties de carbonate de soude sec et d'une partie de chlorate de potasse ; on fond dans un creuset ; on reprend par l'eau bouillante ; on filtre et dans la liqueur on dose les sulfates par le chlorure de baryum, après l'avoir acidulée par l'acide chlorhydrique et avoir chassé l'acide azotique en évaporant à siccité et arro-sant à plusieurs reprises avec de l'acide chlorhydrique.

Pour les *sulfures solubles*, la méthode suivante appliquée aux eaux miné-rales donne la solution des cas les plus complexes.

Dans une eau minérale, on peut avoir de l'hydrogène sulfuré et des mono-sulfures, mais, par exposition à l'air, ces composés s'oxydent en donnant naissance à des polysulfures et à des hyposulfites. Nous supposerons donc que nous avons ces quatre sortes de corps à doser ; de plus, les eaux miné-rales contiennent souvent des silicates et des carbonates alcalins qui pré-sentent des inconvénients dans la méthode analytique que nous allons développer.

a) On précipite le liquide à analyser par un excès d'une solution légère-

---

[1] Il faut que le chloral soit en excès et que la réaction de la liqueur reste légèrement acide ou tout au moins neutre au tournesol, ce à quoi on arrive en versant le sulfure dans un excès de chloral (PRUNIER).

ment acide d'azotate de cadmium ; on obtient ainsi à l'état de sulfure de cadmium tout le soufre qui était à l'état d'hydrogène sulfuré, de monosulfure ou de polysulfure.

b) A un autre échantillon de liquide, on ajoute une solution de sulfate de manganèse ; on précipite ainsi à l'état de sulfure le soufre qui était à l'état de monosulfure ou de polysulfure.

c) Sur un troisième échantillon, on fait un dosage sulfhydrométrique après addition de chlorure de baryum. (Ce sel précipite les carbonates, les silicates et les hyposulfites qui réagissent sur l'iode) : on a ainsi le soufre qui est à l'état d'hydrogène sulfuré ou de monosulfure.

d) On agite pendant dix minutes, à l'abri de l'air, 150 C.C. de l'eau à analyser avec du carbonate de plomb qui précipite tout le soufre de l'hydrogène sulfuré et des sulfures ; on filtre, on mesure 100 C.C. de liqueur et on fait un dosage sulfhydrométrique ; ce dosage indique seulement le soufre qui est à l'état d'hyposulfite.

Nous avons ainsi complètement résolu la question proposée.

L'expérience (*b*) donne la totalité du soufre qui est à l'état de monosulfure ou de polysulfure,

Par différence entre *b* et *c* (*b*—*c*) nous avons le soufre qui s'ajoute au soufre des monosulfures pour en faire des polysulfures.

La différence entre *a* et *b* (*a*—*b*) nous donne le soufre qui est à l'état d'hydrogène sulfuré.

Enfin *d* nous donne les hyposulfites.

BISULFURE D'HYDROGÈNE H²S² = 66

$$\begin{array}{rcrcl} H^2 & = & 2 & = & 3,33 & = & 2 \text{ vol.} \\ S^2 & = & 64 & = & 96,97 & = & 2 \text{ vol.} \\ \hline & & 66 & = & 100,00 & & 2 \text{ vol.} \end{array}$$

Le bisulfure d'hydrogène s'obtient en versant une solution de polysulfure de calcium dans de l'acide chlorhydrique étendu de deux fois son volume d'eau. Au moment où les deux liquides se mélangent, leur masse devient laiteuse et laisse peu à peu déposer le bisulfure d'hydrogène sous forme d'un liquide jaune. Si on a fait le mélange dans un entonnoir à robinet, il sera facile de séparer ce corps et de l'introduire dans un tube de verre que l'on scellera ensuite par un coup de chalumeau ; bientôt, dans ce tube, on verra se produire de l'acide sulfhydrique liquide.

Le bisulfure d'hydrogène est un liquide jaunâtre d'une odeur fétide, d'une saveur piquante, qui blanchit la langue comme le bioxyde d'hydrogène auquel il ressemble beaucoup. Il n'a pas été obtenu pur et ne sert qu'à préparer l'acide sulfhydrique liquide.

COMBINAISONS OXYGÉNÉES DU SOUFRE

Le soufre donne avec l'oxygène les composés suivants :

Sesquioxyde de soufre	S^2O^3
Anhydride sulfureux	SO^2
— sulfurique	SO^3
— persulfurique	S^2O^7

Le sesquioxyde et le peroxyde sont décomposés par l'eau, les deux autres donnent naissance aux acides sulfureux et sulfurique. Indépendamment de ces acides, on en connaît d'autres dont les anhydrides sont inconnus. L'un se forme par hydrogénation de l'anhydride sulfureux ; c'est l'acide hydrosulfureux : un autre, l'acide hyposulfureux ou thiosulfurique, résulte de la fixation du soufre sur l'acide sulfureux. Enfin on connaît toute une série d'acides, portant le nom de *série thionique*, qui pour le même nombre d'atomes d'oxygène, renferment des quantités croissantes de soufre.

Voici la liste de ces composés oxygénés et des acides correspondants. Nous avons souligné les termes inconnus.

Anhydride hydrosulfureux (*Thionyle*)	SO	Acide hydrosulfureux	SO^2H^2
Anhydride hyposulfureux (*dithionyle*)	S^2O^2	— hyposulfureux ou thio-sulfurique	$S^2O^3H^2$
Sesquioxyde de soufre	S^2O^3		
Anhydride sulfureux (sulfuryle)	SO^2	Acide sulfureux	SO^3H^2
— sulfurique	SO^3	— métasulfureux	$S^2O^5H^2$
— persulfurique	S^2O^7	— sulfurique	SO^4H^2
— *dithionique*	S^2O^5	— dithionique	$S^2O^6H^2$
— *trithionique*	S^3O^5	— trithionique	$S^3O^6H^2$
— *tétrathionique*	S^4O^5	— tétrathionique	$S^4O^6H^2$
— *pentathionique*	S^5O^5	— pentathionique	$S^5O^6H^2$

Nous n'étudierons en détail que deux de ces composés oxygénés, les anhydrides sulfureux et sulfurique.

L'anhydride hydrosulfureux n'a pas été isolé ; les hydrosulfites ont été découverts par P. SCHUTZENBERGER ; on obtient l'hydrosulfite de zinc en agitant la limaille de zinc avec un bisulfite alcalin ; ce corps est très avide d'oxygène ; il décolore l'indigo et le tournesol, précipite le cuivre des sels cuivriques, etc.; ces propriétés furent utilisées pour le dosage de l'oxygène en dissolution dans divers liquides.

L'acide tétrathionique se forme par l'action de l'iode sur les hyposulfites (dosage de l'iode).

Les *métasulfites* ont été découverts par M. BERTHELOT : ils se forment par condensation en une seule molécule de deux molécules d'un sulfite monométallique, avec élimination d'eau.

$$(SO^3 \, KH)^2 = SO^5,K^2 + H^2O$$

Les sulfites monométalliques sont moins stables que les métasulfites et se transforment rapidement en ceux-ci.

L'*acide hyposulfureux* $SO^2\Big\langle\begin{smallmatrix}OH\\SH\end{smallmatrix}$ n'est connu qu'en solution : celle-ci est incolore et inodore ; il se forme par l'action du soufre sur les sulfites et par l'action de l'oxygène sur les sulfures. Donnons quelques généralités sur les hyposulfites.

HYPOSULFITES $SO^2\Big\langle\begin{smallmatrix}OM\\SM\end{smallmatrix}$

PRÉPARATION. — 1° En faisant bouillir du soufre avec une solution d'un sulfite, on obtient un hyposulfite :

$$SO^3Na^2 + S = S^2O^3Na^2$$

2° L'oxygène en réagissant sur les sulfures donne naissance à des hyposulfites :

$$Na^2S^2 + O^3 = S^2O^3Na^2$$

3° Les hyposulfites de plomb et de baryte, étant peu solubles, peuvent être préparés par double décomposition.

PROPRIÉTÉS. — La plupart des hyposulfites sont solubles dans l'eau ; les hyposulfites doubles sont peu solubles dans l'eau et presque insolubles dans l'alcool.

Les acides les décomposent et donnent, après quelques instants, un dépôt de soufre.

Le chlore et les hypochlorites les transforment en sulfates.

L'iode et les sels ferriques les transforment en tétrathionates.

L'acide azotique donne un dépôt de soufre et des vapeurs rutilantes.

Les chlorures cuivrique et aurique sont décomposés et donnent des tétrathionates et des hyposulfites doubles.

Les hyposulfites alcalins dissolvent le chlorure d'argent ; la dissolution ne donne pas les caractères des sels d'argent.

Avec l'azotate d'argent, ils fournissent un précipité d'abord blanc qui noircit rapidement.

CARACTÈRES. — Traités par les acides, les hyposulfites donnent d'abord un dégagement d'anhydride sulfureux, puis bientôt après un dépôt de soufre.

DOSAGE. — Voy. *Sulfhydrométrie*, p. 300 et *Hyposulfite de soude*.

ANHYDRIDE SULFUREUX SO²

$$SO^2 = 64 \quad \begin{array}{l} S = 32 = 50 = 1 \text{ vol.} \\ O^2 = 32 = 50 = 2 \text{ vol.} \\ \hline 64 \quad 100 \quad \overline{2 \text{ vol.}} \end{array}$$

HISTORIQUE. — Ce corps a dû être connu de toute antiquité, puisqu'il se forme par la combustion du soufre ; mais c'est seulement vers le milieu du XVIIe siècle qu'il a été distingué des autres gaz. LAVOISIER a déterminé sa composition.

ETAT NATUREL. — L'anhydride sulfureux se trouve à l'état de liberté dans la nature, au voisinage des volcans en activité : on ne trouve jamais de sulfites parce que ces corps sont trop oxydables ; on a observé sa présence dans certaines fermentations alcooliques (HAAS).

PRÉPARATION. — Pour préparer l'anhydride sulfureux, on a recours à la désoxydation de l'acide sulfurique. Le soufre, le charbon, le cuivre, l'argent ou le mercure opèrent cette réduction à l'aide de la chaleur. Avec les métaux, la réaction se produit conformément à l'équation suivante :

$$2\ SO^4H^2 + Ag^2 = SO^4Ag^2 + SO^2 + 2\ H^2O$$

Avec le soufre on a

$$2\ SO^4H^2 + S = 3\ SO^2 + 2\ H^2O$$

Avec le charbon, la réaction principale est présentée par l'équation suivante

$$2\ SO^4H^2 + C = 2\ SO^2 + CO^2 + 2\ H^2O$$

Outre les corps indiqués par cette équation, il se produit, par le fait de réactions secondaires, de l'oxyde de carbone, des carbures d'hydrogène et divers autres produits gazeux (1).

____

(1) *Appareils.* — Appareil (fig. 313) si l'on veut SO² gazeux.
         —   (fig. 314)   —   en solution.

Réactifs. — Acide sulfurique. — Cuivre ; c'est le métal le plus souvent employé.

Mode opératoire. — Introduisez dans le ballon l'acide et le métal ; montez l'appareil ; chauffez avec précaution ; aussitôt que le dégagement commence, cessez le feu ; sans cela la réaction deviendrait tumultueuse.
Si vous désirez le gaz sec, mettez de l'acide sulfurique dans le flacon laveur, et

Dans l'industrie, on obtient l'anhydride sulfureux par la combustion directe

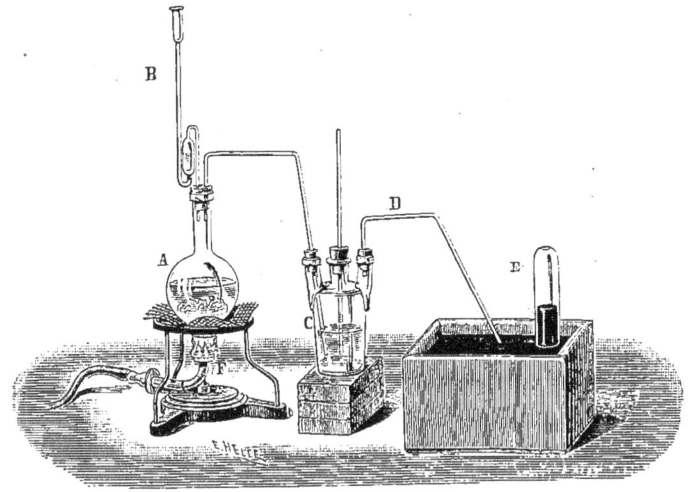

Fig. 313. — Préparation de l'anhydride sulfureux sec.

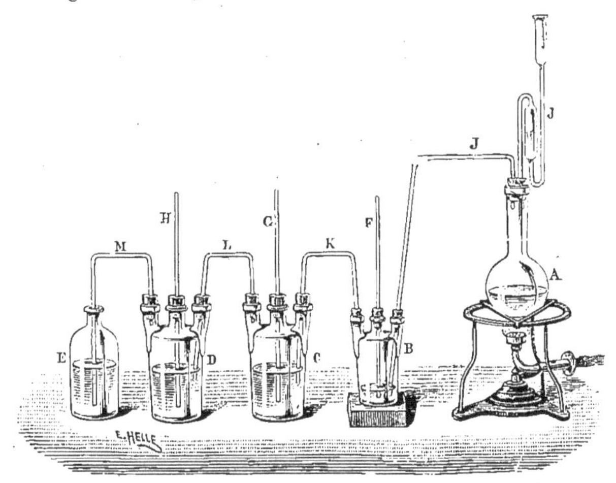

Fig. 314. — Solution de SO^2.

du soufre ou des pyrites, ou en traitant l'acide sulfurique par la sciure de bois.

recevez sur le mercure. Si vous ne tenez pas à obtenir le gaz sec, mettez de l'eau dans le flacon laveur.

Si vous désirez obtenir la solution d'anhydride sulfureux, employez l'eau distillée bouillie pour la débarrasser de l'air. Terminez l'appareil par une éprouvette contenant un lait de chaux qui arrêtera les dernières bulles gazeuses.

En remplaçant le cuivre par du mercure, la réaction est plus régulière et le résidu, est du sulfate de mercure, qui a un certain nombre d'usages.

PROPRIÉTÉS PHYSIQUES. — L'anhydride sulfureux est un gaz incolore, d'une odeur caractéristique.

L'eau en dissout 40 volumes à 20° et 80 volumes à 0°. Cette solution a une densité de 1,053.

L'alcool en dissout 115 volumes à 20°. Il est également soluble dans la glycérine : cette solution se conserve bien.

La densité de l'anhydride sulfureux à 0° est de 2,21.

Il se liquéfie à — 10° sous la pression ordinaire ; son évaporation sous l'influence d'un courant d'air fait descendre le thermomètre à — 60°; dans le vide il descend à — 68°. PICTET a utilisé cette propriété pour la préparation industrielle de la glace.

PROPRIÉTÉS CHIMIQUES. — L'oxygène et l'anhydride sulfureux secs ne réagissent pas l'un sur l'autre dans les conditions ordinaires; mais en présence d'un corps poreux ou sous l'influence de l'étincelle électrique, ils se combinent et donnent de l'anhydride sulfurique.

Si les gaz sont humides, la réaction est au contraire assez rapide et donne de l'acide sulfurique.

$$SO^2 + O + H^2O = SO^4H^2$$

Cette réaction explique la présence de l'acide sulfurique dans l'eau de pluie de Manchester, ville où l'on brûle beaucoup de houille assez souvent pyriteuse.

L'hydrogène réduit l'anhydride sulfureux et le fait passer à l'état d'hydrogène sulfuré.

$$SO^2 + 6 H = 2 H^2O + H^2S$$

Sous l'influence des agents oxydants, tels que le chlore, l'iode, l'acide azotique, etc., l'anhydride sulfureux se transforme en acide sulfurique. Avec l'acide azotique la réaction est la suivante :

$$2 AzO^3H + SO^2 = SO^4H^2 + 2AzO^2$$

Avec l'eau, l'anhydride sulfureux donne plusieurs hydrates, tels que $SO^2,14 H^2O$, SO^29H^2O, SO^2H^2O. Ce dernier est très important, puisque c'est l'acide sulfureux. C'est un acide bibasique.

L'anhydride sulfureux décolore les substances organiques ; les violettes, les roses, le tournesol perdent leur couleur à son contact; mais au moyen d'une liqueur ou alcaline ou acide, on rend de la couleur à ces substances ; la couleur n'était donc pas détruite, mais avait changé de nature.

CARACTÈRES. — L'anhydride sulfureux se reconnaît à son odeur et à son avidité pour l'oxygène; il réduit les solutions de bichromate potassique, de permanganate potassique, des sels d'or, des sels ferriques, d'acide iodique, etc.

Quand on met en contact du gaz sulfureux et une solution d'acide iodique, l'iode est mis en liberté; si on ajoute alors de l'eau amidonnée, il se forme de l'iodure d'amidon qui est bleu. Il ne faut pas ajouter un excès d'anhydride sulfureux qui transformerait l'iode en acide iodhydrique et décolorerait par conséquent l'iodure d'amidon, cette réaction permet de rechercher SO^2 dans les gaz au moyen d'un papier iodaté amidonné.

L'hydrogène naissant fait passer l'anhydride sulfureux à l'état d'acide sulfhydrique. Si dans un appareil à hydrogène, on introduit une substance contenant de l'anhydride sulfureux, le gaz qui se dégagera noircira une solution d'un sel de plomb. C'est ainsi qu'on essaye si les laines blanchies au soufre ont été complètement lavées.

Une solution saturée d'azotate de cadmium est diluée au 20e avec une solution d'aniline à 20 ou 25 grammes par litre. Au moment du besoin, on ajoute à une petite quantité de cette solution le 100e environ de son volume d'acide acétique pour l'aciduler et on agite. L'extrémité d'une baguette de verre, plongée dans ce mélange, puis portée à 1 ou 2 centimètres au-dessus du goulot d'un flacon débouché, renfermant une solution, même ancienne, d'acide sulfureux, se recouvre très vite d'un enduit blanc, surtout visible si on l'étale sur une lame de verre et qui, examiné au microscope, présente des lamelles hexagonales régulières d'une extrême netteté. Si le mélange cadmique n'est pas acidulé avant l'action de SO^2, la réaction semble plus sensible et le précipité paraît se former plus rapidement, mais quand on l'examine au microscope, les lamelles hexagonales sont presque complètement remplacées par des cristaux radiés beaucoup moins caractéristiques. Cette réaction est fondée sur la formation d'un sulfite double de cadmium et d'aniline insoluble (Denigès).

On peut encore plonger dans le milieu gazeux dans lequel on veut rechercher SO^2 une baguette de verre trempée dans un mélange d'eau chlorée ou d'eau bromée et de chlorure de baryum acidulé par l'acide chlorhydrique. Les cristaux très petits apparaissent au microscope, sous forme de losanges allongés, isolés, ou maclés en croix. Ce procédé donne de bons résultats, mais il nécessite l'absence complète de vapeurs d'acide sulfurique, ce dont on peut se rendre compte à l'aide d'une baguette témoin mouillée seulement de chlorure de baryum acidulé (Denigès).

Dosage. — Quand l'anhydride sulfureux est mélangé à d'autres gaz, on l'absorbe au moyen du bioxyde de manganèse ou du bioxyde de plomb qui le transforment en acide sulfurique. La diminution du volume primitif indique la quantité de gaz sulfureux.

Quand il est en solution, on le dose au moyen d'une liqueur titrée d'iode qu'il transforme en acide iodhydrique :

$$SO^2 + 2\ H^2O + 2\ I = SO^4H^2 + 2\ HI \quad (1)$$

$$\underbrace{}_{64} \qquad \underbrace{}_{254}$$

---

(1) *Matériel*. — Burette graduée par 1/10 de C.C.

Réactif. — Ce corps a été employé quelquefois dans les laboratoires pour faire disparaître le chlore.

$$SO^2 + 2\,Cl + 2\,H^2O = SO^4H^2 + 2\,HCl$$

Ce cas se présente en toxicologie quand on a détruit les substances organiques par le chlore.

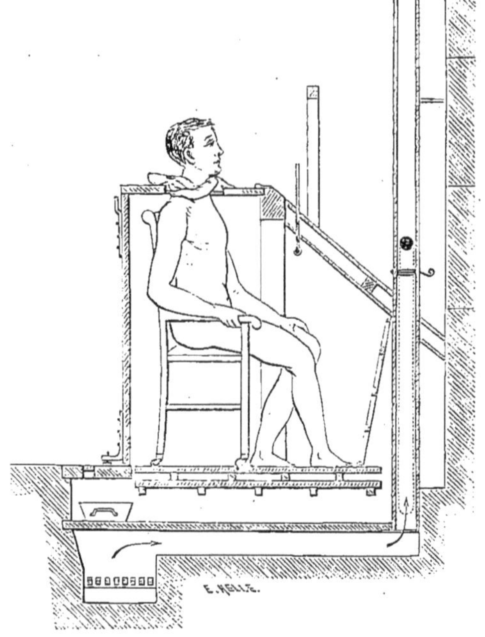

Fig. 315. — Fumigations sulfureuses.

Usages. — Dans l'industrie, il est employé pour la décoloration des soies et des laines, des gélatines, des cerises, etc., dans la préparation des sulfites, de l'acide sulfurique, etc.

Ballon jaugé de 100 C.C.
Flacon de 200 C.C. environ.

Réactif. — Liqueur N/10 d'iode (12^{gr},7 par litre).
1 C.C. = 0^{gr},003195 SO^2
Empois d'amidon.

Mode opératoire. — La liqueur sulfureuse doit être très étendue et ne pas contenir plus de 0,0004.

On en mesure 100 C.C.; on ajoute du carbonate d'ammoniaque ou un bicarbonate alcalin, un peu d'empois d'amidon et enfin la liqueur N/10 d'iode, au moyen de la burette graduée jusqu'à ce que la coloration bleue apparaisse.

On titre tout aussi bien les sulfites.

Le nombre de C.C. employés de liqueur N/10 d'iode $\times$ 3^{mg},195 donne la quantité de SO^2 contenu dans 100 C.C. du liquide titré.

Usages médicaux. — Les fumigations de gaz sulfureux ont été employées dans le traitement de la gale et de beaucoup de dartres vésiculeuses et pustuleuses. Le corps entier du malade (fig. 315) à l'exception de la tête, ou le membre que l'on veut traiter, est enfermé dans une caisse où arrive l'anhydride sulfureux produit par la combustion du soufre, qui s'effectue, soit dans l'intérieur de l'appareil, soit dans un fourneau spécial. Ces fumigations s'emploient encore dans le traitement des rhumatismes apyrétiques, des maladies des os, des scrofules, de la paraplégie, des névralgies sciatiques, etc.

Le traitement de la tuberculose par l'acide sulfureux a été essayé depuis fort longtemps : entre les mains de Dujardin-Beaumetz, ce procédé a donné des résultats qui « sans être très merveilleux sont néanmoins fort satisfaisants ». Chez quelques malades, on observe une diminution de la toux, de l'expectoration, une augmentation de l'appétit et des forces ; souvent ils dorment, ce qu'ils ne pouvaient faire auparavant. Chez d'autres on n'observe aucune amélioration ; enfin on en trouve qui ont, durant les séances d'inhalation, de tels accès de toux et de suffocation, qu'ils ne peuvent les supporter.

Le docteur Auriol a obtenu d'un peu meilleurs résultats. Le traitement a eu une durée moyenne de 6 à 8 mois. .

Pour faire ces inhalations, Dujardin-Beaumetz a successivement utilisé la combustion de l'hydrogène sulfuré, celle du sulfure de carbone, la décomposition des sulfites par un acide ; il a renoncé à tous ces procédés pour avoir recours à la combustion directe du soufre au moyen des bougies Deschiens.

Ces bougies sont simplement constituées par des cylindres de soufre munis d'une mèche de bougie et enveloppés dans du papier qui empêche le soufre de couler : ces bougies sont de différents diamètres et brûlent, le n° 0, 5 grammes de soufre à l'heure, le n° 1, 10 grammes.

Dans une salle de 30 m³, la bougie n° 0 peut rester allumée pendant presque toute la durée de l'inhalation, dès que les malades y sont un peu habitués.

Dujardin-Beaumetz avait également essayé les injections sous-cutanées. Il injectait 2 ou 3 C.C. de vaseline liquide saturée d'anhydride sulfureux (1,50 à 2 grammes de SO^2 p. 100 de vaseline).

Le Dr Boury l'a employé de la manière suivante contre la coqueluche. On prend 25 grammes de soufre par mètre cube ; on les fait brûler dans la chambre à désinfecter et on laisse les vapeurs sulfureuses pendant cinq à six heures. On ouvre ensuite et on aère pendant cinq à six minutes seulement : on introduit le petit malade dans cette atmosphère et on l'y laisse toute la nuit. Les premières inspirations produisent une ou deux quintes, puis l'enfant s'endort et les quintes ne reviennent plus cette même nuit qu'une ou deux fois. Le mieux se maintient la journée suivante et si l'on a soin de renouveler ce traitement plusieurs jours de suite, en 10, 15 et rarement 20 jours, la coqueluche a entièrement disparu.

MM. Dubief et Bruhl (1889) ont tiré les conclusions suivantes de leur travail sur la désinfection des locaux par l'anhydride sulfureux.

1° L'anhydride sulfureux exerce une action microbicide évidente sur les germes contenus dans l'air.

2° Cette action est manifeste surtout lorsque le milieu est saturé de vapeur d'eau.

3° L'anhydride sulfureux agit surtout sur les germes des bactéries.

4° Employé à l'état pur, il peut détruire, lorsque son action est prolongée, des germes même à l'état sec.

Ces résultats ne sont pas tout à fait conformes à ceux obtenus précédemment par Thoinot. D'après cet auteur, le vibrion septique, le charbon symptomatique, le charbon bactéridien résistent à l'acide sulfureux à haute dose longtemps prolongée ; à la dose de 60 grammes de soufre par mètre cube avec un séjour de 24 heures, on tue à coup sûr les microbes suivants : morve, tuberculose, fièvre typhoïde, diphthérie, choléra asiatique, etc.

D'après le médecin-major Aubert, le gaz sulfureux ne ferait subir aucune altération aux objets meublants, literies et autres, contenus dans la chambre traitée !

Toxicologie. — L'empoisonnement par ce corps est trop rare pour nous en occuper ici ; comme contre-poison, il faudrait faire respirer avec grandes précautions de l'acide sulfhydrique.

$$2 \ H^2S \ + \ SO^2 \ = \ 3 \ S \ + \ 2 \ H^2O$$

SULFITES

Préparation. — On les prépare en général par l'action directe de l'anhydride sulfureux sur les bases ou les carbonates.

Propriétés physiques. — Les sulfites sont mono ou bi-métalliques : nous avons déjà vu que le sulfite mono-potassique se transformait aisément en métasulfite.

Les sulfites alcalins sont solubles : les sulfites alcalino-terreux sont insolubles dans l'eau, mais solubles dans les acides dilués.

Propriétés chimiques. — Les sulfites absorbent facilement l'oxygène de l'air et se transforment en sulfates ; l'acide azotique et le chlore les changent également en sulfates.

CARACTÈRES. — Traités par un acide, les sulfites dégagent de l'acide sulfureux, mais ne donnent pas de précipité de soufre, ce qui les distingue des hyposulfites.

Pour rechercher les sulfites en présence des hyposulfites, on neutralise la solution du mélange de ces sels par l'acide chlorhydrique, si le mélange est alcalin, en évitant avec soin un excès d'acide, et on précipite ensuite par le chlorure de baryum. La liqueur devient acide et contient de l'acide sulfureux, elle est soumise à la distillation. L'acide sulfureux est entraîné dans les premières portions du liquide distillé et peut y être caractérisé. On peut encore traiter la liqueur filtrée par l'iodure de potassium iodé et y rechercher la présence de l'acide sulfurique.

Ce procédé est basé sur ce fait que lorsqu'on traite une solution d'un sulfite alcalin neutre par du chlorure de baryum, on obtient un sulfite barytique neutre insoluble et du chlorure alcalin et la liqueur fortement alcaline au début devient neutre au tournesol. En opérant sur un bisulfite, la moitié de l'acide sulfureux reste en solution (VILLIERS).

DOSAGE. — Pour doser les sulfites ou bien on a recours au procédé indiqué pour SO^2, ou bien encore on les transforme en sulfates en les fondant avec de l'azotate de potasse. (Voyez encore *Sulfites de chaux*.)

ANHYDRIDE SULFURIQUE

$$SO^3 = 80 \quad \begin{array}{llll} S = 32 = 40 = 1 \text{ vol.} \\ O^3 = 48 = 60 = 3 \text{ vol.} \\ \hline \quad 80 \quad\quad 100 \quad\quad 2 \text{ vol.} \end{array}$$

PRÉPARATION. — Pour le préparer, on chauffe vers 40 ou 50°, dans une cornue munie d'un récipient, l'acide sulfurique de Nordhausen ; cet acide est un mélange d'acide sulfurique monohydraté et d'anhydride sulfurique ; une faible chaleur suffit pour faire distiller l'anhydride.

PROPRIÉTÉS PHYSIQUES. — L'anhydride sulfurique se présente en longues aiguilles soyeuses et brillantes : il fond à 18° et se volatilise à 30°, mais il ne tarde pas à se transformer en une modification isomérique qui ne se volatilise plus qu'à 100°. Sa densité de vapeur est 2,77.

Chauffé au rouge, il se transforme en O et anhydride sulfureux.

PROPRIÉTÉS CHIMIQUES. — L'anhydride sulfurique dissout le soufre et suivant la quantité dissoute, on obtient un produit de couleur différente.

Quand on le met en contact avec de l'eau, il produit le bruit d'un fer rouge qu'on plonge dans ce liquide, s'hydrate et donne naissance à de l'acide sulfurique.

ACIDE DE NORDHAUSEN

$$S^2O^7H^2$$

Synonymie. — Acide anhydro-sulfurique, di-sulfurique, pyro-sulfurique, acide sulfurique fumant.

Préparation. — L'anhydride sulfurique se dissout en toutes proportions dans l'acide sulfurique concentré, et l'acide de Nordhausen en est un exemple, car sa composition est assez variable ; mais si on le refroidit à 0°, il donne des cristaux ayant pour formule $S^2O^7H^2$; le plus souvent, il en est presque entièrement composé.

A Nordhausen, on obtient du sulfate ferreux, au moyen de schistes pyriteux ; ce sulfate ferreux, abandonné à l'air, se transforme en partie en sulfate ferrique ; on le dessèche et on le chauffe dans des cornues en grès spéciales, munies d'un récipient. Comme résidu, il reste du *colcothar ;* dans le récipient, on trouve l'acide fumant.

Par électrolyse de l'acide sulfurique ordinaire, on en obtient également ; il se dégage de l'hydrogène et de l'oxygène.

Propriétés. — L'acide anhydro-sulfurique est une masse cristalline blanche fusible à + 35°, fumant fortement à l'air.

L'acide sulfurique de Nordhausen est un liquide huileux généralement coloré en brun par un peu de matières organiques : sa densité varie de 1,86 à 1,89.

Sous l'influence de la chaleur, il se dédouble en acide et anhydride sulfuriques.

Réactif. — Dans l'industrie, on l'emploie pour dissoudre l'indigo ; il en dissout deux fois plus que l'acide ordinaire et en outre il a l'avantage de ne jamais renfermer d'acide azotique qui détruit l'indigo.

Il est aujourd'hui employé en grandes quantités pour la fabrication de l'alizarine artificielle et d'autres matières colorantes.

Dans les laboratoires, on l'emploie pour le dosage de l'azote total des engrais par la méthode de Kjeldahl.

ACIDE SULFURIQUE

$$SO^4H^2 \text{ ou } SO^2\!\!\left\langle\begin{array}{l}OH\\OH\end{array}\right. = 98 \qquad \begin{array}{lll} S & = 32 = & 32,65 \\ O^4 & = 64 = & 65,31 \\ H^2 & = \underline{2} = & \underline{2,04} \\ & 98 & 100,00 \end{array}$$

Synonymie. — Huile de vitriol.

Etat naturel. — Ce corps se trouve quelquefois à l'état de liberté dans la nature ; on le trouve dans l'eau de pluie de Manchester ; il existe dans l'eau du Rio Vinagre, dans le lac de Tuscarora, dans les eaux d'Aix-la-Chapelle.

A l'état de sulfates, il est extrêmement répandu. Les urines éliminent en moyenne 2 grammes d'acide sulfurique par vingt-quatre heures.

Préparation. — La préparation de l'acide sulfurique repose sur les principes suivants :

En brûlant des pyrites ou du soufre, on obtient de l'anhydride sulfureux SO^2. L'anhydride sulfureux au contact de l'acide azotique donne de l'acide sulfurique et de l'hypo-azotide.

$$SO^2 + 2\ AzO^3H = SO^4H^2 + 2\ (AzO^2)$$

L'hypo-azotide en contact avec la vapeur d'eau donne de l'acide azotique et du bioxyde d'azote.

$$3\ AzO^2 + H^2O = AzO + 2\ AzO^3H$$

Le bioxyde d'azote au contact de l'oxygène de l'air donne de l'hypo-azotide.

$$2\ AzO + O^2 = Az^2O^4$$

Il serait facile de démontrer par le calcul que théoriquement la quantité d'acide azotique introduite une première fois dans la fabrication doit servir indéfiniment.

Dans les *laboratoires* on donne une idée de cette fabrication en faisant arriver dans un grand ballon par des tubes différents du bioxyde d'azote, de l'anhydride sulfureux et un courant d'air ; on a préalablement introduit un peu d'eau dans le ballon ; au bout de peu de temps, il est facile de constater la présence de l'acide sulfurique ; si on avait négligé d'introduire de l'eau dans le ballon, on aurait vu se former sur les parois du vase des cristaux ayant pour formule $2SO^3, Az^2O^3$; on les désigne sous le nom d'*acide azoto-sulfurique* ou encore de *cristaux des chambres de plomb* parce qu'ils se forment dans les chambres de plomb quand la proportion d'eau est insuffisante ; au reste, en présence de ce liquide, ils se décomposent et donnent naissance à de l'acide sulfurique et à de l'anhydride azoteux.

$$2\ SO^3, Az^2O^3 + 2\ H^2O = 2\ SO^4H^2 + Az^2O^3$$

En *industrie*, l'appareil se compose essentiellement des pièces suivantes :

A. Four dans lequel on brûle les pyrites (fig. 316).

B. Tour de Glover, dans laquelle coule continuellement un filet d'acide sulfurique nitreux provenant de la tour de Gay-Lussac : la tour de Glover est chargée de quatre fonctions (fig. 317).

1° Elle dénitrifie l'acide sulfurique venant du Gay-Lussac. (L'acide sulfurique concentré, au-dessus de 62° Baumé, absorbe facilement les vapeurs nitreuses ; l'acide sulfurique à 58° Baumé, les laisse aisément se dégager.

2° Elle refroidit les gaz des fours.

3° Elle concentre au besoin toute la production jusqu'à 60-62° Baumé.

4° Elle envoie aux chambres la vapeur produite par la concentration.

C. Chambres de plomb. Autrefois on en faisait plusieurs ; aujourd'hui on a tendance à n'en faire qu'une seule pouvant atteindre jusqu'à 5 000 mètres cubes de capacité ; on y fait arriver l'anhydride sulfureux, l'eau et l'acide azotique.

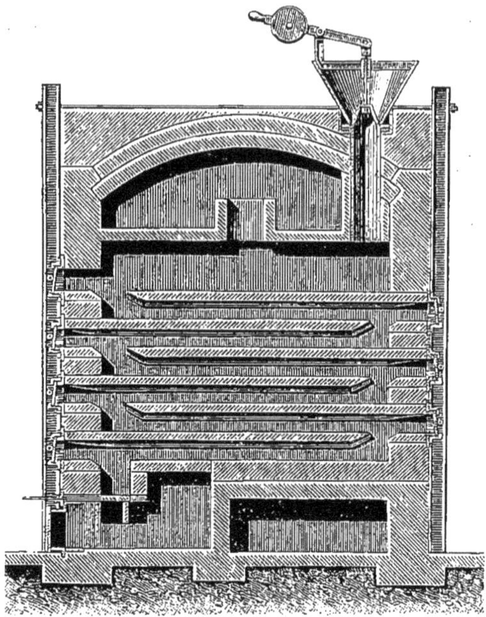

Fig. 316. — Four à pyrites.

D. Tour de Gay-Lussac. Les gaz la traversent de bas en haut avant de gagner la cheminée d'appel, tandis qu'un filet d'acide sulfurique marquant 62° Baumé, coule dans le sens opposé ; cet acide en traversant cette tour, s'empare des composés nitreux ; c'est cet acide qui est envoyé dans la tour de Glover.

Aujourd'hui la fabrication de l'acide sulfurique est arrivée à un très haut degré de perfectionnement, on obtient presque le rendement théorique au point de vue du soufre ; le point le plus important consiste à économiser l'acide azotique, car son prix est excessif par rapport à celui de l'acide sulfurique.

L'acide des chambres de plomb possède une densité de 1,550 à 1,565 (51-52° Baumé), on l'amène dans des chaudières en plomb à la densité de 1,746 (62° Baumé), mais le plomb étant alors attaqué, on termine la concentration dans des vases en verre (Angleterre) ou en platine (France). L'appareil imaginé par M. Kessler, au lieu d'être un alambic complet en platine, n'a qu'une capsule en ce métal : du reste, aujourd'hui il abandonne ce système pour concentrer l'acide sulfurique en injectant dans sa masse des torrents d'air surchauffé.

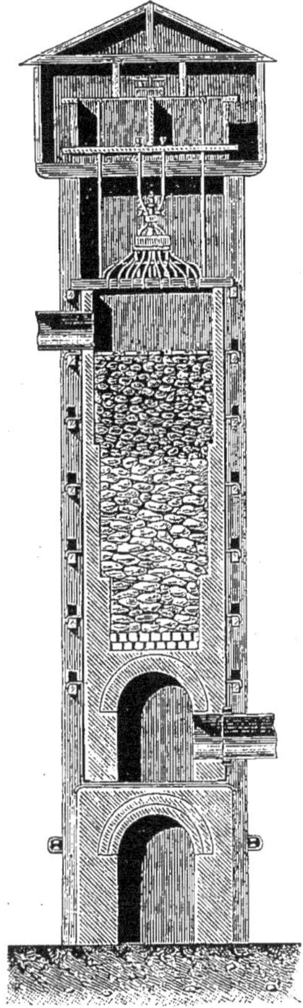

Fig. 317. — Tour de Glover.

Purification. — L'acide sulfurique du commerce contient presque toujours (voy. *Essai*) :

1° Du plomb provenant des chambres ;

2° Des produits nitreux ;

3° De l'arsenic provenant des pyrites.

Il peut encore contenir divers corps plus rares, sélénium, etc.

Pour le purifier, on le chauffe d'abord avec du sulfate d'ammoniaque qui au contact des vapeurs nitreuses donnent de l'azote et de l'eau, puis on le distille (1).

(1) Acide sulfurique du commerce. . . . . 1000 gr.

Versez cet acide dans une cornue en verre fort d'un litre de capacité environ, dans

PROPRIÉTÉS PHYSIQUES. — L'acide sulfurique est un liquide incolore, ayant la consistance d'un sirop ; il est inodore : sa saveur est excessivement acide. Sa densité à 15° est de 1,84 (1). L'acide dont nous nous occupons renferme

___

laquelle vous aurez introduit trois ou quatre spirales de fil de platine, ou quelques fragments de silex à bords anguleux et dix grammes environ de sulfate d'ammoniaque cristallisé. Disposez cette cornue dans une grille annulaire, placée elle-même sur un fourneau, et adaptez à son col, en évitant l'emploi des bouchons, un ballon en verre de même capacité (fig. 318).

L'appareil étant ainsi disposé, placez d'abord quelques charbons ardents dans la galerie circulaire qui entoure la cornue ; ajoutez peu à peu de nouveaux charbons, et pour empêcher que les vapeurs ne se condensent contre le dôme de la cornue, recouvrez celle-ci d'un couvercle en tôle. L'ébullition du liquide ne tarde pas à se manifester, mais elle a lieu contre les parois latérales et sans soubresauts.

Dès que vous aurez recueilli 100 grammes environ de liquide, enlevez le ballon et remplacez-le par un autre récipient sec et chaud ; continuez alors la distillation, jusqu'à ce que vous ayez retiré à peu près les deux tiers du liquide mis en expérience.

Au delà de ce terme, le sulfate de plomb qui se dépose par l'évaporation occasionnerait des soubresauts dangereux.

CONSERVATION. — L'acide sulfurique ainsi distillé doit être renfermé, aussitôt qu'il est refroidi, dans un flacon bouché à l'émeri et parfaitement sec.

OBSERVATIONS. — Lorsqu'on a besoin de rectifier une quantité plus considérable d'acide sulfurique, il ne faut pas faire usage de cornue d'une plus grande capacité, ce qui rendrait l'opération dangereuse ; il vaut mieux augmenter le nombre des cornues ». Codex 1884.

En industrie, on opère de la même manière, mais on chauffe simultanément un grand nombre de cornues au bain de sable.

(1) TABLEAU DONNANT LA DENSITÉ A + 15° DES SOLUTIONS D'ACIDE SULFURIQUE D'APRÈS OTTO

RICHESSE DE LA SOLUTION EN		DENSITÉ	RICHESSE DE LA SOLUTION EN		DENSITÉ
SO^4H^2	SO^3	à + 15	SO^4H^2	SO^3	à + 15
1	0,816	1,0064	55	44,89	1,448
5	4,08	1,032	60	48,98	1,501
10	8,16	1,068	65	53,05	1,557
15	12,24	1,106	70	57,14	1,615
20	16,32	1,144	75	61,22	1,675
25	20,40	1,182	80	65,30	1,734
30	24,49	1,223	85	69,38	1,786
35	28,58	1,264	90	73,47	1,822
40	32,65	1,306	95	77,55	1,838
45	36,73	1,351	100	81,63	1,842
50	40,81	1,398			

environ 1/12 de molécule d'eau en plus qu'il n'est nécessaire pour la formule SO^4H^2 ; il bout à 326° et se congèle à — 34°. Le véritable acide SO^4H^2 bout à 338° et cristallise à + 10°,5.

A la température ordinaire, l'acide sulfurique n'émet pas de vapeurs, même dans le vide.

La chaleur rouge le décompose en oxygène, eau et anhydride sulfureux ; cette réaction a été autrefois utilisée soit pour la préparation de l'oxygène, soit pour celle de l'anhydride sulfureux.

Sous l'influence d'une température de — 40°, les propriétés acides de l'acide sulfurique disparaissent.

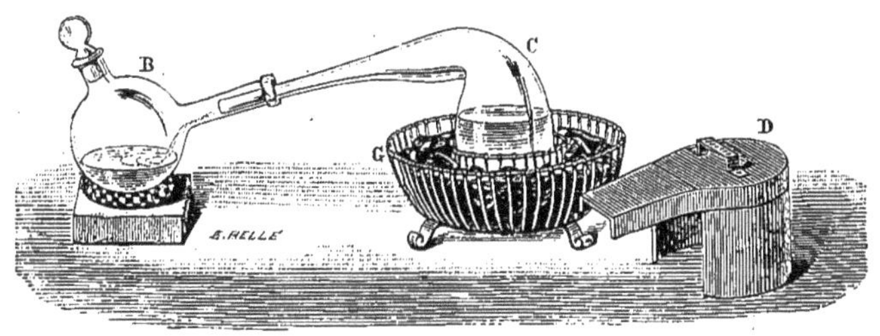

Fig. 318. — Distillation de l'acide sulfurique.

Propriétés chimiques. — Le soufre, le carbone et le phosphore le réduisent à chaud et le font passer à l'état d'anhydride sulfureux.

L'or et le platine sont sans action sur lui.

Le fer et le zinc l'attaquent et donnent de l'hydrogène quand il est dilué ; s'il est concentré, on obtient de l'anhydride sulfureux ; le cuivre, l'argent, le mercure dégagent également de l'anhydride sulfureux.

La fonte est à peine attaquée par l'acide sulfurique concentré, à chaud comme à froid.

Le mélange d'eau et d'acide sulfurique dégage de la chaleur ; il y a, en même temps diminution de volume ; le maximum de contraction s'observe quand on fait le mélange, de façon à obtenir le composé $SO^4H^2, 2H^2O$,

Quand on mélange de la glace et de l'acide sulfurique, on obtient un dégagement ou une absorption de chaleur, suivant les proportions : en effet, le phénomène est complexe ; d'une part, la fusion de la glace absorbe la chaleur, tandis que la combinaison de l'acide sulfurique avec l'eau en dégage.

L'acide sulfurique est extrêmement avide d'eau ; cette propriété a été mise à profit pour la dessiccation des gaz (ponce sulfurique, perles à acide sulfurique, etc.).

L'eau fournit avec l'acide sulfurique plusieurs hydrates :

SO^4H^2, H^2O, cristallisable à + 8°. Dens. = 1,78. Nommé *acide glacial;*

$SO^4H^2, 2H^2O$, maximum de contraction. C'est cet acide qui est décomposé dans l'électrolyse de l'acide sulfurique étendu.

L'acide du commerce, dit à 66° Baumé, contient de 6 à 7 p. 100 d'eau ; ce n'est pas un hydrate défini, mais sa composition ne s'éloigne pas beaucoup de celle d'un hydrate de $2SO^4H^2$, H^2O.

L'acide sulfurique est un acide des plus énergiques ; étendu de 1000 parties d'eau, il communique encore au tournesol la teinte pelure d'oignon. A froid, il déplace le plus grand nombre des acides de leurs combinaisons ; à chaud, il est déplacé par quelques-uns, qui sont moins volatils que lui.

Il peut se combiner avec quelques substances organiques, avec l'alcool, par exemple ; mais quand il est très concentré, et surtout à chaud, il noircit et détruit le plus grand nombre de ces corps.

Caractères. — Avec une solution de chlorure barytique étendue d'eau, l'acide sulfurique donne un précipité blanc, insoluble dans les acides.

Ce caractère appartient également aux sulfates solubles : les suivants appartiennent exclusivement à l'acide sulfurique libre.

L'acide sulfurique libre brunit et charbonne le papier ou le sucre, avec lesquels il est mis en contact : il faut chauffer au bain-marie pour activer la réaction.

Chauffé avec du cuivre, l'acide sulfurique dégage de l'anhydride sulfureux. (Voyez *Caractères de l'anhydride sulfureux*.)

L'acide sulfurique est soluble dans l'alcool absolu et dans l'éther, tandis que les sulfates sont insolubles dans ces véhicules.

Dosage. — 1° Le procédé scientifique pour doser l'acide sulfurique consiste à le précipiter à l'état de sulfate barytique (1) ;

---

(1) *Réactifs.* — Solution de chlorure barytique à 1/10.
Acide chlorhydrique.

Matériel. — Vase à précipité.

Mode opératoire. — La solution est acidulée par l'acide chlorhydrique, fortement diluée, portée presque à l'ébullition et additionnée d'un excès de chlorure barytique : on laisse déposer à une douce chaleur ; on jette le liquide clair sur un filtre ; ou verse de l'eau bouillante sur le précipité ; on décante de nouveau sur le filtre et on continue jusqu'à ce que l'eau de lavage ne renferme plus de chlore ; après avoir enfin mis le précipité sur le filtre, et l'avoir séché, on le calcine en ne dépassant pas la température rouge modérée.
Pesez : Le poids trouvé de sulfate barytique multiplié par

0,34335 donne l'anhydride sulfurique
0,13734   —   le soufre ;
0,65665   —   la baryte BaO
0,42241   —   l'acide sulfurique SO^4H^2

Nota. — Ce dosage a longtemps passé pour simple et facile ; il demande beaucoup de soins et d'attention, d'abord parce que le sulfate de baryte est plus soluble qu'on ne

2° Quand l'acide sulfurique est pur, au moyen d'un densimètre et de la table d'Otto (voir p. 321), on trouve sa richesse en SO^4H^2 : pour obtenir la richesse en acide du commerce, il faudrait ajouter 5 p. 100 ;

3° Enfin, par les procédés acidimétriques, on obtient très rapidement des résultats très précis (1).

Séparation. — On sépare assez facilement l'acide sulfurique des sulfates avec lesquels il a des caractères communs, en se fondant sur ce que l'acide sulfurique libre et le sulfate de quinine sont solubles dans l'alcool, tandis que les autres sulfates sont insolubles dans ce véhicule.

Altérations. Falsifications. Essai. — L'acide sulfurique souillé par des matières organiques possède une couleur brune et quelquefois noire ; cette coloration disparaît par l'ébullition, sous l'influence de laquelle il se forme de l'anhydride sulfureux et de l'acide carbonique.

L'arsenic se reconnaît au moyen de l'appareil de Marsh.

Si l'acide sulfurique contient du plomb en quantité notable, la simple addition d'eau suffit pour donner un précipité ; si la proportion est plus faible, après dilution, on sature par l'ammoniaque et on fait passer un courant d'hydrogène sulfuré ; il se forme un précipité noir de sulfure de plomb.

« L'acide sulfurique du commerce contient fréquemment de l'acide hyponitrique, qui lui donne la propriété de se colorer immédiatement en rose plus ou moins foncé, lorsqu'on y projette une petite quantité de sulfate de protoxyde de fer en poudre. » (Codex, 1884.) On peut retrouver encore ces composés oxygénés de l'azote au moyen de la plupart des autres réactifs,

---

le croyait dans les dissolutions à acides libres et en présence de certains sels : ensuite il entraine très facilement avec lui des sels étrangers solubles par eux-mêmes dans l'eau ; la liqueur ne doit pas contenir d'acides azotique ou chlorique ; si elle en contient il faut les chasser par des évaporations répétées au bain-marie avec de l'acide chlorhydrique pur.

(1) *Matériel.* — Vase à précipité.
      Burette graduée par 1/10 de C.C.
      Pipette de 10 C.C.
      Ballon de 1000 C.C.

    Réactifs. — Liqueur normale alcaline.
      Teinture de tournesol ou phtaléine.

Mode opératoire. — Pesez 49 grammes de l'acide à titrer, diluez avec de l'eau de manière à faire 1000 C.C., prenez-en 10 C.C. que vous introduirez dans le vase à précipité : ajoutez une ou deux gouttes de la solution de phtaléine : au moyen de la burette graduée, ajoutez la liqueur normale alcaline jusqu'à ce que vous ayez obtenu une coloration rouge persistante : la lecture de la burette vous donnera la richesse en acide SO^4H^2 ; pour avoir la richesse en acide du commerce, ajoutez 5 p. 100 en plus.

que nous indiquerons à propos des acides azoteux et azotique, et notamment avec la brucine, la résorcine, etc.

On retrouverait les sulfates par évaporation. Enfin, il est bon de prendre la densité et le titre acidimétrique de l'acide à vérifier.

Réactif. — L'acide sulfurique est un réactif constamment employé dans les laboratoires, pour un grand nombre de préparations, afin de faire des liqueurs titrées (liqueur normale d'acide sulfurique, 49 grammes d'acide par litre ; titre à vérifier par l'acide oxalique, ou mieux encore en dosant l'acide sulfurique par le chlorure de baryum).

Avec les sels de baryte, de plomb, de chaux, il fournit des précipités caractéristiques : en toxicologie, il est utilisé pour la destruction des substances organiques.

Usages. — On peut dire que l'augmentation de la production de l'acide sulfurique et la diminution de son prix de revient sont au nombre des indices certains du progrès général de l'industrie d'un pays.

L'acide sulfurique sert à préparer presque tous les acides, le chlore, la soude, les sulfates, les aluns, l'hydrogène, les glycoses, l'éther, le sulfate de quinine, le cirage anglais, le coton-poudre ; on l'emploie à l'affinage du cuivre et de l'argent, dans la fabrication des eaux gazeuses, des bougies stéariques, des savons, du phosphore, des engrais, pour le décapage des métaux, l'épuration des huiles, du suif, la dissolution de l'indigo, le tannage des peaux, la dissolution des corps d'animaux pour les transformer en engrais, etc. Il est à recommander, quand il s'agit d'animaux morts d'affections contagieuses ; il est alors bien préférable à l'enfouissement.

Usages médicaux. — *Formes pharmaceutiques.*
Acide sulfurique dilué (1/10).
    —   —   alcoolisé (1/4).
Limonade sulfurique (0,002).
Caustique de Ricord et Fournier (2/3).
    —   noir de Ferrand (3/4).
    —   — de Velpeau (2/3).

L'usage des acides rend le sang plus plastique ; les solutions acides sont donc conseillées dans les mêmes cas que les astringents, mais c'est surtout dans les hémorragies et dans les flux chroniques qu'il est convenable de les employer.

Les principaux acides ainsi employés sont : les acides acétique, carbonique, chlorhydrique, nitrique, phosphorique, tartrique. On les prescrit, le plus souvent, sous forme de limonades. Il faut ajouter à cette série de médicaments les eaux acidulées gazeuses naturelles ou artificielles.

La limonade sulfurique a été employée à tort dans l'intoxication saturnine.

L'acide sulfurique concentré est un caustique énergique : il produit une cicatrice qui laisse souvent après elle des brides difformes ; il en est de même pour les autres acides employés comme caustiques.

Appliqué sur la peau et sur les plaies, cet acide produit d'abord des taches d'un blanc grisâtre qui brunissent bientôt, de sorte que l'eschare qui résulte de cette application est presque noire ; dans cette opération, il se forme de la gélatine, que l'on peut mettre en évidence au moyen du tannin. L'acide sulfurique n'attaque pas également tous les éléments organisés ; il altère peu les capillaires et les globules rouges qu'il rencontre, mais il gonfle et ramollit le tissu conjonctif et le liquéfie, pour ainsi dire. Les fibres musculaires subissent également une transformation par laquelle, après avoir été disséquées par le ramollissement du tissu conjonctif, elles arrivent à se dissoudre elles-mêmes. Les fibres élastiques ne résistent qu'un peu plus longtemps, et les nerfs subissent une altération analogue à celle des muscles ; la partie altérée tombe en diffluence.

Quand on laisse l'acide sulfurique en contact avec la peau vivante pendant une minute environ, on voit sur les parties touchées par l'acide une coloration d'un jaune orangé assez pâle ; sur les bords de la lésion, la peau saine a une coloration rosée ; les jours suivants, ou bien la rougeur disparaît par simple exfoliation de l'épiderme, ou bien la bande rouge passe au noir ; cette coloration noirâtre est due à la formation de petites ecchymoses ; quelquefois, il se produit une foule de petits abcès qui décolleront l'épiderme, et l'on aura sous les yeux une plaie à gros bourgeons charnus dont la cicatrisation sera très lente à se produire.

Quand on veut détruire la peau, on fait ordinairement usage des caustiques sulfuriques. La couche de caustique ne doit pas avoir une épaisseur de plus de 5 millimètres ni dépasser les limites du mal ; au début, on sent un picotement, qui, au bout de cinq à six minutes, arrive à une véritable douleur ; mais bientôt cette douleur commence à décroître pour disparaître au bout d'un quart d'heure ou d'une demi-heure : au bout d'une heure, la mortification est complète ; un des avantages de ce caustique, c'est qu'à mesure que l'eschare se rétracte et se détache, il n'y a dans le sillon d'élimination aucune suppuration et que la cicatrice se forme à mesure. Lorsque la tumeur tombe avec l'eschare, le fond de la place est rose et guérit très rapidement sans presque suppurer.

LEGROUX l'a employé comme révulsif dans les névralgies ; avec de l'ouate imbibée d'acide sulfurique, on fait une friction sur la partie douloureuse, et on essuie aussitôt.

Comme caustique, on l'emploie dans les chancres phagédéniques et contre les cancroïdes.

TOXICOLOGIE. — Un certain nombre d'acides présentent les mêmes caractères d'empoisonnement et réclament un traitement et des recherches analogues ; aussi, avant d'aborder, en particulier, l'étude toxicologique de l'acide sulfurique, nous allons donner quelques généralités sur ces corps ; elles s'appliquent spécialement aux acides azotique, chlorhydrique et sulfurique.

Ces corps sont absorbés avec la plus grande facilité ; on retrouve des traces de leur passage dans presque toute l'économie ; la mort est plus ou moins rapide et n'arrive quelquefois qu'après plusieurs jours ; dans ce cas, à l'autopsie, on n'est pas toujours sûr de retrouver ces acides dans les organes de la digestion, parce qu'ils peuvent se diffuser très rapidement à travers les membranes animales et qu'ils sont neutralisés partiellement par les liquides alcalins de l'économie ; de plus, on a constaté qu'ils étaient très rapidement éliminés par les urines.

Les symptômes sont des plus nets ; l'action corrosive s'exerce sur toutes les parties touchées ; les phénomènes inflammatoires que présentent les muqueuses de toutes les parties du tube digestif, et quelquefois même l'œsophage, ne peuvent laisser aucun doute au médecin qui pratique l'autopsie, à moins que la putréfaction ne soit trop avancée ; les muqueuses sont ordinairement pâles, recouvertes d'un enduit muqueux, caillebotté ; en enlevant cet enduit, on aperçoit des ecchymoses, du sang coagulé, des ulcérations et même des perforations. L'acide sulfurique colore quelques parties en noir ; l'acide azotique produit une teinte jaune analogue à celle qu'il communique à l'épiderme.

Traitement. — Comme contrepoison, il faut administrer des alcalins, de la magnésie, de la craie, de la cendre de bois délayée pendant quelques instants dans l'eau et passée, de l'eau de savon, etc. ; on excite les vomissements par l'ingestion d'eau tiède et la titillation de la luette.

Il est à noter que, dans quelques cas, le patient paraît hors de danger et qu'il succombe après un temps assez considérable, par suite du rétrécissement de l'œsophage.

Recherche. — La réaction nettement acide des matières vomies, du contenu de l'estomac et du tube digestif, est un caractère de la plus grande valeur. Souvent, alors même qu'on aura administré un alcali, la réaction acide se trouvera dans quelque repli de l'estomac ; du reste, en soumettant à l'action des réactifs l'extrait aqueux obtenu au moyen d'organes digestifs on obtiendra des réactions assez prononcées, pour qu'on les distingue aisément de celles obtenues avec un extrait préparé, avec des organes dans des conditions normales. Dans tous les cas, il est encore préférable de retirer directement l'acide à l'état de liberté.

Le procédé suivant, donné par Roussin, est le seul, jusqu'à présent, qui puisse être employé d'une manière générale pour la recherche des acides. Par le filtre, on sépare les liqueurs contenues dans les organes ; les eaux de lavage sont réunies à la liqueur primitive ; on évapore le tout à siccité dans une cornue munie d'un petit récipient, et chauffé au bain d'huile à une température qui ne dépasse pas 110°.

Si on a de l'acide azotique, vers la fin de l'opération, il se produit des vapeurs rutilantes ; le résidu est jaunâtre, et le liquide distillé fournit les réactions propres à cet acide.

L'acide sulfurique réagit sur les matières organiques, noircit le résidu et dégage de l'anhydride sulfureux ; dans le liquide distillé, après neutralisation par la potasse, on cherche les caractères des sulfites.

L'acide chlorhydrique passe à la distillation et l'on pourra constater ses réactions dans la liqueur ; mais comme il se produit toujours un peu de cet acide, quand on distille le contenu de l'estomac, la réaction n'aura de valeur qu'autant qu'elle se produira avec abondance et netteté.

L'acide oxalique ne donne ni vapeurs rutilantes, ni acide sulfureux ; le liquide distillé ne fournit pas les caractères de l'acide chlorhydrique ; dans ce cas on reprend par de l'alcool le résidu de la cornue ; le liquide filtré, traité par de l'acétate calcique donne un précipité d'oxalate calcique soluble dans les acides minéraux, insoluble dans l'acide acétique.

Passons au cas particulier de l'empoisonnement par l'acide sulfurique.

Lésions. — Quand l'acide sulfurique a été ingéré par la bouche, on trouve ordinairement sur la figure ou sur les vêtements des traces de son passage ; il est rare qu'il ait été absorbé, sans qu'une petite quantité se soit répandue. Il a été quelquefois administré par le rectum, pour que le patient ne puisse s'en apercevoir ; à la suite de cette ingestion, les muqueuses sont rapidement dénudées et parfois perforées ; il se produit bientôt des matières noirâtres ; l'acide étant rapidement absorbé, on peut le retrouver après quelque temps dans toutes les parties du corps, et dans les principaux vaisseaux sanguins où il a pu former des caillots.

Recherche. — Les matières dans lesquelles on a à le rechercher présentent un aspect assez particulier et caractéristique ; cette recherche peut se faire par divers procédés.

1° Les organes divisés sont mis à digérer à une température de 50 à 60° avec une quantité d'alcool absolu telle que le mélange soit encore au titre alcoométrique de 75^{dr}. Après quelque temps de contact, on sépare par le filtre la partie liquide ; on la neutralise exactement par de la potasse pure bien exempte de sulfates et on évapore à siccité. Le résidu repris par l'eau doit donner les réactions caractéristiques des sulfates ;

2° Au moyen du filtre, on sépare la partie liquide de la partie solide ; on la concentre au bain-marie ; on l'introduit dans un ballon et on la chauffe avec la tournure de cuivre ; s'il y a de l'acide sulfurique, il se dégage de l'anhydride sulfureux ; on fait passer ce gaz à travers un mélange d'acide iodique et d'eau amidonnée ; et bientôt on voit la liqueur se colorer en bleu par suite de la mise en liberté d'iode.

On a aussi proposé de chauffer toutes les matières solides et liquides dans une cornue, avec de la tournure de cuivre, après les avoir concentrées ; mais comme dans cette opération, il pourrait se dégager un corps qui réduirait l'acide iodique, on reçoit les gaz dans une solution alcaline ; c'est là que l'on cherche ensuite les caractères des sulfites.

3° D'après Z. Roussin, on sature les matières par de l'hydrate de quinine récemment précipité ; on agite ensuite avec de l'alcool, et la liqueur renferme le sulfate de quinine. Voici le mode opératoire tel qu'il est donné par Roussin. On prépare une solution limpide de sulfate acide de quinine qu'on précipite par de l'ammoniaque en léger excès ; le précipité d'hydrate de quinine est lavé jusqu'à ce que les eaux de lavage ne précipitent plus par le chlorure de baryum, et qu'une portion du dépôt dissous dans un excès d'acide chlorhydrique ne produise aucun trouble dans une solution de ce sel de baryte. D'un autre côté, on met à digérer pendant plusieurs heures, avec de l'eau distillée les organes ainsi que les vomissements acides ; les liqueurs filtrées sont introduites dans une capsule de porcelaine, additionnées d'un petit excès d'hydrate de quinine jusqu'à neutralité complète, et soumises à l'évaporation ménagée du bain-marie. L'extrait semi-liquide qui en résulte est traité à plusieurs reprises par de l'alcool absolu qui dissout le sulfate de quinine formé aux dépens de l'acide libre et laisse indissous tous les autres sulfates. Les solutions alcooliques filtrées sont évaporées de nouveau, et l'extrait qu'on obtient est redissous dans un peu d'eau distillée bouillante et filtré immédiatement ; si la proportion d'acide sulfurique est un peu notable, le sulfate de quinine cristallisera par refroidissement ; si la quantité est trop faible pour que le sulfate de quinine formé puisse cristalliser, il sera cependant facile de constater la présence de l'acide sulfurique à l'aide du chlorure de baryum.

La solution d'indigo dans l'acide sulfurique a servi pour quelques empoisonnements, mais surtout pour des suicides ; dans ce cas l'œsophage et l'estomac sont colorés en bleu ; les urines sont, dans quelques cas, devenues bleues, mais d'autres fois elles ne sont pas colorées, parce que, dans l'économie, l'indigo bleu avait passé à l'état d'indigo blanc.

Quelquefois, on a voulu se servir comme poison du bleu de Prusse, mais ce corps n'est pas toxique ; il est facile de le distinguer de l'indigo, parce que l'indigo se décolore sous l'influence du chlore, tandis que le bleu de Prusse ne se décolore pas.

Taches. — Les taches d'acide sulfurique sur les vêtements ne sont pas toujours très visibles ; si l'acide sulfurique est concentré, le tissu est rapidement détruit ; si l'acide est étendu, on peut le retrouver souvent après plusieurs mois ; il suffit de faire bouillir le linge taché avec de l'eau, de filtrer et de chercher dans la liqueur les caractères de l'acide sulfurique. Quand on fait cet essai, il faut toujours traiter de la même manière une même quantité de linge non taché, filtrer sur un papier identique et s'assurer enfin que les deux liqueurs ne donnent pas les mêmes réactions ou du moins ne les donnent pas d'une manière aussi nette. Du reste dans les recherches toxicologiques, il faut toujours, autant que possible, n'opérer que comparativement.

SULFATES

ETAT NATUREL. — On trouve dans la nature une vingtaine de sulfates. Notons ceux de plomb, de chaux, de strontiane, de baryte.

PRÉPARATION. — 1° On fait réagir l'acide sulfurique sur le métal ; suivant la nature du métal, la température, la concentration de l'acide, il se dégage de l'hydrogène ou de l'anhydride sulfureux ;.

2° On fait réagir l'acide sulfurique sur un oxyde, un sulfure, un chlorure, un carbonate et d'une manière générale sur la plupart des sels ;

3° Par double décomposition (sulfates de plomb, de baryte, etc.);

4° Par grillage des sulfures (Cu, Fe) ;

5° Par voie sèche ; le sulfate d'ammoniaque dissout un certain nombre de sulfates et par volatilisation, les abandonne à l'état anhydre et cristallisés.

PROPRIÉTÉS. — Les sulfates sont inodores ; les sulfates de baryum et de plomb sont insolubles dans l'eau ; les sulfates de calcium, de strontium, de mercure et d'argent sont peu solubles ; les autres sont solubles ; tous les sulfates métalliques sont insolubles dans l'alcool. Nous avons déjà vu qu'on utilisait la solubilité du sulfate de quinine dans l'alcool pour séparer l'acide sulfurique libre des sulfates métalliques.

La chaleur décompose tous les sulfates à l'exception de ceux de potassium, de sodium, de baryum, de strontium, de calcium et de plomb ; à basse température, on obtient de l'acide sulfurique, à température plus élevée, il se produit de l'anhydride sulfureux.

L'hydrogène réduit presque tous les sulfates à l'état de sulfures. Ceux dont la base est très avide d'oxygène sont réduits à l'état d'oxydes (Al^2O^3).

Le carbone les réduit tous ; quand on réduit les sulfates alcalins et alcalino-terreux à une haute température, on obtient un sulfure pyrophorique

Avec les sulfates terreux, on obtient de l'oxyde de carbone, de l'anhydride sulfureux et même du soufre, mais l'oxyde reste indécomposable.

Avec les sulfates métalliques proprement dits, les produits obtenus dépendent de la température, de l'action du carbone sur l'oxyde et de la proportion du carbone. Si le charbon est en excès et la température suffisante, on obtient un sulfure ; si la température n'est pas suffisamment élevée, on obtient de l'oxyde de carbone, du soufre et un oxyde ou le métal. Quand le charbon n'est pas en proportion convenable, le métal ne se sulfure qu'en partie et le sulfure formé réagissant sur le reste du sulfate, fournit le métal.

$$PbS + SO^4Pb = 2SO^2 + 2Pb$$

Caractères. — Les sulfates solubles donnent, avec le chlorure de baryum, un précipité blanc insoluble dans les acides.

On transforme les sulfates insolubles en sulfates solubles en les fondant avec du carbonate de sodium.

Tous les sulfates chauffés avec du carbonate sodique et du charbon donnent du sulfure de sodium reconnaissable à l'odeur d'hydrogène sulfuré qu'il dégage quand on le traite par un acide.

Dosage et séparation. — Nous avons vu à propos de l'acide sulfurique, comment on dosait l'acide sulfurique et les sulfates à l'état de sulfate barytique, et comment on séparait ces deux sortes de corps au moyen de l'alcool.

On a également proposé quelques procédés volumétriques.

ANHYDRIDE PERSULFURIQUE S^2O^7

Ce corps, découvert par Berthelot, prend naissance en faisant agir l'effluve électrique sur un mélange sec d'oxygène et d'anhydride sulfureux ; il cristallise en beaux cristaux blancs ; l'eau le dissout et le décompose en acide sulfurique et oxygène.

D'après M. Berthelot ce corps représente la limite supérieure d'oxydation du soufre et il paraît que cette proportion d'oxydation ne peut être dépassée pour aucun corps. A ce point de saturation, les propriétés des combinaisons dépendent avant tout de l'oxygène. Ces combinaisons sont jusqu'à présent au nombre de sept : Cl^2O^7, I^2O^7, Mn^2O^7, Cr^2O^7, Ru^2O^7, S^2O^7 ; elles sont des combinaisons tout à fait correspondantes malgré la différence complète qui sépare le ruthénium du soufre, de l'iode, du manganèse, etc.

SÉLÉNIUM

Se. Poids atomique = 79

Le sélénium est peu répandu dans la nature ; le minerai le plus riche est la *zorgite* qui nous vient de la République Argentine ; c'est de là qu'on le retire ou bien encore des boues des chambres de plomb quand on prépare l'acide sulfurique avec des pyrites sélénifères.

Le sélénium se présente sous un assez grand nombre de modifications.

Le sélénium le plus commun est sous forme d'une masse noire à surface brillante, à cassure semblable à celle du verre noir, sans éclat métallique ; par transparence, les petites esquilles paraissent rouge brun ; cette variété se conserve bien ; si on la chauffe quelque temps à 96-97°, la température s'élève brusquement vers 230° ; sa surface présente alors l'éclat métallique ; sa cassure, au lieu d'être vitreuse, est à grains métalliques très fins.

Le sélénium bout à 665° ; sa vapeur sent le raifort quand elle est à une température assez élevée pour s'oxyder.

La résistance opposée par le sélénium vitreux au passage d'un courant électrique est d'autant moindre qu'il est exposé à une lumière plus vive ; cette propriété a été utilisée pour la construction d'un *photophone*.

L'acide *sélénhydrique* H^2Se est un gaz très soluble dans l'eau ; quand il est dilué, son odeur rappelle beaucoup celle de l'acide sulfhydrique ; on le prépare par l'action de l'acide chlorhydrique sur le séléniure de potassium ; il précipite tous les sels métalliques en solution neutre.

L'acide *sélénieux* SeO^3H^2 s'obtient en oxydant le sélénium par l'acide azotique. Ce corps est antiseptique à la dose de 3 1000. Sur les animaux supérieurs, il a une action essentiellement irritante.

L'acide *sélénique* $Se\,O^4H^2$ s'obtient en oxydant l'acide sélénieux par l'azotate potassique ; sa densité peut s'élever jusqu'à 2,625. Les séléniates présentent la plus grande analogie avec les sulfates ; on les distingue de ces derniers parce que, chauffés avec de l'acide chlorhydrique, ils dégagent du chlore.

On trouve assez fréquemment du sélénium dans certains acides sulfuriques et chlorhydriques du commerce.

TELLURE

Te. Poids atomique = 128

On connaît des tellurures de plomb, d'argent, d'antimoine, d'or, de bismuth ; le plus souvent, on se trouve en présence de tellurures doubles ; les procédés employés pour extraire le tellure varient suivant la nature du tellurure utilisé.

Le tellure est d'un blanc argentin très brillant : il cristallise facilement.

L'*acide tellurhydrique* H^2Te se prépare en attaquant par l'acide chlorhydrique le tellurure de zinc : c'est un gaz très soluble dans l'eau, d'une odeur analogue à celle de l'hydrogène sulfuré.

On connaît l'*acide tellureux* TeO^3H^2 et l'*acide tellurique* TeO^4H^2 : ce dernier se prépare par des procédés assez indirects et donne naissance à des tellurates isomorphes avec les sulfates.

Le *tellurate de potasse* a été préconisé à la dose de 2 à 4 centigr. par jour contre les sueurs nocturnes des phtisiques. A la dose de 6 centigr., on observe des phénomènes dyspeptiques.

FLUOR Fl

Poids atomique = 19

HISTORIQUE. — Le fluor a été isolé en 1886 par MOISSAN.

ETAT NATUREL. — Dans ces dernières années, on a prétendu avoir trouvé le fluor libre dans quelques vacuoles observées dans certaines fluorines.

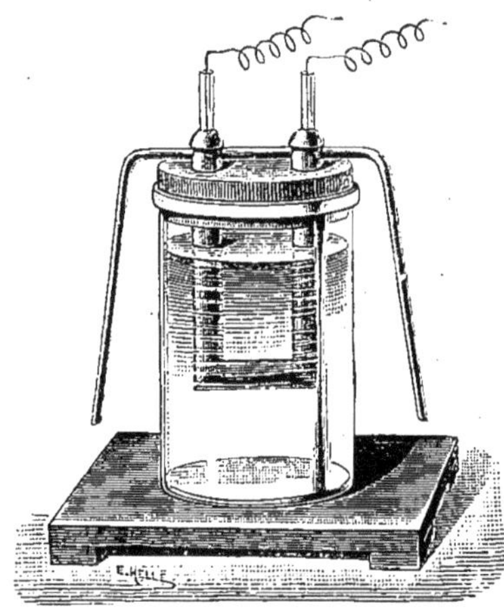

Fig. 319. — Préparation du fluor.

A l'état de combinaison, le fluor est très répandu : fluorine, cryolithe, apatite, lépidolithe, etc., en contiennent des proportions notables. Sa présence en petite quantité a été signalée dans beaucoup d'eaux minérales, dans les os, les dents, le sang, etc. (NICKLÈS).

Le rôle du fluor et des fluorures dans la formation des espèces minéralogiques a assurément eu une grande importance.

PRÉPARATION. — On se procure de l'acide fluorhydrique parfaitement anhydre par calcination du fluorhydrate de fluorure de potassium. Ce sel est introduit dans un tube en U en platine (fig. 319) plongé dans du chlorure de méthyle dans lequel on fait passer un courant d'air, de façon à maintenir la température dans le voisinage de — 50° : l'acide fluorhydrique est rendu bon conducteur de l'électricité par addition d'un peu de fluorhydrate de fluorure de potassium : au moyen de fils de platine iridié, on fait passer dans la liqueur le courant produit par 20 éléments BUNSEN : au pôle négatif, il se dégage de l'hydrogène entraînant des vapeurs d'acide fluorhydrique. Au pôle positif, se dégage le fluor qui possède les propriétés suivantes ;

PROPRIÉTÉS. — Au contact du fluor :
Le soufre s'échauffe, fond et peut même s'enflammer.
L'iode se transforme avec une flamme pâle, en un produit gazeux à peu près incolore. -
Le phosphore s'enflamme.
L'arsenic et l'antimoine en poudre brûlent avec incandescence.
Le carbone semble sans action.
Le silicium cristallisé prend feu et brûle avec éclat.
Le bore adamantin brûle avec plus de difficulté.
Le mercure l'absorbe avec production de fluorure mercureux.
Le fer et le manganèse brûlent avec étincelles.
Le chlorure de potassium fondu est attaqué à froid avec dégagement de chlore.
L'eau est décomposée avec un dégagement d'ozone.
Le fluor attaque avec violence la plupart des corps organiques : l'alcool, l'éther, la benzine, l'essence de térébenthine, le pétrole prennent feu à son contact : un morceau de liège se carbonise rapidement et s'enflamme.

ACIDE FLUORHYDRIQUE

$$\mathrm{HFl} = 20 \quad \begin{array}{lllll} \mathrm{H} = & 1 = & 5 = & 1 \text{ vol.} \\ \mathrm{Fl} = & 19 = & 95 = & 1 \text{ vol.} \\ \hline & 20 & 100 & 2 \text{ vol.} \end{array}$$

HISTORIQUE. — L'acide fluorhydrique a été découvert par SCHEELE et étudié en 1810 par GAY-LUSSAC et THÉNARD.

PRÉPARATION. — Le gaz acide fluorhydrique peut être préparé en calcinant dans une cornue en platine le fluorhydrate de fluorure de potassium ; on reçoit le produit dans un récipient également en platine plongé dans un bain réfrigérant ; le gaz fluorhydrique s'y condense.
Quand on veut une solution très concentrée d'acide fluorhydrique, on prend une cornue (fig. 320) dont la panse est en deux pièces ; la partie inférieure A est en fonte ; la partie supérieure est en plomb : comme récipient. on la munit d'un tube en U également en plomb. Dans la partie A, on introduit de la fluorine finement pulvérisée et préalablement calcinée, puis 3 parties d'acide sulfurique ; il se produit un boursouflement dû à ce que la fluorine renfermant des matières siliceuses, donne de l'acide hydrofluosilicique : quand le boursouflement a cessé, on adapte le dôme de la cornue et le récipient ; on lute les jointures avec un lut gras, et on introduit le récipient dans un bain réfrigérant. On chauffe à 136° ; l'acide fluorhydrique se dégage et vient se condenser dans le vase en plomb.

Si on n'a besoin que d'un acide assez étendu, on introduit dans le récipient une certaine quantité d'eau ; la solution s'effectuera ainsi peu à peu, tandis qu'il faut prendre des précautions pour éviter les vapeurs d'acide fluorhydrique, quand on étend d'eau cet acide concentré.

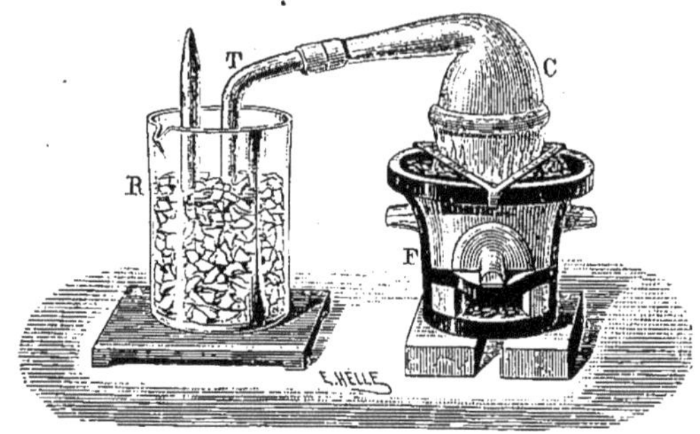

Fig. 320. — Préparation de l'acide fluorhydrique.

PROPRIÉTÉS. — D'après MOISSAN, l'acide fluorhydrique anhydre est un liquide bouillant à + 19°,5 et se solidifiant à — 102°,5. Sa densité à 13° est 0,9879.

L'acide fluorhydrique se combine à l'eau avec une grande énergie : cette solution, sous l'influence de la chaleur, présente des phénomènes de dissociation (Voyez p. 63) de telle sorte que pour chaque pression et pour chaque température on trouve un état différent d'équilibre. A la pression normale, sous l'influence de l'ébullition, les solutions diluées se concentrent et les solutions concentrées s'affaiblissent jusqu'à ce qu'on ait obtenu une dissolution contenant de 0,36 à 0,38 d'HFl, dont le point d'ébullition est de 120°, ce qui correspond à un hydrate de la formule $HFl, 2H^2O$.

PROPRIÉTÉS CHIMIQUES. — L'acide fluorhydrique est sans action sur la plupart des métalloïdes ; il attaque le plus grand nombre des métaux ; le platine, l'argent, le plomb, le fer et l'or sont ceux qui résistent le mieux. Il dissout la silice ; il attaque profondément le verre ; cependant, s'il est parfaitement sec, il ne l'attaque pas. Si on fait réagir l'acide concentré sur du potassium, il se fait une explosion avec dégagement de lumière.

Mis en contact avec l'eau, l'acide fluorhydrique s'en empare avec une telle énergie qu'il produit un bruit analogue à celui d'un fer rouge qu'on plonge dans ce liquide. Du reste une addition convenable d'eau en atténue les propriétés ; il cesse de fumer à l'air ; il n'agit plus sur la peau avec autant d'énergie, mais il conserve son action sur les métaux, ainsi que celle qu'il exerce sur la silice et quelques autres corps : à la vérité cette action est moins prompte.

CARACTÈRES. — 1° L'acide fluorhydrique attaque le verre ;
2° Avec une solution de chlorure de calcium, il donne un précipité blanc, volumineux, soluble dans l'acide chlorhydrique.

DOSAGE. — L'acide fluorhydrique pur en solution peut être dosé par un procédé alcalimétrique (1).

____

(1) *Matériel.* — Celui nécessaire pour une analyse acidimétrique (Voy. p. 324), mais

L'acide fluorhydrique se dose à l'état de fluorure de calcium : il est très remarquable que le fluorure de calcium soit insoluble ; tandis que les chlorure, bromure et iodure calciques sont très solubles ; inversement, le fluorure d'argent est très soluble, tandis que les chlorure, bromure et iodure d'argent sont insolubles (1).

Réactif. — L'acide fluorhydrique est employé dans les laboratoires pour le dosage des silicates et pour la préparation de l'eau oxygénée.

Usages. — En industrie, il sert à la préparation des fluates et à la gravure sur verre ; l'acide fluorhydrique liquide appliqué sur le verre donne un dessin poli transparent : si on expose aux vapeurs de cet acide une plaque de verre recouverte de cire, sur laquelle on a tracé un dessin, en enlevant la cire, à l'aide d'une lame mousse, on obtient une gravure mate et opaque.

Usages Médicaux — H. Bergeron a proposé l'emploi de l'acide fluorhydrique contre la diphtérie ; il pense qu'il pourrait être employé dans d'autres maladies infectieuses, telles que la fièvre typhoïde, la scarlatine et la tuberculose. Il l'emploie de la manière suivante : le malade est placé dans une petite chambre de 10^{m3} environ. Dans un vase en plomb, mis au bain-marie, il place 30 grammes de spath fluor et un léger excès d'acide sulfurique,

---

remplacer les vases à précipité par une capsule en platine ou en argent ou encore enduire les vases en verre de cire ou de paraffine.

Réactifs. — Liqueur normale alcaline.
Teinture de tournesol ou solution de phlatéine.

Mode opératoire. — Pesez 2 grammes de l'acide à essayer : diluez avec eau q. s. pour faire 100 grammes : peser 10 grammes : y ajouter au moyen de la burette la liqueur normale alcaline jusqu'à ce que le tournesol bleuisse ou que la phtaléine rougisse. La lecture de la burette donne la richesse en centièmes de l'acide titré.

Nous avons fait peser et non mesurer pour éviter d'avoir à paraffiner un grand nombre de vases.

(1) Pour doser l'acide fluorhydrique à l'état de fluorure de calcium, on neutralise la liqueur par un excès de carbonate sodique ; on porte à l'ébullition et on ajoute une solution de chlorure de calcium tant qu'il se forme un précipité ; on laisse déposer, on lave le précipité formé de fluorure de calcium et de carbonate calcique d'abord par décantation, puis à la fin sur un filtre. Après dessiccation, on le chauffe au rouge dans un creuset de platine ; on le met dans une capsule en platine ou en porcelaine avec de l'eau ; on ajoute de l'acide acétique en léger excès ; on évapore au bain-marie à siccité et on chauffe jusqu'à ce que toute odeur d'acide acétique ait disparu. On chauffe avec de l'eau le résidu formé de fluorure de calcium et d'acétate calcique ; on sépare le fluorure de calcium par filtration, on le lave, on le sèche, on le calcine et on le pèse.

Un bon moyen de contrôler la pureté du fluorure de calcium consiste à le transformer en sulfate de chaux.

On calcine le mélange de fluorure et de carbonate calcique avant de le traiter par l'acide acétique, parce que sans cette précaution le fluorure de calcium se laverait difficilement.

La présence des acides azotique et chlorhydrique ne gêne pas.

il se dégage ainsi environ 15 grammes d'acide fluorhydrique. Après 4 heures
le dégagement est terminé et il faut renouveler l'opération qu'on continue
jusqu'à disparition complète des fausses membranes. Les malades éprouvent
un léger picotement, mais les inhalations sont supportables et les personnes
qui soignent les malades n'en sont pas incommodées. La guérison est généralement obtenue en 48 heures. Le Dr H. BERGERON a très rarement vu persister les fausses membranes au delà du 5e jour.

De tout temps, on a remarqué que dans les cristalleries les ouvriers exposés aux vapeurs d'acide fluorhydrique n'étaient pas atteints par la tuberculose.
A la suite de cette remarque, en 1862, le docteur BASTIEN essaya cet acide ;
en 1866 cette pratique fut reprise par les docteurs CHARCOT et BOUCHARD ; puis
sont venues les expériences du docteur H. BERGERON, celles de SEILER en 1885
et de GARCIN et de CHERVY en 1886.

Les avantages attribués à cet agent sont : diminution de l'oppression, de
la dyspnée, des quintes de toux, des sueurs nocturnes ; le sommeil et l'appétit reviennent ; les forces augmentent et l'expectoration se modifie ; ce
traitement ne convient qu'aux malades qui ne sont pas trop avancés.

M. HÉRARD a entretenu favorablement l'Académie de médecine de ce procédé en 1887.

En 1888, les Drs MOREAU et COCHEZ ont confirmé les bons résultats obtenus. Pendant l'année scolaire 1888-89, deux thèses ont été présentées
à l'École de Médecine de Paris sur ce sujet ; celles de MM. GILLIARD et
BRUNEL. Leurs conclusions sont assez vagues. Les inhalations paraissent
être utiles au début de la tuberculose et même à la période de ramollissement ; elles agissent souvent en améliorant l'état général, quelquefois en
diminuant les signes stéthoscopiques (GILLIARD). Les inhalations dans certains
cas, améliorent l'état général des malades en relevant l'appétit ; elles ne
peuvent amener la réparation des lésions pulmonaires ; elles sont contre-
indiquées chaque fois que la maladie est dans une phase aiguë (BRUNEL).

Au point de vue bactériologique, les bacilles de la tuberculose ne sont
pas détruits par les vapeurs d'acide fluorhydrique (GRANCHER).

Ce traitement doit être employé avec prudence chez les asthmatiques, les
hémophyliques et les emphysémateux (CHERVY).

Mode d'administration. — On a une cabine de quelques mètres cubes,
imparfaitement close, à la partie supérieure de laquelle on fait arriver par
un tube l'air saturé de vapeurs d'acide : cet air s'obtient en le faisant barboter dans de l'acide fluorhydrique du commerce (titre 0,30 à 0,40) contenu dans
un flacon en plomb à deux tubulures d'un demi-litre de capacité environ qui
par un tube en plomb conduit l'air dans la cabine. On fait arriver 30 litres de cet
air par mètre cube de la cabine et par heure ; c'est la durée de la séance (LÉPINE).

Un dispositif facile à installer serait le suivant : trompe soufflante, compteur à gaz, flacon à acide fluorhydrique.

Pour les malades ne pouvant se rendre dans des salles d'inhalation, on a construit divers appareils. Le principe de la plupart de ces appareils consiste à faire respirer aux malades de l'acide carbonique ayant barboté dans une solution d'acide fluorhydrique. Le mélange des deux gaz s'échappe par un tube muni d'un entonnoir que le malade place devant sa bouche, ou bien il est amené dans une petite tente à l'intérieur de laquelle le malade place la tête pour respirer. Ce dernier dispositif, moins mauvais que le précédent, est inférieur au premier.

D'après Thompson, les composés les plus remarquables au point de vue de l'antisepsie sont ceux du fluor, c'est-à-dire l'acide fluorhydrique, les fluorures acide et neutre de sodium, de potassium et d'ammonium, de même que les fluosilicates des mêmes bases.

Toxicologie. — Il faut soigneusement éviter le contact de l'acide fluorhydrique concentré avec la peau, car cet acide exerce une action extrêmement violente, occasionne des douleurs insupportables et engendre des ulcères difficiles à guérir. Il suffit de toucher la peau avec la pointe d'une aiguille trempée dans cet acide pour s'attirer un sommeil agité et parfois même un accès de fièvre. En exposant les doigts aux vapeurs de l'acide pendant quelques instants, on est atteint de maux graves pouvant durer plusieurs semaines. L'effet ordinaire de l'acide est de causer une violente douleur dans la partie touchée, puis les parties voisines deviennent blanches et douloureuses ; il se forme une pustule. Un lavage avec de la potasse apaise bien la douleur, mais ne la fait pas disparaître : il en est de même lorsqu'on ouvre l'ampoule le plus tôt possible.

On ne connaît qu'un seul cas d'empoisonnement par l'acide fluorhydrique. Un homme, ayant bu 15 grammes de ce liquide, éprouva des nausées, des vomissements, eut des sueurs froides et visqueuses sur tout le corps ; son pouls devint petit et ses pupilles se contractèrent. Il succomba au bout de trente-cinq minutes. A l'autopsie, on trouva que le sang avait une réaction acide ; la muqueuse buccale était blanche, l'estomac renfermait un liquide noirâtre.

En pareil cas, il faudrait administrer de l'eau tiède en abondance, de la magnésie délayée dans de l'eau, du lait, de l'eau albumineuse.

FLUORURES

ETAT NATUREL. — Il existe dans la nature un certain nombre de fluorures simples ou doubles. Citons :

    La *fluorine*,   fluorure de calcium ;
    La *cryolithe*,   fluorure double d'aluminium et de sodium ;
    Les *pyromorphites*,   plomb fluo-phosphaté ;
    La *wagnérite*,   magnésie fluo-phosphatée ;
    L'*apatite*,   chaux fluo-phosphatée ;
    La *wawellite*,   alumine fluo-phosphatée, etc.

Nous avons déjà dit que le fluor était très répandu dans la nature, à l'état de fluorures, qu'on le trouvait dans presque toutes les eaux minérales, le sang, les os, etc.

PRÉPARATION. — 1° On attaque les métaux ou les oxydes métalliques par l'acide fluorhydrique ;

2° Par double décomposition.

PROPRIÉTÉS. — Les fluorures alcalins neutres sont solubles ; ils ont une grande tendance à se combiner avec l'acide fluorhydrique pour former des fluorhydrates de fluorures ; les fluorures alcalino-terreux sont presque insolubles ; les fluorures métalliques sont peu solubles ; il est à noter que le fluorure d'argent est soluble et le fluorure de calcium insoluble, tandis que le chlorure d'argent est insoluble et que le chlorure de calcium est très soluble.

Les fluorures sont peu volatils ; en dissolution, ils attaquent le verre à la longue et le dépolissent.

CARACTÈRES. — 1° Les fluorures solubles ne précipitent pas par l'azotate d'argent.

2° Traités par l'acide sulfurique, les fluorures dégagent de l'acide fluorhydrique qui attaque le verre [1] ;

---

[1] Pour rechercher le fluor combiné, on pulvérise le corps à examiner ; on le mélange à de l'acide sulfurique : ce mélange est introduit dans un creuset de platine que l'on recouvre avec une lame de verre ; cette lame de verre a d'abord été enduite de cire, puis, avec un stylet mou en étain ou en plomb, on y a tracé un dessin quelconque ; c'est ce dessin que l'on expose aux vapeurs qui se produisent, quand on chauffe le creuset ; il ne faut pas chauffer assez fortement pour fondre la cire ; après une heure, on retire le verre et on enlève la cire ; si le corps soumis à l'épreuve contient du fluor, le dessin s'aperçoit sur le verre ; si la quantité de fluor est faible, la gravure ne paraît pas immédiatement, mais elle devient visible en halant sur le verre.

S'il y avait de la silice dans le corps à examiner, la réaction ne se produirait pas dans ces conditions : on introduit le mélange dans un tube courbé à angle obtus et ouvert à ses deux extrémités ; on le chauffe au rouge en dirigeant dessus la flamme du chalumeau ; il se produit du fluorure de silicium qui se condense dans les parties froides du tube avec l'eau produite par la combustion : il se dépose de la silice parce que l'eau décom-

3° Traités par l'acide sulfurique en présence de la silice, ils dégagent du fluorure de silicium ;

4° Traités par l'acide sulfurique en présence de l'acide borique, ils dégagent du fluorure de bore dont l'avidité pour l'eau est caractéristique.

Dosage. — 1° Dans les fluorures solubles on dose le fluor à l'état de fluorure de calcium [1].

2° Quelquefois on transforme les fluorures en sulfates en les chauffant avec un excès d'acide sulfurique [2].

Enfin en chauffant les fluorures avec de l'acide sulfurique en présence de la silice, le fluor se dégage à l'état de fluorure de silicium [3].

---

pose le fluorure de silicium : quand l'eau vient à s'évaporer par l'échauffement du tube, la silice reste sous forme de taches blanches de la grandeur de la goutte.

D'après Nicklès, il faudrait employer des lames de quartz au lieu de lames de verre, parce que ce dernier pourrait être corrodé par les vapeurs d'acide sulfurique. L'acide sulfurique contiendrait lui-même assez souvent du fluor ; il faudrait donc le vérifier avant de l'employer à cet essai.

[1] Dans la liqueur acide on ajoute du carbonate de soude en excès : si le carbonate de soude ne produit pas de précipité, on opère comme nous l'avons indiqué pour l'acide fluorhydrique : si le carbonate de soude donne un précipité, on porte à l'ébullition, on filtre et, dans la liqueur filtrée, on dose le fluor, toujours par le même procédé.

Si la liqueur primitive était neutre, on ajouterait tout de suite le chlorure de calcium, sans ajouter au préalable le carbonate de soude.

[2] Le plus souvent, la substance finement pulvérisée fortement séchée, est chauffée longtemps avec un excès d'acide sulfurique ; on transforme ainsi les fluorures en sulfates : le calcul permet de déterminer la quantité de fluor : dans beaucoup de cas, ce procédé n'est pas applicable ou présente de sérieuses difficultés d'exécution.

[3] Presque tous les fluorures métalliques sont décomposés à chaud par l'acide sulfurique monohydraté ; si on opère en présence de la silice ou d'un silicate en quantité suffisante, il se dégage du fluorure de silicium. — La perte de poids de l'appareil indique la quantité de fluorure de silicium dégagé ; on peut encore absorber le fluorure de silicium et le peser (Frésénius).

CHLORE

Cl. Poids atomique $= 35,5$. Poids moléculaire $= 71$

HISTORIQUE. — Ce corps a été découvert par SCHEELE en 1774. Il a été étudié par LAVOISIER, GAY-LUSSAC, THÉNARD, DAVY; c'est AMPÈRE qui lui donna son nom ($\chi\lambda\omega\rho\delta\varsigma$ jaune).

ÉTAT NATUREL. — Ce corps n'existe pas dans la nature à l'état de liberté, mais il est très répandu à l'état de combinaison : chlorures, acide chlorhydrique, chloro-phosphate, etc.

PRÉPARATION. — 1° Le chlore se retire de l'acide chlorhydrique ou des chlorures : pour le retirer de l'acide chlorhydrique, on emploie le bioxyde de manganèse ; l'équation suivante représente la réaction.

$$MnO^2 + 4\ HCl = MnCl^2 + 2\ H^2O + Cl^2\ (1)$$

---

(1)   « Bioxyde de manganèse pulvérisé . . . . 100 gr.
Acide chlorhydrique du commerce . . . . 400 gr.

Introduisez le bioxyde dans un matras posé sur un bain de sable; adaptez au col de ce matras un bouchon percé de deux trous qui livreront passage, l'un à un tube en S, et l'autre à un tube recourbé qui se rendra dans un appareil de WOLF composé d'un flacon laveur contenant 100 grammes d'eau environ, et de plusieurs autres flacons semblables communiquant entre eux et remplis aux trois quarts d'eau distillée, dont la température sera aussi rapprochée que possible de $+ 8°$, sans descendre toutefois au-dessous de cette limite. Les tubes destinés à conduire le gaz dans l'eau plongeront assez avant dans le liquide, et la branche du dernier tube se rendra dans une éprouvette contenant de la lessive des savonniers étendue de son volume d'eau.

L'appareil étant ainsi disposé, versez dans le matras, au moyen du tube en S, un tiers environ de l'acide chlorhydrique; le gaz se dégagera même à froid. Chauffez modérément pour rendre le dégagement plus prompt, et ajoutez de nouvelles portions d'acide, à mesure qu'il se ralentira. Le chlore gazeux traversera l'eau du premier flacon, s'y débarrassera des matières étrangères qui pourraient l'accompagner, et

2° Quand on retire le chlore des chlorures, c'est ordinairement au chlorure sodique que l'on s'adresse (1).

On met en liberté l'acide chlorhydrique du chlorure au moyen de l'acide sulfurique : cet acide chlorhydrique réagit ensuite sur le bioxyde de manganèse.

La réaction peut être représentée par l'équation suivante :

$$2\ NaCl + SO^4H^2 = 2\ HCl + SO^4Na^2$$
$$MnO^2 + 4HCl = MnCl^2 + 2\ H^2O + Cl^2$$

---

passera ensuite dans l'eau des autres flacons, qu'il saturera successivement. Enfin la solution alcaline absorbera le gaz excédant, dont les émanations seraient dangereuses à respirer. » Codex, 1884.

Quand on veut préparer le chlore à l'état gazeux, on met, après le flacon laveur, une éprouvette remplie de chlorure de calcium destiné à dessécher le gaz; de là, un

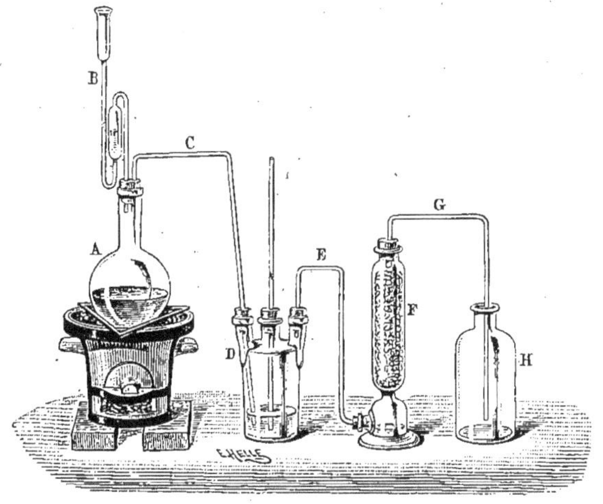

Fig. 321. — Préparation du chlore sec.

tube le conduit au fond d'un flacon ordinaire, qui peut se boucher à l'émeri; en raison de sa grande densité, le chlore déplace rapidement l'air et remplit le flacon (fig. 321) : on le reçoit quelquefois sur l'eau salée.

(1) On utilise les mêmes appareils que dans la méthode précédente.

Pour faire la *fumigation guytonnienne*, le Codex de 1884 donne la formule suivante :

« Chlorure de sodium pulvérisé . . . . 250 grammes
Bioxyde de manganèse . . . . 100 —
Acide sulfurique du commerce . . . . 200 —
Eau commune . . . . 200 —

Mêlez avec soin le chlorure de sodium et le bioxyde de manganèse ; délayez le

3° Dans les laboratoires, on obtient quelquefois un dégagement de chlore dans les appareils à dégagement continu(voy. page 53) en attaquant par un acide dilué des boulettes faites en délayant avec un peu d'eau, du chlorure de chaux et du plâtre.

4° Dans l'industrie, on opère comme dans les laboratoires, mais on remplace les ballons par des touries en grès que l'on chauffe au bain de sable.

Quand on opère encore plus en grand, on emploie de grands bassins cylindriques en pierre de Volvic ayant 2 mètres de haut, et 1 mètre de diamètre ; on les chauffe par injection de vapeur d'eau.

5° Dans les procédés 1 et 2, la moitié du chlore de l'acide chlorhydrique ou du chlorure de sodium reste à l'état de chlorure de manganèse : diverses industries fournissent en abondance des chlorures de calcium, de magnésium, etc. Divers procédés ont été proposés pour retirer le chlore de ces chlorures ; tels sont ceux de WELDON, de SOLWAY etc.; nous ne saurions en parler ici.

6° DEACON, fabricant anglais, a donné le procédé suivant pour la fabrication en grand du chlore.

On fait passer un courant de gaz chlorhydrique sur des fragments poreux d'argile imprégnés de sulfate de cuivre et chauffés à 500° ; le chlore qui se produit est débarrassé de l'acide chlorhydrique qu'il entraîne, desséché et utilisé. La théorie de ce procédé est mal connue ; on suppose que dans un premier temps, il se forme du chlorure cuivrique et de l'acide sulfurique ; dans une seconde phase, au contact de l'oxygène de l'air, il se formerait du sulfate de cuivre, de l'eau et du chlore.

$$SO^4Cu'' + 2\ HCl = Cu''Cl^2 + SO^4H^2$$
$$CuCl^2 + O + SO^4H^2 = SO^4Cu'' + H^2O + 2\ Cl$$

7° Dans ces dernières années, l'industrie a beaucoup appelé l'électricité à son aide. GREENWOOD électrolyse une solution concentrée de chlorure de sodium et obtient par son procédé une solution de chlore. BEKETOF électrolyse le chlorure de sodium fondu vers 500° et obtient ainsi du chlore et du sodium.

PROPRIÉTÉS PHYSIQUES. — Le chlore est un gaz jaune verdâtre, d'une odeur très désagréable. Sa densité à 0° est 2,45 ; elle est maximum à 20°, soit 2,48. Un litre à 0° pèse 3^{gr},173. « A la température de + 20° et à la pression de

---

mélange avec la quantité d'eau prescrite, et dans un vase en terre que vous placerez sur un réchaud, ajoutez ensuite de l'acide sulfurique ; le dégagement de chlore commencera aussitôt.

En employant les doses des substances ci-dessus indiquées, la quantité de chlore dégagée sera suffisante pour une pièce d'environ 100 mètres cubes de capacité. »

Quand on utilise ce second procédé de préparation du chlore dans les laboratoires il faut employer du sel marin décrépité ; sans cette précaution, il se produirait un boursouflement qui ferait déborder le mélange du ballon dans lequel on opère.

760 millimètres, la quantité de chlore dissous s'élève à 2 vol. 156 pour 1 volume d'eau, ou à 1/148 du poids de l'eau. La quantité de matière indiquée dans la formule serait capable de saturer 30 000 parties d'eau. » Codex.

Le maximum de solubilité du chlore dans l'eau a lieu à 8° : l'eau en dissout alors 3 vol.7 : si on refroidit à 0°, cette solution, il se dépose des cristaux d'un hydrate de chlore renfermant 0,28 de Cl et 0,72 d'eau, ce qui leur donne la formule $Cl^2, 10H^2O$. Cet hydrate sert à opérer la liquéfaction du chlore au moyen du tube de Faraday (voy. p. 58). D'après Maumené, il existerait 3 hydrates de chlore $Cl^2, 4H^2O$ — $Cl^2, 12H^2O$ et $Cl^6, 20H^2O$.

Le chlore se liquéfie à + 15° sous une pression de 5 atmosphères.

Propriétés chimiques. — Le corps pour lequel le chlore a le plus d'affinité est l'hydrogène. Si l'on mélange dans un récipient en verre des volumes égaux de ces deux gaz et qu'on expose le mélange à l'action directe de la lumière solaire, une violente explosion se produit et il y a production d'acide chlorhydrique. La flamme d'une bougie et l'étincelle électrique déterminent également la combinaison instantanée du chlore et de l'hydrogène. A la lumière diffuse, la combinaison se produit encore, mais lentement et sans détonation ; dans l'obscurité le mélange peut se conserver indéfiniment.

Du chlore humide préalablement exposé au soleil réagit sur l'hydrogène même dans l'obscurité, parce qu'il y a eu formation de composés oxygénés du chlore.

L'oxygène ne se combine qu'indirectement avec le chlore.

Le chlore se combine très énergiquement avec la plupart des métalloïdes ; en projetant dans un flacon contenant du chlore, de l'arsenic ou de l'antimoine récemment pulvérisés, la combinaison se fait avec incandescence.

Le carbone cependant n'a aucune tendance à se combiner avec le chlore, même indirectement.

Le chlore se combine également avec les métaux et souvent avec énergie.

Avec l'eau, le chlore donne plusieurs hydrates. « La solution aqueuse de chlore doit être conservée dans des flacons bien bouchés et entourés de papier noir. Ces flacons doivent être placés dans un lieu frais et autant que possible, inaccessible à la lumière. » Codex. Le chlore, en effet, décompose l'eau, non seulement au rouge mais même à la température ordinaire, sous l'influence de la radiation solaire. Dans ce cas, il se forme de l'acide chlorhydrique et de l'acide hypochloreux.

$$2\ Cl + H^2O = HCl + ClOH$$

Quand l'eau renferme des corps oxydables, l'oxydation se fait rapidement ;
l'équation devient alors :

$$4 \; Cl + 2 \; H^2O = 4 \; HCl + O^2$$

Le chlore détruit les matières colorantes végétales ; tantôt il s'empare de
leur hydrogène, forme de l'acide chlorhydrique, prend la place de l'hydrogène,
fournit des produits nouveaux qu'on désigne sous le nom de produits de
substitution, tantôt il agit simplement comme oxydant. Quand on pousse son
action un peu trop loin, il détruit presque complètement les substances organiques.

D'une manière générale, on peut dire que le chlore est très avide d'hydrogène et que c'est un agent énergique de chloruration et d'oxydation.

CARACTÈRES. — 1° Le chlore est un gaz absorbable par une solution de potasse ;
il n'est pas inflammable, il ne fume pas à l'air ;

2° Il est facilement reconnaissable à son odeur et à sa couleur : de plus
il fait passer les sels ferreux à l'état de sels ferriques ; il met en liberté
l'iode de l'iodure de potassium ; il décolore les matières colorantes végétales ;

3° On prend une solution de diphénylamine dans l'acide sulfurique concentré que l'on verse doucement sur les parois du vase contenant le liquide
à examiner ; s'il ne se manifeste pas de coloration bleue, ni immédiatement,
ni au bout de quelques minutes, on ajoute une nouvelle quantité d'acide
sulfurique pur ; la présence de la moindre trace de chlore est indiquée par
une zone bleue au contact des deux liquides.

Une solution de naphtol dans l'acide sulfurique conduirait au même but,
et permettrait aussi de déceler l'acide azotique. Avec cet acide la zone colorée
est d'un rouge brun (HAGER).

4° Dans l'atmosphère qui contient du chlore, on plonge une baguette de verre
imbibée de lessive de soude, laquelle passe ainsi partiellement à l'état d'hypochlorite : on met ensuite cette baguette en contact avec un peu d'une solution saturée d'aniline, qui prend une coloration violette ou rouge violacé en
présence des hypochlorites ; si on ajoute à chaud un volume double d'eau
saturée de phénol, on obtient une coloration bleue (DENIGÈS).

5° On porte à l'ébullition quelques centimètres cubes du réactif de DENIGÈS
(phénol 40 grammes, aniline 5 C.C. pour 1 litre d'eau) ; on y plonge la baguette
préparée comme précédemment, et on obtient immédiatement une belle coloration bleue.

La coloration bleue obtenue dans ces deux réactions est très stable ; elle
passe au rouge sous l'influence des acides et redevient bleue par l'addition
d'une quantité suffisante d'alcali.

La seconde réaction, plus encore que la première, est indépendante des
petites quantités de brome qui peuvent se trouver avec le chlore.

Dosage. — Le chlore libre peut être absorbé par une solution alcaline que l'on titrera par des procédés chlorométriques décrits à propos de l'acide hypochloreux. L'absorption peut également être faite par une solution d'iodure de potassium ; on titre l'iode mis en liberté.

Réactif. — Dans les laboratoires, le chlore est très souvent employé soit pour des préparations, soit comme agent oxydant, soit pour la recherche du brome, de l'iode, soit pour la destruction des substances organiques, etc.

Usages. — Le chlore est très employé comme décolorant et comme désinfectant; il sert au blanchiment des toiles, de la pâte à papier, à la fabrication des hypochlorites, de l'eau de Javelle, etc.

Usages médicaux. — Le chlore mis en contact avec la peau ou avec les muqueuses est un irritant des plus énergiques ; il est impropre à la respiration ; il tue avec une grande rapidité ; on prétend que dans les ateliers où l'on en dégage beaucoup, les ouvriers finissent par n'en plus être incommodés; les fonctions s'exécutent même chez eux avec une parfaite régularité : la seule chose que l'on remarque, c'est qu'ils maigrissent d'abord et ne peuvent ensuite reprendre de l'embonpoint.

On peut administrer à l'intérieur de 20 à 30 gouttes d'eau chlorée diluées dans 100 à 125 grammes de liquide; une dose plus élevée occasionne des vomissements et des coliques. On l'a employée sans beaucoup de succès contre les affections syphilitiques; on s'en est servi d'une manière plus avantageuse pour laver la surface du corps des malades atteints de variole confluente, à l'époque de la maladie où le pus commence à prendre de la fétidité ; en injections, dans les foyers des vastes abcès qui entretiennent une fièvre de résorption ; dans l'utérus, lorsque le placenta ou une masse quelconque se putréfie dans la cavité de cet organe ; pour détruire l'odeur du pus, de l'ozène, pour déterger et stimuler les plaies atteintes de pourriture d'hôpital, etc.

Toxicologie. — Le chlore occasionne assez rarement la mort; il produit des éternuements, de la toux; il augmente la sécrétion des mucosités qui deviennent même sanguinolentes; il peut produire des laryngites, des bronchites et même des pneumonies; quand on a respiré du chlore, il est bon de boire du lait, de l'eau albumineuse, des boissons émollientes, etc. La toux sera moins douloureuse après quelques inhalations d'éther ou de chloroforme.

ACIDE CHLORHYDRIQUE

$$HCl = 36,5 \quad \begin{array}{l} H = 1 = 2,74 = 1 \text{ vol.} \\ Cl = 35,5 = 97,26 = 1 \text{ vol.} \\ \hline 36,5 \quad\quad 100,00 \quad 2 \text{ vol.} \end{array}$$

SYNONYMIE. — Esprit de sel, acide muriatique, acide hydrochlorique.

HISTORIQUE. — Il était connu des anciens chimistes : Basile VALENTIN l'a décrit sous plusieurs noms : au commencement de ce siècle, il a été étudié par GAY-LUSSAC, THÉNARD, DAVY.

ÉTAT NATUREL. — L'acide chlorhydrique est un acide trop énergique pour être très répandu à l'état de liberté dans la nature ; cependant on le trouve avec l'acide sulfurique dans l'eau du Rio Vinagre.

PRÉPARATION. — Pour préparer l'acide chlorhydrique on décompose une molécule de chlorure de sodium par une molécule d'acide sulfurique (1).

$$NaCl + SO^4H^2 = SO^4HNa + HCl$$

---

(1)   « Chlorure de sodium purifié et décrépité . . . . . 1500 gr.
        Acide sulfurique officinal. . . . . 2500 gr.
        Eau distillée . . . . 800 gr.

Introduisez le sel dans un grand matras (fig. 322) que vous placerez sur un bain de sable, et au col duquel vous adapterez deux tubes, l'un courbé en S et évasé en forme d'entonnoir à sa partie supérieure, l'autre recourbé en siphon et communiquant avec un appareil de WOLF composé d'un flacon dit de lavage contenant 100 grammes d'eau environ, et de trois flacons dans chacun desquels il y aura 600 grammes d'eau distillée. Ces flacons ne devront être remplis qu'aux deux tiers au plus, en raison de l'augmentation de volume que le liquide éprouve à mesure qu'il se sature ; les trois derniers devront être placés séparément dans de petites terrines en grès, et entourés d'eau que vous maintiendrez froide pendant tout le temps de l'opération. Les tubes destinés à conduire le gaz dans l'eau plongeront à peine dans ce liquide.

L'appareil étant ainsi disposé, mélangez l'eau et l'acide sulfurique dans une capsule en porcelaine ; versez peu à peu le mélange dans le matras ; chauffez ensuite modérément le bain de sable, et augmentez le feu par degrés jusqu'à ce que tout dégagement ait cessé. L'eau du premier flacon se saturera de gaz et prendra une couleur jaunâtre ; celle du second et du troisième flacon se convertira en une solution d'acide chlorhydrique très pure et incolore, dont le mélange devra marquer 1,171 au densimètre, à la température de + 15°. Le quatrième flacon renfermera une solution beaucoup plus faible que vous emploierez au lieu d'eau pure dans une opération ultérieure.

Les quantités de matières indiquées dans la formule peuvent dégager environ 572 litres de gaz et saturer plus d'un litre d'eau. L'acide chlorhydrique ainsi obtenu

L'acide sulfurique étant bibasique pourrait décomposer deux molécules de chlorure de sodium ; on n'en emploie qu'une seule, pour que la réaction se fasse plus facilement et sans chauffer beaucoup.

Dans l'industrie, l'opération s'exécute d'après les mêmes principes, mais se fait dans des grands cylindres de fonte ou dans des fours particuliers (*bastringues*) ; les flacons de WOLF sont remplacés par des bonbonnes spéciales ou des tours analogues à celles de GLOVER ou de GAY-LUSSAC (p. 320).

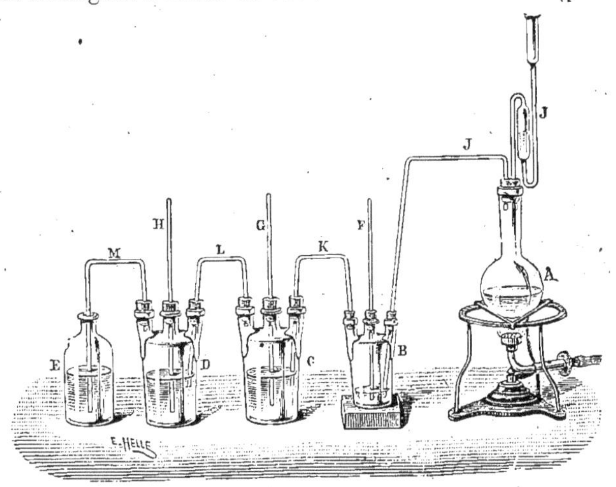

Fig. 322. — Solution de HCl.

PURIFICATION. — Quand on veut de l'acide chlorhydrique pur, le plus simple est de le préparer directement et d'avoir recours au procédé du Codex ; cependant si on tenait à purifier l'acide du commerce, on opérerait de la façon suivante.

L'acide chlorhydrique du commerce renferme ordinairement :

1° De l'anhydride sulfureux provenant de la réduction de l'acide sulfurique par les matières organiques contenues dans le chlorure de sodium dénaturé pour être exempt de droits ;

2° De l'acide sulfurique entraîné ;

3° Du chlorure ferrique provenant de l'action de l'acide chlorhydrique sur les cornues ;

4° De l'arsenic provenant de ce que l'acide sulfurique employé était lui-même arsenical.

On fait passer l'anhydride sulfureux à l'état d'acide sulfurique, en ajoutant du bioxyde de manganèse : il se dégage du chlore, corps oxydant. On se

---

et à cet état de concentration renferme 34,4 pour 100 d'acide chlorhydrique gazeux. » Codex, 1884.

Si on désirait obtenir l'acide chlorhydrique à l'état gazeux, il suffirait de le recevoir dans une éprouvette sur la cuve à mercure.

débarrasse de l'acide sulfurique par addition de chlorure de baryum : on décante : on ajoute un peu d'étain : il est attaqué par l'acide chlorhydrique ; une partie de l'arsenic se dégage à l'état d'hydrogène arsénié : l'autre partie passe à l'état d'arséniure d'étain insoluble : on décante et on distille : on se débarrasse ainsi de diverses impuretés et du chlorure ferrique.

Souvent on emploie un procédé qui consiste à verser petit à petit 2 parties d'acide sulfurique monohydraté dans une partie d'acide chlorhydrique du commerce. Sous l'influence de la chaleur et de l'avidité de l'acide sulfurique pour l'eau, le gaz chlorhydrique se dégage, passe dans un flacon laveur et se dissout dans une série de flacons de Wolf.

Propriétés physiques. — L'acide chlorhydrique est un gaz incolore, d'une odeur piquante, d'une saveur acide. Sa densité à 0° et sous la pression de 760^{mm} est de 1,26. Un litre pèse 1^{gr},631. Il fume à l'air, parce qu'il absorbe l'humidité atmosphérique, et forme un hydrate qui se condense, sa tension de vapeur étant assez faible.

A 0°, l'eau en dissout 503 fois son volume ; cette solution se fait avec une telle énergie que souvent le flacon dans lequel on fait cette opération est brisé : le gaz ammoniac est beaucoup plus soluble dans l'eau et cependant sa solution s'effectue plus lentement ; cela tient à ce que dans le premier cas, les phénomènes de combinaison occupent une grande place.

Le gaz chlorhydrique a pu être liquéfié par une pression de 40 atmosphères ou un froid de — 80°.

Une température de 1000-1200° dissocie le gaz chlorhydrique. L'électricité le décompose également en partie.

Propriétés chimiques. — Parmi les métalloïdes, l'acide chlorhydrique n'attaque que le silicium ; il attaque au contraire un assez grand nombre de métaux.

L'acide chlorhydrique paraît former avec l'eau plusieurs hydrates $HCl,3H^2O$, — $HCl,4H^2O$, — $HCl,6H^2O$, — $HCl,8H^2O$: en réalité, il existe un grand nombre d'hydrates de composition variable suivant la température et la pression ; à la pression normale de 760^{mm}, à la température de 110°, il passe à la distillation un hydrate ayant pour formule $HCl,8H^2O$ et contenant 0,2024 d'HCl.

Kolb a dressé une table donnant la richesse des solutions de cet acide (1).

(1)

DENSITÉ A 15°	HCl	DENSITÉ A 15°	HCl	DENSITÉ A 15°	HCl
1 010,3	2,22	1 104,8	20,91	1 184,4	36,63
1 018,9	3,80	1 119,6	23,72	1 193,8	38,67
1 031,0	6,26	1 130,8	25,96	1 202,1	40,51
1 055,7	11,02	1 150,4	29,72	1 207,4	41,72
1 075,2	15,20	1 158,8	31,50	1 212,4	43,09
1 094,2	18,67	1 173,0	34,24		

L'acide chlorhydrique agit assez énergiquement sur diverses substances organiques.

Caractères. — L'acide chlorhydrique précipite en blanc par l'azotate d'argent : ce précipité est blanc, caillebotté, soluble dans l'ammoniaque, les hyposulfites, les chlorures et cyanures alcalins, *insoluble dans l'acide azotique bouillant et très altérable à la lumière.*

Chauffé avec le bioxyde de manganèse, il donne du chlore. Nous avons déjà vu les diverses manières d'identifier le chlore.

Avec l'acide azotique, il donne de l'eau régale qui dissout l'or.

Signalons encore divers réactifs qui ont été proposés pour la recherche de l'acide chlorhydrique libre dans le suc gastrique.

La tropœoline et le rouge de Congo servent à définir si l'acidité d'une liqueur est due à un acide libre ou à des sels acides.

Les solutions saturées (aqueuses ou alcooliques) de tropœoline présentent une couleur rouge jaune foncé que les acides libres (0,025 p. 100) font passer au brun foncé et les sels acides au jaune paille.

La solution de rouge du Congo est rouge brun. L'addition d'un acide libre la fait virer au bleu ciel ; les sels acides sont sans influence sur elle. Cette réaction paraît être plus sensible que la précédente pour la recherche des acides libres.

Le violet de méthyle et le vert malachite servent à caractériser la nature de l'acide libre lorsque les réactifs précédents en indiquent l'existence.

Le violet de méthyle, en solution aqueuse étendue, communique à cette solution une couleur violette franche. L'addition d'un acide minéral (notamment HCl) fait virer cette couleur au bleu ciel ou au bleu vert suivant la quantité d'acide libre ajoutée.

Le vert de malachite, dont les solutions sont vert foncé, prend une teinte vert mousse, sous l'influence d'HCl. Cette réaction, d'après Ewald, serait moins sensible que la précédente.

Le docteur Jolles a préconisé le vert brillant, et la teinte serait même suffisante pour indiquer la dose approximative.

Quelques gouttes de réactif de Gunzburg, mélangées avec un liquide renfermant de l'acide chlorhydrique libre, développent, lorsque l'on chauffe doucement le mélange au bain-marie, une magnifique coloration rouge pourpre.

D'après le Dr Faucher, cette réaction n'est pas spéciale à l'acide chlorhydrique ; elle appartient à tous les acides minéraux : elle n'est pas produite par les acides organiques ; elle est fournie par le phosphate de soude à réaction alcaline, le phosphate tricalcique et l'hydrogène sulfuré. Germain Sée a nié ces faits, disant qu'on avait cuit la phloroglucine, au lieu d'agir par un échauffement graduel.

D'après Constantin Paul, l'albumine en cuisant prend une réaction très alcaline qui produit, avec le réactif de Gunzburg, une coloration rouge orangé qui peut parfaitement être confondue avec la coloration produite par un acide minéral.

A 2 ou 3 gouttes de réactif de Boas (résorcine 1, sucre 3, alcool dilué 100), on ajoute 5 à 6 gouttes de liquide à essayer; on évapore doucement dans une capsule de porcelaine. Le résidu prend à chaud une belle coloration rose ou rouge vif, lorsque le liquide renferme de l'acide chlorhydrique libre : cette coloration disparaît rapidement par refroidissement. Ce réactif serait impressionné par des solutions d'HCl, à partir de 0,05 p. 1000.

Le réactif proposé par UFFELMANN est un mélange de perchlorure de fer liquide (une goutte), acide phénique ($0^{gr},40$) et eau (100 grammes), qui est décoloré par l'acide chlorhydrique, tandis qu'il forme un trouble de couleur jaunâtre avec l'acide lactique et prend une teinte laiteuse avec l'acide butyrique. Toutefois, ces réactions n'offrent pas un caractère suffisamment tranché, car on n'arrive pas à distinguer de petites quantités d'acide chlorhydrique dans un liquide où les autres acides prédominent.

En solution dans l'alcool amylique, l'airelle décèle l'acide chlorhydrique dans un liquide qui n'en renferme que 0,24 p. 1000. Le mieux est de préparer avec la solution amylique un papier réactif. De gris bleu, la couleur de ce papier devient rose par l'acide chlorhydrique. Les acides organiques donnent également une coloration rose, mais cette coloration présente ce signe distinctif important qu'elle disparaît facilement par l'éther. La matière colorante de la mauve se comporte comme celle de l'airelle (UFFELMANN).

D'après POPOW, aucune des solutions proposées pour déceler la présence de l'acide chlorhydrique dans le suc gastrique ne suffit, même pour des recherches cliniques, et n'ont aucun avantage sur les solutions de tournesol ou de phtaléine.

Le procédé de RICHET est très élégant et mérite d'être cité comme type de méthode. Le suc gastrique est agité avec de l'éther : l'eau d'une part et l'éther d'autre part se partagent l'acide suivant un rapport constant et caractéristique pour chaque acide en particulier. C'est cette constante qu'on désigne sous le nom de *coefficient de partage*. Pour déterminer la valeur numérique du coefficient, on fait le dosage acidimétrique du liquide aqueux et du liquide éthéré et on compare ces deux résultats. La valeur du coefficient, trouvé par M. RICHET, chez l'homme, étant très élevé, l'auteur en a conclu que l'acide du suc gastrique devait être un acide minéral dont la solubilité dans l'éther est, en général, très faible. D'autre part, on sait qu'un acétate alcalin mis en présence d'un acide minéral libre (en l'espèce, l'acide chlorhydrique) perd son acide acétique avec formation d'un chlorure alcalin. Le coefficient de partage primitif très élevé de l'HCl est alors remplacé par le coefficient de l'acide acétique. Comme on ne trouve pas d'autre acide minéral dans le suc gastrique et qu'on y trouve beaucoup de chlore, on en déduit la présence de l'acide chlorhydrique. Notons qu'ici nous exposons la méthode de RICHET et non les résultats obtenus. En fait, il n'existe normalement dans le suc gastrique qu'une petite quantité d'acide chlorhydrique libre, la majeure partie est combinée avec des radicaux amidés.

DOSAGE. — 1° Quand on a un acide pur, on peut connaître sa richesse en prenant sa densité. Nous avons donné une table à cet effet (p. 349) ;

2° On peut avoir recours à un procédé acidimétrique (1) ;

3° On le précipite à l'état de chlorure d'argent. C'est là le procédé classique (2) ;

4° On peut neutraliser l'acide par du carbonate sodique, l'additionner d'une ou deux gouttes de chromate potassique et titrer avec la liqueur normale, ou décime d'azotate d'argent, jusqu'à ce que le précipité devienne rouge. Tout le chlore est précipité à l'état de chlorure d'argent blanc, avant que le chromate ne donne un précipité rouge de chromate d'argent (3).

---

(1) *Matériel.* — Celui nécessaire à un dosage acidimétrique. (Voy. p. 324.)

Réactifs. — Idem.

MODE OPÉRATOIRE. — Prenez 36^{gr},5 de l'acide à titrer ; ajoutez eau q. s. pour faire 1 000 C.C.

Prenez 10 C.C. de cette liqueur : ajoutez 1 ou 2 gouttes de teinture de tournesol ou de solution de phtaléine et au moyen de la burette graduée, ajoutez la liqueur normale alcaline jusqu'à changement de teinte.

La lecture de la burette donne en centièmes la richesse de l'acide chlorhydrique essayé.

(2) MODE OPÉRATOIRE. — Un volume ou un poids connu de la liqueur contenant l'acide chlorhydrique à doser est introduit dans un vase à précipité ; on ajoute un excès d'azotate d'argent puis un peu d'acide azotique ; on chauffe légèrement vers 70° et on agite : la liqueur s'éclaircit rapidement ; on verse le liquide clair surnageant sur un petit filtre, puis on y fait arriver tout le chlorure d'argent avec de l'eau chaude additionnée d'un peu d'acide azotique ; on lave d'abord avec de l'eau acidulée par de l'acide azotique, puis avec de l'eau chaude pure ; on sèche bien, on fait tomber aussi complètement que possible le contenu du filtre sur un verre de montre ; on incinère le filtre dans un creuset de platine pas trop grand et pesé ; comme les cendres renferment toujours un peu d'argent métallique, on les traite à chaud par un peu d'acide azotique ; on ajoute quelques gouttes d'acide chlorhydrique ; on évapore à siccité avec précaution ; on verse alors dans le creuset tout le chlorure d'argent, en employant un pinceau fin pour détacher les dernières parcelles : on chauffe avec précaution jusqu'à ce que la fusion commence sur les bords : on laisse refroidir et on pèse.

Tant que le chlorure d'argent n'est pas pesé, il faut éviter l'action de la lumière qui le réduit partiellement.

Multiplicateurs. — Le poids de chlorure d'argent trouvé multiplié par

0,24730	donne le poids de chlore correspondant	
0,2544	—	— d'acide chlorhydrique correspondant
0,7526	—	— l'argent métallique
1,1846	—	— l'azotate d'argent

Pour retirer la masse fondue du creuset, sans altérer celui-ci, on place un petit morceau de fer ou de zinc sur ce chlorure d'argent, on y verse un peu d'acide sulfurique étendu ou d'acide chlorhydrique. La réduction terminée, le creuset peut se nettoyer facilement.

(3) *Matériel.* — Pipette de 10 C.C.

Parlons maintenant de quelques procédés qui ont été spécialement proposés pour le dosage de l'acide chlorhydrique libre dans le suc gastrique.

Procédé Sjoqvist (1). — Ce procédé repose sur ce fait que les chlorures sont sans action à chaud sur le carbonate de baryte, tandis que l'acide chlorhydrique libre donne du chlorure de baryum. Ce procédé a été modifié très légèrement par Jacksa. Cet auteur ajoute juste la quantité de carbonate de baryte nécessaire pour obtenir la neutralité de la liqueur au tournesol.

Le procédé de Cahn et Mehring est basé sur cette idée que l'acide chlorhydrique libre passe à la distillation. En l'espèce, ce procédé est sujet à de très nombreuses critiques.

Le procédé de Léo repose sur ce principe que le carbonate calcique :

1° Fait disparaître la réaction acide, sur le tournesol, d'une liqueur qui ne contient que des acides libres ;

2° La diminue si elle contient à la fois des acides libres et des sels acides ;

3° Ne la modifie pas lorsqu'il n'y a que des sels acides, parce que le carbonate calcique ne réagit pas sur les sels acides, ou du moins sur ceux qui peuvent être contenus dans le suc gastrique (phosphates monosodique ou potassique) (2).

Burette graduée par 1/10e de C.C.

Flacon à l'émeri à large ouverture de 90 C.C.

Réactifs. — Solution normale décime d'azotate d'argent (16^{gr},997 par litre).

Solution à 1/10 de chromate potassique.

Mode opératoire. — Neutralisez exactement par du carbonate sodique la liqueur dans laquelle vous voulez doser l'acide chlorhydrique ; prenez-en un volume connu, 10 C.C. par exemple, ajoutez deux gouttes de chromate et enfin, au moyen de la burette graduée, la liqueur argentique, jusqu'à ce que vous obteniez un précipité rouge persistant.

Chaque C.C. de liqueur argentique correspond à 0^{gr},00365 d'acide chlorhydrique.

(1) On évapore lentement et au B.-M. jusqu'à siccité 10 C.C. de suc gastrique, additionné d'un léger excès de carbonate de baryte pur ; les acides libres sont transformés en sels barytiques correspondants ; on calcine : les acides organiques donnent du carbonate de baryte, tandis que le chlorure de baryum reste inaltéré ; on reprend les cendres par l'eau bouillante ; on filtre, on lave le résidu avec de l'eau bouillante de façon à obtenir 50 C.C. de liqueur : cette liqueur contient exclusivement comme sel de baryte le chlorure de baryum provenant de l'acide chlorhydrique libre du suc gastrique ; on n'a plus qu'à doser la baryte contenue dans ladite liqueur. Pour cela, on l'additionne d'un tiers ou d'un quart de son volume d'alcool, de 3 à 4 C.C. d'une solution contenant 10/100 d'acide acétique et 10 p. 100 d'acétate de soude et on précipite la baryte par une solution de bichromate de potasse titrée préalablement à l'aide d'une solution de chlorure de baryum contenant 12^{gr},20 de ce sel par litre d'eau. On reconnait la fin de l'opération en se servant comme indicateur du papier à la tétra-méthyl-paraphénylènediamine qui vire au bleu avec le plus léger excès de bichromate.

(2) On traite le suc gastrique par l'éther pour enlever les acides organiques ; puis on prend le titre acidimétrique du résidu aqueux. D'après Léo, ce titre représente l'acidité due aux phosphates acides et à l'acide chlorhydrique libre.

A une nouvelle portion de suc stomacal, débarrassé des acides organiques, on ajou-

Le procédé de JOLLES s'appuie sur ce que les solutions d'éosine neutres, alcalines ou acides par les acides organiques sont fluorescentes et présentent un spectre d'absorption formé de deux bandes dans le vert bleu ; fluorescence et spectre disparaissent en présence d'une petite quantité d'un acide minéral libre. La méthode se réduit donc à un dosage acidimétrique, en employant comme indicateur une solution d'éosine et en observant au spectroscope la fin de la réaction acide.

Procédé WINTER *et* HAYEM. — *Théorie :*

a. En calcinant le suc gastrique en présence d'un excès de carbonate sodique, et en dosant le chlore, on a le chlore total.

b. En desséchant 5 C.C. de suc gastrique à 100° pendant une heure, ajoutant alors un excès de carbonate sodique, calcinant et dosant, on a le chlore qui était et à l'état de chlorure métallique et à l'état de combinaison avec des radicaux amidés.

c. En desséchant le suc gastrique et le calcinant sans aucune addition, et dosant, on obtient le chlore, qui était à l'état de chlorures.

Par différence entre *b* et *c* (*b — c*), on obtient le chlore en combinaison avec les radicaux amidés.

Par différence entre *a* et *b* (*a — b*), on a le chlore, qui était à l'état d'acide chlorhydrique libre (1).

---

tera du carbonate de chaux, et on dosera à nouveau l'acidité. La différence constatée entre les deux dosages acidimétriques donnera le chiffre de l'acide chlorhydrique libre.

Ce procédé élégant présente d'assez nombreuses causes d'erreur dues soit au mode opératoire lui-même, soit même à ses principes ; il ne tient pas compte de l'acidité des combinaisons amidées de l'acide chlorhydrique. Au reste il ne donne pas de résultats concordants avec le procédé HAYEM et WINTER.

(1) « On prélève sur le liquide stomacal filtré, 3 fois 5 C.C. que l'on distribue dans 3 capsules *a*, *b* et *c*. Dans la capsule *a*, on verse un excès de carbonate de soude. On porte à l'étuve à 100° ou au B.-M. les trois capsules ainsi préparées. Après dessiccation, on porte *a* progressivement et avec précaution au rouge sombre naissant, en évitant les projections et en ne dépassant pas cette température. Pour hâter la destruction des matières organiques, et pour diminuer l'action de la chaleur, on agite fréquemment avec une baguette de verre. On cesse de chauffer dès que la masse, ne présentant plus de points en ignition, devient pâteuse par un commencement de fusion du carbonate sodique.

L'opération ne doit durer que quelques minutes et la calcination être juste suffisante pour fournir une solution incolore. Après refroidissement, on ajoute de l'eau distillée, et un léger excès d'acide azotique pur : on fait bouillir pour chasser l'excès d'acide carbonique ; on ramène alors la solution à la neutralité, ou même à une très légère alcalinité par addition de carbonate de chaux ou de carbonate sodique pur. En se servant de carbonate de soude, on est averti que cette dernière limite est atteinte par une abondante précipitation à chaud des sels calcaires entraînant tout le charbon.

Après filtration sur papier Berzelius et lavage du résidu à l'eau bouillante, on

ALTÉRATIONS. FALSIFICATIONS. ESSAI. — L'acide chlorhydrique peut être altéré par les acides sulfurique, sulfureux, azotique, le fer, le plomb, l'étain, le cuivre, l'arsenic, la chaux, l'iode, le brome, le chlore, le sélénium, et falsifié par l'addition de substances salines.

L'acide chlorhydrique pur évaporé à basse température ne doit laisser aucun résidu.

On en prend le titre par un procédé acidimétrique et l'on examine si ce titre correspond à celui indiqué par la densité.

L'acide sulfurique, l'acide azotique, le plomb, l'étain, le cuivre, le fer se reconnaissent en neutralisant presque totalement la liqueur par le carbonate sodique et recherchant les caractères de ces corps.

L'acide sulfureux se reconnaît soit au moyen du permanganate potassique, qu'il décolore, soit par introduction dans un appareil à hydrogène naissant ; il y a formation d'hydrogène sulfuré.

---

réunit toutes les liqueurs et on dose le chlore à l'aide de la solution N/10 de nitrate d'argent, en présence du chromate neutre de potasse.

L'addition, comme il est dit plus haut, d'un très léger excès d'acide azotique, favorise la pénétration et la dislocation du résidu charbonneux. L'addition finale de carbonate de soude en *très léger excès* exalte, sans la gêner, la sensibilité de la réaction indicatrice. En opérant comme il vient d'être dit, et en s'entourant de toutes les précautions nécessaires en pareil cas, on obtient des résultats absolument constants avec un même liquide. La sensibilité de la méthode au chromate d'argent est d'ailleurs extrême.

Le nombre fourni par a et exprimé en acide chlorhydrique représente la totalité du chlore contenu dans le liquide stomacal.

Capsule b). Après une évaporation prolongée à 100°, d'une durée d'une heure après disparition de tout liquide, on y verse un excès de carbonate de soude, on évapore à nouveau, et on achève comme ci-dessus.

Le nombre fourni par b représente tout le chlore, moins celui qui a été chassé par l'évaporation prolongée à 100°, c'est-à-dire moins l'HCl libre : $a - b =$ HCl libre. Par l'évaporation au B.-M. à 100°, on obtient d'ailleurs les mêmes résultats qu'à l'étuve à 110°. Mais si l'on dépasse quelque peu cette dernière température, la masse dégage des fumées blanches et les résultats changent. Aussi, pour avoir des résultats absolument constants, faut-il préférer l'évaporation prolongée à 100°.

Dès que la portion c est desséchée, on la calcine avec ménagement sans aucune addition. En écrasant le charbon, on hâte la fin de l'opération qui, pour être suffisante, n'exige que fort peu de temps. Ici, surtout, toute surélévation de température doit être évitée. On s'arrête dès que le charbon est devenu bien sec et friable. On se sert d'une capsule assez profonde, dont le fond seul est léché par la flamme du bec, et dont la partie supérieure est garantie par une toile métallique. Après refroidissement, on achève comme ci-dessus. Le nombre trouvé représente le chlore des chlorures fixes ; $b - c$ indique par conséquent le chlore perdu pendant la calcination ménagée du résidu, c'est-à-dire le chlore combiné aux matières organiques et à l'ammoniaque. »

L'arsenic se retrouve au moyen de l'appareil de MARSH. On a trouvé jusqu'à 5 grammes d'arsenic par kilogramme d'acide chlorhydrique.

Le chlore peut se rechercher soit au moyen du sulfate d'indigo qu'il décolore, soit au moyen de la diphénylamine. (Voir *Caractères du chlore*, p. 345.)

On retrouve le sélénium au moyen de l'hydrogène sulfuré.

RÉACTIF. — Il est très fréquemment employé dans les laboratoires pour différentes préparations, comme agent dissolvant, etc. ; en toxicologie, on l'emploie pour la destruction des substances organiques.

On en fait une liqueur N et N/10 acide.

USAGES. — L'acide chlorhydrique sert à préparer le chlore, les chlorates, chlorures, hypochlorites, l'eau régale, la gélatine, les colles fortes, le cirage anglais, quelques mélanges réfrigérants ; il sert au décapage, à l'étamage et au zincage des métaux ; pour nettoyer les murailles, les marbres, enlever les incrustations des tuyaux de conduite, bouilleurs, chaudières, etc.

USAGES MÉDICAUX. — L'acide chlorhydrique est employé en médecine :

Pédiluve chlorhydrique (100 grammes pour 6 kilogrammes) ;

Acide chlorhydrique alcoolisé (1/3) ;

Gargarisme chlorhydrique (2/500) ;

Collutoire (1/2) ;

Potion (10 gouttes pour 125 grammes).

Après le repas d'épreuve d'EWALD, le suc gastrique présente, au point de vue des composés chlorés et de l'acidité totale, la composition suivante (HAYEM) :

DURÉE de la digestion en minutes	CHLORE total T	CHLORE fixe F	ACIDE CHLORHYDRIQUE libre H	CHLORE combiné organique C	ACIDITÉ totale A	$\alpha = \dfrac{A - H}{C}$
30	255	182	0	73	75	1,02
60	321	109	44	168	189	0,86
90	284	164	14	106	126	1,05

Ce tableau nous apprend que la majeure partie de l'acidité du suc gastrique est due à l'acide chlorhydrique combiné aux radicaux amidés et que la presque totalité du reste, est due, le plus souvent, à l'acide chlorhydrique libre.

Employé à l'intérieur en solutions étendues, l'acide chlorhydrique est eupeptique au début et excitateur de l'hématose après sa transformation en chlorures dans le torrent circulatoire. Comme les autres acides, il peut être employé en qualité de tempérant, mais il est surtout utile dans les dyspepsies liées aux affections chroniques fébriles, et notamment à la phthisie pulmonaire.

On a employé l'acide chlorhydrique en gargarismes, en collútoires, dans les ulcères sanieux des gencives, des joues, des amygdales, dans les aphthes, le muguet, en maniluves ou pédiluves dans les engelures et la goutte erratique : on cautérise avec cet acide concentré les surfaces malades dans les stomatites ulcéro-membraneuses ; toutefois, le chlorate de potasse remplace presque complètement aujourd'hui l'acide chlorhydrique dans les affections de ce genre, comme il l'a remplacé dans la stomatite mercurielle.

Dans ces derniers temps, à la suite des travaux de Roux et Yersin, il a été préconisé contre l'angine diphthéritique en potion (1/200) et en badigeonnages.

L'acide chlorhydrique est moins corrosif que l'acide sulfurique et que l'acide azotique. Les eschares qu'il produit sont molles et grisâtres, même lorsqu'il est très concentré.

Toxicologie. — A l'état de vapeur et à la dose de 0,14 p. 1000, les animaux donnent des signes de malaise ; au-dessus de 1,50 p. 1 000, la mort arrive chez les cobayes ; au-dessus de 3,5 p. 1 000 chez le chat et le lapin. Un des symptômes les plus constants est le trouble de la cornée ; celui-ci est d'autant plus prononcé que l'animal a des clignements moins fréquents (Lehmann).

L'acide chlorhydrique liquide a pu donner la mort, à la dose de 15 grammes, à un adulte, dans l'espace de dix-huit heures. Les travaux de Letulle et Vaquez les ont conduits aux conclusions suivantes :

1° L'empoisonnement par l'acide chlorhydrique détermine une gastrite suraiguë, avec prolifération embryonnaire et nécrobioses cellulaires étendues ;

2° L'expérience et la clinique démontrent la fréquence et le danger de la pénétration du liquide caustique dans les voies aériennes, pendant les efforts de régurgitation ou de vomissement qui suivent l'ingestion de ce poison ;

3° Les vomissements doivent être surveillés à cet égard ; ils seraient avantageusement remplacés, au point de vue thérapeutique, par le lavage rapide de l'estomac à l'aide de solutions appropriées ;

4° L'acide chlorhydrique libre n'est pas éliminé par les reins, et on ne retrouve pas d'acide chlorhydrique libre dans l'urine ;

5° Les chlorures sont diminués dans l'urine et augmentés dans le mucus. Les phosphates de l'urine ont considérablement augmenté, ce qui explique la forte acidité de ce liquide ;

6° Les reins n'ont subi aucune altération après des doses de 100 et 200 C.C. d'acide chlorhydrique concentré : on peut donc, à fortiori, admettre que l'acide chlorhydrique donné à dose médicinale est incapable de provoquer des désordres du côté de ces organes.

Traitement. — Lavage de l'estomac avec des solutions alcalines.

Administrer de la magnésie, du bicarbonate de soude, des cendres, de la craie, du savon, etc., délayés dans l'eau.

Recherche. — La recherche de cet acide, quand il est en petite quantité, est très difficile parce que :

1° Cet acide se trouve à l'état normal dans le suc gastrique ;

2° Quand on distille un mélange de substances organiques et d'un peu d'acide chlorhydrique, ce dernier ne passe point à la distillation ;

3° Diverses substances organiques non acides, soumises à la distillation *pyrogénée*, fournissent à la distillation de l'acide chlorhydrique libre.

Voici les divers procédés recommandés par les auteurs :

1° On soumet à la distillation dans une cornue, en s'aidant d'un courant d'air, d'hydrogène ou d'acide carbonique, les matières liquides ou semi-fluides, c'est-à-dire les vomissements et le contenu de l'estomac et de l'intestin. Dans le récipient, on constatera la présence de l'acide chlorhydrique : ce procédé est bon, quand la quantité d'acide est notable.

2° *Procédé* BOUIS. — Après avoir constaté que les matières ne renferment ni acide sulfurique, ni acide azotique libre, on les passe à travers un linge et sur du papier préalablement lavé à l'eau acidulée par l'acide acétique ; on met dans le liquide filtré une lame d'or pesée et l'on ajoute quelques fragments de chlorate de potasse ; on maintient le mélange au bain-marie, pendant deux ou trois heures, et la lame est attaquée s'il y a la moindre trace d'acide chlorhydrique. En pesant de nouveau la lame d'or, on connaîtra sa perte de poids, et par conséquent la quantité d'acide. Ce procédé est fondé sur ce que l'acide chlorhydrique et le chlorate de potasse (ou l'azotate de potasse) donnent une sorte d'eau régale ; avec les chlorures, on n'obtient rien. Ce procédé est trop sensible.

3° *Procédé* ROUSSIN. — On partage les matières en deux parties égales ; les deux sont calcinées, l'une après addition de carbonate sodique ; dans les deux on dose le chlore ; si on en trouve plus dans la partie saturée, c'est qu'il a une provenance étrangère (1).

---

(1) *Procédé* ROUSSIN. — Les organes internes et les produits des vomissements sont divisés en petits fragments et réduits en une bouillie claire que l'on divise en deux parties parfaitement égales. L'une de ces portions est saturée par un grand excès de carbonate de soude exempt de chlorure, et mise à évaporer au bain-marie jusqu'à dessiccation à peu près complète. L'autre portion acide est soumise à la même opération sans saturation préalable. Les deux produits qui en résultent sont calcinés séparément dans deux creusets de porcelaine jusqu'à complète carbonisation. Chaque masse charbonneuse est épuisée par un égal volume d'eau distillée, et les liqueurs qui en résultent soumises à la filtration. Chaque solution est alors fortement acidulée par l'acide azotique pur et additionnée d'un excès d'azotate d'argent. Il se forme

4º On a objecté à ce procédé que, dans la partie non saturée par le carbonate de soude, les acides libres de l'estomac mettaient en liberté un peu du chlore des chlorures et que là se trouvait une cause de diminution dans la proportion de chlorure d'argent.

Nous croyons que cette objection tomberait et que l'opération gagnerait en vitesse et en précision en substituant à ce procédé celui de Hayem et Winter, surtout en y joignant le dosage de l'acidité totale et en comparant les résultats obtenus avec ceux publiés par Hayem tant pour le suc gastrique normal que pour le suc gastrique pathologique.

CHLORURES MÉTALLIQUES

Classification. — Le chlore possède une grande affinité pour les métaux aussi existe-t-il moins de chlorures que d'oxydes et de sulfures.

La classification des chlorures est analogue à celle des oxydes :

1º Chlorures basiques, formule générale MCl (KCl, NaCl) ;
2º   —   acides, formule générale MCl^2 ou MCl^3 ;
3º   —   salins, Ex. : chlorure double de platine et de potassium ;
4º   —   indifférents.

Il existe aussi un certain nombre de chlorhydrates de chlorures.

Etat naturel. — Dans la nature on trouve le chlorure d'argent et le chlorure de sodium ; on trouve en outre en dissolution les chlorures de potassium, d'aluminium, de magnésium, etc.

Préparation. — 1º Action directe du chlore sur les métaux ($SbCl^3$, $SbCl^5$);
2º Action de l'acide chlorhydrique sur le métal ;
3º Action de l'acide chlorhydrique sur un oxyde, un sulfure, un carbonate ;

---

constamment dans ce cas un précipité dans chaque solution, attendu que les liquides alimentaires et les organes renferment des chlorures à l'état normal. Les deux précipités sont séparément recueillis sur de petits filtres de papier Berzelius, lavés jusqu'à épuisement, desséchés, calcinés avec leur filtre dans de petites nacelles de porcelaine, puis finalement pesés à la balance de précision. Si la quantité de chlorure d'argent est sensiblement la même dans les deux cas, l'expert aura la preuve certaine qu'il n'existait pas d'acide chlorhydrique libre dans les organes et les vomissements. Si la portion saturée par le carbonate de soude a fourni une quantité de chlorure d'argent beaucoup plus considérable que la portion non saturée, il sera évident que cet excédent de chlore constaté par l'analyse ne peut être mis sur le compte des chlorures naturels de l'économie et des aliments et qu'il provient d'une source étrangère.

4º Action de l'eau régale sur les métaux ;
5º Action du chlore et du charbon sur un oxyde (Al^2Cl^6) ;
6º Double décomposition par voie sèche ($HgCl^2$) ;
7º Double décomposition par voie humide (Hg^2Cl^2) ;
8º Réduction d'un chlorure supérieur (Cu^2Cl^2).

PROPRIÉTÉS. — En général, les chlorures sont solides ; cependant les chlorures stannique et antimonique sont liquides. Leur couleur est assez variable et dépend quelquefois de l'état d'hydratation (chlorures de nickel et de cobalt).

Presque tous sont fusibles et volatils et ils sont d'autant plus volatils qu'ils sont plus chlorurés ; les anciens exprimaient ces faits en disant que le chlore donne des ailes aux métaux. Toutefois les chlorures aurique et platinique sont décomposés par la chaleur ; et le chlorure cuivrique, ainsi que quelques autres, sont ramenés à un état inférieur de chloruration.

La lumière décompose quelques chlorures (AgCl).

L'électricité les décompose tous.

PROPRIÉTÉS CHIMIQUES. — L'hydrogène réduit presque tous les chlorures.

L'oxygène n'attaque pas les chlorures des métaux précieux, ni ceux des métaux alcalins et alcalino-terreux.

Le soufre se comporte comme l'oxygène.

Le carbone et l'azote sont sans action.

Le plus grand nombre des chlorures est soluble dans l'eau ; les chlorures argentique, mercureux, cuivreux, chromique sont insolubles ; le chlorure de plomb est peu soluble. Quelques-uns se décomposent par évaporation de leur solution ($MgCl^2$) ; d'autres sont décomposés par l'action de l'eau ($SbCl^3$).

CARACTÈRES. — 1º Les chlorures solubles donnent avec l'azotate d'argent un précipité blanc, caillebotté, soluble dans l'ammoniaque et l'hyposulfite de soude, les chlorures et cyanures alcalins, insoluble dans l'acide azotique bouillant, très altérable à la lumière ;

2º Traités par le bioxyde de manganèse et l'acide sulfurique, ils dégagent du chlore. Nous avons vu comment on constatait la présence du chlore dans une atmosphère gazeuse.

Nous verrons plus loin à propos des bromures et des iodures comment on peut retrouver des traces de chlorure en présence de ces corps ;

3º Avec l'acide azotique, ils donnent naissance à l'eau régale qui dissout l'or ;

4º Chauffés avec de l'acide sulfurique et du bichromate de potasse, les chlorures donnent de l'acide chloro-chromique, qui passe à la distillation et donne avec l'ammoniaque une liqueur jaune. Cette réaction s'effectue difficilement, tandis que l'iode et le brome sont facilement mis en liberté dans les mêmes conditions (DENIGÈS) ;

5º Ils ne précipitent pas par l'azotate de palladium.

DOSAGE. — Dans les chlorures solubles, on dose le chlore à l'état de chlorure d'argent soit par les poids, soit par les volumes. (Voyez *Acide chlorhydrique*, p. 351.)

Les chlorures insolubles peuvent être rendus solubles soit au moyen de l'acide azotique, soit en les faisant digérer avec un bicarbonate alcalin (chlorure de plomb), soit en les chauffant avec un mélange de carbonate potassique et sodique $(AgCl)$, ou en réduisant par l'acide sulfurique et le zinc $(AgCl)$, ou en faisant digérer avec une lessive de potasse ou de soude (Hg^2Cl^2).

Quelquefois on sépare les métaux par H^2S ou Am^2S; d'autres fois encore on les transforme en sulfates.

USAGES MÉDICAUX. — Dans la plupart des chlorures, le métal imprime son caractère à l'action thérapeutique; le chlorure de magnésium à haute dose est purgatif; à faible dose, son action se rapproche de celle des chlorures alcalins. Dans les chlorures alcalins seulement, il y a lieu de considérer l'effet physiologique du chlore, indépendamment de la nature du métal; c'est ce que nous ferons à propos du chlorure de sodium.

COMPOSÉS OXYGÉNÉS DU CHLORE

Le chlore donne avec l'oxygène un grand nombre de composés, formés avec absorption de chaleur et d'autant plus stables qu'ils sont plus oxydés. En voici la liste avec celle de leurs hydrates :

Anhydride hypochloreux	Cl^2O	Acide hypochloreux	$ClOH$
— chloreux (?)	Cl^2O^3	— chloreux	ClO^2H
Peroxyde de chlore	ClO^2	— —	
		— chlorique	ClO^3H
		— perchlorique	ClO^4H

ANHYDRIDE HYPOCHLOREUX

Cl^2O. Poids moléculaire $= 87$

Préparation. — On le prépare en faisant passer un courant de chlore lent sur de l'oxyde mercurique jaune ; on l'obtient ainsi à l'état gazeux ; pour l'obtenir liquide, on le reçoit dans un récipient plongé dans un mélange réfrigérant.

Propriétés. — C'est un gaz jaune rougeâtre, trois fois plus lourd que l'air, qui se décompose aisément à la lumière et sous l'influence de la chaleur, même à 0°. Il se liquéfie à — 20° en un liquide rouge brun. Son odeur rappelle celle du chlore.

Comme il se décompose avec facilité, en donnant la moitié de son volume de chlore et la moitié de son volume d'oxygène, c'est un oxydant très énergique.

ACIDE HYPOCHLOREUX

$$\text{ClOH} = 52,5 \quad \begin{array}{llll} \text{Cl} = 35,5 & = 67,62 & = 1 \text{ vol.} \\ \text{O} = 16 & = 30,48 & = 1 \text{ vol.} \\ \text{H} = 1 & = 1,90 & = 1 \text{ vol.} \\ \hline \quad\ 52,5 & 100,00 & 2 \text{ vol.} \end{array}$$

PRÉPARATION. — Il se forme dans un assez grand nombre de réactions ; on le prépare généralement en faisant arriver un courant de chlore dans de l'eau tenant en suspension de l'oxyde jaune de mercure.

PROPRIÉTÉS. — On ne le connaît pas à l'état absolu ; l'acide concentré est jaune, d'une odeur chlorée caractéristique ; il est très altérable. Dilué, il est plus stable, mais une ébullition prolongée le décompose avec production d'acide chlorique, de chlore et d'oxygène. La lumière agit de même.

C'est un acide très faible et ses sels sont décomposés par l'acide carbonique.

C'est un oxydant énergique : les oxydes de plomb et de manganèse passent à l'état de peroxydes, etc.

L'oxyde d'argent le décompose avec dégagement d'oxygène.

$$\text{Ag}^2\text{O} + 2\ \text{HClO} = 2\ \text{AgCl} + \text{H}^2\text{O} + \text{O}^2$$

HYPOCHLORITES

Les hypochlorites à l'état de pureté ne sont pas connus ; les produits industriels désignés sous le nom de *chlorures décolorants* sont formés par un mélange d'hypochlorites et de chlorures.

Jusqu'ici on n'a étudié que les hypochlorites de chaux, de potasse et de soude. On les prépare :

1° Par l'action du chlore sur la chaux sèche, ou sur les solutions diluées et froides de carbonates alcalins ;

2° Par double décomposition.

PROPRIÉTÉS. — Les hypochlorites sont solubles dans l'eau et possèdent une odeur caractéristique. Sous l'influence de la lumière et de la chaleur, ils se décomposent et donnent un mélange de chlorures et de chlorates. La présence d'un excès de base retarde la décomposition.

Ces sels peu stables se comportent dans un grand nombre de circonstances comme l'acide hypochloreux lui-même.

D'assez nombreuses hypothèses ont été émises sur la constitution du chlorure de chaux. En effet ce corps ne paraît pas se comporter comme un mélange de chlorure de calcium et d'hypochlorite de chaux ; la proportion de chlore n'est pas celle indiquée par cette formule ; l'acide carbonique fait dégager de ce corps le chlore qui est censé être à l'état de chlorure de calcium ; on trouve toujours une proportion de chaux à laquelle il est impossible de faire absorber du chlore et M. Oddling attribue à ce mélange la formule :

$$CaO\ Cl^2 = Ca{\Large<}^{Cl}_{ClO}$$

Les acides en excès décomposent les chlorures et mettent le chlore en liberté.

$$CaOCl^2 + SO^4H^2 = SO^4Ca'' + H^2O + Cl^2$$

En résumé les chlorures décolorants se comportent comme des oxydants énergiques ; ils détruisent les couleurs végétales.

Caractères. — 1° Ils décolorent l'indigo ;

2° Traités par un acide, ils dégagent du chlore ;

3° Avec les sels de plomb et de manganèse, ils donnent un précipité de peroxyde de manganèse ou de plomb ;

4° Avec l'oxyde de cobalt, ils dégagent de l'oxygène.

Dosage. Chlorométrie. — 1° Gay-Lussac a imaginé un procédé de dosage basé sur ce que les hypochlorites transforment l'acide arsénieux en acide arsénique.

$$As^2O^3 + Cl^4 + 5\ H^2O = 2\ AsO^4H^3 + 4\ HCl$$

Ce principe a été utilisé de plusieurs manières par Gay-Lussac, Penot, Mohr, etc. (1).

---

(1) CHLOROMÉTRIE

Matériel. — Vase à précipité.
   —   Pipette de 10 C.C.
   —   Burette graduée par 1/10.
   —   Ballon jaugé d'un litre.

Réactifs. — Liqueur normale 10 alcaline d'acide arsénieux ($4^g,95$ par litre).
   —   Papier ioduré amidonné.

Mode opératoire. — Pesez 10 grammes du chlorure de chaux à essayer ; broyez-le finement avec un peu d'eau ; ajoutez peu à peu de l'eau, faites tomber la bouillie

· 2º BUNSEN utilise la propriété que possèdent les hypochlorites de mettre en liberté l'iode de l'iodure de potassium. On titre ensuite cet iode au moyen de l'hyposulfite de soude (1).

---

dans le ballon jaugé d'un litre ; broyez de nouveau le résidu avec de l'eau, versez le tout, sans rien perdre, dans le ballon et achevez de remplir jusqu'au trait du jauge ; agitez et employez le liquide tout de suite, c'est-à-dire sans laisser déposer. Chaque fois qu'on prendra une nouvelle portion, on agitera.

Prenez 10 C.C. de ce liquide ; mettez-les dans le vase à précipité et au moyen de la burette graduée ajoutez peu à peu la liqueur arsénieuse jusqu'à ce qu'une goutte du mélange portée sur le papier ioduré amidonné cesse de le colorer en bleu.

Calcul du résultat. — Le nombre de C.C. × 3^{gr},55 donne la quantité de chlore Cl contenue dans 100 grammes du sel à essayer.

Commercialement, il est d'usage d'évaluer la richesse du chlorure de chaux d'après le nombre de litres de chlore qu'un kilogramme de chlorure de chaux peut dégager. Un litre de chlore correspond à 1º chlorométrique. Pour passer du premier résultat au second, il faut multiplier par 10 (évaluation au kilogramme et non aux 100 grammes) et diviser par 3,17 (poids du litre de chlore).

Le chlorure de chaux officinal doit titrer 90º chlorométriques : la liqueur de LABARRAQUE doit titrer 200º chlorométriques ; mais là les degrés chlorométriques n'ont plus la même valeur ; ils sont cent fois plus petit : la liqueur de LABARRAQUE doit pouvoir dégager deux fois son volume de chlore.

Variantes du procédé. — Méthodes de GAY-LUSSAC, de PENOT. La méthode de PENOT est celle que nous venons d'indiquer, mais la composition de la liqueur arsénieuse (4^{gr},44) est telle que la lecture de la burette donne directement les degrés chlorométriques.

Dans le procédé de GAY-LUSSAC, on emploie également 4^{gr},44 acide arsénieux ; mais la liqueur est, acide ; c'est le chlorure de chaux qui est dans la burette et que l'on verse dans la liqueur arsénieuse ; ce chlorure plein de grumeaux n'a pas une composition homogène ; il obstrue la burette ; il tombe dans une liqueur très acide ; si on n'agite pas avec soin, il se dégage du chlore. La fin de la réaction est indiquée par la décoloration de quelques gouttes de sulfate d'indigo que l'on a ajoutées au commencement de l'opération ; cette décoloration s'effectue mal : cependant DENIGÈS avait remédié à cet inconvénient en remplaçant le sulfate d'indigo par du bromure de potassium qui colore la liqueur quand tout l'acide arsénieux est transformé. Enfin la richesse du chlorure de chaux est en raison inverse de la quantité qui a été nécessaire pour oxyder l'acide arsénieux ; il faut donc faire un petit calcul pour avoir le résultat.

MOHR opère de la façon suivante : on prend 10 C.C. solution de chlorure de chaux ; on y ajoute un excès soit 10 C.C. liqueur N/10 arsénieuse ; on ajoute 30 à 40 C.C. d'eau, une solution de bi-carbonate d'ammoniaque (pour transformer toute la chaux en carbonate et ne pas gêner l'action de l'iode), de l'empois d'amidon et enfin, au moyen d'une burette, de la liqueur N/10 d'iode jusqu'à apparition de la couleur bleue d'iodure d'amidon, persistante quand on ajoute encore un peu de bi-carbonate d'ammoniaque. On retranche les C.C. de la solution d'iode de ceux de la solution d'arsénite et l'on a ainsi le volume de la liqueur arsénicale oxydée par le chlorure de chaux. Ce nombre de C.C. × 0,00355 donne la quantité de chlore renfermé dans 0^{gr},10 de chlorure de chaux.

(1) *Matériel.* — Vase à précipité.
Burette graduée par 1/10 de C.C.

TOXICOLOGIE. — Les empoisonnements par les hypochlorites s'observent quelquefois chez les blanchisseuses ; ils produisent une intoxication rapide, probablement activée par la présence d'une quantité notable d'alcali libre. Pour être couronnée de succès, la recherche doit être immédiate ; il faut chercher à obtenir une liqueur jouissant du pouvoir décolorant ; si l'on n'y arrivait pas, on essaierait de constater un excès de potasse, de soude ou de chaux ; les désordres produits dans l'organisme, les taches sur la peau où les vêtements mettent ordinairement sur la voie.

Comme antidote, on peut administrer les hyposulfites.

ANHYDRIDE CHLOREUX

$$Cl^2O^3 = 118$$

On chauffe au bain-marie dans un petit ballon un mélange de 20 grammes de chlorate potassique, 15 grammes d'anhydride arsénieux, 60 grammes d'acide azotique et 30 grammes d'eau.

On obtient un gaz jaune vert ne se liquéfiant pas à — 20° ; il se dissout dans l'eau ; on peut admettre dans cette solution l'existence de l'acide chloreux.

Il décolore l'indigo et le tournesol même en présence de l'acide arsénieux.

Les chlorites sont sans intérêt pour nous et de préparation difficile.

PEROXYDE DE CHLORE

$$ClO^2 = 67,5$$

SYNONYMIE. — Anhydride hypochlorique. Hypochloride.

Pipettes : 1 de 10 C.C. — 1 de 10 C.C. par 1 C.C.

Réactifs. — Liqueur N/10 d'hyposulfite de soude.
Solution à 1/10 de KI.

MODE OPÉRATOIRE. — Avec 10 grammes de chlorure de chaux faites un litre de solution comme nous l'avons indiqué. Prenez-en 10 C.C. ajoutez environ 100 C.C. d'eau, puis à peu près 6 C.C. de la solution d'iodure de potassium , acidulez avec de l'acide chlorhydrique, et au moyen de l'hyposulfite de soude titrez la quantité d'iode.

Chaque C.C. de liqueur d'hyposulfite × 0,00355 donne la quantité de chlore contenue dans 0^{gr},10 de chlorure de chaux.

Préparation. — On le prépare en attaquant le chlorate potassique par l'acide sulfurique ; il se produit du peroxyde de chlore et du perchlorate potassique.

$$3\ ClO^3K + 2\ SO^4H^2 = ClO^4K + 2\ ClO^2 + 2\ SO^4KH + H^2O$$

Propriétés. — C'est un gaz d'un jaune foncé, dont l'odeur rappelle à la fois celle du chlore et celle du caramel. A $+ 9°$, il se condense en un liquide rouge.

Il détone avec facilité.

C'est un oxydant énergique.

Mis en contact avec les bases, il donne naissance à un mélange de chlorites et de chlorates.

En faisant réagir sur l'acide chlorhydrique le chlorate potassique, on obtient un mélange de chlore et de peroxyde de chlore. Davy avait envisagé ce mélange comme ayant une combinaison particulière et l'avait désigné sous le nom d'*euchlorine*.

ACIDE CHLORIQUE

$$ClO^3H = 84,5 \quad \begin{array}{lll} Cl = 35,5 = & 42,01 \\ O^3 = 48 \ \ = & 56,81 \\ H = \underline{\ \ 1\ \ } = & \underline{\ \ 1,18\ \ } \\ 84,5 & 100,00 \end{array}$$

L'anhydride chlorique n'est pas connu.

Préparation. — On prépare l'acide chlorique en décomposant le chlorate barytique par une proportion convenable d'acide sulfurique.

$$(ClO^3)^2Ba'' + SO^4H^2 = SO^4Ba'' + 2\ ClO^3H$$

Le chlorate barytique lui-même se prépare en précipitant le chlorate potassique par l'acide fluosilicique ; on enlève l'excès de cet acide par le carbonate de baryte qui donne un fluosilicate insoluble et un chlorate soluble.

Propriétés. — L'acide aussi concentré que possible, contient $0,40$ d'acide réel et correspond à la formule $ClO^3H,7H^2O$. C'est un liquide incolore ou jaunâtre dont le pouvoir oxydant est le trait caractéristique. Il oxyde l'iode, l'acide sulfureux, les substances organiques, etc. Quand on le verse à l'état concentré sur l'alcool, la réaction est assez vive pour enflammer ce dernier corps.

Caractères. — L'acide chlorique ne précipite ni les sels d'argent, ni les sels de baryum. (Voy. *Chlorates*.)

Réactif. — On l'emploie quelquefois comme réactif des sels de potasse.

CHLORATES

PRÉPARATION. — On les prépare ordinairement par double décomposition en partant du chlorate de potasse ou du chlorate de baryte.

Le chlorate potassique lui-même se prépare en faisant passer un courant de chlore dans une solution concentrée et chaude de chlorure de potassium et de chaux.

PROPRIÉTÉS. — Les chlorates sont tous solubles dans l'eau ; c'est celui de potassium qui l'est le moins.

La chaleur les décompose et les transforme généralement en chlorures.

L'iode les transforme en iodates.

Ce sont des oxydants énergiques.

CARACTÈRES. — 1° Avec l'acide sulfurique, on a un dégagement de peroxyde de chlore ;

2° Les chlorates ne précipitent ni les sels de baryum, ni les sels d'argent : mais les chlorates se transforment facilement en chlorures, soit par la calcination, soit par addition d'un élément zinc-cuivre de GLADSTONE-TRIBE, soit par l'action de l'hydrogène naissant obtenu par l'acide sulfurique et le zinc ; on obtient alors avec l'azotate d'argent un précipité ;

3° Avec la brucine, la diphénylamine, la paratoluidine et le phénol, on obtient des réactions analogues à celles de l'acide azotique et qui ne permettent pas de distinguer nettement ces deux corps. (Voy. *Acide azotique*.)

4° Si à de l'acide sulfurique et à de la tournure de cuivre, on ajoute un chlorate, il se dégage du peroxyde de chlore et il se forme un chlorure cuivrique qui colore la solution en vert : les azotates donnent du sulfate de cuivre qui colore la solution en bleu. Si l'on a un mélange d'azotate et de chlorate, les deux réactions sont consécutives et c'est le chlorate qui est décomposé le premier. La liqueur d'abord verte devient ensuite bleue (FOURMONT) ;

5° Si l'on colore en bleu clair la dissolution d'un chlorate avec un peu de la solution sulfurique d'indigo, si l'on ajoute un peu d'acide sulfurique étendu, puis, goutte à goutte, avec précaution, une dissolution étendue de sulfite de soude, la couleur de l'indigo disparaît aussitôt. Cette réaction est aussi sensible que caractéristique même en présence de l'acide azotique ;

6° Un chlorate chauffé avec de l'acide chlorhydrique moyennement étendu dégage un gaz jaune verdâtre, d'une odeur très désagréable, et l'acide chlorhydrique se colore en jaune verdâtre. Si l'on a coloré l'acide chlorhydrique avec l'indigo, la couleur bleue disparaît aussitôt, même avec des traces d'un chlorate.

ACIDE PERCHLORIQUE

$$ClO^4H = 100,5$$

En chauffant le perchlorate potassique à 110° dans une cornue avec 4 fois son poids d'acide sulfurique pur et concentré, il distille un liquide incolore ou jaunâtre formé par ClO^4H. En continuant la distillation, on obtient un hydrate ClO^4H,H^2O. Si l'on chauffe cet hydrate, il se dédouble de nouveau en un acide ClO^4H et en un di-hydrate qui ne passe à la distillation qu'à 203°. Cette rectification le prive de l'acide sulfurique entraîné.

L'acide perchlorique pur ClO^4H est un liquide mobile, incolore ou jaunâtre, très avide d'eau ; il répand d'abondantes fumées à l'air. Il enflamme le papier et le bois. Il se décompose spontanément avec explosion après quelques jours, même dans l'obscurité.

L'hydrate ClO^4H,H^2O cristallise en longues aiguilles fusibles à 50°.

L'hydrate $ClO^4H,2H^2O$ (environ) est un liquide oléagineux qui distille à 203°. On l'emploie quelquefois comme réactif des sels potassiques.

PERCHLORATES

Le perchlorate potassique se forme en chauffant le chlorate potassique, jusqu'à ce qu'il commence à se dégager de l'oxygène.

Les perchlorates sont en général solubles dans l'eau, cristallisables et déliquescents.

Ils ne sont pas décomposés à froid comme les chlorates par les acides sulfurique et chlorhydrique.

CHLORURES DE SOUFRE

On en connaît trois : un *protochlorure* S^2Cl^2 : un *bichlorure* SCl^2, et un *tétra-chlorure* SCl^4.

S^2Cl^2 prend naissance par l'action à chaud du chlore sur le soufre ; c'est un liquide mobile, transparent, d'odeur très désagréable et très pénétrante. Il dissout abondamment le soufre ; cette solution est employée pour la vulcanisation du caoutchouc.

Le bichlorure SCl^2 s'obtient en faisant passer à froid un courant de chlore dans le protochlorure : on chasse l'excès de chlore par un courant de gaz carbonique.

Le tétrachlorure SCl^4 s'obtient en faisant passer un courant de chlore dans les chlorures précédents maintenus à — 22°.

BROME

Br — Poids atomique = 80   Poids moléculaire = 160

Historique. — Le brome (βρωμος, fétidité) a été découvert, en 1826, par Balard.

État naturel. — Ce corps ne se trouve dans la nature qu'à l'état de combinaison ; les eaux de la mer, et surtout celles de la mer Morte, renferment des bromures ; ils s'accumulent dans les eaux mères après la séparation du sel marin.

L'argent corné de Mexico renferme du bromure d'argent à côté du chlorure.

Un certain nombre d'eaux salines chlorurées, telles que celles de Kreuznach, Bourbonne, Salies-de-Béarn, etc., en contiennent.

Préparation. — Le brome est retiré ou bien des eaux mères des marais salants, ou bien des liquides ayant servi à la préparation de l'iode.

Ces divers liquides concentrés, pour les débarrasser autant que possible des chlorures, sont additionnés de bioxyde de manganèse et d'acide sulfurique qui mettent le brome en liberté :

$$MgBr^2 + MnO^2 + 2\,SO^4H^2 = SO^4Mg + SO^4Mn + 2H^2O + Br^2$$

Le brome est condensé sous l'eau.

Il contient toujours un peu de chlore : pour l'en débarrasser, on le met en contact avec du bromure de potassium.

On le conserve ordinairement sous une couche d'acide sulfurique, dans des flacons à l'émeri bien bouchés.

Propriétés physiques. — Le brome est un liquide d'un rouge brun foncé, d'une odeur forte, désagréable, analogue à celle du chlore, d'une saveur âcre et caustique, répandant à l'air des vapeurs rutilantes très foncées ; sa densité est de 3,19 à 0°. Il bout à + 63° ; il ne se dissout dans l'eau qu'en petites quantités (0,0323 à + 15°), mais il se dissout très bien dans l'alcool, l'éther, le chloroforme, le sulfure de carbone. A — 7° il se solidifie en une masse cristalline. Sa densité de vapeur est 5,41.

PropriÉtÉs chimiques. — Ses propriétés chimiques sont très analogues à celles du chlore, mais un peu moins énergiques ; ainsi un mélange de brome et d'hydrogène ne se combine pas sous l'influence de la lumière solaire.

Avec l'eau, le brome donne un hydrate.

Le pouvoir oxydant du brome est presque aussi énergique que celui du chlore.

Caractères. — Le brome libre se reconnaît facilement à son odeur et à sa couleur.

Quand il existe en petites quantités dans l'eau, on agite avec du chloroforme, qui s'empare du brome en se colorant en jaune ; le sulfure de carbone peut remplacer le chloroforme ; l'éther, la benzine sont beaucoup moins sensibles.

L'amidon humide, en contact avec le brome libre, surtout à l'état de vapeur, se colore en jaune ; la coloration ne se produit pas toujours immédiatement. On peut encore exposer aux vapeurs du brome un papier amidonné, humide, saupoudré d'amidon.

Une baguette de verre mouillée d'une goutte de lessive de soude et portée dans une atmosphère contenant du brome, puis dans une solution saturée d'aniline, donne une coloration jaune-orangé. Le chlore donne une coloration violette ou rouge-violacé (Denigès).

Essai. — Le brome du commerce peut renfermer du chlore, de l'iode et du bromoforme.

Le chlore ne peut se rencontrer qu'en petite quantité et pourrait se retrouver par le procédé indiqué par Denigès au moyen du phénate d'aniline (p. 345).

L'iode est facile à reconnaitre au moyen de l'eau amidonnée.

Par distillation ménagée, le bromoforme, qui ne bout qu'à 100°, reste comme résidu.

Dosage. — Voyez *Bromures* (p. 376).

RÉactif. — Le brome est souvent employé dans les recherches de chimie organique ; l'eau bromée est quelquefois utilisée ; le brome lui-même est employé dans l'analyse des gaz et sert à l'absorption des carbures éthyléniques.

Usages mÉdicaux. — Ce corps a été employé contre les maladies scrofuleuses et dans les arthrites chroniques ; on l'administre à l'intérieur, dans une potion gommeuse, jusqu'à la dose de 24 gouttes par jour.

· Hesse l'a préconisé en inhalations (solution à 1/200) contre la diphtérie pharyngée.

On l'a aussi préconisé comme antidote du curare et du venin de la vipère.

Comme désinfectant, on a proposé d'employer le *brome solidifié*. Pour l'obtenir, on cuit au four de la randannite mélangée avec un peu de sucrate de chaux ; on obtient ainsi une masse solide dont la densité $= 0,30$ et qui peut absorber facilement son poids de brome. 20 grammes de cette masse désinfectent complètement 4^{m3} ; il faut avoir soin de la placer à la partie supérieure de la pièce.

TOXICOLOGIE. — Le brome est très toxique, même à dose assez faible : même traitement que pour le chlore (p. 346).

ACIDE BROMHYDRIQUE

$$\text{HBr} = 81 \quad \begin{array}{lll} \text{H} = & 1 = & 1,23 \\ \text{Br} = & 80 = & 98,76 \\ \hline & 81 & 99,99 \end{array}$$

PRÉPARATION. — 1° Pour l'obtenir à l'état gazeux, on fait réagir le brome sur la paraffine. Un atome de brome remplace un atome d'hydrogène dans la paraffine : cet hydrogène à l'état naissant se combine avec le brome et donne de l'acide bromhydrique (1).

$$C^nH^{2n+2} + 2\ Br = C^nH^{2n+1}Br + HBr$$

2° On fait passer un courant d'H^2S dans du brome contenu dans un flacon haut, étroit, surmonté d'une couche d'eau ; le gaz bromhydrique produit se lave dans de l'eau tenant en suspension un peu de phosphore rouge qui arrête les vapeurs de brome. Le gaz obtenu est très pur et sans aucune trace d'H^2S (RECOURA).

---

(1)   « Paraffine . . . . Q. S. environ 300 grammes
       Brome. . . . . Q. V. environ 100 grammes

Disposez sur un bain de sable une cornue tubulée en verre que vous remplirez presque complètement avec la paraffine divisée en fragments. A la tubulure de cette cornue fixez un entonnoir en verre à robinet, et bouché à l'émeri, destiné à recevoir le brome ; adaptez enfin au col de la cornue un premier tube en U, suivi d'un tube à boules contenant un peu d'eau, puis un second tube en U contenant du phosphore rouge divisé entre des fragments de verre mouillés, et terminé par un tube à dégagement.

L'appareil étant ainsi disposé, versez le brome dans l'entonnoir, et couvrez-le d'une légère couche d'eau ; chauffez graduellement le bain de sable. La paraffine ne tardera pas à fondre, et lorsque la température du bain atteindra 180°, faites tomber goutte à goutte le brome dans la paraffine, en ouvrant avec précaution le robinet de l'entonnoir.

Vous obtiendrez ainsi un dégagement continu et très régulier d'acide bromhydrique. » Codex, 1884.

3° Pour l'obtenir en dissolution, on préfère décomposer le bromure de baryum par l'acide sulfurique dilué (1).

$$BaBr^2 + SO^4H^2 = 2\ HBr + SO^4Ba$$

Avec des précautions convenables, on peut employer le bromure de potassium.

On peut aussi préparer l'acide bromhydrique officinal en faisant passer un courant d'acide gazeux dans de l'eau distillée, jusqu'à ce que la solution marque 1,077 au densimètre. » (Cod. 84.)

Propriétés. — L'acide bromhydrique est un gaz incolore, d'une odeur piquante, d'une saveur et d'une réaction très acides. Il fume à l'air plus fortement que l'acide chlorhydrique. Sa densité est de 2,8.

Il est très soluble dans l'eau ; la solution saturée à 0° renferme environ son propre poids d'acide gazeux. (Voyez le tableau de la page suivante.)

« L'acide bromhydrique officinal contient 10 p. 100 de son poids d'acide bromhydrique gazeux. Il est limpide, incolore, inodore, et présente une saveur et une réaction fortement acides. Sa densité est de 1,077 à + 15°. Il ne doit précipiter ni par le chlorure de baryum, ni par l'acide sulfurique étendu. Il se conserve pendant assez longtemps sans s'altérer.

Sa concentration limite, sous la pression atmosphérique, a lieu lorsque la densité à 15° de l'acide est arrivée à 1,49 et la température d'ébullition à 125-126° ; cet acide contient 47,8 d'acide, ce qui correspond à la formule HBr, $5H^2O$.

L'acide bromhydrique réduit l'acide sulfurique concentré ; il se forme de l'anhydride sulfureux et du brome.

$$SO^4H^2 + 2\ HBr = 2H^2O + SO^2 + 2\ Br$$

---

(1) « ACIDE BROMHYDRIQUE OFFICINAL. — SOLUTION AQUEUSE D'ACIDE BROMHYDRIQUE

Bromure de baryum pur cristallisé . . . . 50 grammes
Eau distillée . . . . 100 grammes
Acide sulfurique officinal . . . . 15 grammes

Diluez l'acide sulfurique dans le double de son poids d'eau ; laissez refroidir le mélange. Dissolvez d'autre part le bromure de baryum dans la quantité d'eau prescrite, et versez dans cette solution l'acide étendu d'eau. Agitez fortement ; laissez en contact pendant six heures.

Filtrez pour séparer le sulfate de baryte ; lavez le filtre et le précipité avec 30 grammes d'eau environ ; introduisez les liqueurs dans une cornue en verre tubulée, que vous ferez communiquer avec un ballon à long col, et distillez au bain de sable la presque totalité du liquide.

La solution d'acide bromhydrique contenue dans le ballon aura une densité supérieure à 1,077. Ramenez-la à cette densité en ajoutant avec précaution une quantité d'eau distillée suffisante, et conservez-la dans des flacons bien bouchés et placés dans l'obscurité. » Codex, 1884.

C'est à cause de cette réaction que l'on ne prépare pas l'acide bromhydrique comme l'acide chlorhydrique, en attaquant un bromure par l'acide sulfurique.

BROMURES MÉTALLIQUES

ÉTAT NATUREL. — A l'état naturel, on trouve le bromure d'argent. Le bromure de magnésium se rencontre dans les eaux de la mer Morte.

PRÉPARATION. — 1° Action du brome sur les métaux ;
2° Action de HBr sur les métaux ;
3° Action du Br sur les oxydes (KBr). Dans ce cas, il se forme un mélange de bromures et de bromates ; on se débarrasse du bromate par la calcination ;
4° Action de HBr sur les oxydes ;
5° Par double décomposition.

PROPRIÉTÉS. — Les bromures sont isomorphes avec les chlorures ; ils sont moins volatils que les chlorures correspondants ; ils sont solubles, excepté le bromure d'argent, le bromure mercureux et le bromure de plomb.

Le bromure antimonieux est décomposé par l'eau.
L'acide chlorhydrique transforme les bromures en chlorures.
Le bisulfate de potasse les décompose également.
Le permanganate de potasse met en liberté le chlore, le brome et l'iode des chlorures, bromures, iodures ; les chromates et les bichromates ne libèrent facilement que l'iode et le brome, sans toucher sensiblement aux chlorures (DENIGÈS).

DENSITÉS DES SOLUTIONS D'ACIDE BROMHYDRIQUE D'APRÈS LEUR RICHESSE CENTÉSIMALE EN ACIDE RÉEL, A LA TEMPÉRATURE DE + 15°

ACIDE RÉEL p. 100	DENSITÉS à + 13°	ACIDE RÉEL p. 100	DENSITÉS à + 13°
46,09	1,460	24,35	1,200
43,12	1,429	20,65	1,164
39,13	1,368	»	»
33,84	1,302	»	»
	à + 15°		à + 15°
« 20	1,163	10	1,077
19	1,154	9	1,069
18	1,145	8	1,061
17	1,136	7	1,053
16	1,127	6	1,046
15	1,119	5	1,038
14	1,110	4	1,0305
13	1,102	3	1,023
12	1,093	2	1,0155
11	1,085	1	1,0082 » Codex

Caractères. — 1° Les bromures donnent avec l'azotate d'argent un précipité blanc jaunâtre, devenant gris à la lumière ; il est insoluble dans l'acide azotique étendu, presque insoluble dans la solution bouillante de sesquicarbonate d'ammoniaque ; l'ammoniaque le dissout beaucoup plus difficilement que le chlorure d'argent ; le cyanure de potassium le dissout bien ;

2° Le chlore ou l'eau de chlore met le brome en liberté et la liqueur prend une coloration rouge jaunâtre, si la proportion de brome n'est pas trop faible ; en agitant avec le chloroforme, ce liquide prend une teinte jaune rougeâtre ou jaune pâle, si la proportion de brome (1 p. 3000) est très faible. Il faut éviter d'employer un excès de chlore.

3° Les bromures solubles donnent un précipité par l'azotate de palladium, mais n'en donnent pas avec le chlorure ; le précipité se forme tout de suite dans les liqueurs concentrées, et, au bout d'un temps assez long, dans les liqueurs étendues ;

4° Les bromures chauffés avec du bichromate de potasse et de l'acide sulfurique laissent distiller du brome, qui se décolore par addition d'ammoniaque

5° Un fragment d'amidon de la grosseur d'un pois est imbibé avec 2 ou 3 gouttes du liquide à examiner ; on ajoute une goutte d'acide azotique contenant des vapeurs nitreuses. Au bout d'un temps plus ou moins long, on obtient une magnifique couleur aurore, qui se produit même en présence de l'iode.

Ce même réactif permet de reconnaître un bromate et un mélange de bromure et de bromate.

Pour rechercher les bromates, on remplace l'acide azotique nitreux par de l'acide sulfurique à un tiers additionné d'une goutte de solution réductrice (chlorure stanneux à 0,05).

Pour rechercher le mélange de bromure et de bromate, on emploie simplement l'acide sulfurique à un tiers

Recherche en présence des chlorures. (Voy. p. 388.)

Dosage. — Dans les bromures solubles, on dose le brome par l'azotate d'argent, soit par les pesées, soit par les méthodes volumétriques, absolument comme dans les chlorures. (Voy. p. 351.)

D'après White, pour doser le brome dans les bromures, même en présence des chlorures et des iodures, on distille la solution de bromure dans un courant d'acide carbonique, avec du permanganate de potasse et du sulfate d'alumine. On reçoit le brome dans une solution d'iodure de potassium et on titre l'iode mis en liberté avec l'hyposulfite de soude [1].

Séparation. — Le dosage des bromures en présence des chlorures est toujours très complexe ; à propos du bromure de potassium, nous indiquerons un procédé.

Usages médicaux. — Les bromures de potassium, de sodium, d'ammonium, de strontium jouissent de propriétés communes : dans la plupart des autres bromures, les qualités du brome disparaissent devant celles du métal.

---

[1] Pour 0ᵍʳ,10 de brome, on emploie 10 C.C. de solution de permanganate de potasse à 4 p. 100, 5 C.C. de sulfate d'alumine en solution saturée à froid et 50 C.C. d'eau. Les 5/8 environ du brome passent dans la solution d'iodure ; les chlorures et iodures ne sont pas attaqués. On multiplie le chiffre de brome, calculé d'après le volume d'hyposulfite de soude par 1,5 et on obtient le poids total du brome contenu dans l'échantillon analysé.

Absorption et élimination. — Cinq minutes après l'ingestion d'un gramme de bromure, on retrouve ce sel dans les urines ; la majeure partie est éliminée en vingt-quatre ou trente-six heures ; mais on en retrouve encore pendant trois semaines ou un mois dans l'urine et la salive. Les glandes mammaires, lacrymales et sudoripares, les glandes des muqueuses éliminent également les bromures.

Action sur le tube digestif. — Avec les bromures, on n'observe pas d'action spéciale sur le tube digestif ; l'appétit serait augmenté. Les divers accidents que l'on a signalés ont été quelquefois attribués à la présence d'un bromate dans le bromure ; ces accidents sont analogues à ceux produits par l'iodisme ; ils sont peut-être même plus accusés.

Action sur les systèmes nerveux et musculaire. — Les bromures produisent :

1° Des effets hypnotiques, à la condition que la douleur ne soit pas la cause de l'insomnie et que le bromure soit administré convenablement. Brown-Séquard donne aux adultes 2 grammes de bromure de potassium avant le dernier repas et une seconde dose de 2 à 3 grammes avant le coucher ;

2° Une diminution de la sensibilité réflexe, remarquable surtout sur le voile du palais ;

3° Chez l'homme, de la torpeur des organes génitaux ;

4° Le ralentissement de la circulation et de la respiration, l'abaissement de la température, de la paresse musculaire, etc.

Le bromure est un synergique du chloroforme, du chloral, de l'éther.

Action sur les sécrétions et excrétions. — Les bromures s'éliminent comme les iodures par les divers organes sécréteurs, mais ils ne produisent pas sur ces organes les mêmes phénomènes de congestion, parce que les bromures ne sont pas aussi facilement décomposés que les iodures et qu'il n'y a pas mise en liberté de brome. D'après Rabuteau, les bromures ne produiraient de l'acné que lorsqu'ils contiennent des iodures (?).

Les bromures sont employés contre l'insomnie, l'épilepsie, le tétanos, l'empoisonnement par la strychnine, l'éclampsie, la chorée, l'asthme, l'incontinence d'urine, les érections, les vomissements incoercibles de la grossesse, etc.

Toxicologie. — Dans certains cas, même sous l'influence de doses assez minimes, on observe une série d'accidents, désignée sous le nom de *bromisme*, consistant en éruptions cutanées, rappelant les syphilides ; on a indiqué comme pathognomonique de ces accidents la fétidité de l'haleine et un liséré gingival.

D'après Féré, l'antisepsie intestinale par le naphtol et le salicylate de bismuth serait indiquée pour prévenir ou traiter les éruptions médicamenteuses et, en particulier, les éruptions bromo-potassiques.

Le même auteur, en faisant sur les lapins des injections intra-veineuses à 1 p. 100 à la vitesse de 10 C.C. par minute, a rangé dans l'ordre suivant les bromures suivant leur toxicité :

Bromures mercurique, de cadmium, d'or, de baryum, de cuivre, de manganèse, de zinc, d'arsenic, de potassium, d'aluminium, de cobalt, de nickel, ferreux, de magnésium, de rubidium, d'ammonium, de calcium, de strontium, de lithium et de sodium. Remarquons que le bromure de strontium est près de cent fois moins toxique que le bromure de potassium.

Recherche. — Pour rechercher le brome dans les divers liquides de l'économie, on les additionne d'un peu de potasse ou de soude pure; on évapore; on calcine le résidu; on reprend par l'eau distillée; on neutralise la liqueur dans laquelle il est alors facile de rechercher les bromures.

COMPOSÉS OXYGÉNÉS DU BROME

Ces composés sont moins nombreux et moins bien connus que ceux du chlore ; on ne peut affirmer que l'existence de l'acide hypobromeux non isolé (BrOH) et de l'acide bromique(BrO³H).

L'acide *hypobromeux* est sans intérêt pour nous.

Sous le nom d'*hypobromites*, on désigne des combinaisons analogues aux chlorures décolorants, douées des mêmes caractères, qu'on obtient en faisant arriver du brome dans des lessives alcalines étendues et froides.

Pour nous, le plus important est l'*hypobromite de soude;* il sert au dosage de l'urée, des sels ammoniacaux, de l'eau oxygénée, à l'oxydation du soufre, etc.

Les solutions de ces hypobromites se décomposent à la longue et renferment alors du bromure et du bromate.

L'acide *bromique* est sans intérêt pour nous.

Rabuteau a donné le procédé suivant pour rechercher un bromate en solution. On colore légèrement cette eau avec quelques gouttes d'une dissolution sulfurique d'indigo, puis on y verse une quantité suffisante d'une solution d'acide sulfureux. Cet acide, agissant comme corps réducteur, met en liberté le brome, qui décolore aussitôt la liqueur soumise à l'essai. La réaction serait sensible à 1/600 000.

IODE

I — Poids atomique = 127   Poids moléculaire = 254

HISTORIQUE. — L'iode a été découvert en 1811, dans les eaux-mères de soudes de varech, par COURTOIS, salpêtrier de Paris ; il a été étudié complètement par GAY-LUSSAC : son nom est tiré du mot grec ιωδης violet.

ETAT NATUREL. — L'iode est très répandu dans la nature, quoiqu'il ne se trouve jamais qu'en petite quantité à la fois. On connaît l'iodure d'argent : on trouve l'iode dans l'azotate de soude du Chili, dans certains phosphates fossiles, dans l'eau de la mer, dans presque toutes les plantes aquatiques et surtout dans les plantes marines, dans certaines espèces de houilles, dans les éponges, l'huile de foie de morue, etc.

PRÉPARATION. — La majeure partie de l'iode provient des varechs ; autrefois on les calcinait ; on les lixiviait ; on faisait cristalliser ; les eaux-mères étaient traitées par l'acide sulfurique, mises à cristalliser de nouveau et enfin traitées pour en extraire l'iode : on perdait ainsi les 9/10 de ce corps. Aujourd'hui on laisse putréfier les varechs ; les jus qui en proviennent sont soumis à l'évaporation et à la calcination ; on reprend par l'eau ; on soumet à la dialyse et on obtient une liqueur que l'on traite.

Les liqueurs sont ordinairement traitées par le chlore, employé en quantité exactement suffisante.

L'iode est ainsi précipité : on le recueille, on le lave avec de l'eau, on l'égoutte, on le sèche sur des plaques poreuses et enfin on le sublime.

Au lieu de chlore, on pourrait précipiter l'iode par les vapeurs nitreuses, ou par le bioxyde de manganèse et l'acide sulfurique, ou encore à l'état d'iodure cuivreux au moyen du sulfate de cuivre et d'un sulfite. C'est ce dernier procédé que l'on emploie pour retirer l'iode des nitrates du Pérou dans lesquels il se trouve partiellement à l'état d'iodate.

Enfin dans ces dernières années, on a proposé d'électrolyser les solutions qui contiennent l'iode.

L'iode obtenu par les procédés ci-dessus est sublimé dans des cornues en grès chauffées au bain de sable (fig. 323), y compris le col, pour empêcher qu'il ne s'obstrue par la condensation de l'iode ; l'extrémité de ce col s'engage dans un récipient de forme ellipsoïdale dans lequel l'iode se dépose ; on opère à 110-120°.

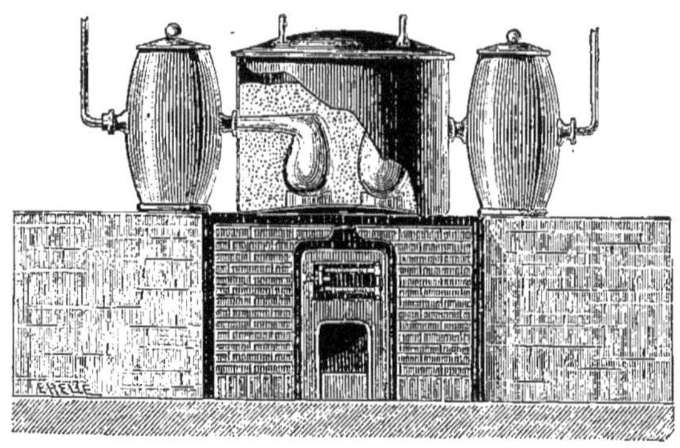

Fig. 323. — Sublimation de l'iode.

PURIFICATION. — Pour obtenir de l'iode chimiquement pur, STAS précipitait par l'eau une solution saturée d'iode dans l'iodure de potassium ; on lave le précipité ; on le distille avec de l'eau, puis on le fait égoutter et on le dessèche dans le vide sec, d'abord sur de l'azotate de calcium, puis sur de la baryte caustique.

Quand on veut obtenir de beaux cristaux d'iode, il suffit d'abandonner à l'air une solution d'acide iodhydrique.

$$2HI + O = H^2O + 2 I$$

PROPRIÉTÉS PHYSIQUES. — L'iode est en lames rhomboïdales, friables, à cassure lamelleuse, d'un gris violacé qui ont un éclat métallique, une odeur forte caractéristique, une saveur très âcre. Il fond à 107°, bout vers 175° et donne de magnifiques vapeurs violettes dont la densité est de 8,72. Il est cassant. Sa densité est de 4,95.

Dès la température ordinaire, l'iode émet des vapeurs sensibles et le haut des flacons dans lequel on le conserve se tapisse peu à peu de cristaux brillants ; c'est à la couleur violette de ses vapeurs que l'iode doit son nom.

Il est très peu soluble dans l'eau (1/7000 environ) ; il se dissout dans 10 parties d'alcool à 95^{dv} et dans 20 parties d'éther ou de chloroforme ; il est très soluble dans la benzine et le sulfure de carbone ; il est également très soluble dans l'iodure de potassium, l'acide iodhydrique et divers autres sels. Avec le sulfure de carbone et le chloroforme, la solution est violette ;

elle est rouge avec la benzine, rouge-brun avec le toluène et le xylène, brune avec l'éther, l'alcool, l'acétone. La teinte d'une solution se rapproche de celle des groupes précédents quand on chauffe, et se rapproche des groupes suivants quand on refroidit. Ces phénomènes paraissent tenir à la constitution de la molécule ; dans les solutions brunes la molécule aurait pour formule I^4, et se rapprocherait graduellement de I^2, qui correspond à l'iode à l'état de vapeur.

PROPRIÉTÉS CHIMIQUES. — L'iode se combine directement avec la plupart des métaux et des métalloïdes, mais avec moins d'énergie que le chlore et le brome ; le chlore chasse l'iode de toutes ces combinaisons ; mais dans les combinaisons oxygénées, c'est au contraire l'iode qui chasse le chlore.

L'iode ne se combine pas directement avec l'hydrogène.

Le charbon fixe l'iode dans ses pores avec une grande énergie ; il n'y a que les alcalis qui puissent le lui enlever.

Avec l'eau, l'iode ne forme pas d'hydrates comme le font le chlore et le brome.

Avec les bases alcalines, il donne un mélange d'iodures et d'iodates.

Avec les substances organiques, il donne directement des produits d'addition et non des produits de substitution.

Diverses substances organiques, essences, tannin, glycose, etc., jouissent de la propriété d'absorber l'iode et de faire disparaître sa couleur, son odeur, sa saveur et sa causticité. D'après COUDURES, ce phénomène est dû à la transformation de l'iode en acide iodhydrique ou en iodure, selon qu'il rencontre simplement une substance organique capable de réagir sur lui, ou un alcali libre, ou un sel à acide organique qu'il décompose pour se combiner avec la base éliminée.

L'iode colore passagèrement la peau en jaune ; cette coloration disparaît au moyen des alcalis.

CARACTÈRES. — 1° L'iode colore l'eau amidonnée en bleu : en portant à une température voisine de 100°, la couleur disparaît, mais par refroidissement elle paraît de nouveau, si l'on n'a pas trop chauffé.

Quand il s'agit de rechercher l'iode dans une atmosphère gazeuse, on y plonge une bandelette de papier amidonné.

2° La couleur des solutions d'iode dans la benzine, le chloroforme, le sulfure de carbone, etc., est caractéristique.

3° En plongeant dans une atmosphère contenant de l'iode une baguette de verre dont l'extrémité porte une goutte de lessive de soude, il se forme un hypo-iodite ; cet hypo-iodite porté dans une eau saturée d'aniline donne une coloration jaune-serin (avec le brome, on obtient une coloration jaune-orangé, avec le chlore une coloration violette ou rouge-violacé). DENIGÈS.

Dosage. — Ce procédé est basé sur l'action de l'iode sur l'hyposulfite de soude.

$$2\ S^2O^3\ Na^2 + I^2 = S^4O^6\ Na^2 + 2\ NaI$$

$$\underbrace{}_{\text{hyposulfite}} \qquad \underbrace{}_{\text{tétrathionate}}$$

On pourrait remplacer l'hyposulfite de sodium par l'arsénite (1).

Réactif. — L'iode est très employé dans les recherches de chimie organique ; c'est l'agent principal du réactif de Bouchardat, qui sert à caractériser les alcaloïdes. On en fait une liqueur titrée, habituellement N/10 (2).

Essai. — L'iode a été altéré ou falsifié par bien des corps : il doit se dissoudre dans l'alcool en totalité et ne pas laisser de résidu quand on le sublime. Il est bien plus certain de le titrer.

Usages. — Il est quelquefois employé en photographie.

Usages médicaux. — *Formes pharmaceutiques.*
Teinture d'iode : (10/130 ;

---

(1) *Matériel.* — Pipette de 10 C.C.
Burette graduée par 1/10 de C.C.
Vase à précipité.
Ballon gradué de 100 C.C.

Réactifs. — Liqueur N/10 d'hyposulfite de soude.
Eau amidonnée.

Mode opératoire. — Pesez 1^{gr},27 de l'iode à doser ; introduisez-le dans le ballon de 100 C.C. avec 3 grammes environ d'iodure de potassium ; ajoutez un peu d'eau pour faire dissoudre et complétez le volume de 100 C.C. Prenez 10 C.C. de cette liqueur ; introduisez-les dans le vase à précipité ; faites arriver au moyen de la burette la liqueur d'hyposulfite ; quand la couleur sera faible dans le vase à précipité, ajoutez l'eau amidonnée, il se produira une belle coloration bleue ; ajoutez goutte à goutte l'hyposulfite jusqu'à ce que la coloration bleue disparaisse.
La simple lecture de la burette donne en centièmes la richesse de l'iode à examiner.
Avec l'arsénite de soude, on opère exactement de la même manière.
Au lieu de peser 1^g,27 d'iode, on peut en peser une quantité quelconque. Dans ce cas, le nombre de C.C. d'hyposulfite employé $\times$ 0,0127 donne la quantité d'iode.
Il faut se rappeler que la liqueur d'hyposulfite ne se conserve pas parfaitement ; si elle est en mauvais état, il faut la titrer avec la solution N/10 d'iode.

(2) Pesez 12^{gr},700 d'iode pur sur un verre de montre. Jetez rapidement dans le ballon jaugé d'un litre ; faites tomber toutes les parcelles avec un peu de solution d'iodure de potassium exempt d'iodate, puis ajoutez environ 18 grammes d'iodure de potassium et 200 C.C. d'eau. On dissout sans chauffer en agitant le ballon fermé. On verse 500 C.C. d'eau et on agite de nouveau pour absorber toute la vapeur d'iode. On remplit le ballon d'un litre.
Il est bon de diviser ce liquide dans de petits flacons de 200 à 300 C.C. bouchant bien à l'émeri ; de cette façon la liqueur se conserve presque indéfiniment.

Huile iodée : (0,05/15 ;

Coton iodé (2 27 ;

Pommade d'iodure de potassium iodée (2 I,10 KI et 90 ;

Sirop de raifort iodé : (1/1000) ;

Huile, albumine, lait, chocolat, pain, biscuit, sel, etc., iodés.

Solution iodo-tannique.

Dans les trois premières préparations, l'iode se trouve en nature ; dans les autres, il est dit, « dissimulé ». Nous avons vu quelles transformations il avait subies.

L'iode modifie la vitalité des séreuses avec lesquelles il est mis en contact. C'est pour cette cause et en raison de ses propriétés antiseptiques, qu'on retire de grands avantages des injections iodées dans les cavités renfermant un liquide soit séreux, soit purulent, par exemple dans la vaginale pour la cure de l'hydrocèle, dans les bourses muqueuses articulaires et tendineuses devenues hydropiques, dans la plèvre lorsqu'il y a inflammation purulente, dans les abcès par congestion, etc.

Les injections iodées ont été employées avec succès dans l'ascite, quand elle n'est pas symptomatique d'une autre affection. L'iode est un emménagogue puissant ; on l'a essayé quelquefois avec succès dans la fièvre typhoïde, dans l'albuminurie, la salivation mercurielle et les empoisonnements par le mercure ou le plomb.

Popow a préconisé l'eau iodée à 1/10 000ᵉ dans l'antisepsie chirurgicale : outre ses énergiques propriétés antiseptiques, cette solution aurait une action astringente très précieuse qui se manifesterait par l'affaissement rapide des fongosités ainsi que par l'arrêt des hémorragies capillaires : à 3/1000ᵉ, Mˡˡᵉ Mendelssohn l'a employé en obstétrique.

Pour les injections dans les séreuses, on peut se servir de la teinture d'iode en nature, mais on l'additionne le plus souvent d'eau et d'iodure de potassium. Cette teinture administrée à l'intérieur n'est tolérée que lorsqu'elle est suffisamment diluée et qu'elle ne contient pas d'iode en suspension ; il est bon de l'administrer en même temps qu'un vin alcoolique.

Pour résumer l'histoire de l'iode, nous pouvons dire : l'iode en nature est irritant et antiseptique ; les préparations dans lesquelles il est dissimulé ont des effets thérapeutiques analogues à ceux des iodures (voy. p. 359).

Élimination et recherche. Voy. p. 387.

Toxicologie. — Pris en excès, ce corps est toxique et produit un ensemble d'accidents désignés sous le nom d'*iodisme*.

On combattra cet empoisonnement en provoquant les vomissements par l'eau tiède ; on administrera de l'eau albumineuse et une décoction d'amidon en boisson et en lavement.

ACIDE IODHYDRIQUE

$$HI = 128 \quad \begin{array}{rcl} H = 1 = & 0,78 \\ I = 127 = & 99,22 \\ \hline 128 & 100,00 \end{array}$$

PRÉPARATION. — 1° Dans une cornue tubulée, bouchée à l'émeri, à laquelle on a soudé un tube de dégagement, on introduit du phosphore rouge (1 partie), que l'on recouvre d'une couche d'eau, on ajoute de l'iode (20 parties) et on chauffe légèrement ; le gaz iodhydrique se dégage régulièrement.

$$P + 5I + 4H^2O = PO^4H^3 + 5IH$$

(HBr pourrait être préparé par ce procédé ; il faudrait ajouter le brome peu à peu, parce que la réaction est énergique.)

Le gaz iodhydrique est reçu dans des flacons vides et bien secs dont il déplace l'air à cause de sa grande densité.

Si l'on voulait obtenir une solution, on recevrait ce gaz dans l'eau ; on pourrait ainsi obtenir une solution d'une densité égale à 2 et contenant 0,67 d'HI ; elle est fréquemment employée en chimie organique.

2° Si on a besoin d'une solution moins concentrée, on peut opérer par le procédé suivant. Dans de l'eau tenant de l'iode en suspension, on fait passer un courant d'H^2S ; il se forme de l'acide iodhydrique, et du soufre est mis en liberté.

$$H^2S + 2I = 2IH + S$$

Dès que l'iode a disparu, on chauffe le liquide pour chasser l'excès de gaz sulfhydrique et rassembler le soufre : par la filtration, on obtient une solution très limpide que l'on peut concentrer par la chaleur comme nous allons le voir.

PROPRIÉTÉS. — L'acide iodhydrique est un gaz incolore d'une odeur suffocante, répandant à l'air d'épaisses fumées. Sa densité est de 4,42. On l'a liquéfié et même solidifié.

Il est très soluble dans l'eau : à la pression ordinaire, la solution de densité = 1,67, contenant 0,57 d'IH correspondant à peu près à la formule $IH,5H^2O$, est stable et bout à 127°. A l'air, la solution d'acide iodhydrique s'altère et abandonne de volumineux cristaux d'iode.

$$2IH + O = H^2O + 2I$$

La lumière le décompose.

La chaleur le dissocie partiellement, ce qui le fait employer en chimie organique pour produire des phénomènes d'hydrogénation.

Il attaque rapidement le mercure.

CARACTÈRES. — Ses caractères sont les mêmes que ceux des iodures.

IODURES MÉTALLIQUES

ETAT NATUREL. — On trouve l'iodure d'argent dans la nature. Les eaux de la mer et les eaux de Saxon contiennent un peu d'iode. Un grand nombre d'eaux minérales et même d'eaux douces en contiennent également des proportions très faibles que fixent en général les plantes qu'elles nourrissent.

PRÉPARATION. — 1° Action de l'iode sur les métaux (FeI^2, Hg^2I^2).

2° Action de l'iode sur les alcalis (KI). Il se forme un mélange d'iodure et d'iodate potassiques : par calcination, on se débarrasse de l'iodate.

3° Action de IH sur les métaux ou les oxydes.

4° Par double décomposition (HgI^2).

PROPRIÉTÉS. — Ils sont généralement moins volatils et plus altérables sous l'influence de la chaleur, surtout au contact de l'air, que les chlorures et les bromures. L'iodure cuivreux et l'iodure d'argent sont insolubles, les iodures de mercure, thalleux, de plomb, sont très peu solubles.

Le chlore, le brome, l'acide azotique les décomposent et mettent l'iode en liberté.

CARACTÈRES. — 1° L'azotate d'argent donne un précipité jaune qui blanchit dans l'ammoniaque, mais qui est insoluble dans ce réactif ainsi que dans l'hyposulfite de sodium.

2° Le chlorure palladieux et l'azotate palladieux donnent un précipité brun noir, un peu soluble dans les dissolutions salines, à peine soluble dans les acides azotique et chlorhydrique étendus et froids.

Dans les liqueurs très diluées, on n'obtient qu'une coloration. (Le chlorure palladieux ne précipite pas les bromures ; l'azotate les précipite.)

3° Une solution d'une partie de sulfate cuivrique et de $2^p,5$ de sulfate ferreux donne un précipité d'un blanc sale d'iodure cuivreux. On peut employer le sulfate de cuivre seul en l'additionnant d'un excès de sulfite de sodium.

Les chlorures et bromures ne sont pas précipités par ce réactif à froid ; à chaud, le brome serait précipité.

4° L'acide azoteux ou les azotites en liqueur acide, l'eau chlorée (il faut éviter avec soin d'en mettre un excès qui donnerait du chlorure d'iode) mettent l'iode en liberté à froid ; on le caractérise, soit au moyen de ses dissolvants, soit au moyen de l'eau amidonnée.

5° Avec l'azotate de plomb, les iodures solubles donnent un précipité jaune soluble à chaud dans une grande quantité d'eau et donnant par refroidissement de belles paillettes cristallines.

6° Si l'on chauffe un iodure métallique avec un des réactifs suivants : acide sulfurique concentré ; acide sulfurique étendu, ou acide acétique et bioxyde de manganèse, ou peroxyde de plomb ; acide sulfurique étendu et chromate de potasse; chlorure ferrique; sulfate ferrique, l'iode est mis en liberté : on le reconnaît à la couleur de sa vapeur, ou, lorsqu'il y en a peu, en le faisant agir sur une bandelette de papier amidonné.

Dosage. — Quand les iodures sont insolubles, on peut les fondre avec du carbonate de potasse ou les chauffer avec du perchlorure de fer qui met l'iode en liberté.

Séparation. — Le mélange des chlorures, bromures et iodures présente quelques difficultés, nous allons les étudier.

1° *Reconnaître un chlorure dans un bromure.*

(*a*) Formation d'acide chloro-chromique.

(*b*) A 1 C.C. de la liqueur à essayer, on ajoute 20 à 30 gouttes d'acide sulfurique concentré et s'il se dégage un gaz (carbonique, sulfureux, etc.), on fait bouillir pour le chasser, puis on ajoute 20 à 30 gouttes d'une solution à 1/20 de chromate jaune. On plonge dans la première moitié du tube une bandelette de papier amidonné humide, qui indiquera, si elle bleuit, la présence de l'iode, sinon son absence.

Dans ce dernier cas, on ajoute encore quelques gouttes d'acide sulfurique et on plonge dans l'axe du tube, sans en toucher les parois et en descendant jusqu'à 1 ou 2 centimètres du niveau du liquide, une baguette de verre, dont une extrémité, renflée en boule, aura été mouillée de lessive des savonniers, puis on la retire après quelques secondes, pour mettre la partie mouillée en contact dans un verre avec 1 C.C. environ d'eau saturée d'aniline et on agite. S'il se produit un précipité orangé, la liqueur essayée renfermait un bromure; si l'on n'obtient qu'un précipité blanc, il est uniquement dû à la soude et il n'y a pas de bromure.

Si l'on a trouvé de l'iode ou du brome, on porte quelques secondes à l'ébullition; puis on insuffle de l'air avec un long tube effilé plongé presque au niveau du liquide de façon à balayer les vapeurs que renferme le tube à essai. Ce n'est habituellement qu'après une dizaine d'ébullitions et d'insufflations successives que le brome ou l'iode sont complètement expulsés : on s'en assure en ajoutant dix nouvelles gouttes de chromate de potasse et faisant bouillir.

On verse alors dans le liquide 20 gouttes d'une solution de permanganate de potasse à 0,05; on agite, on porte avec l'agitateur à bouton de la lessive de soude jusqu'à 1 ou 2 centimètres du niveau du liquide dans le tube, puis soit dans un verre renfermant de l'eau d'aniline, soit et mieux encore dans le phénate d'aniline. Avec l'aniline seule, il peut arriver, s'il reste encore des traces de brome, que la coloration du début soit orangée, mais elle passe rapidement au violet, s'il y a un chlorure.

On peut ainsi retrouver 1/100 de chlorure dans du bromure.

Si l'on trouve de l'iode dans le premier essai, on ne peut pas toujours rechercher directement le brome dans la vapeur, parce que les hypo-iodites alcalins donnent une coloration sinon jaune-orangé coloré, du moins jaune-serin, avec l'aniline et il faut un second essai pour caractériser sûrement le brome.

Pour cela, on met dans un tube 1 C.C. de liqueur, 10 gouttes de chlorure ferrique et autant d'acide sulfurique; on enlève l'iode par ébullition et insufflation, on ajoute encore 10 gouttes d'acide sulfurique, 20 gouttes de chromate potassique et on essaie la réaction du brome sur l'eau d'aniline (Denigès).

Pour les iodures solubles, on peut avoir recours à plusieurs méthodes, soit par les pesées, soit par les méthodes volumétriques.

1° On précipite par l'azotate d'argent ; on opère avec toutes les précautions que nous avons indiquées à propos du chlorure d'argent.

2° On précipite à l'état d'iodure de palladium [1].

3° Par distillation avec du perchlorure de fer. L'iode passe à la distillation,

---

(c) Précipiter le brome à l'état de bromure cuivreux.

(d) Les bromures purs précipitent par l'azotate de palladium en solution très concentrée ; ils ne précipitent pas en présence d'un chlorure.

2° *Recherche d'un chlorure dans un iodure.*

(e) Formation d'acide chlorochromique.

(f) Précipiter par un excès d'azotate d'argent ; traiter le précipité par l'ammoniaque ; filtrer ; saturer la liqueur ammoniacale par l'acide azotique ; le chlorure d'argent, s'il y en a, se précipite.

(g) Voyez *b.*

3° *Recherche d'un bromure dans un chlorure.*

(h) Eau chlorée et chloroforme ou amidon.

(i) Voyez *b.*

(j) Précipiter le brome à l'état de bromure cuivreux.

4° *Recherche d'un bromure dans un iodure.*

(k) Précipiter l'iode à l'état d'iodure cuivreux ; le bromure reste seul.

(l) Voyez *b.*

5° *Recherche d'un iodure dans un bromure ou un chlorure.*

(m) Eau chlorée ou acide azoteux.

(n) Perchlorure de fer et papier amidonné.

(o) Chlorure de palladium.

(p) L'iodure de potassium décolore facilement le permanganate de potasse, tandis que le bromure et le chlorure ne le décolorent pas.

6° *Mélange de chlorures, bromures et iodures.*

(q) Voyez *b.*

(r) On précipite tout l'iode par l'azotate de palladium : dans la liqueur filtrée, on se débarrasse de l'excès de palladium par un courant d'H^2S et on n'a plus alors qu'un mélange de chlorure et de bromure.

(s) On reconnaît le chlore par la formation d'acide chloro-chromique ; à une autre partie de la liqueur, on ajoute un peu de chloroforme et de l'eau chlorée : on voit se produire d'abord la couleur de l'iode ; en continuant l'addition d'eau chlorée, la couleur de l'iode disparaît et celle du brome apparaît.

---

[1] Il s'emploie surtout pour séparer les iodures des bromures et chlorures. La solution (qui ne doit pas renfermer d'alcool) est légèrement acidulée avec de l'acide chlorhydrique ; on y verse une solution de chlorure de palladium tant qu'il se forme un précipité ; on laisse reposer vingt-quatre à quarante-huit heures dans un lieu chaud : on jette sur un filtre pesé le précipité noir brun ; on le lave à l'eau chaude et on le sèche au bain-marie à 100°, jusqu'à ce que le poids soit constant. La méthode donne de très bons résultats.

est reçu dans une solution d'iodure de potassium et est dosé par l'hyposulfite [1].

4° Beaucoup d'autres méthodes volumétriques ont encore été proposées ; en voici les principes.

(*a*) L'azotate d'argent précipite les iodures avant de précipiter l'iode de l'iodure d'amidon et, par conséquent, de le décolorer (FRESENIUS, p. 408).

(*b*) Le permanganate potassique transforme l'iodure de potassium en iodate potassique (FRESENIUS, p. 407).

(*c*) L'eau bromée déplace l'iode des iodures et ne décolore le sulfate d'indigo que lorsque tout l'iodure est décomposé (LEBEAU).

5° En chauffant un composé iodé avec du zinc, il se fait un iodure de zinc soluble dans lequel il est facile de doser l'iode (objets de pansement).

SÉPARATION (2).

USAGES MÉDICAUX. — Les iodures alcalins sont rapidement absorbés après leur introduction dans le tube digestif. En moins de cinq minutes, on peut déjà les retrouver dans l'urine, dans la salive, dans le mucus nasal, etc. La majeure partie s'élimine dans les vingt-quatre heures, mais il en reste une certaine quantité qui met de trois à dix jours à disparaître.

Les iodures purs sont parfaitement tolérés par l'estomac ; mais les iodures renfermant des iodates déterminent des accidents désignés sous le nom

---

(2) SÉPARATION. — Au point de vue quantitatif, nous retrouvons les mêmes difficultés que nous avons signalées au point de vue qualitatif pour séparer les iodures des chlorures et bromures.

Chlorure et bromure. Chlorure et iodure. Bromure et iodure. — Nous avons déjà dit que pour faire ces dosages on se basait sur ce fait que, un poids donné de chlorure nécessitait une plus grande quantité d'azotate d'argent pour être précipité que le même poids de bromure et surtout d'iodure. Nous exposerons la méthode à propos du bromure de potassium.

Chlorure, bromure et iodure.

1° On dose l'iode en le déplaçant par le perchlorure de fer et faisant un essai iodométrique. Dans un autre échantillon de poids connu, on précipite par un excès d'azotate d'argent : du poids du précipité trouvé, on retranche un poids d'iodure d'argent, donné par le dosage iodométrique. Pour le reste on applique le raisonnement indiqué plus haut.

Ce procédé suppose qu'on n'a dans le sel à essayer que des chlorures, bromures et iodures d'une base connue.

2° On pourrait précipiter à froid l'iodure à l'état d'iodure cuivreux, à chaud le brome à l'état de bromure cuivreux, il ne reste plus que le chlorure à doser.

[1] Il faut avoir grand soin que le perchlorure de fer ne renferme ni chlore, ni acide azotique; il faut aussi éviter l'action de l'iode éliminé sur les bouchons et le caoutchouc; on pourra opérer dans une cornue tubulée dont le col effilé s'engagera dans un réfrigérant LIEBIG ; on peut recevoir le produit condensé dans un tube de WILL et WARENTRAPP.

d'*iodisme*, parce qu'un mélange d'iodure et d'iodate met beaucoup d'iode en liberté au contact de l'acide chlorhydrique du suc gastrique.

Les iodiques diminuent l'urée ; ce sont des modérateurs de la nutrition.

Les sécrétions et les excrétions sont diversement influencées ; les urines ne paraissent pas augmenter ; le lait diminue et on peut même l'empêcher de paraître en administrant l'iodure de potassium, deux ou trois jours après l'accouchement. La sécrétion salivaire est activée, mais cet effet doit être attribué moins à l'iodure absorbé qu'à l'iode que ce sel met en liberté sur la surface des muqueuses qui sont en contact avec l'air extérieur. Les produits respiratoires, qui sont acides, l'acide carbonique de l'air décomposent alors l'iodure et c'est l'iode qui, agissant comme substance irritante, détermine le coryza et le larmoiement. Les acides qui se développent dans la bouche, surtout pendant la nuit, mettent également en liberté l'iode des iodures qui s'élimine par la salive : ce métalloïde irrite alors les canaux des glandes salivaires, d'où l'activité plus grande de ces organes.

Les iodiques sont employés dans la syphilis surtout contre les lésions profondes, telles que les gommes, les lésions des os, etc., dans la scrofule. L'iode est un spécifique certain contre le goitre véritable, c'est-à-dire contre la simple hypertrophie du corps thyroïde. Dans le rhumatisme et la phtisie, on a obtenu des succès que l'on s'explique en considérant ces corps comme des médicaments d'épargne, à la manière de l'alcool et de l'arsenic.

Formes pharmaceutiques :
Pommades ;
Solutions iodo-tanniques etc.
(Voy. *Iodure de potassium.*)

Toxicologie. — D'après Rabuteau, les accidents d'iodisme ne s'observent qu'en employant des iodures impurs contenant des iodates, ou chez les goitreux.

Ces accidents consistent en des phénomènes du côté de l'estomac, de l'amaigrissement, des éruptions cutanées, etc.

IODURE DE SOUFRE

Le Codex de 1866 indiquait une pommade d'iodure de soufre à 1/20 ; ce sel était obtenu en fondant ensemble 10 grammes de soufre et 40 grammes d'iode ; on lui attribuait la formule S^2I^2, mais, en réalité, on avait là un produit de composition très inconstante, plutôt mélange que combinaison.
Le Codex de 1884 n'en parle pas.

CHLORURES D'IODE

Le *protochlorure d'iode*, ICl, est un liquide rouge-brun très soluble dans l'eau ; c'est un chlorurant énergique ; le chlore agit plus facilement sur les matières organiques en présence d'un peu d'iode que seul. L'eau le décompose partiellement, avec mise en liberté d'iode, formation d'acide iodique et d'une combinaison double ICl,HCl, non décomposable par l'eau.

$$10 \ ICl + 3 \ H^2O = IO^3H + 5 \ (ICl, \ HCl) + I^4$$

La présence de l'acide chlorhydrique lui donne de la stabilité.

Le *trichlorure d'iode*, ICl³, s'obtient par l'action d'un excès de chlore sur l'iode ou l'acide iodhydrique.

On le prépare en faisant passer un courant de chlore sec sur de l'iode modérément chauffé.

On obtient extemporanément une solution aqueuse en délayant 5^{gr},5 d'iode finement pulvérisé dans 22 grammes d'eau et en faisant arriver dans le mélange un courant de chlore jusqu'à refus. La solution renferme alors assez exactement 10 grammes de trichlorure d'iode.

Le trichlorure d'iode est en cristaux jaune-orangé, un peu foncés s'ils renferment du monochlorure d'iode. Il a une odeur pénétrante analogue à celle du brome ; à basse température (67°) il se dissocie en chlore et protochlorure.

Il est très soluble dans l'eau ; la solution concentrée est jaune foncé, fortement acide, moins odorante que le produit sec ; traitée par une solution de potasse ou de carbonate alcalin, cette solution donne de l'iodate et de l'iode libre.

La solution se conserve assez bien dans des flacons jaunes à l'abri de la lumière.

Au contact de l'air et surtout en présence des substances organiques, deux atomes de chlore sont mis en liberté et il reste de l'iode monochloré : celui-ci se décompose à son tour pour donner naissance à des acides chlorhydrique et iodhydrique.

On s'assure de sa pureté en agitant la solution aqueuse à 1/20 avec du chloroforme ; celui-ci ne doit pas se colorer en violet ; en ajoutant ensuite quelques gouttes de chlorure stanneux, la coloration violette apparaît aussitôt.

D'après le Dr RIEDEL, on emploie une solution de 1 p. 1000 ou 1500 ; comme activité elle correspond à l'eau phéniquée à 40/1000 ou au sublimé à 1 p. 1000 ou 2000 ; on l'injecte sans effets nuisibles dans la cavité abdominale, ou sous la peau, à dose 30 fois plus considérable que le sublimé.

Dans la blennorrhagie on l'a employé avec succès en injections au millième ; il s'est également montré efficace contre le psoriasis, en l'employant en frictions.

A l'intérieur, une cuillerée à bouche de la solution à 1/1000, prise environ toutes les deux heures, améliore rapidement les troubles dyspeptiques dus à une action bactéridienne.

Pflueger fait des injections sous-conjonctivales et sous-ténoniennes avec 1/2000 de trichlorure d'iode dissous dans la solution physiologique de chlorure de sodium. Cette solution n'attaque pas les instruments ; celle à 2/100 les attaque.

MM. Tavel et Tschirch ont également observé ses qualités antiseptiques; ils admettent que la solution de ce corps se dissocie immédiatement en acides iodique et chlorhydrique et monochlorure d'iode et que c'est à cette dernière substance qu'il faut attribuer ses propriétés.

Le Dr Kraus a recommandé le *tribromure* d'iode, Br^{3}I, en pulvérisations contre la diphtérie.

COMPOSÉS OXYGÉNÉS DE L'IODE

L'anhydride *hypo-iodeux* I^{2}O (?), l'acide *hypo-iodeux* IOH, l'anhydride *iodeux* I^{2}O^3, le *peroxyde d'iode* IO^2, sont connus avec plus ou moins de certitude. On connaît bien l'*anhydride iodique* I^{2}O^5, l'*acide iodique* IO^{3}H, *anhydride periodique* I^{2}O^7, l'*acide periodique* IO^{4}H.

ACIDE IODIQUE — IO^{3}H

On le prépare en décomposant l'iodate barytique par l'acide sulfurique.

Il cristallise en tables hexagonales ou en masses cristallines dures et brillantes ; il est incolore, inodore, il est très soluble dans l'eau, très acide. Dens. = 4,63.

C'est un oxydant énergique ; il est décomposé par la chaleur en iode et oxygène.

L'hydrogène sulfuré, l'anhydride sulfureux, le chlorure stanneux le décomposent généralement ; avec l'acide sulfureux la réaction est la suivante en deux temps :

$$2 \text{ IO}^3\text{H} + 5 \text{ SO}^2 + 4 \text{ H}^2\text{O} = \text{I}^2 + 5 \text{ SO}^4\text{H}^2$$
$$\text{I}^2 + \text{SO}^2 + 2 \text{ H}^2\text{O} = 2 \text{ IH} + \text{SO}^4\text{H}^2$$

Si l'on opère en présence d'amidon, la première phase est accusée par la couleur bleue que prend la solution ; dans la seconde phase cette coloration disparaît de nouveau.

L'acide iodique est employé comme réactif de l'acide sulfureux et de la morphine.

AZOTE

$$Az = 14.$$

Historique. — L'azote est connu de très ancienne date, mais longtemps on le confondit avec l'acide carbonique, parce que, comme ce gaz, il éteint les corps en combustion ; en 1772, Rutherford les distingua l'un de l'autre.

Etat naturel. — Ce corps se trouve dans l'air dont il forme près des 4/5 ; il fait partie des azotates, des sels ammoniacaux, des alcaloïdes, des albumines ; il se forme dans certaines mines par suite de l'absorption de l'oxygène de l'air par les pyrites ; les urines en renferment une certaine quantité à l'état libre.

Préparation. — 1° Les procédés les plus simples de préparation de l'azote consistent à priver l'air de son oxygène. On y arrive par plusieurs moyens :

a. En faisant passer l'air dans une solution alcaline d'acide pyrogallique ;
b. En brûlant du phosphore sous une cloche ;
c. En faisant passer de l'air sur du cuivre chauffé au rouge ;
d. En faisant passer de l'air dans un flacon contenant de l'ammoniaque et du cuivre ; on purifie le gaz, en le faisant passer sur de la potasse d'abord, de l'acide sulfurique ensuite (Berthelot).

2° En chauffant de l'azotite d'ammoniaque, ou un mélange d'azotite potassique et de chlorure d'ammonium.

$$AzO^2K + AzH^4Cl = KCl + 2\,Az + 2H^2O$$

3° Le chlore décompose l'ammoniaque.

$$AzH^3 + 3\,Cl = 3\,HCl + Az$$

Il ne faut pas employer un excès de chlore ; il se formerait du chlorure d'azote, corps détonant.

$$AzH^3 + 6\,Cl = 3\,HCl + AzCl^3$$

En remplaçant le chlore par un hypochlorite ou de l'hypobromite de soude en dissolution, et faisant arriver goutte à goutte, dans de l'ammoniaque, on obtient un dégagement régulier d'azote (fig. 324).

4° Le bichromate d'ammoniaque ou un mélange de bichromate de potassium et de chlorure d'ammonium produit également un dégagement d'azote quand on le chauffe.

$$Cr^2O^7K^2 + 2\ AzH^4Cl = 2\ KCl + Cr^2O^3 + 4\ H^2O + 2\ Az$$

Propriétés physiques. — L'azote est un gaz incolore, inodore, insipide. Sa densité est 0,97. Un litre pèse $1^{gr},257$. Son coefficient de solubilité dans l'eau est 0,020.

Son point critique est à — 146° ; il se solidifie vers — 203°.

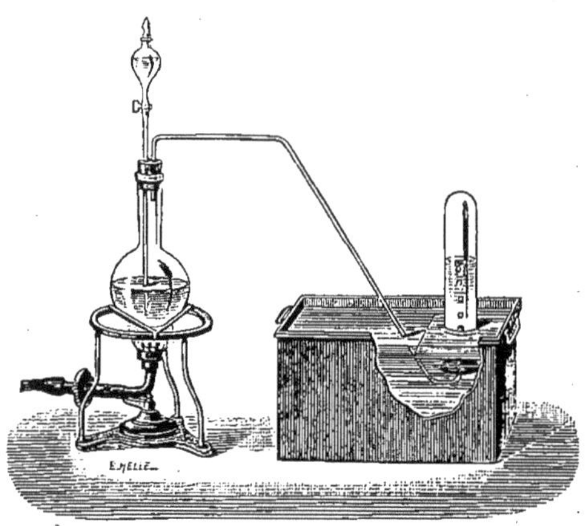

Fig. 324. — Préparation de l'azote. (Le brûleur est inutile.)

Propriétés chimiques. — Ce corps est doué d'affinités très faibles.

Il se combine directement au rouge avec le silicium, le bore (avec production de lumière), avec le magnésium, etc.

Sous l'influence de l'étincelle électrique, il se combine à l'hydrogène pour donner un peu d'ammoniaque, à l'oxygène en présence de la vapeur d'eau pour donner des produits nitreux ; c'est ce qui explique la présence de ces derniers dans les pluies d'orage.

Le fer et le platine chauffés au rouge blanc dans un courant d'azote sont profondément modifiés dans leur texture ; ils deviennent durs et cassants.

Lorsqu'on fait passer de l'azote sur un mélange de charbon et de baryte porté au rouge, il se forme du cyanure de baryum.

L'azote s'unit à l'acétylène sous l'influence des étincelles d'induction et fournit de l'acide cyanhydrique.

$$C^2H^2 + Az^2 = 2\ CHAz$$

Beaucoup de matières organiques fixent directement de l'azote sous l'influence de l'effluve ; tels sont le gaz des marais, la benzine, l'essence de térébenthine, le papier, la dextrine, etc.

Cette réaction, ainsi que les suivantes, est très importante au point de vue agricole.

Les oxydations lentes produites à l'air fournissent un peu d'azotates.

Dans la terre se trouvent de nombreux microbes qui absorbent l'azote atmosphérique.

Ces microbes vivent volontiers en parasites sur les racines des légumineuses.

CARACTÈRES. — L'azote est un gaz qui n'est pas absorbable par la potasse ; il n'est pas inflammable ; il empêche la combustion.

Moyens de reconnaître la présence de l'azote dans un corps composé :

1° Si une substance organique dégage en brûlant une odeur semblable à celle de la corne ou des poils brûlés, il y a une grande probabilité pour qu'elle soit azotée ;

2° Tous les corps organiques azotés exposés à la pointe de la flamme vive du chalumeau présentent un noyau rougeâtre bordé distinctement de vert. Cette expérience exige une grande habitude ;

3° Chauffés avec de l'hydrate de potasse, la plupart des substances organiques dégagent de l'ammoniaque facile à reconnaître à son odeur, à son alcalinité, et aux vapeurs qu'elle donne aux approches d'un acide volatil ;

4° Au fond d'un tube de 25 millimètres de longueur et de $1^{mm},5$ de diamètre, on dépose un fragment de potassium gros comme une tête d'épingle ; au-dessus on met une petite parcelle de la substance à essayer ; si celle-ci est volatile, il faudra l'introduire la première dans le tube ; on chauffe peu à peu jusqu'à ce que l'excès de potassium soit volatilisé à travers la substance organique carbonisée, ce qu'on reconnaît par la vapeur verdâtre qui apparaît à quelque distance de la partie chauffée. Après avoir porté au rouge obscur la partie du tube où est contenu le mélange, on la détache par un trait de lime et on la met dans une petite capsule où doivent se trouver quelques gouttes d'eau distillée. Dans cette solution, on recherche les caractères des cyanures, car toute substance azotée chauffée avec du potassium engendre du cyanure de potassium ;

5° La substance, de 3 à 5 centigrammes, est placée dans un petit ballon avec du permanganate de potasse ($0^{gr},50$ à 1 gramme) et de la lessive de potasse pure et saturée (15 à 20 C.C.) ; ce mélange est porté à l'ébullition ; on ajoute peu à peu du permanganate jusqu'à coloration violette persistante ; on laisse alors refroidir, on étend d'eau et on décolore par quelques gouttes d'alcool, on n'a plus qu'à filtrer et à rechercher dans le liquide l'acide azoteux (DONATH).

DOSAGE. — Pour le doser, quand il est mélangé à d'autres gaz, on absorbe les autres gaz par les réactifs, puis une fois qu'il est isolé, on le mesure.

Quand il est à l'état de combinaison, on opère d'une manière différente, suivant le composé dans lequel il est engagé : on distingue généralement quatre cas : azote nitrique, ammoniacal, albuminoïde, total.

Nous nous occuperons du dosage de l'azote nitrique, à propos de l'acide azotique, de l'azote ammoniacal à propos de l'ammoniaque et de l'ammonium.

Nous avons indiqué un dosage d'azote albuminoïde à propos des eaux potables. Occupons-nous maintenant des autres procédés de dosage.

1° Le procédé typique, auquel on compare tous les autres, est le procédé de Dumas. L'azote, sous toutes ses formes, y est ramené à l'état gazeux ; on le mesure.

Le principe de ce procédé consiste à brûler la matière par de l'oxyde de cuivre ; le carbone et l'hydrogène passent à l'état d'acide carbonique et d'eau, et l'azote devient libre (1).

---

(1) La méthode primitive de Dumas a subi un assez grand nombre de modifications de détail. A propos du carbone nous décrirons l'appareil à analyse organique élémentaire imaginé par Cloez ; voici le dispositif modifié adopté pour l'analyse des subs-

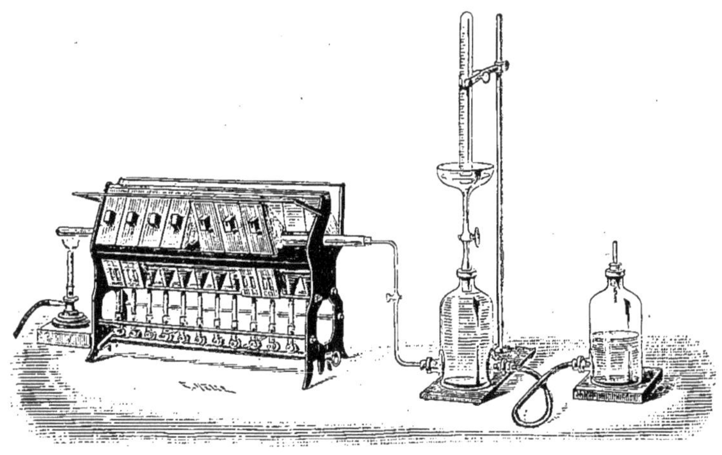

Fig. 325. — Dosage de l'azote. Mesureur Dupré.

tances azotées. Dans les deux nacelles, l'oxyde cuivrique a été remplacé par de la tournure de cuivre ; cette tournure a d'abord été oxydée, puis réduite par un courant d'hydrogène ; l'air du tube est expulsé par un courant d'acide carbonique, jusqu'à ce qu'il ne renferme plus d'azote, ce que l'on reconnaît à ce que tout le gaz qui a traversé l'appareil est absorbable par la potasse ; on cesse alors le courant et on chauffe l'appareil en n'approchant que lentement de la nacelle où se trouve la substance ; quand la décomposition est achevée, on fait passer un courant d'oxygène mais très lent, de manière à ce qu'une partie de la tournure reste toujours à l'état métallique ; on continue ce courant pendant quelque temps. Les gaz sont reçus sous une cloche placée sur la cuve à mercure : on absorbe l'acide carbonique par la potasse, l'oxygène par l'acide pyrogallique : il ne reste plus qu'à faire la lecture du volume de l'azote.

Pour recevoir les gaz, Dupré a imaginé un dispositif commode assez généralement adopté (fig. 325). L'acide carbonique est produit par la décomposition du bicarbo-

2° Le procédé Will et Warentrapp consiste à chauffer une substance organique azotée avec un alcali hydraté ; l'eau de celui-ci est décomposée, l'oxygène et le carbone forment de l'acide carbonique, qui s'unit à l'alcali, tandis que l'hydrogène à l'état naissant se combine à tout l'azote pour donner de l'ammoniaque (1).

---

nate de sodium ou en attaquant le marbre par HCl. M. Cazeneuve et Hugounenq ont adopté l'appareil Dupré, mais ils font le vide à trois reprises dans l'appareil au moyen d'une trompe en produisant à chaque fois CO^2 au moyen du carbonate de manganèse ; ce sel présente trois avantages que l'on n'a pas avec le bicarbonate de sodium : 1° il est sec ; 2° son changement de couleur indique le degré de décomposition ; 3° par refroidissement il ne réabsorbe pas CO^2.

(1) On prend un tube à combustion (fig. 326) en verre vert de 40 centimètres de longueur et de 12 millimètres de diamètre environ ; l'extrémité fermée est effilée ; on

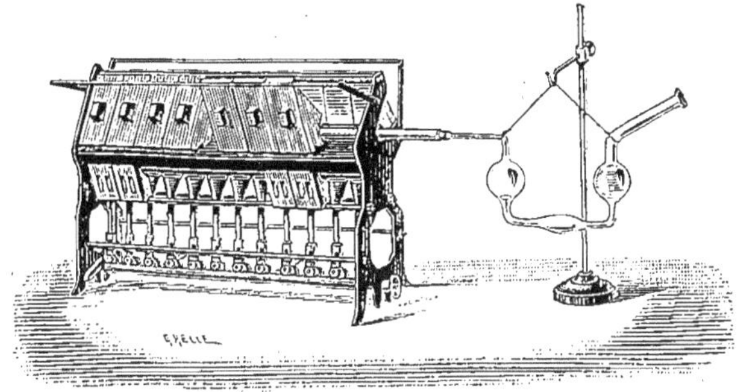

Fig. 326. — Dosage de l'azote (Will et Warentrapp).

le remplit à moitié avec de la chaux sodée granulée : (ne contenant pas d'azotate) on mélange cette quantité peu à peu avec un poids connu de la substance (de 0ᵍʳ,50 à 1 gramme) très finement pulvérisée ; on verse 3 centimètres de chaux sodée sablonneuse dans le fond du tube, puis le mélange (environ 18 centimètres), ensuite de la chaux sodée employée pour laver le mortier (5 cent.) et enfin de la chaux sodée pure (10 cent.). On ferme avec un tampon d'amiante ; on frappe le tube à plat sur la table pour former un petit canal dans la partie du tube remplie avec la chaux sodée en poudre ; on le réunit à l'aide d'un bouchon avec le tube de Will et Warentrapp et on place sur la grille à combustion.

Dans le tube, on a introduit soit de l'acide chlorhydrique, soit 10 ou 20 C.C. de liqueur sulfurique normale : après s'être assuré que l'appareil ferme bien, on chauffe la partie en avant du tube, puis peu à peu celui-ci tout entier, en avançant progressivement et lentement. On a soin de maintenir toujours la partie antérieure à une température modérée : il faut que le tampon d'amiante soit assez chaud pour que l'eau ne puisse pas s'y condenser. Le dégagement gazeux doit être continu et régulier. Quand le gaz a cessé de se dégager, on casse la pointe du tube à combustion et par aspiration on fait passer dans l'appareil et à travers le tube à boules un volume d'air égal à plusieurs fois le volume du tube à combustion, afin de faire arriver toute l'ammoniaque dans la liqueur acide.

Quand la substance est très riche en azote, on fait bien de la mélanger avec une substance non azotée comme du sucre pur, qui fournit l'hydrogène nécessaire à la transformation de l'azote en AzH^3.

Ce procédé s'applique à tous les composés azotés qui ne renferment pas l'azote à l'état d'acide azotique, hypo-azotique, etc. D'après E. Schulze, quand la proportion d'acide azotique est faible (0,02 à 0,04), les résultats sont exacts. Pour plusieurs raisons, Berthelot fait opérer dans un courant d'H.

D'après E. Boyer, en ajoutant des oxalates et du soufre, la réduction de l'azote nitrique en ammoniaque s'effectuerait avec une grande régularité.

Dans ces conditions, le procédé devient apte au dosage de l'azote sous toutes ses formes (1).

3° Le procédé de Kjeldahl repose sur la réaction suivante : l'azote contenu dans les matières organiques est transformé en ammoniaque, si l'on chauffe la substance pendant quelque temps avec une grande quantité d'acide sulfurique, jusqu'à une température voisine du point d'ébullition de l'acide et si ensuite on oxyde la solution obtenue avec du permanganate de potasse sec. Après sursaturation avec une lessive de potasse ou de soude, l'ammoniaque peut être distillée et dosée par les méthodes connues.

Le procédé original n'est pas exact quand il y a des azotates ; d'après Cazeneuve, il ne toucherait pas aux corps de la série pyridique ; modifié par Jodlbauer, il s'appliquerait à tous les cas (2).

L'opération terminée, si on a employé l'acide chlorhydrique, on transforme le sel ammoniac en sel double de platine que l'on calcine ; le poids du platine donne la quantité d'azote correspondante ; si on a employé la liqueur normale sulfurique, on la titre avec une liqueur normale alcaline.

(1) On prépare d'abord un mélange pulvérisé composé de 1 partie de soufre, 2 parties d'oxalate de chaux, 6 parties de chaux sodée. Ce mélange se conserve comme la chaux sodée.

Pour l'analyse on pèse de $0^{gr},500$ à 1 gramme de substance que l'on incorpore intimement à 50 grammes de mélange réducteur ; puis, dans un tube à combustion de $0^m,55$ et de 17 millimètres de diamètre, on introduit successivement, en commençant par l'extrémité fermée : 2 grammes d'oxalate de chaux, pour la production du gaz inerte destiné à balayer l'appareil à la fin de l'opération ; 10 grammes de chaux sodée pulvérisée ; 10 grammes du mélange réducteur, 10 grammes de chaux sodée pulvérisée et l'on termine par un tampon d'amiante. La marche à suivre, pour la conduite de l'analyse, est identique à celle qu'on suit pour le dosage de l'azote par la chaux sodée. La combustion est achevée en 40 minutes. Le gaz ammoniac est recueilli dans un tube de Will et Warentrapp, contenant un excès d'acide sulfurique titré et la détermination de l'acide neutralisé se fait comme à l'ordinaire, après avoir eu soin toutefois de chasser à l'ébullition les acides sulfhydrique et carbonique dégagés durant la combustion.

(2) $0^{gr},20$ à $0^{gr},50$ de matière sont traités par 20 C.C. d'acide sulfurique concentré et 2,5 CC. d'acide phénolsulfurique (obtenu en dissolvant 50 grammes de phénol dans un volume d'acide sulfurique concentré suffisant pour avoir 100 C.C. de solution), puis ajoutant 2 à 3 grammes de poudre de zinc et 5 gouttes d'une solution de platine contenant $0^{gr},04$ de platine par C.C. Après un chauffage de quatre heures, le liquide est

Nous avons modifié le procédé primitif pour l'appliquer aux analyses d'urine (1).

4° A propos des eaux potables (voy. p. 257), nous avons indiqué le procédé de dosage de l'azote albuminoïde de Wanklyn et Chappmann.

E. Wagner a critiqué cette méthode et lui préfère le procédé de Kjeldahl.

Usages. — Dans les laboratoires, on fait quelquefois des atmosphères d'azote.

Usages médicaux. — Depuis quelques années, on attache une certaine importance médicale à la présence de l'azote gazeux dans les eaux minérales ; ce corps exercerait une action sédative sur le système nerveux ; il s'opposerait aux combustions anormales et exagérées en modifiant les actes intimes de la nutrition ; employé en inhalations, il améliorerait les catarrhes nasopharyngiens et trouverait ainsi son application dans l'asthme, la coqueluche et les toux nerveuses (Mazery).

---

incolore ; on cesse de chauffer ; on fait tomber dans le liquide de la poudre de permanganate de potasse par petites portions, que l'on peut ajouter rapidement les unes après les autres ou mieux encore projeter sous forme d'une pluie continue. La réaction très vive est accompagnée d'un dégagement de vapeurs violettes et de fortes détonations : quand apparaît une coloration vert foncé, l'oxydation est terminée ; on laisse refroidir.

On étend avec de l'eau la solution refroidie en la versant dans le vase à distillation contenant de l'eau et on lave bien avec de l'eau. Le liquide passe du vert au brun ; on rend la liqueur alcaline, on adapte un réfrigérant, un récipient contenant une liqueur normale acide ; on distille et on opère comme nous l'indiquerons à propos de l'ammoniaque.

(1) Dans un ballon à long col de 150 C.C. de capacité, on introduit 10 grammes de bisulfate de potasse et 5 C.C. d'acide sulfurique. Le ballon est placé sur une toile métallique et maintenu dans une position très inclinée ; on chauffe en ayant grand soin de ne pas surchauffer les parties vides du ballon, surtout du côté du col. Quand le liquide est en ébullition tranquille, on fait arriver, goutte à goutte, lentement, 5 C.C. d'urine, de manière que l'acide qui a noirci au contact de la première goutte ait à peu près repris sa couleur quand arrive la goutte suivante. Quand tout le liquide a été introduit, on chauffe quelques instants pour obtenir une couleur madère clair ; on éteint ; on laisse refroidir un peu, on fait arriver de l'eau distillée goutte à goutte de manière à obtenir une dissolution. Cette liqueur est introduite dans l'appareil de Schlœsing avec un excès de lessive de soude (40 C.C.) et un peu de limaille de zinc ; on distille et on reçoit le produit de la distillation dans 10 C.C. de liqueur normale sulfurique ; on termine l'opération comme d'habitude, en employant l'orangé 3 Poirier comme indicateur.

AMMONIAQUE

$$\text{AzH}^3 = 17 \quad \begin{array}{ccc} \text{Az} = & 14 = & 82,35 \\ \text{H}^3 = & 3 = & 17,65 \\ \hline & 17 & 100,00 \end{array}$$

SYNONYMIE. HISTORIQUE. — Azoture d'hydrogène, alcali volatil, alcali fluor, esprit de sel ammoniac.

Les anciens connaissaient ce corps, mais le confondaient avec le carbonate d'ammoniaque. BLACK les différencia ; PRIESTLEY en fit l'analyse ; BERTHOLLET l'étudia avec soin.

ÉTAT NATUREL. — Ce corps n'existe, dans la nature, qu'à l'état de combinaison ; BERTHELOT et ANDRÉ ont constaté que la terre végétale en dégageait de très minimes quantités.

FORMATION. — L'ammoniaque se forme dans un grand nombre de circonstances :

1° Quand l'hydrogène et l'azote se trouvent en contact à l'état naissant, ou, quand, sans être à l'état naissant, on fait passer une série d'étincelles électriques dans leur mélange ;

2° En faisant réagir l'hydrogène à l'état naissant, ou, en présence de la mousse de platine, sur un composé oxygéné de l'azote ;

3° Il se produit quand on fait réagir un alcali sur les substances organiques azotées ou lorsque ces substances se putréfient.

PRÉPARATION. — 1° Les sources d'ammoniaque les plus importantes sont les eaux vannes des dépôts de vidanges, les eaux de condensation provenant de la préparation du gaz de la houille ou de la fabrication du noir d'os : ces divers liquides sont distillés avec un lait de chaux ; le gaz ammoniac mis en liberté est condensé dans l'eau, ce qui donne l'ammoniaque du commerce dont l'odeur rappelle souvent la provenance ;

2° En faisant passer de l'azote (résidu de la préparation de l'oxygène) sur du coke de baryte (mélange à P. E. de carbonate de baryte avec du poussier de bois aggloméré à l'aide de goudron) chauffé à 800°, on obtient du cyanure de baryum ; en dirigeant ensuite sur ce cyanure refroidi à 300° un courant de vapeur d'eau, on obtient de l'acide carbonique, de l'ammoniaque et de la baryte (BRIN) ;

3° En chauffant à 800 ou 900° un mélange d'azotate de soude et d'un hydrocarbure, naphtaline, goudron, etc., tout l'azote se dégage à l'état de gaz ammoniac et il reste comme résidu du carbonate sodique.

PURIFICATION. — Dans le commerce, on condense souvent le gaz ammoniac dans les acides chlorhydrique ou sulfurique ; ces sels sont ensuite décomposés par la chaux et fournissent une ammoniaque beaucoup plus pure.

Le Codex de 1884 obtient l'ammoniaque pure en distillant l'ammoniaque du commerce (1).

Si, au lieu de la solution d'ammoniaque, on voùlait obtenir le gaz ammoniac, on dessécherait le gaz en le faisant passer sur de la potasse ou de la chaux et en le recevant sur le mercure.

PROPRIÉTÉS PHYSIQUES. — Le gaz ammoniac est incolore, d'une odeur piquante, d'une saveur caustique. Sa densité est de 0,590. A 0° l'eau en dissout 1 147 volumes, soit 875 grammes par litre. Cette solution s'effectue avec une grande énergie et avec dégagement de chaleur. L'alcool et l'éther dissolvent de fortes proportions d'ammoniaque ; les coefficients exacts ont été déterminés pour l'alcool par DÉLÉPINE.

Le gaz ammoniac se liquéfie à — 40°, ou à + 10°, sous une pression de 6 atmosphères ; il se solidifie à — 80° en une substance blanche, transparente, peu odorante, peu diathermane. Ce gaz liquéfié est utilisé dans la construction des appareils frigorifiques CARRÉ.

La chaleur dissocie le gaz ammoniac.

En électrolysant la solution au moyen d'électrodes en charbon, on a obtenu de l'urée, de la guanidine, du biuret, etc.

PROPRIÉTÉS CHIMIQUES. — Ce gaz brûle difficilement même dans l'oxygène ; il s'enflamme spontanément en arrivant dans un flacon plein de chlore ; en solution, le chlore réagit sur l'ammoniaque et, suivant les proportions, donne de l'acide chlorhydrique et de l'azote, ou bien ce même acide et du chlorure d'azote, corps éminemment détonant.

L'iode agit d'une manière analogue.

---

(1)　　« Ammoniaque liquide du commerce. . . . . 1 500 grammes.

Introduisez l'ammoniaque dans un grand matras placé sur un bain de sable et communiquant au moyen d'un tube recourbé en siphon avec un appareil de WOLF composé de trois flacons : le premier contiendra environ 100 grammes de lessive des savonniers ; chacun des deux autres flacons devra contenir un litre d'eau distillée et n'être rempli qu'à moitié environ, à cause de l'augmentation de volume que le liquide éprouve par suite de sa saturation. Ils devront être, en outre, placés séparément dans des terrines en grès et entourés d'eau que vous maintiendrez froide pendant tout le temps de l'opération. Les tubes destinés à conduire le gaz dans l'eau devront plonger dans le liquide jusqu'à peu de distance du fond.

L'appareil étant parfaitement luté et muni de tubes de sûreté, chauffez légèrement le matras pour provoquer le dégagement de l'ammoniaque ; élevez ensuite progressivement la température jusqu'à l'ébullition, afin de dégager la totalité du gaz. Démontez alors l'appareil ; vous retirerez du deuxième flacon une solution d'ammoniaque très pure, qui devra marquer 0,925 au densimètre, et que vous conserverez dans des flacons bouchés à l'émeri. Le dernier flacon donnera de l'ammoniaque faible qu'on pourra employer au lieu d'eau pure pour une opération ultérieure. » (Codex, 1884.)

Avec les acides, l'ammoniaque se combine intégralement et donne naissance à des sels ammoniacaux : ces sels sont isomorphes avec ceux de potasse ou de soude correspondants, ce qui a donné naissance à la théorie de l'ammonium. (Voyez *Ammonium.*)

Avec les anhydrides, le gaz ammoniac donne des amides dont l'importance est considérable en chimie organique.

Avec certains sels, et surtout les chlorures, les bromures et les iodures, l'ammoniaque donne des sels doubles.

L'ammoniaque précipite les oxydes de certains sels : quelquefois, le précipité se redissout dans un excès de réactif; d'autres fois, il se produit des combinaisons spéciales qui souvent sont détonantes.

L'eau, avons-nous dit, dissout une grande quantité de gaz ammoniac; certaines expériences donnent, dans les cours, une idée de cette solubilité (fig. 327).

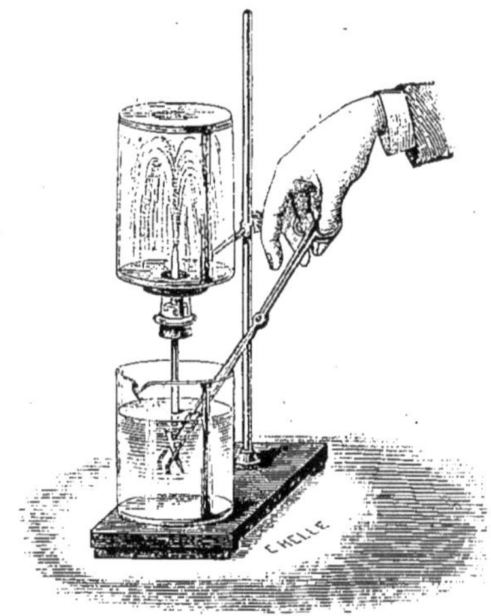

Fig. 327. — Solubilité de l'ammoniaque.

L'eau du vase inférieur monte avec force dans le vase supérieur contenant du gaz ammoniac, par suite du vide produit par la dissolution.

« L'ammoniaque du commerce est un liquide incolore, d'une odeur urineuse et suffocante, d'une saveur très caustique et alcaline ; d'une densité de 0,925 ; cette solution renferme 0,20 de gaz ammoniac, qui se dégage complètement sous l'influence de la chaleur ; elle se volatilise sans laisser de résidu appréciable et se colore au contact du liège. » (Codex 1884.)

La richesse de la solution varie en raison inverse de la densité (1).

---

(1) TABLE INDIQUANT LA RICHESSE DE L'AMMONIAQUE LIQUIDE EN AzH^3 A LA TEMPÉRATURE DE 14°, D'APRÈS CARIUS

POIDS SPÉCIFIQUE	$Az\,H^3$ p. 100	POIDS SPÉCIFIQUE	$Az\,H^3$ p. 100	POIDS SPÉCIFIQUE	$Az\,H^3$ p. 100
0,8844	36	0,9162	23	0,9414	15
0,8885	34	0,9191	22	0,9449	14
0,8929	32	0,9221	21	0,9520	12
0,8976	30	0,9251	20	0,9593	10
0,9026	28	0,9283	19	0,9670	8
0,9078	26	0,9314	18	0,9749	6
0,9106	25	0,9347	17	0,9831	4
0,9133	24	0,9380	16	0,9915	2

Les sels ammoniacaux, sous l'influence des alcalis, perdent leur ammoniaque beaucoup plus lentement qu'on ne le croit d'habitude ; la magnésie, et même la chaux, sont, dans certains cas, incapables de déplacer entièrement l'ammoniaque à froid, ou même à 100°, après plusieurs heures d'ébullition ; la soude seule est tout à fait efficace à 100° ; à froid, dans les solutions diluées, son action est presque interminable ; si, au préalable, on a fait agir la magnésie, la soude demeure ensuite impuissante à compléter l'action, même par une ébullition assez longue (BERTHELOT et ANDRÉ).

CARACTÈRES. — Le gaz ammoniac est absorbable par la solution de potasse ; il ne fume pas à l'air, il est incombustible.

Son odeur est caractéristique.

Sa solution communique aux sels de cuivre une coloration bleue intense.

Elle colore en rouge la teinture de campêche, qui est jaune.

A l'approche de l'acide chlorhydrique, il répand d'abondantes fumées blanches.

Il donne un précipité blanc avec une solution de chlorure mercurique ; on augmente encore la sensibilité de la réaction en ajoutant quelques gouttes d'une solution de carbonate de potasse ou de soude.

Il noircit le papier à l'azotate mercureux.

En ajoutant au réactif de NESSLER un peu d'un liquide contenant de l'ammoniaque, ou un sel ammoniacal, il se forme un précipité brun rouge ; avec de très petites quantités de sel ammoniacal, il y a toujours coloration jaune, le tout produit par de l'iodure de tétramercurammonium $AzHg''^2I, H^2O$.

$$2\,(HgI^2\,2\,KI) + 3\,KOH + AzH^3 = AzHg''^2I,\ H^2O + 7\,KI + 2\,H^2O$$

La chaleur favorise la formation du précipité ; les chlorures alcalins et les oxysels alcalins ne gênent pas la réaction, mais elle est empêchée par l'acide carbonique libre, les bicarbonates, les cyanures et les sulfures alcalins.

Quand l'ammoniaque est combinée, on la met en liberté en chauffant avec de la soude le composé dont elle fait partie.

DOSAGES. — 1° Quand on a à doser de l'ammoniaque en dissolution sensiblement pure, il suffit d'en prendre la densité.

2° Un second procédé consiste à en prendre le titre au moyen des procédés alcalimétriques (1).

---

(1) *Matériel.* — Burette graduée par 1/10 de C.C.
           Pipettes de 10 C.C.
           Vase à précipité.
           Ballon d'un litre.

3° On peut saturer au moyen d'un léger excès d'acide chlorhydrique, évaporer la solution à siccité à 100° et peser (1).

4° On pourrait neutraliser par l'acide chlorhydrique, ajouter du chlorure de platine et de l'alcool ; on obtiendrait ainsi du chloro-platinate d'ammoniaque, que l'on pourrait peser en nature ou calciner et transformer ainsi en platine métallique (2).

5° L'ammoniaque ou les sels ammoniacaux mis en contact avec l'hypobromite de soude sont décomposés et dégagent tout leur azote.

On peut ou bien calculer directement la quantité d'ammoniaque ou de sel ammoniacal, d'après le volume d'azote dégagé, ou bien encore comparer le volume obtenu au volume que l'on obtient en répétant l'expérience avec une solution titrée d'un sel ammoniacal pur.

L'expérience peut s'exécuter dans un des nombreux appareils proposés pour le dosage de l'urée (p. 283).

6° Le réactif de NESSLER peut servir non seulement pour déceler l'ammoniaque, mais aussi pour la doser en comparant la coloration qu'elle produit dans la liqueur à examiner, avec la coloration obtenue au moyen de solutions de richesse connue en ammoniaque (3).

Réactifs. — Liqueur normale alcaline.
      —   —   acide.
Teinture de tournesol ou orangé 3 POIRIER. (La phtaléine ne convient pas.)

MODE OPÉRATOIRE. — Pesez 17 grammes de la solution à titrer; versez-les dans le ballon d'un litre et ajoutez avec les précautions convenables Q. S. d'eau pour 1000 C.C.

Prenez 10 C.C. de cette liqueur : ajoutez 10 C.C., liqueur normale acide, puis quelques gouttes de tournesol : au moyen de la burette, versez la liqueur normale alcaline jusqu'à coloration bleue persistante. Faites la lecture de la burette.

Calcul : de 100 divisions, retranchez le nombre de divisions lu sur la burette ; le reste vous donnera en centièmes le titre de la solution ammoniacale.

(1) A 100°, le chlorhydrate d'ammoniaque ne se volatilise pas sensiblement : au lieu de peser ce sel, on pourrait le titrer au moyen de la solution d'azotate d'argent. (Voy. p. 352.) Ce procédé pourrait également servir à titrer le carbonate ou le sulfhydrate d'ammoniaque.

(2) La liqueur concentrée est additionnée d'un léger excès d'une solution concentrée de chlorure de platine ; on évapore au B.-M. en consistance sirupeuse ; on reprend le résidu avec de l'alcool à 80°; on laisse en digestion pendant quelque temps et enfin on jette le précipité sur un filtre pesé ; on lave avec de l'alcool; on sèche à 130° et on pèse.

Comme contrôle, on calcine au rouge ce sel double, il reste comme résidu du platine métallique que l'on pèse.

On ne peut opérer ainsi en présence des sels de potassium parce que ces sels précipitent également par le chlorure de platine.

Dans le cas de dosages très délicats, il faut se rappeler que le gaz d'éclairage contient un peu d'ammoniaque.

(3) *Réactifs.* — Toutes les solutions doivent être faites avec de l'eau distillée en présence du sulfate d'alumine.

Nous avons déjà dit que ce procédé était employé pour doser l'ammoniaque dans l'eau potable.

1° *Solution concentrée d'ammoniaque* — 1 C.C. $= 0^{gr},001$ d'ammoniaque (AzH^3).

Chlorhydrate d'ammoniaque séché à 100°. . . . . $3^{gr},147$
Eau distillée . . . . Q. S. pour 1000 C.C.

2° *Solution faible* — 1 C.C. $= 0^{milligr},05$ d'AzH^3.

Solution précédente. . . . . 50 C.C.
Eau distillée . . . . Q. S. pour 1000 C.C.

3° *Réactif de* NESSLER.

Chlorure mercurique. . . . . 25 gr.
Eau bouillante. . . . . 100 C.C.

Faites une solution dont vous mettrez à part 5 C.C.
A cette solution chaude, ajoutez de la solution suivante également chaude, jusqu'à ce que le précipité ne disparaisse plus.

Iodure de potassium . . . . 50 gr.
Eau . . . . 50 C.C.

Filtrez; ajoutez la solution suivante :

Potasse caustique. . . . . 150 gr.
Eau . . . . 300 C.C.

Complétez le volume de 1000 C.C. ajoutez les 5 C.C. de la solution de chlorure mercurique mis à part ; laissez déposer, décantez.

4° *Solution sodique.* — Elle consiste en un mélange de :

Solution de carbonate sodique. . . . . 1 vol.
— de soude caustique . . . . — 1/2 vol.

Pour la solution de carbonate sodique, on prend :

Carbonate sodique fraîchement calciné. . . . . 1 partie
Eau pure. . . . . 2 —

On fait bouillir jusqu'à réduction au tiers; puis, on ramène au volume primitif en ajoutant de l'eau pure.

Pour la solution de soude caustique, le meilleur mode de préparation consiste à dissoudre dans

Eau pure, exempte d'ammoniaque. . . . . 2 parties.
Soude caustique pure. . . . . 1 —

Si l'on voulait utiliser de la soude caustique ordinaire, il faudrait la chauffer dans l'appareil distillatoire en verre, jusqu'à ce que le produit distillé fût exempt d'ammoniaque.

OPÉRATION. — Dans un verre cylindrique bouché à l'émeri et gradué à 150 et 100 C.C. par un trait, on introduit 150 C.C. de l'eau à examiner. On y ajoute 2 C.C. de solution sodique, on secoue pendant quelques instants et on laisse déposer. On décante, dans un vase cylindrique étroit en verre blanc, 100 C.C. du liquide clair: on additionne de 1 C.C. de réactif NESSLER et on remue. S'il se forme un précipité,

7° Quand l'ammoniaque est en combinaison, on peut la déplacer par deux procédés différents.

Si l'ammoniaque est en assez grande quantité, on l'introduit dans un ballon avec un excès de lessive de soude ; on adapte immédiatement le bou-

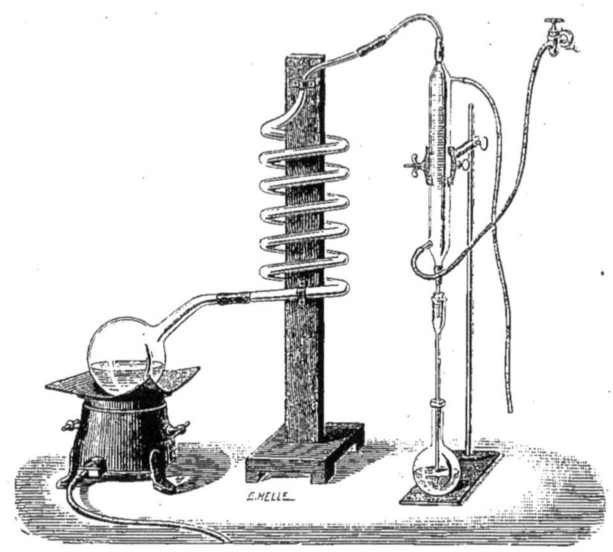

Fig. 328. — Dosage de l'ammoniaque (SCHLŒSING).

chon, qui communique avec un réfrigérant à reflux de SCHLŒSING (fig. 328). Il est bon d'adopter la modification d'AUBIN, qui remplace le tube de verre par un tube d'étain, l'ammoniaque pouvant enlever de l'alcali au verre. Le récipient est un tube à absorption dans lequel on met généralement 20 C.C. de liqueur normale acide ; on fait bouillir jusqu'à ce qu'une goutte du liquide distillé ne bleuisse plus le tournesol. On titre alors la liqueur acide au

---

ou si la coloration produite est rouge-brun, c'est qu'il y a relativement trop d'ammoniaque ; il faudra alors faire un nouvel essai en diluant une partie de l'eau à examiner avec de l'eau pure, exempte d'ammoniaque. Entretemps, on a mis dans plusieurs verres cylindriques, identiques au premier, 100 C.C. d'eau pure. Dans l'un de ces verres on verse 1 C.C. de solution ammoniacale diluée (à 5 centièmes de milligramme) et puis 2 C.C. de solution NESSLER, et l'on compare les teintes produites. Suivant le résultat obtenu, on ajoute à un deuxième et puis à un troisième verre, des quantités plus ou moins grandes d'ammoniaque, de façon à pouvoir déterminer à peu près exactement, par comparaison avec la teinte de l'eau analysée, la proportion d'ammoniaque qui y est contenue.

L'essai peut durer, en moyenne, dix minutes, pendant lesquelles la teinte ou nuance est assez stable. Pour bien distinguer cette dernière, on place les verres cylindriques sur du papier blanc et l'on regarde par en haut ou de côté, suivant l'habitude prise.

moyen d'une liqueur normale alcaline. Il est évident que l'ammoniaque recueillie ainsi pourrait être dosée par un des procédés quelconques que nous avons déjà indiqués.

L'appareil de F. Jean (fig. 329) donne d'excellents résultats.

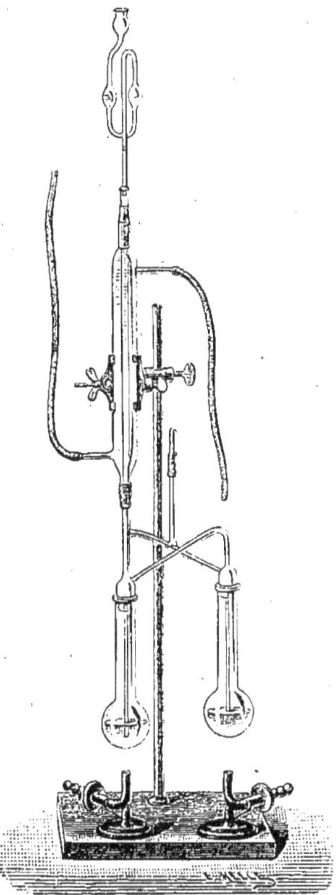

Fig. 329. — Appareil F. Jean.

Les auteurs recommandent, au lieu de soude, un lait de magnésie, quand on se trouve en présence de substances organiques azotées qui, le plus souvent, sont attaquées par la lessive de soude ; ce procédé est bon qualitativement ; il ne vaut rien quantitativement, d'après les expériences de Berthelot et André.

Si l'ammoniaque est en petite quantité, pas plus de 0^{gr},30, on place le liquide ammoniacal, dont le volume ne doit pas dépasser 35 C.C., dans un vase large à bords peu élevés de 10 à 12 centimètres de diamètre, et au-dessus une capsule contenant 10 C.C. de liqueur normale sulfurique ; on introduit dans le liquide ammoniacal une quantité suffisante de lait de chaux et on recouvre rapidement d'une cloche dont les bords plongent dans le mercure. Après quarante-huit heures, l'expérience est terminée, et il suffit de titrer l'acide.

Essai. — L'ammoniaque est souvent altérée par la présence de matières étrangères ; huile empyreumatique, acide sulfurique, acide chlorhydrique, acide carbonique, cuivre, chlorure de calcium et sels provenant de l'eau ordinaire employée à sa préparation.

L'ammoniaque liquide ne doit pas présenter d'odeur d'empyreume lorsqu'elle a perdu son gaz, ni laisser de résidu lorsqu'elle est complètement évaporée.

Etendue d'eau, elle ne se colore pas et ne donne pas de précipité par l'acide sulfhydrique ; elle ne trouble pas la solution de chlorure de baryum.

Sursaturée par l'acide azotique officinal, elle donne une liqueur incolore, qui ne doit se troubler ni par l'azotate de baryte, ni par l'azotate d'argent.

Enfin, il est bon de déterminer son titre, soit en en prenant la densité, soit par le procédé alcalimétrique que nous avons indiqué.

Réactif. — L'ammoniaque est fréquemment employée dans les laboratoires, pour reconnaître les sels de cuivre, pour faire une liqueur alcalimétrique (1), etc., etc.

Usages. — Dans les arts, l'ammoniaque sert à foncer certaines couleurs, à développer la couleur de l'orseille, à dissoudre le carmin, à délayer les écailles d'ablettes pour en faire l'essence d'Orient, employée dans la fabrication des perles artificielles. Il est inutile d'insister sur son importance comme engrais.

Usages médicaux.

<table>
<tr><td rowspan="7">Formes
pharmaceutiques.</td><td>Eau sédative (60/1 130).</td></tr>
<tr><td>Pommade de Gondret (1/2).</td></tr>
<tr><td>Liniment ammoniacal (10/100).</td></tr>
<tr><td>—   —   camphré (10/100).</td></tr>
<tr><td>Baume Opodeldoch (30/1 250).</td></tr>
<tr><td>Potion ammoniacale (1/261).</td></tr>
<tr><td>Liqueur ammoniacale anisée (24/123).</td></tr>
</table>

Les thérapeutistes sont d'accord pour reconnaître à l'ammoniaque des propriétés excitantes énergiques, mais de courte durée après son absorption gastro-intestinale ; ses propriétés sudorifiques ne sont pas aujourd'hui aussi généralement admises. Administrée à dose élevée, l'ammoniaque peut causer

---

(1) La liqueur normale ammoniacale perd rapidement de son titre par évaporation. D'après Fleicher, avec la liqueur demi-normale, on évite l'effet de la volatilisation. Il est cependant bon d'avoir recours à divers dispositifs pour remplir la burette.

Cette liqueur possède sur les autres liqueurs alcalines l'avantage de ne pas attaquer le verre.

Pour indiquer la fin de la réaction, l'orangé 3 Poirier convient parfaitement, tandis que la phtaléine donne de mauvais résultats.

des hémorragies diverses ; quand son usage est longtemps prolongé, elle produit une cachexie fort grave. On l'a employée contre les maladies spasmodiques, le tétanos, dans certains cas d'épilepsie, le diabète. Son efficacité dans l'alcoolisme paraît aujourd'hui très douteuse.

Appliquée sur la peau, l'ammoniaque, lorsqu'elle est concentrée, produit rapidement un sentiment de cuisson suivi de rougeur, de vésication, et enfin d'eschare superficielle. Pour produire la rubéfaction de la peau, on imbibe d'ammoniaque un morceau de flanelle que l'on promène sur la partie, en frottant assez fortement. L'érythème déterminé par ce moyen dure rarement plus de deux heures.

Si l'on veut produire la vésication, un bon procédé consiste à imbiber d'ammoniaque une rondelle d'amadou ; le côté spongieux est appliqué sur la peau, tandis que le côté lisse empêche la volatilisation du gaz ammoniac. On peut encore avoir recours à la pommade de GONDRET.

Quand on veut obtenir une vésication rapide, l'ammoniaque est un agent préférable à l'eau bouillante et à l'alcool enflammé.

Quand on laisse l'ammoniaque trop longtemps en contact avec la peau, il en résulte une eschare superficielle qui souvent laisse des traces indélébiles.

Avant la vulgarisation de la méthode dite *hypodermique*, les vésicatoires ammoniacaux avaient le plus souvent pour but de mettre le derme à nu, afin d'y déposer des médicaments devant être absorbés ; c'était la méthode *endermique*.

L'action rubéfiante de l'ammoniaque est tous les jours employée pour aviver les plaies et les fistules, pour exciter la peau dans le but de guérir les engorgements chroniques, les douleurs rhumatismales, etc.

Son action cautérisante a été mise à profit contre le tic douloureux, contre les maux de dents dus à la carie.

Les injections ammoniacales (ammoniaque, 8 à 15 grammes ; lait, 500 gr.) ont donné de bons résultats contre l'aménorrhée.

L'ammoniaque concentrée produit des hémorragies, tandis que l'ammoniaque étendue de 4 parties d'eau est considérée comme hémostatique.

L'usage de l'ammoniaque rend le sang incoagulable et toutes les sécrétions plus fluides.

On a employé l'ammoniaque contre les syncopes et les morsures des serpents venimeux ; mais dans ces deux cas, ses avantages sont au moins douteux.

TOXICOLOGIE. — A l'empoisonnement par l'ammoniaque, il faut joindre les empoisonnements par l'eau sédative qui n'est toxique que par l'ammoniaque qu'elle contient. Ces empoisonnements sont assez rares.

L'ingestion de 2 à 4 grammes d'ammoniaque est suivie d'accidents déjà graves : 30 grammes amènent presque fatalement la mort, à moins qu'il n'y ait eu rejet immédiat de la majeure partie du poison.

Symptômes. — Ce corps produit des douleurs atroces ; le pouls est petit ; les extrémités se refroidissent, et le patient devient cyanosé ; il peut succomber dans l'espace de quelques heures, mais aussi la mort peut n'arriver qu'au bout d'une à trois semaines. La peau devient ictérique ; elle se couvre d'érythème, de purpura, et devient parfois le siège d'un érysipèle ; en général le patient s'éteint sans agonie. Les injections hypodermiques produisent la mort avec la plus grande rapidité.

Lésions. — Quand la mort arrive rapidement, l'estomac présente fréquemment des ulcérations ; cet organe ainsi que l'intestin renferment un liquide sanguinolent ; à ces lésions il faut ajouter la stéatose du foie et des reins ; le sang est noirâtre et plus fluide qu'à l'ordinaire.

. L'ammoniaque à l'état de gaz possède aussi une action toxique. Ce gaz se produit dans la fabrication du sucre, du tabac à priser, du gaz, l'impression des tissus, etc. ; chez les ouvriers exposés à ces vapeurs, on observe des troubles respiratoires, oculaires, et une affection cutanée attribuée par EULENBERG à la saponification de la graisse de la peau (?). On peut dire, d'une façon générale que l'action nocive de l'ammoniaque est de 3 à 5 fois moindre que celle de l'acide chlorhydrique, mais que les lésions produites sont absolument les mêmes et toujours dues à l'action directe du gaz ; seulement l'ammoniaque ne produit pas ces nécroses et gangrènes du nez qui sont de règle avec les vapeurs chlorhydriques. A 2 ou 3 p. 1 000, il se montre déjà des troubles généraux : lorsque la dose atteint 20 à 30 p. 1 000, les animaux meurent sans exception avec de vives souffrances, une dyspnée violente et des convulsions terminales (LEHMANN).

Traitement. — Comme traitement, on a recours à l'eau vinaigrée et au jus de citron, puis aux gargarismes et aux ingurgitations de lait froid, de tisanes gommées ou albumineuses ; on s'efforcera de réchauffer le patient ; dans un cas d'asphyxie imminente, surtout au début de l'empoisonnement lorsqu'il existe un œdème considérable de la glotte, on est obligé de pratiquer la trachéotomie. Le chlorate de potasse est utile contre la salivation et contre les mucosités abondantes sécrétées par les voies respiratoires.

Recherche. — La recherche de ce toxique ne peut fournir des résultats positifs que lorsque la mort a été rapide ou que les vomissements ont été conservés avec soin, de manière à empêcher le dégagement du poison volatil.

Pour isoler l'ammoniaque libre et la doser, on soumet à la distillation les matières suspectes, préalablement additionnées de leur volume d'alcool à 90^{dr} ;

et l'on recueille le gaz dans une solution d'acide chlorhydrique. Dans cette liqueur, il sera facile de constater la présence d'un sel ammoniacal et même de le doser en le précipitant par le chlorure de platine.

Afin de séparer l'ammoniaque libre des sels ammoniacaux, VITALI procède de la façon suivante : les viscères et les liquides du cadavre sont traités par le chlorure de baryum qui donne avec le carbonate d'ammoniaque du chlorure d'ammonium, puis par le sulfate de cuivre en quantité strictement nécessaire pour transformer le sulfure d'ammonium en sulfate d'ammoniaque ; il ajoute ensuite de l'éther et distille à 34° ; à cette température, les sels ammoniacaux ne sont pas volatils et l'ammoniaque libre passe à la distillation.

Pour rechercher l'ammoniaque combinée, on ajoute aux matières leur volume d'alcool et 1/4 de leur volume d'une solution de soude (1 d'hydrate pour 4 d'eau). On opère comme plus haut.

On ajoute l'alcool pour diluer les matières, faciliter le dégagement de l'ammoniaque, et empêcher l'action de la soude sur les matières albuminoïdes. Il faut employer de la soude et non de la potasse, parce que les caractères de la potasse se rapprochent beaucoup de ceux de l'ammoniaque, et s'il y avait projection des matières pendant la distillation, on pourrait confondre ces deux corps.

Au lieu d'opérer ainsi, on pourra mélanger les matières suspectes avec un lait de chaux et les placer sous une cloche au-dessus d'un vase contenant une solution titrée d'acide sulfurique. L'ammoniaque dégagée sous l'influence de la chaux se rendra dans l'acide sulfurique qu'elle neutralisera en partie. On laissera les choses ainsi disposées pendant deux ou trois jours au bout desquels on déterminera le titre nouveau de la solution sulfurique.

Dans les cas d'empoisonnement par inhalation, si la mort était survenue rapidement, on rechercherait la présence du gaz toxique dans l'appareil respiratoire, en introduisant une sonde dans la trachée-artère, et aspirant les gaz qu'on ferait passer dans une solution d'acide chlorhydrique ou d'acide sulfurique.

On pourra démontrer la présence de l'ammoniaque dans l'atmosphère où la victime a respiré, au moyen des papiers réactifs ; on pourra faire un dosage approximatif en faisant passer un volume d'air déterminé dans une solution d'acide sulfurique titré, au moyen d'un aspirateur.

On ne devra attribuer de l'importance aux résultats de l'analyse que lorsqu'on sera certain que l'ammoniaque trouvée ne provenait ni de la putréfaction, ni de la décomposition des matières albuminoïdes sous l'influence de la soude pendant la distillation.

COMPOSÉS OXYGÉNÉS DE L'AZOTE

L'azote donne avec l'oxygène les composés suivants :

Protoxyde d'azote ou oxyde azoteux	Az^2O	Acide hypoazoteux	$AzOH$
Bioxyde d'azote ou oxyde azotique	AzO		
Anhydride azoteux	Az^2O^3	Acide azoteux	AzO^2H
Peroxyde d'azote	AzO^2 ou Az^2O^4		
Anhydride azotique	Az^2O^5	Acide azotique	AzO^3H
Anhydride perazotique	Az^2O^6		

PROTOXYDE D'AZOTE OU OXYDE AZOTEUX

$$Az^2O = 44 \quad \begin{array}{rcl} Az^2 = 28 = & 63,67 \\ O = 16 = & 36,33 \\ \hline 44 & 100,00 \end{array}$$

SYNONYMIE. — Oxyde nitreux, oxydule d'azote, gaz hilarant.

PRÉPARATION. — Pour le préparer, on a recours à la décomposition par la chaleur de l'azotate d'ammoniaque.

$$AzO^3 \, AzH^4 \; = Az^2O \; + 2 \, H^2O \qquad Diff = - \; 8\,C,9$$
$$\underbrace{87\,C,9} \qquad \underbrace{- \; 20,C6 \; + \; 117,4}$$

Cette réaction étant exothermique doit être conduite avec précautions, parce qu'elle prend facilement un caractère explosif (1).

---

(1) M. CAZENEUVE recommande :

1° De dessécher le sel dans une capsule avant de l'introduire dans le ballon.

2° De chauffer lentement. Dès que le dégagement se produit, l'entretenir avec une douce flamme. Éviter ensuite de pousser l'opération à bout, afin que la dernière partie ne subisse pas de surchauffe.

Dans les laboratoires, on emploie une simple cornue munie d'un tube à dégagement avec tube de sûreté; on reçoit le gaz sur l'eau : pour préparer une assez grande quantité de gaz propre à l'anesthésie, on emploie un ballon dans le bouchon duquel passent un thermomètre et le tube à dégagement; le gaz passe dans un réfrigérant qui condense la vapeur d'eau et de là dans une première éprouvette à pied contenant du sulfate ferreux qui arrête le bioxyde d'azote, puis dans une seconde contenant de la ponce imprégnée de potasse qui arrête les vapeurs d'hypo-azotide : enfin le gaz passe dans un flacon laveur et de là dans un gazomètre.

Propriétés physiques. — Le protoxyde d'azote est un gaz incolore, inodore, d'une saveur légèrement sucrée. Sa densité est 1,524. Un litre pèse 1^{gr},972. Son coefficient de solubilité dans l'eau est 1, 3052, dans l'alcool 4,1780 à la température de 0°. Ce gaz a été liquéfié à 0° par une pression de 30 atmosphères au moyen de l'appareil de Bianchi. On l'obtient aujourd'hui facilement au moyen de l'appareil Cailletet.

C'est un liquide incolore, très mobile, d'une transparence parfaite ; il s'évapore lentement à la température ordinaire. Il bout à — 88° ; dans le vide, il donne des flocons neigeux et des cristaux ; projeté sur une capsule de platine incandescente, il prend l'état sphéroïdal et se volatilise plus lentement qu'à la température ordinaire.

Propriétés chimiques. — Sous l'influence de la chaleur, il se transforme en azote et hypo-azotide.

$$2 \ Az^2O = 3 \ Az + AzO^2$$

Caractères. — Ce gaz n'est pas absorbable par la potasse, il est très comburant : une allumette présentant un point en ignition se rallume, mais cependant pas avec autant de vivacité que dans l'oxygène.

Pour distinguer l'oxygène du protoxyde d'azote, on a deux procédés.

1° Un mélange d'oxygène et de bioxyde d'azote donne des vapeurs rutilantes, tandis qu'un mélange de protoxyde et de bioxyde d'azote ne donne rien ;

2° Quand on chauffe du sulfure de baryum dans l'oxygène, tout le gaz est absorbé, tandis qu'avec le protoxyde d'azote, le volume du gaz ne diminue pas.

Usages médicaux. — Le protoxyde d'azote liquéfié a été employé par les dentistes comme anesthésique local pour enlever les dents ; on avait proposé de se servir du gaz comme anesthésique général, mais il produit une asphyxie rapide, dans les conditions ordinaires. D'après Paul Bert, on obtient un anesthésique très efficace et sans dangers en faisant respirer un mélange de 5/6 de protoxyde d'azote et de 1/6 d'oxygène sous une pression de 6/5 d'atmosphère, ou bien encore un mélange à volumes égaux d'oxygène et de protoxyde d'azote sous une pression de 2 atmosphères.

A la suite de son emploi, on a fréquemment constaté des accidents de glycosurie, d'albuminurie, etc. (Laffont).

Sous le nom d'*eau oxyazotique*, on a préparé une eau renfermant environ 2 litres de protoxyde d'azote pour 650 C.C. L'administration quotidienne

---

Aussitôt après sa préparation, le gaz possède une odeur légèrement irritante qu'il doit à des traces de bioxyde d'azote qu'un lavage même soigné n'a pu lui enlever. Après vingt-quatre heures de séjour dans le gazomètre, cette odeur a disparu.

Il ne faut pas conserver trop longtemps le gaz dans les gazomètres ; au bout de peu de temps, par diffusion, il est mélangé d'une assez forte proportion d'air et il a perdu ses propriétés anesthésiques.

d'une bouteille de cette eau, prise aux repas, augmente notablement la quantité des urines ; les premiers jours, la proportion d'acide urique augmente, mais bientôt elle diminue ; peut-être pourra-t-on l'employer contre la gravelle urique.

L'acide hypo-azoteux AzOH auquel donne naissance l'hydratation du protoxyde d'azote est sans intérêt pour nous.

BIOXYDE D'AZOTE OU OXYDE AZOTIQUE

$$\text{AzO} = 30 \quad \begin{array}{rcl} \text{Az} = 14 = & 46,66 \\ \text{O} = 16 = & 53,34 \\ \hline 30 & 100,00 \end{array}$$

PRÉPARATION. — 1° On fait réagir à la température ordinaire, de l'acide azotique étendu (Dens. = 1,134) sur de la tournure de cuivre ; l'opération se fait dans un flacon de WOLF à 2 tubulures ; la réaction est représentée par l'équation suivante :

$$3 \text{ Cu}'' + 8 \text{ AzO}^3\text{H} = 3 \text{ (AzO}^3)^2 \text{ Cu}'' + 4 \text{ H}^2\text{O} + 2 \text{ AzO}$$

On peut remplacer le cuivre par l'argent ou le mercure.

2° On chauffe dans un ballon un mélange d'azotate potassique, de chlorure ferreux et d'acide chlorhydrique (ou de sulfate ferreux et d'acide sulfurique). Le gaz obtenu est pur.

$$6 \text{ FeCl}^2 + 8 \text{ HCl} + 2 \text{ AzO}^3\text{K} = 3 \text{ Fe}^2 \text{ Cl}^6 + 2 \text{ KCl} + 4 \text{ H}^2\text{O} + 2 \text{ AzO}$$

3° Dans un flacon à 3 tubulures, portant un tube à brome plongeant jusqu'au fond du flacon sous une couche de mercure, on introduit une solution de sulfate ou de chlorure ferreux ; par le tube à brome, on fait arriver une solution concentrée d'azotite alcalin ; on obtient ainsi un dégagement régulier de bioxyde d'azote.

PROPRIÉTÉS PHYSIQUES. — Le bioxyde d'azote est un gaz incolore qui a été liquéfié à — 94° sous une pression de 71 atmosphères (point critique). On ne peut connaître ni son odeur ni sa saveur, parce qu'aussitôt qu'il se trouve en contact avec l'oxygène, il se transforme en hypoazotide. Sa densité est 1,038. Un litre pèse 1,343. Son coefficient de solubilité dans l'eau est de 0,050, dans l'alcool 0,316. La chaleur le décompose en azote et peroxyde d'azote.

PROPRIÉTÉS CHIMIQUES. — L'oxygène le transforme en peroxyde d'azote.
Il est impropre à la combustion ; il n'y a que les corps très avides d'oxygène tels que le phosphore, le potassium, etc., qui puissent y brûler.

Les dissolutions d'un sel ferreux absorbent avidement le bioxyde d'azote et passent de la couleur vert bleuâtre qui leur est propre au rouge brun d'autant plus foncé que l'absorption a été plus considérable. Cette propriété est utilisée pour séparer le bioxyde d'azote des autres gaz. La quantité de bioxyde d'azote que dissout le sel ferreux est indépendante du genre du sel et du degré de dilution ; elle est proportionnelle au poids du fer ; les composés formés sont plus solubles que les sels ferreux correspondants ; le vide les décompose (J. Gay).

Un mélange de bioxyde d'azote et de vapeurs de sulfure de carbone brûle en répandant une vive lumière douée des propriétés photogéniques de la lumière solaire. On peut obtenir cette flamme d'une manière continue en versant du sulfure de carbone dans le flacon producteur d'AzO.

Le bioxyde d'azote peut jouer le rôle d'un radical monoatomique ; on le désigne alors sous le nom de *nitrosyle ;* les produits organiques qui renferment ce radical sont dits *nitrosés.*

Lorsqu'on ajoute du sulfhydrate d'ammoniaque à une solution de sulfate ferreux saturée de bioxyde d'azote et qu'on chauffe à 100°, puis qu'on évapore, on obtient un produit complexe renfermant le groupe AzO, du soufre et du fer, et appartenant à une série de composés très remarquables, les *nitrosulfures* de fer découverts par Roussin.

CARACTÈRES. — Ce gaz est facile à caractériser par sa propriété de donner du peroxyde d'azote au contact de l'air ou de l'oxygène.

USAGES. —- Ce corps sert de réactif pour reconnaître le protoxyde d'azote de l'oxygène. On peut doser les azotates d'après le volume de ce corps qu'ils dégagent.

Il joue un rôle important dans le réactif de POUTET, la préparation de la pommade citrine et la fabrication de l'acide sulfurique.

TOXICOLOGIE. — Non seulement il est impropre à la respiration, mais encore il est dangereux, parce que les poumons renferment assez d'oxygène pour le transformer en hypoazotide qui agit énergiquement sur l'économie.

ANHYDRIDE AZOTEUX

$$Az^2O^3 = 76 \quad \begin{array}{lll} Az = 28 = & 36,84 \\ O^3 = 48 = & 63,17 \\ \hline 76 & 100,00 \end{array}$$

L'anhydride azoteux se forme lorsque l'oxygène rencontre le bi-oxyde d'azote en grand excès ; il s'en produit également dans la plupart des cas où il y a production de peroxyde d'azote.

C'est un liquide bleu bouillant à — 2°.

L'*acide azoteux* AzO^2H, qui n'est stable qu'à très basse température, est bleu comme l'anhydride et se forme quand on traite celui-ci par une petite quantité d'eau à 0°.

Une légère élévation de température le décompose en acide azotique et bioxyde d'azote, et il suffit d'une molécule d'eau pour décomposer 3 molécules d'anhydride.

Néanmoins l'acide azoteux peut exister en solution très étendue et froide. Cette solution est d'un bleu clair et abandonne des bulles de bioxyde d'azote lorsqu'on y introduit des corps en poudre, sans action chimique, comme le sable, le charbon, etc.

AZOTITES

PRÉPARATION. — 1° En faisant passer du bioxyde d'azote sur du bioxyde de baryum légèrement chauffé, on obtient de l'azotite barytique;

2° En faisant réagir l'oxygène sur le bioxyde d'azote en présence d'un alcali;

3° Par calcination modérée des azotates alcalins;

4° En faisant bouillir une solution d'azotate de plomb avec du plomb métallique.

PROPRIÉTÉS. — Les azotites sont solubles dans l'eau; ils sont décomposables par la chaleur. Beaucoup sont solubles dans l'alcool. L'azotite d'argent est peu soluble.

CARACTÈRES. — 1° L'acide azoteux décompose l'iodure de potassium et met en liberté l'iode qu'on peut reconnaître au moyen de l'eau amidonnée. On préfère quelquefois l'iodure de zinc amidonné (réactif de TROMSDORFF);

2° Les azotites sont décomposés par l'acide acétique. C'est ainsi que si l'on fait bouillir avec de l'acide acétique une eau renfermant des azotites, l'acide azoteux est mis en liberté et entraîné avec la vapeur d'eau; les premières gouttes d'eau qui distillent en présentent alors les caractères. L'acide azoteux est le seul corps susceptible de réagir sur l'iodure de potassium qui soit déplacé par l'acide acétique;

3° Les sels ferreux sont oxydés;

4° L'acide sulfureux est oxydé;

5° Les sels mercureux sont réduits et donnent un dépôt noir de mercure métallique;

6° L'acide pyrogallique colore en brun les dissolutions même assez étendues des azotites, acidulées par l'acide sulfurique;

7° Si à un azotite alcalin, on ajoute une dissolution de cyanure de potassium, puis un peu d'une dissolution neutre de chlorure de cobalt et d'acide acétique, la liqueur se colore en rose-orangé par suite de la formation de nitro-cyano-cobaltate de potasse;

8° L'indigo blanc est ramené au bleu par les azotites;

9° Une solution à 1/200 de métaphénylène-diamine dans les acides chlorhydrique ou sulfurique très dilués est colorée en brun par l'acide azoteux. Cette réaction permet de constater une partie d'acide azoteux dans dix millions de parties d'eau (GRIESS);

10° A 10 C.C. du liquide à essayer on ajoute successivement une goutte d'acide chlorhydrique à 1/4, une goutte d'une solution à peu près saturée d'acide sulfanilique et une goutte d'une solution saturée de chlorure de naphtylamine; la coloration produite varie du rose faible au rouge rubis (WARRINGTON);

11° L'acide chromique est réduit par l'acide azoteux. Cette réaction a été utilisée quantitativement par MOHR;

12° La solution acéto-phénique (phénol pur 3; acide acétique 37) est ajoutée à une solution d'azotite; puis on ajoute de l'ammoniaque et de l'eau; on obtient une coloration jaune. Cette réaction a été proposée comme quantitative pour un procédé colorimétrique; malheureusement les azotates en présence des azotites réagissent comme ceux-ci (GRANDVAL et LAJOUX).

13° Dans une solution sulfurique à 1/5 du liquide à examiner on ajoute de la résorcine, on obtient une coloration jaune. Ce procédé peut être utilisé pour un dosage colorimétrique (WILSON).

DOSAGE. — 1° En l'absence d'azotates, on dose les azotites soit en transformant leur azote en ammoniaque, soit en mesurant leur action oxydante sur un sel ferreux;

2° En présence de l'acide azotique, on emploie une dissolution de permanganate de potasse, en prenant la précaution d'étendre assez la liqueur pour empêcher la transformation par l'eau en acide azotique et bioxyde d'azote de l'acide azoteux mis en liberté. On y arrive en mettant au moins 5 000 parties d'eau pour une partie d'acide azoteux anhydre;

3° MOHR les dose en les mettant en présence d'un excès d'acide chromique, qu'il titre ensuite avec une solution d'un sel ferreux.

4° VIVIER a proposé d'utiliser l'action de l'acide azoteux sur l'urée et de mesurer le volume d'azote produit dans la réaction;

5° TIEMANN et KUBEL ajoutent à 100 C. C. de l'eau à analyser un excès de permanganate, puis 6 à 8 C. C. d'acide sulfurique à 1/5 et aussitôt une solution titrée de sulfate double de fer et d'ammoniaque jusqu'à décoloration, puis de nouveau du permanganate jusqu'à production de coloration rouge pâle, quand même ce ne serait que pour un temps très court. En retranchant de la quantité totale de permanganate employée, la quantité correspondante de solution de fer ajoutée, la différence représente le permanganate qui a oxydé l'acide azoteux;

6° Le procédé GRIESS ou WARRINGTON peut être employé en opérant comparativement avec des solutions titrées d'un azotite.

7° Nous avons indiqué en quoi péchait le procédé GRANDVAL et LAJOUX, si on se trouvait en présence des azotates.

PEROXYDE D'AZOTE ou HYPO-AZOTIDE AzO^2 ou Az^2O^4

Ce corps se prépare en calcinant l'azotate de plomb dans une cornue en grès.

$$(AzO^3)^2Pb = PbO + O + Az^2O^4$$

C'est un liquide orangé, bouillant à 22°. A 130°, sa formule correspond à AzO^2 ; par refroidissement elle correspond à Az^2O^4.

Ce n'est pas un acide, car, mis en contact avec les bases, il donne un mélange d'azotites et d'azotates.

Ce corps peut fonctionner comme un radical : le *nitrile* ou *azotyle* (AzO^2) ; c'est ce radical qui existe dans les composés organiques nitrés, dans lesquels il remplace un atome d'hydrogène.

ANHYDRIDE AZOTIQUE Az^2O^5

Ce corps, découvert par Sainte-Claire-Deville, se prépare soit en faisant passer un courant de chlore sec sur de l'azotate d'argent chauffé, soit en chauffant un mélange d'acide azotique monohydraté et d'anhydride phosphorique.

Il cristallise en prismes droits fusibles à 29°,5, bouillant de 48 à 50° et très instables.

ACIDE AZOTIQUE

$$AzO^3H = 63 \quad \begin{array}{lll} Az = 14 = & 22,22 \\ O^3 = 48 = & 76,19 \\ H = 1 = & 1,59 \\ \hline 63 & 100,00 \end{array}$$

Synonymie. — Acide nitrique ; esprit de nitre ; eau-forte.

Historique. — Ce corps était connu de Geber, au VIII° siècle.

Formation. — L'acide azotique se forme par l'action de l'étincelle électrique sur l'air humide (orages) ; il se produit toutes les fois qu'il y a oxydation au contact de l'air, en présence des bases.

Tous les corps azotés par l'action de l'ozone ou des corps poreux, surtout en présence des bases, donnent des azotates.

Nitrification. — Ce phénomène procède essentiellement de deux causes bien différentes ; les corps azotés en présence des bases, de l'humidité et des corps poreux donnent naissance à des azotates ; c'est sur ces principes qu'on construisait autrefois les *nitrières artificielles;* l'évaporation dans les pays chauds produit, d'après Schœnbein, de l'azotite d'ammoniaque, lequel se transforme en azotate au contact de l'air.

A ces conditions s'en joint une autre, sans doute la plus importante ; c'est la présence de divers ferments parmi lesquels le plus abondant serait le *micrococcus punctiforme*, étudié par Schlœsing et Muntz. Ce ferment est un organisme aérobie dont la fonction, nulle à 0°, maximum à 37°, s'arrête à 50° ; à 100°, il est tué ; on le trouve surtout dans le terreau, la terre arable, les eaux de rivières, etc.

ÉTAT NATUREL. — L'acide azotique se trouve dans les pluies d'orages; il y a des traces d'azotates dans les urines à l'état normal ; on trouve dans la nature les azotates de potassium, de calcium, de magnésium ; mais l'azotate, de beaucoup le plus commun, est l'azotate sodique, qui, au Chili, forme des bancs énormes.

PRÉPARATION. — Pour le préparer, on décompose un azotate alcalin par l'acide sulfurique, de manière à obtenir un sulfate monométallique.

$$AzO^3Na + SO^4H^2 = AzO^3H + SO^4NaH$$

Si l'on employait une moindre quantité d'acide sulfurique, de manière à obtenir un sulfate neutre, il faudrait chauffer beaucoup plus et une partie de l'acide azotique serait décomposée par l'action de la chaleur.

Dans les laboratoires, on opère dans une cornue en verre, dont le col s'engage librement dans un ballon récipient refroidi par un filet d'eau. En industrie, on opère dans de grandes chaudières en fonte.

Le produit ainsi obtenu contient un assez grand nombre d'impuretés, et notamment : acide sulfurique, chlore, vapeurs nitreuses, etc.

Pour le purifier, le Codex fait précipiter le chlore par l'azotate d'argent, l'acide sulfurique par l'azotate barytique, fait décomposer les vapeurs nitreuses par le bichromate de potasse ou l'urée et distille (1).

L'acide azotique ainsi obtenu correspond sensiblement à la formule AzO^3H, $2H^2O$. Si l'on veut obtenir l'acide AzO^3H, on mélange l'acide du commerce, aussi concentré que possible, à son volume d'acide sulfurique à 1,84 ; on introduit le mélange dans une cornue de verre munie d'un récipient refroidi par un courant d'eau, et on recueille par distillation un volume de liquide

---

(1)   « Acide azotique du commerce à 1,39 . . . . , . . 2 000 grammes.

Introduisez l'acide azotique dans un flacon bouché à l'émeri ; versez goutte à goutte de l'azotate d'argent en solution saturée jusqu'à cessation de précipité ; ajoutez 20 grammes d'azotate de baryte en poudre très fine, brassez fortement le mélange et prolongez le contact pendant douze heures en agitant de temps en temps. Laissez déposer. Prélevez une petite quantité de l'acide limpide, étendez-le de dix fois son poids d'eau distillée et assurez-vous que ce mélange n'est plus troublé par les azotates d'argent et de baryte. Décantez.

Introduisez dans une cornue en verre (fig. 330), de capacité suffisante, 20 grammes environ de bichromate de potasse pur [1]. Versez-y ensuite l'acide azotique au moyen d'un tube que vous introduirez par le col de la cornue et qui descendra jusque dans la panse. Retirez ce tube avec précaution, de manière à ne point répandre de liquide dans l'intérieur du col ; adaptez à la cornue, en évitant l'emploi des bouchons, une allonge et un ballon en verre tubulé que vous refroidirez par un filet d'eau. Chauffez doucement d'abord, puis augmentez progressivement le feu, et distillez presque complètement. » Codex 1884.

[1] Ce sel peut être avantageusement remplacé par la moitié de son poids d'urée cristallisée.

égal au quart du volume total. L'acide ainsi obtenu n'est pas chimiquement pur, mais il est convenable pour être employé comme caustique.

Si on tenait à l'avoir pur, il faudrait le distiller sur de l'azotate de baryte parfaitement sec pour le débarrasser de l'acide sulfurique qu'il aurait pu entraîner à la distillation ; on le dépouillerait ensuite de l'acide hypoazotique en le portant à une température voisine de l'ébullition et en le soumettant à l'action d'un courant d'acide carbonique pur et sec que l'on maintiendrait jusqu'à complet refroidissement.

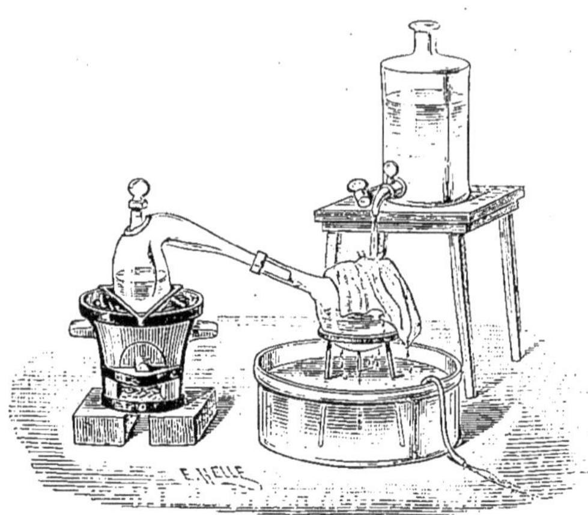

Fig. 330. — Préparation de l'acide azotique.

PROPRIÉTÉS PHYSIQUES. — L'acide azotique le plus concentré est connu sous le nom d'*acide fumant* ou d'*acide monohydraté*. C'est un acide incolore quand il est tout à fait pur, mais qui jaunit rapidement à la lumière. Il possède une densité de 1,53 à 15° (1) et bout à 86°.

TABLEAU DONNANT LA RICHESSE EN AzO^3H DES SOLUTIONS AQUEUSES DE CET ACIDE SUIVANT LEUR DENSITÉ A $+$ 15°, D'APRÈS J. KOLB

AzO^3H	Az^2O^5	DENSITÉ A $+$ 15°	AzO^3H	Az^2O^5	DENSITÉ A $+$ 15°
100	85,80	1,530	50	42,90	1,317
90	77,22	1,495	40	34,32	1,251
80	68,64	1,460	30	25,74	1,185
70[1]	60,06	1,423	20	17,16	1,120
60	51,48	1,374	13	11,15	1,077
53,80[2]	46,16	1,359	7,2	6,18	1,045
			4	4,29	1,022

[1] Hydrate $2AzO^3H$, $3H^2O$.
[2] — AzO^3H, $3H^2O$, maximum de contraction.

Comme l'acide chlorhydrique, l'acide azotique donne avec l'eau des hydrates dont la composition est fonction de la température et de la pression ; quelques auteurs ont voulu voir, dans certains de ces hydrates, des composés analogues aux acides pyro et orthophosphoriques.

L'acide azotique *officinal* ne doit pas être sensiblement coloré ; il doit avoir une densité de 1,39 à + 15° et entrer en ébullition à 119°. A cet état de concentration, 100 grammes renferment 54^{gr},5 d'anhydride azotique ou 63^{gr},6 d'acide azotique AzO^{3}H.

Propriétés chimiques. — L'acide azotique est un oxydant énergique.

Tous les métalloïdes, à l'exception du chlore, du brome et de l'iode, sont attaqués par l'acide azotique : l'attaque est d'autant plus énergique que l'acide est plus concentré.

L'hydrogène naissant réduit l'acide azotique et le fait passer à l'état d'ammoniaque

$$AzO^3H + 8H = 3H^2O + AzH^3$$

Cette réaction s'applique aux composés de la chimie organique ; elle est utilisée pour le dosage.

Le plus grand nombre des métaux est attaqué par l'acide azotique ; l'attaque est facilitée par la présence d'un peu d'eau. L'or, le platine et quelques métaux qui les accompagnent ne sont pas attaqués par cet acide ; l'étain et l'antimoine fournissent des produits insolubles dans l'eau, les acides stannique et antimonique ; tous les autres métaux fournissent des azotates solubles.

Le fer présente une particularité remarquable ; mis en contact avec l'acide AzO^{3}H, il n'est pas attaqué ; bien plus, quand on le sort de ce liquide et qu'on le plonge dans l'acide hydraté, il reste inattaqué, tandis que, dans les conditions ordinaires, la réaction se fait avec énergie ; en touchant le *fer passif* avec une tige d'un autre métal, ou en faisant le vide au-dessus, l'attaque a lieu aussitôt : bien des théories ont été proposées pour expliquer ces phénomènes.

Dans l'attaque des métaux par l'acide azotique, il se forme toujours un peu d'hydrogène, qui réduit de l'acide et donne naissance à de l'ammoniaque.

Avec l'acide chlorhydrique, l'acide azotique donne de l'*eau régale*, qui jouit de la propriété de dissoudre l'or ; les auteurs donnent des explications différentes sur le mode d'action de ce mélange, qui attaque l'or, tandis qu'aucun des deux composants ne jouit de cette propriété ; quelle que soit la théorie adoptée, il est certain qu'il se produit du chlore.

Le Codex prépare l'eau régale de la manière suivante :

« Acide azotique officinal . . . . · 80 grammes.
Eau distillée. . . . . 20 —
Acide chlorhydrique officinal. . . . 300 —

Mêlez d'abord l'acide azotique et l'eau dans un flacon à l'émeri et ajoutez l'acide chlorhydrique ; placez le flacon à l'abri de la lumière et ne le bouchez qu'au bout de quelques jours. »

L'eau régale a été quelquefois utilisée en pédiluves.

L'acide azotique fumant réagit souvent avec une grande violence sur les substances organiques ; la paille, la sciure de bois imprégnées d'acide azotique peuvent prendre feu spontanément ; dans d'autres cas, cette action est beaucoup plus calme et donne lieu à une réaction régulière, qui a pour effet d'introduire dans la molécule organique un groupement nitrile (AzO^2), qui se substitue à un atome d'hydrogène.

L'acide azotique colore un grand nombre de substances organiques en jaune ; cette couleur ressemble à celle produite par l'iode, mais il est facile de les distinguer ; les taches d'acide azotique sont avivées par l'action des alcalis, tandis que celles produites par l'iode disparaissent.

Caractères. — 1° L'acide azotique ne donne pas de précipité avec la solution d'azotate d'argent ou de chlorure de baryum, même après calcination ;

2° Avec l'acide chlorhydrique, il donne naissance à de l'eau régale, qui dissout l'or ;

3° Si l'on mélange de l'acide azotique ou un azotate avec un peu de tournure de cuivre, et si l'on chauffe le mélange dans un tube à essais avec de l'acide sulfurique concentré, l'air du petit tube se colore en rouge-jaunâtre ;

4° Dans un tube, mettez 2 C.C. de réactif de Desbassyns de Richemond (sulfate ferreux acide) et 2 C.C. du liquide à essayer sans mélanger ; à la surface de contact, il se produit un anneau rose ;

5° Dans un tube, on fait bouillir un peu d'acide chlorhydrique ; on ajoute une ou deux gouttes de solution très étendue de sulfate d'indigo ; on fait encore bouillir ; la liqueur doit rester bleue ; on ajoute un peu d'acide azotique, on chauffe, la liqueur se décolore. D'autres corps, notamment le chlore, produisent cette réaction ;

6° On dissout de la brucine dans de l'acide sulfurique concentré et pur ; on dépose quelques gouttes de ce réactif dans une capsule en porcelaine ; à côté, on place une goutte du liquide dans lequel on recherche l'acide azotique : aux points de contact des liquides, la solution se colore immédiatement en rouge magnifique. La teinte rouge passe bientôt au rouge-jaune. La réaction est extrêmement sensible ; elle est également produite par l'acide chlorique (1/256000) :

7° A la solution à essayer, on ajoute quelques gouttes d'une solution de sulfate de paratoluidine [1], et ensuite un égal volume d'acide sulfurique con-

____

[1] On pourrait la remplacer avec avantage par une solution sulfurique de fuchsine-aniline.

centré, de manière à ne pas mélanger les liquides ; on voit aussitôt apparaître à la zone de séparation des liquides une zone rouge qui passe peu à peu au jaune foncé (1/32000).

L'acide azoteux donne dans les mêmes conditions une coloration jaunâtre ou brun jaune qui ne passe au rouge qu'au bout de quelque temps.

L'acide chlorique et d'autres oxydants fournissent des colorations analogues ;

8° A de l'acide sulfurique concentré on ajoute une ou deux gouttes du liquide à essayer, puis on introduit dans le mélange un cristal de phénol et on chauffe un peu; il se développe une coloration foncée qui, en général, est rouge ou brune, et verte dans certaines circonstances.

9° Le couple Zn-Cu, l'hydrogène naissant transforment l'acide azotique en ammoniaque, qu'il est facile d'isoler et de recueillir ;

10° Dans un tube assez court, on met la solution à essayer et un égal volume d'acide sulfurique pur; on chauffe légèrement en agitant; au moyen d'un tube effilé, on insuffle de l'air pour balayer les vapeurs ou gaz qui se seraient produits ; on ajoute un peu de cuivre et on agite ; au bout d'une demi-minute, on plonge dans le tiers supérieur du tube l'extrémité d'une baguette de verre imbibée d'une solution de 1 gramme de sulfate de diphénylamine dans un mélange de 50 C.C. d'acide sulfurique et de 50 C.C. d'eau. Si l'on obtient aussitôt une coloration bleue très intense de la partie plongée, on peut presque conclure à la présence de l'acide azotique ; si cette coloration était peu marquée, elle pourrait provenir de la présence de l'acide chlorique. Dans tous les cas, si l'on n'obtient pas de coloration bleue, on a le droit d'affirmer l'absence de l'acide azotique.

Les essais suivants confirment, en cas de teinte, la présence de l'acide azotique.

Dans le tube, on plonge une baguette de verre imbibée de lessive des savonniers, qui devra être descendue presque au niveau du liquide; au bout de quelques instants de contact avec l'atmosphère de ce tube, s'il s'y trouve des vapeurs nitreuses, elles auront donné avec l'alcali un mélange d'azotate et d'azotite. On peut alors mettre le bout imbibé de la baguette en contact avec divers réactifs : phénol, sulfate ferreux, ou encore avec 1 ou 2 C.C. d'une solution de 1 centigramme de fuchsine dans 100 C.C. d'acide acétique cristallisable ; en agitant, il se produit peu à peu une coloration violette, puis bleue, et même finalement jaune (Denigès).

12° Avec une solution acide de chlorhydrate de cinchonamine on obtient un précipité presque insoluble dans l'eau acidulée par n'importe quel acide:

13° On mélange 1/2 C.C. de solution à essayer, une goutte d'acide chlorhydrique, une goutte de solution de résorcine à 1/10 et 2 C.C. d'acide sulfurique. La présence de l'acide azotique se révèle par une coloration pourpre encore perceptible à une dilution de 1 pour 500 000 (Lindo) ;

14° On ajoute au maximum 1 milligramme d'acide pyrogallique par C.C. de

solution, puis on fait arriver au fond du tube un peu d'acide sulfurique ; à
la surface de contact il se produit une coloration brune ; la couleur est seulement jaune, si la quantité d'acide azotique est très faible.

La réaction est sensible à 1/10 de milligramme par litre d'eau ;

15° On traite la solution par l'acide sulfurique, puis par une solution sulfurique de carbazol ; il se produit une coloration verte (1/2 000 000).

Dosage. — 1° Quand l'acide est pur, sa densité suffit pour indiquer sa
richesse (voy. table, p. 421)

2° Les procédés acidimétriques habituels sont applicables (1) ;

3° L'azotate de cinchonamine est insoluble (Arnaud) (2) ;

4° Si on a affaire à un azotate dont la base est volatile ou précipitable par
un alcali, on peut encore arriver par un dosage acidimétrique (3).

Si la base est précipitable par la baryte, on ajoute un excès d'eau de
baryte ; on filtre ; on enlève l'excès de baryte par un courant d'acide carbonique ; on filtre ; l'azotate est à l'état d'azotate de baryte, dans lequel on
dose la baryte par l'acide sulfurique ;

5° En chauffant un azotate alcalin avec du chlorure d'ammonium, il se

---

(1) *Appareils.* — Vase à précipité.
Pipette de 10 C.C.
Burette graduée par 1/10 de C.C.
Ballon jaugé de 1 000 C.C.

Réactifs. — Liqueur normale alcaline.
Tournesol ou phtaléine.

Mode opératoire. — Pesez 99 grammes de l'acide à essayer ; étendez-le d'eau de
manière à faire 1 000 C.C. prenez-en 10 C.C. ; mettez-les dans le vase à précipité avec
quelques gouttes de phtaléine ou de tournesol ; au moyen de la burette graduée,
ajoutez la liqueur N. alcaline jusqu'à changement de teinte du réactif coloré.

La simple lecture de la burette donnera la richesse de la liqueur en acide azotique
officinal, de 1,39 de densité, ayant pour formule $AzO^3H, 2H^2O$.

(2) La liqueur est neutralisée par l'acide sulfurique ou la soude suivant qu'elle est
alcaline ou acide ; on élimine les chlorures, s'il y en a, par l'acétate d'argent dont on
enlève l'excès par quelques gouttes de phosphate de sodium : on évapore presque à
sec : on filtre ; ou acidule par l'acide acétique et on précipite par une solution chaude
de sulfate de cinchonamine ; on laisse reposer douze heures ; on filtre, on lave avec
de l'eau saturée d'azotate de cinchonamine à la température ambiante ; on sèche à
100° et on pèse.

359 grammes d'azotate de cinchonamine correspondent à 63 gr. d'acide azotique
ou à 101 d'azotate potassique.

(3) Si on a affaire à l'azotate d'ammoniaque, on chauffe avec un volume connu et
en excès de liqueur normale alcaline jusqu'à ce que toute l'ammoniaque soit chassée ;
on détermine alors l'excès de liqueur alcaline au moyen d'une liqueur acide.

La plupart des azotates métalliques permettent le titrage direct au moyen d'une
liqueur normale alcaline parce que ces azotates ont une réaction acide et que les oxydes
précipités ne réagissent pas sur les réactifs colorés.

C'est ainsi que l'on peut titrer les azotates de zinc, de mercure, de bismuth, etc.

forme de l'azotate d'ammoniaque qui se décompose ; il reste un excès de chlorure d'ammonium qui se volatilise et une quantité de chlorure alcalin correspondant à la quantité d'azotate alcalin et qu'on dose par une liqueur titrée d'azotate d'argent ;

6° On peut mettre en liberté l'acide azotique soit par voie humide au moyen de l'acide sulfurique, soit par voie sèche au moyen de la silice ou du bichromate de potasse; dans le premier cas on recueille le produit mis en liberté et on le titre par un procédé acidimétrique; dans le second cas, c'est la perte de poids qui fait connaître la proportion d'acide azotique ;

7° Un grand nombre de procédés sont basés sur la propriété suivante ; l'acide azotique en liqueur acide et en présence d'un excès de sel ferreux est décomposé; il se dégage AzO et il se forme un sel ferrique ; la réaction est représentée par l'équation suivante :

Pour l'acide chlorhydrique

$$6\ FeCl^2 + 8\ HCl + 2\ AzO^3K = 3\ Fe^2Cl^6 + 2\ KCl + 4H^2O + 2\ AzO$$

Pour l'acide sulfurique

$$6\ S^2O^4Fe'' + 4\ SO^4H^2 + 2\ AzO^3K = 3\ (SO^4)^3Fe^2 + SO^4K^2 + 4\ H^2O + 2\ AzO$$

Cette réaction a été utilisée sous toutes ses formes.

(*a*) On dose le sel ferreux avant et après l'expérience (1).

---

(1) PROCÉDÉ BAILHACHE

Matériel. — 1° Matras jaugé de 250 C.C. sur lequel s'ajuste un bouchon de caoutchouc traversé par deux tubes ; le premier est un tube de 5 à 6 centimètres effilé à sa partie supérieure ; le second descend à un demi-centimètre du fond du ballon ; il est surmonté d'un entonnoir à robinet de 35 à 40 C.C. de capacité ;

2° Pipettes, 1 de 50 C.C., 1 de 10 C.C., ;

3° Eprouvettes à pied graduées, 2 de 25 C.C. ;

4° Burette graduée par 1 10 de C.C.

Réactifs. — 1° Liqueur titrée de bichromate de potasse (17gr,85 de ce sel pur et sec par litre).

2° Liqueur de sulfate ferreux contenant par 1 000 C.C. 100 grammes sulfate ferreux et 75 C.C. acide sulfurique pur.

Il faut vérifier si cette liqueur correspond à volumes égaux à la précédente.

3° Liqueur titrée d'azotate sodique à 50 grammes de ce sel pur et sec par litre, en solution dans l'eau saturée de bicarbonate de soude.

4° Solution saturée de bicarbonate de soude à froid.

5° Solution de ferricyanure de potassium à 2/1000 ; il est mieux de la préparer au moment du besoin.

Mode opératoire. — On introduit dans le ballon de 250 C.C. la liqueur titrée de sulfate ferreux, puis environ 25 C.C. d'acide sulfurique; on lave avec une pissette les parois du ballon : on agite, on met en place le bouchon; on verse dans l'entonnoir, le robinet étant fermé, 25 C.C. de la solution de bicarbonate de soude ; on ouvre avec (*b*) On dose le sel ferrique avant et après l'expérience (1).

On recueille le bioxyde d'azote { (*c*) on le mesure (2) ;
{ (*d*) on le transforme en acide azotique.

---

précaution le robinet; on porte à l'ébullition avant que le bicarbonate de soude soit complètement écoulé (à aucun moment l'air ne doit pénétrer dans l'appareil) ; on ferme le robinet; dans l'entonnoir on verse 10 C.C. de la solution d'azotate à essayer faite dans la proportion de 50 grammes par 1 000 C.C.

A ce moment on doit porter toute son attention sur la continuité de l'ébullition et le dégagement régulier du bi-oxyde d'azote, qui ne doit jamais devenir tumultueux ni s'arrêter, si toutefois le robinet a été bien réglé. A mesure que le liquide s'écoule, le contenu du ballon brunit de plus en plus : avant que l'entonnoir soit tout à fait vide, on ferme le robinet ; on introduit alors 25 nouveaux C.C. de la solution de bicarbonate de soude et on attend que la teinte brun-foncé de la liqueur ait disparu.

On fait alors écouler lentement le bicarbonate et l'on ferme le robinet avant que l'entonnoir ne soit complètement vide. On laisse bouillir encore cinq minutes et l'on retire du feu.

Le bouchon, l'intérieur de l'entonnoir et son tube sont lavés à l'eau distillée; le ballon est rempli d'eau distillée bouillante et bouché avec précaution. On laisse refroidir et on complète le volume avec de l'eau distillée ; on agite et on prend dans une capsule de porcelaine 200 C.C. du volume total pour le titrage. On verse, en agitant, la liqueur de bichromate contenue dans la burette graduée et l'on essaye de temps en temps si une goutte de la liqueur bleuit encore une goutte de la solution de ferricyanure.

Calcul. — Un litre de liqueur de bichromate correspond à 10^{gr},192 d'azotate sodique, à 6^{gr},475 d'anhydride azotique et à 1^{gr},6786 d'azote.

Le nombre de C.C. de bichromate versé est multiplié par 1,25; le chiffre obtenu est retranché de 50 et la différence $\times$ 0,33572 donne directement le tant pour cent en azote du nitrate de soude.

On pourrait remplacer le bichromate par le permanganate, ce qui éviterait une méthode à la touche.

(1) On peut opérer par un procédé analogue au précédent, mais on remplace le sulfate ferreux par le chlorure ferreux et l'acide sulfurique par l'acide chlorhydrique. Le sel ferrique formé est dosé soit au moyen de l'iodure de potassium et de l'hyposulfite de soude, soit au moyen du chlorure stanneux et de l'iode.

(2)   PROCÉDE SCHLŒSING

Matériel. — (fig. 331) Ballon de 250 C.C. environ de capacité muni d'un tube à entonnoir et à robinet (ou à pince agissant sur un tube de caoutchouc) et d'un tube à dégagement qui se rend dans une cuve à eau bouillie et alcalinisée par la soude.
Pipettes jaugées, 2 de 5 C.C. — 1 de 10 C.C.
Éprouvettes à pied, 1 de 50 C.C.
      —   à gaz graduées de 100 à 125 C.C. 2 au moins.

Réactifs. 1° Solution de chlorure ferreux contenant environ 160 grammes de fer par litre.
2° Acide chlorhydrique.

Nous avons donné à propos de l'azote un certain nombre de procédés.

8° L'acide azotique sous l'influence de l'hydrogène naissant est transformé en ammoniaque (1) : on peut ou bien doser l'ammoniaque, ou bien

---

3° Solution d'azotate sodique à 66 grammes par litre ou à 80 grammes d'azotate potassique; 5 C.C. de cette solution dégagent environ 100 C.C. de gaz.

MODE OPÉRATOIRE. — On introduit dans le ballon 50 C.C. de dissolution de chlorure ferreux, puis 50 C.C. d'acide chlorhydrique. On fait bouillir pour chasser l'air de

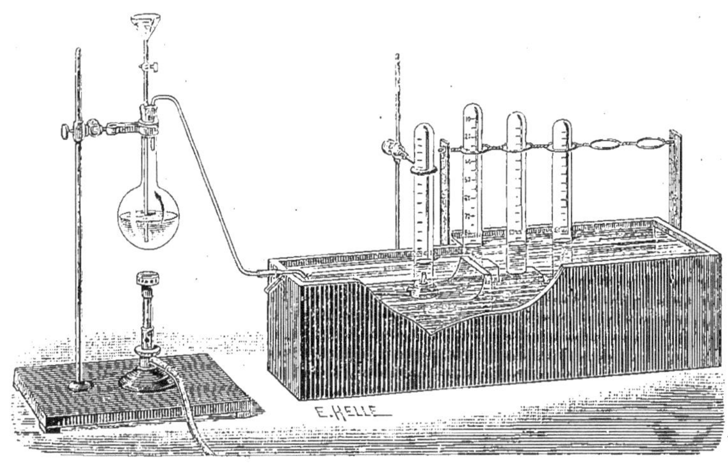

Fig. 331. — Dosage de l'acide azotique (SCHLOESING).

l'appareil. Quand il ne se dégage plus de bulles, on couvre le tube à dégagement avec une des éprouvettes graduées remplies d'eau, et par l'entonnoir on fait passer dans le ballon 5 C.C. de la solution titrée d'azotate. Le bioxyde d'azote se dégage. On lave l'entonnoir avec 10 C.C. d'acide chlorhydrique qu'on fait également pénétrer dans l'appareil : quand le dégagement gazeux cesse, on enlève l'éprouvette et on la met de côté dans la cuve pour mesurer ultérieurement le volume de gaz dégagé.

On opère avec l'azotate à titrer comme on a opéré avec l'azotate pur. Le ballon renferme assez de chlorure ferreux pour un grand nombre d'opérations, qu'on fait successivement lorsqu'on a plusieurs échantillons à titrer. L'eau qui s'évapore du ballon est remplacée par celle des prises d'essai et par l'acide chlorhydrique qui sert à laver l'entonnoir.

Calcul. — Il réside dans une simple comparaison des volumes gazeux obtenus.

(1) Tous les procédés basés sur ce principe ne donnent pas de bons résultats en présence des substances organiques, tandis que celui de SCHLOESING réussit très bien.

Procédé de Siewert. — Dans un ballon de 300-350 C.C. de capacité, on introduit 4 grammes limaille de fer, 8 à 10 grammes limaille de zinc, 16 grammes d'hydrate de potasse solide, 100 C.C. d'alcool à 0,825 de densité, et enfin 1 gramme de l'azotate à titrer. Il communique avec un tube contenant un volume connu de liqueur normale acide titrée; on chauffe doucement et on continue jusqu'à ce que la vapeur d'eau apparaisse dans le tube à dégagement.

encore, sachant le poids ou le volume d'hydrogène qui se serait dégagé dans la réaction s'il n'y avait pas eu d'acide azotique, déterminer l'augmentation de poids ou la diminution des volumes du gaz dégagé due à la présence de cet acide (SCHULZE).

9° Les procédés de dosage de l'azote total sont évidemment applicables ici.

10° Parmi les réactifs qui indiquent la présence de l'acide azotique par leur coloration, beaucoup ont été utilisés pour le dosage de cet acide d'après l'intensité de la coloration obtenu.

Citons : Le carbazol ;

    La diphénylammine ;

    Le phénol et mieux encore le réactif GRANDVAL et LAJOUX, etc.

Rappelons que dans ces sortes de dosages, il faut opérer avec une liqueur titrée, ayant à peu près, le même titre que la solution à examiner et qu'il faut scrupuleusement opérer avec les mêmes quantités de réactifs, à la même température, en un mot avec toutes les conditions de l'expérience aussi semblables que possible.

ESSAI. — Après avoir constaté que l'acide à examiner possède bien la densité voulue et le titre acidimétrique correspondant, on cherche s'il ne contient pas quelques impuretés et notamment les suivantes :

Acides chlorhydrique, sulfurique, vapeurs nitreuses, fer, cuivre, iode, arsenic.

La couleur indiquerait la présence des vapeurs nitreuses, et d'un peu de cuivre ou de fer.

L'iode se trouverait en chauffant dans un tube à la partie supérieure duquel on aurait mis un papier amidonné.

Les azotates d'argent et de baryum indiqueraient la présence des acides chlorhydrique et sulfurique.

Pour rechercher l'arsenic, on évaporerait à siccité ; on reprendrait le résidu par un peu d'acide sulfurique et on introduirait dans l'appareil de MARSH.

RÉACTIF. — L'acide azotique est très fréquemment employé dans les laboratoires, comme oxydant, comme dissolvant des métaux, pour la recherche de l'albumine. On en fait une liqueur normale acide (99 grammes d'acide officinal par litre).

USAGES. — L'acide azotique sert à préparer l'acide sulfurique, l'eau régale, les azotates, l'acide picrique, la dextrine, le fulmi-coton, le celluloïd, le fulminate de mercure, pour l'essai des bijoux, des bronzes, dans l'art du doreur, la gravure des métaux, la coloration des bois.

Il produit quelquefois des accidents en provoquant l'inflammation des substances organiques.

Il suffit alors de titrer la liqueur acide.

On peut opérer en liqueur très légèrement acide en employant le couple Zn-Cu qu'on laisse vingt-quatre heures en contact.

Usages médicaux. — Le Codex indique les composés azotiques suivants :

Acide azotique officinal, Dens. = 1,39 à + 15°.

    —   — alcoolisé (39/200).

Limonade nitrique (2/1000).

Très dilué, l'acide azotique est, comme les autres acides, un tempérant; il est rapidement éliminé par les urines à l'état de nitrate de soude; il est donc à la fois tempérant et légèrement diurétique. On l'a administré dans la fièvre typhoïde, l'asthme, le scorbut, l'albuminurie; ses effets sont douteux dans ces trois dernières maladies. L'acide azotique dilué a été appliqué topiquement sur les gencives dans la gingivite ulcéreuse épidémique; on en fait avaler de 5 à 6 gouttes, dans un verre d'eau sucrée, contre l'enrouement des chanteurs, etc. Appliqué à son degré de concentration ordinaire, sur la peau, pendant un temps même très faible, quand il y a eu pour ainsi dire simple contact, il produit une coloration jaune de l'épiderme qui se détache au bout de 4 à 5 jours. Si le contact a été prolongé, il survient une eschare. Appliqué sur une plaie, l'acide nitrique forme une eschare qui ressemble assez aux taches blanches produites par l'azotate d'argent, mais qui en diffère complètement par sa nature ; tandis que ces dernières sont formées par du chlorure d'argent insoluble, les taches blanches produites par l'acide azotique sont formées par de l'albumine coagulée. L'eschare est superficielle, ou du moins elle intéresse peu les parties sous-jacentes. — On ne se sert de l'acide azotique concentré que pour détruire les verrues, ainsi que les excroissances ou des bourgeons charnus. On l'a employé pour cautériser les ulcères du nez, de la bouche, de l'utérus, ainsi que les plaies envenimées.

Toxicologie. *Doses.* — La quantité la plus faible d'acide azotique qui ait donné la mort, a été suivant Taylor de 3^{gr},5 ; il s'agissait d'un sujet de treize ans qui succomba en trente-six heures. Dans d'autres cas, 8 grammes ont amené la mort chez des adultes, tandis que l'ingestion de 15 grammes et même plus a été suivie parfois de guérison. Ces résultats différents dépendent évidemment du degré de concentration du poison ingéré, et de la quantité qui a pu être rejetée par les vomissements.

Symptômes. — Les lésions produites par l'acide azotique ont la plus grande analogie avec celles de l'acide sulfurique, mais elles sont moins profondes, et de plus les parties touchées présentent une coloration jaune due à la formation d'acide xanthoprotéique; l'épithélium et parfois les muqueuses du tube digestif peuvent se détacher sous forme d'un long tube. L'estomac renferme un liquide épais, jaunâtre, parfois sanguinolent ; la muqueuse de cet organe est ramollie, parsemée de taches noirâtres, d'ecchymoses entourées d'une auréole jaunâtre. Le sang est habituellement fluide et noir dans le cœur.

Lorsque la mort n'a pas lieu rapidement, elle peut survenir au bout de plusieurs semaines et même de plusieurs mois, par suite d'une gastrite chronique, d'une dyspepsie-opiniâtre, de rétrécissement du tube digestif.

Traitement. — Le traitement de l'intoxication par cet acide est le même que celui de l'intoxication par les autres acides, c'est-à-dire, alcalis, craie, cendres, magnésie délayés dans l'eau.

Recherche. — A l'ouverture du cadavre, on perçoit souvent l'odeur de l'acide cyanhydrique; cette odeur se développe en effet quand on attaque plusieurs substances organiques et particulièrement les corps gras par l'acide azotique.

Pour rechercher l'acide azotique, on essaie d'abord la réaction des substances contenues dans l'estomac; il est très rare, que même après l'administration d'une base comme contrepoison, on ne trouve pas une réaction acide dans quelque repli de l'estomac. Les matières sont alors neutralisées par le carbonate potassique; on les jette sur un filtre lavé et mouillé; la liqueur filtrée est concentrée ; on l'introduit dans une cornue avec de l'acide sulfurique; on chauffe; les produits qui distillent sont reçus dans une solution étendue de carbonate potassique; on obtient ainsi de l'azotate de potasse que l'on cherche à faire cristalliser. L'examen microscopique des cristaux et les réactions chimiques donneront des renseignements précis.

Un autre procédé consiste à étendre d'eau les liquides de l'estomac ; on les sature à ce moment avec du carbonate calcique pur; on filtre et on évapore à siccité. Le résidu est repris par de l'alcool concentré qui dissout l'azotate calcique et laisse la majeure partie des autres sels; on chasse l'alcool par évaporation ; on reprend par l'eau ; et dans la liqueur on constate les caractères de l'acide azotique. Au lieu de carbonate de chaux, on pourrait employer l'hydrate de quinine; mais il est toujours imprudent d'introduire un alcaloïde dans une recherche toxicologique.

Elimination. — L'acide azotique s'élimine par les urines; elles sont peu acides le premier jour, mais le deviennent beaucoup le troisième ; on peut rechercher l'acide azotique en concentrant le liquide après addition de carbonate de chaux, et continuant l'opération comme nous l'avons indiqué plus haut.

Taches. — Les taches d'acide azotique sur les vêtements se constatent de la manière suivante ; habituellement elles sont jaunes; après quelque temps, la partie tachée devient friable ; on prend cette partie tachée, on la fait bouillir dans l'eau, et dans la liqueur filtrée, on recherche les caractères de l'acide azotique.

Un autre procédé consiste à répandre sur la tache quelques gouttes d'une solution de carbonate de soude ; il y a ordinairement effervescence ; avec un morceau de papier filtre, on enlève ce liquide et on laisse sécher le papier. Après avoir été enflammé puis éteint, ce papier continue à brûler dans les endroits qui ont été mouillés, s'il y a de l'acide azotique.

Dans ces essais, il faut opérer comparativement sur une même superficie d'étoffe non tachée, afin d'avoir des résultats que l'on puisse comparer.

AZOTATES

ÉTAT NATUREL. — Dans la nature on trouve les azotates de soude et de chaux ; dans presque toutes les plantes, on rencontre l'azotate de potasse ; quand on attaque les métaux par l'acide azotique, il se produit une petite quantité d'azotate d'ammoniaque.

CLASSIFICATION. — L'acide azotique est un acide monobasique et les azotates normaux ont pour composition AzO^3M. En outre de ces azotates normaux on connaît un certain nombre de sels basiques qu'on peut faire dériver de l'acide ortho-azotique inconnu AzO^4H^3, correspondant à l'acide phosphorique. Tels sont les azotates basiques de plomb AzO^4HPb'', $(AzO^4)^2Pb''^3$, le sous-azotate de bismuth AzO^4Bi''', les azotates mercureux et mercurique basiques $AzO^4H(Hg^2)''$ et $(AzO^4)^2Hg''^3$.

PRÉPARATION. — 1° Action de l'acide azotique sur les métaux.
2° Action de l'acide azotique sur les oxydes, les carbonates, etc.
3° Par double décomposition.

$$AzO^3Na + KCl = AzO^3K + NaCl$$

PROPRIÉTÉS. — Tous les azotates normaux sont solubles dans l'eau, excepté ceux d'émétine, de quinamine, d'urée et de cinchonamine. Ils sont inodores à l'exception de quelques azotates basiques.
La chaleur les décompose.
Avec le charbon et le soufre, ils tendent à former des sulfates et des carbonates ; si le charbon est en excès, on obtient un sulfure et de l'acide carbonique, parce que le charbon réduit les sulfates (Poudre de guerre).
Les métaux sont oxydés quand on les chauffe avec les azotates (Antimoniate de potasse).
Pour les caractères et le dosage, voyez *Acide azotique*.

Le *chlorure d'azote AzCl³* est un liquide oléagineux, jaune, qui détone avec une extrême violence et avec la plus grande facilité ; son étude coûta deux doigts et un œil à DULONG. Pour le préparer, on remplit de chlore une éprouvette que l'on renverse sur une capsule contenant une solution concentrée de sel ammoniac ; le chlore s'absorbe peu à peu, la solution monte dans la cloche, et à la surface, apparaissent des gouttelettes oléagineuses qui, lorsqu'elles ont acquis une certaine dimension, tombent au fond de la liqueur.

L'*iodure d'azote*, dont la formule n'est pas parfaitement établie est une poudre noire détonante que l'on prépare ordinairement en traitant l'iode pulvérisé par de l'ammoniaque caustique. Après un quart d'heure environ, on filtre et on lave à l'eau la poudre noire ainsi obtenue, et on la sèche sur des doubles de papier en la fractionnant en petites portions.

PHOSPHORE

P — Poids atomique = 31, poids moléculaire = 124.

HISTORIQUE. — Au moyen âge, ALCHID BECHIR, philosophe arabe, a parlé le premier du phosphore d'escarbouche (carbonculus) et de bonne lune (bona luna) ; il l'obtenait par la distillation des urines avec de l'argile, de la chaux et du charbon. Ce procédé est à peu près le même que celui qu'employa au XVIIᵉ siècle BRANDT, auquel on attribue généralement cette découverte. KUNC-KEL, chimiste allemand, ayant appris la découverte de BRANDT, envoya son élève KRAPFT acheter le secret de cette découverte. KRAPFT l'acheta en effet mais le garda pour lui ; KUNCKEL se mit à l'ouvrage, chercha le phosphore dans l'urine, le découvrit et n'en fit point un secret comme BRANDT ; aussi cette substance a-t-elle été connue pendant longtemps sous le nom de phosphore de KUNCKEL. Néanmoins on peut dire que la préparation du phosphore a été entourée d'un certain mystère jusqu'en 1737, époque à laquelle le gouvernement français fit publier le procédé, après que l'Académie eut préparé 90 grammes de phosphore en employant plusieurs muids d'urine.

Plus tard SCHEELE et GAHN ayant montré la présence de l'acide phosphorique dans les os, c'est de là que l'on retira le phosphore, et aujourd'hui encore, on se sert du procédé donné par ces savants.

ÉTAT NATUREL. — Le phosphore ne se trouve pas à l'état de liberté dans la nature, mais en combinaison, il est très répandu surtout à l'état de phosphates.

PRÉPARATION. — Les os sont rangés commercialement en plusieurs catégories ; on a d'abord les *os de travail ;* les autres servent soit à la préparation de la gélatine, soit pour l'extraction des corps gras et après ce premier traitement sont utilisés pour la préparation du phosphore. On a aussi songé à employer les phosphates naturels, mais leur traitement est beaucoup plus difficile.

La fabrication du phosphore est actuellement monopolisée entre les mains de deux maisons, l'une française et l'autre anglaise. Nous allons rapidement indiquer la méthode suivie par la maison COIGNET.

Les os sont traités par l'acide chlorhydrique très dilué, qui dissout les

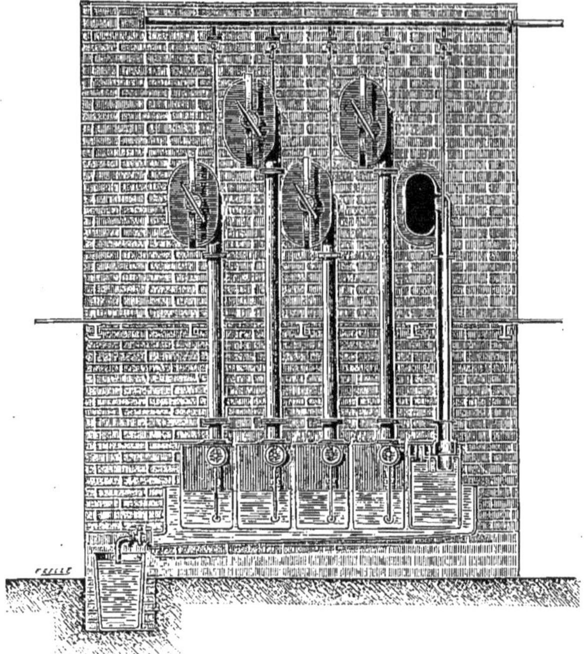

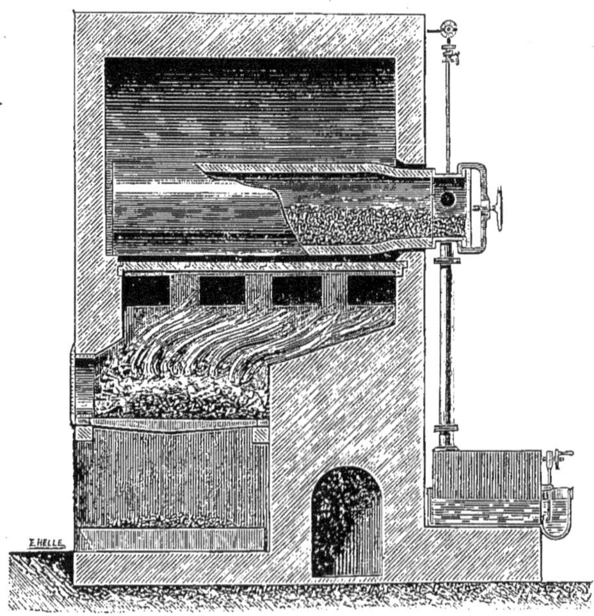

Fig. 332. — Préparation du phosphore.

sels minéraux sans toucher à l'*osséine* (qu'une ébullition prolongée transformera plus tard en gélatine). La solution chlorhydrique est additionnée
de chaux, de manière à obtenir un précipité de phosphate bicalcique ; ce
précipité est additionné d'une quantité d'acide sulfurique telle, que l'on
obtient un mélange d'acide phosphorique et de phosphate mono-calcique.
La liqueur concentrée par évaporation est intimement mélangée à du
charbon et soumise à la distillation dans des cornues analogues aux cornues
à gaz (fig. 332).

Les réactions peuvent être représentées approximativement par les équations suivantes.

$$(PO^4)^2\ Ca^3\ +\ 4\ HCl\ =\ 2\ CaCl^2\ +\ (PO^4)^2\ Ca''H^4$$
$$(PO^4)^2\ CaH^4\ +\ CaO\ =\ 2\ PO^4Ca''H\ +\ H^2O$$
$$3\ (PO^4Ca''H)\ +\ 2\ SO^4H^2\ =\ 2\ SO^4Ca''\ +\ PO^4H^3\ +\ 2\ (PO^4)^2\ Ca''H^4$$
$$(PO^4)^2\ CaH^4\ +\ 10\ C\ =\ P^4\ +\ (PO^4)^2\ Ca^3\ +\ 10\ CO\ +\ 2\ H^2O$$

Les appareils sont bien différents de ceux décrits dans la plupart des
ouvrages classiques ; ils ressemblent beaucoup à un four à gaz à cinq
cornues.

Divers autres procédés ont été proposés pour la fabrication du phosphore.

1° CARY-MONTRAND fait passer un courant de gaz chlorhydrique sur un
mélange de phosphate de chaux des os et de charbon porté au rouge blanc.

$$(PO^4)^2\ Ca^3\ +\ 8\ C\ +\ 6\ HCl\ =\ 3\ CaCl^2\ +\ 2\ P\ +\ 6\ H\ +\ 8\ CO$$

Les vases sont rarement assez résistants à une température aussi élevée et
industriellement, il est difficile de se servir d'un courant continu de gaz.

2° On chauffe dans un haut fourneau un mélange de phosphate de chaux,
de silice et de charbon.

3° Il est question de chauffer par l'électricité les cornues dans lesquelles
se trouvent le mélange de charbon et d'acide phosphorique.

PURIFICATION. — Le phosphore obtenu dans cette première opération est
mélangé de charbon et d'autres matières entraînées à la distillation. Pour
le purifier, on le fond dans l'eau chaude, après y avoir ajouté du noir
animal, s'il est coloré et on le filtre en le forçant à passer à travers une peau
de chamois ou une paroi poreuse (fig. 333).

On le moule ensuite dans des sortes de moules à chocolat qui fournissent
des baguettes ayant pour section un triangle sphérique (fig. 334). Autrefois
on le moulait par aspiration dans des tubes de verre.

On pourrait encore le purifier par distillation dans un courant d'hydrogène ; ce procédé n'est pas sans danger.

Le phosphore qui a été conservé pendant un certain temps devient opaque et même rougeâtre; on lui rend sa transparence première en le fon-

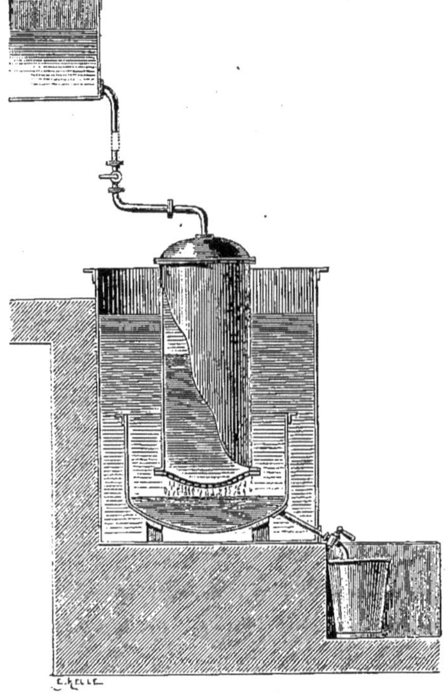

Fig. 333. — Filtration du phosphore.

dant en présence de l'hypobromite de soude qui attaque le phosphore rouge,
l'arsenic et très peu le phosphore blanc (Denigès).

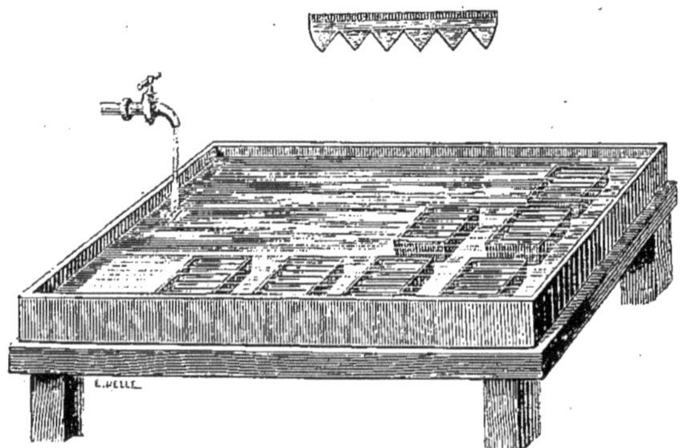

Fig. 334. — Moulage du phosphore.

Propriétés physiques. — Le phosphore est un corps qui peut cristalliser en
dodécaèdres rhomboïdaux (*système cubique*); le plus souvent il est en

masses ; il est mou, se laisse rayer par l'ongle comme de la cire ; il est translucide, à la longue il devient opaque ; quand il est pur, il est très flexible à la température ordinaire, mais avec le temps, il devient friable, et sa cassure présente un aspect fibreux ; quelques traces de soufre ou d'arsenic suffisent pour le rendre cassant. Il est sans saveur ; son odeur est alliacée ; complètement pur, il est incolore ; le plus souvent, il est jaunâtre, surtout s'il n'a pas été conservé à l'abri de la lumière. Sa densité varie entre 1,82 et 1,84 ; on peut le réduire en poudre impalpable, en le fondant dans une solution d'urée et agitant le mélange jusqu'à ce qu'il soit devenu froid. BLONDLOT a établi qu'il ne faut point attribuer à l'urée seule une propriété qui appartient à toutes les substances solubles ; le phénomène tient simplement à une question de viscosité.

Le phosphore est insoluble dans l'eau ; il est assez soluble dans l'alcool et très soluble dans l'éther. Les huiles en dissolvent de 1/70 à 1/105 ; l'huile d'amandes douces en dissout 1/78. Le sulfure de carbone en dissout dix-huit fois son poids sans perdre de sa fluidité. Le phosphore fond à 44° et bout à 290°. Sa densité de vapeur est 4,35. Quand on l'a fondu, si on le refroidit lentement, il reste liquide, mais il redevient brusquement solide au contact d'un corps solide, surtout d'un fragment de phosphore ; en même temps sa température remonte à 44°.

Le phosphore émet des vapeurs bien au-dessous de son point d'ébullition, car il émet des vapeurs dans le vide et distille avec l'eau quand on les chauffe ensemble.

Si l'on vient à examiner au spectroscope la flamme du phosphore, on voit immédiatement un spectre formé de deux raies vertes magnifiques à peu près de même intensité et d'une troisième plus faible. Les deux premières se trouvent placées l'une α en E, l'autre β entre E et F, plus rapprochée de E ; enfin la troisième γ se trouve placée entre α et la raie jaune du sodium ; en faisant arriver autour de la flamme un courant d'air assez vif, le spectre devient plus visible.

ÉTATS ALLOTROPIQUES. — On a décrit un grand nombre d'états allotropiques du phosphore : le *phosphore blanc*, le *phosphore noir*, le *phosphore violet*, le *phosphore rouge*, etc.; l'existence d'un certain nombre de ces corps a été contestée ; nous ne nous occuperons que du phosphore rouge ; M. BERTHELOT le considère comme étant électro-positif, tandis que le phosphore normal serait électro-négatif.

Quand on abandonne longtemps à la lumière le phosphore normal, sa surface devient rouge cramoisi, et ses caractères changent considérablement. On peut obtenir des quantités considérables de phosphore ainsi modifié par le procédé suivant.

Le phosphore normal est introduit dans un vase cylindrique en fonte
(fig. 335), placé dans un bain de tournure de fer ; ce vase est fermé par un
couvercle percé de deux trous ; l'un donne passage à un thermomètre ; par le
second passe une tige de fer qui permet de se rendre compte de l'état de fluidité

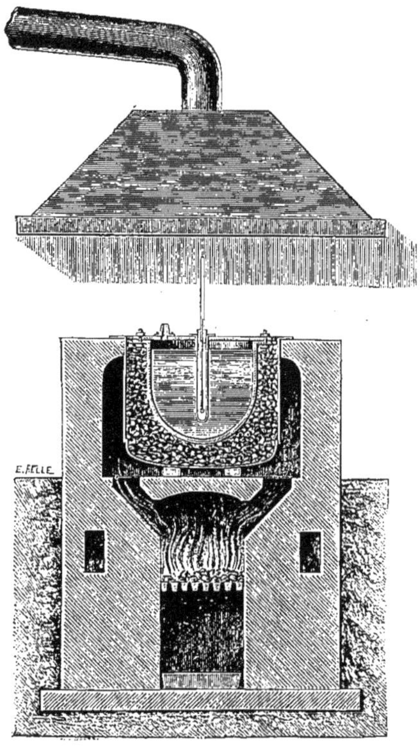

Fig. 335. — Préparation du phosphore rouge.

de la masse, et laisse dégager les vapeurs ; le phosphore est tout d'abord
sous une couche d'eau de quelques centimètres ; on chauffe vers 100° pendant
deux ou trois jours ; quand toute l'humidité a disparu, on chauffe vers 240-
250° ; les deux ou trois derniers jours, on élève la température à 280° sans
jamais aller au delà. L'opération dure en tout douze jours ; après refroidissement, on trouve le phosphore durci ; on le détache, on le broie, et on le
lave avec du sulfure de carbone, puis avec une solution alcaline pour le
débarrasser du phosphore normal qu'il pourrait encore contenir ; on termine
par un lavage à l'eau.

Le phosphore ainsi obtenu est une poudre d'un rouge brique violacé. Le
tableau suivant montre les différences existant entre ce phosphore et le
phosphore normal.

PHOSPHORE ROUGE	PHOSPHORE NORMAL
Rouge écarlate. Densité = 1,96.	Incolore. Densité = 1,82.
Système rhomboédrique.	Système cubique.
Très peu soluble dans l'essence de térébenthine et insoluble dans tous les autres véhicules.	Très soluble dans le sulfure de carbone et dans beaucoup d'autres liquides hydrocarbonés.
Peu altérable à l'air ; non phosphorescent.	Très altérable à l'air, phosphorescent.
Inflammable à 260°.	Inflammable à 60°.
A 260° redevient phosphore normal.	Bout à 290°.
Se combine avec le soufre à 230°.	Se combine avec le soufre à 112°.
Est attaqué lentement par l'acide azotique chaud.	Est attaqué violemment par l'acide azotique chaud.
Non toxique.	Très toxique.

On nomme quelquefois le phosphore rouge *phosphore amorphe;* c'est un tort, puisque l'on a obtenu le phosphore rouge cristallisé.

PROPRIÉTÉS CHIMIQUES. — Abandonné à l'air, le phosphore laisse dégager d'abondantes fumées formées par de l'azotite d'ammoniaque ; en même temps, si l'air est humide, il se forme un liquide sirupeux, constitué par un mélange d'acides phosphoreux, phosphorique et hypophosphorique que l'on désigne sous le nom d'*acide phosphatique.* Dans l'obscurité, le phosphore paraît lumineux, de là son nom (φως lumière, φερω je porte) ; un certain nombre de corps empêchent cette phosphorescence ; tels sont le chlore, l'hydrogène sulfuré, l'éther, l'alcool, l'essence de térébenthine et un certain nombre d'autres essences ; d'autres corps, analogues aux précédents ne l'empêchent en rien ; dans cette catégorie se trouvent le brome, l'acide chlorhydrique, le camphre.

Il semblerait que l'oxygène pur devrait favoriser la phosphorescence ; il n'en est rien ; le phosphore ne luit pas dans l'oxygène ; pour que le phénomène ait lieu, il faut bien de l'oxygène, car il ne se produit pas dans le vide barométrique parfaitement fait, mais il faut que les molécules se trouvent dans un écartement suffisant, écartement produit, soit par le mélange avec un autre gaz, soit par la diminution de pression.

Is. CORNE a démontré que la phosphorescence se produisait uniquement quand le phosphore se vaporisait au contact de l'oxygène. La vaporisation produit de l'électricité qui ozonise l'oxygène. L'ozone engendré attaque le phosphore avec dégagement de chaleur et de lumière ; si, sous pression, le phosphore ne luit pas dans l'oxygène, c'est que la vaporisation est ralentie suffisamment pour ne plus produire d'ozone. Les corps qui empêchent la phosphorescence doivent cette propriété, soit à des causes mécaniques, soit à ce qu'ils détruisent l'ozone ou empêchent sa formation.

Dans l'air, le phosphore s'enflamme vers 60° et brûle avec une flamme très éclairante ; suivant qu'il y a excès de phosphore ou d'oxygène, il se produit de l'anhydride phosphoreux P^2O^3 ou phosphorique P^2O^5. Le choc, le frottement, et même le contact de deux bâtons de phosphore suffisent pour l'enflammer ; aussi doit-on le manier avec la plus grande prudence ; les brûlures qu'il produit sont très graves et très longues à guérir, parce que l'acide phosphorique formé est très soluble, pénètre dans les tissus, et les corrode profondément. Si l'on est atteint par un morceau de phosphore enflammé, on plonge rapidement la partie atteinte dans de l'eau à laquelle on ajoute de l'ammoniaque ou un carbonate alcalin.

Dans l'oxygène pur, le phosphore brûle avec une flamme très éclairante.

Le soufre se combine au phosphore avec explosion.

Le chlore, le brome, et l'iode se combinent à lui directement et avec énergie.

L'acide azotique chaud l'attaque vivement et donne de l'acide phosphorique.

Le phosphore est un réducteur énergique ; il ramène à l'état métallique un assez grand nombre de solutions salines.

Les solutions alcalines l'attaquent, dégagent des phosphures d'hydrogène et forment des hypophosphites. Avec l'ammoniaque, la réaction n'est pas la même ; il se produit une poudre noire.

Avec l'essence de térébenthine, le phosphore donne l'*acide térébenthino-phosphoreux* qui n'est pas toxique.

Caractères. — Les vapeurs de phosphore noircissent un papier à l'azotate d'argent, mais elles ne noircissent pas le papier à l'acétate de plomb.

La phosphorescence est encore un caractère des plus précieux.

Quand on verse sur un morceau de papier à filtre une solution de phosphore dans le sulfure de carbone, le véhicule s'évapore rapidement et le papier s'enflamme ; si on avait employé un papier imprégné de chlorate de potasse ; il y aurait en même temps flamme et explosion.

La flamme de l'hydrogène phosphoré est verte ; nous avons déjà indiqué les caractères qu'elle présente au spectroscope.

Conservation. — Codex : « La grande facilité du phosphore à s'enflammer, qui rend ce corps si dangereux, et l'altération que la lumière lui fait subir, forcent à le conserver dans des boîtes de fer-blanc remplies d'eau distillée, bien bouchées et placées, soin essentiel, dans un endroit à l'abri de la gelée, qui, brisant les vases, devient une cause d'incendie. »

Essai. — Le phosphore pourrait être altéré par du soufre, de l'arsenic, de l'antimoine et du cuivre ; mais ses propriétés physiques seraient sensiblement modifiées et mettraient en garde ; pour rechercher ces divers corps, on transformerait le phosphore en acide phosphorique par l'acide azotique ; le soufre et l'arsenic seraient transformés en acides sulfurique et arsénique ; l'antimoine donnerait une poudre blanche ; le cuivre serait constaté au moyen de ses réactifs habituels.

Dosage. — On dose habituellement le phosphore, en le transformant en acide phosphorique au moyen de l'acide azotique.

Réactif. — Il sert quelquefois à doser l'oxygène en l'absorbant.

Usages. — Le phosphore sert à la préparation des allumettes ; il serait préférable de n'employer que le phosphore rouge qui n'est pas toxique ; mais ces allumettes ont l'inconvénient d'exiger un frottoir particulier.

Il a été proposé contre le phylloxera. On l'emploie en fragments du poids d'un gramme environ.

USAGES MÉDICAUX

Formes pharmaceutiques :
   Huile phosphorée 1/100 (Codex 1884) ;
   Huile de foie de morue phosphorée ($0^{gr},10/1000$) ;
   Capsules d'huile phosphorée à 1 milligramme ;
   Pommade phosphorée (1/100) ;
   Pâte phosphorée (1/85).

Doses. — On l'emploie ordinairement à la dose de 1 à 3 milligrammes par jour.

Le phosphore doit être rangé parmi les poisons et les médicaments qui agissent sur le sang et qui portent une atteinte profonde à la nutrition. Il se classe donc à côté de l'arsenic ; mais il existe entre eux une différence capitale ; c'est que plus les composés arsenicaux sont solubles, plus ils sont toxiques ; l'arsenic par lui-même n'est pas dangereux, tandis que le phosphore et les phosphures sont très toxiques, et les phosphates, phosphites et hypophosphites ne le sont presque point. Le phosphore, introduit en fragments sous la peau, n'est pas absorbé ; mais quand il est dissous, ou s'il est introduit dans le tube digestif, il peut être absorbé par les chylifères ; une fois arrivé dans le sang, il y donne naissance à de l'hydrogène phosphoré, sous l'influence de l'alcalinité de ce liquide ; les phosphures se comportent de même : l'hydrogène phosphoré se fixe sur le sang ; l'hématose est troublée, les globules se liquéfient, et leur matière colorante peut transsuder à travers les vaisseaux. La nutrition est profondément entravée ; il y a moins d'acide carbonique d'excrété, ce qui rend compte, à un certain point, de la stéatose observée dans divers organes, notamment dans le foie, les reins et les muscles.

Le phosphore produit des nausées, des vomissements et de la diarrhée, à moins qu'il n'ait été pris à doses très faibles. Delpech a vu des purgations abondantes succéder à l'ingestion de 2 milligrammes de cette substance.

L'excitation du système nerveux et des organes de la génération attribuée au phosphore, est aujourd'hui très contestée.

On a administré le phosphore aux personnes qui travaillent le sulfure de carbone, dans les fièvres typhoïdes graves, dans diverses adynamies, contre les paralysies musculaires de l'œil, dans certaines amauroses, dans la scrofule, etc.

Employé contre le rachitisme, il a donné des résultats très ordinaires au Dr Comby et meilleurs à Mme Chabanoff.

Le Dr Sternberg a traité avec succès un cas d'ostéomalacie puerpérale au moyen de l'huile de foie de morue phosphorée à 1/1000; il donnait un centigramme de phosphore par jour.

On a préconisé l'huile phosphorée en application topique contre les cors.

Toxicologie. — Les accidents auxquels sont exposées les personnes qui manient le phosphore sont de trois sortes.

1° *Les brûlures.* — On attribue leurs accidents tardifs graves à ce que du phosphore peut rester dans la plaie ; il est donc bon d'éliminer par des lavages prolongés, à l'éther ou au sulfure de carbone, par exemple, le phosphore qui aura pu rester adhérent aux tissus atteints par la brûlure ;

2° *Accidents aigus ou chroniques* produits soit par l'absorption des vapeurs phosphorées par les voies respiratoires, soit par manque de propreté chez les ouvriers qui peuvent en absorber avec leurs aliments. Dans les cas aigus, on observe les symptômes dont nous allons parler à propos de l'empoisonnement ; dans les cas chroniques, le sujet présente un aspect maladif, un teint jaunâtre et cachectique ; il souffre d'accidents respiratoires simulant l'asthme, de troubles digestifs, avec perte de l'appétit et diarrhée persistante, de céphalalgies tenaces, etc. ;

3° *Nécrose des maxillaires.* — La porte d'entrée de cette affection est la carie perforante des dents ; la région d'abord œdématiée, devient phlegmoneuse ; l'abcès donne lieu à des fistules ; l'os se nécrose : quelquefois, un os nouveau remplace le maxillaire inférieur; il n'en est pas de même pour le maxillaire supérieur. On peut observer des lésions viscérales secondaires qui rendent le sujet hectique et le conduisent à la mort ; la néphrite amyloïde a été constatée plusieurs fois ; la nécrose peut gagner les os de la base du crâne et provoquer une méningo-encéphalite mortelle.

Comme prophylaxie radicale, Magitot propose de remplacer le phosphore blanc par le phosphore rouge ; en attendant il interdit rigoureusement l'entrée des ateliers à tout ouvrier porteur d'une carie dentaire perforante.

Introduit dans l'économie en gros fragments, le phosphore peut ne pas agir, et être rendu par les excréments ; quand il est divisé, son action est au contraire des plus énergiques, et une dose très minime peut donner la mort ;

d'après cela, on comprend que l'action des allumettes et de la pâte phosphorée doit être très énergique.

Symptômes. — Aussitôt après l'ingestion de la substance vénéneuse, la victime éprouve des éructations alliacées et phosphorescentes ; puis, au bout de quelques heures, elle ressent une douleur brûlante à l'épigastre, douleur qui se propage dans l'abdomen. L'estomac et le ventre sont très sensibles ; il y a du météorisme ; le plus souvent, il y a des vomissements de matières phosphorescentes dans l'obscurité ; ces vomissements sont accompagnés de selles présentant les mêmes caractères.

Quand la substance se trouve déjà diffusée dans l'organisme, le malade peut succomber rapidement dans le collapsus, par syncope, ou dans les convulsions ; mais en général les choses se passent de la manière suivante : l'haleine, la sueur et l'urine prennent une odeur alliacée et deviennent phosphorescentes ; puis il se manifeste une dépression considérable de toutes les fonctions ; le pouls, d'abord fort et fréquent, devient petit ; la température, qui s'était élevée s'abaisse ; les muscles se paralysent, de sorte que les mouvements sont difficiles, et qu'il survient parfois des selles involontaires, par suite de la paralysie du sphincter anal ; enfin aux violentes douleurs de l'épigastre de la première période, aux crampes de la seconde, succède parfois une anesthésie complète.

A partir du premier ou du second jour de l'empoisonnement, apparaissent des symptômes qui prouvent une altération profonde de la nutrition, liée à une altération des globules rouges ; ces symptômes sont l'ictère, l'albuminurie et la stéatose ou dégénérescence graisseuse des organes. Enfin la mort arrive dans le collapsus, le coma, ou bien elle est précédée de délire et de convulsions. La terminaison fatale, lorsqu'elle n'a pas lieu à la fin de la première période, c'est-à-dire le premier ou le second jour, arrive au bout de six à douze jours. Si la vie persiste au delà, le malade est presque infailliblement destiné à succomber aux atteintes du poison qui produit chez lui de la paralysie, ainsi que de fréquentes hémorragies, la faiblesse va croissant, la cachexie anémique arrivée au dernier degré engendre des accidents nerveux de plus en plus graves qui se terminent par la mort ; dans un cas, d'après TARDIEU, cet empoisonnement se serait prolongé huit mois. On a beaucoup parlé dans cet empoisonnement du priapisme ; il n'y a rien de vrai dans cette excitation vénérienne dont on parle sans cesse ; ce que l'on peut observer, il est vrai, c'est du ténesme vésical et de la rétention d'urine.

Mécanisme. — On a donné diverses explications sur le mode d'agir du phosphore ; les uns ont dit que le phosphore se transformait dans l'économie en acides phosphoreux et phosphorique, mais ces corps ne sont pas toxiques en tant que composés phosphorés. Pour d'autres, le phosphore, entraîné dans le courant circulatoire, se transformerait sous l'influence des alcalis du sang en hydrogène phosphoré, PH^3 ; ce gaz se fixe sur les globules rouges, empêche l'hématose et produirait une sorte d'asphyxie. Cette manière d'agir nous paraît la plus plausible : DYBKOWSKY ayant fait passer un courant d'hydrogène phosphoré dans du sang défibriné, a vu que ce sang prenait une teinte noirâtre et donnait au spectroscope la raie de l'hémoglobine réduite : si on l'agite à l'air, il donne bien de nouveau les deux bandes de l'oxy-hémoglobine, mais il ne reprend pas sa coloration normale ; enfin d'après KOSCHLAKOFF et POPOFF, l'hémoglobine serait plus altérée encore ; elle serait détruite, ce qui expliquerait la liquéfaction du globule sanguin, et la transsudation de sa matière colorante à travers les vaisseaux.

D'après VAN DEN CORPUT, le phosphore en déterminant des altérations profondes, sur les éléments albuminoïdes des tissus vivants, en particulier, au niveau des appareils d'élimination, change la nature des produits de désassimilation du protoplasma, donne des toxicomaïnes qui s'éliminent difficilement. Cette théorie ne nous semble pas du tout incompatible avec la précédente.

Lésions. — La lésion la plus importante que produise le phosphore, c'est la *stéatose* ou *dégénérescence graisseuse* de divers organes. Le foie, les reins et les muscles de la vie animale sont atteints. Quand on étudie au microscope les altérations dont il est question, on remarque que les cellules du foie sont remplies de granulations et de gouttelettes graisseuses très abondantes, que les fibres musculaires striées ont perdu leurs stries. Ces fibres sont parfois simplement granuleuses ; mais d'autres fois, elles sont remplacées totalement par un amas de granulations et de gouttelettes graisseuses dans l'intérieur du myolemme. Le premier degré de l'altération se manifeste dans les fibres musculaires de la vie de relation, par la disparition des stries qu'on observe sur ces fibres à l'état normal. Les reins présentent également une dégénérescence graisseuse remarquable. Les cellules épithéliales des tubuli se remplissent de graisse ou disparaissent complètement de sorte que les tubuli se trouvent desquamés. Les glomérules de MALPIGHI subissent la même altération que celle des tubuli. Ces lésions rénales nous expliquent l'albuminurie produite par le phosphore.

Traitement. — Eviter l'ingestion de toute substance grasse qui favoriserait l'absorption du phosphore ; administrer un éméto-catarthique, puis une potion gommeuse renfermant 10 grammes d'essence de térébenthine. Si le phosphore a été déjà absorbé, peut-être les inhalations d'oxygène seraientelles utiles. En se basant sur des réactions chimiques, on avait proposé d'administrer du sulfate de cuivre ou du noir animal ; ces corps n'ont pas réussi.

Recherche. — On a proposé et employé différents procédés pour rechercher le phosphore ; nous n'en donnons qu'un seul, mais très sensible et pouvant suffire à tous les cas. Voici le mode opératoire avec les essais préliminaires qu'il comporte. Les matières sont introduites dans un ballon ; dans le col, on place un papier à l'azotate d'argent ammoniacal et un autre papier, à l'acétate de plomb ; les vapeurs de phosphore, s'il y en a, noirciront le papier à l'azotate d'argent ; l'hydrogène sulfuré noircirait aussi ce papier, mais, en même temps, il noircirait le papier à l'acétate de plomb, tandis que

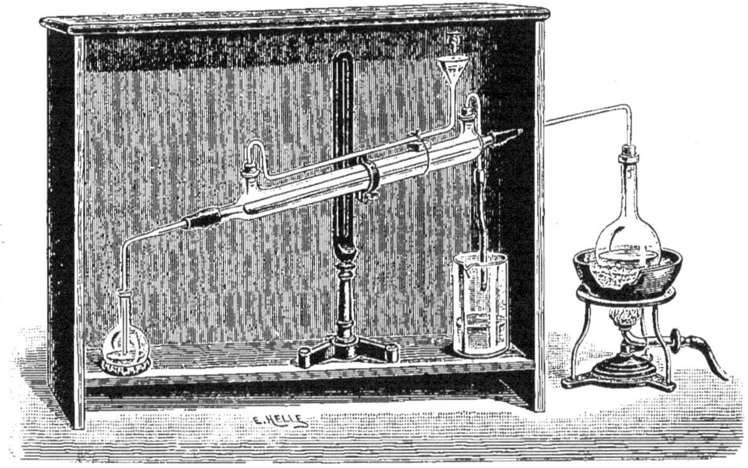

Fig. 336. — Recherche du phosphore.

les vapeurs de phosphore ne le noircissent pas ; si donc le papier argentique noircit seul, présence du phosphore ; il est bon de continuer la recherche comme nous allons l'indiquer : si les deux papiers noircissent, le cas est douteux ; il faut faire une recherche spéciale ; si aucun des deux papiers ne noircit, la réaction est tellement sensible, qu'il est presque inutile d'entreprendre la recherche du phosphore.

Il est bon d'étaler devant soi, sur une assiette, par petites parties, et d'examiner à la loupe les matières suspectées ; on pourra trouver des fragments de phosphore, ou des matières étrangères, telles que petits fragments de bois, bouts d'allumettes, matières colorantes, etc. Ces corps pourront être très utiles pour faire reconnaître la provenance du phosphore. Cette opération doit se faire aussi rapidement que possible, pour empêcher l'oxydation du phosphore.

L'*appareil de* MITSCHERLICH est fondé sur la phosphorescence du phosphore, et sur ce que les vapeurs de ce corps sont entraînées à la distillation quand on le chauffe avec un liquide inerte. Ce procédé est excessivement sensible ; une tête d'allumette mise dans 100 grammes de matières donne, après plusieurs jours, une phosphorescence qui persiste pendant quelques heures.

L'appareil (fig. 336) se compose d'un simple ballon muni d'un tube de dégagement d'un centimètre de diamètre environ, refroidi dans une partie de sa longueur ; ce tube doit être d'une seule pièce, parce que les morceaux de caoutchouc dont on se sert pour réunir les tubes peuvent empêcher la phosphorescence ; le ballon doit être placé dans un bain de sable de façon que la lumière de la source de chaleur ne puisse pas pénétrer dans le fond du ballon, ce qui pourrait causer des illusions.

Les matières réduites en bouillie claire sont acidulées par l'acide sulfurique, si elles ne sont déjà acides, et portées lentement à l'ébullition. Quand il y a du phosphore, la phosphorescence se produit dans le tube refroidi à l'endroit où se condensent les premières gouttes d'eau ; pour bien voir ces lueurs, il faut se placer dans la plus complète obscurité, opérer dans une cave, séparer le tube du foyer par un large écran et se recouvrir comme les photographes d'une toile noire.

Quand le phosphore est abondant, on peut dans le produit distillé recueillir de petits globules de phosphore ; s'il est moins abondant, on ne retrouvera rien, mais le liquide agité à l'air donnera des lueurs phosphorescentes.

Dans certains cas, la phosphorescence ne se produit pas même quand il y a du phosphore ; en effet, plusieurs substances empêchent le phénomène de se produire ; de ce nombre sont l'ammoniaque, l'éther, le sulfure de carbone, l'alcool, la créosote, l'essence de térébenthine, l'hydrogène sulfuré, etc. L'ammoniaque et l'hydrogène sulfuré proviennent de la putréfaction des substances organiques ; on se débarrasse de l'ammoniaque par addition d'acide sulfurique, mais l'hydrogène sulfuré gêne la réaction. L'alcool, provient soit de ce que le sujet en avait ingéré, soit de ce que les substances ont été conservées dans ce véhicule ; aujourd'hui, ce dernier cas se présente moins fréquemment, parce qu'on emploie rarement l'alcool pour la conservation des matières ; du reste l'alcool ainsi que l'éther n'ont que peu d'importance ; ils passent rapidement à la distillation, et la phosphorescence se produit ensuite.

L'essence de térébenthine est fréquemment mélangée aux substances à analyser, parce que ce corps est employé comme antidote ; il agit comme contrepoison, parce qu'il forme avec le phosphore une combinaison cristallisée soluble dans l'alcool, l'éther, la benzine et les alcalis ; cette combinaison porte le nom d'acide *térébenthino-phosphoreux* ; elle se décompose à 50° ; elle est éliminée par les urines. On peut la préparer en chauffant du phosphore à 40° dans de l'essence de térébenthine et agitant ; le phosphore se dissout, et par refroidissement la substance cristalline se dépose.

Enfin quelle que soit la raison pour laquelle la phosphorescence n'ait pas eu lieu, on recueille le produit distillé, et on l'additionne d'azotate d'argent ; s'il se forme un précipité, on le sépare par le filtre, il est dû à du sulfure d'argent (l'hydrogène sulfuré provenant de la putréfaction); ensuite on chauffe, il se forme un précipité de phosphure d'argent; ce précipité est lavé avec soin; une partie est traitée par l'acide azotique; il se forme du phosphate d'argent qui reste en solution dans l'excès d'acide azotique; on se débarrasse de l'argent par l'acide chlorhydrique, et dans la liqueur on constate les caractères de l'acide phosphorique. La seconde partie de phosphure d'argent est introduite dans un appareil à hydrogène. L'hydrogène est produit par l'action de l'acide sulfurique pur sur le zinc pur; le gaz se dessèche dans un tube renfermant du chlorure de calcium et vient brûler à l'extrémité d'un ajutage en

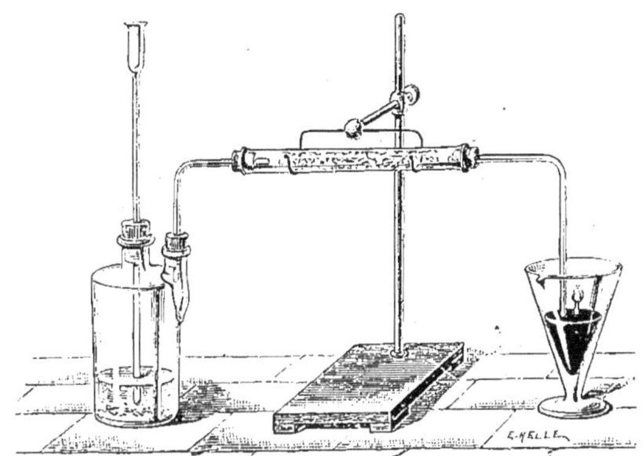

Fig. 337. — Flamme de l'hydrogène phosphoré.

platine ou d'un tube de verre refroidi (fig. 337); après s'être assuré que le gaz brûle avec une flamme presque invisible, on introduit le phosphure d'argent; l'hydrogène brûle avec une flamme verte; cette coloration est plus sensible à la lumière du jour que dans l'obscurité; un courant d'air froid rend la couleur plus intense; on peut examiner cette flamme au spectroscope, nous avons déjà dit quels étaient ses caractères. On peut encore couper la flamme avec une baguette de verre portant une goutte d'eau; après quelques instants de contact la baguette est portée dans un peu de molybdate d'ammoniaque; il se forme un précipité jaune (DENIGÈS).

La recherche du phosphore doit être faite aussi rapidement que possible, parce que ce corps s'oxyde très facilement.

On a souvent avancé que la putréfaction des substances organiques phosphorées pouvait produire des corps phosphorescents; mais il a été démontré que ces faits sont inexacts.

L'expert doit se rappeler que le phosphore du commerce renferme souvent de l'arsenic; il doit tenir grand compte de ce fait, s'il trouve simultanément le phosphore et l'arsenic.

Nous avons déjà dit que plusieurs autres procédés ont été proposés pour la recherche du phosphore, mais nous estimons que seuls les procédés basés sur la phosphorescence sont bons, parce que les autres réactions peuvent être produites par les phosphites et les hypophosphites et la défense ne manquerait pas d'invoquer que ces corps ont pu être administrés comme médicaments.

COMBINAISONS HYDROGÉNÉES DU PHOSPHORE

Il en existe trois : un phosphure solide P^4H^2, un liquide P^2H^4 et un gazeux PH^3.

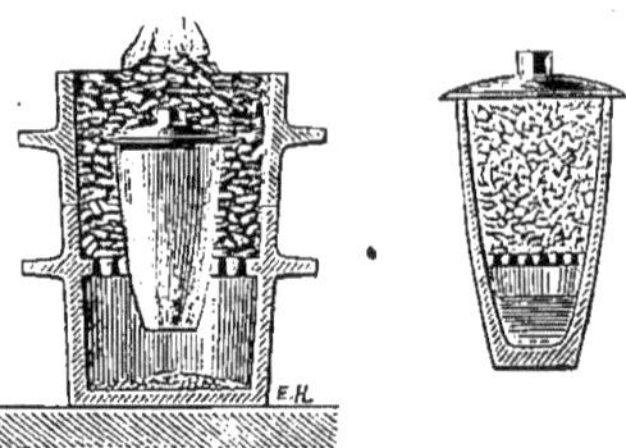

Fig. 338. — Préparation du phosphure de chaux.

Pour obtenir ces divers corps on se sert du *phosphure de chaux* que l'on prépare en faisant arriver des vapeurs de phosphore sur des bâtons de craie portés à la température du rouge clair (fig. 338).

Le phosphure solide P^4H^2 se prépare en décomposant le phosphure de chaux par l'eau et recevant dans l'acide chlorhydrique étendu d'eau le gaz qui se dégage. On recueille sur un filtre le dépôt qui s'est formé ; on le lave à l'eau, puis à l'alcool et enfin on le sèche à 100°. On obtient ainsi un corps jaune insoluble dans l'eau, l'alcool et l'éther; il est décomposable à 180° en hydrogène et phosphore.

Le phosphure liquide P^2H^4 est très dangereux à préparer ; il faut opérer dans une parfaite obscurité et avec les plus grands soins ; on se sert d'un appareil de Wolf rempli d'eau aux trois quarts et placé dans un bain-marie; on y introduit successivement des fragments de phosphure de chaux; le gaz qui se dégage entraîne de l'hydrogène phosphoré liquide qui se condense dans des ampoules faites sur le tube de dégagement et placées dans la glace. On obtient un liquide jaunâtre, décomposable par la lumière, spontanément inflammable et qu'un grand nombre de corps, notamment l'acide chlorhydrique décomposent en phosphure solide et en phosphure gazeux.

HYDROGÈNE PHOSPHORÉ GAZEUX. PH^3

Ce corps se prépare en projetant des fragments de phosphure de chaux dans de l'acide chlorhydrique étendu d'eau.

Si on projetait le phosphure de chaux dans l'eau simple, il se dégagerait un gaz spontanément inflammable, parce qu'il renfermerait des traces de phosphure liquide : ce gaz brûle à l'air en produisant des couronnes de fumée (gaz de GINGEMBRE).

Quelquefois on prépare ce gaz en chauffant des fragments de phosphore avec une bouillie de chaux ; dans ces conditions, on obtient de l'hydrogène phosphoré et de l'hypophosphite de chaux (voyez *Acide hypophosphoreux*) ; si on fait arriver le gaz dans l'eau, en regard d'un courant d'oxygène ou de chlore, le gaz brûle et on obtient une belle flamme au sein de l'eau (fig. 339).

Si on opère en présence de l'alcool, le gaz n'est plus spontanément inflammable.

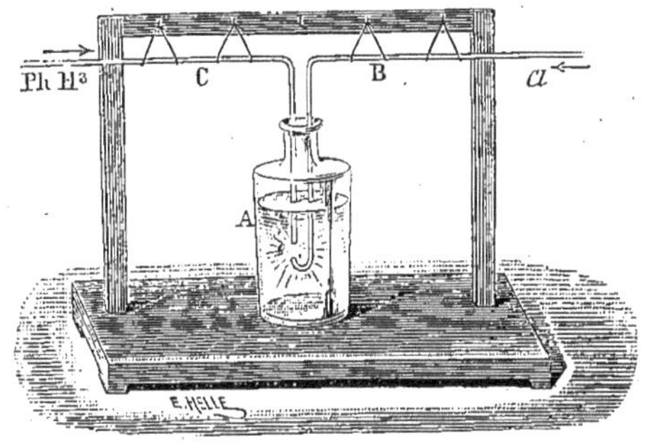

Fig. 339. — Combustion de l'hydrogène phosphoré au sein de l'eau.

Ce gaz est incolore, il possède une odeur alliacée ; sa densité est de 1,185. Son coefficient de solubilité dans l'eau est 0,125 ; il est assez soluble dans l'alcool, l'éther, les essences.

Chauffé à 100°, il s'enflamme ; le bioxyde d'azote, les vapeurs azoteuses, etc., le rendent spontanément inflammable.

Il est absorbé très facilement par les solutions des sels d'argent ou de cuivre.

Il présente la plus grande analogie avec l'ammoniaque ; c'est ainsi qu'il se combine avec les acides chlorhydrique, bromhydrique et iodhydrique pour donner des composés analogues à ceux que fournit l'ammoniaque. L'analogie est encore plus grande en chimie organique. De là, la théorie du *phosphonium*, parallèle à celle de l'ammonium.

L'hydrogène phosphoré se produit par la putréfaction des matières organiques phosphorées ; c'est lui qui produit les feux follets ; c'est à sa formation qu'est due l'odeur des poissons pourris ; il s'en forme aussi de petites quantités par l'action lente du phosphore sur l'eau à la lumière.

PHOSPHURES MÉTALLIQUES

PRÉPARATION. — 1° Par l'action directe du P sur les métaux (PZn^3).

2° Par l'action du P sur les oxydes ou les sels ; rarement dans ces conditions, ils ont une composition définie.

3° En réduisant les phosphates par le charbon.

4° Par l'action de l'hydrogène phosphoré gazeux sur les solutions métalliques.

Propriétés. — Les phosphures alcalins et alcalino-terreux sont décomposés par l'eau avec dégagement d'hydrogène phosphoré.

Les phosphures des métaux lourds sont cassants, à éclat métallique, oxydables à une température plus ou moins élevée. Ils ont pour composition, quand celle-ci est bien définie, PM^3; quelques-uns correspondent au phosphure d'hydrogène liquide et répondent à la formule PM^2.

Dosage. — On peut les doser en les attaquant par l'acide azotique qui transforme le phosphore en acide phosphorique.

CHLORURE PHOSPHOREUX. $PCl^3 = 137,5$

Le chlorure phosphoreux se prépare en faisant passer un courant de chlore sec dans du phosphore en excès légèrement chauffé dans une cornue. On le distille pour en séparer l'excès de chlore.

C'est un liquide incolore, d'une odeur irritante, très réfringent : sa densité est 1,45. Il bout à 78°.

L'eau le décompose en acides chlorhydrique et phosphoreux.

$$PCl^3 + 3 H^2O = 3 HCl + PO^3H^3$$

CHLORURE PHOSPHORIQUE. $PCl^5 = 208,5$

Le chlorure phosphorique se prépare en faisant passer un courant de chlore sur du chlorure phosphoreux.

C'est un corps solide, blanc, qui bout à 148°.

L'eau le décompose en acides chlorhydrique et phosphorique.

$$PCl^5 + 4H^2O = 5HCl + PO^4H^3$$

On connaît un oxychlorure PCl^3O et un sulfochlorure PCl^3S.

Le chlorure phosphorique est employé en chimie organique comme agent chlorurant.

COMPOSÉS OXYGÉNÉS DU PHOSPHORE

Le phosphore forme avec l'oxygène les composés suivants :

Sous-oxyde	P^4O
Anhydride phosphoreux	P^2O^3
— phosphorique	P^2O^5

A ces anhydrides correspondent plusieurs hydrates : on connaît aussi des hydrates dont les anhydrides sont inconnus. Voici la liste complète de ces composés.

$$\text{Acide hypophosphoreux} \qquad PO^2H^3 \qquad (PO)'''\!\!<^{(OH)}_{H^2}$$

$$\text{— phosphoreux} \qquad PO^3H^3 \qquad (PO)'''\!\!<^{(OH)^2}_{H}$$

$$\text{— hypophosphorique} \qquad P^2O^6H^4 \qquad (PO)^{2IV} \equiv (OH)^4$$

$$\text{— phosphorique} \qquad PO^4H^3 \qquad (PO)''' \equiv (OH)^3$$

$$\text{— pyrophosphorique} \qquad P^2O^7H^4 \qquad O\!\!<^{PO\,=\,(OH)^2}_{PO\,=\,(OH)^2}$$

$$\text{— métaphosphorique} \qquad PO^3H \qquad PO'''\!\!<^{O}_{OH}$$

La basicité (et non l'atomicité) de ces acides est mise en évidence dans les formules développées ; elle est égale au nombre de radicaux oxhydriles OH : c'est ainsi que l'acide hypophosphoreux est monobasique, l'acide phosphoreux bibasique, etc.

Nous développerons encore quelques considérations théoriques sur ces corps à propos de l'anhydride phosphorique.

ACIDE HYPOPHOSPHOREUX. $PO^2H^3 = 66$

On attaque le phosphore par la baryte ou le sulfure de baryum (les alcalis à chaud décomposent les hypophosphites) ; on obtient ainsi de l'hypophosphite de baryte.

$$3\ BaO^2H^2 + 6\ H^2O + 8\ P = 3\ (PO^2H^2)^2Ba + 2\ PH^3$$

On décompose ce sel par l'acide sulfurique ; le liquide filtré est évaporé en consistance sirupeuse.

On obtient ainsi un liquide incolore dont le principal caractère est une grande avidité pour l'oxygène ; il réduit un grand nombre de solutions métalliques. La chaleur le décompose en hydrogène phosphoré et acide phosphorique.

HYPOPHOSPHITES

Préparation. — 1° Les hypophosphites alcalins et alcalino-terreux peuvent être préparés par l'action directe des oxydes sur le phosphore.

2° Les autres sont le plus souvent préparés par double décomposition au moyen de l'hypophosphite de chaux ou de baryte et d'un sulfate.

PROPRIÉTÉS. — La plupart des hypophosphites sont solubles dans l'eau : quelques-uns sont cristallisables.

Quand on les chauffe pour les déshydrater, ils se décomposent et dégagent de l'hydrogène phosphoré.

Chauffés avec un alcali, ils dégagent de l'hydrogène et se transforment en phosphates.

L'eau chlorée les transforme en phosphates ; l'acide azotique en fait autant.

Ils possèdent les propriétés réductrices de leur acide.

Inaltérables à l'air quand ils sont secs, ils se transforment en phosphites quand ils sont en solution.

CARACTÈRES. — 1° Ils ne précipitent ni par le chlorure de baryum, ni par le chlorure de calcium, ni par l'acétate de plomb. (Différence avec les phosphites.)

2° Avec l'azotate d'argent, ils donnent d'abord un précipité blanc, qui bientôt noircit, même à froid, et donne de l'argent métallique.

3° En présence d'un excès de chlorure mercurique, ils donnent, surtout à chaud, un précipité de chlorure mercureux.

4° Avec l'hydrogène naissant (Zn et acide sulfurique), on a un dégagement d'hydrogène mélangé d'hydrogène phosphoré.

DOSAGE. — 1° On les transforme en phosphates.
2° On détermine la quantité de chlorure mercurique qu'ils réduisent.

USAGES MÉDICAUX. — Voy. *Hypophosphite de chaux.*

ANHYDRIDE PHOSPHOREUX. $P^2O^3 = 110$

L'anhydride phosphoreux se prépare en chauffant légèrement du phosphore dans un tube de verre effilé, dans lequel passe un faible courant d'air. L'anhydride va se condenser dans la partie froide du tube sous forme d'un sublimé pulvérulent.

Il est blanc, solide, volatil, et facilement inflammable.

Diverses expériences montrent que ce n'est pas là le véritable anhydride de l'acide phosphoreux.

ACIDE PHOSPHOREUX. PO^3H^3 ou $POH(OH)^2 = 82$

L'acide phosphoreux se prépare en faisant passer un courant de chlore dans du phosphore en excès fondu sous l'eau. Il se forme d'abord du chlorure phosphoreux PCl^3 que l'eau décompose en acides chlorhydrique et phosphoreux.

$$PCl^3 + 3H^2O = 3HCl + PO^3H^3$$

On évapore en consistance sirupeuse, ce qui fait disparaître l'acide chlorhydrique ; on place le liquide dans le vide ; il se prend en une masse cristalline : ces cristaux sont constitués par de l'acide phosphoreux.

La chaleur le décompose en hydrogène phosphoré et acide phosphorique. Il est très oxydable et par conséquent très réducteur.

Introduit dans l'appareil à hydrogène, il donne, ainsi que l'acide hypophosphoreux, une couleur verte à la flamme.

PHOSPHITES

Les phosphites se préparent par l'action directe de l'acide phosphoreux sur les oxydes.

Les phosphites bimétalliques, à l'exception de ceux de potassium et de sodium, sont insolubles ou peu solubles dans l'eau. Les phosphites monométalliques sont solubles dans l'eau et sont précipités de cette solution par l'alcool.

La chaleur les décompose.

Les phosphites réduisent facilement les sels d'or, d'argent et de mercure, surtout en liqueur acide.

Ils précipitent l'eau de chaux, l'eau de baryte et l'acétate de plomb.

ACIDE HYPOPHOSPHORIQUE. $P^2O^6H^4 = 162$

En abandonnant à l'air humide des bâtons de phosphore, on obtient un liquide sirupeux (*acide phosphatique*) constitué par un mélange d'acides phosphoreux, phosphorique et hypophosphorique. On traite par l'acétate ou le carbonate sodique ; le phosphate et le phosphite sodiques sont solubles, tandis qu'il se forme un hypophosphate monosodique peu soluble ; on transforme ce sel en hypophosphate de plomb que l'on décompose ensuite par l'hydrogène sulfuré ; on obtient ainsi une solution que l'on concentre par évaporation.

L'acide hypophosphorique ne précipite pas par le molybdate d'ammoniaque.

Il ne réduit pas le bichromate potassique, les chlorures d'or, de mercure, etc.

Les acides azotique et sulfurique étendus et bouillants le dédoublent en acides phosphoreux et phosphorique.

Avec l'azotate d'argent, il donne un précipité blanc qui ne noircit pas à l'ébullition et qui est soluble dans l'ammoniaque.

HYPOPHOSPHATES

L'acide hypophosphorique est tétrabasique. Ses sels sont très stables et la plupart sont bien cristallisés.

ANHYDRIDE PHOSPHORIQUE

$$P^2O^5 = 142 \qquad \begin{array}{rcr} P^2 = & 62 = & 43,66 \\ O^5 = & 80 = & 56,34 \\ \hline & 142 & 100,00 \end{array}$$

PRÉPARATION. — A l'intérieur d'un ballon dans lequel on fait passer un courant d'air sec, est suspendue une petite capsule dans laquelle on fait

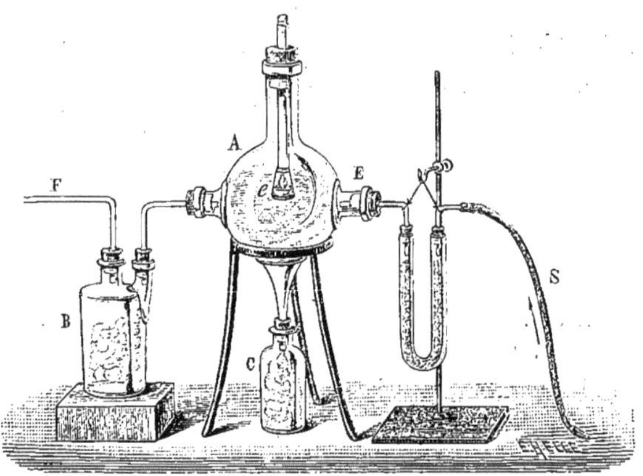

Fig. 340. — Préparation de l'anhydride phosphorique.

brûler du phosphore ; par la combustion, il se forme de l'anhydride phosphorique qui se dépose sous forme de neige et que l'on enferme rapidement dans un flacon bien sec et bouché à l'émeri (fig. 340).

PROPRIÉTÉS. — L'anhydride phosphorique se présente sous trois formes : 1° cristallisé; 2° amorphe et pulvérulent; 3° amorphe et vitreux; les deux dernières formes sont des polymères de la première. Il est inaltérable et fixe aux températures les plus élevées ; il est très avide d'eau : dans les laboratoires, on l'emploie pour dessécher les gaz et même pour enlever les éléments de l'eau à des corps qui les céderaient difficilement à d'autres réactifs. Quand on verse l'anhydride phosphorique dans l'eau, il produit le même bruit que produirait un fer rouge, et il se dégage beaucoup de chaleur ; cependant, il ne se dissout pas immédiatement ; il se gonfle, devient transparent, et ce n'est qu'après quelque temps que sa solution devient complète.

Il sert encore à la préparation des anhydrides sulfurique et azotique.

L'hydratation de cet anhydride est très intéressante.

Si une molécule de cet anhydride fixe une molécule d'eau, il y a formation de deux molécules d'acide métaphosphorique.

$$P^2O^5 + H^2O = 2\ PO^3H$$

Mais la formule de constitution de cet acide peut être écrite :

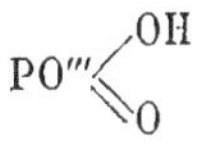

$$PO''' \Big\langle \begin{matrix} OH \\ O \end{matrix}$$

cet oxygène qui échange 2 atomicités avec le phosphoryle peut servir de soudure à deux molécules d'acide métaphosphorique :

$$OH-PO''' \Big\langle \begin{matrix} O \\ O \end{matrix} \Big\rangle PO'''-OH$$

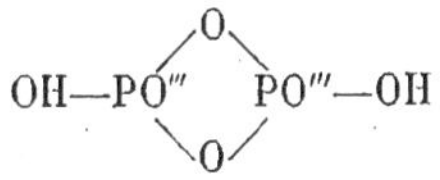

et donner un acide bimétaphosphorique ; on comprendrait de même un acide trimétaphosphorique :

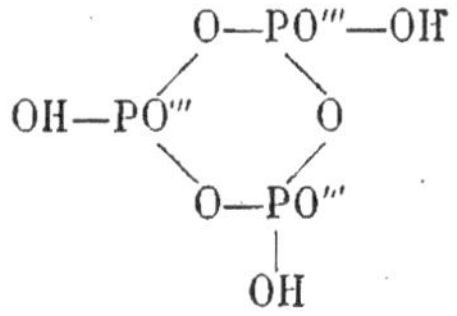

$$\begin{matrix} & O-PO'''-OH & \\ OH-PO''' & & O \\ & O-PO''' & \\ & OH & \end{matrix}$$

tétra, penta, hexa, etc. Les 6 corps nommés existent du reste.

Si une molécule d'anhydride phosphorique fixe deux molécules d'eau, on obtient l'acide pyrophosphorique :

$$P^2O^5 + 2\ H^2O = P^2O^7H^4$$

mais le plus généralement on envisage que cet acide provient de la soudure de deux molécules d'acide phosphorique avec élimination d'eau.

$$2\ (PO^4H^3) = P^2O^7H^4 + H^2O$$

ou encore

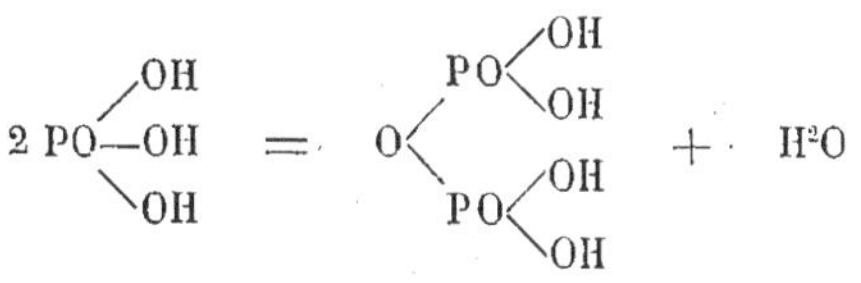

$$2\ PO\Big\langle\begin{matrix}OH\\OH\end{matrix} = O\Big\langle\begin{matrix}PO\langle\begin{matrix}OH\\OH\end{matrix}\\PO\langle\begin{matrix}OH\\OH\end{matrix}\end{matrix} + H^2O$$

Enfin si une molécule d'anhydride phosphorique fixe trois molécules d'eau, il y a formation de deux molécules d'acide orthophosphorique

$$P^2O^5 + 3\ H^2O = 2\ PO^4H^3$$

ACIDE MÉTAPHOSPHORIQUE. $PO^3H = 80$

On obtient cet acide en évaporant une solution aqueuse d'anhydride phosphorique et chauffant fortement le résidu dans une capsule de platine.

On peut encore le préparer en chauffant fortement le phosphate d'ammoniaque ou l'acide pyrophosphorique, ou encore l'acide phosphorique.

Cet acide est vitreux, transparent, incristallisable, très soluble dans l'eau et déliquescent.

En faisant bouillir sa solution (une heure environ), il se transforme en acide orthophosphorique ; les acides minéraux activent cette transformation ; les alcalis la retardent.

Cet acide précipite en blanc les solutions d'azotate d'argent, de chlorure de baryum et d'albumine. Cette dernière réaction est employée pour coaguler le lait (Denigès).

Nous avons déjà signalé les polymères de cet acide.

En injection dans le torrent circulatoire, les métaphosphates sont toxiques, mais beaucoup moins que les pyrophosphates.

Nous ne saurions donner ici de généralités sur les métaphosphates ; il nous en faudrait également donner sur les di, tri, quadri, etc., métaphosphates. Disons cependant que tous les monométaphosphates, y compris les alcalins, sont insolubles dans l'eau.

ACIDE PYROPHOSPHORIQUE. $P^2O^7H^4 = 178$

L'orthophosphate bisodique $PO^4Na^2H,12H^2O$, soumis à la calcination, perd d'abord son eau de cristallisation, puis deux molécules de ce sel se soudent avec élimination d'eau.

$$2\ PO^4HNa^2 = P^2O^7Na^4 + H^2O$$

Le pyrophosphate de sodium obtenu est dissous dans l'eau ; on ajoute de l'azotate de plomb ; par double décomposition, on obtient de l'azotate de soude et du pyrophosphate de plomb qui se précipite ; le pyrophosphate de plomb est lavé, puis décomposé par un courant d'hydrogène sulfuré ; par filtration, on obtient une solution d'acide pyrophosphorique, qui, abandonnée dans le vide, fournira des cristaux.

Sous l'influence de l'ébullition, sa solution se transforme en une solution d'acide phosphorique.

Il ne coagule pas l'albumine ; il donne avec les sels de baryum et d'argent des précipités blancs ; mais la précipitation n'est complète qu'après neutralisation.

PYROPHOSPHATES

La plupart des pyrophosphates se préparent en partant du pyrophosphate de soude.

Les sels alcalins tétramétalliques ont une réaction alcaline ; les sels dimétalliques sont légèrement acides.

Les sels alcalins sont solubles dans l'eau ; les autres sont insolubles ; mais certains d'entre eux se dissolvent dans un excès de pyrophosphates alcalins en formant des sels doubles solubles, par exemple $P^2O^7F''eNa^2$.

Nous avons déjà dit que l'acide pyrophosphorique ne coagulait pas l'albumine ; les pyrophosphates précipitent par l'azotate d'argent, le chlorure de baryum, le sulfate de magnésie.

Avec le molybdate d'ammoniaque, ils ne donnent de précipité qu'à la longue, par suite de la formation d'acide phosphorique.

En ajoutant à une solution assez concentrée de pyrophosphate alcalin un peu d'une solution concentrée de chlorure cobaltihexaminique, il se produit aussitôt un précipité de paillettes brillantes jaune-rougeâtre pâle.

ACIDE PHOSPHORIQUE

$$PO^4H^3 = 98 \qquad \begin{array}{lll} P = 31 = & 31,63 \\ O^4 = 64 = & 65,31 \\ H^3 = 3 = & 3,06 \\ \hline 98 & 100,00 \end{array}$$

Etat naturel. — A l'état de combinaison, l'acide phosphorique est assez répandu dans la nature ; on le trouve dans les os, les urines, les céréales, la matière cérébrale et nerveuse, la laitance des poissons, etc., et en grande quantité à l'état de phosphates naturels.

Préparation. — 1° On pourrait l'obtenir en faisant bouillir là solution aqueuse des acides méta et pyrophosphorique.

2° Le Codex le fait préparer en attaquant le phosphore par l'acide azotique. On emploie le phosphore rouge pour que la réaction soit moins énergique (1).

---

(1)   « Phosphore rouge entier . . . . 10 gr.
      Acide azotique officinal . . . . 66 gr.
      Eau distillée . . . . 44 gr.

Introduisez le mélange d'acide azotique et d'eau (marquant 1,240 au densimètre)

3° On a quelquefois préparé ce corps en décomposant les phosphates de baryte ou de plomb par l'acide sulfurique, ou le chlorure phosphorique par l'eau.

$$PCl^5 + 4\ H^2O = PO^4H^3 + 5\ HCl$$

4° Joly le prépare en décomposant le phosphate mono-ammonique par l'eau et l'acide chlorhydrique.

5° On peut encore attaquer le phosphate de chaux par l'acide fluorhydrique (Nicolas).

Propriétés. — L'acide phosphorique est ordinairement en masses vitreuses; il cristallise facilement en prismes rhomboïdaux, incolores, inodores, d'une saveur très acide.

La chaleur le fait passer d'abord à l'état d'acide pyrophosphorique, puis d'acide métaphosphorique.

Le charbon le réduit et donne du phosphore ; il faut se rappeler que le phosphore perce très aisément les capsules en platine et par conséquent ne pas chauffer dans ces vases des phosphates mélangés à un corps capable de les réduire.

En solution, l'acide phosphorique est déplacé par l'acide sulfurique; mais par voie sèche et à chaud, la réaction inverse se produit.

Il est très soluble dans l'eau. (Voyez la note de la page suivante.)

Quand la solution d'acide phosphorique est très concentrée, elle attaque le verre et la porcelaine.

Avec les métaux il donne trois sortes de sel, suivant qu'un, deux ou trois

---

dans une cornue en verre munie d'une tubulure bouchée à l'émeri. Placez la cornue sur un bain de sable, et adaptez-y, en évitant l'emploi des bouchons, un ballon tubulé muni d'un entonnoir pour donner issue aux vapeurs non condensées.

Divisez d'autre part le phosphore en 6 ou 8 petits fragments; introduisez-les dans le mélange acide par la tubulure de la cornue, et chauffez doucement jusqu'à ce que l'attaque ait lieu; modérez le feu, si l'action est trop vive.

Lorsque le phosphore aura presque totalement disparu, versez dans la cornue le liquide qui a passé dans le ballon récipient, et procédez à une seconde distillation dont l'effet est de compléter l'action de l'acide azotique et d'assurer la transformation totale du phosphore en acide phosphorique.

Retirez alors le liquide de la cornue, et concentrez-le dans une capsule en porcelaine, jusqu'à consistance de sirop épais, afin de chasser la totalité de l'acide azotique, sans dépasser toutefois la température de 180°. Le produit est enfin étendu d'eau jusqu'à ce que le mélange marque 1,35 au densimètre. C'est dans cet état de concentration qu'on emploie l'acide phosphorique pour l'usage médical.

Les quantités de matières indiquées dans la formule produisent 63 grammes environ d'acide phosphorique officinal. » (Codex 1884.)

Si on voulait obtenir l'acide phosphorique solide, au lieu d'étendre d'eau le résidu de la concentration dans la capsule de platine, il faudrait continuer à évaporer, en chauffant jusqu'au rouge sombre.

atomes d'hydrogène ont été remplacés par un, deux ou trois atomes d'un métal ; c'est ainsi que l'on connaît les phosphates monocalcique, bicalcique, tricalcique. Quelquefois, pour bien distinguer les phosphates des méta et pyro-phosphates, on les désigne sous le nom d'*ortho-phosphates ;* cependant il faut se rappeler que, d'après Saporta, le véritable acide ortho-phosphorique serait pentabasique et répondrait à la formule $P^v(OH)^5$; il est du reste inconnu.

Les trois fonctions acides de l'acide phosphorique sont loin d'avoir la même valeur ; la thermochimie et les réactifs colorés le démontrent également. Si on prend une solution d'acide phosphorique et qu'on la sature par une liqueur alcaline ou alcalino-terreuse, le réactif employé change de couleur suivant sa nature. L'orangé 3 Poirier (hélianthine, trópéoline 00) ($0^{gr},05$ p. 100) passe du rouge au jaune quand une seule basicité est satisfaite. La phtaléine ne devient rouge que quand deux basicités sont satisfaites ; enfin le bleu C4B indique qualitativement la troisième basicité.

Caractères. — La solution d'acide phosphorique ne précipite ni l'azotate d'argent, ni le chlorure de baryum ; elle ne coagule pas l'albumine.

Les solutions de phosphates neutres alcalins possèdent les caractères suivants.

1° Dans quelques centimètres cubes de la solution azotique de molybdate d'ammoniaque, on ajoute un peu de la liqueur acide ou neutre dans laquelle on cherche l'acide phosphorique ; si la proportion de cet acide est notable,

---

(1) « La table suivante donne la densité des solutions d'acide phosphorique à + 15°, d'après leur richesse centésimale en acide trihydraté et en acide anhydre. » (Codex 1884.)

DENSITÉS A + 15°	ACIDE PHOSPHORIQUE		DENSITÉS A + 15°	ACIDE PHOSPHORIQUE	
	TRIHYDRATÉ P. 100	ANHYDRE P. 100		TRIHYDRATÉ P. 100	ANHYDRE P. 100
1,521	69	50,00	1,306	45	32,07
1,488	65	47,32	1.298	44	31,94
1,439	60	43,66	1,289	43	31,22
1,393	55	40,03	1,281	42	30,49
1,384	54	39,30	1,273	41	29,77
1,375	53	38,58	1,265	40	29,04
1,366	52	37,85	1,226	35	25,41
1,357	51	37,13	1,189	30	21,78
1,349	50	36,40	1,153	25	18,15
1,340	49	35,67	1,120	20	14,52
1,331	48	34,95	1,087	15	10,89
1,323	47	34,22	1,057	10	7,26
1,314	46	33,50	1,028	5	3,63

on obtient immédiatement un précipité pulvérulent, fin, jaune-clair; si la proportion est très faible, $0^{gr},00002$ par exemple, la réaction ne se produit qu'au bout de quelques heures et même en chauffant un peu, mais au-dessous de 40°. Le molybdate d'ammoniaque doit toujours être en excès.

L'acide chlorhydrique, s'il est en grande quantité, empêche ou retarde la réaction; il en est de même de certaines substances organiques, de l'acide tartrique par exemple.

Dans les conditions indiquées, cette réaction est spécifique : l'acide arsénique ne donne pas de précipité à froid.

Le précipité étant lavé avec la solution de molybdate, si on le dissout dans l'ammoniaque, on obtient la réaction suivante :

2° On ajoute à la liqueur une grande quantité de chlorhydrate d'ammoniaque, du sulfate de magnésie et de l'ammoniaque, on obtient un précipité cristallin de phosphate ammoniaco-magnésien. Souvent ce précipité ne se forme qu'au bout de quelque temps; l'agitation favorise sa formation.

Ce précipité se dissout facilement dans les acides; il n'est caractéristique qu'autant que la liqueur ne renferme pas d'acide arsénique.

3° Le sulfate de chaux donne un précipité facilement soluble dans les acides, et dans le sel ammoniac.

4° Avec le chlorure de baryum, on obtient un précipité soluble dans les acides.

5° Avec l'azotate d'argent, on obtient un précipité jaune, soluble dans l'acide azotique et dans l'ammoniaque.

Dosage. — 1° Le procédé classique consiste à précipiter l'acide phosphorique à l'état de phosphate ammoniaco-magnésien $PO^4Am\,Mg'',6H^2O$; ce précipité bien lavé à l'eau ammoniacale est desséché puis calciné, ce qui le transforme en pyrophosphate de magnésie $P^2O^7Mg^2$, et enfin pesé (1).

---

(1) Ce procédé est applicable directement quand l'acide phosphorique est libre ou combiné aux alcalis.

Matériel. — Vase à précipité.

Réactifs. — Mixture magnésienne.

Mode opératoire. — A la liqueur neutre ou légèrement ammoniacale, ajoutez un peu de chlorhydrate d'ammoniaque, puis de la mixture magnésienne en suffisante quantité, mais pas en trop grand excès (10 C.C. de cette mixture précipitent $0^{gr},25$ d'acide phosphorique); agitez sans frotter les parois du vase; au bout d'une heure, ajoutez au mélange environ 1/4 de son volume d'ammoniaque : couvrez avec une plaque de verre, et abandonnez le tout au frais pendant douze heures.

Après ce temps, filtrez; assurez-vous que le liquide filtré ne trouble plus par le mélange magnésien; lavez le précipité avec de l'ammoniaque étendue de 3 volumes d'eau.

2° On peut doser l'acide phosphorique à l'état de phosphate de bismuth PO^4Bi''' insoluble dans l'acide azotique ; l'inconvénient de ce procédé, c'est

---

Il arrive souvent que le phosphate se dépose partiellement sur les parois du verre et y adhère assez pour qu'il ne soit pas possible de l'enlever par des lavages. On dissout alors le précipité adhérent dans un peu d'eau acidulée par de l'acide chlorhydrique et on ajoute à la solution quelques gouttes d'ammoniaque. Le précipité se reforme et après un certain temps, on peut l'ajouter à celui qui est déjà sur le filtre.

Le lavage du précipité qu'il ne faut pas prolonger plus qu'il n'est nécessaire, est complet quand l'eau de lavage acidulée par de l'acide azotique ne précipite plus l'azotate d'argent.

On dessèche le filtre à 100-110° ; on détache le précipité du filtre, aussi exactement que possible et on le met sur un carré de papier glacé. On incinère le filtre dans un creuset de porcelaine : on ajoute le précipité ; on laisse refroidir et on pèse.

Calcul. — Le poids trouvé multiplié par 0,63964 donne le poids d'anhydride phosphorique.

Si, dans la liqueur se trouvent des corps qui précipitent par l'ammoniaque, il faut au préalable s'en débarrasser. S'il n'y avait que de l'alumine et du fer, on en empêcherait la précipitation par addition d'acide citrique.

(*a*) Aubin donne la marche suivante pour doser l'acide phosphorique dans les phosphates naturels ; là, l'alumine, le fer, la chaux, le fluorure de calcium, la silice, etc., entravent le dosage.

Dans un ballon de 200 C.C. environ, on attaque 1 gramme du produit pulvérulent par 10 C.C. acide chlorhydrique maintenu à l'ébullition pendant 10 minutes; on ajoute 10 C.C. d'une liqueur obtenue en dissolvant à froid de l'acétate de soude cristallisé dans l'acide acétique à 50 p. 100 jusqu'à saturation; on étend la liqueur à 40 ou 50 C.C. sans retirer du feu; lorsque la liqueur est en pleine ébullition, on y projette de 2 à 3 grammes d'oxalate d'ammoniaque et l'on cesse de chauffer au bout de quelques minutes. La liqueur s'éclaircit rapidement; elle est décantée sur un filtre et le résidu insoluble est lavé à plusieurs reprises, Après refroidissement, on rend la liqueur ammoniacale en y versant de l'ammoniaque et 20 C.C. d'une solution de citrate d'ammoniaque, pour maintenir en dissolution le fer et l'alumine. Pour précipiter l'acide phosphorique, on ajoute un excès de mixture magnésienne; le volume final de la liqueur doit être de 250 C.C., sur lesquels il doit y avoir de 40 à 50 C.C. d'ammoniaque, afin de précipiter tout l'acide phosphorique et d'éviter l'entraînement de la magnésie.

(*b*) La précipitation de l'acide phosphorique par le molybdate d'ammoniaque permet de le séparer de tous les corps qui gênent son dosage.

Dans un vase à précipité, on met une solution azotique de phosphate contenant au plus 0gr,20 d'anhydride phosphorique. Sur cette prise d'essai on verse un volume de la solution molybdique contenant de 40 à 50 fois autant d'anhydride molybdique que la prise d'essai peut contenir d'anhydride phosphorique. On agite le mélange avec une baguette de verre, sans frotter les parois du vase. On abandonne à 40°, pendant douze heures; il se forme un précipité jaune citron et le liquide qui surnage ce précipité devient clair : on vérifie dans un tube à essai, sur quelques centimètres cubes de ce liquide clair, si l'addition de liqueur molybdique ne détermine aucun trouble; si oui, tout l'acide phosphorique a été précipité ; si non, on ajoute une nouvelle quantité de molybdate.

qué la liqueur ne doit contenir ni chlorures, ni sulfates, ni sels de fer au maximum (1).

3° Les sels d'urane donnent avec l'acide phosphorique un précipité de phos-

---

On verse le liquide clair sur un petit filtre, sans y laisser tomber le précipité. Puis on lave ce précipité par décantation avec la solution suivante :

Azotate d'ammoniaque cristallisé.	15 gr.
Acide azotique D = 1,200.	10 gr.
Solution molybdique.	10 gr.
Eau q. s. p. 100 C.C.	

On fait le lavage en versant avec une carafe à jet le liquide froid sur le précipité contenu dans le vase et après repos, on vide le liquide sur le filtre.

Le lavage est terminé lorsque le liquide qui passe à la filtration, additionné d'un excès d'ammoniaque, ne donne aucun trouble.

Le précipité jaune étant bien lavé, on le traite par une dissolution d'ammoniaque à 1/4. Le précipité se dissout : on lave le filtre avec la même solution pour dissoudre le précipité qui y est attaché. On poursuit le lavage jusqu'à ce que le liquide qui passe ne précipite plus en jaune, lorsqu'on l'acidule par de l'acide chlorhydrique. Le volume de la liqueur ne doit pas dépasser 100 C.C.

A cette dissolution, on ajoute 10 à 15 C.C. de la mixture magnésienne; on agite convenablement et on abandonne pendant plusieurs heures. On sépare alors, par filtration, le précipité de phosphate ammoniaco-magnésien, que l'on traite comme il a déjà été indiqué.

Dans ce procédé, il faut surtout éviter les chlorures; l'arsenic et la silice présentent également quelques inconvénients.

(1) Comme exemple de cette méthode, donnons l'analyse d'un phosphate de chaux. On prend 4 grammes du phosphate réduit en poudre très fine; et on le chauffe doucement pendant environ 30 minutes avec 20 C.C. d'acide azotique (D = 1,200); on ajoute alors 25 C.C. d'eau, et s'il reste un résidu on chauffe encore pendant 10 à 15 minutes; on laisse refroidir; si la dissolution contient du chlore et de l'acide sulfurique, on la traite successivement par de l'azotate d'argent et de l'azotate de baryum. On filtre : le liquide filtré, réuni aux eaux de lavage, est traité par de l'hydrogène sulfuré pour précipiter l'excès d'argent et ramener au minimum le fer que la solution peut contenir. On chasse l'excès d'hydrogène sulfuré en chauffant légèrement et faisant passer un courant d'acide carbonique; on étend à 100 C.C.

Dans un petit vase à précipité, on verse 25 C.C. de la solution du phosphate ; on y ajoute peu à peu de la solution d'azotate de bismuth, tant qu'il se forme un précipité. A la fin, on verse un léger excès de solution de bismuth; on chauffe légèrement la masse liquide avec le précipité et on laisse déposer.

On verse d'abord le liquide clair sur un petit filtre, ensuite le précipité, et on lave avec une dissolution d'acide azotique, puis avec de l'eau distillée tant que le liquide filtré noircit par addition d'hydrogène sulfuré. On dessèche le filtre et son contenu ; on détache le précipité du filtre, aussi exactement que possible; on incinère le filtre dans une capsule de porcelaine, après l'avoir imbibé de quelques gouttes d'azotate d'ammoniaque; on ajoute le phosphate de bismuth aux cendres du filtre, on chauffe au rouge sombre et on pèse après refroidissement.

phate d'urane ; cette réaction a donné naissance à deux procédés de dosage,
l'un pondéral peu usité, l'autre volumétrique, très usité (1).

Essai. — On vérifie d'abord la densité et le titre acidimétrique de l'acide
phosphorique. Le Codex donne la note suivante à ce sujet :

« Titre. — 100 grammes d'acide phosphorique officinal renferment
50 grammes d'acide phosphorique trihydraté, correspondant à $36^{gr},4$ d'acide
phosphorique anhydre, et sont *neutralisés* par 27 grammes de carbonate de
soude pur et sec (pour former le composé PhO^5, NaO, $2HO$) ou PO^4NaH^2. »

Ceci vérifié, l'acide phosphorique peut contenir :

1° Des acides sulfurique, chlorhydrique et azotique ; on les recherche par
leurs caractères ordinaires ;

2° De l'acide phosphoreux. Cet acide ramènera à l'ébullition le chlorure
mercurique à l'état de chlorure mercureux ;

---

(1)　　　MÉTHODE VOLUMÉTRIQUE PAR LA LIQUEUR URANIQUE

Principes. — 1° En liqueur neutre ou acide par l'acide acétique, et en présence des
sels sodiques ou ammoniacaux, l'acide phosphorique donne avec les sels d'urane
un précipité de composition constante.

2° Les sels d'urane donnent avec la teinture de cochenille une laque vert bleuâtre.
En présence de l'acide phosphorique, cette laque ne se produit qu'après la précipitation complète de cet acide.

La réaction est d'autant plus sensible que la liqueur est moins acide. La teinture
de cochenille peut elle-même servir à apprécier cette acidité puisqu'elle est violette
en présence des bases, et rouge jaune en liqueur acide.

Remarques. — Cette méthode ne peut s'appliquer en présence du fer ou de l'aluminium, parce que les phosphates de ces métaux sont insolubles en solution acétique.

Souvent, au lieu de dessécher, calciner et peser le phosphate ammoniaco-magnésien, on le dissout dans l'acide acétique et on dose l'acide phosphorique par ce procédé volumétrique.

Matériel. — Capsule en porcelaine de 100 C.C. de capacité.
Pipettes — une de 50 C.C. — une de 1 C.C.
Burette graduée par 1/10 de C.C.

Réactifs. — 1° Liqueur titrée d'urane (voy. *Azotate d'urane*).
2° Solution acétique d'acétate de soude (voy. p. 211).
3° Teinture de cochenille (p. 206).

Mode opératoire. — On prend 50 C.C. de la liqueur dans laquelle on veut doser
l'anhydride phosphorique ; on les met dans une capsule, on ajoute 2 ou 3 gouttes de
teinture de cochenille ; on neutralise par addition d'ammoniaque ; on ajoute 1 C.C.
de solution d'acétate de sodium ; on porte à une température voisine de 100° et au
moyen de la burette graduée, on fait arriver la liqueur titrée d'urane, jusqu'à ce
que la liqueur ait pris une couleur vert bleuâtre. L'opération est terminée.

3° De l'arsenic. On le trouvera en traitant la liqueur diluée par l'hydrogène sulfuré ; le même réactif décèlerait le cuivre et le plomb, s'il y en avait ;

4° Du sulfate ou du phosphate de chaux, de l'alumine, de la silice, de la baryte : le carbonate d'ammoniaque précipiterait tous ces corps ;

5° De l'ammoniaque. On la retrouverait par ses réactifs habituels.

Réactif. — Il est employé à la préparation de certains phosphates et pour déplacer par voie sèche des acides moins fixes que lui à température élevée.

Usages médicaux. — L'acide *phosphorique médicinal* est une solution ayant pour densité 1,45 et contenant la moitié de son poids d'acide phosphorique.

Il est quelquefois employé dans les maladies des os, soit à l'intérieur soit à l'extérieur ; on l'a prescrit dans le typhus et les affections fébriles.

Toxicologie. — Il est toxique, en tant qu'acide, mais non en tant que composé phosphoré.

PHOSPHATES MÉTALLIQUES

Formules. — L'acide phosphorique étant tribasique, les phosphates répondent à une des trois formules suivantes :

$$PO^4H^2M \qquad PO^4HM^2 \qquad PO^4M^3$$

Etat naturel. — Dans la nature, on trouve un certain nombre de phosphates ; tels sont les phosphates de chaux (coprolithes, apatite, etc.) ammoniaco-magnésien, de plomb, et un certain nombre de fluo et de chlorophosphates.

Préparation. — 1° Action de l'acide phosphorique sur les bases.
2° Action de l'acide sulfurique ou de l'acide chlorhydrique sur un phosphate polymétallique pour obtenir un phosphate moins métallique.
3° Par double décomposition. Ce procédé mérite de nous arrêter un moment.
« Un grand nombre de phosphates insolubles ou peu solubles dans l'eau peuvent être obtenus par double décomposition entre une dissolution de phosphate bisodique et une dissolution métallique ; mais, suivant la nature du métal, le produit final de la réaction est un phosphate trimétallique ou un phosphate bimétallique.
Ainsi dans le cas où la dissolution métallique est l'azotate d'argent, on obtient *immédiatement* un précipité jaune amorphe de phosphate triargentique, et la liqueur contient un acide libre.
Dans d'autres cas, au contraire (sels de calcium, de strontium, de baryum, de manganèse), le produit *final* de la réaction est un phosphate bimétallique *cristallisé*. Au moment où l'on mélange les deux liqueurs, on observe la formation d'un précipité gélatineux dont la composition, si les liqueurs sont

suffisamment étendues, diffère peu de celle d'un phosphate *trimétallique*. La liqueur est alors *acide* au tournesol, *neutre* au méthylorange, et renferme par conséquent un phosphate monométallique. Cette réaction première correspond à un état d'équilibre instable, le précipité gélatineux initial se transforme en un produit cristallisé par suite d'une réaction chimique ultérieure entre le précipité et le liquide au sein duquel il a pris naissance.

Lorsque le phosphate précipité est un phosphate alcalino-terreux ou un phosphate manganeux, et lorsque les liqueurs sont étendues, la première réaction peut être, en grande partie au moins, ainsi formulée :

$$2\ PO^4Na^2H + 4\ MCl = PO^4M^3 + PO^4MH^2 + 4\ NaCl$$

Puis une seconde réaction se produit, dont la rapidité ou même la possibilité dépend des conditions de stabilité, variables avec la température et la dilution, du phosphate monométallique en présence de l'eau. Les phosphates monocalcique, monostrontianique, monobarytique et monomanganeux, sont en effet décomposables par l'eau.

Lorsque la décomposition du sel monométallique est commencée, elle donne lieu à un dépôt cristallin de phosphate bimétallique et à de l'acide libre qui réagit peu à peu sur le sel trimétallique précipité, pour le transformer en sel bimétallique cristallisé. Ces réactions simultanées se produisent plus ou moins rapidement suivant les conditions de l'expérience, et la transformation peut demeurer incomplète dans les dissolutions étendues. Lorsque la stabilité du sel monométallique en présence de l'eau est relativement grande, la réaction ne s'effectue qu'avec une extrême lenteur ; il peut même arriver que le sel gélatineux ou amorphe reste mélangé, au bout de plusieurs jours, de quelques cristaux seulement du phosphate bimétallique ; c'est le cas du manganèse. La transformation ne deviendrait complète à la température ordinaire, que si l'on rendait la liqueur acide par l'addition de quelques gouttes d'une dissolution concentrée d'acide phosphorique.

La transformation du précipité gélatineux en un précipité cristallisé de composition différente est plus facile à réaliser et plus complète avec les bases alcalino-terreuses ; la stabilité des phosphates monométalliques en présence de l'eau est moindre en effet que pour le sel manganeux. La réaction secondaire produit un phosphate bicalcique cristallisé $PO^4Ca''H,2H^2O$, mais la réaction ne devient complète qu'en liqueur acide.

La précipitation du phosphate d'argent, au moyen du phosphate bisodique, peut être envisagée comme se passant en deux phases ; dans la première, formation de sel trimétallique et de sel monométallique ; dans la seconde, ce dernier se dédouble en phosphate trimétallique et acide libre qui limite le phénomène. La formation d'un phosphate bimétallique est impossible ici ; car ce sel se décompose immédiatement en présence de l'eau.

Les réactions ci-dessus sont applicables aux arséniates. » A Joly.

Propriétés. — Les phosphates alcalins sont solubles dans l'eau : les autres ne se dissolvent que dans les liqueurs acides ; toutefois le phosphate de bismuth est insoluble dans l'acide azotique et le phosphate ferrique est insoluble dans l'acide acétique. Quelques phosphates deviennent insolubles dans les acides après avoir subi l'action de la chaleur. Certains phosphates sont solubles dans les alcalis ; ainsi le phosphate ferrique est soluble dans l'ammoniaque.

Les phosphates insolubles à base de protoxyde sont décomposés par les sels solubles à base de sesqui-oxyde.

Nous avons déjà dit que les phosphates monométalliques étaient neutres à la tropéoline, les phosphates bimétalliques au tournesol et à la phtaléine et les phosphates trimétalliques au bleu C4B.

Caractères. — 1° *Reconnaître les phosphates des autres sels.* (Voyez *Acide phosphorique.*)

2° *Reconnaître entre elles les trois sortes de phosphates.*

Nous avons déjà indiqué leur action sur les réactifs colorés ; en outre avec l'azotate d'argent :

Les phosphates trimétalliques donnent un précipité jaune et la liqueur reste neutre.

Les phosphates bimétalliques donnent un précipité jaune et la liqueur devient acide.

Les phosphates monométalliques ne donnent pas de précipité.

Dosage. — Voyez *Acide phosphorique.*

Usages médicaux. — Nous les étudierons à propos des phosphates de calcium, de sodium et de potassium ; disons tout de suite que Logeais a combattu l'emploi des phosphates calciques, disant que si l'absorption de ces sels se fait par l'estomac, ils sont précipités dans le sang qui constitue un milieu alcalin.

ARSENIC

As Poids atomique = 75.   Poids moléculaire = 300

HISTORIQUE. — Au VIIIe siècle, GEBER connaissait l'arsenic ; ALBERT LE GRAND indiqua le moyen de le retirer de son sulfure ; BRANDT et MACQUER à la fin du siècle dernier l'étudièrent et le rangèrent parmi les métaux.

ÉTAT NATUREL. — A l'état natif, l'arsenic se présente en cristaux dérivant d'un rhomboèdre de 85°, ou en masses lamellaires ou testacées, rarement bacillaires, dans les filons riches en arséniures.

A l'état de combinaison, on le trouve à l'état de sulfures, d'arséniures, de sulfoarséniures, etc.

Un grand nombre d'eaux minérales, surtout celles qui sortent des terrains primitifs, renferment de l'arsenic ; sous ce rapport, la plus remarquable est l'eau de la Bourboule qui renferme 6 milligrammes d'arsenic à l'état d'arséniate.

PRÉPARATION. — On retire l'arsenic du mispickel (arsénio-sulfure de fer). On chauffe ce minerai en vase clos ; l'arsenic se volatilise et se condense dans des tubes en tôle ; il reste un résidu de sulfure de fer.

Pour le purifier, on lui fait subir une nouvelle sublimation, après l'avoir mélangé avec un peu de charbon.

PROPRIÉTÉS PHYSIQUES. — L'arsenic pur est d'un gris noir brillant ; il est inodore ; sa densité est d'environ 5,8 ; quand on le chauffe, il se volatilise, sans se fondre, à une température supérieure à 360° ; en vase clos, et sous pression, il fond en un liquide transparent ; sa densité de vapeur est 10,37.

ÉTATS ALLOTROPIQUES. — L'arsenic isolé de ses combinaisons au-dessous de 300° est amorphe ; il se sublime entre 280 et 310°. Sa densité est moins élevée que celle de l'arsenic cristallisé ; il se transforme en arsenic cristallisé vers 310°.

L'arsenic amorphe présente des analogies avec le phosphore blanc et l'arsenic cristallisé avec le phosphore rouge.

Propriétés chimiques. — A l'air, il se recouvre d'une couche terne ; quand on veut le conserver brillant, il faut le tenir dans de l'eau bouillie.

Chauffé à l'air, il se transforme en anhydride arsénieux et dégage à ce moment une odeur alliacée caractéristique.

Il se combine directement avec le soufre, le chlore, le brome et l'iode. Avec le chlore, la combinaison se fait avec incandescence.

L'acide azotique l'attaque et suivant sa concentration et la durée de la réaction, on obtient de l'acide arsénieux ou de l'acide arsénique.

L'acide chlorhydrique concentré et bouillant transforme les composés arsenicaux solubles en chlorure d'arsenic qui se volatilise ; mais, avec les solutions étendues ou moyennement concentrées, cette réaction n'a pas lieu et on peut les faire bouillir sans craindre une perte d'arsenic.

Les solutions alcalines attaquent l'arsenic, dégagent de l'hydrogène arsénié et forment des arsénites.

Caractères. — On le reconnaît en l'attaquant par l'acide azotique et le transformant ainsi en acide arsénieux ou arsénique dont nous donnerons plus tard les caractères. (Voyez p. 484 pour les caractères et le dosage.)

Usages. — L'arsenic métallique impur est quelquefois employé sous le nom impropre de *cobolt*, pour la destruction des mouches.

Toxicologie. — L'arsenic n'agit que très lentement comme toxique et probablement en se transformant en acide arsénieux.

HYDROGÈNE ARSÉNIÉ

$$AsH^3 = 78$$

Disons tout de suite qu'il existe un autre hydrogène arsénié ayant pour formule As^2H^2 : il est solide et se forme dans plusieurs circonstances et notamment quand l'appareil de Marsh renferme un peu d'acide azotique.

L'hydrogène arsénié, AsH^3, découvert par Scheele, se forme par l'action de l'hydrogène naissant sur les composés arséniés solubles ; il peut se produire au contact des substances organiques.

Préparation. — Pour le préparer, on attaque l'arséniure de zinc par les acides sulfurique ou chlorhydrique dilués.

Propriétés physiques. — L'hydrogène arsénié est un gaz incolore, d'une odeur alliacée. Sa densité est de 2,70 ; son coefficient de solubilité dans l'eau est de 0,200.

La chaleur et l'électricité le décomposent en hydrogène et arsenic métalliques.

PROPRIÉTÉS CHIMIQUES. — Il brûle avec une flamme livide et suivant que l'air est en excès ou manque, il se forme de l'eau et de l'acide arsénieux, ou bien de l'eau et de l'arsenic.

La potasse ne l'attaque pas.

C'est un réducteur énergique ; avec les sels de cuivre et d'étain, on obtient des arséniures ; avec les sels d'argent, on obtient de l'argent métallique et l'arsenic passe à l'état d'acide arsénieux. Il en est de même avec les sels d'or et de platine.

DOSAGE. — En chauffant un tube de verre dans lequel passe un courant lent d'hydrogène arsénié, on obtient la décomposition de ce corps ; l'arsenic se dépose dans la partie froide du tube qu'il suffit de peser avant et après l'expérience.

TOXICOLOGIE. — C'est un corps des plus toxiques : GEHLEN (1815) en respira une ou deux bulles et mourut.

Ce corps se produit dans les papiers et les étoffes colorés en vert par les sels arsénicaux, ainsi que dans les animaux empaillés au moyen du savon de BÉCŒUR.

D'après JOLY et DE NABIAS, on peut observer l'empoisonnement aigu et l'empoisonnement subaigu ; dans ce dernier cas, les phénomènes dominants sont la dissolution de l'hémoglobine et sa transformation en méthémoglobine.

ARSÉNIURES

Les arséniures simples sont rares dans la nature ; mais on trouve fréquemment des arsénio-sulfures.

On prépare les arséniures :

1° Directement, en faisant réagir à chaud l'arsenic sur le métal ;

2° Par l'action de l'hydrogène arsénié sur les solutions salines (cuivre) ;

3° En réduisant par le charbon les arsénites ou les arséniates.

La composition des arséniures obtenus par des réactions bien définies correspond à la formule AsM^3 ; quant aux arséniures naturels, ils correspondent en général au type As^2M^2.

Les arséniures possèdent l'éclat métallique ; ils sont insolubles dans l'eau qui décompose les arséniures alcalins ; si on les chauffe à l'air, l'arsenic s'oxyde, dégage une odeur alliacée et se transforme en acide arsénieux.

L'acide chlorhydrique les attaque et dégage de l'hydrogène arsénié.

COMBINAISONS OXYGÉNÉES DE L'ARSENIC

L'arsenic forme deux combinaisons oxygénées bien définies, les anhydrides arsénieux et arsénique ; à ce dernier correspondent trois acides analogues aux acides phosphoriques. L'acide arsénieux n'est connu qu'en solution.

Quelques auteurs admettent encore l'existence d'un oxyde d'arsenic As^2O, mais elle est très douteuse ; d'après eux, c'est à la formation de ce corps qu'il faudrait attribuer l'odeur alliacée qui se dégage quand l'arsenic passe à l'état d'acide arsénieux, ou inversement quand l'acide arsénieux revient à l'état d'arsenic.

ANHYDRIDE ARSÉNIEUX

$$As^4O^6 = 396 \qquad \begin{array}{rrr} As^4 = & 300 = & 75,76 \\ O^6 = & 96 = & 24,24 \\ \hline & 396 & 100,00 \end{array}$$

ETAT NATUREL. — On le trouve quelquefois dans la nature en aiguilles divergentes très déliées ou en poussière blanche.

PRÉPARATION. — On l'obtient par le grillage des arséniures, comme produit accessoire avec les minerais d'étain et d'antimoine, et comme produit principal avec le mispickel. Ce grillage s'effectue dans des fours ; les produits sont reçus dans une série de chambres disposées de manière à parfaitement retenir l'acide arsénieux, et à ne pas le laisser se répandre dans l'atmosphère.

PURIFICATION. — Pour le purifier, on le sublime de nouveau dans des vases en fonte surmontés de courts cylindres en tôle ou en fonte, faisant l'office de condenseurs. Ces condenseurs sont recouverts de chapiteaux munis de tubes de dégagement, qui viennent aboutir dans une caisse de condensation en bois (fig. 341). L'acide arsénieux se solidifie en grande partie sur les parois des cylindres où il se prend en masses d'un aspect vitreux.

PROPRIÉTÉS PHYSIQUES. — L'anhydride arsénieux cristallise en cristaux octaédriques du système cubique, opaques, d'une saveur âcre et nauséabonde.

Sa densité est 3,69. L'eau à 15° en dissout 1/80 ; il est soluble dans l'alcool, la glycérine, dans l'acide chlorhydrique étendu, dans l'ammoniaque. Il est volatil au-dessous du rouge ; sa densité de vapeur est 13,85.

ETAT ALLOTROPIQUE. — Dans un état particulier, l'acide arsénieux cristallise en prismes droits à base rhombe, transparents. Sa densité est alors 3,73. L'eau en dissout 1/25. Ce corps est celui qui se produit quand on sublime l'acide arsénieux, mais à la longue il repasse à l'état octaédrique.

Par une ébullition prolongée dans l'eau, l'acide octaédrique passe à l'état de prismatique.

Quand on fait dissoudre de l'anhydride arsénieux prismatique dans l'acide

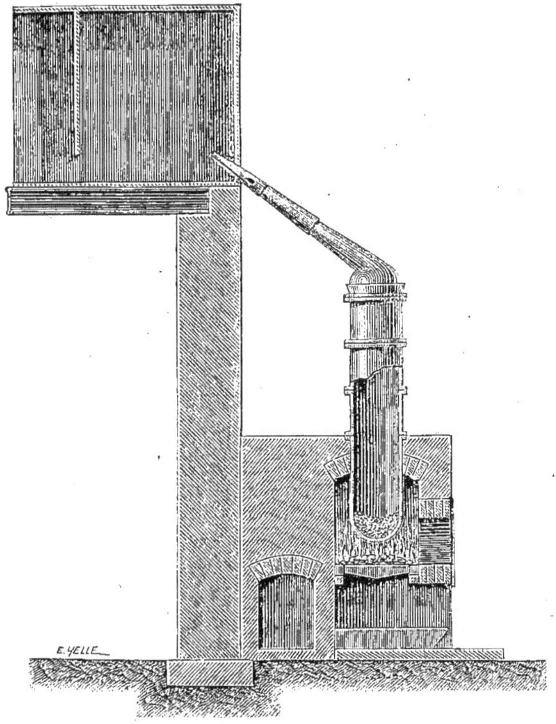

Fig. 341. — Préparation de l'anhydride arsénieux.

chlorhydrique étendu et bouillant, il se forme par refroidissement, des cristaux octaédriques, et la formation de chaque cristal est accompagnée d'émission de lumière.

Ces faits expliquent comment l'acide arsénieux récemment sublimé est en pains transparents, tandis qu'après un certain temps il devient opaque ; les pains transparents désignés sous le nom d'*acide vitreux*, et composés d'anhydride arsénieux prismatique, se transforment peu à peu en cristaux octaédriques ; ces cristaux réfléchissant la lumière sur leurs différentes faces, l'empêchent de les traverser ; on a alors l'anhydride arsénieux *porcelanique*.

Propriétés chimiques. — Projeté sur une brique chauffée, l'anhydride arsénieux se volatilise sans répandre d'odeur ; mais si on le projette sur un charbon rouge, il est réduit et il y a production de l'odeur alliacée.

L'hydrogène naissant le fait passer à l'état d'hydrogène arsénié.

Le chlore, le brome, l'iode, l'acide azotique, l'eau régale, le bichromate, le permanganate de potasse, etc., l'oxydent et le font passer à l'état d'acide arsénique. L'action du chlore et de l'iode a été utilisée pour les analyses volumétriques.

L'acide chlorhydrique concentré le transforme en chlorure d'arsenic $AsCl^3$.

L'hydrogène sulfuré colore sa solution en jaune ; il ne se forme de précipité qu'à la longue ; pour que le précipité se forme immédiatement, il suffit d'ajouter un peu d'acide chlorhydrique.

Quand on ajoute à sa solution du chlorure stanneux et un excès d'acide chlorhydrique concentré, il se forme un dépôt brun d'arsenic.

Sa solution aqueuse s'oxyde lentement à l'air ; l'oxydation est beaucoup plus rapide, si la solution est alcaline (important pour les liqueurs titrées et la liqueur de FOWLER).

Dans certains cas, au contact des substances organiques, il dégage de l'hydrogène arsénié.

CARACTÈRES. — L'anhydride arsénieux, *exactement* neutralisé par une base, ou, en un mot, les arsénites, ont les caractères suivants :

1° Avec les sels de cuivre, précipité vert ;

2° Avec les sels d'argent, précipité jaune ;

3° Avec l'appareil de MARSH, ils donnent tous les caractères de l'arsenic ;

4° Calcinés avec de l'acétate de potasse, ils dégagent une odeur caractéristique de cacodyle ;

5° Ils sont réduits par le charbon et donnent, quand on fait l'opération dans un petit tube, un anneau d'arsenic ;

6° Avec l'hydrogène sulfuré, en liqueur acide par l'acide chlorhydrique, ils donnent un précipité jaune ;

7° A la liqueur à essayer, ajoutez une solution de soude caustique ou de potasse, puis introduisez dans le tube un morceau d'aluminium et placez sur le tube un papier à filtrer imbibé d'une solution d'azotate d'argent : s'il y a de l'arsenic, le papier noircit (JOHNSON) ;

8° Si l'on chauffe une solution chlorhydrique d'acide arsénieux avec du cuivre métallique, celui-ci se recouvre d'un dépôt gris et brillant d'arséniure de cuivre As^2Cu^3, qui lavé et séché se décompose sous l'influence de la chaleur en arséniure cuivreux et arsenic libre ; en opérant dans un tube très étroit, l'arsenic se sublime sous forme d'un anneau noir (REINSCH).

Dosage. — 1° Quand l'acide arsénieux se trouve en assez grande quantité, on peut le doser au moyen d'une liqueur titrée d'iode (1).

$$K^2AsO^3 + 2\,I + H^2O = K^2AsO^4 + 2\,HI$$

2° Dans beaucoup de cas, on précipite l'acide arsénieux par l'hydrogène sulfuré ; le sulfure d'arsenic peut être mélangé d'un assez grand nombre de sulfures produits par ce réactif ou encore de soufre provenant de ce que la liqueur contenait des agents oxydants (2) ;

---

(1) *Matériel.* — Vase à précipité.
Pipette de 10 C.C.
Burette graduée par 1/10 de C.C.

Réactifs. — Liqueur N/10 d'iode.
Bicarbonate d'ammoniaque.
Empois d'amidon.

Mode opératoire. — Prenez 10 C.C. de la solution contenant l'acide arsénieux ; (s'il est question de titrer cet acide, dissolvez-en 4^{gr},950 dans 1000 C.C. d'eau) ; neutralisez par addition de carbonate d'ammoniaque ; ajoutez une assez grande quantité d'eau et enfin de l'empois ; au moyen de la burette graduée, ajoutez la liqueur titrée d'iode jusqu'à ce qu'il se produise une coloration bleue persistante.

Calcul. — 1 C.C. de solution N/10 d'iode = 0^{gr},00495 anhydride arsénieux.

Notes. — Ce procédé est assez rarement applicable parce qu'il n'est pas habituel d'avoir l'arsenic d'un composé à l'état d'acide arsénieux, mais le plus souvent à l'état de trisulfure ; pour transformer ce sulfure en acide arsénieux, on a proposé de le dissoudre sur le filtre avec de l'ammoniaque étendue et chaude, de faire bouillir cette solution avec de l'azotate de bismuth basique humide récemment précipité ; on filtre ; on neutralise par le carbonate d'ammoniaque et on titre par la liqueur d'iode.

(2) On acidifie fortement la liqueur avec de l'acide chlorhydrique ; on précipite par l'hydrogène sulfuré ; on chasse l'excès d'acide sulfhydrique par un courant d'acide carbonique ; on jette sur un filtre, on lave le précipité ; on le sèche à 100° jusqu'à ce que le poids soit constant et l'on pèse.

Quelques parcelles du précipité s'attachent si fortement aux parois du verre, qu'on ne peut pas les en détacher mécaniquement : on les dissout dans de l'ammoniaque et l'on précipite de nouveau par de l'acide chlorhydrique.

Si le précipité de sulfure d'arsenic est mélangé de soufre et d'autres sulfures, on ne peut songer à peser directement le précipité.

(a) Si le sulfure d'arsenic n'est mélangé que de soufre, après dessiccation on le traite sur le filtre par le sulfure de carbone ; si le précipité avait été obtenu à chaud, le soufre se dissoudrait moins facilement ; il faudrait laisser digérer avec le sulfure de carbone ; on dessécherait de nouveau à 100° et on pèserait.

(b) Le précipité serait traité sur le filtre par l'ammoniaque diluée et chaude ; le sulfure d'arsenic se dissout ; on évapore cette solution et on pèse.

(c) On transforme le sulfure d'arsenic en acide arsénieux par l'azotate basique de bismuth (voy. la note au-dessus).

3° Enfin, à propos de l'appareil de Marsh, nous indiquerons comment cet appareil peut être modifié ou conduit pour permettre d'obtenir des résultats quantitatifs ;

4° On peut aussi transformer l'acide arsénieux en acide arsénique par le chlore ou l'acide azotique, ou l'acide chlorhydrique et le chlorate de potasse.

Essai. — L'acide arsénieux est rarement impur ; il contient quelquefois de l'oxyde d'antimoine ou du sulfure d'arsenic ; on reconnaît l'antimoine en dissolvant dans l'acide chlorhydrique et précipitant par l'hydrogène sulfuré ; l'antimoine donne un précipité jaune orangé.

Le sulfure d'arsenic ou orpiment se reconnaît en dissolvant dans l'ammoniaque, puis neutralisant la liqueur étendue d'eau par de l'acide chlorhydrique ; il se forme un dépôt jaune.

L'anhydride arsénieux pulvérisé a été mélangé de craie, de sulfate de calcium et de baryum ; la fraude est facile à reconnaître, parce que tous ces corps sont fixes tandis que l'anhydride arsénieux est volatil.

Dans tous les cas il sera bon de le titrer au moyen de la liqueur d'iode (voy. p. 472).

Réactif. — Il est quelquefois employé comme agent réducteur. On en fait une liqueur titrée N/10 (1).

(d) On dissout le précipité soit dans l'acide azotique fumant, soit dans la potasse concentrée où on fait ensuite passer un courant de chlore. Le soufre passe à l'état d'acide sulfurique, et l'arsenic à l'état d'acide arsénique. On peut doser l'un ou l'autre ; si l'on dose l'acide sulfurique, le poids de ce corps permet de calculer la quantité totale de soufre contenue dans le précipité primitif et conséquemment par différence le poids de l'arsenic.

(1) Liqueur N/10 d'acide arsénieux.
On prend 4^{gr},95 d'anhydride arsénieux que l'on introduit dans un petit ballon avec 5 à 10 grammes de bicarbonate potassique et à peu près 200 C.C. d'eau ; on laisse digérer en agitant souvent jusqu'à ce que la plus grande partie soit dissoute. On verse le liquide limpide dans le ballon d'un litre ; on ajoute au résidu un peu de bicarbonate potassique pour dissoudre : on verse dans le flacon d'un litre ; on met encore 20 à 25 grammes de bicarbonate potassique et l'on remplit jusqu'au trait.

Titre. — 1 C.C. de cette solution correspond à

0^{gr},00355 de chlore ;
0^{gr},0080 de brome ;
0^{gr},0127 d'iode.

Conservation. — Quand cette liqueur est préparée avec des produits purs, elle se conserve parfaitement ; en employant des bicarbonates, on n'a pas à craindre la présence des sulfures : quand l'acide arsénieux contient du sulfure d'arsenic, on le chauffe entre deux capsules de porcelaine ; le sulfure se sublime le premier ; ce procédé sert à reconnaître la présence du sulfure et à purifier l'anhydride arsénieux.

Usages. — Ce corps sert dans les arts pour préparer diverses couleurs vertes (vert de Schèele, vert de Schweinfurt, etc.).

Usages médicaux. — *Formes pharmaceutiques.*

Liqueur de Fowler (1/100).

Granules d'acide arsénieux ou de Dioscoride à 1 milligramme.

Pilules arsenicales ou asiatiques à 5 milligrammes.

Solution Boudin (1/1000).

Pâte arsenicale escarrotique forte du frère Come (1/8).

—   —   —   faible de Dubois (1/25).

—   —   pour la destruction des animaux nuisibles (100/214).

Savon de Bécœur pour la conservation des dépouilles d'animaux (32/113).

L'anhydride arsénieux est un caustique; il tue d'abord les tissus vivants et les momifie ensuite. En applications topiques, il exerce une action stimulante, utile pour les ulcères chroniques et les diverses affections de la peau. En nature ou même mélangé à 4 ou 5 fois son poids de substances inertes, il peut produire des escarres profondes ou superficielles suivant la dose, escarres qui tombent du quinzième au trentième jour; cette propriété est utilisée pour le traitement du lupus, des dartres rongeantes, de la carie dentaire, des tumeurs cancéreuses, etc.; ces dernières récidiveraient moins vite après ce traitement qu'après tout autre. Ces applications demandent à être surveillées, pour éviter les accidents toxiques produits par l'absorption de l'arsenic.

Administration. — Administré d'une manière passagère, l'acide arsénieux ne produit des effets sur le tube digestif que quand la dose ingérée est supérieure à 1 centigramme. A cette dose, jusqu'à celle de 3 centigrammes, il produit une augmentation de la soif et de l'appétit, une hypersécrétion salivaire, souvent des nausées, ainsi qu'une sensation de chaleur à l'œsophage et à l'épigastre : aux doses plus fortes commencent les phénomènes toxiques; quand son usage est longtemps prolongé, il produit des vomissements et des évacuations alvines; il faut alors cesser l'usage pendant huit à dix jours; l'action curative n'en continue pas moins, puisque ce principe ne s'élimine que lentement.

Dans l'administration des arsénicaux, si l'on veut obtenir la tolérance, il faut commencer par des doses très faibles; on prescrira au début quelques milligrammes, on augmentera chaque jour et l'on pourra élever la dose jusqu'à 3 et même 5 centigrammes par jour. Aux doses de 10 à 15 centigrammes,

---

On reconnaît que cette liqueur est altérée à la couleur du précipité qu'elle fournit avec l'azotate d'argent; il est jaune avec la liqueur pure et un peu rouge brique (arséniate d'argent) avec la liqueur altérée.

l'acide arsénieux cause chez l'homme de très graves accidents, et la mort au delà de ces doses. D'après Boudin, dans les fièvres intermittentes, on donne d'abord un vomitif (ipéca et tartre stibié), si la fièvre s'accompagne d'embarras gastrique, de diminution ou de suppression d'appétit; on administre au début l'acide arsénieux à des doses fractionnées, 1 milligramme par exemple tous les quarts d'heure, puis on augmente graduellement la dose jusqu'à celle de 5 et 10 centigrammes par jour. Lorsque l'estomac ne supporte plus le médicament, on peut réussir à obtenir la tolérance, en le faisant absorber par le rectum. Il faut en même temps alimenter largement le malade.

Pour les usages vétérinaires, l'acide arsénieux est dénaturé pour éviter toute confusion. On emploie le mélange suivant :

Acide arsénieux pulvérisé.	100 grammes
Sesquioxyde de fer anhydre (*Colcothar*).	1
Aloès pulvérisé	0,50
M. s. a.	

Les doses vétérinaires quotidiennes sont les suivantes :

Grands herbivores	1 à 3 grammes
Petits ruminants.	1 à 2
Porcs.	0,15 à 0,30
Carnivores	0,01 à 0,03

Notons que l'acide arsénieux en dissolution est de dix à quinze fois plus actif qu'à l'état pulvérulent.

Mode d'action. — L'arsenic donne probablement dans le sang de l'hydrogène arsénié qui se fixe sur le globule sanguin et lui communique une coloration noir-bleu; s'il y avait un excès d'hydrogène arsénié, le globule serait détruit, l'hémoglobine dissoute, liquéfiée et passerait dans le plasma. De là l'explication des taches pétéchiales, des hémorragies qu'on observe dans les cas d'empoisonnement deux ou trois jours après l'ingestion de la substance vénéneuse.

« Les arsenicaux sont des modérateurs de la nutrition qui agissent sur les globules et par conséquent sur l'hématose; ils sont absorbés rapidement, car on peut, après quelques minutes, les retrouver dans le sang à l'aide de l'appareil de Marsh; une fois absorbés, une partie, variable suivant la dose absorbée, s'élimine vite, tandis que l'autre partie passe dans la substance nerveuse; ce n'est que consécutivement qu'elle envahit le foie et les muscles : dans les empoisonnements aigus par l'arsenic, l'expert devra rechercher ce métalloïde surtout dans le cerveau des victimes; le foie, quand les accidents ont été très rapides, peut quelquefois n'en point contenir. C'est par l'action des centres nerveux sur les organes périphériques que doivent s'expliquer, chez les individus soumis aux arsenicaux, l'atrophie et la paralysie musculaire, ainsi que les aberrations de sensibilité que l'on observe surtout sur les extrémités des sujets soumis à l'action de ce poison. La localisation de l'arsenic dans le tissu nerveux pourrait s'expliquer peut-être par la substitution de ce métalloïde au phosphore dans les lécithines cérébrales. » Scolosuboff.

Élimination. — L'arsenic s'élimine par les reins, par la peau, par les muqueuses et par les glandes ; l'élimination est moins rapide que celle des iodiques ; elle dure de quinze à trente jours ; l'élimination par la peau nous rend compte des effets de cet agent dans diverses affections cutanées.

Effets. — Cette qualité de modérateurs de la nutrition explique les effets obtenus : diminution de l'urée et des phosphates dans les urines, embonpoint, résistance à la fatigue, facilité de la respiration, etc. La tolérance des arsenicaux peut être expliquée en admettant que ces corps diminuent le pouvoir réflexe de la moelle.

Emploi. — Les arsenicaux s'emploient avec avantage dans les fièvres intermittentes, dans l'asthme, le catarrhe suffocant, la phtisie, dans diverses affections cutanées et dans diverses maladies qui sont sous l'influence de l'herpétisme. D'après ce que nous avons dit, l'explication de leurs effets est facile à trouver.

Le Dʳ Pellin en a recommandé l'emploi à l'intérieur contre les verrues.

Le Dʳ Smith l'a préconisé contre les accidents secondaires de la syphilis, rebelles au mercure et à l'iodure de potassium.

Toxicologie. — L'acide arsénieux est le composé arsenical le plus souvent employé dans les tentatives d'empoisonnement. Nous nous occuperons de cette question quand nous aurons terminé l'étude chimique de l'arsenic.

ARSÉNITES

L'acide arsénieux n'est connu qu'en dissolution ; comme l'acide phosphoreux, il est triatomique et bibasique $AsOH''\begin{smallmatrix}OH\\OH\end{smallmatrix}$; cependant on connaît un arsénite triargentique et un tricalcique. La plupart des arsénites sont acides et on connaît les méta-arsénites correspondants.

Préparation. — 1° Directement, par l'action de l'anhydride arsénieux sur les bases (liqueur de Fowler) ;

2° Par double décomposition (arsénite de cuivre, etc.).

PROPRIÉTÉS. — Les arsénites alcalins sont solubles; les autres sont insolubles ou peu solubles; la chaleur les décompose en arséniates et arsenic qui se dégage.

Quand on fait réagir le charbon sur les arsénites dont la base est facilement réductible, on obtient des arséniures; les autres arsénites fournissent des oxydes et de l'arsenic qui se volatilise.

CARACTÈRES et DOSAGE. — Voyez *Anhydride arsénieux*.

ANHYDRIDE ARSÉNIQUE

L'anhydride arsénique As^2O^5 s'obtient par la calcination au rouge sombre des acides arséniques; une chaleur plus élevée le décomposerait en anhydride arsénieux et oxygène.

Par hydratation, il donne naissance comme l'anhydride phosphorique à des acides méta, pyro, ortho-arsénique; mais, comme pour distinguer ces différents acides, il faut avoir recours à une analyse complète, nous nous contenterons d'étudier l'acide ortho-arsénique.

ACIDE ARSÉNIQUE. $AsO^4H^3 = 142$

PRÉPARATION. — On prépare l'acide arsénique en oxydant l'acide arsénieux par l'acide azotique.

PROPRIÉTÉS. — C'est un corps solide blanc, très soluble, très vénéneux. A 140-180° il passe à l'état d'acide pyro-arsénique $As^2O^3(OH)^4$; à 206°, il se transforme en acide méta-arsénique AsO^3H; enfin il finit par se transformer en anhydride arsénique, puis en anhydride arsénieux et oxygène.

PROPRIÉTÉS CHIMIQUES. — L'hydrogène naissant le fait passer à l'état d'hydrogène arsénié.

Le carbone le réduit et donne de l'arsenic.

L'hydrogène sulfuré ne précipite que très lentement l'acide arsénique ou les arséniates; si l'on veut obtenir une précipitation immédiate, on fait d'abord passer un courant d'anhydride sulfureux qui ramène l'acide arsénique à l'état d'acide arsénieux.

CARACTÈRES. — L'acide arsénique neutralisé, autrement dit les arséniates, possède les caractères suivants :

1° Avec l'azotate d'argent, on a un précipité rouge brique soluble dans les acides et l'ammoniaque;

2° Avec le sulfate de cuivre, précipité blanc bleuâtre soluble dans les acides et l'ammoniaque ;

3° Chauffés avec de l'acétate de potasse, ils dégagent l'odeur de cacodyle ;

4° Chauffés dans un tube fermé par un bout avec du charbon, ils donnent un anneau d'arsenic ;

5° Si à quelques C.C. d'une solution azotique de molybdate d'ammoniaque, on ajoute quelques gouttes d'une solution d'un arséniate, on n'obtient rien à froid ; mais si l'on chauffe, on obtient un précipité jaune foncé d'arsénio-molybdate d'ammonium. Ce précipité se dissout dans l'ammoniaque ;

6° Introduits dans l'appareil de Marsh, ils donnent les caractères des composés arsénicaux ;

7° Si l'on chauffe une dissolution étendue d'acide arsénique, additionnée d'un peu d'acide chlorhydrique avec du cuivre métallique, celui-ci reste parfaitement brillant ; mais si l'on ajoute à un volume de la liqueur deux volumes d'acide chlorhydrique concentré, le cuivre se recouvre d'un dépôt grisâtre, absolument comme avec l'acide arsénieux. La réaction est très sensible.

Dosage. — 1° L'acide arsénique peut être dosé acidimétriquement ; la réaction avec la cochenille le caractérise comme acide monobasique ; elle est très nette quel que soit l'alcali minéral employé ; potasse, soude, baryte ou chaux ; avec la phtaléine du phénol, il se comporte comme bibasique.

2° *Précipitation à l'état de sulfure.* — La liqueur est chauffée à 70° et on fait passer un courant d'hydrogène sulfuré jusqu'à ce qu'il ne se forme plus de précipité. Pour le reste voyez le dosage de l'acide arsénieux (p. 472).

3° *Précipitation à l'état d'arséniate ammoniaco-magnésien.* — On prend les mêmes précautions que pour la précipitation de l'acide phosphorique (voy. p. 459) ; on sèche le précipité entre 102-103° et on pèse. Le précipité a pour formule $AsO^3Mg\ AzH^4$, H^2O. Cette dessiccation demande beaucoup de soins ; si on ne chauffe pas assez, le précipité contient plus d'eau que n'indique la formule ; si on chauffe trop, il n'en contient pas assez.

4° *Précipitation à l'état d'arsénio-molybdate d'ammoniaque.* — La solution doit être exempte d'acide phosphorique. On opère comme pour cet acide.

5° *Dosage volumétrique par la liqueur d'urane.* — Comme pour l'acide phosphorique.

« Observation. — *Très vénéneux* et caustique.

Altérations. — Acide arsénieux ; acide azotique ; acide chlorhydrique ; sulfate de chaux ; sels de chaux.

Titre. — 100 grammes d'acide arsénique cristallisé renferment $40^{gr},669^{milligr.}$ d'arsenic, correspondant à $65^{gr},563$ d'acide arsénieux.

Conservation. — A l'abri de l'humidité. » (Codex, 1884.)

Usages. — L'acide arsénique est employé dans l'impression des toiles peintes et pour la préparation des couleurs d'aniline.

ARSÉNIATES

Etat naturel. — Dans la nature on trouve l'arséniate de chaux (*Pharmacolithe*).

Préparation. — 1° En chauffant l'anhydride arsénieux avec les azotates de potassium ou de sodium, on obtient les arséniates correspondants.
2° En saturant l'acide arsénique par les bases.
3° Par double décomposition.

Propriétés. — Les arséniates monométalliques sont très solubles et à réaction acide. Parmi les arséniates bi et trimétalliques, les sels alcalins sont seuls solubles ; les arséniates bimétalliques des métaux alcalino-terreux sont solubles dans les acides et les sels ammoniacaux.

Caractères, dosage. — Voy. *Acide arsénique*.

SULFURES D'ARSENIC

Outre les sulfures As^2S^3 et As^2S^5 qui correspondent aux oxydes, on connaît un bisulfure As^2S^2 qui est le réalgar ; on a également décrit des sous-sulfures et des persulfures, mais ils sont mal définis.

BISULFURE D'ARSENIC. $As^2S^2 = 214$

Synonymie. — Réalgar, Acide hypo-sulfo-arsénieux.

Etat naturel. — Ce corps se trouve dans la nature ; il cristallise en prismes rhomboïdaux obliques. Dans l'île de Ximo, au Japon, on le trouve en stalactites volumineuses dont on se sert pour faire des vases. Il est fragile ; pulvérisé, il fournit une poudre orangée. On le trouve dans les gîtes argentifères, plombifères et cobaltiques en Saxe, en Bohème, à Kapnick, dans la dolomie du Saint-Gothard, auprès de l'Etna et du Vésuve. A première vue, on pourrait le confondre avec l'argent rouge, ou avec le plomb chromaté, ou bien encore avec le cinabre ou avec la stilbite rouge ; sa densité (3,5), sa facilité à brûler en dégageant une odeur alliacée permettront facilement de le reconnaître.

Préparation. — On le prépare en chauffant ensemble 1 molécule d'arsenic et 2 molécules de soufre, ou bien encore 2 molécules d'acide arsénieux et 10 molécules de soufre.

$$2\ As^2O^3 + 7\ S = 3\ SO^2 + 2\ As^2S^2$$

On le purifie par sublimation. Le réalgar du commerce renferme souvent de l'acide arsénieux.

Propriétés physiques. — Le réalgar du commerce est en masses amorphes d'un rouge orangé brun, inodore, insipide, et présente les mêmes caractères chimiques que le sulfure jaune d'arsenic. On le pulvérise dans un mortier de porcelaine; on passe la poudre au tamis de soie; si l'on veut obtenir la poudre très fine, il faut la broyer par petites portions sur une table de porphyre. Il faut, dans tous les cas, se mettre soigneusement à l'abri de la poussière qui peut se répandre dans l'air. (Codex.) Il fond au rouge sombre; chauffé à l'air, il se transforme en anhydrides arsénieux et sulfureux.

Propriétés chimiques. — Ce corps jouit de propriétés acides; c'est un sulfacide; on le désigne sous le nom d'acide hypo-sulfo-arsénieux.

Usages. — Il entre dans la composition du *feu indien;* en peinture, on l'emploie sous le nom d'*orpin rouge.*

Usages médicaux. — Les Grecs l'employaient comme purgatif sous le nom de *sandaraque;* les Chinois l'emploient encore pour le même usage.

TRISULFURE D'ARSENIC. $As^2S^3 = 246$

Synonymie. — Sulfure jaune d'arsenic, orpiment.

Etat naturel. — Il est en masses cristallines dont les lames sont d'un jaune d'or et très éclatantes. Ces lames sont tendres, flexibles, très faciles à séparer. Sa densité est 3,45. Il se trouve dans les mêmes gîtes que le réalgar et en outre dans les calcaires secondaires de Tajova en Hongrie.

Préparation. — Le Codex le fait préparer en précipitant par l'hydrogène sulfuré une solution chlorhydrique d'acide arsénieux (1).

---

(1)   « Acide arsénieux. . . . . 100 gr.
      Eau distillée. . . . . 900 gr.
      Acide chlorhydrique officinal. . . . . 300 gr.

Dissolvez à chaud, dans un matras, l'acide arsénieux dans le mélange d'eau et d'acide; faites passer jusqu'à refus, dans cette solution, un courant d'hydrogène

Observation. — « L'*orpiment du commerce* est du sulfure d'arsenic artificiel contenant de l'acide arsénieux en proportion souvent considérable. Il doit être exclu de l'usage pharmaceutique. » (Codex 1884.)

Propriétés physiques. — Ce corps est soluble dans l'ammoniaque, les carbonates et les sulfures alcalins ; il est insoluble dans l'acide chlorhydrique ; récemment précipité, il est soluble dans les bisulfites alcalins. Chauffé dans un tube fermé avec du cyanure de potassium, il donne un anneau d'arsenic. Ces caractères servent à distinguer le sulfure d'arsenic du sulfure d'antimoine.

Propriétés chimiques. — Chauffé à l'air, il se transforme en anhydrides sulfureux et arsénieux.

L'hydrogène naissant ne le transforme pas en hydrogène arsénié.

C'est un sulfacide puissant, il chasse l'acide carbonique des carbonates alcalins.

Usages. — Il est employé dans les pâtes épilatoires ; en peinture, on le désigne sous le nom d'*orpin jaune*.

Toxicologie. — Ce corps en applications topiques sur des surfaces dénudées d'épiderme peut produire des empoisonnements (Chabenat et Leprince).

CHLORURE D'ARSENIC. $AsCl^3 = 181,5$

Ce corps est un liquide incolore, oléagineux, bouillant à 132° que l'on prépare en faisant passer un courant de chlore sur l'arsenic : il se forme encore quand on traite l'acide arsénieux par l'acide chlorhydrique concentré. L'eau le décompose en acides chlorhydrique et arsénieux.

IODURE D'ARSENIC. $AsI^3 = 456$

L'iodure d'arsenic se prépare par voie sèche en distillant un mélange de 3 parties d'iode et d'une partie d'arsenic ; on peut aussi l'obtenir par

sulfuré bien lavé ; bouchez le vase, laissez reposer jusqu'au lendemain ; recueillez sur un filtre le précipité jaune qui s'est formé ; lavez-le sur le filtre avec de l'eau froide jusqu'à ce que le liquide de lavage ne laisse plus de résidu sensible par l'évaporation sur une lame de platine ; faites-le sécher dans une étuve modérément chauffée et conservez-le dans un flacon sec. » (Codex 1884.)

voie humide en faisant digérer 10 parties d'iode et 3 parties d'arsenic avec 100 parties d'eau ; la liqueur décantée et soumise à l'évaporation abandonne des cristaux rouges d'iodure d'arsenic hydraté. Ces cristaux chauffés jusqu'à ce qu'ils entrent en fusion donnent de l'iodure d'arsenic anhydre.

L'iodure d'arsenic est solide, d'un rouge brique ; il est fusible, volatil ; il est employé en pommade composée avec 5 centigrammes d'iodure pour 4 grammes d'axonge.

APPAREIL DE MARSH

L'appareil de Marsh est un appareil qui sert à rechercher l'arsenic. Il est fondé sur le principe suivant : « Les composés arsenicaux solubles, en pré-

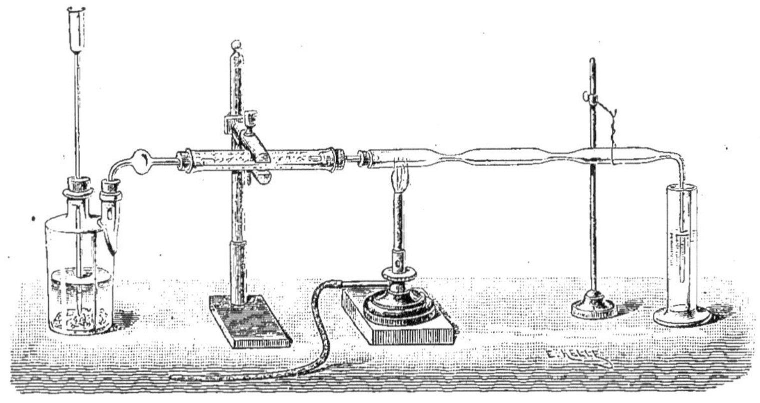

Fig. 342. — Appareil de Marsh.

sence de l'hydrogène naissant, fournissent de l'hydrogène arsénié ; ce gaz est décomposable par la chaleur en hydrogène et arsenic ; quand il brûle incomplètement, il fournit des taches d'arsenic ; il réduit la solution d'azotate d'argent, et l'arsenic passe à l'état d'acide arsénieux. »

L'appareil que nous allons décrire (fig. 342) n'est pas celui qui a été donné par Marsh lui-même ; il est modifié conformément aux progrès de la science. Il est composé d'un flacon de Wolf à deux tubulures ; dans la tubulure centrale s'engage un tube à entonnoir dont l'extrémité inférieure est effilée ou recourbée pour éviter que les gaz se dégagent par ce tube. Le tube engagé dans la seconde tubulure est taillé en biseau à l'extrémité qui entre dans le flacon de Wolf ; il est recourbé à angle droit ; il est muni d'une boule ; il se continue par un second tube d'un plus gros diamètre rempli d'amiante, et dans lequel on place deux ou trois disques de toile métallique (Dr Canudos) ; ce gros tube porte un tube en verre vert muni d'étranglements, recourbé à angle droit à son extrémité, et dont la partie recourbée est effilée et peut à volonté être tournée en haut ou en bas.

Le biseau du tube, la boule, le tube plein d'amiante ont pour but d'arrêter les gouttelettes de liquide qui, renfermant du sulfate de zinc, produiraient des taches pouvant faire croire à la présence de l'arsenic.

Les disques de toile métallique empêchent l'explosion de se produire, si l'on enflamme trop tôt l'hydrogène.

Production de l'hydrogène. — Pour produire l'hydrogène, on a ordinairement recours à l'acide sulfurique pur et au zinc pur. L'acide sulfurique doit être préalablement étendu de 5 parties d'eau environ ; le mélange doit être froid avant d'être employé ; le vase dans lequel se fait la réaction doit être plongé dans une terrine d'eau froide ; toutes ces précautions ont pour but d'éviter le développement de chaleur ; le zinc, en agissant à chaud sur l'acide sulfurique, donne de l'anhydride sulfureux, lequel, en présence de l'hydrogène naissant, donne de l'acide sulfhydrique ; cet acide sulfhydrique pourrait faire passer l'arsenic à l'état de sulfure qui n'est pas attaqué par l'hydrogène naissant. En général, le zinc laminé en plaques très minces n'est pas arsenical ; du reste, en faisant marcher l'appareil à blanc pendant quelques instants, on constatera si le zinc et l'acide sulfurique employés sont purs. Le zinc pur n'est pas attaqué par l'acide sulfurique ; pour commencer l'attaque, il faut ajouter quelques gouttes d'une solution de chlorure de platine ou de sulfate de cuivre.

Comme corps producteurs d'hydrogène, on a proposé l'amalgame de sodium (Naquet) ou le magnésium et une liqueur alcaline (Roussin), mais il n'y a là aucun avantage, et ces divers composés sont plus difficiles à obtenir purs que le zinc et l'acide sulfurique.

Précautions diverses. — Le tube par lequel le gaz se dégage est en verre vert, moins fusible que les autres verres, parce qu'il doit être chauffé. Il ne doit jamais être en cristal ; le cristal renferme du plomb ; sous l'influence de la chaleur, le plomb se réduit et forme une tache noire qui pourrait faire croire à la présence de l'arsenic ; le tube est muni d'étranglements ; on pourra produire un anneau d'arsenic dans chacun des tubes ainsi formés et qu'il sera facile de fermer à la lampe. Le tube est effilé à son extrémité pour qu'on puisse enflammer le gaz ; il est recourbé pour qu'en le retournant, on puisse aisément le faire barboter dans une solution d'azotate d'argent qui absorbe les moindres traces d'hydrogène arsénié.

Il faut éviter d'introduire dans l'appareil des composés oxygénés de l'azote, du chlore ou ses composés oxygénés. Le mercure et les substances organiques doivent être éloignés ; ou bien elles ralentissent le dégagement de l'hydrogène, ou bien leur présence contribue à la formation de l'arséniure d'hydrogène solide : ce qui diminue d'autant la sensibilité de l'appareil.

L'arsenic métallique et le sulfure d'arsenic n'étant pas attaqués par l'hydrogène naissant ne doivent pas être introduits dans l'appareil.

Les composés bismuthiques entravent le dégagement d'hydrogène arsénié; tant que ces composés ne sont pas réduits à l'état métallique, une certaine quantité d'arsenic se transforme en un hydrure solide et non volatil.

Quand on refroidit la flamme de l'hydrogène pour produire des taches arsenicales, il faut se servir d'un corps en porcelaine et non en faïence; la faïence est ordinairement recouverte d'un vernis à l'oxyde de plomb qui se réduit et donne une tache que l'on pourrait confondre avec celle de l'arsenic.

Marche de l'appareil. — Quand le dégagement d'hydrogène a commencé, on le laisse se continuer pendant quelque temps pour que tout l'air soit bien chassé de l'appareil ; quand ce résultat est obtenu, on allume le gaz, et on fait fonctionner l'appareil à blanc pendant quelque temps, en essayant d'obtenir des taches, pour bien constater que les produits sont purs; il ne faut pas accélérer la réaction; la flamme, pour être convenable, ne doit pas avoir plus de 3 à 4 millimètres de longueur. A ce moment, on ajoute la solution arsénicale; aussitôt la flamme s'allonge et prend une teinte particulière.

La flamme *coupée* par un corps froid donne des taches d'arsenic.

Si après avoir entouré le tube de clinquant ou d'une toile métallique, pour l'empêcher de fondre, on le chauffe, il se forme un anneau d'arsenic à peu de distance de l'endroit chauffé.

Les caractères de cet anneau et de ces taches d'arsenic seront donnés plus loin.

En faisant passer le gaz qui se dégage à travers une solution d'azotate d'argent, l'arsenic passe à l'état d'acide arsénieux et il se forme un dépôt d'argent : on filtre, et en neutralisant la liqueur avec précaution par l'ammoniaque, on obtient un précipité jaune d'arsénite d'argent.

Nous pouvons maintenant donner avec détails les réactions caractéristiques de l'arsenic.

Caractères. — L'arsenic métallique peut être reconnu de la manière suivante : on le dissout dans un excès d'acide azotique ; par la chaleur on chasse l'excès de cet acide ; le résidu chauffé avec de l'acétate de potasse donne une odeur caractéristique de cacodyle. Ce même résidu pourrait être soumis aux réactions suivantes caractéristiques des composés arsenicaux :

1° Par l'hydrogène sulfuré, surtout en liqueur acidulée par l'acide chlorhydrique et chauffée vers 70°, ils donnent un précipité jaune; ce précipité est soluble dans le sulfhydrate d'ammoniaque, le carbonate d'ammoniaque, et l'ammoniaque ; il est insoluble dans l'acide chlorhydrique.

Chauffé dans une petite ampoule de verre vert avec un mélange bien sec et fait à parties égales de carbonate de soude et de cyanure de potassium, il donne un anneau métallique.

En traitant ce précipité par l'acide azotique concentré d'abord, puis par l'acide sulfurique pour chasser l'excès d'acide azotique, et en introduisant dans un appareil de Marsh, on obtient des taches et des anneaux.

Les taches arsenicales présentent les caractères suivants :

(α) Elles ont un aspect brun métallique et les bords n'ont pas un aspect fondu.

(β) Elles se dissolvent presque instantanément dans une solution d'hypochlorite de soude.

(γ) Elles se transforment en une tache jaune de sulfure d'arsenic, lorsqu'on les mouille avec du sulfhydrate d'ammoniaque et que l'on évapore avec précaution.

(δ) Une goutte d'acide azotique les dissout à froid, et donne de l'acide arsénieux; en ajoutant avec précaution de l'azotate d'argent ammoniacal, on obtient un précipité jaune; si l'on a opéré à chaud, on a produit de l'acide arsénique et dans ce cas le précipité est rouge brique; en remplaçant l'azotate d'argent par la solution azotique de molybdate d'ammoniaque, on aurait un précipité jaune (Denigès).

Les anneaux d'arsenic se distinguent ainsi :

(α) Chauffés dans un courant d'hydrogène, ils changent aisément de place.

(β) Chauffés dans un courant d'air, ils se transforment en acide arsénieux; en faisant ensuite passer un courant d'hydrogène sulfuré, l'acide arsénieux deviendra jaune.

(γ) En les soumettant à un courant de chlore, puis à un courant d'hydrogène sulfuré, on obtiendra un anneau jaune.

Dosage. — Pour doser l'arsenic, on le transforme le plus souvent en acide arsénieux ou en acide arsénique et nous avons vu les procédés de dosage relatifs à ces deux acides.

On peut encore transformer l'arsenic en un composé soluble quelconque et l'introduire dans l'appareil de Marsh ; cet appareil conduit doucement dégage tout l'arsenic à l'état d'hydrogène arsénié; en chauffant le tube de dégagement, tout l'arsenic s'y déposera; la différence de poids entre le tube pesé avant et après l'opération donne le poids de l'arsenic. Si, au lieu de chauffer le tube, on avait fait barboter le gaz dans une solution titrée d'azotate d'argent, la différence du titre avant et après l'opération donnerait également la quantité d'arsenic.

Toxicologie. — L'arsenic peut produire un empoisonnement lent et un empoisonnement aigu ; nous nous occuperons spécialement de ce dernier; chez un sujet indemne de toute atteinte de ce poison, 1 à 3 centigrammes d'acide arsénieux sont capables de produire des symptômes graves, et 5 à 10 centigrammes la mort. Toutefois des doses plus fortes ont pu être ingérées sans danger ; mais des vomissements sont alors survenus à temps pour éliminer une grande partie de la substance toxique, ou bien le poison avait été pris mélangé avec des corps gras ; les corps gras retardent beaucoup l'absorption de l'acide arsénieux.

1° *Intoxication aiguë.* — Les premiers symptômes sont les vomissements qui arrivent en général après une demi-heure ou une heure ; ils renferment d'abord les substances alimentaires qui ont pu être ingérées, accompagnées quelquefois d'acide arsénieux ; plus tard les vomissements sont blanchâtres, rarement colorés en rouge ; le patient éprouve une soif inextinguible, des douleurs brûlantes à l'épigastre, qui se propagent dans l'abdomen ; il survient des selles abondantes et répétées de matières blanchâtres et jaunâtres exhalant une odeur excessivement repoussante. Bientôt l'altération des traits se prononce, l'anéantissement devient extrême ; les battements du cœur sont irréguliers et intermittents ; le corps se refroidit, les extrémités, le visage se cyanosent et sont glacés ; il semblerait qu'on a devant les yeux un cholérique, et ce qui ajoute à la ressemblance, ce sont les crampes douloureuses que les patients éprouvent dans les masses musculaires des membres ; les urines sont supprimées ; enfin, sans qu'il y ait rémission des symptômes, la mort arrive au bout de quelques heures à un ou deux jours au plus. D'autres fois, les vomissements cessent tout à coup ; il survient une amélioration apparente ; cependant il se produit du côté de la peau des accidents consistant en taches pétéchiales, élevures vésiculeuses ou papuleuses, quelquefois de l'ictère. On peut trouver de l'albumine dans les urines qui sont plus ou moins rares ; l'intelligence reste intacte, mais les battements cardiaques deviennent de plus en plus faibles ; la réfrigération augmente et la mort arrive, en moyenne, au bout de deux à dix jours.

Enfin il peut se faire que les accidents du côté du tube intestinal fassent complètement défaut, qu'il n'y ait ni vomissements ni évacuations, et que néanmoins la mort arrive rapidement dans l'espace de quelques heures. Ce cas s'observe surtout lorsque le poison a été ingéré dissous dans l'eau, et que d'une manière quelconque il a été porté rapidement dans le torrent circulatoire.

Quand la guérison doit avoir lieu, les symptômes diminuent peu à peu d'intensité ; mais la douleur à l'estomac, les vomissements, les crampes persistent un certain temps ; les aliments sont difficilement tolérés ; il y a un état de faiblesse considérable lié à un état anémique qu'on peut constater aux bruits de souffle : souvent on observe la paralysie des membres et l'anesthésie.

2° Intoxication lente. — Les premiers symptômes, ordinairement bornés à quelques vomissements, s'apaisent assez vite ; mais, après un temps variable, on voit paraître les accidents qui suivent d'ordinaire l'ingestion du poison ; les vomissements redeviennent fréquents ; le malade, fatigué de douleurs et de lassitude dans les membres, éprouve des vertiges et est dans l'impossibilité de se tenir debout. Des saignements de nez, des hémorrhagies variées, des taches pétéchiales, des éruptions miliaires se montrent par intervalles. Les mouvements eux-mêmes se perdent ; une paraplégie se déclare ; ces accidents peuvent se prolonger pendant des mois et des années, mais ils se terminent fatalement.

Lésions. — Quand le toxique a été longtemps en contact avec la partie supérieure du tube digestif, les gencives, les parois buccales, le voile du palais sont d'un rouge vif ; la langue est tuméfiée, le pharynx et l'œsophage offrent des taches grisâtres, sanguinolentes ; l'estomac ne présente parfois qu'un simple ramollissement, mais d'autres fois il offre deux ou trois plaques, ou un peu plus, qui siègent surtout vers la grande courbure de l'organe, et qui sont ovales ou arrondies avec des dimensions variables, et offrent une couleur violacée ou noirâtre ; les intestins peuvent présenter des lésions de même nature et une sorte d'éruption psorentérique. Les poumons sont ou simplement engoués ou parsemés à leur surface d'ecchymoses. Un caractère des plus remarquables, c'est la stéatose de divers organes et notamment du foie et des reins ; ces deux organes sont ceux qui subissent le plus facilement la dégénérescence graisseuse sous l'influence de l'arsenic.

Mode d'action. — Le mode d'action des composés arsenicaux est encore peu connu ; il est probable qu'ils se transforment en hydrogène arsénié, que ce corps réduit d'abord l'hémoglobine et la détruit ensuite.

Traitement. — Au début d'une intoxication par l'arsenic pris à l'intérieur, lors même que les vomissements auraient déjà eu lieu, il faut les provoquer de nouveau et les seconder en titillant la base de la langue, avec une barbe de plume huilée, ou en administrant un vomitif. Si l'on supposait que le poison eût franchi le pylore, on provoquerait les évacuations alvines au moyen d'un purgatif huileux (les corps gras retardent l'absorption de la substance toxique) ; enfin pour neutraliser le poison pouvant se trouver encore dans le tube digestif, on administrera diverses substances chimiques telles que le sesquioxyde de fer hydraté ou la magnésie hydratée : il se forme un arsénite de fer ou de magnésie ; il faut administrer ces corps à forte dose et faire vomir à chaque fois, parce que le séjour de ces corps dans l'économie n'est pas sans inconvénient. Quand l'arsenic a passé dans l'économie, il faut administrer les diurétiques, pour l'éliminer le plus promptement possible ; on frictionnera le patient afin d'activer la circulation ; on administrera des lavements huileux, des boissons émollientes, et plus tard, on prescrira une alimentation convenable.

Localisation. — L'arsenic ingéré se retrouve d'abord dans l'estomac, puis dans le cerveau, le foie et les reins.

Les travaux de Pouchet ont démontré qu'il s'accumule très sensiblement dans le tissu spongieux des os et s'y fixait de telle façon que sa présence pouvait être décelée dans les os du crâne et les vertèbres notamment, quelque temps après que toute trace du poison a disparu des viscères. Ainsi localisé, l'arsenic s'élimine avec une lenteur telle qu'on a pu en retrouver jusqu'à huit et dix semaines après la cessation de toute absorption arsénicale, tandis que, dans les viscères, on ne trouvait plus rien à partir de la troisième semaine. On retrouve également de l'arsenic dans la peau, les cheveux et les ongles, l'élimination se faisant en partie par les cellules épidermiques.

On retrouve l'arsenic dans les urines quelques minutes après son ingestion ; dans un cas du Dr Gaillard, l'élimination a persisté pendant quarante jours après l'ingestion.

Recherche. — Sur le vivant, on recherche l'arsenic dans les urines, les cheveux et la barbe.

Quand on a à faire la recherche de l'arsenic, on étale devant soi le contenu de l'estomac, et à la loupe on cherche si l'on ne trouve pas des petits corps blancs ; si l'on en trouve, ces petits corps sont mis de côté ; on peut encore agiter les matières avec de l'eau dans un vase conique ; l'acide arsénieux, s'il y en a, se précipite au fond du vase. Les corpuscules ainsi trouvés sont soumis à l'essai suivant : on les introduit dans un petit tube en verre vert effilé à son extrémité inférieure ; au-dessus on met un petit fragment de charbon bien calciné ; on chauffe d'abord le charbon, puis la substance blanche ; si ce corps est de la graisse, il fond ; si c'est de l'acide arsénieux, il se volatilise à travers le charbon, se réduit et donne un anneau d'arsenic.

Après cet essai, il faut rechercher l'arsenic dans les substances mêmes ; on ne peut le faire directement parce qu'en présence des matières organiques, l'arsenic et les composés arsenicaux ne donnent pas leurs réactions habituelles ; on pourrait essayer la dialyse, mais on aurait peu de chances de réussir, parce que l'arsenic a donné avec les substances organiques un composé insoluble ; il faut donc détruire les substances organiques ; pour cela, on peut avoir recours à divers procédés ; ils ont été décrits en toxicologie (p. 117) ; les uns nous donnent une liqueur qui peut être directement introduite dans l'appareil de Marsh ; les autres nous donnent un précipité de sulfure d'arsenic ; ce sulfure est dissous sur le filtre humide par de l'ammoniaque ; le liquide filtré est neutralisé par l'acide sulfurique dilué ; on ajoute ensuite le double de l'acide qu'il a fallu pour arriver à la neutralisation, et on évapore dans une capsule en porcelaine en ajoutant de temps en temps quelques centigrammes d'azotate de soude. L'opération est terminée quand tout est dissous et qu'il commence à se dégager des vapeurs blanches d'acide sulfurique ; la température ne doit pas dépasser 170° ; le résidu devra être jaune. Le produit obtenu est bon à être introduit dans l'appareil de MARSH ; nous avons déjà étudié cet appareil, nous n'avons plus besoin d'en parler.

M. A. GAUTIER a imaginé un procédé de destruction des substances organiques spécial pour la recherche de l'arsenic et basé sur l'action successive et répétée des acides azotique et sulfurique (1).

Quand on a trouvé de l'arsenic, doit-on conclure à l'empoisonnement dans tous les cas ?

COUERBE et ORFILA avaient admis que les os contenaient ce poison ; on supposait en outre que les muscles devaient en renfermer ; mais ORFILA lui-même répétant ses propres expériences, puis les membres d'une commission de l'Institut, et enfin DANGER et FLANDIN, n'ont pu trouver aucune trace d'arsenic dans l'organisme à l'état normal.

L'arsenic pourrait provenir d'une médication arsenicale ; dans ce cas il faudrait connaître combien de temps avant l'empoisonnement le traitement a cessé, et se rappeler ce qui a été dit sur l'élimination de ce corps.

On s'est demandé si un terrain renfermant une préparation arsenicale soluble ou insoluble pourrait la céder à un cadavre qui y serait inhumé ? Suivant les circonstances de solubilité et d'humectation d'une part, d'insolubilité et de sécheresse d'autre part, un cadavre inhumé dans un terrain arsenical peut

---

(1) 100 grammes de matières sont coupés en morceaux et introduits dans une capsule de 600 C.C. avec 30 grammes d'acide azotique. La matière animale se liquéfie peu à peu grâce à un feu modéré. Lorsque la masse est devenue visqueuse et tend à s'attacher aux parois, on retire la capsule du feu : on ajoute alors 6 grammes d'acide sulfurique et l'on chauffe modérément, jusqu'à ce que la matière brun noirâtre tende à s'attacher au fond du vase. On fait à ce moment tomber sur la masse, échauffée jusqu'au point où l'acide sulfurique qui l'imprègne commence à émettre quelques vapeurs, 15 grammes d'acide azotique que l'on projette goutte à goutte. Le tout se reliquéfie, d'abondantes vapeurs nitreuses se dégagent, et l'on chauffe enfin, jusqu'à ce que la matière commence à se carboniser en donnant des vapeurs denses. Cela fait, le résidu noir ainsi obtenu est facilement pulvérisé et épuisé par l'eau bouillante. En général, la liqueur filtrée est couleur madère clair ; elle ne contient pas de produits azotés décelables par le sulfate ferreux sulfurique. A ce liquide chaud, on ajoute quelques gouttes de bisulfite de soude, jusqu'à ce qu'il émette l'odeur d'acide sulfureux, et l'on précipite à la manière ordinaire le sulfure d'arsenic par l'hydrogène sulfuré. Le sulfure traité comme il a été indiqué plus haut est introduit dans l'appareil de MARSH ; on peut ensuite avec les anneaux et les taches obtenir toutes les réactions caractéristiques de l'arsenic.

ou ne peut pas s'imbiber de poison ; il est évident que si le cercueil est intact,
le cadavre doit l'être également ; mais si le cercueil est pourri, l'arsenic
a pu pénétrer, quoique cependant cela soit difficile grâce à la profondeur à
laquelle sont placés les corps ; et avant d'arriver jusqu'à eux, l'arsenic a dû
être arrêté par les alcalins, potasse, chaux, magnésie, alumine qui se trouvent
dans la terre ; dans ce cas, du reste, on prend un échantillon de la terre
placée au-dessus, au-dessous et aux côtés du cadavre, et l'on y recherche la
présence de l'arsenic ; mais même dans le cas où le terrain pourrait être
arsenical, le chimiste ne serait pas complètement désarmé ; l'arsenic qui
aurait pénétré par imbibition se trouverait surtout dans les parties périphériques du cadavre, tandis que l'arsenic qui aurait été absorbé se retrouverait spécialement dans les organes internes, le foie et les reins ; le médecin constaterait la présence ou l'absence des lésions caractéristiques de
l'arsenic. Du reste, un exemple montrera le peu d'importance de ces objections.

Un homme et une femme enterrés dans une fosse séparée en furent
exhumés ; chez l'homme on constata la présence de l'arsenic ; chez la femme
son absence : six mois après, seconde exhumation ; mêmes résultats ; et
cependant, après la première exhumation, le corps de la femme avait été
déposé à nu dans la fosse ; il avait été immédiatement recouvert avec la
terre du cimetière, terre arsenicale ; et ce jour-là il avait plu abondamment.

Les expériences de SCHLAGDENHAUFFEN et GARNIER ont du reste montré que
l'arsenic des terres ne pouvait être entraîné par l'eau. Pour rechercher ces
corps dans la terre, il faut faire bouillir celle-ci avec de la potasse ou de
l'eau régale ; dans la liqueur, il sera facile de constater les caractères des sels
arsenicaux.

Mais inversement peut-on ne pas trouver d'arsenic quand il y a eu
empoisonnement ? On a prétendu que l'arsenic pouvait s'éliminer d'un
cadavre à l'état d'arsénite d'ammoniaque ; mais c'est là un fait inexact ;
en présence des matières organiques, l'arsenic donne des composés insolubles.

Pièce à conviction. — Quand on a isolé l'arsenic, comme pièce à conviction,
on présente un anneau arsenical ou un anneau d'acide arsénieux.

Les papiers d'appartements, les tentures, diverses étoffes, des fleurs artificielles, colorés en vert ont eu quelquefois de graves inconvénients ; on y
reconnaîtra la présence de l'arsenic en les brûlant, mais il est plus exact de
les détruire par l'acide sulfurique et de les introduire dans l'appareil de
MARSH. Ce même procédé servira à reconnaître l'arsenic dans les papiers
servant à envelopper les bonbons, à faire des enveloppes, des papiers à ciga-
rettes, des abat-jour, etc.

On peut encore faire bouillir avec de l'acide chlorhydrique et dans la liqueur rechercher l'arsenic par le procédé de REINSCH (lame de cuivre).

Les animaux empaillés, et conservés par le savon arsenical de BÉCŒUR, dégagent quelquefois de l'hydrogène arsénié et ont causé quelques accidents. A une époque, on s'est plaint que les mèches des bougies étaient arsenicales, aujourd'hui ce fait ne se reproduit pas.

ANTIMOINE

$$Sb = 120$$

HISTORIQUE. — L'antimoine a été découvert par BASILE VALENTIN. Il reçut le nom qu'il porte aujourd'hui parce qu'il fit périr un grand nombre de moines qui sur les conseils de cet alchimiste en avaient ingéré une quantité un peu trop forte.

ETAT NATUREL. — L'antimoine se trouve dans la nature en petites masses lamelleuses, remarquables par la facilité de leur clivage. Sa forme primitive est un rhomboèdre de 117°. On le trouve en filons en Suède, au Hartz, dans les mines d'Allemont. Il a une grande tendance à s'incorporer de l'arsenic ; dans ce cas il devient grenu : il renferme souvent un peu d'argent.

PRÉPARATION. — L'antimoine s'obtient au moyen de la stibine Sb^2S^3. Par fusion, on sépare le minerai de sa gangue composée de silice, de barytine, ou de minéraux peu fusibles ; cette opération s'exécute dans un creuset percé de trous, placé au-dessus d'un second vase de même nature, et dans lequel s'écoule le sulfure d'antimoine liquéfié. Ce sulfure est grillé dans des fours à réverbère où il passe en partie à l'état d'oxysulfure ; on le pulvérise ensuite ; on le mêle alors avec un cinquième de charbon imbibé d'une solution concentrée de carbonate de soude et on chauffe dans des creusets. L'oxysulfure est en partie réduit ; on obtient un culot d'antimoine recouvert par une scorie formée de sulfure de sodium et de la portion d'oxysulfure d'antimoine qui a échappé à la décomposition. Le métal ainsi préparé porte le nom de *régule d'antimoine* et la scorie celui de *crocus*.

PURIFICATION. — L'antimoine ainsi obtenu n'est pas pur ; il peut encore renfermer du fer, du plomb, du soufre et de l'arsenic. Pour le purifier on a recours au procédé du Codex :

> « Antimoine du commerce pulvérisé . . . . 1600 gr.
> Sulfure d'antimoine naturel pulvérisé. . . . . 100 gr.
> Carbonate de soude sec . . . . 200 gr.

Mélangez ces trois substances et introduisez-les dans un creuset en terre que vous porterez à une température suffisante pour déterminer la fusion de la masse.

Laissez refroidir le creuset ; brisez-le, détachez la scorie qui recouvre le métal ; mélangez celui-ci, après pulvérisation, avec son poids de carbonate de soude et soumettez-le à une nouvelle fusion que vous maintiendrez pendant deux heures. » (Codex 1884.)

D'après Lefort, ce procédé laisserait de l'arsenic, et il vaudrait mieux réduire l'acide antimonique par le sucre.

Propriétés physiques. — L'antimoine est un métal d'un blanc argentin à reflet bleuâtre, très cassant, d'une texture lamelleuse, d'une densité de 6,72 : les pains d'antimoine du commerce présentent à leur surface une cristallisation dite en feuilles de fougère ; quand il est pur, sa cassure est grenue.

Il fond vers 450° ; il distille au rouge blanc dans un courant d'hydrogène ; il est assez mauvais conducteur de la chaleur et de l'électricité.

Propriétés chimiques. — A froid, il est inaltérable à l'air ; à chaud, il brûle en répandant des vapeurs blanches inodores, qui se condensent sous la forme de cristaux aiguillés prismatiques, très brillants, d'oxyde d'antimoine ; l'expérience est brillante en faisant couler, d'une assez grande hauteur, en un mince filet de l'antimoine fondu.

Il se combine directement à froid avec le chlore, à chaud avec le soufre.

Avec les métaux, il donne des alliages cassants (alliage d'imprimerie).

L'acide azotique même étendu attaque l'antimoine et donne un produit insoluble, l'anhydride antimonique, Sb^2O^5 ; dans cette réaction il se forme un peu d'azotate d'ammoniaque. Ce caractère de donner un produit insoluble avec l'acide azotique sert à distinguer l'antimoine des autres métaux, car parmi eux il n'y a que l'étain qui se comporte comme l'antimoine.

Les autres acides étendus sont sans action immédiate sur ce corps ; cependant au contact de l'air et à la longue il se dissout.

L'acide sulfurique concentré et bouillant attaque vivement l'antimoine, dégage de l'anhydride sulfureux et donne du sulfate d'antimoine.

L'acide chlorhydrique ne l'attaque pas.

L'eau régale est son véritable dissolvant ; si elle est en excès, il se forme du chlorure antimonique $SbCl^5$, sinon du chlorure antimonieux $SbCl^3$.

L'eau et les solutions alcalines sont sans action sur lui.

Les sels oxydants l'attaquent et donnent quelquefois des mélanges explosifs à température élevée.

Caractères. — L'antimoine métallique possède les caractères suivants :

1° Il est insoluble dans l'acide chlorhydrique ;

2° Avec l'acide azotique, il donne une poudre blanche soluble dans l'acide tartrique ; ce corps ne donne pas de précipité avec l'azotate d'argent ni avec le molybdate d'ammoniaque.

On peut le transformer en composé soluble en l'attaquant par l'eau régale.

Les composés antimoniaux jouissent des propriétés suivantes :

1° Avec l'hydrogène sulfuré, précipité rouge orangé, soluble dans le sulfhydrate d'ammoniaque, insoluble dans l'ammoniaque, soluble dans l'acide chlorhydrique. On a ainsi une solution sur laquelle on peut continuer les essais ;

2° L'eau précipite les dissolutions des sels d'antimoine. La présence des acides ou des matières organiques empêchent cette réaction ;

3° En mettant dans une capsule de platine un sel d'antimoine et un morceau de zinc, il se forme un dépôt noir, brillant d'antimoine métallique insoluble dans l'acide chlorhydrique, devenant blanc par l'acide azotique ;

4° Avec la potasse, précipité blanc soluble dans un excès de réactif;

5° Avec l'ammoniaque, précipité blanc insoluble dans un excès de réactif ;

6° Avec les carbonates alcalins, précipité blanc insoluble dans un excès de réactif et dégagement d'anhydride carbonique ;

7° Avec l'hyposulfite de soude, en chauffant, précipité rouge de vermillon d'antimoine ;

8° Les composés antimoniaux chauffés avec du cyanure de potassium donnent un petit culot d'antimoine, mais ne fournissent pas d'anneau ;

9° Introduits dans l'appareil de MARSH (si l'on veut dessécher le gaz, il ne faut pas employer la potasse qui décompose l'hydrogène antimonié) ; ils donnent, comme les composés arsenicaux, des anneaux, des taches, et décomposent la solution d'azotate d'argent. Voyons les différences :

L'hydrogène arsénié passe à l'état d'acide arsénieux, par l'action de l'azotate d'argent ; avec l'hydrogène antimonié, on obtient de l'antimoniure d'argent insoluble ; cet antimoniure traité par l'acide tartrique laisse dissoudre l'antimoine ; si donc, on a de l'hydrogène arsénié, on trouvera dans la liqueur argentique l'arsenic, et si on a de l'antimoine on le trouvera dans le précipité. Ce procédé est suffisamment bon, pour qu'on l'ait proposé pour la séparation de l'arsenic et de l'antimoine.

Les anneaux d'antimoine se forment à l'endroit même où l'on chauffe le tube ; ils ne se déplacent pas quand on les chauffe dans un courant d'hydrogène ; les anneaux d'arsenic se forment un peu plus loin que l'endroit chauffé ; ils se déplacent quand on les chauffe dans un courant d'hydrogène ; les anneaux d'antimoine soumis d'abord à l'action d'un courant de chlore, puis à celle de l'hydrogène sulfuré deviennent rouge orangé ; dans les mêmes conditions, les anneaux d'arsenic deviennent jaunes.

Les taches d'antimoine sont plus foncées que celles d'arsenic ; elles ne

sont pas attaquées par l'hypochlorite de soude : quand on attaque la tache
d'arsenic par l'acide azotique, elle se détache complètement de la soucoupe
et nage au-dessus de l'acide, puis elle se dissout, et on a alors en ajoutant
avec précaution de l'azotate d'argent ammoniacal un précipité rouge brique ;
avec le molybdate d'ammoniaque, un précipité jaune ; la tache d'antimoine
ne s'enlève pas ; elle semble se dissoudre, mais ne donne pas de précipité
avec l'azotate d'argent ni avec le molybdate d'ammoniaque.

DOSAGE. — 1° L'antimoine se dose le plus souvent à l'état d'oxyde Sb^2O^4 ; s'il
est nécessaire, on précipite l'antimoine à l'état de sulfure que l'on transforme ensuite en oxyde au moyen de l'acide azotique (1) ;

2° A. CARNOT a publié un procédé d'essai des minerais d'antimoine, procédé dans lequel l'antimoine est précipité à l'état métallique par une lame
d'étain (2) ;

3° VORTMANN a proposé un dosage électrolytique des métaux à l'état
d'amalgame qui s'applique à l'antimoine. (Voy. *Mercure.*)

SÉPARATION. — Souvent, dans les cas d'empoisonnement, l'arsenic et l'antimoine se trouvent mélangés ; c'est surtout au point de vue toxicologique,
que nous allons étudier la séparation de ces deux corps. Voici les trois principaux procédés qui ont été proposés :

1° On introduit dans un appareil de MARSH la liqueur renfermant l'arsenic

---

(1) La solution d'antimoine est acidulée par HCl, additionnée d'acide tartrique et
diluée avec de l'eau ; on précipite par un courant d'hydrogène sulfuré. Le sulfure
obtenu après lavage et dessiccation est introduit dans un petit creuset de porcelaine ;
on l'humecte d'abord avec de l'acide azotique (D = 1,42), puis on lui ajoute 8 à 10 fois
son poids d'acide azotique fumant : on évapore lentement à siccité au bain-marie
et enfin on calcine.

(2) On prend de 2 à 5 grammes de minerai sulfuré suivant sa teneur présumée de
manière à opérer sur un gramme d'antimoine environ. On l'attaque, à une douce
chaleur par 50 à 60 C.C. d'HCl concentré ; quand l'attaque semble arrêtée, on
décante la liqueur sur un filtre ; on recommence avec une nouvelle quantité d'acide :
on fait une troisième attaque en ajoutant une ou deux gouttes d'acide azotique et
chauffant et enfin on lave la gangue avec de l'acide étendu d'eau.

Les divers liquides dilués avec leur volume d'eau sont chauffés vers 80 ou 90° ; on y
introduit une lame d'étain : la précipitation est ordinairement complète au bout
d'une heure et demie. Le précipité grenu et cristallin est lavé d'abord par décantation en remplaçant le liquide par de l'acide chlorhydrique étendu, pour enlever les
sels d'étain ou autres ; on fait ensuite tomber le métal sur un filtre taré ; on lave à
l'eau chaude, puis à l'alcool et on sèche à 100°. Le procédé serait exact à 1 centi-
tième près, tandis que les anciens procédés donnaient des écarts allant jusqu'à 25 p. 100.

Les minerais oxydés sont transformés en minerais sulfurés en les chauffant vers
300° dans un courant d'hydrogène sulfuré sec.

et l'antimoine ; les gaz sont reçus dans une solution d'azotate d'argent ;
nous avons expliqué plus haut comment se faisait la séparation ;

2° Les liqueurs provenant des matières organiques sont précipitées par
l'hydrogène sulfuré ; le précipité formé d'un mélange de sulfure d'arsenic et
de sulfure d'antimoine est introduit dans un ballon ; on ajoute du sulfure
de potassium et un grand excès d'acide sulfureux ; on maintient pendant plusieurs heures au bain-marie ; on chasse l'excès d'acide sulfureux
par la chaleur et l'on filtre ; le sulfure d'arsenic récemment précipité
est soluble dans les bisulfites alcalins ; il passe donc dans la liqueur et il
s'y trouve à l'état d'anhydride arsénieux. L'antimoine reste dans le précipité.

3° Ce procédé est basé sur la solubilité dans l'eau de l'arséniate de soude
et sur l'insolubilité de l'antimoniate ; les matières sont détruites par l'azotate
de soude par incinération ; on reprend par l'eau et on filtre ; la liqueur contient l'arsenic, le résidu, l'antimoine.

4° On a proposé de produire l'hydrogène dans l'appareil de Marsh, en
attaquant l'aluminium par une liqueur alcaline ; dans ce cas, l'antimoine reste
dans le flacon, tandis que l'arsenic se dégage.

Essai. — L'antimoine est souvent altéré par du fer, du plomb, du cuivre,
de l'arsenic et du soufre. — On attaque ce métal par l'acide azotique bouillant ; dans la liqueur que l'on obtiendra en évaporant à siccité et reprenant
par l'eau, il sera facile de constater les caractères des sels de fer, de plomb
et de cuivre ; pour retrouver l'arsenic et le soufre, on calcinera l'antimoine
avec un excès d'azotate de potasse ; le résidu repris par l'eau donnera avec
le chlorure de baryum les caractères de l'acide sulfurique ; en acidulant par
l'acide sulfurique la liqueur provenant du traitement du résidu, on séparera
l'acide antimonique ; on filtrera et ce liquide pourra alors être introduit
dans l'appareil de Marsh pour constater la présence de l'arsenic.

Usages. — L'antimoine sert dans les arts à faire plusieurs alliages, tels que
le métal d'Alger, les caractères d'imprimerie, etc.

Usages médicaux. — L'émétique est, parmi les composés antimoniaux,
l'un des plus intéressants à étudier, parce que, suivant la manière de l'administrer, on obtient les effets des antimoniaux solubles ou insolubles.

A la dose de 5 à 10 centigrammes dans un litre d'eau, il produit surtout
des effets purgatifs ; la même dose dans 2 ou 300 grammes de liquide est
surtout vomitive ; mais si la médication est continuée, même avec augmentation des doses, les vomissements ne se produisent plus ; on a obtenu *la
tolérance ;* la tolérance se produit d'emblée chez les pneumoniques ; elle
paraît due à la diminution du pouvoir réflexe. Diminution du pouvoir réflexe,
ralentissement du pouls, abaissement de la température constituent le con-
tro-stimulisme. On donne le nom de *doses rasoriennes*, ou de Rasori, ou

contro-stimulantes aux fortes doses que l'on peut administrer quand la tolérance est obtenue.

L'émétique facilite l'expectoration bronchique; diurétique aux doses ordinaires, il produit l'oligurie à hautes doses, avec des symptômes analogues à ceux du choléra; il n'est pas sudorifique.

Les composés antimoniaux insolubles, kermès, oxyde blanc, etc., sont absorbés lentement; ils agissent comme l'émétique à doses faibles et fractionnées; avec eux, on obtient d'emblée la tolérance. Les *pilules perpétuelles* de nos aïeux agissaient comme laxatif, parce qu'elles étaient lentement attaquées par les liquides de l'économie.

L'émétique est le seul composé d'antimoine employé comme vomitif; lui, ou les autres antimoniaux, sont employés dans la pneumonie, le rhumatisme articulaire aigu, l'hémorragie pulmonaire, la phlébite, etc.

Le tartre stibié doit être administré à des doses beaucoup plus faibles que celles des antimoniaux insolubles, surtout chez les enfants qui supportent difficilement l'émétique. Outre ce précepte, on se rappellera que pour obtenir la tolérance du tartre stibié, il faut débuter par de faibles doses, à moins qu'il ne s'agisse de traiter une pneumonie : encore ne faut-il pas faire prendre le médicament en une fois, mais en plusieurs fois toutes les heures.

Toxicologie. —Les empoisonnements par les composés antimoniaux peuvent être étudiés en un seul groupe ; nous étudierons comme type l'empoisonnement par l'émétique ; il peut avoir lieu sous deux formes, la forme aiguë et la forme lente.

1° *Empoisonnement aigu.* — Suivant Taylor, les doses de 10 à 12 centigrammes ingérés en une fois, par un adulte à l'état sain, sont capables d'amener la mort. Au delà de cette dose, se manifestent toujours des symptômes graves, qui peuvent être peu marqués, quand une certaine quantité du poison a été rejetée : après l'ingestion de la substance toxique, le patient ressent une saveur métallique désagréable, puis surviennent des nausées, des vomissements, des superpurgations ; le tartre stibié étant un poison névro-musculaire, d'abord légèrement excitant, on voit les mouvements cardiaques et respiratoires devenus un instant rapides, se ralentir bientôt de plus en plus, lorsque le muscle cardiaque, les muscles dilatateurs de la poitrine et les ganglions auto-moteurs se trouvent paralysés ; le pouls devient petit, le sang stagne dans les veines ; il y a de la cyanose, de la réfrigération, les urines sont supprimées ; en ajoutant à ces symptômes la prostration extrême, l'impossibilité des mouvements, le tremblement des lèvres et parfois des extrémités, les crampes, les vomissements et les selles diarrhéiques, on aura une image de ce que produit le choléra ; aussi cet empoisonnement est-il désigné sous le nom de *choléra stibié ;* toutefois les selles au lieu d'être incolores et riziformes, peuvent devenir sanguinolentes ; les patients éprouvent du délire, parfois des convulsions toniques et cloniques ; enfin la mort arrive par arrêt de la circulation, après huit à douze heures chez les enfants, un à six jours chez les adultes.

Dans quelques cas, il n'y a pas de vomissements, mais on observe quelques évacuations alvines, une prostration extrême et une mort soudaine par arrêt de circulation.

Quand la mort n'a pas lieu avant le premier jour, il survient du côté de la peau surtout aux endroits où elle est fine, des accidents analogues à ceux que l'on observe par l'application de la pommade stibiée.

La mort aurait été, dit-on, la conséquence de l'application d'une pommade stibiée sur un cancer.

2° *Empoisonnement chronique*. — Les faibles doses prolongées de composés antimoniaux produisent la stéatose, des nausées, vomissements muqueux et bilieux, diarrhées séreuses, suivies souvent de constipation opiniâtres, pouls petit, fréquent, peau humide, froide, grande faiblesse musculaire, aphonie, épuisement ; l'éruption stibiée se produit. La mort arrive par épuisement général, sans agonie ou après quelques convulsions.

Autres antimoniaux. — Les autres composés antimoniaux, n'étant que très peu solubles, ne peuvent donner lieu à un empoisonnement aigu ; quant au protochlorure d'antimoine, il agit non en tant que composé antimonial, mais comme caustique.

Lésions. — Les lésions les plus importantes sont celles que l'on peut constater dans le tube digestif ; elles consistent en ces pustules que nous avons signalées à la surface cutanée, et qui siègent sur la muqueuse des premières voies, sur l'épiglotte, dans l'œsophage, l'estomac, l'intestin ; le canal intestinal est rouge ; le sang est sombre et fluide, les cavités cardiaques sont vides ; il y a infiltration séreuse et congestion des méninges, mais ces derniers caractères ne sont pas constants.

Traitement. — On favorise les vomissements et les évacuations en titillant la luette avec une barbe de plume huilée, en faisant prendre de l'eau tiède et albumineuse, un lavement laxatif. On administrera ensuite du tannin ou la décoction de quinquina gris ou d'écorce de chêne ; il se forme un tannate d'antimoine insoluble qui doit s'éliminer par les vomissements ou les déjections alvines. Quand le tube digestif est débarrassé du poison, il faut, pour combattre les effets de l'antimoine absorbé, modérer les vomissements en administrant la potion de Rivière ou l'eau glacée ; on donne ensuite les diurétiques, notamment les alcooliques ; il faut éviter le nitre qui déprimerait encore le système musculaire ; enfin les boissons émollientes et les purgatifs doux termineront la guérison.

Antimoine normal. — Aucune preuve n'a été donnée de l'existence de ce métal dans l'économie.

Elimination et localisation. — La question de l'élimination de l'antimoine n'est pas encore complètement résolue; on en a trouvé dans les urines après vingt-quatre jours; mais dans certains cas l'élimination peut être plus longue encore.

C'est surtout dans le foie qu'il faut rechercher l'antimoine ; cet organe en renferme 100 fois plus que les urines après l'administration de l'émétique ; la rate et les reins en retiennent des quantités notables ; on en trouve également dans le sang.

Recherche. — Les matières organiques sont détruites par l'acide chlorhydrique et le chlorate de potasse en ayant soin d'opérer dans une cornue; les filtrations sont faites à chaud ; l'addition d'eau distillée peut provoquer le dépôt d'un précipité blanc d'oxychlorure d'antimoine ; ce précipité doit être recueilli avec soin et examiné à part. Les liqueurs sont précipitées par l'hydrogène sulfuré ; ce sulfure, dissous dans l'acide chlorhydrique ou calciné avec l'azotate de soude et dissous ensuite dans l'acide sulfurique, sera introduit dans l'appareil de Marsh où il fournira des anneaux et des taches.

Pièce à conviction. — Le chimiste doit conserver un anneau d'antimoine et un peu du précipité orangé de sulfure.

HYDROGÈNE ANTIMONIÉ

Ce corps, SbH^3, n'a jamais pu être obtenu complètement pur : il se forme quand les composés antimoniaux solubles se trouvent en présence de l'hydrogène naissant : on le prépare en grande abondance en attaquant par l'acide sulfurique un alliage de 3 parties de zinc et d'une partie d'antimoine.

C'est un gaz d'une odeur nauséabonde, insoluble dans l'eau.

Dans les mêmes conditions que l'hydrogène arsénié, il donne des anneaux et des taches.

Il est décomposé par la potasse et par l'acide sulfurique concentré.

Il réduit la solution d'azotate d'argent et donne un antimoniure d'argent $SbAg^3$.

A l'hydrogène antimonié correspondent des combinaisons organiques bien définies.

ANTIMONIURES

L'antimoine peut s'unir en toutes proportions aux métaux, pour donner des alliages. Citons le métal anglais, l'alliage pour caractères d'imprimerie, les alliages pour coussinets, etc.

Les alliages de zinc décomposent l'eau à 100°. Un antimoniure de potassium est pyrophorique.

Les antimoniures ne présentent rien autre de bien spécial.

COMBINAISONS OXYGÉNÉES DE L'ANTIMOINE

L'antimoine fournit trois oxydes :

L'oxyde antimonieux	Sb^2O^3
Le tétra-oxyde	Sb^2O^4
L'anhydride antimonique	Sb^2O^5

Le premier se comporte tantôt comme un oxyde acide, tantôt comme un oxyde basique. L'anhydride antimonique donne nettement naissance à des composés acides ; le tétra-oxyde, envisagé le plus souvent comme antimoniate antimonieux, peut néanmoins fonctionner comme radical acide.

ANHYDRIDE ANTIMONIEUX. $Sb^2O^3 = 288$

ÉTAT NATUREL. — L'anhydride antimonieux se trouve dans la nature sous deux formes différentes.

1° La *sénarmonite* est en octaèdres réguliers, incolores, translucides, à cassure vitreuse et fragile. Densité $= 5,2$ à $5,3$. Dureté $= 2,5$. Elle fond à la bougie : ce corps était rare autrefois, mais aujourd'hui on en a trouvé un dépôt considérable à Constantine ; c'est même un minerai d'antimoine riche et facile à traiter.

2° L'*exitèle* est en aiguilles cristallines, quelquefois en cristaux dérivant d'un prisme droit rhomboïdal de 137°. Elle présente à peu près les mêmes caractères et se trouve dans les mêmes gisements que la sénarmonite. La forme prismatique est plus stable que la forme octaédrique.

PRÉPARATION. — 1° Le Codex de 1866 préparait les fleurs argentines d'antimoine en grillant de l'antimoine dans un têt à rôtir (1).

____

(1) Codex 1866. « Antimoine métallique q. v. Mettez-le dans un têt à rôtir ; placez ce têt dans la moufle d'un petit fourneau à coupelle de d'ARCET, préalablement

2° L'oxyde obtenu par voie humide, en décomposant le chlorure d'antimoine par le carbonate d'ammoniaque, ne sert plus qu'à la préparation de l'émétique (1).

PROPRIÉTÉS. — L'anhydride antimonieux est un corps dimorphe, d'un blanc perlé. Sa densité est 5,56. Il fond au rouge. Chauffé à l'air, il se transforme en antimoniate antimonieux Sb^2O^4.

Le charbon et l'hydrogène le réduisent à une température peu élevée.

Tantôt il joue le rôle d'acide, tantôt il joue le rôle de base ; dans l'émétique il est basique ; avec les alcalis en solution il donne des antimonites.

USAGES. — On avait proposé de l'employer en peinture à la place de la céruse ; l'oxyde de zinc est préférable.

USAGES MÉDICAUX. — Ce corps sert à la préparation de l'émétique ; il était autrefois employé comme agent antimonial ; il entre dans la composition de la poudre et des pilules de JAMES.

ANTIMONITES

Les antimonites sont des composés peu stables, qui se décomposent par simple évaporation en laissant déposer de l'oxyde d'antimoine anhydre.

échauffé. Substituez à la porte de la moufle un gros charbon bien allumé, et placez-le de manière qu'il n'en obstrue pas complètement l'ouverture. Lorsque l'antimoine sera en pleine fusion et qu'il répandra d'abondantes vapeurs, bouchez toutes les ouvertures du fourneau, excepté celles de la moufle. A mesure que la température baissera, l'oxyde d'antimoine se déposera d'abord sur les parois du têt, puis sur la surface de l'antimoine, en aiguilles longues, aplaties et d'un brillant nacré. Quand le métal sera refroidi, retirez le têt et séparez l'oxyde produit. Débouchez alors toutes les ouvertures du fourneau, le charbon se rallumera; vous recommencerez l'opération et vous continuerez ainsi de suite jusqu'à ce que vous ayez recueilli la quantité d'oxyde désirée. — On donne à ce produit le nom d'oxyde d'antimoine cristallisé ou de *fleurs argentines d'antimoine;* il est constitué par un mélange d'octaèdres et d'aiguilles.

(1) « Protochlorure d'antimoine solide. . . . . 100 gr.
     Sesquicarbonate d'ammoniaque . . . .   80 gr.
     Eau distillée . . . . 1 000 gr.

Faites dissoudre dans une capsule en porcelaine et à l'aide d'une douce chaleur le carbonate d'ammoniaque dans la quantité d'eau prescrite. Ajoutez à la solution le chlorure d'antimoine et faites bouillir pendant une demi-heure environ, en ajoutant de l'eau distillée pour remplacer celle qui s'évapore. La liqueur étant encore légèrement alcaline et l'effervescence ayant cessé, laissez déposer, décantez, lavez complètement le précipité d'oxyde d'antimoine par décantation et faites-le sécher. » (Codex 1884.)

ANHYDRIDE ANTIMONIQUE. $Sb^2O^5 = 320$

Cet anhydride s'obtient par la calcination ménagée des acides antimoniques à l'abri de l'air; c'est un corps d'un jaune pâle qu'une chaleur de 300° transforme en tétra-oxyde Sb^2O^4.

Calciné avec du sel ammoniac, il se volatilise en totalité.

Par hydratation il donne naissance :

1° A l'*acide méta-antimonique* SbO^3H, généralement désigné sous le nom d'acide antimonique.

2° A l'acide *pyro-antimonique* $Sb^2O^7H^4$ (acide *méta-antimonique* de FRÉMY);

3° L'acide *ortho-antimonique* est très instable et on ne connaît pas d'ortho-antimoniates.

ACIDE MÉTA-ANTIMONIQUE ou ANTIMONIQUE. SbO^3H

On l'obtient en attaquant l'antimoine par l'acide azotique ou précipitant un antimoniate par un acide (matière perlée de KERKRINGIUS).

C'est un composé à peu près insoluble dans l'eau, insoluble dans l'ammoniaque, soluble dans la potasse.

On connaît un antimoniate de plomb naturel. Les antimoniates alcalins sont les seuls solubles; ils ont surtout été étudiés par FRÉMY; les antimoniates de potassium, de sodium et d'ammonium sont gélatineux et incristallisables.

ACIDE PYRO-ANTIMONIQUE $Sb^2O^7H^4$

(Acide *méta-antimonique* de FRÉMY.)

Il a été découvert par FRÉMY; il se prépare en décomposant le chlorure antimonique par l'eau; il ressemble au précédent, mais il est un peu plus soluble dans l'eau et soluble dans l'ammoniaque. Il se convertit facilement en acide méta-antimonique.

Il offre cet intérêt que le pyro-antimoniate bi-potassique (bi-méta-antimoniate de potasse de FRÉMY) est un réactif des sels de soude.

Les pyro-antimoniates sont très instables; ceux de potassium, de sodium et d'ammonium sont cristallins; on les obtient en calcinant les méta-antimoniates avec un excès d'alcali.

TÉTRA-OXYDE D'ANTIMOINE. $Sb^2O^4 = 304$

Ce corps s'obtient en calcinant à l'air tous les composés oxygénés de l'antimoine. C'est une poudre blanche, insipide, infusible, indécomposable par la chaleur, insoluble.

SULFURE ANTIMONIEUX. $Sb^2S^3 = 336$

ETAT NATUREL. — Le sulfure d'antimoine désigné sous le nom de *stibine* se trouve dans la nature sous forme d'un prisme droit à base rhombe de 90°, 45'; ces prismes sont souvent pyramidés et leurs deux arêtes aiguës tronquées. On le trouve encore en masses cylindroïdes, bacillaires, aciculaires, capillaires, granulaires ou massives. Sa densité est 4,6; sa dureté est 2 ; il est d'un gris bleuâtre; il fond à la bougie. On le trouve souvent mélangé avec du sulfure de plomb ou du sulfure de fer. Il est alors désigné sous les noms de *zinkénite*, *plagionite*, *berthiérite*, etc.

C'est un corps très répandu; il se trouve en filons puissants, dans les roches primitives, les gneiss, les granites, les micaschistes. Il se trouve d'une manière accidentelle, dans beaucoup de filons métalliques surtout argentifères.

Sa gangue consiste dans du quartz, du feldspath, de la barytine et de la chaux carbonatée.

On le trouve à Massiac, Lubillac, etc.

PRÉPARATION. — On peut le préparer en fondant la stibine; il porte alors le nom d'*antimoine cru*, mais il renferme toujours du sulfure d'arsenic, aurait-on la précaution de le pulvériser et de le laisser en contact avec l'ammoniaque, qui dissout le sulfure d'arsenic. Le Codex préfère le préparer directement en fondant de l'antimoine pur avec du soufre (1).

Quand on fait passer un courant d'hydrogène sulfuré dans un sel antimonieux, on obtient un précipité rouge orangé de sulfure d'antimoine hydraté

---

(1)   « Antimoine purifié. . . . .   1250 gr.
      Soufre sublimé. . . . .   500 gr.

Pulvérisez l'antimoine dans un mortier en fer; lorsqu'il sera réduit en poudre fine, mélangez-le au soufre, introduisez le mélange dans un creuset en terre et chauffez. Lorsque la matière sera en pleine fusion, donnez un coup de feu vif pour chasser l'excès de soufre. Retirez ensuite le creuset du feu ; brisez-le lorsqu'il sera refroidi ; divisez le sulfure en fragments, et conservez-le dans un vase fermé. » (Codex 1884.)

qui, après dessiccation dans le vide, renferme $2H^2O$; maintenu longtemps à l'ébullition en liqueur acide, il se convertit en sulfure noir et cristallin.

PROPRIÉTÉS PHYSIQUES. — Le sulfure d'antimoine artificiel ressemble beaucoup à celui qui se trouve dans la nature.

PROPRIÉTÉS CHIMIQUES. — Chauffé à l'air, il donne d'abord un oxysulfure, puis de l'anhydride antimonieux.

Le charbon le réduit au rouge, et donne de l'antimoine et du sulfure de carbone.

Plusieurs métaux le décomposent à chaud, et mettent l'antimoine en liberté.

Avec l'acide chlorhydrique, il donne de l'hydrogène sulfuré et du chlorure d'antimoine; avec les alcalis et les carbonates alcalins, en présence de l'eau, il donne du kermès.

Le cyanure de potassium le réduit à l'état métallique.

L'azotate de potasse donne de l'antimoniate et du sulfate de potasse.

Ce corps joue le rôle de sulfacide et donne naissance à des sulfosels dont on trouve plusieurs dans la nature (zinkénite, bournonite, etc.). Les sulfo antimonites alcalins ont un intérêt au point de vue de la préparation du kermès.

ESSAI. — Le sulfure d'antimoine peut être altéré par du sulfure de fer, du sulfure d'arsenic et du sulfure de plomb, et falsifié par du schiste ardoisé et du bioxyde de manganèse. Pour rechercher ces différents corps, on traite à chaud le sulfure d'antimoine par l'azotate de potasse; on reprend par l'eau; dans la liqueur, on peut rechercher le fer, l'arsenic et le manganèse. En attaquant le sulfure d'antimoine par l'acide chlorhydrique, le chlorure de plomb, et le schiste ardoisé restent comme résidu.

L'essai en tant que minerai a été donné page 495.

USAGES. — Il servait aux femmes pour se *faire* les cils et les sourcils.

USAGES MÉDICAUX. — Il sert à la préparation du kermès. Il entre dans la tisane de FELTZ à la dose de 60 grammes pour un litre de tisane, dans les tablettes antimoniales de KUNCKEL, dans la poudre de JAMES.

SULFURE ANTIMONIQUE. $Sb^2S^5 = 400$

PRÉPARATION. — 1° On obtient ce corps hydraté en précipitant un antimoniate par l'hydrogène sulfuré. Ce corps est alors d'un jaune orangé et nettement acide.

2° Le Codex le fait préparer en décomposant le sel de Schlippe par l'acide sulfurique (1).

Caractères. — « Poudre fine, de couleur rouge-orangé, insipide, inodore, insoluble dans l'eau et dans l'alcool.

Ce corps chauffé dans un tube dégage du soufre et laisse un résidu noir de sulfure d'antimoine. Il est attaqué par l'acide chlorhydrique avec dégagement d'hydrogène sulfuré, dépôt de soufre et formation de protochlorure d'antimoine. Il est soluble dans la potasse caustique et dans l'ammoniaque, qui se colore en jaune. » (Codex 1884).

Ce corps est désigné par le Codex sous le nom de *soufre doré d'antimoine*. Ce soufre doré s'obtenait autrefois en précipitant les eaux-mères du kermès par un acide. Sa composition était un peu différente.

Le sulfure antimonique donne naissance à des sulfo-antimoniates, sels bien définis : les sulfo-antimoniates alcalins et alcalino-terreux sont solubles ; les autres sont insolubles.

OXYSULFURES D'ANTIMOINE

Il existe une combinaison définie d'oxyde et de sulfure d'antimoine, Sb^2S^2O. Les autres composés désignés sous le nom d'oxysulfures ne sont que des mélanges. Tels sont :

1° *Le verre d'antimoine :* il renferme une forte proportion d'oxyde, un peu de sulfure d'antimoine, 0,10 de silice et des proportions variables d'oxyde ferrique. Pour le préparer, on grille le sulfure d'antimoine sur un têt en terre, en agitant sans cesse, et de manière que le sulfure n'entre pas en fusion. Quand la masse a acquis une couleur gris blanchâtre, on la fond dans un creuset, et on la coule en plaques minces ; ces plaques sont vitreuses, transparentes, et d'une couleur hyacinthe.

2° *Le foie d'antimoine, ou crocus metallorum, ou safran des métaux ;* il

---

(1) « Sulfure d'antimoine pur. . . . . 40 gr.
Soufre sublimé . . . . 140 gr.
Carbonate de soude . . . . 240 gr.
Charbon végétal. . . . . 30 gr.

Mélangez ces substances finement pulvérisées et fondez-les ensemble dans un creuset ; coulez le produit de la réaction sur un carreau en faïence ; divisez-le grossièrement, et épuisez-le ensuite à chaud par de l'eau employée en aussi faible quantité que possible. La solution filtrée, et au besoin évaporée, abandonne des cristaux volumineux et presque incolores ($SbS^4Na^3,9H^2O$ — *sel de Schlippe*) que vous ferez égoutter sur un entonnoir.

Dissolvez ces cristaux dans environ 8 fois leur poids d'eau froide, et décomposez leur solution en y versant goutte à goutte de l'acide sulfurique dilué, jusqu'à ce qu'il ne se forme plus de précipité. Recueillez le dépôt sur un filtre, opérez-en le lavage, la dessiccation et la conservation comme pour le kermès.

est plus sulfuré que le précédent ; il se prépare comme lui ; mais on ne pousse pas le grillage aussi loin ; on s'arrête quand la matière a pris une couleur analogue à celle des cendres ; on fond alors dans un creuset, et l'on obtient une masse opaque d'une couleur brun hépatique, et présentant un reflet métallique ; réduite en poudre, elle présente une teinte rouge brun. Cette poudre est employée dans la médecine vétérinaire, comme vermifuge et purgative à la dose de 30 à 60 grammes; jadis elle était la base du vin émétique.

3° *La rubine d'antimoine*. Ce composé est encore analogue au verre d'antimoine, mais plus chargé de sulfure que ce dernier.

4° *Le vermillon ou cinabre d'antimoine* ; il s'obtient en faisant réagir une solution d'hyposulfite de soude sur une solution d'émétique.

KERMÈS

HISTORIQUE. — Le kermès a été découvert par GLAUBER vers la seconde moitié du XVIIᵉ siècle ; par indiscrétion, LIGERIE, chirurgien de Paris, connut le secret de cette préparation ; le gouvernement le lui acheta en 1720.

ETAT NATUREL. — Dans la nature, on trouve un corps de couleur et de composition presque semblables à celles du kermès des pharmacies. Ce corps paraît provenir de l'altération par l'air du sulfure antimonieux.

PRÉPARATION. — Les diverses préparations du kermès peuvent se ranger sous trois chefs différents :

A par les carbonates ;

B par les hydrates ;

C par fusion ignée.

Nous donnerons une préparation par chacun de ces procédés. Nous devons dire tout de suite que l'on préfère les carbonates aux alcalis caustiques, et les sels de soude aux sels de potasse.

     A. « Sulfure d'antimoine pur . . . .   60 gr.
         Carbonate de soude cristallisé . . . .   1 280 gr.
         Eau distillée . . . . 12 800 gr.

Opérez dans une chaudière en fonte. Dissolvez le carbonate de soude dans l'eau ; portez à l'ébullition. Ajoutez le sulfure d'antimoine finement pulvérisé, et agitez avec une spatule en bois. Lorsque le mélange aura bouilli pendant une heure environ, filtrez la solution bouillante et recevez le liquide dans des terrines en grès préalablement chauffées et plongeant dans de l'eau chaude.

Laissez refroidir les liqueurs aussi lentement que possible. Après complet refroidissement, recueillez sur un filtre le précipité qui s'est déposé ; lavez-le sur le filtre même avec de l'eau froide, jusqu'à ce que l'eau de lavage s'écoule insipide. Faites sécher le kermès dans une étuve modérément chauffée ; passez-le au tamis de soie n° 100, et conservez-le dans un flacon très sec, à l'abri de l'air et de la lumière.

Le kermès employé en médecine doit être *exclusivement* préparé par ce procédé, dit méthode de CLUZEL, afin d'avoir toujours un produit identique. » (Codex 1884.)

M. MÉHU, après une étude approfondie de la préparation de ce corps, a proposé :

1° De réduire à quinze minutes la durée de l'ébullition ;

2° De ne rien faire pour ralentir le refroidissement du liquide ;

3° De séparer l'eau mère aussitôt que sa température est descendue à 35° ;

4° D'abandonner les eaux mères à elles-mêmes pendant deux jours avant de les faire servir à une autre opération.

Le velouté recherché dans le kermès est dû à la tamisation à travers un tissu serré.

B. Quand on emploie les alcalis caustiques, on opère exactement comme avec les carbonates alcalins. Ce procédé porte le nom de procédé de PIDERIT.

C. Le procédé par fusion ou de BERZELIUS consiste à fondre dans un creuset couvert 3 parties de sulfure d'antimoine et 8 parties de carbonate de potasse ; quand la masse est refroidie, on la casse en morceaux, et on la fait bouillir dans l'eau ; pour le reste de l'opération, on se conforme aux indications du procédé CLUZEL. Les eaux mères et les résidus peuvent, par une nouvelle ébullition, fournir de nouvelles quantités de kermès.

« Il est plus rouge, moins fin et surtout beaucoup moins velouté que le kermès officinal. Le sulfure d'antimoine s'y trouve, du moins en partie, à l'état de quintisulfure retenant un peu de potasse en combinaison ; *il est toujours arsenical.* Il colore plus ou moins l'ammoniaque en jaune.

OBSERVATION. — On doit le réserver *exclusivement* pour la médecine vétérinaire. » (Codex 1884.)

ROUSSEL a donné le procédé suivant pour la préparation à froid du kermès vétérinaire.

On pulvérise aussi finement que possible le sulfure d'antimoine ; on le mélange très intimement à sec et très rapidement avec la moitié de son poids de sel de soude à 85° ; on arrose ce mélange jusqu'à ce qu'on obtienne une bouillie demi-claire : au bout de peu de temps, il se produit un durcissement considérable ; il y a élévation de température et la masse devient peu à peu marron ; on évite que le durcissement soit complet en ajoutant une certaine quantité d'eau que l'on mélange par une bonne trituration. Si un deuxième durcissement venait à se produire, on l'éviterait de la même manière. Après vingt-quatre ou trente-six heures, toute la masse a un aspect gras, presque butyreux. On laisse ainsi l'action se prolonger pendant dix à quinze jours ; il ne reste plus qu'à mettre sur un filtre, laver à grande eau jusqu'à cessation de réaction alcaline et sécher.

Les liquides résultant des lavages peuvent être réunis, concentrés et donnent un très beau kermès, comparable comme beauté et comme qualité au beau kermès médicinal de Cluzel.

Théorie. — Le sulfure d'antimoine est décomposé par le carbonate de sodium en donnant de l'oxyde d'antimoine et du sulfure de sodium.

$$Sb^2S^3 + 3\ CO^3Na^2 = Sb^2O^3 + 3\ Na^2S + 3\ CO^2$$

L'oxyde d'antimoine se combine avec du carbonate de sodium pour donner de l'antimonite sodique ; le sulfure de sodium se combine avec du sulfure d'antimoine pour donner un sulfo-antimonite sodique.

$$Sb^2O^3 + CO^3Na^2 = 2\ SbO^2Na + CO^2$$
$$Sb^2S^3 + Na^2S = 2\ SbS^2Na$$

Cet antimonite et ce sulfo-antimonite sont solubles et passeront dans la liqueur ; d'autre part, il s'est formé divers oxysulfures insolubles, sans intérêt pour nous, puisqu'ils restent sur le filtre.

La liqueur bouillante ainsi obtenue va se décomposer par le refroidissement, et donner d'une part des sels trimétalliques solubles et d'autre part des sels monométalliques insolubles dont le mélange constitue le kermès.

$$4\ (SbO^2Na) + H^2O = (SbO^2)^3\ NaH^2 + SbO^2Na^3$$
$$4\ (SbS^2Na) + H^2S = (SbS^2)^3\ NaH^2 + SbS^2Na^3$$

Les antimonites SbO^2Na^3 et $(SbO^2)^3\ NaH^2$ ont été isolés par Terreil ; pour les sulfo-antimonites nous procédons par analogie.

Le kermès se compose donc de ces deux parties insolubles, du sulfo-antimonite acide de sulfure de sodium et d'antimonite acide de sodium hydratés. Ce sont les expériences de Rose qui ont montré que telle était la constitution du kermès ; on croyait que c'était un oxysulfure d'antimoine hydraté.

Les eaux-mères du kermès renferment du sulfo-antimonite alcalin de sodium et de l'antimonite alcalin de sodium ; en traitant ces eaux par un acide, il se produit un dégagement abondant d'hydrogène sulfuré, et il se forme un précipité qui est du soufre doré d'antimoine.

Cette théorie s'applique spécialement au kermès Cluzel : dans le procédé Berzelius, il se forme des composés plus oxygénés, un antimoniate et du sulfo-antimoniate.

Propriétés physiques. — Le kermès Cluzel est une poudre légère d'un

brun rougeâtre foncé, offrant un aspect velouté ; elle est insipide, inodore.

La lumière le décolore, lui donne une teinte d'un blanc jaunâtre, un aspect
farineux, et met du soufre en liberté. Cette altération se produit surtout
lorsqu'il est humide.

PROPRIÉTÉS CHIMIQUES. — L'eau ne l'attaque pas : les solutions alcalines le
dissolvent ; l'acide chlorhydrique le dissout avec dégagement d'hydrogène
sulfuré et dépôt de soufre.

ESSAI. — On a falsifié le kermès avec du peroxyde de fer, des terres argileuses et ferrugineuses, de la brique pilée très divisée, du soufre doré d'antimoine, de la litharge et des poudres végétales telles que le santal rouge :
quelquefois on a ajouté du noir de fumée pour foncer la teinte.

On traite par l'acide chlorhydrique à chaud ; la solution filtrée est additionnée d'acide tartrique (pour empêcher la décomposition par l'eau du
chlorure d'antimoine) ; on l'étend d'eau et on peut alors rechercher les caractères du fer ; dans le résidu, on trouverait les terres argileuses, la brique,
le santal et le noir de fumée. Pour rechercher le plomb, on traite par l'acide
azotique ; dans la liqueur, on constatera la présence du plomb ; pour trouver
le soufre doré, on met le kermès en contact avec l'ammoniaque liquide à
20° Baumé, qui ne se colore pas s'il est pur, et se colore en jaune foncé,
s'il est mélangé de soufre doré.

USAGES MÉDICAUX. — Avec le kermès, on fait des tablettes ($0^{gr},01$).

Le kermès s'administre ordinairement dans un julep gommeux ou dans
un looch à la dose de $0^{gr},05$ à $0^{gr},25$.

CHLORURE ANTIMONIEUX. $SbCl^3 = 226,5$

SYNONYMIE. — Beurre d'antimoine, trichlorure, protochlorure d'antimoine, etc.

PRÉPARATION. — On le prépare en attaquant le sulfure d'antimoine par
l'acide chlorhydrique (1).

---

(1) PRÉPARATION. — « Prenez le résidu de la préparation de l'acide sulfhydrique
par le sulfure d'antimoine et décantez le liquide dans une capsule en porcelaine
après avoir laissé déposer les substances insolubles.

Evaporez la solution sous une cheminée à fort tirage jusqu'au moment où une
goutte de liqueur posée sur une lame de verre se solidifie par le refroidissement.
Versez alors le liquide dans une cornue en verre munie d'une allonge et d'un récipient

L'équation suivante représente la réaction de l'acide chlorhydrique sur le sulfure d'antimoine.

$$Sb^2S^3 + 6\ HCl = 2\ SbCl^3 + 3\ H^2S$$

2° On pourrait encore obtenir le chlorure antimonieux en faisant passer un courant de chlore sur de l'antimoine en excès ou en distillant un mélange de chlorure mercurique et d'antimoine ou de sulfure d'antimoine

$$Sb^2S^3 + 3\ HgCl^2 = 3\ HgS + 2\ SbCl^3$$

PROPRIÉTÉS. — Ce corps se présente en masses cristallines, blanches, demi-transparentes, onctueuses et déliquescentes, fusibles à 73° et bouillant à 225°.

Abandonné à l'air, il en attire l'humidité et se liquéfie ; un excès d'eau décompose cette solution ; pour avoir une solution plus étendue, il faut ajouter de l'acide chlorhydrique, ou de l'acide tartrique, ou du chlorure de sodium (CAUSSE). Le Codex de 1866 préparait le protochlorure d'antimoine liquide en abandonnant à l'air humide, sur un entonnoir, le chlorure anti-monieux en masse.

Le protochlorure d'antimoine liquide, versé dans quarante fois son poids d'eau, donne lieu à un précipité blanc constitué par de l'oxychlorure d'anti-moine ou *chlorure de stibyle*, SbOCl, anciennement nommé poudre d'ALGAROTH. Suivant la proportion d'eau employée pour la précipitation et les lavages, ce précipité possède une composition différente ; il y a là des phénomènes de dissociation analogues à ceux que nous étudierons à propos du sous-azotate de bismuth.

Le chlorure antimonieux est réduit par l'hydrogène, qui le fait passer à l'état d'hydrogène antimonié.

Le fer le décompose et précipite l'antimoine ; cette propriété est utilisée pour le bronzage du fer.

Avec l'ammoniaque, il donne SbCl³,AzH³, et SbCl³,2AzH⁴Cl.

Il joue le rôle de chloracide ; c'est un agent de chloruration.

ESSAI. — Il peut renfermer des chlorures d'arsenic, de fer, de plomb et des matières terreuses ; par distillation ménagée, tous ces corps restent comme résidu, à l'exception du chlorure d'arsenic ; on retrouvera l'arsenic en préci-pitant le chlorure d'antimoine par un grand excès d'eau légèrement ammo-

---

préalablement bien séchés. Chauffez au bain de sable et distillez presque jusqu'à siccité. Il est facile d'éviter l'obstruction du col de la cornue ou de l'allonge en chauffant avec quelques charbons ardents les endroits où s'opère quelquefois la solidification du chlorure d'antimoine. La masse cristalline condensée dans le réci-pient est souvent surnagée par une petite quantité de liquide que l'on sépare par décantation ; on fait fondre la masse solide, et on l'introduit dans des flacons à large ouverture que l'on ferme avec des bouchons de liège bouillis dans la paraffine. » (Codex 1884.)

niacale ; l'eau retient l'arsenic et donne avec l'hydrogène sulfuré un précipité jaune d'orpiment, après avoir été acidulée par l'acide chlorhydrique.

Usages. — On l'emploie dans les arts pour bronzer les canons de fusil, pour donner au cuir une couleur particulière.

Usages médicaux. — Le chlorure antimonieux n'est guère usité que pour cautériser les plaies envenimées. On l'applique sur ces plaies à l'aide d'une baguette ou d'un pinceau. Il agit profondément et rapidement. C'est un des caustiques les plus douloureux.

CHLORURE ANTIMONIQUE. $SbCl^5 = 297,5$

Le chlorure antimonique se prépare en faisant passer un courant de chlore en excès sur de l'antimoine.

C'est un liquide incolore, très volatil, qui répand à l'air des vapeurs ; avec l'eau, il donne d'abord un hydrate, puis il se décompose en acides chlorhydrique et antimonique.

C'est un agent de chloruration employé en chimie organique.

Il existe un iodure d'antimoine SbI^3, un tribromure $SbBr^3$, un tri et un penta fluorure $SbFl^3 — SbFl^5$.

ARSÉNIATE D'ANTIMOINE

Préparation. — On obtient l'arséniate d'antimoine en versant une solution concentrée d'arséniate de soude dans une solution également concentrée de chlorure antimonieux. Il se forme du chlorure de sodium et de l'arséniate neutre d'antimoine insoluble. On lave longtemps le précipité ; il cesse alors d'être neutre pour devenir basique. Il est essentiel d'employer un léger excès d'arséniate de soude et de verser l'arséniate dans le chlorure, en agitant continuellement pour éviter la formation d'oxychlorure d'antimoine qui se mêlerait à l'arséniate.

Propriétés. — L'arséniate d'antimoine est blanc, amorphe, insipide, insoluble dans l'eau et dans les acides faibles, soluble dans l'acide azotique bouillant et dans l'acide chlorhydrique froid. Chauffé à 150 ou à 200°, il devient anhydre ; au rouge, l'excès d'oxyde d'antimoine distille.

Usages médicaux. — L'arséniate d'antimoine a été récemment introduit dans la thérapeutique des affections du cœur. On le donne en pilules et en granules, quelquefois associé au fer, au bismuth et à d'autres médicaments.

BORE

$$B = 11$$

HISTORIQUE. — Le bore a été découvert par GAY-LUSSAC et étudié par THE-NARD et DAVY.

PRÉPARATION. — On le prépare en décomposant l'acide borique par le magnésium (MOISSAN) ou l'aluminium : suivant le mode opératoire, on l'obtient amorphe ou cristallisé.

PROPRIÉTÉS. — Amorphe, c'est une poudre marron clair s'enflammant à 700°, attaquée par le soufre, le chlore, le brome, l'iode, l'hydrogène sulfuré, les acides chlorhydrique, bromhydrique, iodhydrique et l'azote, $D = 2,45$. C'est un réducteur énergique.

Cristallisé, c'est un corps transparent, rarement incolore, ayant ordinaire-ment une teinte variant du jaune au rouge. Densité $= 2,69$. Son pouvoir réfringent est considérable ; sa dureté est égale à celle du diamant. Il brûle difficilement ; il n'est attaqué que par la potasse, la soude et le bisulfate de potasse au rouge.

Il existe :

1° Un *borure d'hydrogène* BH^3 ? qui brûle avec une flamme bordée de vert ; si on l'écrase avec un corps froid, on obtient une tache brune de bore ; il décompose partiellement l'azotate d'argent ;

2° Un *fluorure de bore* BFl^3, gaz incolore que l'on obtient en chauffant un mélange d'acide borique, de fluorure de calcium et d'acide sulfurique. Il possède une avidité extrême pour l'eau.

Il a été essayé par GALLOIS en inhalations à la dose de $1/20\,000$ contre la tuberculose.

3° Un *acide fluoborique* BFl^3, $HFl = BFl^4H$, qui s'obtient en saturant l'acide fluorhydrique par l'acide borique ; c'est là un acide énergique. La plupart des fluoborates sont très solubles dans l'eau et cristallisent bien. Calcinés, ils perdent du fluorure de bore et laissent un résidu de fluorure métallique. On peut obtenir les fluoborates alcalins en dissolvant l'acide borique dans les fluorures acides. Cette réaction offre cette particularité remarquable que la solution, primitivement très acide, devient, au contraire, alcaline : l'équation suivante rend compte de ce fait :

$$2\ NaFl^2H + BO^3H^3 = BFl^4Na + NaOH + 2\ H^2O$$

4° Un chlorure et un bromure de bore BCl^3 et BBr^3.

ANHYDRIDE BORIQUE B^2O^3

Ce corps s'obtient par la calcination de l'acide borique

$$2\ BO^3H^3 = B^2O^3 + 3\ H^2O$$

Il fond au rouge naissant ; il est hygroscopique ; il se volatilise lentement au rouge vif : il dissout un grand nombre d'oxydes métalliques qu'il abandonne à l'état cristallin en se volatilisant.

Par hydratation, ce corps peut donner naissance à :

1° L'*acide métaborique* $BO^2H = BO\ OH$;

2° L'*acide orthoborique* $BO^3H^3 = B\ (OH)^3$.

Mais cet acide orthoborique jouit de la propriété de se polymériser très facilement ; on connaît surtout l'acide tétraborique $B^4O^4\ (OH)^4$.

En fait de sels, on connaît surtout des métaborates et des tétraborates di-métalliques ; on ne connaît guère qu'un ortho-borate de magnésium.

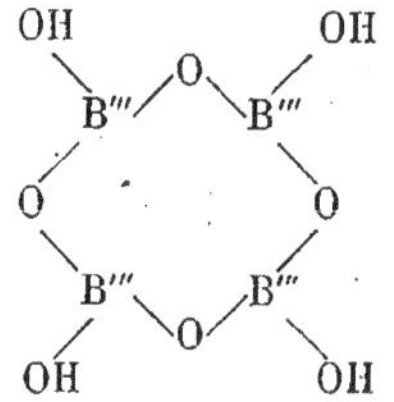

ACIDE BORIQUE

$$BO^3H^3 = 62 \qquad \begin{array}{rcrcl} B &=& 11 &=& 17.74 \\ O^3 &=& 48 &=& 77.42 \\ H^3 &=& 3 &=& 4.84 \\ \hline & & 62 & & 100.00 \end{array}$$

SYNONYMIE. — Acide boracique. Sel sédatif de HOMBERG.

HISTORIQUE. — Il a été découvert par HOMBERG et étudié par GAY-LUSSAC et THÉNARD.

ÉTAT NATUREL. — L'acide borique se trouve à l'état de liberté dans les cratères de volcans ; on lui a donné le nom de *sassoline*, parce qu'il a été trouvé aux environs de Sasso, ville de Toscane ; on le trouve également en dissolution dans les suffioni. On admet généralement qu'il provient de la décomposition par l'eau de l'azoture ou du sulfure de bore ; en effet, on trouve toujours des sels ammoniacaux et de l'hydrogène sulfuré à côté de l'acide borique ; les eaux sulfureuses des Pyrénées contiennent toutes de l'acide borique.

A l'état de combinaison, ou trouve l'acide borique dans :

Borax ou tinckal.	Borate de soude.
Boracite.	Borate ou chloro-borate de magnésium.
Hayésine.	Borate de calcium, etc.

PRÉPARATION. — En Toscane, l'acide borique se trouve dans les vapeurs

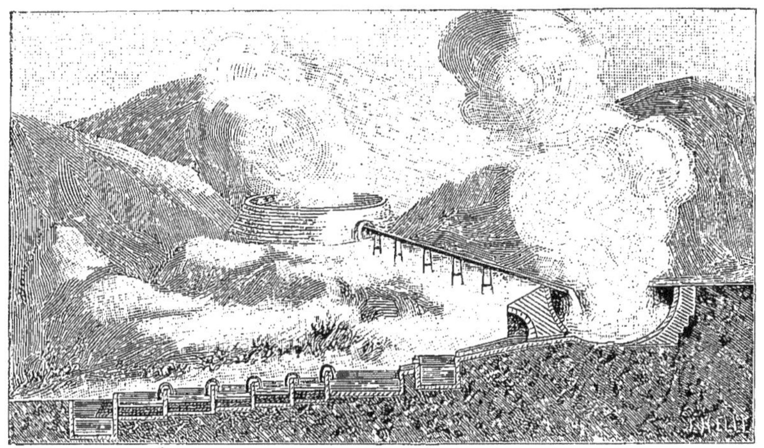

Fig. 343. — Acide borique.

dégagées par les crevasses du sol et désignées sous le nom de *Suffioni* : ces vapeurs se condensent dans de petits lacs ou *Lagoni* ; on les concentre (fig. 343) ; on transforme l'acide borique en borate de soude qu'on purifie par cristallisation et qu'on décompose, soit par l'acide sulfurique, soit par l'acide chlorhydrique.

Avec l'acide sulfurique, on obtient du premier jet des cristaux nacrés, forme sous laquelle se présente habituellement l'acide borique médicinal, mais il est très difficile de séparer des eaux-mères l'acide borique dissous, parce que cet acide cristallise en même temps que le sulfate de sodium.

Avec l'acide chlorhydrique, les eaux-mères sont mieux utilisées, mais on obtient de l'acide prismatique, qu'une nouvelle cristallisation amènerait du reste à l'état nacré.

Au reste ces deux formes présentent sensiblement la même pureté, ainsi que le montrent les analyses suivantes.

	Acide nacré.	Acide prismatique.
Eau d'interposition à 50°	0,200	1,000
Matière organique réduisant le permanganate	0,001	0,005
Résidu insoluble dans l'alcool	1,100	0,900
Perte au rouge sombre	45,200	45,250
Acide pur anhydre	53,499	52,845

(CARLES.)

PROPRIÉTÉS PHYSIQUES. — L'acide borique se présente ou bien en écailles blanches, nacrées, onctueuses au toucher, ou bien cristallisé en prismes, lourd, sans toucher savonneux.

100 grammes d'eau en dissolvent à

0°	$1^{gr},95$
20°	4 gr.
40°	7 gr.
102°	29 gr.

Il se dissout dans 20 parties d'alcool à 90^{dv}.

Il se dissout dans 5 parties de glycérine. En chauffant de la glycérine avec de l'acide borique jusqu'à ce qu'une certaine quantité d'eau se soit évaporée et coulant ensuite sur des plaques huilées, on obtient la *boroglycérine* qui renferme 62 grammes d'acide borique pour 92 grammes de glycérine : ce produit est très soluble dans l'eau ; c'est un éther de l'acide borique et de la glycérine. La solution d'acide borique dans la glycérine est plus acide que la solution aqueuse (MANSIER).

D'autres corps, le borax, la magnésie, etc., augmentent considérablement la solubilité de l'acide borique dans l'eau. Le produit obtenu avec le borax est désigné sous le nom de *boro-borax;* nous l'étudierons à côté du borate de soude. Pour la magnésie, on dit en général, qu'il faut ajouter $1_{gr},25$ de magnésie calcinée pour chaque 10 grammes d'acide borique que l'on veut faire dissoudre en plus de la proportion normale.

PUAUX a étudié ce phénomène ; il conclut que la magnésie forme d'abord un borate à réaction alcaline, un tétraborate dans la solution duquel l'acide borique est plus soluble que dans l'eau ; l'excès d'acide borique produit ensuite un hexaborate ou un hexaborate avec excès d'acide, selon les proportions de magnésie et d'acide borique en présence. Il a donné les formules de deux solutions dans lesquelles il remplace la magnésie par son carbonate et en diminue la proportion.

SOLUTION A 1/10

Acide borique . . . . 10 gr.
Carbonate de magnésie. . . . . $1^{gr},40$.
Eau q. s. p. 100 C.C.

Réaction acide. D = 1044.

SOLUTION A 1/5

Acide borique. . . . . 20 gr.
Carbonate de magnésie . . . . $3^{gr},50$
Eau q. s. p. 100 C.C.

Réaction acide. D = 1088.

Chauffé au-dessus de 100°, il perd de l'eau et se transforme en acide métaborique ; si on le coule, on obtient un verre transparent qui se fendille et devient opaque ; à l'air humide, il se couvre d'un hydrate pulvérulent ; quoique très fixe, il finit par se volatiliser à haute température.

PROPRIÉTÉS CHIMIQUES. — Presque tous les acides déplacent l'acide borique des borates en solution ; par voie sèche, au contraire, l'acide borique, grâce à sa fixité, déplace presque tous les acides.

Ses solutions aqueuses ou alcooliques en entraînent beaucoup quand on les distille.

Il dissout à chaud les oxydes métalliques et prend souvent une coloration caractéristique pour ces oxydes.

Sa solution froide colore le tournesol en rouge vineux ; chaude et saturée, elle lui communique la teinte pelure d'oignon.

CARACTÈRES. — 1° Une solution alcoolique d'acide borique brûle avec une flamme verte. Se méfier des sels de cuivre et des composés organiques chlorés.

2° Dans une solution d'acide borique, ou d'un borate alcalin ou alcalino-terreux, additionnée d'acide chlorhydrique jusqu'à réaction acide faible mais nette, on plonge une bande de papier de curcuma ; on la sèche à 100° sur un verre de montre ; elle prend une teinte rouge caractéristique, qu'il ne faut pas confondre avec celle produite par plusieurs autres réactifs. En humectant ce papier rougi avec une solution d'un alcali carbonaté, la couleur passe au noir bleu ou au noir vert ; mais un peu d'acide chlorhydrique ramène aussitôt la teinte rouge brun.

3° L'azotate d'argent donne avec les solutions concentrées des borates alcalins neutres un précipité blanc légèrement jaunâtre : les solutions étendues donnent un précipité brun. Les solutions concentrées de borates acides donnent un précipité blanc. Tous ces précipités se dissolvent dans l'acide azotique et l'ammoniaque.

4° Avec le chlorure de baryum, les solutions concentrées de borates donnent un précipité blanc.

5° Avec le chlorure mercurique, les solutions concentrées de borates donnent un précipité rouge brique.

6° Examinée au spectroscope, la flamme qui contient de l'acide borique présente 4 lignes brillantes intenses, également larges et à égales distances B^1 est vert jaune brillant et se confond avec Baγ; B^2 est vert clair et coïncide avec Baβ; B^3 est vert bleu clair et se confond presque avec la ligne bleue du baryum; B^4 est très faiblement bleue et ne coïncide pas tout à fait avec Srδ.

En triturant avec de la glycérine, en bouillie un peu épaisse, la substance; pulvérisée, qui contient l'acide borique, en imprégnant un fil de platine et introduisant dans la flamme d'un bec de BUNSEN, on obtient une flamme très convenable.

DOSAGE. — C'est un dosage très difficile.

1° On dissout dans l'eau le borate pesé; on ajoute un excès d'acide chlorhydrique; on évapore la solution au bain-marie. A la fin de l'opération on ajoute encore quelques gouttes d'acide chlorhydrique et l'on dessèche le résidu au bain-marie jusqu'à ce qu'il ne se dégage plus de traces de vapeurs d'acide chlorhydrique. Dans le résidu on dose le chlore; on en conclut l'alcali et par suite l'acide borique par différence.

2° *Principes.* — (*a*) L'acide borique n'a aucune action sur l'hélianthine virée au jaune par les alcalis.

(*b*) La teinture de tournesol vire en présence de l'acide borique et éprouve un changement de teinte caractéristique au moment où, par l'action des bases, il s'est produit un borate dont la composition varie avec la base employée. Avec la soude, ce virage a lieu quand il s'est produit du biborate de sodium. L'orcéine préparée par le procédé de LUYNES donne des virages très nets.

La liqueur sur laquelle on désire opérer est rendue franchement acide par les acides sulfurique ou chlorhydrique et ensuite partagée exactement en deux. Dans l'une des portions, on détermine l'acidité en présence de l'hélianthine; dans l'autre en présence du tournesol de M. DE LUYNES, avec une solution titrée de soude non carbonatée. De la différence des résultats obtenus, on déduit la quantité d'acide borique contenue dans la liqueur (PARMENTIER).

« ALTÉRATIONS. — Sulfates et chlorures; sels de soude, de chaux, de plomb, de cuivre; matières animales ». (Codex 1884.)

Traité par l'alcool, il ne doit laisser qu'un très faible résidu : par calcination, il perd 0,435 de son poids.

Réaction. — Il a été utilisé pour faire cristalliser divers oxydes. Il sert à préparer le tartrate borico-potassique.

Usages. — On introduit l'acide borique dans certaines poteries, ainsi que dans les mèches des bougies ; il sert à en vitrifier les cendres ; la petite masse ainsi obtenue fond et disparaît.

Usages médicaux. — *Formes pharmaceutiques.*

Poudre. — (L'acide prismatique se pulvérise facilement sans aucune précaution spéciale. Pour pulvériser l'acide nacré, on a recours à plusieurs procédés ; on ajoute quelques gouttes d'alcool, on frotte sur un tamis de crin : on a recours à sa solubilité plus grande à chaud qu'à froid et on agite pendant le refroidissement.)

Vaseline boriquée (1/10).

Eau boriquée (à saturation).

Doses. — En général l'acide borique n'est pas toxique et peut être administré à l'intérieur jusqu'à la dose de 5 grammes par vingt-quatre heures ; cependant, dans différents cas, on a observé des accidents toxiques.

L'absorption de ce corps s'effectue parfaitement par les muqueuses et par le derme dénudé.

Il s'élimine en grande partie par les urines et un peu par la peau ; l'élimination commence très rapidement après l'ingestion, et se continue pendant une huitaine de jours.

Il a été employé contre l'impetigo, l'eczéma, les affections des voies urinaires, soit à l'intérieur, soit en lavages, contre les pustules varioliques aussitôt que l'éruption est terminée : Fuchs en a saupoudré avec avantage les cancers ulcérés. Alison l'emploie intus et extra contre la furonculose ; le Dr Cortchinstky l'administre contre la fièvre typhoïde à la dose de $0^{gr},60$ à 1 gramme répétée 3 fois par jour. Ce traitement lui a donné une mortalité de 0,037.

Toxicologie. — D'après le Dr Gaucher, la mort arrive chez les cobayes au bout de dix à quinze jours, à la suite de l'ingestion de $0^{gr},50$ d'acide borique par jour, ce qui correspondrait pour l'homme à une dose quotidienne de 75 grammes. Cependant divers accidents ont été constatés.

Johnston a observé une intoxication après l'ingestion de $3^{gr},60$. D'après Rosenthal, 4 à 6 grammes d'acide borique augmentent la diurèse et produisent un peu de malaise ; à la dose de 12 à 15 grammes, on a de la gastralgie, de l'inappétence et des vomissements ; d'après le même auteur, les injections sous-cutanées d'une solution à 0,04 n'ont jamais produit d'accident.

Après avoir introduit dans le vagin 5 grammes d'acide borique en poudre,

et au bout de quarante-huit heures, le Dr WELCH a observé des fourmille-
ments aux mains, aux pieds et à la face, de la lassitude, de la tuméfaction
et de l'exfoliation de la peau, impossibilité. de marcher, faiblesse du pouls,
collapsus.

LEMOINE a observé trois cas ; les accidents consistaient en des éruptions
rubéoliques, confluentes sur certaines parties du corps, des vomissements, de
la céphalalgie, du délire ; d'après cet auteur, ces accidents ne se produisent
que dans les cas où les reins fonctionnent mal ; il y a alors rétention d'acide
borique dans l'économie et élimination de ce corps par la peau et les
muqueuses.

En Allemagne, l'emploi de ce corps pour la conservation des matières
alimentaires est interdit.

BORATES

Nous avons déjà. dit quelques mots sur la constitution des divers borates ;
cette étude a été faite par LE CHATELIER.

ETAT NATUREL. — A propos de l'acide borique, nous avons indiqué les
divers borates que l'on trouve dans la nature.

PRÉPARATION. — 1° On peut les préparer par voie sèche en faisant réagir
l'acide borique sur la plupart des sels ;
2° Quelques-uns se préparent par double décomposition.

PROPRIÉTÉS. — Les borates alcalins sont solubles dans l'eau ; mais ces
sels présentent très facilement des phénomènes de dissociation.

CARACTÈRES ET DOSAGE. — Voyez *Acide borique*.

CARBONE

$$C = 12$$

Le carbone est un corps excessivement répandu dans la nature sous différentes formes ; outre les diverses formes de carbone à peu près pur, les minéralogistes étudient dans la famille du carbone les corps suivants : *mellite* ou *mellate d'alumine, humboldite* (oxalate de fer), *succin, rétinasphalte* ou *rétinite, copal fossile, schéerérite, asphalte* ou *bitume de Judée, pétrole* ou *naphte, ozokérite.* Nous n'étudierons ici que ceux qui offrent quelque intérêt pour nous et dont nous n'aurions pas l'occasion de parler ailleurs.

Le véritable élément carbone n'est pas connu ; ce serait un corps gazeux : tous les corps que nous étudions sous ce nom sont des polymères du véritable élément carbone : il n'est pas impossible qu'on arrive à l'isoler à cet état, mais jusqu'à présent, dans toutes les réactions où ce carbone gazeux aurait pu se produire, il s'est immédiatement polymérisé. Diverses données thermiques (formation de l'acétylène), les analyses spectroscopiques confirment cette manière de voir.

PROPRIÉTÉS PHYSIQUES. — D'une manière générale, on peut dire que le carbone est un corps solide, inodore, insipide, infusible, d'une densité variable.

Au point de vue physique, on peut le diviser en deux groupes :

Le carbone cristallisé à forte densité, à combustion difficile ;

Le carbone amorphe, à combustion facile, à faible densité, caractérisé surtout par sa porosité ; à ce dernier point de vue, le charbon de bois et le charbon animal sont typiques ; le premier absorbe spécialement les gaz et le second les matières colorantes.

PROPRIÉTÉS CHIMIQUES. — A froid, le carbone ne manifeste que de très faibles affinités. Le charbon en poudre réduit pourtant plus ou moins complètement les solutions ferriques, de platine, d'or, d'argent.

A chaud, il réduit l'acide sulfurique.

Il décompose l'eau au rouge.

Par sa combustion, il fournit, suivant les circonstances, de l'oxyde de carbone ou de l'anhydride carbonique.

Avec le soufre, il donne le sulfure de carbone.

Avec l'hydrogène, il s'unit sous l'influence de l'arc voltaïque pour donner de l'acétylène.

Pour s'unir avec l'azote, il lui faut l'intervention d'un composé alcalin.

Les composés halogènes sont sans action sur lui.

Au rouge vif, le carbone s'unit à certains métaux pour former des carbures dont la fonte et l'acier sont des types bien connus.

Grâce à son affinité pour l'oxygène, il réduit les oxydes métalliques à une température plus ou moins élevée, en se transformant en oxyde de carbone ou anhydride carbonique suivant les circonstances.

DOSAGE. — Le dosage du carbone s'effectue le plus souvent en brûlant la substance par l'oxygène et dosant l'anhydride carbonique produit. Ce dosage est surtout important au point de vue de la chimie organique (1).

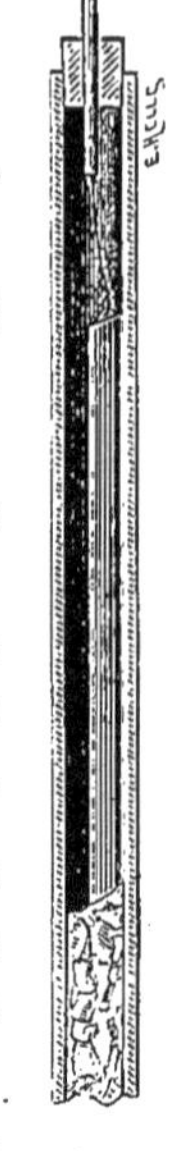

---

(1) Autrefois, cette combustion de la substance organique se faisait dans un tube en verre vert, après mélange préalable avec l'oxyde cuivrique ; le tube était chauffé dans une grille à charbon. Sans nous arrêter à décrire tous les perfectionnements successifs apportés à cet appareil, nous allons décrire celui qui nous semble le plus simple et le moins sujet aux erreurs. C'est l'appareil de PIRIA modifié par M. CLOEZ. Il se compose d'un tube en fer forgé d'une longueur de 1ᵐ,15 et de 2 centimètres de diamètre. Il doit dépasser la grille à combustion d'au moins 0ᵐ,15 à 0ᵐ,20 de chaque côté de manière à éviter la carbonisation des bouchons. Au milieu du tube se trouve une colonne d'oxyde cuivrique de 0ᵐ,30 de longueur ; à chaque extrémité de la colonne se trouve une nacelle de cuivre munie d'un fil de même métal destiné à en faciliter l'extraction : l'une de ces nacelles est longue de 0ᵐ,20, renferme de l'oxyde de cuivre et est destinée à recevoir la substance à analyser. L'autre a 0ᵐ,14 de longueur et doit être remplie de cuivre ou d'oxyde de cuivre, suivant que la substance est azotée ou non : quand la substance est sulfurée, chlorée ou bromée, le cuivre est remplacé par du chromate de plomb fondu et pulvérisé.

Le tube en fer est suivi : 1° d'un premier tube en U renfermant de la ponce sulfurique destinée à condenser l'humidité ; si l'on a soin de placer un petit godet à l'arrivée du gaz, il recueillera la majeure partie de l'eau et le tube pourra servir à un grand nombre d'expériences, sans que l'on ait besoin de changer la ponce ; 2° d'un tube de LIEBIG contenant une solution de potasse caustique destinée à absorber le gaz carbonique ; 3° d'un second tube en U plein de potasse caustique en fragments ; elle doit retenir le peu de gaz carbonique qui pourrait s'échapper et l'eau que le courant de gaz aurait pu enlever à la solution potassique. L'appareil se termine par un aspirateur ayant pour but de diminuer la pression à l'intérieur du tube : si la pression intérieure était plus grande que la pression extérieure, les bouchons absorberaient de

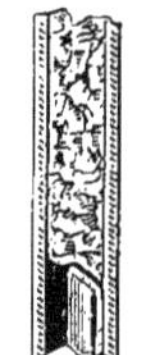

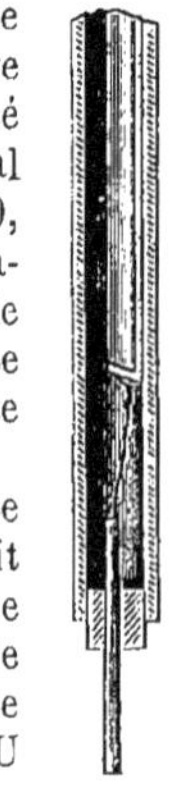

Fig. 344.
Tube de
Cloez.

I. — CARBONE CRISTALLISÉ

DIAMANT

ETAT NATUREL. — On le trouve dans les terrains d'alluvion, aux Indes, surtout dans les royaumes de Visapour et de Golconde, dans l'île de Bornéo, au Brésil, en Californie, au Cap : une seule fois on l'a trouvé en place, dans un roche nommée *itacolumite*.

Il se présente le plus souvent en petites masses arrondies et translucides généralement recouvertes d'une couche terreuse brunâtre. Débarrassés de cette couche, les échantillons les plus purs sont parfaitement limpides et

---

l'acide carbonique et l'analyse serait entachée d'erreur ; cependant, en se servant de bouchons en caoutchouc, il n'y a pas d'absorption et l'on peut supprimer l'aspirateur.

L'autre extrémité du tube de fer est en communication avec un gazomètre plein d'oxygène ; sur le trajet du gaz se trouvent un tube à boules renfermant une solution de potasse, deux tubes en U, l'un à ponce potassique et l'autre à ponce sulfurique : grâce à cet appareil le gaz arrive sec et privé d'anhydride carbonique. La solution de potasse du tube de LIEBIG sera très propre à servir plus tard pour le dosage de l'acide carbonique ; comme elle est saturée de gaz oxygène, elle n'en absorbera pas une nouvelle quantité qui augmenterait le poids du tube.

Connaissant la disposition de l'appareil, nous comprendrons aisément la marche de l'opération. Le tube à combustion est placé sur la grille, et ne contient que de l'oxyde de cuivre ; il faut le dessécher ; à cet effet, on le chauffe légèrement et on le met en communication avec le gazomètre ; quand on juge la dessiccation suffisante, on cesse de chauffer ; on supprime le courant de gaz et on met le tube de fer en communication avec le système à absorption ; on sépare le tube du gazomètre ; on introduit la nacelle renfermant la substance à analyser mélangée d'oxyde de cuivre ; on l'assujettit au moyen de tampons ; on remet en place le tube du gazomètre, mais sans laisser arriver l'oxygène ; on chauffe le tube à combustion jusqu'à 20 centimètres, de l'endroit où se trouve la substance ; quand cette partie est rouge, on rapproche peu à peu le feu de la nacelle jusqu'à ce que la décomposition commence, ce dont on s'aperçoit au dégagement à travers le condensateur de LIEBIG et à l'humidité qui se condense dans le tube coudé joignant le tube à combustion à l'appareil absorbant : on chauffe de manière à ce que la combustion s'effectue avec lenteur et régularité : quand elle est terminée, on fait passer un courant d'oxygène qui brûle complètement le résidu charbonneux se trouvant dans la nacelle. Quand l'oxygène traverse le condensateur sans diminuer de volume, on juge que l'opération est à peu près terminée ; on continue le courant pendant huit à dix minutes ; il ne reste plus qu'à faire passer un courant d'air dans les appareils pour faire les pesées dans les mêmes conditions que la première fois. Sans rien changer, l'appareil est prêt pour une nouvelle analyse.

Quand la substance à analyser est azotée on modifie le mode opératoire comme nous l'avons indiqué page 395.

M. BERTHELOT a beaucoup simplifié ce procédé : il brûle le composé dans sa bombe calorimétrique, dans l'oxygène comprimé à 25 kilogrammes ; la combustion est totale et instantanée ; s'il est utile, elle peut être faite dans un calorimètre ; après cette opération, on fait passer lentement les gaz dans le système de tubes déjà décrit.

Dans cette opération, le soufre passe à l'état d'acide sulfurique ; le dosage en est donc facile ; il en est de même pour le chlore.

incolores ; d'autres présentent des teintes variables jaunes, brunes ou mou-
chetées. Il en est de roses, de bleus, de verts et de noirs.

La taille du diamant fut découverte en 1756 par Louis de BERQUEM, gen-

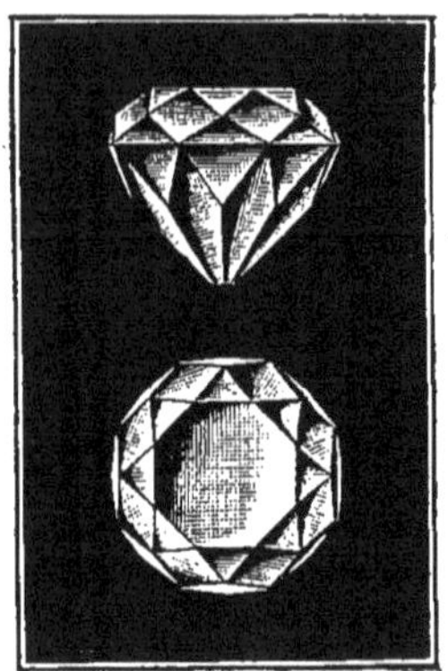

Fig. 345. — Brillant.

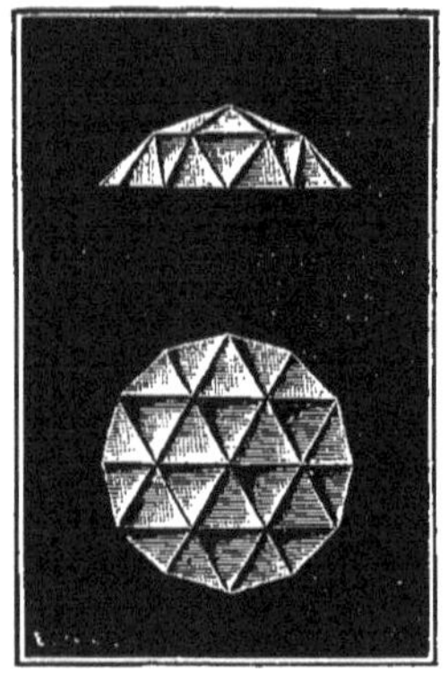

Fig. 346. — Rose.

tilhomme brugeois. Après l'avoir clivé on le frotte sur des meules d'acier,
recouvertes de poussière de diamant, nommée *égrisée*. On le taille en brillant
(fig. 345) ou en rose (fig. 346).

Outre les diamants dont nous venons de parler, il en est d'autres que
l'on ne peut tailler et que l'on désigne sous le nom de *diamants de nature*.

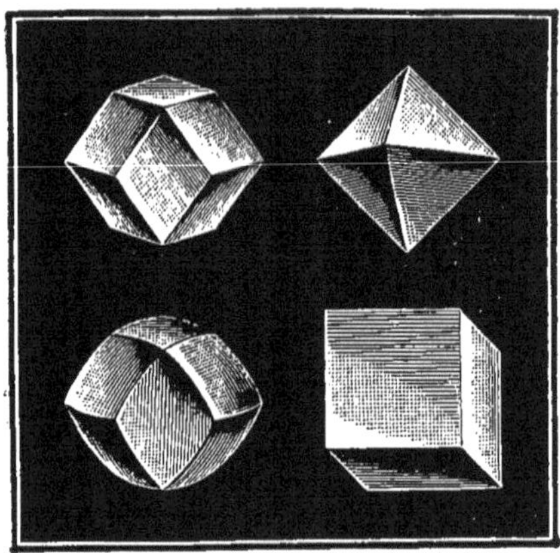

Fig. 347. — Formes cristallines du diamant.

PRÉPARATION. — On a essayé de préparer ce corps artificiellement, mais
jusqu'ici, on n'y est pas parvenu d'une manière satisfaisante ; on n'a obtenu
que des cristaux microscopiques. Tout récemment, M. MOISSAN a fait avancer
la question sans cependant la résoudre au point de vue industriel.

PROPRIÉTÉS. — Le diamant cristallise dans le système cubique ; on le trouve en cubes, en cubo-octaèdres, en cubo-dodécaèdres, en dodécaèdres rhomboïdaux, mais surtout sous forme du solide à 48 faces; il est à remarquer que les arêtes sont curvilignes (fig. 347).

Sa densité varie de 3,52 à 3,55.

Sa dureté, prise pour type, est de 10.

Il est infusible, mais si on le chauffe à l'air, il s'oxyde et disparaît.

Il possède un éclat dit *adamantin;* son pouvoir réfringent et dispersif est considérable ; ces qualités le font employer en joaillerie.

Le diamant se vend au carat; le carat pèse $0^{gr},205$; le prix augmente proportionnellement au carré du poids (?).

Le diamant est surtout employé comme parure ; il est également utilisé pour la taille des pierres précieuses, pour le sciage des pierres dures, le forage, etc.

GRAPHITE OU PLOMBAGINE

Le graphite renferme toujours de 0,04 à 0,06 de fer, que l'on croyait autrefois partie constituante ; mais il est démontré que ce n'est là qu'un principe accidentel.

Le graphite se présente quelquefois en paillettes hexagonales, mais ordinairement il est en masses amorphes, d'un gris bleuâtre foncé.

Sa densité varie de 2,1 à 2,2.

Il est tendre, infusible, d'un toucher doux. Il a probablement une origine organique ; on le trouve dans le gneiss, le micaschiste, le calcaire saccharoïde.

On l'obtient en traitant par l'électricité toutes les variétés de carbone, ou en faisant passer un courant de chlorure de carbone sur de la fonte en fusion.

Traité par le chlorate de potasse et l'acide azotique, il donne l'acide graphitique $C^{12}H^4O^5$, insoluble. Dans les mêmes conditions, le charbon amorphe se dissout, le diamant reste inattaqué.

M. W. Lizi a observé que certains graphites humectés d'acide azotique, puis calcinés, foisonnent et produisent des serpents de Pharaon; d'autres sortes, au contraire, ne produisent rien dans les mêmes conditions ; il propose de les désigner sous le nom de *graphitites*.

Essai. — Aujourd'hui cette substance est assez fréquemment fraudée par addition de sulfure de plomb, de mica, de charbon de cornue, de talc, de molybdénite, etc.

En frottant entre l'index et le pouce une certaine quantité de plombagine, on ne doit sentir ni frottement, ni grattements.

Le microscope permettra de reconnaître le talc, le mica, le charbon de cornue.

Pour l'essai quantitatif, on attaquera dans une capsule 5 grammes de plombagine, par 60 C.C. d'acide azotique pur ; après ébullition, on étend d'eau, on fait de nouveau bouillir, puis on filtre, on lave et on fait un litre de la liqueur filtrée. Le filtre séché et calciné légèrement donne le carbone. Sur diverses parties de la liqueur, on dose le plomb, le soufre, le fer, le molybdène, la chaux, etc.

Usages. — Ce corps sert à la préparation des crayons, à faire des creusets, à graisser les rouages ; en galvanoplastie, on l'emploie pour rendre conduc-

teurs les moules de gutta et empêcher en même temps l'adhérence du dépôt
métallique.

II. — CHARBONS AMORPHES

CHARBON DE BOIS

Le charbon de bois se prépare industriellement par deux procédés,
A. Le bois est calciné dans de grands cylindres en tôle munis d'un tube

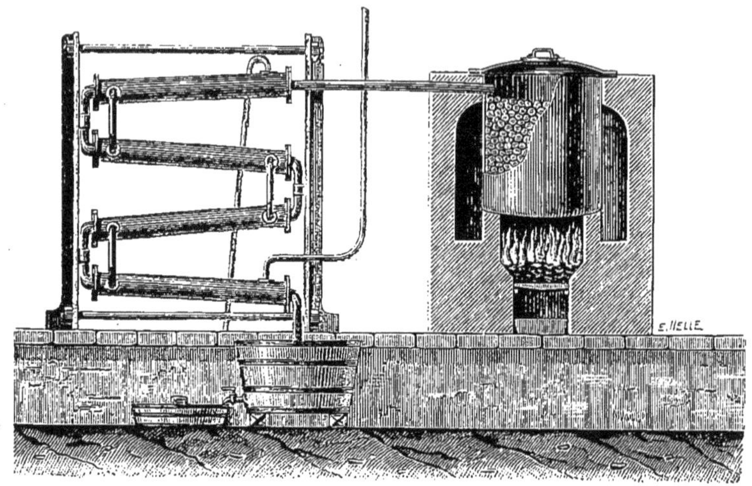

Fig. 348. — Préparation du charbon de bois.

de dégagement. Cette opération est décrite à propos de la préparation de
l'alcool méthylique (fig. 348).

B. Dans les forêts, on fait avec le bois des tas volumineux, au milieu
desquels on réserve une cheminée ; on recouvre de gazon ; par la cheminée
on met le feu à la masse, et on laisse arriver un peu d'air par des ouvertures
pratiquées dans le gazon ; une partie du bois brûle et calcine l'autre partie :
les ouvertures sont faites successivement de haut en bas ; quand on a prati-
qué les derniers évents et qu'il se dégage une fumée bleue et presque transparente, l'opération est terminée.

Pour le charbon de bois destiné à la fabrication de la poudre, on a recours
à des procédés spéciaux (carbonisation par la vapeur d'eau surchauffée) que
nous ne saurions étudier ici.

Le charbon végétal se prépare de la manière suivante d'après le Codex :
« Fragments de bois non résineux Q. V.

Introduisez-les dans un creuset de terre de capacité suffisante. Comblez
les intervalles qu'ils laissent entre eux avec de la poudre de charbon
ordinaire, et ajoutez même assez de cette substance pour former une couche
de 2 ou 3 centimètres au-dessus de l'extrémité supérieure des fragments

de bois. Lutez le couvercle au creuset, chauffez graduellement jusqu'au rouge, et maintenez cette température pendant une heure environ.

Laissez alors refroidir le creuset; extrayez-en les fragments de bois carbonisés, débarrassez-les, à l'aide d'une brosse légère, de la poussière charbonneuse qui les recouvre, et enfermez-les dans un flacon bouché. »

DESCHAMPS (d'Avallon) a fait une critique bien méritée de toutes les conditions requises par BELLOC pour obtenir un bon charbon de bois officinal.

CARACTÈRES. — Le charbon végétal bien préparé, chauffé fortement dans un tube d'essai, ne doit dégager aucune odeur empyreumatique.

OBSERVATION. — Son pouvoir absorbant sera d'autant plus considérable qu'il aura été préparé avec un bois d'une essence plus dure.

USAGES MÉDICAUX. — On l'emploie sous forme de tablettes ($0^{gr},50$), de poudre. La poudre destinée à l'usage externe est passée au tamis 120, celle destinée à l'usage interne est lavée à l'eau pour la priver des sels solubles et passée seulement au tamis 80.

PROPRIÉTÉS. — Le charbon de bois, plus que toute autre variété de charbon artificiel, possède la propriété de condenser dans ses pores les gaz avec lesquels on le met en présence ; la température et la porosité du charbon ont une grande influence sur la quantité de gaz absorbée. D'après HUNTER, à 0°, sous la pression normale, le charbon de noix de coco absorbe

Oxygène	$17^{vol.},9$	Oxyde de carbone	$21^{vol.},2$
Gaz ammoniac	171 ,7	Azote	15 ,2
Anhydride carbonique	67 ,7	Hydrogène	4 ,4

Pour faire ces expériences, on porte le charbon à l'incandescence, puis on le laisse refroidir sous le mercure et on le fait passer sous une cloche renfermant le gaz à absorber.

C'est en opérant ainsi que l'on a reconnu que les charbons de bois durs étaient plus absorbants que les charbons de bois tendres.

On remarque une certaine relation entre l'absorption des gaz par le charbon et leur solubilité dans l'eau. Ceux qui sont absorbés par le charbon sont aussi en général les plus solubles.

Cette condensation dans les pores du charbon a été utilisée pour liquéfier les gaz, pour exalter leurs affinités, etc.; c'est ainsi que le chlore se combine à l'hydrogène dans l'obscurité en présence du charbon de bois ; si l'on introduit dans de l'oxygène du charbon saturé de gaz sulfhydrique, celui-ci s'enflamme, quelquefois avec explosion.

Ces propriétés ont été utilisées pour enlever à l'eau les gaz qui y sont dissous, pour protéger le bois contre la putréfaction, pour enlever la mauvaise odeur aux viandes avariées, pour la désinfection plus ou moins complète de l'air des salles d'hôpitaux, des lieux d'aisances, etc.

Les corps solides eux-mêmes, quand ils sont dissous dans l'eau, peuvent être absorbés par le charbon : la chaux, l'acide arsénieux, l'iode, le plomb, sont dans ce cas.

Les gaz absorbés par le charbon n'y sont pas combinés ; car si l'on approche l'un de l'autre deux charbons ayant absorbé, l'un du gaz chlorhydrique, l'autre du gaz ammoniac, on voit se produire d'abondantes fumées dues à la formation de chlorhydrate d'ammoniaque.

NOIR ANIMAL

Composition. — Le noir animal possède à peu près la composition suivante d'après Bobierre :

Charbon et matière organique.	10,8
Sels solubles dans l'eau	0,8
Résidu siliceux	2,8
Alumine et oxyde de fer.	0,7
Phosphate de chaux et de magnésie	81,7
Carbonate de chaux.	3
Perte	0,2
Total.	100,0

Préparation. — Pour le préparer, on introduit des os dans des marmites de fonte que l'on met les unes sur les autres, et qui se ferment ainsi, mais non d'une manière hermétique (fig. 349), on chauffe ; les os laissent dégager des gaz qui s'enflamment, et dont la chaleur seule suffit pour continuer la calcination. On obtient ainsi un charbon ayant gardé la forme primitive de l'os, jouissant d'un très grand pouvoir décolorant et ne renfermant guère que 1/10 de son poids de carbone, le reste étant constitué par des sels calcaires, surtout des phosphates et des carbonates. M. Huyard, de Bordeaux, a perfectionné ce mode de préparation.

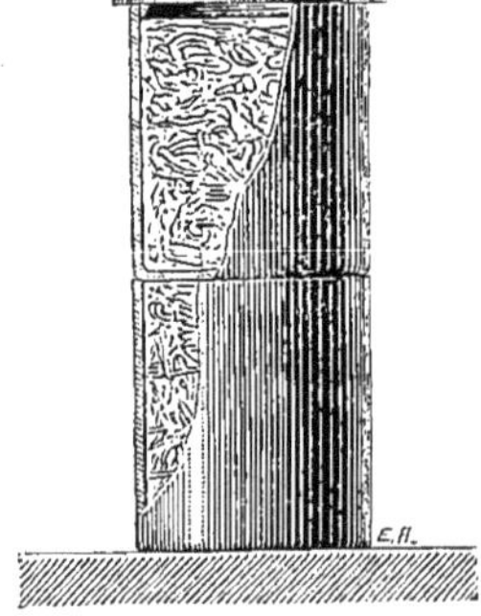

Fig. 349. — Préparation du noir animal.

Purification. — Avant d'employer ce noir aux usages pharmaceutiques, il faut le débarrasser d'une matière animale dont l'odeur et la saveur sont extrêmement désagréables, et des sulfures de calcium et de fer qu'il contient : pour cela on le lave d'abord à l'acide chlorhydrique, puis à l'eau (1).

---

(1)   « Noir animal pulvérisé . . . . 1 000 gr.
        Eau distillée. . . . . 4 000 gr.
        Acide chlorhydrique officinal. . . . . 1 000 gr.

Délayez le noir animal avec l'eau distillée dans un vase à précipité de 10 litres ou

Suivant Grœger, on obtient un charbon doué d'un pouvoir décolorant intense, en lavant le charbon d'os à l'ébullition, d'abord avec de l'eau contenant 0,05 de carbonate de soude, puis avec de l'acide chlorhydrique qu'on renouvelle aussi longtemps qu'il se trouble par l'ammoniaque. Le produit de cette opération est léger, et se trouve formé de charbon à peu près complètement dépouillé de matière minérale.

Quand le noir animal a perdu ses propriétés décolorantes, on les lui rend partiellement ; on le *revivifie* en le calcinant dans des fours spéciaux.

Propriétés. — Les propriétés décolorantes des noirs sont dues surtout à une fixation mécanique des couleurs sur la matière carbonée, mais on ne doit pas négliger le rôle de l'oxygène condensé dans les pores sous un état comparable à l'ozone et, qui jouit d'une action destructive évidente vis-à-vis de certaines couleurs et au contraire détermine l'apparition de quelques-unes, dans certains cas, lorsque ces dernières sont précisément des produits d'oxydation. Le fait peut se montrer en faisant bouillir pendant quinze minutes une solution à 0,01 de naphtylamine, avec 5 grammes de noir au sein de l'alcool à 95^{dv} ; la solution filtrée est 15 fois plus colorée que la même solution bouillie à l'air (Cazeneuve).

Essai. — On a falsifié le noir animal avec une foule de substances diverses ; on a donné un nombre égal de procédés analytiques basés, les uns sur la quantité de cendres laissées comme résidu, les autres sur l'absorption de la chaux, etc. ; nous croyons que le meilleur procédé est fondé sur la recherche du pouvoir décolorant de ce corps. On a un échantillon type ; on en prend un poids quelconque, et on cherche quelle quantité d'une solution colorée ce poids peut décolorer ; on opère de même avec un même poids de charbon à essayer ; on obtiendra un chiffre probablement moindre ; supposons que dans le premier cas on ait décoloré 250 centimètres cubes de liqueur, et dans le second 137 ; pour trouver le pouvoir décolorant du second charbon par rapport au premier, on posera l'équation $\frac{x}{100} = \frac{137}{250} = 54,8$. — Au lieu d'opérer ainsi, on peut avoir recours à des appareils nommés *colorimètres*.

La matière colorante entraînée par le noir animal n'est pas détruite ; on peut presque toujours la retirer par un dissolvant convenable, l'alcool par exemple.

---

bien dans une terrine de grès. Ajoutez peu à peu l'acide en agitant constamment ; prolongez le contact pendant douze heures en agitant de temps en temps. Laissez déposer, décantez et lavez à l'eau distillée chaude, jusqu'à ce que l'eau de lavage ne présente plus de réaction acide, et ne soit plus influencée par l'azotate d'argent.

Jetez alors sur un filtre sans plis, faites égoutter et sécher ; chauffez à l'étuve à 150° environ, passez au tamis de soie n° 100 et conservez dans un flacon bouché. » (Codex 1884.)

NOIR DE FUMÉE

PRÉPARATION. — Le noir de fumée s'obtient par la combustion incomplète de divers corps riches en carbone, tels que corps gras, essences, résines, etc.

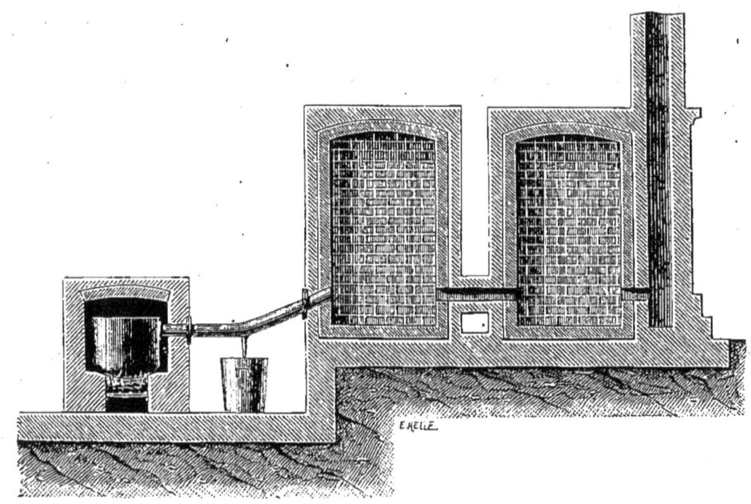

Fig. 350. — Préparation du noir de fumée.

Dans un foyer spécial, on fait brûler ces corps et on reçoit les fumées dans des chambres analogues à celles employées pour la condensation de l'oxyde de zinc ; le noir de fumée est d'autant plus beau qu'il s'est déposé dans une chambre plus éloignée du foyer (fig. 350).

Les appareils employés sont quelquefois beaucoup plus primitifs.

PURIFICATION. — Le noir de fumée contient à peine les 4/5 de son poids de carbone ; le reste est formé de matières résineuses, bitumineuses et salines ; on l'épure en le calcinant dans des cylindres en tôle empilés dans un four ; on le lave ensuite avec de l'acide chlorhydrique étendu, puis avec de l'eau.

USAGES. — Il est principalement employé comme matière colorante de l'encre de Chine, de l'encre d'imprimerie et des crayons noirs.

Suie. — La suie est du noir de fumée imprégné dans des proportions très faibles et on ne peut plus variables de tous les produits de la décomposition ignée du bois ; sels ammoniacaux, acide acétique, matières empyreumatiques, créosote, etc.

BRACONNOT en a retiré une substance huileuse, jaune et amère, à laquelle il a donné le nom d'*Asboline* et que MM. BEHAL et DESVIGNES ont montré être formée par un mélange de pyrocatéchine et d'homopyrocatéchine.

CHARBON DE GAZ OU DE CORNUES

Les gaz carburés, qui se dégagent dans la préparation du gaz d'éclairage, se décomposent partiellement au contact de la paroi chauffée ; il se dépose sur cette paroi un charbon très compact, très dur, jouissant d'un certain éclat métallique, bon conducteur de la chaleur et de l'électricité.

Sa grande conductibilité le fait employer pour le montage des piles, pour la préparation d'électrodes et de chandelles électriques ; pour ce dernier usage, on préfère aujourd'hui les crayons artificiels. On en fabrique des tubes, des creusets, des nacelles infusibles ; on peut l'employer comme combustible, pour l'obtention des hautes températures, mais il exige un excellent tirage.

CHARBON DE SUCRE

Le charbon que laisse la calcination du sucre en vase clos est du charbon exempt de cendres. Pour le débarrasser des matières hydrocarbonées qu'il peut encore renfermer, on le chauffe dans un courant de chlore. C'est alors du carbone pur.

COKE

On nomme ainsi le charbon très impur que laisse la distillation de la houille dont il conserve la forme lorsqu'il provient des houilles maigres, tandis que les houilles grasses laissent un coke boursouflé, très poreux. Il renferme la presque totalité des matières minérales contenues dans la houille. En moyenne, le coke renferme.

    0,915   de carbone
    0,004   d'hydrogène
    0,210   d'oxygène
    0,06   de cendres

Le coke est obtenu comme produit accessoire dans la fabrication du gaz, mais outre que cette production est insuffisante pour les besoins de l'industrie, celui que l'on obtient ainsi, ne possède pas toujours un pouvoir calorifique suffisant. On obtient un coke plus dense et par conséquent donnant plus de chaleur sous le même volume en le fabriquant dans des fours spéciaux.

III. — COMBUSTIBLES MINÉRAUX

ANTHRACITE

L'anthracite est du carbone presque privé de principes volatils. Il se rencontre dans les terrains supérieurs au terrain carbonifère. Il est en masses

compactes, dures, à cassure lamelleuse ou conchoïde ; sa densité varie de
1,3 à 1,5. Il renferme en moyenne

Charbon . . . .   0,90 à 0,92
Hydrogène   0,03
Oxygène et azote   0,025

Il est bon conducteur de la chaleur et de l'électricité : il est d'un noir
opaque, assez éclatant ; il brûle difficilement sans flamme, ni fumée.

HOUILLE

La houille a été produite par l'action de la chaleur et de la pression sur
d'innombrables cryptogames et quelques autres végétaux ; les produits pyro-
génés qui se sont formés n'ont pu se dégager et sont restés mélangés à la
houille.

Elle se trouve entre le terrain de transition et le terrain permien ; elle
est en dépôts de forme curviligne, entremêlés de schistes, entourés par le
grès houiller.

Sa structure est souvent schisteuse ; sa densité varie de 1,1 à 1,6 ; elle est
fragile, assez tendre, solide, opaque, noire, plus ou moins brillante, insipide
inodore. Elle brûle avec plus ou moins de flamme et de fumée (houilles
grasses et maigres).

Calcinée en vase clos, elle fournit le coke, le gaz d'éclairage et divers autres
produits goudronneux, d'où l'on retire la benzine, les phénols, l'aniline, etc.

La chaleur de combustion de la houille est proportionnelle à la quantité
de carbone fixe qu'elle renferme. En outre elle est plus grande que la somme
des chaleurs de combustion de ses éléments.

Essai. — Un essai complet des houilles est long, parce que suivant l'industrie à laquelle elles sont destinées, elles doivent présenter des qualités spéciales ; c'est ainsi que pour les houilles destinées aux fours à réverbère, on
étudie la combustion d'un échantillon dans un foyer chauffé.

Pour la fabrication du gaz, on détermine la proportion des matières volatiles, ce qui se fait en calcinant dans un creuset de platine un échantillon
pulvérisé.

Pour déterminer la proportion des cendres, on opère sur les combustibles
eux-mêmes, finement pulvérisés, toutes les fois qu'ils ne contiennent pas
assez de matières bitumineuses pour s'agglomérer à la chaleur rouge ; dans
le cas contraire, il vaut mieux employer le coke obtenu par la calcination et
le brûler dans le moufle après l'avoir porphyrisé. Les cendres sont pesées après
une forte calcination et ensuite soumises à l'analyse, quand cela paraît utile.

On détermine le pouvoir calorifique des combustibles minéraux par fusion
avec la litharge, en opérant avec de grandes précautions ; il faut choisir
pour cette expérience des fragments bien exempts de pyrites, car ces composés réduisent également l'oxyde de plomb, et le poids du métal obtenu ne
se rapporterait pas au combustible lui-même. En désignant par P le poids
de plomb obtenu, le rapport P/34 donne le pouvoir calorifique, c'est-à-dire la
proportion de carbone pur à laquelle équivaut le combustible proposé. En
retranchant de ce nombre le poids du carbone fixe, on a la proportion de
carbone à laquelle équivalent les matières volatiles.

On a également proposé de déterminer leur chaleur de combustion, en brûlant un échantillon dans la bombe calorimétrique.

LIGNITE

Le lignite est de formation beaucoup plus récente que la houille et se rencontre à la base des terrains tertiaires. La structure et la forme des végétaux d'où il provient (frènes, peupliers etc.) accusent son origine.

Il est souvent accompagné de mellite, de bitume, de succin.

Il est brun ou brun-noir, opaque, compact, dur ou résineux. Sa densité varie de 1 à 1,5. Il brûle avec une flamme fuligineuse, sans boursouflement ni ramollissement, avec une odeur forte, aromatique, âcre, acide.

Distillé en vase clos, il donne de l'acide pyroligneux.

Le *jais* est une espèce de lignite noir susceptible d'un beau poli et employé en bijouterie.

L'*ulmite*, ou *terre de Cologne*, en est une autre variété.

TOURBE

La tourbe se forme aux dépens des plantes marécageuses et sa composition se rapproche beaucoup de celle des végétaux.

Elle brûle en répandant une odeur très désagréable et en donnant peu de chaleur. On améliore sa valeur comme combustible en la séchant et la comprimant.

La tourbe jouit d'un grand pouvoir absorbant et désinfectant; aussi l'a-t-on proposée pour les pansements antiseptiques; son usage n'a point prévalu.

IV. — FAMILLE MINÉRALOGIQUE DU CARBONE

La *mellite* ou *mellate d'alumine* cristallise en octaèdres obtus à base carrée; elle est jaune plus ou moins foncé et se trouve au milieu des lignites.

SUCCIN

KARABÉ. — AMBRE JAUNE

Le succin contient un peu d'acide succinique et de la *succinine*. C'est « une résine fossile que l'on trouve principalement sur les bords de la Baltique.

Le succin est jaune, cassant, dur, non friable, dépourvu d'odeur et de saveur; sa densité est de 1,065 environ. Il est insoluble dans l'eau; il est très peu soluble dans l'alcool et dans l'éther. Il fond à 285° et brûle avec flamme en répandant une odeur pénétrante. Il donne à la distillation de l'acide succinique et des produits sulfurés ». Codex 1884.

Il a été falsifié par la colophane et le copal dur. La colophane se reconnaît à sa moindre dureté et à sa solubilité dans l'alcool. Le copal s'enflamme à la bougie, fond et coule goutte à goutte ; le succin se boursoufle sans couler. Le copal devient poisseux quand on le mouille avec de l'alcool à 80° : le succin reste sec ; enfin traité par la potasse, le copal donne l'odeur du baume de copahu. Le succin entre dans la préparation du baume de Fioraventi.

BITUME DE JUDÉE

ASPHALTE (ASPHALTUM)

« Solide, noir, cassant, brillant ; devient électrique par le frottement ; répand, quand on le chauffe une odeur particulière et brûle en produisant une fumée épaisse accompagnée d'une odeur vive et pénétrante. Insoluble dans l'eau et l'alcool ; mais soluble dans le sulfure de carbone, le pétrole et l'essence de térébenthine ». Codex 1884.

OZOKÉRITE

SYNONYMIE. — Cire minérale, cérésine.

GISEMENT. — L'ozokérite se trouve en Galicie au milieu des terrains qui fournissent le pétrole.

PROPRIÉTÉS. — Elle se présente en masses considérables, brunes, compactes, dans le voisinage du chlorure de sodium. Souvent elle est empâtée dans du gypse, du grès, des schistes ardoisiers, de l'argile. On en trouve sous forme de filaments, de plaques marbrées, veinées, de nuance blonde.

Les composés haloïdes du carbone sont généralement étudiés en chimie organique. Disons seulement ici que le *chlorure de carbone* CCl^4 s'obtient par l'action du chlore sur le sulfure de carbone. C'est un liquide incolore, à odeur de chloroforme, bouillant à $76°,5$, non inflammable. Dens. $= 1, 63$. On l'a proposé comme dissolvant, à côté du sulfure de carbone, de l'éther, etc. (ECKENRATH).

OXYDE DE CARBONE

$$CO = 28 \qquad \begin{array}{c} C = 12 = 42,85 \\ O = \underline{16} = \underline{57,15} \\ 28 \quad 100,00 \end{array}$$

HISTORIQUE. — Ce corps a été découvert en 1781 par LASSONNE, vu en 1800 par PRIESTLEY qui le prit pour de l'hydrogène carboné et étudié par CLÉMENT et DESORMES.

FORMATION. — Il se forme dans les combustions incomplètes et la respiration.

ETAT NATUREL. — On le trouve dans la nature dans certains puits artésiens et dans l'atmosphère.

Préparation. — 1° La réduction par le charbon de certains oxydes difficiles à réduire fournit de l'oxyde de carbone.

$$ZnO + C = CO + Zn$$

2° En faisant passer de l'anhydride carbonique sur du charbon cnauffé au rouge, on obtient de l'oxyde de carbone (fours Siemens)

$$CO^2 + C = 2\ CO$$

3° L'acide formique ou les formiates chauffés avec de l'acide sulfurique donnent de l'oxyde de carbone.

$$CH^2O^2 = CO + H^2O$$

4° On traite l'acide oxalique par l'acide sulfurique concentré (1).

$$C^2H^2O^4 = CO + CO^2 + H^2O$$

5° En chauffant doucement du ferrocyanure de potassium avec un excès d'acide sulfurique, on obtient un dégagement d'oxyde de carbone et il reste comme résidu des sulfates de fer, de potassium et d'ammoniaque.

$$FeC^6Az^6,K^4 + 6\ SO^4H^2 + 6\ H^2O = 6\ CO + 2\ SO^4K^2 + SO^4Fe + 3\ SO^4(AzH^4)^2$$

Il faut éviter de chauffer trop fort, parce qu'il se produirait de l'anhydride sulfureux : il faut employer un excès d'acide sulfurique, parce que le ferro-cyanure de potassium donne d'abord de l'acide cyanhydrique (procédé Pessina), lequel, en présence de l'excès d'acide sulfurique, se transforme d'abord en formiate d'ammoniaque, puis en oxyde de carbone.

Propriétés physiques. — L'oxyde de carbone est un gaz incolore, inodore, insipide, neutre. Sa densité à 0° est de 0,967. Un litre pèse 1gr,25. L'eau à 0° en dissout 35 C.C.

Il bout à — 190°. Evaporé rapidement dans le vide, il se solidifie à — 207-211°.

Au rouge, la fonte en absorbe 4 ou 5 fois son volume qu'elle abandonne ensuite par diffusion.

Propriétés chimiques. — L'oxyde de carbone brûle avec une flamme bleue caractéristique ; il produit de l'anhydride carbonique et un grand dégagement de chaleur (34 Calories).

En présence de l'oxygène, sous l'influence de l'électricité ou du noir de platine, il donne de l'anhydride carbonique.

---

(1) Dans une cornue, on introduit de l'acide oxalique cristallisé : au moyen d'un tube en S on ajoute de l'acide sulfurique concentré, cinq à six fois le poids de l'acide oxalique; le tube abducteur conduit le gaz qui se dégage dans un flacon laveur contenant une solution de potasse caustique qui retient l'anhydride carbonique ; de là, le gaz se rend dans une éprouvette sur l'eau ou le mercure.

Avec le chlore, il donne de l'oxychlorure de carbone ou *acide chloroxy-carbonique* $COCl^2$.

Les autres métalloïdes et tous les métaux, à l'exception du potassium et du sodium qui l'absorbent et donnent des croconates et des rhodizonates, sont sans action sur lui.

En chauffant pendant cent heures, à 100°, dans un tube scellé à la lampe, de l'oxyde de carbone et une solution de potasse, les deux corps se combinent intégralement et donnent du formiate potassique (BERTHELOT).

$$CO + KHO = CHKO^2$$

Il est absorbé par les sels cuivreux : d'une manière générale, on peut dire que c'est un corps très stable et un réducteur énergique.

CARACTÈRES. — 1° Ce gaz n'est pas absorbable par une solution de potasse ; il est inflammable et précipite l'eau de chaux après sa combustion ;

2° Il brûle avec une flamme bleue ;

3° Il est absorbé par les sels cuivreux en solution chlorhydrique ou ammoniacale ; il se dégage de nouveau par l'action de la chaleur ;

4° Avec le chlorure de palladium, il donne un précipité noir et soyeux : on utilise un papier imbibé de ce réactif (recherche des fuites de gaz d'éclairage);

5° L'azotate d'argent ammoniacal est réduit par l'oxyde de carbone, même à froid ; à l'ébullition, on obtient aussitôt un précipité noir. La réaction s'effectue même avec la solution aqueuse d'oxyde de carbone. Elle est donc très sensible et peut servir à reconnaître la présence d'une trace d'oxyde de carbone dans une atmosphère gazeuse, pourvu qu'il n'y ait point d'autres substances réductrices. Elle est d'autant plus digne d'intérêt que les formiates alcalins et l'hydrogène pur ne réduisent pas ce réactif (BERTHELOT);

6° Pour le rechercher dans l'air, on fait passer le courant d'air préalablement filtré sur le coton, sur de l'acide iodique pur et sec chauffé à 150° au bain d'huile, puis dans de l'eau amidonnée. L'oxyde de carbone passe à l'état d'anhydride carbonique ; une quantité correspondante d'iode est mise en liberté et la solution d'amidon se colore en bleu.

Si l'air renfermait d'autres corps réducteurs, tels que l'hydrogène sulfuré, par exemple, il faudrait au préalable, l'en débarrasser par les moyens connus (DE LA HARPE et REVERDIN).

7° BERTIN-SANS et MOITESSIER font passer les gaz à examiner dans une solution très étendue d'oxyhémoglobine ; il se forme de l'hémoglobine oxycarbonée que l'on peut caractériser au spectroscope.

8° GRÉHANT fait passer les gaz à travers 50 C.C. de sang de chien défibriné et filtré ; la capacité d'absorption de ce sang pour l'oxygène diminue proportionnellement à la quantité d'oxyde de carbone qu'il a fixée.

USAGES. — Dans l'industrie, l'oxyde de carbone sert comme agent réducteur ; il est utilisé, comme agent calorifique, dans les gazogènes SIEMENS.

TOXICOLOGIE. — *Provenance.* — L'oxyde de carbone se produit dans la combustion du charbon en espace limité (asphyxie par le charbon).

La fonte chauffée au rouge permet la facile diffusion de l'oxyde de carbone contenu dans le foyer et celle de l'anhydride carbonique qui, dans cette traversée, se transforme en oxyde de carbone.

La plupart des poêles à combustion lente produisent des quantités considérables de ce gaz.

Le gaz de l'éclairage renferme de 0,12 à 0,13 d'oxyde de carbone.

Doses. — L'oxyde de carbone est un corps très toxique ; une atmosphère qui en contient 1/70 est mortelle pour le lapin ; à 1/250, elle l'est pour le chien, à 1/450 pour le moineau : cette dernière dose est dangereuse pour l'homme surtout à l'état de sommeil (GRÉHANT).

Mécanisme. — L'oxyde de carbone se fixe sur l'hémoglobine et d'une manière assez intime pour que les autres gaz ne le puissent déplacer ; ce gaz tue donc en rendant les globules rouges inertes ; l'hématose devient impossible.

Élimination. — L'élimination en nature est d'abord très forte et prépondérante dans le cas d'une intoxication profonde ; mais elle décroît très rapidement pour devenir très faible à partir de la troisième heure. A partir d'une certaine teneur du sang en hémoglobine oxycarbonée, 5 à 6 p. 100 environ, l'élimination par transformation chimique paraît prendre le dessus (DE SAINT-MARTIN).

Symptômes. — Dans quelques cas, le sujet tombe aussitôt privé de mouvement et de sensibilité ; le plus souvent, l'empoisonnement est graduel. Les patients éprouvent alors les symptômes suivants ; pesanteur de tête, sensation de compression aux tempes, céphalalgie, vertiges, tremblements, langueur, station incertaine, faiblesse musculaire considérable, mouvements respiratoires plus rapides, oppression et sensation de douleurs parfois déchirantes dans la poitrine, battements du cœur tumultueux ; puis, si l'intoxication continue, il survient de l'insensibilité, l'abolition des mouvements, le coma ; la face est violacée, la respiration est stertoreuse ; elle cesse bientôt ainsi que la circulation, et la mort arrive. Quand l'intoxication n'est pas mortelle, le malade éprouve, en revenant à lui, un tremblement général, des douleurs profondes dans la tête et dans la poitrine, des sifflements et des tintements d'oreilles, l'obscurcissement de la vue, un accablement général ; cependant, quelques-uns sont pris d'un délire furieux ; le pouls qui était anéanti devient rapide et irrégulier.

Dans les cas de guérison, on peut observer une anémie tenace, la perte de la mémoire, l'affaiblissement de l'intelligence et même de la démence.

Lésions. — Le cadavre conserve longtemps sa chaleur, sa souplesse et se putréfie lentement. On a vu la coloration verte ne se produire qu'au bout de huit à dix jours, et la putréfaction ne commencer en hiver qu'au bout de quinze jours. Mais ce qu'il y a de remarquable dans cet empoisonnement, surtout sur les cadavres frais, c'est l'éclat persistant de la cornée et la coloration rouge et rosée de la peau en plusieurs endroits, notamment à la face interne des cuisses, à la partie inférieure de l'abdomen, aux plis des membres, à la poitrine, au cou et au visage. La rougeur est encore plus marquée dans les organes internes ; on l'observe sur les muqueuses des voies respiratoires et du canal intestinal, sur les séreuses ; enfin les muscles et les organes parenchymateux offrent la même coloration. Le sang est fluide et rutilant ; c'est lui qui communique aux tissus leur couleur rouge. (Cette couleur du sang est celle de la combinaison de l'hémoglobine avec l'oxyde de carbone.)

Traitement. — Inhalations d'oxygène ou d'air pur ; pratiquer la respiration artificielle, si les mouvements respiratoires ne s'effectuent plus ; frictions d'eau vinaigrée ; aspersions d'eau tiède ; courants ascendants, le pôle positif (charbon) étant placé dans l'anus et l'autre dans la bouche. Quand le patient sera revenu à lui, on lui donnera des cordiaux, et on le placera dans un lit chaud, enveloppé de couvertures.

Il faut insister sur les révulsifs : on a encore proposé la faradisation des nerfs phréniques, la transfusion du sang, l'injection de la solution physiologique de chlorure de sodium.

Recherche. — S'il se transforme en anhydride carbonique dans l'économie, ce gaz ne le fait qu'avec une extrême lenteur (DE SAINT-MARTIN). Chez le vivant, on a pu constater sa présence dans le sang soixante heures après l'intoxication (GRÉHANT).

La recherche peut être entreprise avec succès trois ou quatre jours après la mort, lorsque la température est restée basse ; si l'oxyde de carbone est mélangé d'autres gaz, la recherche est plus difficile. Pour pouvoir affirmer un empoisonnement par ce corps, il faut constater les trois caractères suivants :

1° Le sang fortement dilué examiné au spectroscope présente les deux raies normales du sang ; elles ne disparaissent pas sous l'influence des agents réducteurs (Am^2S) ;

2° Le courant d'air qui a barboté dans le sang doit fournir avec le chlorure de palladium un précipité noir et soyeux.

3° Le sang défibriné et mélangé avec le double de son volume d'une solution de potasse de 1,3 de densité donne une masse rouge coagulée dont la couleur varie du rouge minium au rouge cinabre ; le sang normal dans les mêmes conditions se prend en une masse noire gélatineuse qui est d'un brun verdâtre en couches minces. La solution potassique se colore d'après EULENBERG en rouge carmin par l'addition de chlorure de calcium (la couleur est d'un brun sale avec le sang des animaux non intoxiqués par ce gaz ou intoxiqués par l'acide prussique).

BERTIN-SANS et MOITESSIER le recherchent de la manière suivante ; le sang à examiner est étendu des deux tiers de son volume d'eau, de façon à détruire les globules, puis versé dans une carafe large et plate, entourée d'eau à 40° ; on y ajoute alors un excès de ferricyanure de potassium en poudre, afin d'opérer la transformation complète de sa matière colorante en méthomoglobine et de mettre l'oxyde de carbone en liberté, si le sang examiné en renferme ; on fait le vide à 4 centimètres de mercure et on fait passer lentement les gaz aspirés à travers une solution très étendue d'oxyhémoglobine

OXYCHLORURE DE CARBONE

$$COCl^2 = 99$$

SYNONYMIE. — Acide chloroxycarbonique. Phosgène.

PRÉPARATION. — 1° Sous l'influence de la lumière, l'oxyde de carbone s'unit à son volume de chlore sec, avec condensation de moitié.

2° Il se produit par l'oxydation du chloroforme par un mélange de bichromate de potassium et d'acide sulfurique qui doit être en grand excès pour retenir l'eau formée.

$$2\ CHCl^3 + O^2 = 2\ COCl^2 + 2\ HCl$$

PROPRIÉTÉS. — A + 8°, ce corps est un liquide limpide de densité de 1,432, doué d'une odeur des plus irritantes. Il décompose instantanément l'eau.

$$COCl^2 + H^2O = 2\ HCl + CO^2$$

Il se combine avec le gaz ammoniac pour donner naissance à de l'urée.

$$COCl^2 + 2\ AzH^3 = CO\ (AzH^2)^2 + 2\ HCl$$

ANHYDRIDE CARBONIQUE

$$CO^2 = 44 \quad \begin{array}{l} C = 12 = 27,27 \\ O^2 = 32 = 72,73 \\ \hline 44 \quad 100,00 \end{array}$$

HISTORIQUE. — L'anhydride carbonique est le premier gaz que l'on ait distingué de l'air atmosphérique. VAN HELMONT le découvrit en 1644. BLACH et PRIESTLEY l'étudièrent. LAVOISIER en fit connaître exactement la nature et la composition. Il a été successivement nommé air fixe, air méphitique, acide crayeux.

FORMATION. — Ce corps se forme en grande quantité dans la respiration, la fermentation alcoolique, la combustion et la décomposition spontanée des substances organiques.

ETAT NATUREL. — Le gaz carbonique est très répandu dans la nature ; il se trouve dans l'air atmosphérique, dans les eaux minérales gazeuses ; on le trouve dans les terrains volcaniques, dans plusieurs grottes, la grotte du Chien à Naples, celle de Saint-Mart à Royat.

PRÉPARATION. — On le prépare en attaquant le carbonate de chaux par l'acide chlorhydrique ou l'acide sulfurique (1).

---

(1) Codex 1866.

> « Marbre blanc. . . . . 100 gr.
> Eau commune. . . . . 500 gr.
> Acide chlorhydrique. . . . . 170 gr.

Réduisez le marbre en petits fragments que vous introduirez dans un flacon à deux tubulures, à moitié rempli d'eau. Adaptez à l'une de ces tubulures un tube droit à entonnoir, plongeant dans l'eau, et destiné à l'introduction de l'acide chlorhydrique ; faites communiquer l'autre avec le tube abducteur, qui doit conduire le gaz dans un premier flacon contenant une petite quantité d'eau, puis dans une série de flacons de WOLF, ou dans des cloches disposées sur le mercure, suivant qu'on veut recueillir l'acide carbonique à l'état de dissolution ou à l'état de gaz. L'appareil étant ainsi disposé, versez peu à peu l'acide chlorhydrique par le tube à entonnoir ; le dégagement commence immédiatement et se continue d'une façon régulière. Lorsqu'il se ralentit, versez de nouvel acide jusqu'à ce que vous ayez obtenu, soit la saturation de l'eau dans les flacons de WOLF, soit le volume de gaz que vous avez en vue d'obtenir. Vous pourrez d'ailleurs utiliser l'acide carbonique de diverses manières en le recevant dans des appareils appropriés. Pour avoir du gaz acide carbonique sec, il faut le faire passer dans des tubes remplis de chlorure de calcium fondu et concassé. »

La réaction qui se passe est la suivante :

$$CO^3Ca'' + 2\ HCl = Ca''Cl^2 + CO^2 + H^2O$$

Quelquefois on emploie l'acide sulfurique, mais dans ce cas, le carbonate de chaux

Dans les appareils Briet, on utilise l'action de l'acide tartrique ou bien encore du sulfate acide de potasse, sur le bicarbonate de soude.

Dans l'industrie, particulièrement dans la fabrication du sucre, on fabrique l'acide carbonique soit en faisant brûler du charbon, soit en calcinant du carbonate de chaux, ce qui fournit en même temps la chaux nécessaire à cette industrie.

Propriétés physiques. — L'anhydride carbonique est un gaz incolore, inodore, d'une saveur piquante. Sa densité à 0° est 1,52. A la température de 20° et à la pression de $0^m,760$, la quantité d'acide carbonique dissous dans l'eau s'élève à $0^{vol},901$ pour 1 volume d'eau, ou à 1/561 du poids de l'eau. Un litre d'eau dissout ainsi, dans ces conditions, près de 2 grammes d'acide carbonique, et cette quantité croît proportionnellement à la pression.

D'après Hugo-Muller, il est plus soluble dans l'eau salée que dans l'eau pure, ce qu'il attribue à une action chimique.

L'anhydride carbonique se liquéfie à 0° sous une pression de 36 atmosphères. A la pression ordinaire, il bout à 78°,2. Son point critique est à 31°.

Ce corps est aujourd'hui obtenu industriellement : on le trouve dans le commerce dans des cylindres en fer de 10 kilogrammes de contenance.

On obtient l'anhydride carbonique solide en recevant l'anhydride liquide dans une boîte à parois minces et tangentiellement à ses parois, où il rencontre une languette qui l'éparpille ; en s'échappant à l'air, une partie reprend la forme gazeuse et s'échappe par les poignées de l'appareil : ce changement d'état produit une absorption de chaleur telle que le reste du liquide se solidifie en flocons neigeux. On peut encore se contenter de faire arriver le jet liquide dans une poche en drap qui laisse passer le gaz et retient la neige.

En comprimant ces masses neigeuses, on obtient des cylindres ayant l'aspect de la craie et dont la densité est égale à 2. On peut l'obtenir en masses transparentes en refroidissant le gaz carbonique sous une pression de 3 à 4 atmosphères, par l'ammoniaque bouillant dans le vide.

L'anhydride carbonique solide est utilisé pour produire de grands froids, mais il ne peut être employé seul, parce qu'il ne mouille pas les corps, aussi on le mélange avec de l'éther. On obtient alors une température de — 70°, qui atteint — 110° lorsque ce mélange est placé dans le vide.

Propriétés chimiques. — La chaleur le dissocie.

En passant sur le charbon chauffé au rouge, il donne de l'oxyde de carbone.

---

utilisé est la craie ; avec le marbre, le sulfate de chaux formé qui est insoluble se déposerait sur le marbre, empêcherait le contact de ce corps avec l'acide, et par conséquent arrêterait la réaction.

En l'attaquant avec précaution par le sodium, il donne de l'acide oxalique.

Il se dissout à peu près dans son volume d'eau ; sa solubilité augmente plus vite que la pression.

Avec les alcalis, il donne des carbonates bi et monométalliques.

CARACTÈRES. — Ce gaz est absorbable par une solution de potasse ; il n'est pas inflammable et ne fume pas à l'air ; il éteint les corps en combustion et colore en rouge vineux le papier bleu de tournesol.

Il donne un précipité avec l'eau de chaux ; ce précipité est soluble dans un excès d'anhydride carbonique.

Pour reconnaître l'anhydride carbonique libre à côté des bicarbonates, on peut se servir d'une dissolution d'une partie d'acide rosolique dans 500 parties d'alcool à 80^{dr}, que l'on a préalablement mélangée avec de l'eau de baryte, jusqu'à coloration rougeâtre commençante. Si à 50 C.C. d'une eau, on ajoute environ 0,5 C.C. de cette solution, on obtient, si l'eau contient de l'anhydride carbonique libre, un liquide incolore, tout au plus faiblement jaunâtre ; si, au contraire, elle ne renferme pas d'anhydride carbonique libre, mais seulement des bicarbonates, le liquide devient rouge.

DOSAGE.   1. — L'ANHYDRIDE EST A L'ÉTAT GAZEUX

(a). *Sa proportion est notable dans le mélange gazeux.*

1° Dans un mélange gazeux, on absorbe l'anhydride carbonique à l'aide d'une solution de potasse. On fait la lecture du volume gazeux avant et après l'absorption. La différence donne l'anhydride carbonique.

On sépare l'anhydride sulfureux d'avec l'anhydride carbonique par le borax, qui absorbe le premier de ces gaz et est sans action sur le second. On absorbe alors l'anhydride carbonique par la potasse.

Si l'anhydride carbonique était mélangé à de l'acide chlorhydrique, on ferait passer dans le mélange gazeux un cristal de sulfate de sodium. L'acide chlorhydrique, très avide d'eau, est absorbé par l'eau de cristallisation du sel. L'anhydride carbonique reste.

2° Dans l'industrie, il faut pouvoir déterminer d'une manière approchée mais rapide, la quantité d'anhydride carbonique contenu dans certains mélanges gazeux (gaz des fours à chaux, acide carbonique destiné à la préparation de la soude à l'ammoniaque, etc.), on a alors recours à des appareils spéciaux.

(b). *La proportion d'anhydride carbonique est faible dans le mélange*
gazeux.

Comme exemple, nous pouvons prendre le dosage de l'anhydride carbonique dans l'air atmosphérique.

3° L'air ne contient pas d'autres gaz absorbables par la potasse. A l'aide d'un aspirateur, on fait passer un certain volume de gaz à travers des tubes dessiccateurs d'abord, puis à travers un tube de LIEBIG suivi d'un tube en U renfermant de la potasse en morceaux. L'anhydride carbonique est retenu dans ces deux tubes, qu'il suffit de peser avant et après l'opération, comme on l'a fait pour l'analyse organique.

Nous avons décrit un dispositif analogue à propos du dosage de l'ozone.

4° Souvent on fait passer le gaz dans un mélange de chlorure de baryum ou de calcium et d'ammoniaque ou encore de baryte et de potasse.

L'anhydride carbonique est absorbé; il se précipite du carbonate de baryte. Après l'opération, le précipité est recueilli et on le dose. (On peut doser CO^2 par perte de poids, ou par l'alcalimétrie, ou doser la baryte, ou le transformer en chlorure que l'on dose par la liqueur d'argent, etc.) (1).

---

(1) (a) PETTENKOFER. — Au moyen d'un soufflet, on remplit de l'air que l'on veut analyser un flacon bien sec de 6 litres de capacité exactement jaugé; on y verse 45 C.C. d'eau de baryte faible, titrée, que l'on fait tournoyer sans secousses. Au bout d'une demi-heure, tout l'acide carbonique est absorbé. On verse l'eau trouble dans une éprouvette, on ferme bien et on laisse déposer; on prend 30 C.C. du liquide clair et l'on titre avec l'acide oxalique et le papier de curcuma.

On pourrait faire passer un volume connu de gaz dans un tube contenant la solution de baryte comme nous l'indiquerons dans le procédé de MOHR et terminer comme plus haut.

Il est évident qu'au lieu d'acide oxalique et de curcuma, on pourrait employer les acides chlorhydrique ou sulfurique et le tournesol.

(b) MOHR. — Au moyen d'un aspirateur quelconque (trompe, compteur et manomètre ou écoulement d'eau d'un flacon dans un vase jaugé et manomètre), on fait passer un volume connu d'air (20 à 40 litres d'air) à pression connue (baromètre, manomètre et thermomètre) dans un tube courbé à angle obtus en deux branches inégales (petite branche, 150 millimètres; grande, 650 millimètres; diamètre 20 millimètres) contenant une solution de baryte et de potasse caustiques. L'opération terminée, on verse le contenu du tube sur un filtre lavé à l'eau bouillante; on lave le vase avec de l'eau bouillie et encore chaude, et on jette l'eau de lavage sur le filtre. On continue les lavages jusqu'à ce que le liquide qui passe ne ramène plus au bleu le tournesol rougi. On fait passer le précipité dans une capsule en platine; on lave le tube à absorption avec de l'acide chlorhydrique faible, que l'on reverse dans la capsule avec un peu d'eau de lavage du même tube et l'on évapore à siccité au bain-marie. Il ne faut pas dissoudre le carbonate de baryum sur le filtre, parce que les parcelles du sel de baryum qui peuvent se former dans l'épaisseur du filtre, ou à l'extérieur, ne doivent pas entrer dans l'analyse.

On chauffe un peu fort la masse saline desséchée pour chasser les dernières traces d'acide chlorhydrique libre. On dissout le chlorure de baryum; on ajoute goutte à goutte une solution de sulfate de sodium pur, de façon qu'il y en ait un très léger excès et l'on titre le chlore avec la solution décime d'argent (on met le sulfate pour précipiter le baryum; sans cela, il faudrait ajouter assez de chromate de potassium pour précipiter tout le baryum; il se formerait du chromate barytique jaune pâle dont la présence gênerait un peu).

5° Petterson a construit un appareil spécial pour ce dosage permettant d'opérer sur 100 C.C.

II. — L'ANHYDRIDE CARBONIQUE EST EN DISSOLUTION

(a). *La pression est la pression atmosphérique normale.*

1° Dans un ballon de 300 C.C. environ, on met 2 à 3 grammes de chaux hydratée, exempte de carbonate. On ferme le ballon avec un bon bouchon de caoutchouc et on le pèse : on y laisse couler l'eau à analyser en faisant tournoyer légèrement le ballon jusqu'à ce qu'on l'ait rempli aux 2/3 ou aux 3/4, puis on ferme aussitôt, on pèse de nouveau le ballon et on a ainsi la quantité d'eau introduite. Si on n'est pas pressé, le carbonate de chaux d'abord amorphe passe de lui-même à l'état cristallisé ; si l'on veut doser l'acide carbonique aussitôt après le remplissage, on chauffe le ballon au bain-marie. On verse alors, sans secouer le précipité, le liquide clair sur un petit filtre à plis ; la filtration se fait très vite et sans laver on jette le petit filtre tel quel dans le ballon où se trouve le précipité et le reste du liquide ; on dose alors

---

En multipliant les C. C. de solution décime d'argent par 0,0021945, on a le poids de l'acide carbonique en grammes.

Ces procédés présentent un intérêt spécial pour nous ; ils ont été employés pour le dosage de l'anhydride carbonique dans l'air expiré.

Pour cela on opère de deux manières différentes : dans un gazomètre en verre, dit *respiromètre*, dans lequel l'air arrive par un tube ayant au moins 20 millimètres de diamètre intérieur pour ne pas fatiguer le patient, ayant comme liquide du chlorure de zinc, on fait arriver l'air expiré ; on fait ensuite passer lentement le gaz dans la solution barytique.

Dans le second procédé on prend un flacon d'un litre et au moyen d'un tube qui plonge jusqu'au fond, on y souffle l'air expiré qui chasse l'air ordinaire ; il faut que le tube soit assez large et le goulot assez étroit pour qu'entre le tube et la paroi du goulot il y ait le moins d'espace possible. En retirant le tube, on continue à y insuffler l'air respiré pour que l'air extérieur ne puisse pas rentrer. Au moment où l'on retire le tube, on ferme le ballon avec un bon bouchon ; on soulève un peu celui-ci et on fait couler 10 C.C. d'eau de baryte ; on referme aussitôt ; on secoue et on attend quelques heures en secouant de temps en temps. On titre alors avec la solution décime d'acide oxalique et le papier de curcuma à la manière ordinaire. Dans la mesure de l'air, il faut tenir compte de la température et de la pression.

Pour déterminer l'acide carbonique expiré par les petits animaux, on les met sous une cloche à bords rodés, munie de deux tubulures latérales ; la tubulure d'arrivée de l'air est munie d'un tube contenant de la chaux caustique pour arrêter l'anhydride carbonique de l'air ; l'autre tubulure communique avec le tube à absorption décrit plus haut, qui lui-même communique avec un appareil aspirant et mesurant.

Le même dispositif permettrait de résoudre une foule de questions intéressantes, telles que la respiration des insectes, des larves, des fruits, des plantes pendant la nuit, etc.

l'acide carbonique en le dégageant par un acide et l'absorbant dans un tube à potasse.

2° On précipite l'anhydride carbonique par une solution ammoniacale de chlorure de baryum ou de chlorure de calcium ; le précipité lavé est ou bien pesé, s'il n'y a pas d'autres substances pouvant précipiter le réactif dans les conditions de l'expérience, ou bien dosé par les liqueurs titrées (1).

3° *Procédé* PETTENKOFER. — Dans l'eau à analyser, on verse un volume connu et en excès d'eau de baryte titrée. Après le dépôt complet du carbonate, on titre avec une liqueur acide (chlorhydrique ou azotique) la quantité de baryte qui reste dans une partie aliquote du liquide ; on calcule sur le tout.

Si on opère en présence de la chaux, ou bien il faut attendre huit à dix heures, ou chauffer à 70 ou 80°, pour que le carbonate de chaux amorphe se transforme en carbonate cristallisé.

S'il y a dans l'eau des sels de magnésie, il faut ajouter un peu de sel ammoniac pour empêcher leur précipitation ; mais, dans ce cas, il ne faut pas hâter la transformation du carbonate de chaux en chauffant, car alors de l'ammoniaque serait mise en liberté.

4° *Procédé* BRETET. — Ce procédé est basé sur la propriété que possède la phtaléine du phénol de se colorer énergiquement en rose au contact des car-

---

(1) A la dissolution de chlorure de baryum ou de calcium (baryum dans le cas des pesées, calcium dans le cas des liqueurs titrées), on ajoute un excès d'ammoniaque ; on chauffe quelque temps le mélange à l'ébullition, ce qui produit un précipité de carbonate ; on filtre rapidement le liquide clair et encore chaud, et autant que possible à l'abri de l'air. On verse de 50 à 80 C.C. de cette dissolution, tout fraîchement préparée, dans un ballon d'environ 300 C.C. que l'on ferme hermétiquement.

On fait arriver l'eau comme nous l'avons indiqué dans le procédé précédent ; on bouche. — On chauffe au bain-marie bouillant pendant deux heures (transformation du carbaminate d'ammoniaque).

Si, dans la liqueur, il n'y avait pas d'autres substances que l'acide carbonique pouvant précipiter par l'ammoniaque et le chlorure employé, on pourrait verser rapidement et après refroidissement le liquide sur un filtre, le plus possible, à l'abri de l'air ; remplir le ballon d'eau additionnée de quelques gouttes d'ammoniaque exempte d'acide carbonique, fermer, agiter, laisser déposer, décanter et renouveler ce lavage ; jeter le précipité sur le filtre, laver jusqu'à ce que les eaux de lavage ne précipitassent plus par l'azotate d'argent acidulé, sécher, calciner légèrement et peser.

Le plus souvent, on préfère opérer par les liqueurs titrées. On filtre comme pour la méthode des pesées, sans se préoccuper de rassembler tout le précipité sur le filtre ; le filtre bien lavé, on l'introduit dans le ballon où a été fait le précipité ; on ajoute un volume connu (10 C.C.) d'une liqueur de soude titrée ; on maintient à une douce ébullition pendant une demi-heure, pour chasser l'ammoniaque et on neutralise par une liqueur normale acide.

bonates alcalins neutres tandis qu'elle reste incolore au contact des bicarbonates (1).

5° On a aussi proposé un dosage basé sur ce que le bleu C4B POIRIER reste bleu en présence des carbonates alcalins et rougit en présence des alcalis caustiques.

(b.) Acide carbonique dissous sous pression.

Ce cas se présente pour les champagnes, les cidres, etc.

Dans le commerce on trouve des tubes tire-bouchons munis de robinet qui permettent de résoudre la question. Le robinet étant fermé, on fait pénétrer le tube dans le bouchon, puis en ouvrant le robinet, on laisse le gaz se dégager lentement et on le reçoit dans un mélange de chlorure de calcium et d'ammoniaque ; on fait bouillir ce liquide et on dose le carbonate de calcium en poids ou alcalimétriquement.

III. — DOSAGE DE L'ANHYDRIDE CARBONIQUE DES CARBONATES

Les procédés indiqués plus haut : précipitation par la chaux (p. 543), et précipitation par le chlorure de baryum et l'ammoniaque (p. 544), dosent non seulement l'anhydride carbonique en dissolution, mais aussi celui des carbonates.

Le plus souvent on dose l'anhydride carbonique des carbonates en le mettant en liberté par un acide.

Le dosage se fait par :

(a)
Les pesées
{ soit que l'opération soit faite dans un appareil taré dont la perte de poids indique la quantité d'anhydride carbonique (2), soit que le gaz soit absorbé par la potasse contenue dans un tube pesé avant et après l'expérience (3, voy. p. suivante).

---

(1) Matériel. — Pipette de 50 C.C.
Burette graduée par 1/10 de C.C.
Gobelet de verre

Réactifs. — Solution alcoolique de phtaléine à 1/30.
Solution normale décime de carbonate de potasse.

MODE OPÉRATOIRE. — Dans le gobelet de verre placé dans l'eau froide, on introduit 50 C.C. du liquide à analyser; on ajoute 3 gouttes de solution de phtaléine que l'on mélange doucement à l'aide d'une baguette, en évitant avec soin toute agitation vive qui ferait perdre de l'acide carbonique; on verse ensuite de la solution de potasse jusqu'à coloration rose persistante. Vers la fin de l'opération, il faut verser 1 ou 2 gouttes seulement à la fois et attendre un instant que la décoloration soit complète, avant d'en ajouter de nouveau; à ce moment elle est lente à s'effectuer, et il est prudent d'attendre au moins une ou deux minutes pour juger le titrage terminé. On fait ainsi 2 ou 3 opérations dont on prend la moyenne.

Calcul. — 1 C.C. de liqueur normale décime de carbonate potassique représente 0^{gr},0022 d'anhydride carbonique.

(2) Les appareils destinés à ce dosage sont extrêmement nombreux; nous en avons

<table>
<tr><td>(b)
Les volumes</td><td>{</td><td>en recueillant l'anhydride carbonique dégagé et mesurant
le volume qu'il occupe (1).</td></tr>
</table>

---

déjà décrit un certain nombre (voy. p. 69); nous rappelons que l'appareil se compose essentiellement de 3 pièces : l'une dans laquelle on met l'acide chlorhydrique; la seconde renferme le carbonate à analyser, c'est là que se produit la réaction; la troisième contient un corps desséchant (chlorure de calcium, acide sulfurique; sulfate de cuivre, etc.) : l'acide chlorhydrique et le corps desséchant étant en place, on pèse une quantité connue de carbonate à analyser; on l'introduit dans le ballon à réaction avec un peu d'eau et on pèse tout l'appareil : on fait alors arriver l'acide chlorhydrique goutte à goutte de manière à obtenir un dégagement lent d'acide carbonique; quand le dégagement a cessé, on fait passer un courant d'air pour enlever l'acide carbonique et on pèse de nouveau; la perte de poids indique la quantité d'anhydride carbonique.

(3) On emploie un des appareils précédents et particulièrement celui de MOHR auquel on ajoute un tube en U contenant de la chaux sodée. On opère comme précédemment; mais en plus le tube en U a d'abord été pesé seul; après l'expérience, on pèse tout l'appareil; il ne doit pas avoir varié de poids; on pèse le tube en U seul; son augmentation de poids donne la quantité d'anhydride carbonique.

Quand on veut une plus grande précision, on a recours à des appareils plus compliqués tels que celui de CLASSEN ou celui de FRESENIUS.

(1) L'appareil complet de MOHR comprend une première partie destinée à la décomposition et une deuxième destinée à la mensuration.

Pour la mensuration on se sert d'une burette de 150 à 200 C.C. de capacité, divisée par 1/5 de C.C. Par son extrémité inférieure, elle communique avec un tube à entonnoir ayant au moins la même hauteur; par son extrémité supérieure, elle communique avec l'appareil à décomposition. Ce dernier, dans sa forme la plus simple, est un petit vase en verre cylindrique de 35 C.C. de capacité et avec un col de 20 millimètres de diamètre. Par le col, on introduit un petit tube de verre de 19 millimètres de diamètre extérieur qui porte une marque indiquant une capacité de 4 C.C. Ce tube est rempli jusqu'à la marque 4 C.C. avec de l'acide chlorhydrique et il est placé verticalement dans le vase cylindrique. La substance à essayer est déposée sur le fond de l'appareil à dégagement.

On établit alors les communications avec l'appareil mesureur rempli d'eau : on vérifie si les fermetures sont hermétiques, et on note le niveau de l'eau dans le tube mesureur, l'égalité de pression ayant été réalisée dans les deux tubes.

On renverse le vase à décomposition à plusieurs reprises pour que l'acide se déverse lentement sur la substance et que le dégagement de gaz s'effectue avec régularité. On laisse écouler l'eau de la burette pour que les deux surfaces se trouvent sur la même ligne horizontale, et la réaction étant terminée, on note le niveau dans le tube mesureur, qui, déduction faite du premier niveau, donne le volume de l'acide carbonique.

Une erreur constante dans ces appareils réside dans ce fait que le liquide provenant de la réaction et celui du tube mesureur dissolvent une certaine quantité de CO_2; en remplaçant l'eau du tube mesureur par une solution saturée de bicarbonate de potasse recouverte de quelques gouttes d'huile de pétrole, on évite l'erreur provenant de ce chef; MOHR prétend que l'absorption ne commence à se produire qu'au bout de cinq à six minutes et que ce laps de temps est plus que suffisant pour que la réaction soit terminée et la lecture faite.

<table>
<tr><td rowspan="2">(c)
L'alcalimétrie</td><td>en précipitant une liqueur titrée de baryte par l'anhydride carbonique dégagé. La perte de titre indique la quantité de ce corps (1).</td></tr>
<tr><td>ou encore en recherchant la perte de titre de l'acide employé pour dégager CO^2 (2).</td></tr>
</table>

(d) Enfin, certains carbonates calcinés perdent facilement et complètement leur acide carbonique au rouge, d'où un procédé de dosage (3).

IV. — DOSAGE DE L'ANHYDRIDE CARBONIQUE TOTAL, LIBRE ET COMBINÉ

Les procédés par la chaux (p. 543) ou par un chlorure alcalino-terreux et l'ammoniaque (p. 544) donnent l'anhydride carbonique total.

BRETET a donné le procédé suivant :

« Quand le dosage de l'acide libre vient d'être terminé, tout le gaz carbonique contenu dans l'eau minérale se trouve à l'état de bicarbonates : qu'on verse alors dans le liquide un léger excès d'acide chlorhydrique titré, en faisant bouillir pour chasser l'acide carbonique mis en liberté, la liqueur sera décolorée et pour peu que l'acide chlorhydrique soit en léger excès, une goutte de potasse ajoutée au liquide n'y produira qu'une coloration fugitive.

SCHEIBLER a résolu la difficulté en recevant le gaz dans une vessie en caoutchouc contenue dans un vase clos ; l'augmentation de volume de cette vessie se communique à l'appareil mesureur.

Pour l'erreur relative à l'absorption par le liquide provenant de la réaction, MOHR a donné une formule pour la déterminer. En faisant deux expériences, une sur 20 centigr. de spath d'Islande, l'autre sur 50, il a obtenu des volumes gazeux différents, soit $44^{c.c.}2$, et $116^{c.c.}2$ et en appelant x l'erreur constante il pose

$$\frac{44,2 + x}{116,2 + x} = \frac{0,2}{0,5} \quad \text{d'où} \quad x = 3^{c.c.},8$$

Un autre jour, la température et la pression barométrique étant différentes, il a trouvé $x = 4^{c.c.},5$. Ce ne sont pas là des chiffres négligeables.

(1) C'est le procédé PETTENKOFER décrit page 542.

(2) Ce procédé est loin de pouvoir s'appliquer à tous les cas ; il ne convient bien que pour les carbonates de baryum et de calcium ou encore pour les carbonates alcalins, si l'on est certain que ces sels ne contiennent ni alcalis caustiques, ni bicarbonates. Dans ce cas, on peut les précipiter par le chlorure de baryum ammoniacal et titrer le précipité (voy. p. 544).

(3) Tels sont les carbonates de zinc, de cadmium, de plomb, de cuivre, de magnésie, etc.

On peut les diviser en deux catégories : 1° ceux qui sont anhydres ; la simple calcination donne d'excellents résultats.

2° Pour ceux qui sont hydratés, on peut les calciner dans un courant d'air sec, dans un tube à boule muni d'un tube à chlorure de calcium. La perte de poids du tube à boule donne l'eau et l'acide carbonique ; l'augmentation de poids du tube à chlorure de calcium donne l'eau.

Le volume d'acide chlorhydrique employé étant noté, on ajoutera de la potasse jusqu'à coloration persistante. Alors, en retranchant le volume d'acide chlorhydrique correspondant à la potasse mise en œuvre, il restera la quantité

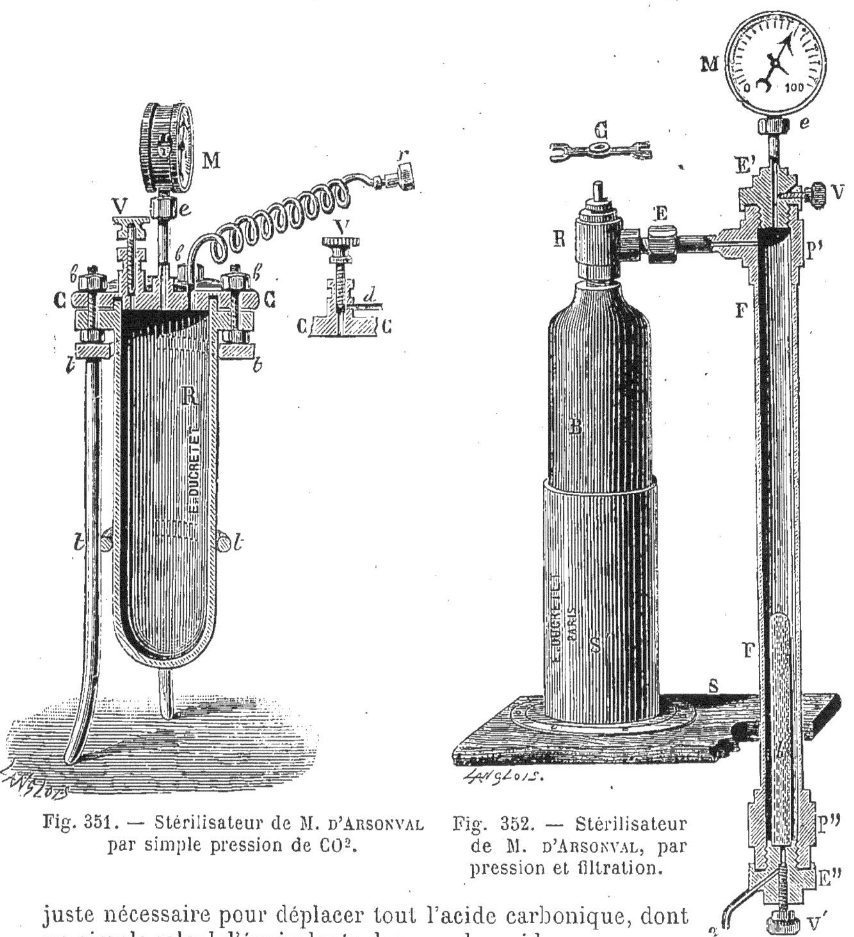

Fig. 351. — Stérilisateur de M. D'ARSONVAL par simple pression de CO².

Fig. 352. — Stérilisateur de M. D'ARSONVAL, par pression et filtration.

juste nécessaire pour déplacer tout l'acide carbonique, dont un simple calcul d'équivalents donnera le poids. »

D'autre part nous savons doser l'acide carbonique libre (procédés de BRETET, au bleu C4B POIRIER). La différence entre l'anhydride carbonique libre et l'anhydride carbonique total donne celui qui est à l'état de combinaison.

RÉACTIF. — Dans les laboratoires, l'anhydride carbonique sert à faire des atmosphères artificielles, à transformer les carbonates insolubles en carbonates solubles.

A l'état liquide, M. D'ARSONVAL l'a employé pour stériliser à froid divers liquides organiques, soit par simple pression à l'autoclave (fig. 351), soit par filtration à la bougie d'alumine sous pression (fig. 352).

L'action microbicide de l'acide carbonique déjà prononcée à froid et sans pression (Bourquelot, Monfusco) devient irrésistible quand on l'emploie sous pression prolongée et surtout à 40°, température incapable de coaguler les albuminoïdes.

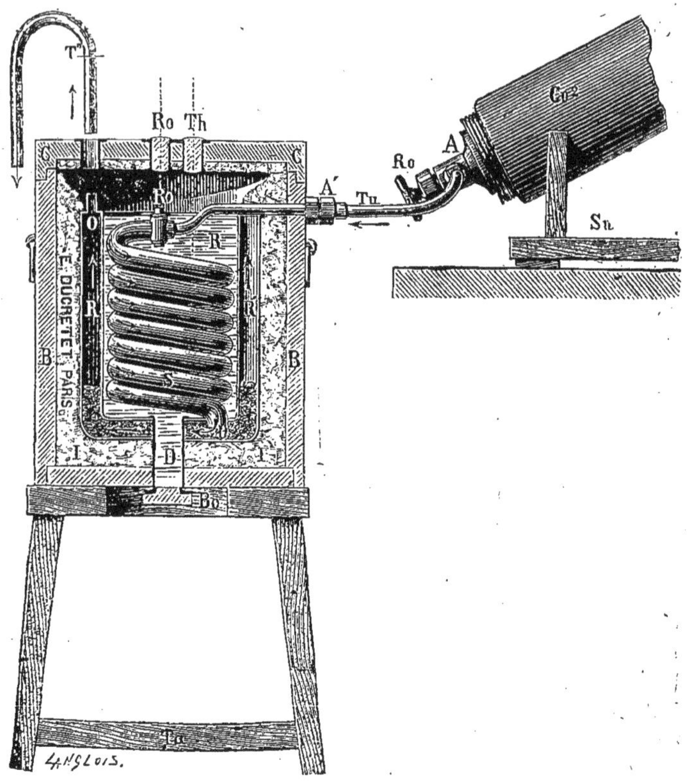

Fig. 353. — Cryogène CAILLETET.

Dans les filtrations opérées sous pression, la richesse en substances colloïdes du liquide filtré est en relation avec la pression exercée sur le liquide ; ainsi sur un mélange de peptone et d'albumine d'œuf, on peut graduer la pression de façon que la peptone passe d'abord presque seule (D'ARSONVAL).

Sous ce même état liquide, M. CAILLETET a employé l'anhydride carbonique pour la construction d'un appareil, le *cryogène*, destiné à l'obtention facile de très basses températures (— 80°) (fig. 353).

USAGES. — Dans l'industrie, il est employé pour la fabrication du sucre, de la céruse, dans un procédé spécial de panification, dans la préparation des eaux gazeuses, contre l'incendie (*mata-fuegos*), etc.

A l'état liquide, on l'emploie comme agent frigorifique, pour transvaser les bières et les distribuer, pour la conservation des denrées alimentaires, pour la fabrication des eaux gazeuses, en métallurgie pour produire des pressions énormes, etc.

Usages médicaux. — *Formes pharmaceutiques.* — Eau gazeuse. Potion de Rivière.

Le gaz carbonique étant mis en contact avec la peau, détermine d'abord un picotement léger qui se transforme bientôt en une sensation de chaleur avec ou sans rougeur de la peau ; cette sensation se produit surtout au périnée et au scrotum : à cela succède un certain degré d'anesthésie. Mis en contact avec les muqueuses ou avec la peau dépouillée de son épiderme, il produit des effets semblables aux précédents mais plus rapides et plus marqués. Il favorise la cicatrisation des plaies, des ulcères atoniques et gangréneux, des plaies diphtéritiques ou de mauvaise nature : ce gaz, injecté dans le tissu cellulaire sous-cutané, dans le voisinage de tendons divisés, active la réparation de ces tendons, tandis que l'oxygène la retarde et que l'azote ne fait rien.

Respiré en forte quantité, il produit des effets dont nous parlerons plus loin ; en petite quantité, il produit des effets antispasmodiques; c'est à lui qu'on avait attribué le calme des phtisiques qu'on faisait séjourner dans les étables ; mais il faut tenir grand compte de l'humidité et de la chaleur douce.

Introduit dans le tube digestif, il produit des effets rafraîchissants et désaltérants : il active les sécrétions de l'estomac et de l'intestin ; il modère la sensibilité de la muqueuse stomacale, ce qui fait que l'eau de Seltz est un anti-émétique. Si l'estomac est vide, il est absorbé et il s'élimine par les voies respiratoires, la peau et les reins; les urines sont augmentées ; si l'estomac est plein d'aliments, il n'est pas absorbé et il s'élimine sous forme de vents ou d'éructations. Quand on en absorbe trop souvent, l'appétit d'abord accru, diminue ; il se produit du météorisme, de l'inquiétude, et même quelques symptômes d'ivresse ; mais on n'observe pas de symptômes graves. — A dose thérapeutique, il modifie la sensibilité ; c'est de cette manière que l'on peut se rendre compte de ses effets.

D'après Chauveau, la quantité de carbone brûlé en une minute, par le tissu musculaire au repos, équivaut en moyenne à 0,000 001 90 du poids du muscle ; à l'état de travail, ce chiffre devient 0,00051.

A plusieurs reprises, Brown-Séquard a appelé l'attention sur ses propriétés anesthésiques, en inhalations ou en pulvérisations sur le larynx ; dans un cas de lumbago, il a obtenu un succès complet. Cette anesthésie dure assez longtemps ; il l'a vue persister jusqu'à trente-six heures.

Weill, partant des travaux faits par Brown-Séquard, à savoir que l'acide carbonique est un anesthésique du larynx et même général, qu'il ne produit aucun effet, si son administration a été précédée de la section des nerfs laryngés supérieurs, qu'il ne la produit que d'un seul côté du corps, si un seul des deux nerfs a été sectionné, toutes expériences démonstratives de l'action inhibitrice de ce corps, WEILL a proposé de l'employer contre les dyspnées des tuberculeux et des emphysémateux albuminuriques.

Pour l'administrer, il emploie l'appareil à oxygène de LIMOUSIN; les séances répétées une ou deux fois par jour durent de deux à cinq minutes et la dose d'acide carbonique varie de deux à quatre litres pour chaque inhalation; celles-ci n'ont jamais eu aucun effet fâcheux.

Ces mêmes propriétés analgésiques l'ont fait employer contre la douleur produite par les brûlures; il suffit de faire couler sur la partie malade, lentement et sans interruption, le contenu d'un siphon d'eau de Seltz.

On l'emploie contre les mauvaises digestions, la constipation habituelle, les crampes de l'estomac, les vomissements : cependant la potion de RIVIÈRE qui n'agit que par le gaz carbonique qu'elle contient, n'est pas aussi anti-émétique qu'on le croit; elle n'agit que quand il y a excès de sensibilité de l'estomac. Les eaux gazeuses simples rendent des services dans la diathèse phosphatique. Dans la goutte, le rhumatisme, la fièvre typhoïde, il faut employer la limonade gazeuse au citron, parce que les sucs végétaux rendent les urines alcalines. On l'emploie pour calmer les douleurs des plaies et des ulcères, les douleurs du carcinome utérin, corriger la mauvaise odeur des ulcères cancéreux et améliorer la suppuration, car l'acide carbonique est antiseptique ; on en a fait des injections dans le vagin pour combattre les douleurs utérines qui accompagnent l'évolution menstruelle ; on l'a conseillé dans la métrite; pour faire ces injections, FORDOS a proposé un appareil spécial; il ne présente aucun avantage.

Le Dr BERGEON a préconisé l'emploi des injections rectales d'acide carbonique seul ou mêlé à l'hydrogène sulfuré (voy. p. 302). Ce gaz était préparé au moment du besoin. Le Dr EPHRAÏM a employé et utilisé pour cet usage le gaz obtenu au moyen de l'acide liquéfié ; il en aurait retiré de bons effets dans la chloro-anémie grave, l'asthme et l'emphysème pulmonaire.

Les eaux que l'on peut considérer comme agissant essentiellement par l'acide carbonique sont les eaux de Seltz ou de Selters, de Pougues, de Condillac, de Chateldon (légèrement ferrugineuses), de Saint-Galmier, de Bar, Saint-Myon, Chabetout, etc.

Le vin de Champagne est une forme agréable d'administrer l'acide carbonique.

L'acide carbonique neigeux comprimé fortement dans un moule conique prend la forme d'un bâton qui se maintient tel quel pendant plusieurs heures et peut ainsi servir à la production de l'anesthésie locale ; en effet, il suffit d'effleurer avec ce bâton le champ opératoire pour y provoquer immédiatement une insensibilité complète.

Toxicologie. — L'acide carbonique, à dose toxique, abolit à la fois les fonctions des nerfs et des muscles. Le séjour dans une atmosphère fortement chargée d'acide carbonique est rapidement mortel; quand la proportion de ce gaz est considérable, l'oxygène ne peut plus pénétrer dans le sang et la mort est rapide; s'il y a une proportion moindre, on observe l'impossibilité des mouvements, la perte de la connaissance, le ralentissement de la circulation et de la respiration, l'abaissement de la température et la dilatation de la pupille.

Lésions. — Le cadavre se conserve longtemps, la coloration verte apparaît plus tard, et la putréfaction s'établit plus lentement. Le sang est plus ou moins noir et les tissus offrent une couleur sombre.

Traitement. — Il faut faire respirer de l'oxygène ou de l'air aussi pur que possible. Les courants ascendants sont utiles.

CARBONATES

On connaît des carbonates monométalliques, bimétalliques et des hydrocarbonates.

Les carbonates monométalliques sont en général peu stables et se dissocient très facilement.

Etat naturel. — Les carbonates sont assez répandus dans la nature. Citons : Cérusite, malachite, azurite, sidérose, diallogite, smithsonite, dolomie, chaux carbonatée, withérite, strontianite, carbonates alcalins, etc.

M. Berthelot et André ont constaté l'extrême diffusion des carbonates dans les plantes et leur grande importance physiologique.

Préparation. — 1° Par double décomposition au moyen des carbonates alcalins.

2° Les bicarbonates se préparent par l'action de l'anhydride carbonique sur les carbonates.

Propriétés physiques. — Seuls les carbonates alcalins sont solubles ; les bicarbonates de calcium, de baryum, de magnésium, de fer, sont un peu solubles dans l'eau.

Les bicarbonates alcalins sont moins solubles que les carbonates.

Les carbonates sont inodores à l'exception du carbonate d'ammoniaque.

Propriétés chimiques. — La chaleur les décompose tous, excepté les carbonates alcalins et le carbonate de baryum; aidée d'un courant de vapeur d'eau ou de tout autre gaz inerte, elle les décompose tous.

A froid, l'action des métalloïdes est nulle ; à chaud, l'oxygène, le soufre et le chlore se comportent comme avec les oxydes.

L'hydrogène fournit de l'oxyde de carbone et un oxyde ou un métal, suivant que l'oxyde n'était pas ou était réductible par l'hydrogène.

Le charbon réduit tous les carbonates excepté les terreux et les alcalino-terreux. On obtient le métal et de l'oxyde de carbone, ou même de l'acide carbonique si l'oxyde est facilement réductible.

Le phosphore les décompose à chaud ; il se produit des phosphates.

La plupart des acides décomposent les carbonates.

Les bases solubles auxquelles correspond un carbonate insoluble décomposent les carbonates alcalins (préparation des hydrates potassique et sodique).

Tous les sels solubles, dont la base n'est pas un alcali, précipitent par les carbonates-alcalins.

Les carbonates solubles sont alcalins au tournesol ; les bicarbonates le sont moins et sont neutres à la phtaléine.

Le bleu C4B est neutre en présence des carbonates alcalins ; il rougit en présence des alcalis caustiques.

CARACTÈRES. — Traités par les acides, les carbonates dégagent de l'anhydride carbonique, dont nous connaissons les caractères.

Les bicarbonates se distinguent des carbonates :

1° Parce qu'ils ne précipitent pas les sels magnésiens ;

2° Parce qu'ils ne colorent pas la phtaléine.

Ces caractères laissent beaucoup à désirer.

DOSAGE. — (Voy. *Anhydride carbonique*.)

SULFURE DE CARBONE

$$CS^2 = 76 \quad \begin{array}{lll} C & = 12 = & 15,78 \\ S^2 & = 64 = & 84,22 \\ \hline & 76 & 100,00 \end{array}$$

SYNONYMIE. — Anhydride sulfocarbonique. Bisulfure de carbone.

HISTORIQUE. — Ce corps a été découvert par LAMPADIUS, en 1796.

PRÉPARATION. — Le sulfure de carbone se prépare dans l'industrie comme dans les laboratoires, en faisant passer un courant de vapeurs de soufre sur du charbon porté au rouge (fig. 354). Ainsi obtenu, il est mélangé de divers produits qui lui communiquent une odeur désagréable.

PURIFICATION. — 1° On le met en contact avec du cuivre métallique jusqu'à ce que ce dernier ne noircisse plus ; on distille ensuite après addition d'un ou deux centièmes d'axonge ;

.2° On ajoute au sulfure à purifier un léger excès de brome, de manière qu'il garde une teinte rouge persistante (1/2 C.C. de brome par litre est plus que suffisant) ; on laisse en contact pendant quelques heures et on enlève le brome en agitant quelques instants avec un léger excès de lessive des savonniers ; on décante la lessive alcaline et on lave, au besoin, une ou deux fois à l'eau distillée.

Si, après ces opérations, le sulfure restait trouble, par le fait de l'eau

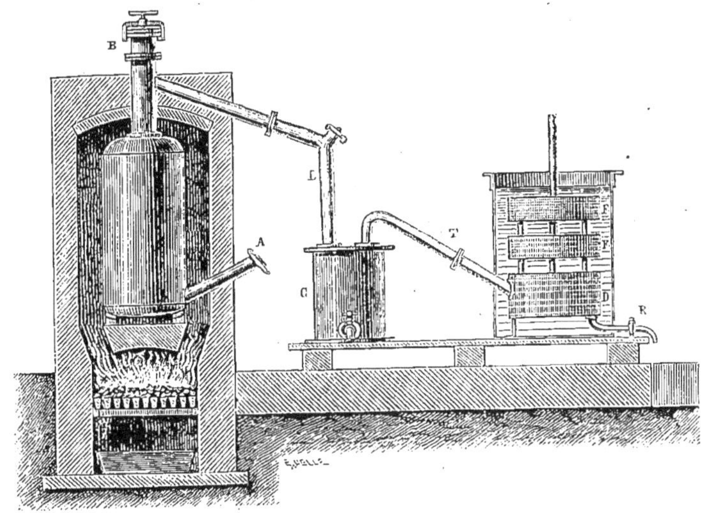

Fig. 354. — Préparation du sulfure de carbone.

entraînée, il suffirait de le mettre en contact avec un peu de chlorure de calcium sec et de filtrer.

PROPRIÉTÉS. — « Le sulfure de carbone du commerce présente une odeur repoussante due à diverses impuretés. Quand il est suffisamment purifié, il constitue un liquide limpide, incolore, dont l'odeur spéciale est très affaiblie ; il est neutre aux réactifs colorés. Sa densité est de 1,271 à + 15°. Il bout à 46°. Il est très inflammable et brûle avec une flamme bleue. Il est insoluble dans l'eau, soluble dans l'alcool et dans l'éther. Il est le meilleur dissolvant du phosphore ordinaire, des corps gras et des huiles volatiles.

OBSERVATIONS. — Ce corps est très dangereux à manier à cause de ses vapeurs délétères et éminemment inflammables. » (Codex 1884.)

Sa saveur est âcre ; il est très réfringent ; il est très dilatable ; sa densité de vapeur est de 2,645 ; son évaporation dans le vide produit un froid de — 58°. Il se solidifie à — 116°.

Un litre d'eau en dissout :

A 0° 2gr,04 ;
A 15° 1gr,87 ;
A 49° 0gr,14.

La présence dans l'eau de sulfo-oléates, de savon, de pétrole, d'essence de térébenthine, augmente beaucoup sa solubilité. Si, par exemple, à une solution contenant 150 grammes de savon, on incorpore du pétrole, on peut, en agitant quelques instants, faire dissoudre 200 grammes de sulfure de carbone par litre ; cette solution peut être diluée à volonté sans que le sulfure se précipite.

PROPRIÉTÉS CHIMIQUES. — Sous l'influence du chlore, il donne du chlorure de carbone.

En présence de l'eau, il s'altère et paraît donner des produits d'oxydation.

C'est un sulfacide puissant ; c'est aussi un sulfurant énergique.

Au contact de l'alcool, il produit de l'hydrogène sulfuré.

Il jouit de propriétés antiseptiques.

RÉACTIF. — Dans les laboratoires, on l'emploie pour recueillir et reconnaître de petites quantités d'iode ; il sert, comme dissolvant des corps gras, pour l'extraction du parfum des plantes, etc.

CARACTÈRES ET DOSAGE. — On recherche le sulfure de carbone, en faisant barboter dans une solution alcoolique de potasse l'air dans lequel on le recherche ; il se forme du xanthate, ou éthyl-di-sulfocarbonate de potassium : en ajoutant une goutte de sulfate de cuivre, il se forme un précipité de xanthate de cuivre d'une belle couleur jaune. Ce xanthate peut être dosé au moyen d'une liqueur titrée d'iode (GASTINE).

USAGES. — Dans l'industrie, il sert au dégraissage des toisons, pour extraire les matières grasses, pour dissoudre les résines, le soufre, le phosphore, pour la vulcanisation du caoutchouc, pour combattre le phylloxera, etc.

USAGES MÉDICAUX. — L'étude médicale de ce corps a été faite avec soin par DUJARDIN-BEAUMETZ.

1° Par les voies digestives, même à la dose de 500 grammes par jour, chez l'homme, l'*eau sulfocarbonée* n'a jamais produit aucun effet nuisible ; les chiens soumis à ce traitement pendant des mois ont gardé toute leur vigueur et toutes leurs forces génésiques.

Pour le sulfure de carbone pur : à doses massives, de 10 à 20 grammes par jour, on observe de la diarrhée et des vomissements : à petites doses longtemps continuées chez les animaux, on observe les accidents décrits, en 1856, par DELPECH : paresse dans les membres, diminution de la rapidité des mouvements ; ces accidents disparaissent rapidement quand on cesse l'administration de ce corps.

2° *Voie pulmonaire.* — Ce corps est un anesthésique, mais d'un usage dangereux ; la tolérance est, du reste, variable avec les animaux.

3° *Voie cutanée.* — Lorsqu'on applique du sulfure de carbone sur la peau, on observe deux ordres de phénomènes : du refroidissement d'abord, ce qui permet d'obtenir l'anesthésie locale, puis, presque aussitôt, une congestion et une rubéfaction très vive.

4° *Voie hypodermique.* — On obtient des escarres plus ou moins étendues.

5° *Voie vasculaire.* — On a pu injecter dans les veines 20 grammes d'eau sulfocarbonée par kilogramme d'animal, sans déterminer aucun phénomène toxique.

Élimination. — Il s'élimine surtout par les voies respiratoires, toujours un peu par les urines, peut-être par la peau.

Emploi. — Le sulfure de carbone, soit pur, soit mélangé à la moitié de son poids d'essence de menthe, est employé comme révulsif contre les névralgies : il suffit de verser sur de l'ouate du sulfure de carbone, de placer cette ouate sur le point que l'on veut rubéfier et de couvrir le tout de taffetas gommé. Au bout de trente secondes, la douleur devient vive, on enlève l'ouate, et il suffit d'activer l'évaporation du sulfure de carbone en agitant l'air pour faire disparaître les phénomènes douloureux.

A l'intérieur, on emploie l'*eau sulfocarbonée* (sulfure de carbone pur, 25 grammes ; essence de menthe, 50 gouttes ; eau, 500. Agitez, laissez déposer. Renouvelez l'eau à mesure qu'on puise). On en prend de 4 à 10 cuillerées à bouche par jour dans un demi-verre de lait ou d'eau rougie dont l'odeur n'est pas changée.

Ce traitement est employé dans les diarrhées, la fièvre thyphoïde, etc. Il désinfecte les garde-robes et en détruit les propriétés infectieuses.

TOXICOLOGIE. — Les ouvriers qui emploient le sulfure de carbone sont sujets à des accidents toxiques ; l'empoisonnement peut être aigu ou chronique ; dans la forme aiguë, on observe deux périodes : la première, d'excitation ; la seconde, de collapsus ; dans la première, il y a des vertiges, des éblouissements, de la céphalalgie ; les membres sont sujets à des crampes ; les articulations causent de la douleur qu'augmente encore la pression. Le patient rit, pleure, parle sans raison ; quelquefois survient le délire et l'aliénation mentale ; l'appétit est exagéré ; dans la deuxième période, la sensibilité est diminuée ; il y a de l'anesthésie locale, ou même générale ; la céphalalgie continue ; on observe une faiblesse générale, et quelquefois même de la paralysie. L'appétit disparaît. Il y a de grands rapports entre cette intoxication, l'alcoolisme et l'anesthésie.

Le Dr Marié a étudié avec soin les accidents d'hystérie produits dans cette intoxication.

Prophylaxie. — Ventiler avec le plus grand soin les ateliers dans lesquels on travaille le sulfure.

Dans les premiers temps de cette industrie, les accidents toxiques étaient fréquents ; aujourd'hui, ils sont très rares, presque inconnus ; cela tient à ce que les appareils de fabrication sont mieux construits, que les ateliers sont plus ventilés et que le sulfure est plus pur et surtout contient beaucoup moins d'hydrogène sulfuré, auquel on peut très probablement rapporter un certain nombre des accidents attribués au sulfure de carbone.

SULFO-CARBONATES

Préparation. — 1° On fait réagir les sulfo-bases sur le sulfure de carbone. On réussit surtout bien en solution alcoolique.

2° Industriellement, on prépare le sulfo-carbonate de potassium, en faisant réagir la potasse sur le sulfure de carbone.

$$3 \ CS^2 + 6 \ KHO = CO^3K^2 + 2 \ CS^3K^2 + 3 \ H^2O$$

Propriétés. — Les sulfo-carbonates alcalins et alcalino-terreux sont solubles dans l'eau ; les autres sont insolubles, mais se dissolvent assez bien dans une solution des premiers.

Les sulfo-carbonates alcalins sont jaunes. Chauffés, ils entrent en fusion avant de se décomposer.

Leurs solutions concentrées sont assez stables ; les dissolutions étendues se décomposent peu à peu, se transforment en carbonates et laissent dégager de l'hydrogène sulfuré.

L'acide chlorhydrique les décompose ; le sulfure de carbone se dépose sous forme d'une huile jaune.

Le sulfate de cuivre, celui de zinc, les bisulfites alcalins et un certain nombre de sels décomposent les sulfo-carbonates et mettent le sulfure de carbone en liberté.

Dosage. — On dose les sulfo-carbonates en mettant le sulfure de carbone en liberté par les bisulfites alcalins ou le sulfate de zinc ; ce sulfure de carbone peut être, ou mesuré directement (Gélis), ou dissous dans le pétrole dont on mesure l'augmentation de volume (MUNTZ), ou encore reçu dans une solution alcoolique de potasse où il se transforme en xanthate que l'on titre par l'iode (GASTINE).

L'*oxysulfure de carbone* CSO est un gaz incolore, deux fois plus dense que l'air, d'une odeur à la fois résineuse et sulfurée. Il se dissout dans son volume d'eau à laquelle il communique une saveur sucrée, suivi de picotements. Cette solution ne tarde pas à se décomposer, en donnant de l'hydrogène sulfuré et de l'acide carbonique.

$$COS + H^2O = CO^2 + H^2S$$

THANN admet la présence de ce gaz dans l'eau thermale de Harkang en Hongrie. Il ne serait pas étonnant que ce gaz fût, dans bien des cas, le principe minéralisateur des eaux sulfureuses qui en renferment les produits de décomposition.

SILICIUM

$$Si = 28$$

Historique. — Il a été découvert par Berzelius en 1808.

Préparation. — On le connaît sous trois états, amorphe, graphitoïde, cristallisé. Si on décompose le fluosilicate de potassium par le sodium, il est amorphe ; par l'aluminium, il est graphitoïde ; par le sodium et le zinc, il est cristallisé.

Propriétés. — Le silicium amorphe est une poudre brune facilement combustible qu'attaquent le chlore, les acides chlorhydrique et fluorhydrique et que l'électricité change en silicium graphitoïde.

Le silicium graphitoïde possède les propriétés physiques du graphite ; il raie le verre ; ses propriétés chimiques ne diffèrent pas de celles du silicium amorphe.

Le silicium cristallisé appartient au système cubique ; il est irisé, d'un éclat métallique ; sa densité est de 2,49 ; il est beaucoup moins dur que le carbone et le bore cristallisés. Il ne s'oxyde pas sensiblement au rouge ; il n'est attaqué que par un mélange d'acides fluorhydrique et azotique.

La chimie du silicium possède une grande analogie avec celle du carbone ; cette analogie se poursuit surtout dans les composés de la chimie organique : c'est à cause de cette communauté de propriétés que nous dirons quelques mots de l'hydrogène silicié ou silico-méthane, du silici-chloroforme, silici-iodoforme, etc.

HYDROGÈNE SILICIÉ OU SILICO-MÉTHANE. SiH^4

On l'obtient en décomposant le siliciure de magnésium par l'acide chlorhydrique.

C'est un gaz incolore, insoluble dans l'eau, spontanément inflammable.

SILICIURES

La composition des siliciures métalliques est variable.

SILICIUM ET ÉLÉMENTS HALOGÈNES

Outre les combinaisons saturées $SiCl^4$, etc., on en connaît dont chaque molécule renferme deux atomes de silicium échangeant entre eux une atomicité et répondant par suite aux composés éthylés du carbone; il en existe dans lesquels les atomicités du silicium sont satisfaites par divers éléments; c'est ainsi que l'on obtient le silici-chloroforme, le silici-iodoforme, etc.

FLUORURE DE SILICIUM. $SiFl^4$

Ce gaz se prépare en chauffant un mélange de spath fluor, de sable et d'acide sulfurique.

$$2\ CaFl^2 + SiO^2 + 2\ SO^4H^2 = 2\ SO^4Ca + 2\ H^2O + SiFl^4$$

C'est un gaz incolore, fumant, d'une odeur irritante; l'eau le décompose en silice et acide fluosilicique.

$$3\ SiFl^4 + 2\ H^2O = SiO^2 + 2\ SiFl^6H^2$$

ACIDE FLUOSILICIQUE $SiFl^6H^2 = SiFl^4,2HFl$

Préparation. — Pour le préparer, on fait arriver le fluorure de silicium dans un ballon contenant de l'eau (Voy. l'équation à propos du fluorure de silicium) ou mieux encore dans une solution d'acide fluorhydrique.

$$SiFl^4 + 2\ HFl = Si\,Fl^6H^2$$

On pourrait encore dissoudre de la silice dans l'acide fluorhydrique.
La solution obtenue est concentrée au bain-marie.

Propriétés. — Kessler a pu obtenir l'hydrate $SiFl^6H^2, 2H^2O$. En général, c'est un liquide fumant, très acide, qui s'évapore sans résidu dans une capsule de platine, attendu que l'acide fluosilicique se dédouble en fluorure de silicium et acide fluorhydrique.

La solution concentrée d'acide fluosilicique dissout la silice à chaud en produisant de l'eau et du fluorure de silicium, réaction inverse de celle qui donne naissance à l'acide fluosilicique. Si les produits de la réaction sont dirigés dans un récipient, ils réagissent de nouveau l'un sur l'autre; c'est là un moyen pour transformer une silice compacte en silice gélatineuse.

Caractères. — 1° Avec le chlorure de baryum, l'acide fluosilicique donne un précipité cristallin; il ne précipite pas par le chlorure de strontium.
2° Avec l'acétate de plomb en excès, il donne un précipité blanc.

3° Avec les sels de potassium, on ne remarque d'abord aucun précipité, mais bientôt le mélange offre des reflets irisés et il se forme une couche inférieure, gélatineuse, semi-transparente. Le précipité gélatineux, recueilli sur un filtre et séché, se transforme en une poudre blanche très fine.

4° En chauffant un fluosilicate avec de l'acide sulfurique concentré, il se dégage de l'acide fluorhydrique et du fluorure de silicium gazeux, répandant à l'air d'épaisses fumées blanches : si l'expérience est faite dans un vase en platine recouvert avec une lame de verre, celle-ci est rongée ; le résidu est formé par les sulfates correspondant aux fluosilicates.

5° L'ammoniaque en excès précipite de la silice hydratée, tandis qu'il se forme du fluorure d'ammonium.

RÉACTIF. — Cet acide est employé comme réactif des sels de baryum et de potassium.

DOSAGE. — 1° L'acide fluosilicique pur peut être dosé par les procédés acidimétriques habituels.

2° Hors ce cas, on lui ajoute du chlorure de potassium en excès, puis un volume d'alcool concentré égal au volume total du mélange ; on recueille sur un filtre pesé le fluosilicate de potassium ; on le lave avec un mélange à volume égal d'alcool et d'eau. On pèse après dessiccation à 100°.

Au liquide alcoolique séparé par filtration, on ajoute de l'acide chlorhydrique ; on évapore à siccité ; on reprend le résidu par l'acide chlorhydrique et l'eau. S'il y a un résidu insoluble, c'est une preuve que l'acide analysé renfermait un excès de silice, dont on déterminera le poids.

3° Au lieu de peser le fluosilicate de potassium, on le met avec le filtre, un peu d'eau et quelques gouttes de tournesol dans un vase à précipité ; on porte à l'ébullition et on ajoute de la liqueur normale alcaline jusqu'à coloration bleue persistante.

La réaction qui se passe est la suivante :

$$\text{SiFl}^4, 2\text{KFl} + 4 \text{ KHO} = \text{SiO}^2 + 6 \text{ KFl} + 2\text{H}^2\text{O}$$

Un C.C. de liqueur N. alcaline correspond donc à $0^{gr},055$ de fluosilicate de potassium.

4° Les fluosiliciures métalliques sont chauffés avec de l'acide sulfurique concentré dans un vase en platine ; le fluorure de silicium et l'acide fluorhydrique se volatilisent ; les bases restent à l'état de sulfates et peuvent fréquemment être pesées à cet état après la volatilisation de l'excès d'acide sulfurique.

FLUOSILICATES OU FLUOSILICIURES

L'acide fluosilicique est un acide bibasique.

PRÉPARATION. — 1° Directement (fluosilicate de zinc) ;
2° Par double décomposition.

PROPRIÉTÉS. — La plupart des fluosilicates sont très solubles et cristallisent facilement. De tous ces sels, les moins solubles sont les sels alcalins et de baryum.

Ils possèdent une réaction acide et une saveur amère.

Calcinés, ils abandonnent du fluorure de silicium et laissent un résidu de fluorure.

Usages. — Ils ont été employés pour la *fluatation* des pierres calcaires : celles-ci sont imprégnées d'une solution de *fluate* (nom commercial) de calcium, de zinc, de magnésium, etc.; il y a dégagement d'acide carbonique et production lente de fluorures métalliques et de silice, d'alumine ou de carbonates, composés insolubles qui pénètrent la pierre et la mettent à l'abri des agents atmosphériques.

Les fluates colorés (cuivre, chrome, fer) permettent de donner à la pierre l'apparence de marbres durs, imperméables, diversement colorés.

Usages médicaux. — Ces corps jouissent de propriétés antiseptiques très prononcées ; nous en reparlerons à propos du fluosilicate de sodium.

Le *tétra-chlorure de silicium* $SiCl^4$ est un liquide que l'eau décompose en acide chlorhydrique et silice. L'alcool le transforme en éther silicique $Si(OC^2H^5)^4$.

L'*hexa-chlorure di-silicique* Si^2Cl^6 est décomposé par l'eau à 0° en donnant un hydrate silici-oxalique qui reste en partie dissous dans l'acide chlorhydrique produit.

Le *silici-chloroforme* $SiHCl^3$ est un liquide mobile, fumant à l'air. L'eau le convertit en une poudre blanche qui est l'anhydride silici-formique $(SiH)^2O^3$; avec l'alcool, il donne l'éther silici-formique $SiH(OC^2H^5)^3$.

Les *bromures* et *iodures de silicium* et le *silici-iodoforme* sont sans intérêt pour nous.

COMBINAISONS OXYGÉNÉES DU SILICIUM

Outre l'anhydride silicique SiO^2, on connaît, mais seulement à l'état d'hydrates :

L'*anhydride silici-formique* ou *leucone* $Si^2O^3H^2$
L'*hydrate silici-oxalique*   . $Si^2O^4H^2$
Il faut y joindre le *silicone* de Wœhler. Si^4O^3 (?)

Pour en finir avec les composés rares du silicium signalons l'*oxyde trichloro-silicique* et le *sulfhydrate chloro-silicique* ou *trichloro-silici-mercaptan*.

ANHYDRIDE SILICIQUE OU SILICE

$$\mathrm{SiO^2} = 60 \quad \begin{array}{l} \mathrm{Si} = 28 = \quad 46,67 \\ \mathrm{O^2} = \underline{32} = \quad \underline{53,33} \\ \phantom{\mathrm{O^2} = } 60 \quad 100,00 \end{array}$$

ETAT NATUREL. — Ce corps se trouve en petite quantité dans les urines ; à l'état anhydre, il se présente sous trois formes principales : *A.* quartz hyalin ; *B.* agate ; *C.* quartz terreux.

A. — QUARTZ HYALIN

La forme primitive de ce corps est un rhombòèdre ; mais on le trouve surtout en prismes hexagonaux pyramidés ; par épigénie, on peut le rencontrer sous des formes étrangères. Il ressemble un peu à la chaux phosphatée quand il est en prismes pyramidés ; mais il s'en distingue par sa plus grande dureté et sa pyramide plus aiguë. On ne peut pour ainsi dire pas le cliver. Les galets, les sables, les grès, sont constitués par du quartz de cette nature. Sa densité est de 2,65 ; sa dureté est de 7. Il fait feu au briquet ; il jouit de la double réfraction ; quelquefois des substances étrangères le colorent, et suivant sa couleur on lui donne divers noms :

Incolore,	*cristal de roche.*	Hématoïde,	*hyacinthe de compostelle.*
Violet,	*quartz améthyste.*	Rose,	*rubis de Bohéme.*
Jaune,	*topaze de l'Inde.*	Enfumé,	*diamant d'Alençon.*
Noir,	*quartz noir.*		

Quand il renferme de l'amiante, on le nomme *œil-de-chat.*

Le quartz se trouve dans les filons des terrains anciens ; il constitue la gangue des filons métallifères et surtout de l'or. Il se trouve dans les roches granitoïdes et les feldspaths.

La *tridymite* est une variété cristallisée en lames hexagonales, généralement groupées par 3, disséminées dans certaines roches trachytiques.

Ses caractères physiques sont ceux du quartz, sauf sa densité qui est plus faible.

B. — AGATE

Cette série se dirige en trois groupes :

α Agate proprement dite. — L'agate n'est jamais cristallisée : elle a de la tendance aux configurations concrétionnées ; elle est d'une transparence imparfaite et susceptible d'un beau poli. Suivant ses dispositions, elle porte des noms différents :

La *calcédoine* a une teinte blanche, bleuâtre ou verdâtre.

L'*onyx* présente des couches concentriques de couleur variée. Il sert à faire les camées.

La *cornaline* est d'un rouge assez homogène ; elle est colorée par de l'oxyde ferrique.

La *chrysoprase* a une couleur vert pomme ; elle est colorée par du nickel.

L'*héliotrope* est coloré en vert.

L'agate se trouve dans les terrains volcaniques anciens en masses concrétionnées ou en nodules avec des géodes de quartz hyalin ou améthyste, de soufre, de calcaire.

L'agate sert à faire des camées, des mortiers, des chapes de balance, etc. ; avant la guerre, nous tirions la plupart de ces objets d'Oberstein en Prusse.

β *Silex*. — Le silex a une pâte moins fine que l'agate et n'est pas susceptible de poli ; il n'a pas de couches concentriques : il se subdivise en 3 sections.

1° *Silex corné*. Cassure droite mais esquilleuse ; il renferme des coquilles ;

2° *Silex pyromaque*. Cassure conchoïdale.

3° *Silex molaire*. Il est caverneux ; il se trouve surtout à la Ferté-sous-Jouarre et à Bergerac.

γ *Jaspe*. — Les jaspes sont un mélange d'agate, de silex et de matières argilo-ferrugineuses. On rapporte aux jaspes les *bois silicifiés* et *la lydienne* (*pierre de touche*).

C. — QUARTZ TERREUX

Diverses variétés de quartz se recouvrent dans les calcaires d'une couche blanche ; cette couche qui peut envahir l'échantillon entier renferme environ 0, 20 de calcaire ; si pour une cause quelconque, ce calcaire vient à disparaître, on a des morceaux de silice plus légère que l'eau que l'on désigne sous le nom de *quartz nectique*.

PRÉPARATION. — Pour la plupart des usages auxquels elle est destinée, la silice doit être en poudre ; dans les laboratoires, on l'obtient ainsi par la dessiccation des divers hydrates dont nous parlerons ; dans l'industrie, diverses silices se présentent sous forme pulvérulente : afin de pouvoir pulvériser la silice compacte, il faut l'*étonner*, c'est-à-dire la porter au rouge puis la plonger rapidement dans l'eau froide.

Par divers procédés, on a obtenu la reproduction de certaines formes de silice existant dans la nature.

PROPRIÉTÉS. — La silice est très dure ; elle raie le verre ; pulvérulente, c'est une poudre blanche, légère, rude au toucher.

Elle fond au chalumeau oxhydrique.

Elle est inattaquable par tous les acides, sauf l'acide fluorhydrique qui dissout lentement la variété cristallisée, très vivement les variétés pulvérulentes.

La potasse bouillante attaque à peine la silice cristallisée ; la silice amorphe commence à se dissoudre même à froid.

La silice anhydre est insoluble dans l'eau.

CARACTÈRES. — La silice se caractérise par sa résistance à la plupart des agents et par l'action qu'exercent sur elle les alcalis et l'acide fluorhydrique.

DOSAGE. — Voyez *Silicates*.

USAGES. — Diverses variétés de quartz et d'agate sont utilisées en joaillerie ; le quartz est employé dans la construction de divers instruments d'optique, l'agate sert à la fabrication de mortiers, pour plans et couteaux de suspension dans les balances de précision.

C'est la matière principale employée en céramique et en verrerie.

HYDRATES SILICIQUES

La silice est l'anhydride d'un acide faible auquel d'après la composition de ces sels, correspondent divers hydrates.

$$SiO^2,\ 2H^2O = Si\ (OH)^4$$
$$SiO^2,\ H^2O = SiO\ (OH)^2$$

Outre ces deux hydrates monosiliciques on peut admettre l'existence d'acides polysiliciques tels que $Si^2O^4, 3H^2O — 3SiO^2, 2H^2O — 3SiO^2, H^2O$. Tous ces hydrates sont instables.

ETAT NATUREL. — 1° *Quartz résinite.* — Ce quartz renferme 0,06 à 0,08 d'eau qu'il perd au feu ; cette perte d'eau le rend blanc. Sa densité varie entre 2,11 et 2,35. Il a une cassure conchoïdale luisante, semblable à celle de la résine ; on en distingue plusieurs variétés.

L'*opale* a une apparence laiteuse, une teinte bleuâtre et des reflets irisés.

La *résinite* proprement dite est en rognons quelquefois très volumineux, translucides ou opaques, contenant toujours de l'alumine et de l'oxyde de fer. On en trouve de toutes les couleurs.

L'*hydrophane* est de l'opale devenue opaque et poreuse par la perte de son eau d'hydratation, et qui reprend une certaine transparence, lorsqu'on la plonge dans l'eau ; c'est cette propriété qui lui a valu son nom.

2° *Silice hydratée terreuse.* — La *randannite* est une substance blanche ou jaunâtre, tendre et friable comme de la craie ; elle se distingue des quartz hydratés étudiés plus haut, parce qu'elle est soluble dans les solutions des alcalis caustiques ; elle est très abondante à Ceyssat et à Randanne ; elle est entièrement formée de dépouilles de diatomées. Elle contient de 0,10 à 0,16 d'eau ; elle est employée pour la fabrication de la dynamite.

La *terre pourrie* d'Angleterre, fort estimée pour polir les métaux, est très probablement de même nature que la randannite.

Le *tripoli* paraît aussi avoir une origine semblable, mais il a subi l'action d'une forte chaleur par le voisinage des volcans ou des houilles embrasées. Le plus estimé vient de Corfou. Dans les arts, on donne indifféremment le nom de tripoli à toutes les silices fines et terreuses qui peuvent servir à polir ; mais il faut alors en distinguer trois sortes : 1° ceux qui sont anhydres et produits par voie chimique ; 2° ceux qui sont hydratés et produits par voie de sédiment ; ils renferment des débris d'infusoires ; 3° ceux d'origine semblable, mais ayant subi l'action du feu.

La plupart des eaux contiennent de la silice en dissolution, mais en très minimes proportions. Certaines eaux minérales en renferment des quantités assez considérables : celle des geysers d'Islande en fournit 0^{gr},520 par litre.

Un petit tableau nous rappellera aisément toutes ces formes de la silice.

Quartz.			
	Hyalin.		Cristal de roche ; hyacinthe de compostelle ; améthyste ; quartz rose, jaune, enfumé, noir ; tridymite ; œil de chat ; grès et sables ; aventurine.
	Agate.	Agate.	Calcédoine ; sardoine ; cornaline ; chrysoprase ; onyx ; héliotrope.
		Silex.	Silex corné. Silex pyromaque. Silex molaire.
		Jaspe.	Jaspes ; lydienne et pierre de touche ; bois silicifiés.
	Terreux.		Quartz terreux ; nectique ; thermogène.
	Hydraté.	Résinite.	Opale ; résinite ; hydrophane ; hyalite, etc.
		Terreux.	Randannite. Tripoli.

PRÉPARATION. — En décomposant un silicate alcalin par un acide, une partie de la silice se sépare sous la forme d'une masse gélatineuse blanche, tandis qu'une autre partie reste dissoute. Si l'on emploie une solution étendue de silicate, toute la silice reste en dissolution : même après évaporation à siccité, si on reprend par l'eau, une partie de la silice se redissout : ce n'est qu'après une légère calcination vers 300° que la silice devenue anhydre refuse de se dissoudre.

En décomposant le fluorure de silicium par l'eau, on obtient un hydrate qui, séché à l'air, répond à peu près à la formule $3\,SiO^2,\ 2\,H^2O$.

Silice colloïdale. — Lorsqu'on soumet à la dialyse une solution étendue de silicate alcalin sursaturée par l'acide chlorhydrique, la silice reste en dissolution sur le dialyseur; on obtient ainsi une solution à 0,05 qu'on peut concentrer dans un ballon jusqu'à 0,14 ou 0,15. Cette solution est limpide, acide; au bout de quelques jours, elle se prend en gelée; quelques bulles d'acide carbonique, la gélatine, les dissolutions d'alumine et d'hydrate ferrique colloïdal produisent cet effet.

SILICATES

Nous avons déjà vu que les hydrates monosiliciques étaient nombreux et qu'il existait des acides polysiliciques. A chacun de ces corps correspondent des silicates naturels, mais dont l'analyse est très difficile; nous ne saurions donc en aborder ici l'étude même sommairement.

PRÉPARATION. — Les silicates alcalins se préparent en chauffant la silice avec un alcali.

PROPRIÉTÉS. — Les silicates alcalins avec excès de base sont les seuls solubles; cependant l'eau agit lentement, surtout sous l'influence des actions mécaniques, sur beaucoup de silicates alumino-alcalins en leur enlevant le silicate alcalin pour laisser le silicate aluminique; c'est là l'origine de la plupart des argiles.

Les silicates doubles sont plus fusibles que les simples : les silicates simples d'alumine et de chaux sont presque infusibles au feu de forge; les silicates de manganèse, de fer, de plomb sont assez fusibles.

Les acides chlorhydrique et azotique attaquent un assez grand nombre de silicates, surtout ceux qui sont hydratés; la silice se sépare alors à l'état gélatineux, quelquefois à l'état pulvérulent, une portion restant dissoute.

L'acide sulfurique concentré les attaque presque tous, après une digestion suffisamment prolongée.

L'acide fluorhydrique les attaque tous avec dégagement de fluorure de silicium.

Calcinés avec les carbonates alcalins, ils entrent en fusion et toute la silice peut alors être mise en liberté par l'acide chlorhydrique. Cette désagrégation est aussi déterminée par la calcination avec du carbonate de calcium ou de baryum.

Toutes ces réactions sont utilisées pour l'analyse des silicates.

CARACTÈRES. — Les silicates traités par l'acide sulfurique et le fluorure de calcium dégagent du fluorure de silicium qui au contact de l'eau donne de la silice gélatineuse.

DOSAGE. — Pour doser la silice contenue dans une eau, on acidule le liquide par l'acide chlorhydrique et on évapore à sec : on calcine légèrement le résidu pour rendre la silice insoluble; on reprend par l'acide chlorhydrique concentré; on étend d'eau, on filtre et après avoir lavé et séché le précipité, on le calcine et on le pèse.

. La silice ainsi pesée doit se dissoudre entièrement dans l'acide fluorhydrique et la solution obtenue ne doit laisser aucun résidu par l'évaporation avec un peu d'acide sulfurique.

Au point de vue du dosage, les silicates peuvent être rangés en deux catégories, ceux qui sont attaqués par l'acide chlorhydrique et ceux qui ne le sont pas.

Les silicates de la première catégorie sont pulvérisés et mis à digérer avec de l'acide chlorhydrique; on évapore à siccité jusqu'à ce qu'ils ne dégagent plus de vapeurs d'acide ; on reprend par l'acide chlorhydrique; on additionne d'eau bouillante et on jette sur un filtre où reste la silice.

Les silicates de la deuxième catégorie sont fondus avec 3 ou 4 parties d'un mélange de carbonates potassique et sodique. On est alors revenu au cas d'un silicate attaquable par les acides.

On peut aussi attaquer ces sels bien pulvérisés, calcinés et pesés par l'acide fluorhydrique ou le fluorure d'ammonium et l'acide sulfurique ; la silice est enlevée à l'état de fluorure de silicium et le résidu, qui renferme à l'état de sulfates les métaux qui préexistaient à l'état de silicates, est soumis à l'analyse par les méthodes habituelles.

ETAIN

$$Sn'' \text{ ou } IV = 118$$

Historique. — L'étain est un des métaux les plus anciennement connus.

Etat naturel. Il se trouve rarement dans la nature à l'état natif; on le rencontre quelquefois à l'état de sulfure; mais le plus souvent, on trouve l'oxyde stannique (cassitérite) : il est ordinairement accompagné d'arsenic, d'antimoine, de cuivre et de zinc.

Préparation. — Le minerai trié, bocardé et lavé, est soumis au grillage pour en séparer le soufre et l'arsenic; on le réduit ensuite dans un four à manche avec du charbon de bois; on le raffine par plusieurs liquations successives et enfin on le brasse après fusion dans des pots en terre, avec du charbon, au moyen de branches de bois vert.
L'électrolyse du stannate alcalin a été proposée pour l'extraction de ce métal.

Purification. — On le dissout dans l'acide chlorhydrique qui laisse l'antimoine, le cuivre, le plomb; l'arsenic se dégage à l'état d'hydrogène arsénié; on précipite par le carbonate sodique; l'hydrate stanneux obtenu est transformé en acide stannique en le traitant par l'acide azotique; enfin cet acide est calciné et réduit par le flux noir.

Propriétés physiques. — L'étain est dimorphe; par fusion, il cristallise dans le système cubique; par précipitation, dans le système du prisme droit à base carrée.
Il est d'un blanc argentin.
Sa densité est de 7,29.
Frotté, il dégage une odeur peu agréable; sa saveur est difficile à définir.
Quand on le plie sur lui-même, il fait entendre un bruit particulier, qu'on appelle *cri de l'étain*.
C'est un métal mou et très malléable; il occupe le quatrième rang parmi les métaux pour la malléabilité et le huitième pour la ductilité; le plomb, le cuivre et le fer le rendent plus cassant; on peut le réduire en feuilles ayant $24^{\kappa},7$ d'épaisseur.

Il est peu tenace; il est sonore; à — 40° comme à + 200° il devient très cassant; cette propriété est utilisée pour le pulvériser.

Il fond à 228° et se solidifie à 225°; il n'est pas sensiblement volatil. (Chaleur spécifique = 0,056. Coefficient de dilatation = 0,00219. Conductibilité électrique à + 21° = 11,45. Conductibilité calorifique = 14,5.)

Propriétés chimiques. — L'étain ne s'altère pas sensiblement à l'air à la température ordinaire, mais à une température élevée, il se transforme en oxyde stanneux, puis en oxyde stannique; lorsqu'il est allié au plomb, cette oxydation est encore plus rapide; il ne s'oxyde que très lentement dans l'eau, plus rapidement dans l'eau salée, mais sans se dissoudre.

L'étain s'unit directement au chlore, au brome, à l'iode, au soufre, au phosphore, à l'arsenic et à un grand nombre de métaux.

Au rouge, il décompose la vapeur d'eau et se transforme en acide stannique.

À froid, l'acide sulfurique ne l'attaque pas, mais, à 150°, il l'oxyde plus ou moins vite, selon sa concentration ; si l'acide est concentré, il se dégage de l'anhydride sulfureux et il y a dépôt de soufre ; s'il est étendu de 2-3 ou 4 molécules d'eau, il se dégage surtout de l'hydrogène sulfuré.

L'acide chlorhydrique concentré le dissout rapidement et produit du chlorure stanneux et de l'hydrogène; l'acide étendu l'attaque très lentement à froid.

L'acide azotique ordinaire transforme l'étain en acide métastannique insoluble; en même temps qu'il se forme de l'azotate d'ammoniaque; l'acide fumant ne l'attaque pas, mais dès qu'on ajoute quelques gouttes d'eau, l'action s'établit avec une grande énergie; l'acide azotique très étendu n'attaque l'étain qu'avec une grande lenteur.

L'eau régale le transforme en chlorure stannique, ou, si l'acide azotique prédomine, en acide métastannique.

Les lessives alcalines dissolvent l'étain à chaud, produisent des métastannates et dégagent de l'hydrogène.

Calciné avec de l'azotate de potasse, l'étain se transforme également en métastannates.

Caractères. — Les sels d'étain précipitent par l'hydrogène sulfuré; le précipité est soluble dans le sulfhydrate d'ammoniaque (le sulfure stanneux est insoluble dans le sulfhydrate d'ammoniaque blanc, mais il se dissout dans le sulfhydrate coloré, parce qu'il se transforme en sulfure stannique); il est également soluble dans l'acide chlorhydrique.

Ces caractères appartiennent aussi au sulfure d'antimoine; si ces corps ne sont pas mélangés, la couleur des sulfures les fera facilement reconnaître; s'ils sont mélangés, leur solution chlorhydrique sera mise en contact avec une lame de zinc qui précipitera à l'état métallique l'étain et l'antimoine. Le mélange des deux métaux sera, après lavage, traité par l'acide chlorhydrique; l'antimoine reste à l'état insoluble et l'étain donne une solution de chlorure stanneux.

RÉACTIFS	SELS STANNEUX	SELS STANNIQUES
Acide sulfhydrique.	Précipité brun.	Précipité jaune (caractéristique).
Chlorure mercurique.	Précipité blanc de chlorure mercureux.	Rien.
Chlorure d'or.	Précipité pourpre (caractéristique).	Rien.
Potasse.	Précipité blanc soluble dans un excès. Il devient noir à l'ébullition.	Précipité blanc soluble dans un excès.
Solution azotique de brucine.	Coloration pourpre.	Rien.

Dosage. — On pèse toujours l'étain sous forme d'oxyde stannique SnO^2 ; on l'amène à cet état par plusieurs procédés (1).

On peut également avoir recours à des procédés volumétriques. Le chlorure stanneux réduit rapidement et totalement le chlorure ferrique à l'état de chlorure ferreux ; on titre ensuite le chlorure ferreux par le permanganate potassique.

Séparation. — Dans un alliage on le sépare de tous les autres métaux au moyen de l'acide azotique : seul l'étain reste insoluble comme l'antimoine ; le mélange des deux acides antimonique et métastannique est réduit par le cyanure de potassium ; on obtient un culot métallique que l'on pèse ; on l'at-

---

(1) (a) *Par l'acide azotique.* — Ce procédé s'applique à l'étain métallique et aux composés de l'étain qui ne renferment ni chlore, ni substances fixes. On l'emploie ordinairement pour doser l'étain métallique.

On traite l'alliage réduit en petits fragments par de l'acide azotique (D = 1,3) absolument exempt d'acide chlorhydrique ; la réaction, commencée à froid, se termine à chaud, dans un petit ballon pour éviter les projections.

L'opération terminée, on verse dans une capsule et on évapore presque à sec au bain-marie ; on ajoute de l'eau : on recueille l'acide métastannique sur un filtre ; on lave à l'eau bouillante jusqu'à cessation de réaction acide ; on dessèche. Après dessication, on détache le mieux possible le précipité du filtre qu'on incinère. On met les cendres dans un creuset de porcelaine ; on les arrose avec une ou deux gouttes d'acide azotique et on chauffe pour chasser l'excès d'acide azotique. Enfin on ajoute le précipité aux cendres ; on calcine le tout et on pèse après refroidissement.

Le poids du précipité $\times$ 0,7867 donne le poids de l'étain.

(b) *Par le sulfate de sodium.* — Cette méthode convient lorsque l'étain est à l'état de chlorure stannique et qu'il ne contient pas de fer.

Dans la solution contenant le chlorure stannique sensiblement neutre, on verse une solution concentrée de sulfate de sodium et on chauffe. L'étain se précipite totalement à l'état d'acide stannique hydraté. On laisse déposer, on décante le liquide clair sur un filtre. On lave le précipité deux ou trois fois par décantation ; on le jette sur le filtre et on termine comme plus haut.

Ce procédé repose sur ce fait que le sulfate stannique est totalement décomposable par l'eau.

taque par l'acide chlorhydrique ; pour que tout l'étain se dissolve, il faut que son poids soit 20 fois plus considérable que celui de l'antimoine ; quand cette condition n'est pas remplie, en faisant la réduction par le cyanure de potassium, on ajoute un poids connu d'étain pur, dont on tiendra compte par la suite.

ESSAI. — L'étain du commerce renferme 0,002 à 0,003 d'impuretés : souvent on lui ajoute frauduleusement une quantité de plomb assez considérable ; Sous le nom d'*étain fin*, le conseil d'hygiène de la Seine entend un étain qui ne contient pas plus de 5 millièmes d'impuretés.

Les dosages précédemment indiqués permettront de déterminer son titre.

RÉACTIF. — Il sert quelquefois pour éliminer l'arsenic de l'acide chlorhydrique.

USAGES. — L'étain sert à l'étamage des ustensiles de ménage ; réduit en feuilles minces, il sert à l'étamage des glaces et à la conservation d'un grand nombre de substances alimentaires. Il est employé à fabriquer de la vaisselle, de la poterie d'étain, etc.

USAGES MÉDICAUX. — L'étain a été employé en poudre comme anthelmintique depuis la dose de 2 grammes jusqu'à celle de 50.

TOXICOLOGIE. — Ce métal et ses composés ne sont toxiques qu'à un très faible degré. On a cependant constaté des accidents toxiques dus à la présence de l'étain dans des conserves renfermées dans des boîtes de fer-blanc.

Le chlorure stanneux a été parfois administré dans des intentions criminelles. Dans ce cas, pour le rechercher, on détruit les substances organiques par l'acide chlorhydrique et le chlorate potassique en opérant dans une cornue.

ALLIAGES

L'étain et l'antimoine donnent des alliages blancs, durs et sonores : nous étudierons les autres alliages quand nous arriverons à l'étude des métaux qui entrent dans leur composition.

Sous le nom d'*étamage*, on désigne l'opération qui consiste à recouvrir un métal d'une mince couche d'étain.

Pour vérifier si les étamages ne sont pas plombifères, on les touche avec une goutte d'acide azotique ; on laisse la réaction s'effectuer pendant quelques instants ; on chauffe légèrement pour chasser l'excès d'acide ; on laisse refroidir et on touche avec une goutte d'une solution d'iodure de potassium à 0,05 : si l'étamage est plombifère, on obtient une coloration jaune très appréciable dès que l'étain contient 0,01 de plomb ; ce procédé est sujet à quelques causes d'erreur (PERRON) ; en cas de doute, il est bon de procéder à une analyse complète.

COMPOSÉS HALOÏDES DE L'ÉTAIN

Il existe un fluorure stanneux $SnFl^2$ et un fluorure stannique $SnFl^4$ qui se combine avec le fluorure de silicium pour donner naissance à un acide *fluostannique* $SnFl^4$, $SiFl^4$ qui donne des sels isomorphes avec les fluosilicates.

CHLORURE STANNEUX. $SnCl^2 = 189$

Ce corps peut se préparer de diverses manières :

1° En faisant passer un courant de chlore sur de l'étain chauffé et en excès ;

2° En distillant dans une cornue un mélange à poids égaux de chlorure mercurique et d'étain ;

3° Le plus souvent on attaque un excès d'étain par de l'acide chlorhydrique ; on a ainsi une solution de chlorure stanneux qui peut cristalliser (*sel d'étain*).

Ce corps a une saveur styptique ; il est très soluble dans l'eau ; cependant, à moins que la liqueur ne soit très acide, un excès de ce liquide le décompose et donne naissance à un oxychlorure $2Sn(OH)Cl + H^2O$ ou *chlorhydrine* ; ce corps se forme au contact de l'air.

Quand on le chauffe, il distille au rouge.

C'est un réducteur des plus énergiques ; il sert de réactif aux sels mercuriques, d'or, à la brucine, etc.

Il est quelquefois employé en analyse volumétrique (1).

La présence de ce corps a été signalée dans des pains d'épice de basse qualité (RICHE. POUCHET).

CHLORURE STANNIQUE. $SnCl^4 = 260$

Ce corps est encore désigné sous le nom de *liqueur de* LIBAVIUS : on le prépare en faisant passer un courant de chlore en excès sur de l'étain légè-

---

(1) Liqueur de chlorure stanneux pour dosage du cuivre :

Chlorure stanneux. . . . . 10 gr.
Eau. . . . . 200 gr.
Acide chlorhydrique . . . . 60 C.C.

Filtrez et recevez le liquide dans le flacon jaugé d'un litre. Achevez de remplir avec de l'eau acidulée d'environ 40 p. 100 de son volume d'acide chlorhydrique.

Cette liqueur se conserve mal ; il faut en prendre le titre avant chaque série d'essais.

rement chauffé. On l'obtient en solution en faisant passer un courant de chlore dans une solution de chlorure stanneux, ou bien encore en attaquant l'étain par l'eau régale.

C'est un liquide fumant, volatil, incolore, répandant à l'air d'abondantes fumées blanches. Sa densité est 2,28. Il bout à 120°. Il dissout à peu près les mêmes corps que le sulfure de carbone, mais en moindre quantité.

Avec l'eau, il donne un hydrate cristallisable $SnCl^4,5H^2O$.

Il a une grande tendance à former des sels doubles.

On a employé le chlorure stannique dans l'industrie des couleurs à vapeur.

Le chlorure stannique hydraté et cristallisé a été vanté par Nauche dans le traitement des affections cancéreuses. Ce sel a été prescrit sous forme de solution et sous celle de pommade. Ces préparations sont actuellement inusitées.

Dans ces derniers temps, il a été préconisé comme un désinfectant d'une action comparable à celle du sublimé et d'une innocuité parfaite.

COMPOSÉS OXYGÉNÉS DE L'ÉTAIN

On connaît l'oxyde stanneux SnO qui est basique et l'oxyde stannique SnO^2 ; à ce dernier correspondent l'acide stannique SnO^3H^2 et l'acide métastannique $Sn^5O^{11}H^2,4H^2O$: et peut-être faut-il admettre d'autres polymères analogues aux hydrates siliciques ; enfin les deux acides donnent naissance à un stannate et à un métastannate stanneux.

L'*oxyde stanneux* SnO se présente sous plusieurs formes ; toutes absorbent facilement l'oxygène; les diverses variétés, olive, noir, rouge, s'obtiennent au moyen de l'hydrate qui se prépare lui-même par l'action de l'ammoniaque sur le chlorure stanneux.

OXYDE STANNIQUE

$$SnO^2 = 150 \quad \begin{array}{rcr} Sn = & 118 = & 78,667 \\ O^2 = & \underline{32} = & \underline{21,333} \\ & 150 & 100,000 \end{array}$$

Etat naturel. — L'oxyde stannique se trouve à l'état de liberté dans la nature ; c'est la *cassitérite* ; elle cristallise dans le système du prisme droit à base carrée ; sa forme habituelle est un prisme carré terminé par l'octaèdre primitif seul ou portant sur ses arêtes des facettes appartenant à un octaèdre inverse. Ces cristaux sont rarement simples ; presque toujours ils s'accolent deux à deux, trois à trois par des plans obliques et se pénètrent profondément. Ces macles sont nommées *becs d'étain* par les mineurs (fig. 355).

On le trouve aussi en petites masses amorphes et vitreuses. Il existe une variété à structure stratiforme et comme fibreuse, qui offre assez souvent des teintes d'un brun jaunâtre avec une disposition veinée (*étain de bois*).

Sa densité est de 7. Sa dureté $= 6,5$. Il est infusible au chalumeau. Il a un vif éclat et une cassure vitreuse ; sa couleur habituelle est le brun, quelquefois assez clair, ordinairement foncé.

La cassitérite est le seul minerai exploité ; elle gît dans les filons les plus anciens, au sein des terrains granitiques, au milieu d'une gangue de quartz ou de greisen. On la trouve aussi en morceaux roulés dans certaines alluvions. Les principaux lieux d'extraction sont : l'île de Banca, la presqu'île de Malacca dans l'Inde, le Mexique et le pays de Cornouailles en Angleterre ; il y a aussi des mines exploitables en Saxe et en Bohême ; la France offre quelques gîtes peu productifs en Bretagne et dans le Limousin.

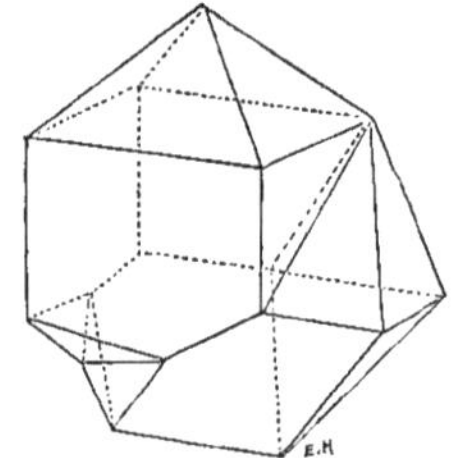

Fig. 355. — Bec d'étain.

PRÉPARATION. — On l'obtient par la calcination de l'étain à l'air (*potée d'étain* servant à la confection des émaux) ; il prend aussi naissance quand on calcine fortement les divers acides stanniques.

PROPRIÉTÉS. — C'est une masse blanche insoluble dans l'eau et susceptible de donner des stannates lorsqu'on la chauffe avec un excès de potasse ou de soude.

L'*acide stannique* SnO^3H^2 se prépare en précipitant le chlorure stannique par l'ammoniaque.

Il est blanc, gélatineux, insoluble dans l'eau, soluble dans les acides sulfurique et azotique étendus. Une chaleur légère le transforme en acide métastannique ; au rouge il se déshydrate, devient jaune, très dur et se transforme en anhydride stannique.

On l'a obtenu à l'état colloïdal.

Seuls les stannates alcalins sont solubles. Le stannate de chrome et celui de cobalt sont employés comme matières colorantes dans la peinture sur porcelaine.

L'*acide métastannique* $Sn^5O^{11}H^2$, $4H^2O$ s'obtient en traitant l'étain par l'acide azotique. C'est une poudre blanche cristalline, insoluble dans l'eau et les acides étendus ; l'acide sulfurique concentré le dissout ; il est ordinairement insoluble dans l'ammoniaque ; cependant, quand il est récemment précipité, ce véhicule peut le dissoudre.

Le *sulfure stanneux* SnS se prépare en chauffant ensemble à plusieurs reprises de l'étain avec un excès de soufre. Il est noir ; on l'obtient hydraté en traitant un sel stanneux par un courant d'hydrogène sulfuré ; il est d'un jaune marron ; c'est un sulfacide puissant ; par son contact avec le sulfhydrate d'ammoniaque sulfuré, il se transforme en sulfure stannique.

SULFURE STANNIQUE SnS²

On l'obtient en faisant passer un courant d'hydrogène sulfuré dans une solution d'un sel stannique.

Sous le nom d'*or mussif*, on connaît un sulfure stannique cristallisé que le *Codex* de 1866 préparait par sublimation (1).

Le bisulfure d'étain est d'une couleur jaune d'or ; il cristallise en paillettes brillantes, douces au toucher ; il est insipide, inodore, insoluble dans l'eau ; il est inattaquable par les acides, si ce n'est par l'eau régale ; il est soluble dans le sulfhydrate d'ammoniaque ; c'est un sulfacide puissant.

La chaleur le décompose et donne du protosulfure d'étain.

Il est employé comme anthelmintique. Il sert pour le bronzage du bois et pour rendre conducteurs les coussins de la machine électrique de RAMSDEN.

---

(1) « Etain pur. . . . . 120 gr.
   Mercure. . . . . 60 gr.
   Fleur de soufre . . . . 70 gr.
   Sel ammoniac. 60 gr.

Faites fondre l'étain dans un creuset ; ajoutez-y le mercure. Triturez l'amalgame ainsi préparé avec la fleur de soufre et le sel ammoniac, de façon à obtenir un mélange bien homogène que vous introduirez dans un matras de verre. Disposez celui-ci sur un bain de sable que vous chaufferez graduellement jusqu'à ce qu'il se manifeste une odeur d'hydrogène sulfuré et qu'il se dégage des vapeurs blanches. Maintenez ce dégagement au moyen d'un feu doux que vous arrêterez dès que les vapeurs cesseront d'apparaître. Brisez le matras refroidi ; vous détacherez avec précaution la couche supérieure, qui est constituée par un assemblage de petites écailles cristallines d'un jaune brillant; c'est le persulfure d'étain, vulgairement appelé or mussif. La partie inférieure offrant l'aspect de la plombagine est du protosulfure d'étain; son poids est d'autant plus faible que le feu a été conduit avec plus de ménagement. »

Dans cette opération, le mercure a pour objet de diviser l'étain, de le mettre en contact plus intime avec le soufre, et, par conséquent, de le rendre plus attaquable, car la formation d'or mussif ne pourrait avoir lieu directement par l'action du soufre sur l'étain; quant au sel ammoniac, son rôle, suivant BERZELIUS consiste à empêcher la température de trop s'élever; une forte chaleur aurait pour effet de transformer l'or mussif en protosulfure d'étain. Pour se réduire en vapeurs, le sel ammoniac absorbe une grande partie de la chaleur qui se produit par la réaction du soufre sur l'étain; cependant une partie de ce sel est toujours décomposée dans l'opération et donne naissance à du chlorure mercureux.

OR

$$Au'' \text{ et } ''' = 197.$$

Etat naturel. — L'or cristallise en formes dérivées du cube. Les cristaux sont toujours petits et atteignent rarement le volume d'un pois. Le plus souvent, l'or est en formes indéterminables et prend, suivant son apparence, les noms de lamelliforme, ramuleux, granuliforme, massif (pépites).

Pur, l'or a une densité de 19 ; mais l'or des pépites les plus pures ne pèse pas plus de 15. Il a un éclat métallique et est très ductile.

L'or appartient essentiellement aux terrains primitifs et de transition, mais par suite de phénomènes aqueux ou ignés, on le trouve dans les terrains trachytiques et trappéens et surtout dans ceux de transport. Dans les terrains primitifs, l'or peut être disséminé dans la masse de la roche, mais il est beaucoup plus commun dans les filons des terrains primitifs, qui sont surtout constitués par du quartz, du silex corné, de la chaux carbonatée spathique, de la baryte sulfatée, du feldspath compact.

Les composés métalliques qui accompagnent les filons sont le fer sulfuré, le cuivre pyriteux, le plomb et le zinc sulfurés, le mispikel, le cobalt gris, l'argent sulfuré. Les 9/10 de l'or proviennent des terrains de transport ; les plus riches dépôts de ce genre sont au Brésil, en Californie, en Australie et en Sibérie.

L'or pur est très rare ; on le considère comme or natif, quand il est au titre de 0,940. Au-dessous les proportions d'argent prennent de la fixité et alors on peut considérer ces minéraux comme des *aurures d'argent*.

Les exploitations de Gongo-Socco au Brésil contiennent une variété d'or d'un jaune très pâle qui est un alliage d'or et de palladium.

Les minerais de tellure renferment souvent de l'or.

Préparation. — L'or des terrains d'alluvion ou des filons se traitait par le procédé suivant :

L'alluvion aurifère est soumise à un courant d'eau assez rapide dans un canal étroit (*sluice*), dont le fond est muni d'aspérités ; l'eau enlève les matières terreuses et laisse dans le canal le métal précieux dont la densité est considérable ; le résidu est soumis à de nouveaux lavages dans de grands plats de bois de forme conique (*battée*) ; on obtient d'abord un sable ferrugineux, puis enfin l'or en poudre. Quand l'or contient des grains de platine, on l'amalgame en le frottant sous l'eau avec du mercure ; l'or seul s'amalgame ; cet amalgame est soumis à l'action de la chaleur ; le mercure distille et l'or reste : ce procédé a été très perfectionné.

L'or des filons se trouve mélangé assez souvent à de la pyrite de fer, à l'oxyde de fer, à la blende, au sulfure d'antimoine, etc. : on exploite quelquefois des sulfures de cuivre, de plomb, ou d'argent qui renferment à peine 1/200000 d'or. On peut en extraire l'or par trois procédés principaux : 1° par la fonte ; 2° par l'amalgamation ; 3° par le grillage préalable et l'amalgamation.

1° Le traitement par la fonte consiste à fondre le minerai seul, ou avec des matières plombifères, de manière à former des mattes ; ces mattes soumises à l'action du plomb fondu donnent un alliage d'or et de plomb ; on en extrait l'or par coupellation. (Voir *Plomb*.)

2° Au moyen d'un moulin, on broie le minerai avec du mercure ; on fait arriver un courant d'eau qui enlève les matières étrangères ; on retire l'amalgame à mesure qu'il se forme ; il est ensuite soumis à la distillation. Berdan, de New-York, a inventé une machine qui broie, lave et amalgame avec une précision admirable.

3° Certains minerais contenant de l'arsenic, de l'antimoine ou du soufre ne donnent que de mauvais résultats par les procédés précédents ; il faut les griller au rouge sombre au moyen de la vapeur d'eau surchauffée, après mélange avec de l'oxyde de fer ou de manganèse, puis soumettre à l'amalgamation.

Purification. — L'*or d'affinage* titre 0,999. Pour l'obtenir on traite l'argent et le cuivre aurifères par l'acide sulfurique ; le cuivre et l'argent se dissolvent, l'or reste comme résidu.

L'or d'Australie contient des traces de plomb, d'arsenic, d'antimoine, qui lui font perdre sa ténacité et le rendent ainsi impropre au monnayage. On le purifie en le fondant sous une couche de borax et faisant passer un courant de chlore ; dans ces conditions, l'or n'est pas attaqué et les chlorures des autres métaux se volatilisent.

Pour obtenir de l'or complètement pur, l'or d'affinage est fondu avec trois fois son poids d'argent ; l'alliage est repris par l'acide azotique ; on enlève ainsi le platine (ce métal allié à une grande quantité d'argent est attaqué par l'acide azotique), le résidu est dissous dans l'eau régale ; la solution est évaporée, reprise par l'eau, puis on ramène l'or à l'état métallique en y faisant passer un courant d'anhydride sulfureux.

Propriétés physiques. — L'or peut cristalliser en cubes ou en octaèdres réguliers ; sa couleur est jaune un peu rougeâtre ; par transparence il paraît vert ; par réflexion, il paraît d'un rouge orange ; sa poudre a une couleur violacée ; c'est le plus malléable et le plus ductile des métaux ; on peut le réduire en feuilles n'ayant qu'un douze millième de millimètre d'épaisseur ($0^\mu,833$) ; il est assez tenace, un fil de 2 millimètres ne rompt que sous un poids de 68 kilogrammes : pur, il est très mou ; il est peu élastique ; $0^{gr},05$ d'or peuvent donner un fil de 162 mètres de longueur ; sa densité est égale à 19,26 ; écroui, elle devient 19,37 : conductibilité calorique $= 98$, électrique $= 73$. De 0 à 100° il se dilate de 1/682 de sa longueur. L'or peut se souder à lui-même à froid. Il fond à 1037° (Becquerel). L'or en fusion paraît vert.

Il est à peu près fixe à la température de nos fourneaux ; lorsqu'on expose des feuilles d'or au chalumeau à gaz hydrogène et oxygène ou à l'action d'une forte batterie électrique, le métal se volatilise et brûle avec une flamme verte.

PROPRIÉTÉS CHIMIQUES. — Le brome et le chlore l'attaquent à froid ; le phosphore et l'arsenic se combinent avec lui à chaud ; les autres métalloïdes sont sans action. Il n'est attaqué que par l'acide sélénique et les corps capables de dégager du chlore.

Les alcalis au contact de l'air l'attaquent et donnent un aurate alcalin. Les sulfures alcalins l'attaquent également.

CARACTÈRES. — Les sels d'or précipitent en noir par l'hydrogène sulfuré ; ce précipité est soluble dans le sulfhydrate d'ammoniaque ; il est insoluble dans l'acide chlorhydrique ; il est insoluble dans l'ammoniaque ; il est soluble dans l'eau régale : cette solution, débarrassée par une douce chaleur de l'excès d'eau régale, donne les réactions suivantes :

Avec le ferrocyanure de potassium, belle coloration vert émeraude (il faut que la liqueur soit acide).

Si dans une solution même très étendue de chlorure d'or, on ajoute quelques gouttes d'une solution d'acide arsénieux, deux ou trois gouttes de perchlorure de fer et autant d'acide chlorhydrique, et si l'on place ensuite dans la liqueur un petit morceau de zinc, il se produit, autour du morceau de zinc, une auréole pourpre, qui, par l'agitation, communique à toute la liqueur une coloration rose ou pourpre persistant pendant une demi-heure.

Si l'on remplace l'acide arsénieux par l'acide phosphorique, la coloration produite est bleue ou violette.

Les sels d'or sont aisément réductibles ; le sulfate ferreux, le zinc métallique, l'acide oxalique, l'acide pyrogallique, précipitent, surtout à chaud, de l'or métallique sous la forme d'une poudre brune. Le beurre d'antimoine, l'anhydride sulfureux, l'anhydride arsénieux en font autant.

Le protochlorure d'étain, ou mieux un mélange de protochlorure et de bichlorure, produit dans la solution concentrée de chlorure d'or un précipité brun rougeâtre connu sous le nom de *pourpre de* CASSIUS ; une solution étendue n'est pas précipitée, mais seulement colorée en rouge brun. On donne à cette réaction beaucoup de netteté et une extrême sensibilité en ajoutant à la solution d'or, d'abord quelques gouttes d'un mélange contenant environ 15 parties de bichlorure et seulement une partie de protochlorure d'étain et ensuite un corps réducteur, sulfate ferreux, anhydride sulfureux, azotite de potasse, etc. Il se forme immédiatement une coloration rouge très intense, et il se forme bientôt un précipité d'une magnifique couleur pourpre qui se rassemble facilement et laisse la liqueur tout à fait incolore. Cette réaction permet de déceler 1/50000 d'or.

DOSAGE. — L'or se dose toujours à l'état métallique ; le plus souvent on réduit ses solutions par le sulfate ferreux ou par l'acide oxalique ; quelquefois on le précipite par l'hydrogène sulfuré ; le sulfure calciné laisse de l'or métallique.

Quelquefois encore, on a recours pour doser l'or à la coupellation ; nous parlerons de ce procédé à propos de l'argent.

Usages. — Outre ses usages bien connus, on emploie l'or dans plusieurs industries, surtout dans la décoration de la porcelaine et dans la fabrication du verre de Bohême auquel il communique une belle couleur rouge. L'or battu est employé dans la dorure sur bois, sur pierre, sur plâtre, etc. L'or en dissolution est employé en photographie comme révélateur.

Usages médicaux. — Avec la poudre d'or, on a fait une pommade et un sirop; l'efficacité de ces préparations est douteuse. Un certain nombre d'auteurs nient l'efficacité des composés auriques; d'autres leur reconnaissent des propriétés thérapeutiques, mais avec de tels inconvénients que ce corps doit être rejeté de la matière médicale; d'autres enfin les considèrent comme des médicaments précieux. D'après ces derniers, les préparations auriques produiraient : 1° Du côté du tube digestif, un fonctionnement plus actif et plus régulier; l'appétit serait augmenté et la digestion se ferait plus rapidement; 2° du côté des sécrétions, une salivation différant de la salivation mercurielle en ce qu'elle ne s'accompagnerait pas de gonflement douloureux de la muqueuse buccale ni des gencives. La constipation serait fréquente; ce qu'il y aurait de plus remarquable, ce serait une sudation abondante, plus fréquente la nuit que le jour, laquelle accompagnerait une diurèse copieuse ou alternerait avec elle; 3° du côté du système nerveux, une exaltation des fonctions intellectuelles, rappelant celle que l'on éprouve lorsqu'on est « en pointe de vin », une excitation génésique pouvant aller chez l'homme jusqu'à un priapisme douloureux, et se manifestant chez la femme, moins par les appétits vénériens que par l'augmentation de la fluxion menstruelle. Après 3 ou 4 semaines, il survient une fièvre que l'on a considérée comme une condition de l'action curative, notamment dans la syphilis : l'or produirait en outre de la céphalalgie, de l'oppression, et une irritation gastrique et gastro-intestinale; Percy l'accuse d'avoir converti, chez plusieurs malades, l'état indolent des tumeurs soit osseuses, soit glanduleuses, en un état d'exaspération et d'inflammation qu'il a été difficile de calmer. Il a une fois couvert le corps d'une espèce de dartre. Une périostose volumineuse, jusquelà exempte de douleur, en causa de très lancinantes qui amenèrent bientôt une dégénérescence carcinomateuse à laquelle le sujet succomba.

Il a été employé avec succès dans les maladies syphilitiques; souvent il fait augmenter d'intensité les accidents locaux, et même en fait apparaître de nouveaux : ces effets sont désirables; car, peu de jours après leur manifestation, on voit la maladie suivre rapidement une marche rétrograde. Ses heureux effets dans la scrofule sont des plus contestables; on l'a employé contre la phtisie, la dyspepsie, l'aménorrhée, les tumeurs blanches, etc. Chrestien et Lallemand en auraient obtenu de bons effets dans les dartres et dans la lèpre.

L'or et l'oxyde d'or ont été administrés sous différentes formes à la dose de 0^{gr},005 à 0^{gr},050 par jour. Le perchlorure d'or et le chlorure double d'or et de sodium sont prescrits aux doses de 2 à 60 milligrammes par jour. On les a donnés en solutions à prendre à l'intérieur ou en pommades dont on frictionnait la langue ou la plante des pieds.

ALLIAGES

Les alliages avec l'antimoine et l'étain sont sans intérêt ; les autres seront étudiés plus tard.

La dorure peut se faire au mercure, au trempé, par voie galvanique ou par application.

CHLORURES D'OR

Il en existe trois :

1° Un *chlorure sous-aureux* AuCl, jaune pâle, insoluble dans l'eau, instable ;

2° Un *chlorure aureux* AuCl², décomposable par l'eau froide en chlorure sous-aureux et chlorure aurique ;

3° Le *chlorure aurique* AuCl³ = 303,5 : il est plus important.

On le prépare en attaquant l'or par l'eau régale et faisant cristalliser (1).

Propriétés physiques. — Le chlorure aurique est un corps d'un rouge brun, déliquescent, difficilement cristallisable, très soluble dans l'eau, l'alcool et l'éther. La lumière le décompose en chlore et en chlorure aureux, la chaleur agit de même, et, quand elle est assez élevée, complète la décomposition.

Propriétés chimiques. — Il se combine avec l'acide chlorhydrique et donne un chlorhydrate. L'acide oxalique le réduit ; les acides acétique, tartrique et citrique sont sans action. Avec les alcalis et les carbonates alcalins, il donne des aurates alcalins.

L'ammoniaque donne un précipité d'*or fulminant*.

C'est un chloracide qui donne facilement des chlorures doubles avec les chlorures alcalins.

---

(1) « Or laminé . . . . 10 gr.
Acide azotique officinal . . . . 8 gr.
Eau distillée . . . . 2 gr.
Acide chlorhydrique officinal. . . . . 40 gr.

Introduisez l'or réduit en petits fragments dans un matras en verre contenant le mélange d'acide azotique et d'eau. Ajoutez l'acide chlorhydrique ; chauffez au bain de sable pour favoriser la réaction. Lorsque le métal aura complètement disparu, versez la solution dans une capsule en porcelaine, puis évaporez au bain de sable pour chasser l'eau et l'excès d'acide. Dès que par l'action de la chaleur, des traces de chlore commenceront à se dégager, retirez la capsule du feu ; le sel se prendra par le refroidissement complet en une masse solide et cristalline ; enfermez-le immédiatement dans un flacon à l'émeri. » Codex 1884.

ESSAI. — Cent grammes de sel desséché doivent laisser après calcination ou par réduction 65^{gr},18 d'or métallique (Codex).

RÉACTIF. — Ce corps a été employé comme réactif des alcaloïdes.

USAGES MÉDICAUX. — Sa solution éthérée était autrefois employée en médecine sous le nom d'*or potable*. A la longue, cette liqueur se décompose spontanément et laisse déposer de l'or métallique. A propos de l'or, nous avons donné les formes et les doses usitées de ce corps.

Le Dr CALMETTE l'a préconisé contre la morsure des divers serpents venimeux; aussitôt après la piqûre, on fait 8 à 10 injections d'une solution à 1/100, autour du point atteint; on fait une ligature élastique à la racine du membre atteint et on fait les mêmes injections en deçà et en delà de la ligature que l'on peut alors enlever.

Les formules des bromures d'or sont calquées sur celles des chlorures.

Le tribromure anhydre $AuBr^3$ est une masse cristalline noire composée de cristaux réguliers microscopiques. Il est décomposé à 115° en brome et protobromure $AuBr$.

Sa solution aqueuse est rouge et moins stable que celle du trichlorure. Il se dissout dans l'alcool, l'éther et la glycérine. On l'obtient en dissolvant l'or dans l'eau de brome ou par double décomposition par voie sèche entre le chlorure d'or et le bromure d'ammonium.

Le bromure d'or a été préconisé par le docteur GOUBERT contre l'épilepsie et diverses formes de migraine. On le donne à la dose de 8 milligrammes qu'on élève progressivement jusqu'à 16. Ses effets persisteraient pendant plusieurs années.

Il existe des bromaurates correspondant aux chloraurates.

OXYDES D'OR

On en connaît trois :

1° l'*oxyde sous-aureux* Au^2O ;

2° l'*oxyde aureux* ou *auryle* Au^2O^2 ;

3° l'*oxyde aurique* Au^2O^3 ; il n'est guère connu qu'à l'état d'hydrate qu'on obtient en traitant le chlorure aurique par un alcali et mieux par la magnésie parce qu'il peut donner naissance à des aurates alcalins un peu solubles.

SULFURES D'OR

Leur formule est analogue à celle des oxydes. A froid, l'hydrogène sulfuré donne avec les sels d'or un précipité noir, soluble dans les sulfures alcalins et qui paraît constituer le sulfure Au^2S^2 plutôt que Au^2S^3.

En faisant digérer de l'or dans du polysulfure de potassium, ce métal se dissout et donne un sulfosel.

COMPOSÉS AZOTÉS

Traités par l'ammoniaque, les oxydes d'or et le trichlorure fournissent des composés explosibles.

L'hydrate sous-aureux donne le composé $Au^3Az^2H^3,4H^2O$. L'eau lui enlève une molécule d'ammoniaque et donne le composé $AzAu^3,5H^2O$.

L'hydrate aurique fournit le composé $2Az^2Au'''H^3,3H^2O$.

Les sels d'or, sulfates, hyposulfites, azotates, sont sans intérêt pour nous.

Le *pourpre de Cassius* est envisagé aujourd'hui comme une laque d'acide stannique colorée par de l'or très divisé. Ce corps est employé pour colorer en rose et en pourpre les verres, les cristaux et la porcelaine.

PLATINE

$$\text{Pt}'' {}^{-\text{iv}} = 194,5$$

HISTORIQUE. — Le platine (*platina*, diminutif de *plata*, argent) n'a été introduit en Europe que vers 1740 ; il était depuis longtemps connu en Amérique, mais on ne savait pas s'en servir.

ETAT NATUREL. — Le platine ne se trouve guère qu'en grains, paillettes ou pépites arrondies et toutefois caverneuses ; à l'état naturel, il est plus dur et moins dense que le platine écroui. Il paraît appartenir au système régulier ; sa densité varie de 17 à 19. Il raie tous les métaux natifs, hormis le fer. Il contient presque toujours 0,02 de métaux étrangers qui sont surtout du fer, du rhodium, de l'iridium, du palladium et un peu d'osmium. Le platine se trouve surtout dans les terrains d'alluvion à côté du diamant et de l'or ; il appartient aux terrains primitifs ; il n'a été observé qu'une seule fois en place par BOUSSINGAULT, qui l'a trouvé en grains dans les filons aurifères de Santa-Rosa. Antérieurement, VAUQUELIN avait trouvé du platine dans une mine du Guadalcanal, en Espagne. Les principaux gisements sont en Colombie, au Brésil, et au pied de l'Oural de part et d'autre. La quantité de platine de cette dernière provenance est actuellement très importante : 4 000 kilogrammes environ par an.

PRÉPARATION. — L'ancien procédé consistait à traiter le minerai par l'eau régale, à précipiter le platine par le chlorure d'ammonium et à calciner, ce qui laissait un résidu de platine métallique.

Le procédé de DEVILLE et DEBRAY consiste à chauffer dans un four en chaux (fig. 356), à l'aide du chalumeau oxhydrique, le minerai avec 5 p. 100 de chaux : l'oxyde de fer se combine avec la chaux ; l'or, le cuivre et le palladium sont volatilisés ; le métal fondu renferme le rhodium et l'iridium du minerai.

Pour le purifier, on a recours à divers procédés assez complexes.

PROPRIÉTÉS PHYSIQUES. — Le platine est blanc, susceptible d'un beau poli ; il est inodore, insipide, très malléable, très ductile, assez tenace : un fil de 2 millimètres se rompt sous l'effort d'un poids de 124 kilogrammes. Il est plus dur que le cuivre, mais moins que le fer. Sa densité varie de 21,15 à 21,7. C'est le moins dilatable de tous les métaux. Il est infusible au chalumeau ordinaire, mais il est fondu par le chalumeau à gaz hydrogène et oxygène ; il se volatilise même sensiblement dans ces conditions.

Propriétés chimiques. — Ce corps n'est.attaqué par l'oxygène ni à chaud, ni à froid.

Le soufre l'attaque quand il est en mousse ; sans cette condition, il ne l'attaque que très difficilement.

Le chlore l'attaque lentement, le brome et l'iode sont sans action. Avec le

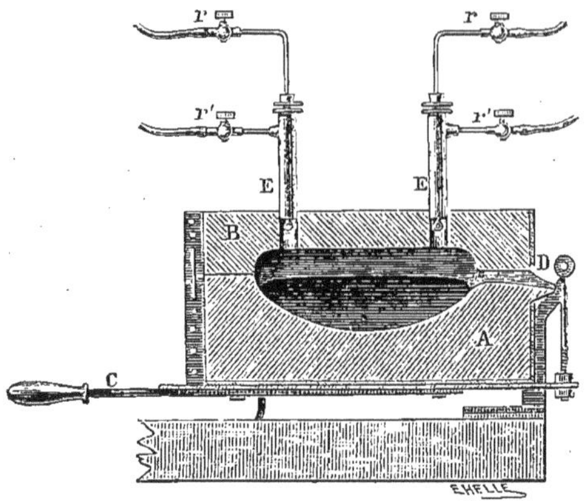

Fig. 356. — Fusion du platine.

phosphore et l'arsenic, il donne à chaud des composés fusibles. Un mélange de charbon et de silice l'attaque et donne du siliciure de platine fusible.

Le platine absorbe l'hydrogène ; cette absorption dégage de la chaleur ; cette chaleur, quand le platine est divisé, peut aller jusqu'à produire l'inflammation de l'hydrogène ; pour avoir du platine divisé, il faut employer l'éponge ou mousse de platine ou bien encore le charbon platiné ou la pierre ponce platinée, ou encore le noir de platine.

La *mousse* ou *éponge de platine* se prépare par la calcination du chloroplatinate d'ammoniaque ; elle est spongieuse, terne, d'un gris cendré.

On obtient un *noir de platine* très actif, en ajoutant à une solution de chlorure platinique une petite quantité de sel de Seignette et portant à l'ébullition. Il se produit un dégagement très vif d'acide carbonique et tout le platine se sépare en quelques instants à l'état très divisé ; il ne reste plus qu'à laver le précipité et à le sécher à la température ordinaire.

Le *charbon* ou la *pierre ponce platinés* se préparent en faisant bouillir quelque temps ces corps avec du chlorure de platine, puis les calcinant dans un creuset.

Le noir de platine peut absorber jusqu'à 745 fois son volume d'hydrogène.

Sous l'influence du platine divisé, l'hydrogène s'enflamme, l'hydrogène et l'oxygène se combinent, l'oxygène et l'anhydride sulfureux donnent de l'anhydride sulfurique, l'alcool et l'éther se transforment en acide acétique, l'alcool méthylique se transforme en acide formique ; les sucres, en présence des alcalis, donnent de l'anhydride carbonique et de l'eau, etc.

Le platine divisé perd ces propriétés quand il reste exposé à l'air libre, ou qu'on le calcine trop fortement ; on les lui rend en le faisant bouillir avec de l'acide azotique ou de l'ammoniaque, lavant et séchant.

Le platine s'allie à presque tous les métaux à une température plus ou moins élevée ; quand il est très divisé, il peut s'unir au mercure.

Il ne décompose l'eau à aucune température.

L'acide chlorhydrique et l'acide sulfurique ne l'attaquent pas.

L'eau régale le dissout assez rapidement.

L'acide azotique ne l'attaque que quand il est allié à une quantité suffisante d'argent.

La potasse et la lithine l'attaquent ; la soude l'attaque aussi, mais moins énergiquement.

Un mélange d'azotate de potasse et de potasse l'attaque très rapidement.

A une température élevée, il est attaqué par plusieurs oxydes même irré-ductibles.

Si au-dessus d'une lampe à alcool éteinte on place une spirale de platine rougie, cette spirale conserve sa température ; l'alcool est oxydé, ainsi que les substances diverses qui peuvent se trouver dans l'atmosphère ; cette expérience, dite de la *lampe philosophique*, est quelquefois utilisée pour purifier l'atmosphère !

Caractères. — Les sels de platine précipitent lentement en marron noir par l'hydrogène sulfuré.

Le précipité se dissout, mais mal, dans le sulfhydrate d'ammoniaque ; il est insoluble dans l'acide chlorhydrique ; il est insoluble dans l'ammoniaque.

Il se dissout dans l'eau régale ; la solution, évaporée presque à siccité pour chasser l'excès d'acide, donne les réactions suivantes :

Avec le chlorure de potassium ou d'ammonium précipité jaune, très peu soluble dans l'eau et les acides, presque insoluble dans les liqueurs alcooliques. (Le précipité analogue que pourraient donner les sels d'or est soluble dans les acides.)

L'ammoniaque fournit le même précipité que le chlorure d'ammonium. Dans les solutions concentrés d'or, elle donne un précipité jaune rougeâtre.

L'acide oxalique et le chlorure ferreux ne précipitent pas la solution de chlorure platinique, tandis qu'ils réduisent les sels d'or.

Le protochlorure d'étain colore le chlorure platinique en brun foncé sans donner de précipité.

Avec l'iodure de potassium en excès, coloration très caractéristique rouge très foncé ou rose.

Le ferrocyanure de potassium donne un précipité jaune de chloro-platinate de potasse.

Dosage. — On précipite ordinairement le platine à l'état de chloroplatinate d'ammoniaque ; par calcination, on obtient le platine même (1).

---

(1) La solution de platine est d'abord réduite par évaporation à un petit volume ; on l'additionne de chlorure ammonique en solution concentrée ; on ajoute de l'alcool absolu pour précipiter totalement le chloroplatinate d'ammoniaque. On jette le pré-

Séparation. — On peut séparer le platine de l'or, en se fondant sur ce que le chlorure ferreux ramène l'or des solutions aurifères à l'état métallique, tandis qu'il ne précipite pas les sels de platine.

On peut encore les séparer en ajoutant à la solution concentrée de leurs chlorures du chlorure d'ammonium ou mieux du chlorure de potassium et de l'alcool ; l'or reste en solution et il se forme un chloroplatinate insoluble.

Un troisième procédé est basé sur ce que l'acide azotique attaque le platine quand il est allié à la fois à l'or et à une suffisante quantité d'argent. A l'alliage d'or et de platine, on ajoute trois fois son poids d'argent ; on traite le bouton de retour par l'acide azotique à 1,20 ; l'or seul reste pour résidu. (Voir *Coupellation.*)

Réactif. — Le noir de platine est quelquefois employé comme réactif pour déterminer certaines réactions, par exemple : la combinaison de quelques gaz.

Usages. — Le platine, étant le moins dilatable des métaux, a été employé pour la construction du mètre étalon ; ce métal sert à faire un grand nombre d'ustensiles en usage dans les laboratoires de chimie.

Usages médicaux. — Le platine et ses sels ont été expérimentés par Hœfer. Voici le résumé de ses conclusions. Les préparations de platine (chlorures) sont toxiques, le perchlorure l'est à la dose de 1 gramme, le chlorure double de platine et de sodium à la dose de 2 grammes ; ces préparations sont moins toxiques que les composés correspondants de l'or et du mercure. Le perchlorure de platine, employé à l'extérieur, produit une sensation de chaleur et de picotement assez incommode, puis une éruption locale et passagère qui disparaît au bout de huit à douze heures. Pris à l'intérieur, à la dose de 5 centigrammes, ce sel ne produit aucun effet sensible ; mais, à la dose de $0^{gr},40$, il détermine une irritation de la muqueuse gastrique, de la céphalalgie et des mouvements fibrillaires brusques dans les muscles de la partie postérieure de la tête, du dos et des extrémités. Le chloroplatinate de sodium, ingéré à la dose de 10 centigrammes, n'a rien produit d'appréciable ; mais, à la dose de $0^{gr},20$, il a déterminé, indépendamment des phénomènes précédents, des nausées, des coliques passagères, de la diurèse et une hypersécrétion salivaire.

« Parmi les effets produits par le platine et l'or, il en est un à remarquer : il s'agit de l'excitation nerveuse qui a déterminé des mouvements fibrillaires et même convulsifs, par suite de l'imprégnation des éléments nerveux par les composés auriques et platiniques, puis par l'or et le platine réduits, agissant mécaniquement comme le feraient des corps étrangers et insolubles.

---

cipité sur un filtre ; on le lave avec de l'alcool à 80^{dv} additionné d'un peu de chlorure ammonique. On dessèche le précipité et on le calcine. On pèse le platine qui résulte de la calcination du chloroplatinate.

Pour ces motifs, tout médecin judicieux se refusera à prescrire les sels de platine aussi bien que les sels d'or. En effet, en administrant ces composés à l'intérieur, on risque de loger dans l'organisme un métal qui ne s'éliminera plus. » (Rabuteau.)

Hœfer a administré avec succès les sels de platine dans la syphilis, sans observer les accidents reprochés au mercure; ils ne produiraient parfois qu'une salivation légère, nullement douloureuse et sans gonflement de la langue et des gencives. Il a prescrit aussi le platine à l'intérieur dans la blennorrhagie, mais les injections seules ont montré quelque efficacité. Les lotions platiniques ont paru être utiles dans le traitement du chancre syphilitique.

Hœfer administrait à l'intérieur le chlorure platinique, soit en solution aqueuse (chlorure 25 milligrammes, eau 180 grammes : à prendre dans la journée), soit en pilules (chlorure platinique 1, extrait de gaïac 8, poudre de réglisse q. s. pour 40 pilules ; dose de 1 à 2 par jour). La solution destinée aux injections contenait 1 de chlorure platinique pour 125 d'eau.

ALLIAGES. — PLATINAGE

L'iridium et le rhodium communiquent au platine beaucoup de dureté et d'élasticité, sans lui enlever sa malléabilité et le rendent beaucoup plus résistant aux agents chimiques. L'alliage à 0,10 d'iridium a été choisi par la commission internationale du mètre pour l'établissement des étalons métriques : cet alliage a pour densité 21,615.

On peut déposer une couche de platine (*platinage*) sur divers métaux par des procédés analogues à ceux employés pour la dorure.

COMPOSÉS HALOÏDES

Le *chlorure platineux* $PtCl^2$, obtenu en chauffant à 200° le chlorure platinique, est sans intérêt pour nous : il donne naissance à des chloroplatinites, à des composés phosphoplatiniques dérivant des deux composés $PtCl^2,PCl^3$ et $PtCl^2, 2PCl^3$ et à des chloroplatinites de carbonyle.

Le *chlorure platinique* $PtCl^4$ se prépare en attaquant le platine par une eau régale formée de 2 parties d'acide chlorhydrique et d'une partie d'acide azotique. La solution est évaporée presque à siccité pour chasser l'excès d'acide. Ce corps est d'un rouge brun ; ses solutions sont jaunes ; il a une réaction acide, il est soluble dans l'eau et l'alcool. La chaleur le transforme d'abord en protochlorure, puis en platine métallique. Le mercure le réduit même à froid. Avec l'acide chlorhydrique, il donne un chlorhydrate de chlorure qui cristallise par le refroidissement et perd son acide par une évaporation prolongée. Il se combine avec presque tous les chlorures et donne des chloroplatinates ; on l'a employé comme encre indélébile à marquer le linge. Il sert de réactif aux sels de potasse et d'ammoniaque, et d'une manière générale pour les alcaloïdes.

CHLORURE DOUBLE DE PLATINE ET D'AMMONIUM

$$PtCl^4, 2AmCl.$$

SYNONYMIE. — Chloroplatinate d'ammoniaque.

Ce sel se prépare en précipitant un sel d'ammoniaque par le chlorure platinique. Il a la plus grande analogie avec le chloroplatinate de potasse.

Par calcination, il laisse un résidu de platine métallique ; c'est de ce sel qu'on extrait le platine.

Les *bromures* et les *iodures* de platine sont sans intérêt pour nous.

OXYDES DE PLATINE

L'*oxyde platineux* PtO est très peu stable ; il ne l'est guère plus à l'état d'hydrate PtO^2H^2 ; il donne naissance aux sels platineux.

L'*oxyde platinique* PtO^2 est noir ; l'hydrate $PtO'H^4$ s'obtient en faisant bouillir le chlorure platinique avec un excès de potasse suffisant pour redissoudre le précipité, puis en décomposant la solution de platinate alcalin par l'acide acétique. Il peut se combiner avec les bases pour donner des platinates.

SULFURES DE PLATINE

Les *sulfures platineux* PtS et *platinique* PtS^2 s'obtiennent en précipitant les sels platineux ou platiniques par l'hydrogène sulfuré.

Le sulfure platinique donne aisément naissance à des sulfosels.

COMPOSÉS AMMONIÉS DU PLATINE

Les divers composés du platine donnent avec l'ammoniaque plusieurs séries de dérivés dans lesquels le platine peut fonctionner soit comme diatomique soit comme tétratomique ; ces corps peuvent également renfermer un ou plusieurs atomes de platine.

SELS PLATINEUX ET PLATINIQUES

L'*azotate* et le *sulfate platineux* sont incristallisables.

L'*azotate platinique* est incristallisable ; on l'obtient en traitant l'oxyde platinique par l'acide azotique, ou le sulfate platinique par l'azotate barytique ; il se produit encore quand on traite par l'acide azotique du platine aurifère contenant une grande quantité d'argent. Il forme des sels doubles avec les azotates potassique et sodique.

Le *sulfate platinique* est noir, amorphe et très soluble. Il se combine avec les sulfates alcalins. On le prépare en décomposant le chlorure platinique par l'acide sulfurique, ou en chauffant légèrement l'acide azotique fumant avec du sulfure platinique.

MOLYBDÈNE

$$\text{Mo}^{\text{v}} = 96$$

Ce corps s'obtient en réduisant l'anhydride molybdique par un courant d'hydrogène. Il est presque infusible. Avec le chlore, il donne $MoCl^2$, $MoCl^3$, $MoCl^4$, $MoCl^5$.

Avec l'oxygène, il fournit les oxydes suivants : Mo^2O^3, MoO^2, MoO^3 (anhydride molybdique).

Cet *anhydride molybdique* donne naissance à l'*acide molybdique*, MoO^4H^2.

Les molybdates ont la constitution des chromates. Outre les sels normaux, MoO^4M^2, il existe des polymolybdates $Mo^2O^7M^2$ et $Mo^3O^{10}M^2$, et même des sels plus complexes, tels que des heptamolybdates hexabasiques.

Le *molybdate d'ammoniaque* ordinaire employé comme réactif des phosphates est l'heptamolybdate, Mo^7O^{24} $(AzH^4)^6$, $4H^2O$.

L'acide *phospho-molybdique* $(MoO^3)^{10}$, PO^4H^3, $11H^2O$, donne des précipités jaunes dans les solutions des sels de potassium, d'ammonium, de césium, etc. C'est un excellent réactif des alcaloïdes.

Il existe un *acide arsénio-molybdique* moins stable que le précédent.

Le *sulfure de molybdène* naturel ressemble beaucoup au graphite.

Les sels de molybdène donnent avec l'hydrogène sulfuré un précipité noir qui se forme lentement ; la liqueur reste colorée en bleu tant que la précipitation n'est pas complète.

MERCURE

$$Hg'' = 200$$

Synonymie. — Argent vif, hydrargyre (ὑδράργυρος).

Historique. — Le mercure est très anciennement connu ; les alchimistes le considéraient comme de l'argent à l'état imparfait ; pour eux, il était le principe de tous les métaux et de tous les corps solides et fixes.

Etat naturel. — Le mercure natif accompagne le cinabre dans ses gîtes ; il se trouve sous forme de gouttelettes. Il se trouve encore sous forme d'amalgame d'argent cristallisé, désigné sous le nom d'*argental*.

Préparation. — Les principaux gisements de mercure sont à Idria en Carniole, à Almaden en Espagne, au Pérou, au Mexique, à New-Almaden, en Californie, en Chine et au Japon ; la Russie fournit aujourd'hui un appoint des plus importants. Il existe deux procédés pour l'extraire :

1° A Almaden et à Idria, le cinabre est grillé dans un courant d'air ; le soufre passe à l'état d'anhydride sulfureux et le mercure mis en liberté est condensé dans des appareils spéciaux (fig. 357 et 358) ;

2° Dans le duché des Deux-Ponts, le minerai broyé est chauffé avec de la chaux éteinte ; on chauffe dans des cornues : la chaux s'empare du soufre, forme du sulfure de calcium et le mercure est mis en liberté.

Purification. — Le Codex purifie le mercure en le laissant en contact avec une petite quantité d'acide azotique dilué (1).

---

(1) « Mercure de commerce. . . . . 2 000 gr.
Acide azotique officinal . . . . 20 gr.

Introduisez le mercure dans un flacon en verre fort de capacité suffisante, avec l'acide azotique préalablement étendu de deux fois son volume d'eau. Prolongez le contact pendant vingt-quatre heures, en agitant fréquemment la masse. Au bout de ce temps, enlevez par décantation la solution surnageante, qui emporte avec elle les métaux étrangers ; lavez à grande eau le mercure et séchez-le avec soin. » (Codex 1884.)

On a proposé, pour purifier le mercure, de le distiller ; mais beaucoup de
métaux l'accompagnent dans cette opération, et cette méthode ne vaut pas
la précédente.

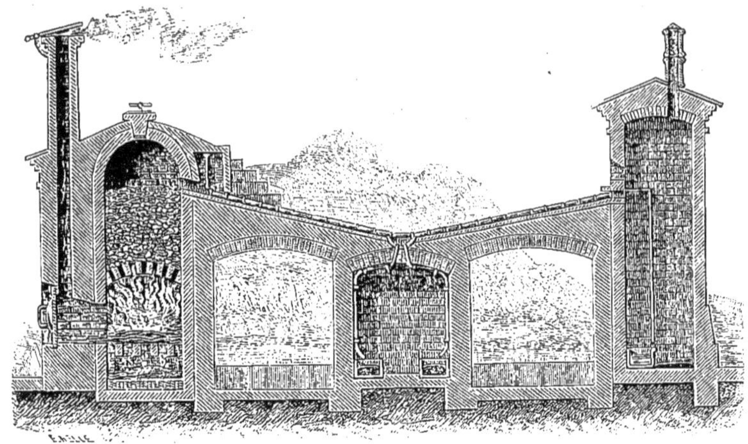

Fig. 357. — MERCURE. Procédé d'Almaden.

Lorsque le mercure n'est souillé que par des matières en suspension ou
par des pellicules qui ternissent sa surface, on se contente de le filtrer en le

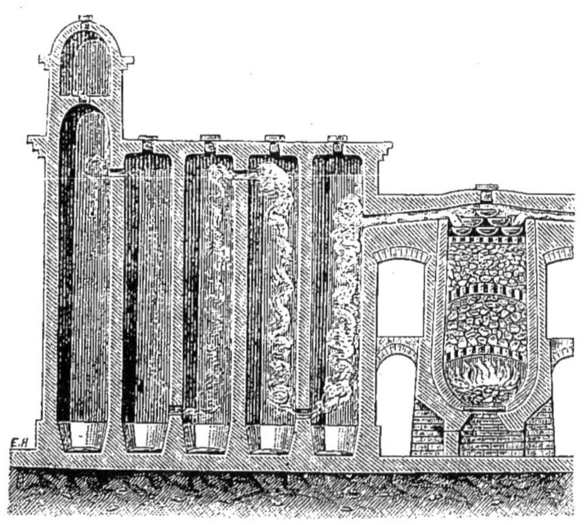

Fig. 358. — MERCURE. Procédé d'Idria.

faisant tomber en un mince filet par un entonnoir effilé, ou mieux encore en
le faisant passer à travers une peau de chamois.

PROPRIÉTÉS PHYSIQUES. — « Le mercure est un métal liquide, blanc, très éclatant, d'une densité de 13,59. » (Codex.) Il n'adhère pas aux corps, si ce n'est aux métaux avec lesquels il s'allie ; c'est en vertu de cette non-adhérence que sa surface forme un ménisque convexe, et que, isolé en petites quantités, il forme des gouttelettes sphéroïdales parfaitement arrondies si le métal est pur ; s'il est souillé de métaux étrangers, il perd de sa fluidité, et ces gouttelettes prennent une forme allongée ; on dit alors que le mercure *fait la queue*. Le mercure allié de 1/4000 de plomb forme sur le verre une surface plane adhérente.

Sa chaleur spécifique est 0, 03247 ; sa conductibilité calorique est 5,33 ; c'est le moins conducteur des métaux ; il est très dilatable et entre 0 et 100° son coefficient de dilalation est sensiblement proportionnel aux quantités de chaleur absorbées.

Il se solidifie à — 40° en se contractant ; sa densité est alors 14,391. Il cristallise en octaèdres. Le mercure solide présente à peu près la malléabilité et la ténacité du plomb ; il s'aplatit sous le marteau , et l'on a pu en frapper des médailles au balancier.

Le mercure émet des vapeurs à toute température ; on peut s'en assurer en suspendant une lame d'or ou un papier au chlorure de palladium dans un flacon renfermant une certaine quantité de mercure ; la vapeur d'eau facilite beaucoup sa vaporisation ; il bout à 357°,25 ; sa densité de vapeur est 6,97 ; cette vapeur est incolore et donne au spectroscope des raies caractéristiques. Les vapeurs mercurielles se dissolvent dans l'eau et suivent les lois de la dissolution des gaz (à 0° un litre dissout 3^{mg},23 — à 14°1,38, — à 33° 1,05, BORDIER).

PROPRIÉTÉS CHIMIQUES. — Exposé à l'air, le mercure se ternit peu à peu, et se recouvre d'une pellicule grise formée d'oxyde mercurique, intimement mêlée à du mercure en excès ; en effet, ce corps chauffé dégage du mercure et laisse de l'oxyde mercurique ; en chauffant plus fort, l'oxyde mercurique lui-même est décomposé. Chauffé à 350°, au contact de l'air, le mercure se transforme en oxyde mercurique.

Le soufre se combine directement avec le mercure à chaud.

Le chlore ne l'attaque que peu énergiquement à froid ; le brome et l'iode se combinent directement à lui.

Avec plusieurs métaux il forme des amalgames.

L'eau qui a bouilli un certain temps avec le mercure fournit les réactions de ce métal.

L'acide azotique l'attaque à froid et donne de l'azotate mercureux s'il y a un excès de mercure et de l'azotate mercurique s'il y a de l'acide azotique en excès.

L'acide sulfurique froid n'attaque pas le mercure : à une chaleur modérée, et avec un excès de mercure, on obtient du sulfate mercureux ; à une température plus élevée et avec un excès d'acide sulfurique, on obtient du sulfate mercurique.

Les vapeurs mercurielles diminuent d'abord et finissent ensuite par détruire la vitalité des microbes (Ferré et Bordier).

L'acide chlorhydrique liquide ou gazeux ne l'attaque pas sensiblement, mais si l'air intervient, il se forme de l'eau et du chlorure de mercure ; l'acide bromhydrique l'attaque lentement, l'acide iodhydrique très rapidement.

Le mercure agité avec certaines solutions salines, telles que celles de chlorure de calcium, de chlorure d'ammonium, d'azotate potassique, etc., se divise en une infinité de fins globules.

Avec les divers sels de mercure, l'ammoniaque donne des composés assez variés.

CARACTÈRES. — Le procédé analytique nous laisse en présence du sulfure mercurique ; ce corps est dissous dans un peu d'eau régale ; la liqueur est concentrée, reprise par l'eau et filtrée. Elle renferme un sel mercurique ; nous donnons leurs caractères en regard des caractères des sels mercureux.

RÉACTIFS	SELS MERCUREUX	SELS MERCURIQUES
H^2S.	Précipité noir soluble dans la potasse caustique.	Précipité d'abord blanc, puis jaune, puis noir, soluble dans la potasse caustique.
HCl et chlorures solubles.	Précipité blanc de chlorure mercureux, qui noircit, par l'addition d'ammoniaque ou de potasse.	Rien.
Potasse et ammoniaque.	Précipité noir.	Par la potasse, précipité d'abord brun rouge, puis jaune rougeâtre. Par l'ammoniaque, précipité blanc de chlorure de dimercurammonium.
Iodure de potassium.	Précipité jaune verdâtre d'iodure mercureux.	Précipité rouge vermillon d'iodure mercurique très soluble dans un excès de l'un ou l'autre corps.
Chromate de potasse.	Précipité rouge brique de chromate mercureux.	Précipité rouge jaune d'abord, puis rouge, de chromate mercurique.
Chlorure stanneux.	Précipité blanc de chlorure mercureux, puis gris de mercure métallique.	Comme les sels mercureux.
Sont caractéristiques.	Les réactions de la potasse, de l'acide chlorhydrique et de l'iodure de potassium.	Les réactions de la potasse, de l'ammoniaque et de l'iodure de potassium. L'hyposulfite de soude ajouté en excès ramène les sels mercuriques au minimum ; presque toutes les réactions du mercure sont alors masquées, excepté celles de l'hydrogène sulfuré et de sulfures alcalins.

Tous les sels de mercure sont décomposables ou volatils par une chaleur modérée. Le fer, le cuivre, le zinc, l'étain, le plomb le précipitent souvent à l'état d'amalgame. Les matières organiques (cyanures) empêchent ces réactions, du moins le plus grand nombre; le cuivre le précipite cependant. Chauffés avec une base, les sels mercuriels sont décomposés, et il se volatilise du mercure.

Les moyens suivants permettent de retrouver le mercure, qu'il soit à l'état de sel mercureux ou de sel mercurique, et nous dirions presque quelque minime que soit la quantité.

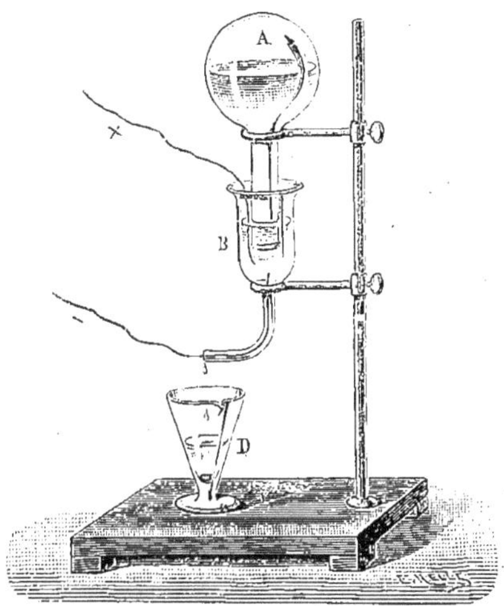

Fig. 359. — Recherche du mercure.

Un premier procédé consiste à plonger dans le liquide à examiner les deux électrodes d'une pile, ces électrodes étant terminés par des feuilles d'or. Le mercure se dépose au pôle négatif. Pour atteindre plus facilement le but, FLANDIN et DANGER faisaient passer tout le liquide sur l'électrode négatif, en adoptant la disposition suivante (fig. 359) : A est un ballon renversé dans lequel se trouve le liquide à examiner ; le ballon plonge dans un tube B recourbé à angle droit et terminé par un orifice presque capillaire. Par cet orifice pénètre le fil négatif de la pile, tandis que le fil positif entre par la partie supérieure. Le liquide s'écoule goutte à goutte dans un vase D après avoir passé sur l'électrode négatif. L'écoulement peut être réglé à volonté, en plaçant le ballon plus ou moins haut dans l'entonnoir. Ce petit appareil est économiquement remplacé par un entonnoir recourbé et effilé dans lequel on place le liquide suspect.

Un second procédé consiste à plonger dans le liquide suspect la pile de SMITHSON. Cette pile consiste en une lame d'étain autour de laquelle on a enroulé une feuille mince d'or. Après un contact plus ou moins long, la feuille d'or blanchit. — Quelquefois la lame d'or se recouvre d'une couche blanche d'étain si la liqueur est acide; il est donc indispensable de s'assurer que le blanchiment est bien dû à la présence du mercure ; dans un instant, nous allons indiquer comment il faut opérer. Pour éviter cet inconvénient, on remplace souvent la lame d'étain par un gros fil de fer bien décapé.

Enfin quelquefois, pour rechercher le mercure, on se contente de plonger dans le liquide à examiner une tige de cuivre ; elle blanchit s'il y a du mercure; — ces trois procédés ont été étudiés dans l'ordre décroissant de leur sensibilité.

Pour s'assurer que le blanchiment de la lame métallique est dû au mercure, on l'enlève, on la sèche et on l'introduit dans un petit tube bouché et effilé ; on chauffe légèrement; le mercure se volatilise sous forme de gouttelettes souvent microscopiques. Le tube étant refroidi, on le coupe à l'aide d'un trait de lime, et l'on sépare la portion renfermant le mercure. On introduit un très petit fragment d'iode dans le tube, et après quelque temps, tous les petits globules de mercure ont pris une coloration rouge due à la formation d'iodure mercurique. Ce composé peut même être dissous dans une goutte d'iodure de potassium et servir à vérifier les propriétés des sels de mercure.

Les vapeurs mercurielles elles-mêmes peuvent être recherchées au moyen de l'azotate d'argent ammoniacal (réactif de Merget). Avec ce réactif on trace des lignes parallèles sur une feuille de papier blanc ; on absorbe l'excès de liquide avec du papier buvard, si c'est nécessaire ; on divise en deux parties la feuille ainsi traitée, et une des deux parties est exposée à l'action des vapeurs mercurielles; l'autre partie sert de témoin. Après un temps suffisant, on rapproche les deux morceaux, et on juge d'après la différence des teintes.

Dosage. — 1° *A l'état métallique.* — Les sels de mercure sont ramenés à l'état métallique, soit en les chauffant avec de la chaux (1), soit en les réduisant par le chlorure stanneux :

$$HgCl^2 + SnCl^2 = SnCl^4 + Hg.$$

---

(1) Dans un tube en verre vert (fig. 360), fermé par un bout, de 2 centimètres de diamètre, de 50 centimètres de longueur, on introduit une colonne de 10 centimètres d'un mélange de bicarbonate sodique et de carbonate de calcium ; on ajoute ensuite le mélange de sel de mercure et de chaux sodée, par-dessus une couche de chaux sodée et un tampon d'amiante ; on effile le tube et on le recourbe comme l'indique la figure; on le place dans une grille à analyses et on fait plonger la pointe dans un ballon à moitié rempli d'eau.

Le tube est alors chauffé en commençant par le côté effilé. Le mercure mis en liberté vient se condenser dans le ballon. A la fin, on chauffe le bicarbonate de sodium ; le gaz carbonique produit finit d'entraîner les vapeurs mercurielles. On casse le tube effilé, on y projette un peu d'eau pour entraîner le mercure dans le ballon. On agite celui-ci pour réunir tout le mercure en un globule qu'on recueille

Le composé mercuriel peut être indifféremment à l'état de sel mercureux ou mercurique, mais la liqueur ne doit pas renfermer d'acide azotique (1).

M. Laborde ajoute au sel mercurique une solution de chlorure stanneux : le sel est d'abord complètement ramené à l'état de sel mercureux blanc, puis

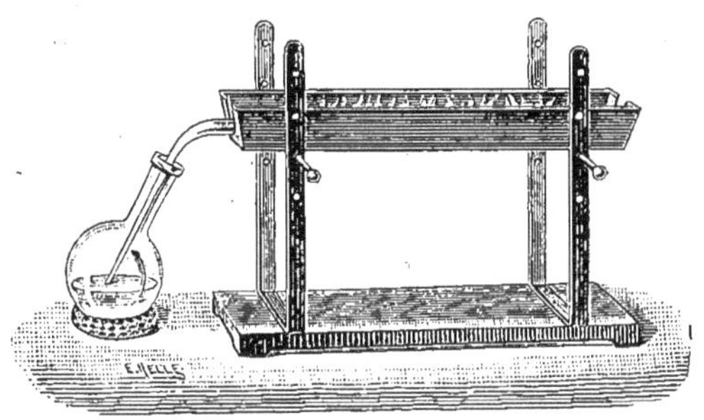

Fig. 360. — Dosage du mercure.

il se produit du mercure métallique qui donne au liquide une couleur brun sale et indique la fin de la réaction.

Ce procédé très sensible a été étudié par M. Bordier pour le dosage du mercure dans l'eau mercurielle.

2° A l'état de chlorure mercureux. — Si le mercure est au minimum, on précipite par l'acide chlorhydrique (2).

Si le sel de mercure est au maximum, on le ramène au minimum par addition d'acide phosphoreux à une température inférieure à 50°(3).

3° A l'état de sulfure. — Ce procédé est très exact et doit en général être préféré aux autres (4).

----

dans un creuset de porcelaine. On décante l'eau, on essuie le globule avec un peu de papier à filtrer et on achève de le dessécher sous une cloche en présence de l'acide sulfurique. On pèse.

(1) Le composé mercuriel est introduit dans un ballon avec un excès de chorure stanneux et d'acide chlorhydrique ; on fait bouillir. Le mercure se précipite dans un grand état de division. On décante le liquide surnageant ; on fait bouillir le mercure avec un peu d'acide chlorhydrique étendu ; on réunit ainsi le mercure en un seul globule qui est traité comme nous l'avons indiqué pour la voie sèche.

(2) Le précipité est recueilli sur un filtre taré ; on le lave à l'eau bouillante; on le dessèche à 100-110° et on pèse.

(3) On étend la liqueur et on y ajoute de l'acide chlorhydrique, si le sel n'est pas à l'état de chlorure. On décompose par un excès d'acide phosphoreux et on abandonne pendant quelques heures dans un endroit chaud, mais en ayant soin que la température ne dépasse pas 50°.

(4) Si la liqueur est neutre, on commence par l'aciduler par l'acide chlorhydrique; si elle contient de l'acide azotique, on neutralise presque complètement par la potasse

4º Les procédés électrolytiques, déjà appliqués à la recherche qualitative, ont été également appliqués au dosage (1).

ALTÉRATIONS. ESSAI. — « Le mercure du commerce contient des traces de plomb, de bismuth, d'étain et de zinc ainsi que des matières grasses. Il est exclusivement destiné à toutes les préparations mercurielles employées pour l'usage externe.

Le mercure purifié doit offrir une surface très brillante, ne pas laisser de traînée métallique et se dissoudre entièrement dans l'acide azotique officinal. Cette solution évaporée à siccité doit donner un résidu qui disparaît complètement par la calcination. » (Codex 1884.)

USAGES. — Le mercure sert à l'extraction de l'or et de l'argent, à l'étamage des glaces, à la confection de beaucoup d'appareils de physique, tels que thermomètres, baromètres, manomètres, etc. En chimie, il est d'un emploi fréquent pour recueillir les gaz solubles dans l'eau; on l'emploie également pour la dorure.

USAGES MÉDICAUX. — *Formes pharmaceutiques.*

Pilules de SÉDILLOT	$0^{gr},05/0^{gr},20$
— — BELLOSTE	$0^{gr},05/0,20$
Pommade mercurielle	0 ,50
— — faible	0 ,125
Cérat mercuriel	0 ,25

---

et on ajoute du cyanure de potassium : on introduit dans un flacon bouchant à l'émeri : on fait passer un courant d'hydrogène sulfuré jusqu'à refus; on bouche le flacon et on abandonne au repos. Lorsque le précipité est déposé, on le porte sur un filtre taré, on le lave, on le dessèche à 100-110° et on le pèse.

Dans le cas où le précipité de sulfure renferme du soufre (perchlorure de fer, chromates, etc.) on le fait bouillir avec du sulfite de sodium qui dissout le soufre en se transformant en hyposulfite.

(1) Ce procédé a été surtout appliqué à l'analyse du minerai.

$0^{gr},50$ de minerai sont traités dans un ballon par 20 C.C. eau — 10 à 15 C.C. acide chlorhydrique, et 0,50 à 1 gramme chlorate potassique. Quand l'attaque est terminée, on ajoute 50 C.C. d'eau; on porte à l'ébullition pour chasser le chlore; on ajoute 20 à 30 C.C. d'une solution saturée de sulfite d'ammoniaque (pour précipiter le sélénium et le tellure); on fait bouillir quelques instants et on laisse reposer une demi-heure; on jette sur un filtre et on lave de manière à faire 200 C.C. Dans le liquide on introduit 2 électrodes; le négatif doit être en or pur; on fait passer pendant 24 ou 30 heures le courant de 2 éléments BUNSEN; le mercure se dépose sur l'électrode en or; l'augmentation de poids en indique la quantité (DE LA ESCOSURA.)

VORTMANN a également donné un procédé électrolytique qui s'applique non seulement au mercure, mais aussi à un certain nombre de métaux qui sont ainsi précipités à l'état d'amalgames.

Onguent digestif mercuriel   0 ,25
Emplâtre de Vigo   0 ,174
   —   des quatre fondants   0 ,043
Huile grise pour injections hypodermiques 0 ,40

Thérapeutique. — *Absorption.* — Nous considérerons séparément l'absorption du mercure métallique et celle de ses composés.

1° Les vapeurs mercurielles, mises en contact avec la peau, sont absorbées de la même manière que toutes les substances gazeuses, comme le prouvent les effets des fumigations au cinabre, pratiquées de façon que la tête soit en dehors de leur atteinte.

Après les frictions avec une pommade mercurielle, le métal est bientôt absorbé en quantité suffisante pour déterminer la salivation. On a invoqué, pour expliquer cette absorption, la desquamation des cellules épithéliales par l'effet mécanique des frictions ; mais l'absorption ne s'en effectue pas moins lorsque la pommade est simplement appliquée sur la surface cutanée. Cette explication n'est donc pas admissible ; il faut admettre que le mercure est absorbé parce qu'il se vaporise à la surface de la peau ; le mercure est en effet beaucoup plus volatil qu'on ne le croyait autrefois ; il se vaporise à toutes les températures, même à 40° au-dessous de 0 ; cette volatilisation a lieu lors même que le mercure est incorporé aux graisses ; en effet, en approchant d'une pommade mercurielle une feuille dont certains parties ont été sensibilisées par un sel de palladium, on peut voir noircir ces mêmes parties.

Lorsque le mercure est introduit dans le tube digestif, il est absorbé également, mais en quantité variable suivant l'état de division où il se trouve. C'est pourquoi les pilules qui contiennent le mercure dans un grand état de division sont très actives.

Suivant Mialhe, tous les mercuriaux introduits dans le tube digestif se transformeraient en chlorure mercurique et seraient absorbés en cet état ; cette transformation n'a pas été démontrée ; Rabuteau admet qu'il est absorbé en nature, soit par la surface cutanée, soit par la muqueuse gastro-intestinale.

2° Le mode d'absorption des composés mercuriels est moins connu. Pour Mialhe, les sels de mercure se transforment tous en bichlorure dans le tube digestif et sont absorbés sous cette forme ; il s'appuie sur ce que, après avoir mis des composés mercuriels insolubles dans de l'eau additionnée d'une quantité relativement considérable de chlorhydrate d'ammoniaque, il a obtenu du chlorure mercurique ; mais pour admettre ce raisonnement, il faudrait que le chlorhydrate d'ammoniaque existât d'une manière certaine et en quantité suffisante dans le tube digestif.

Rabuteau résume de la manière suivante ses expériences personnelles à ce sujet :

(α) L'iodure mercureux se transforme d'abord en mercure et iodure mercurique ; cette transformation se fait au contact de l'acide chlorhydrique (il y en a dans le suc gastrique), et surtout des iodures alcalins. L'iodure mercurique formé se réduit à son tour et donne naissance à un iodure (de sodium ?) que l'on retrouve dans les urines : nous savons que le mercure métallique produit est absorbé directement.

(β) Le chlorure mercureux subit lentement des métamorphoses analogues à celles de l'iodure mercureux, mais le chlorure mercurique formé étant soluble est absorbé et passe lentement dans le torrent circulatoire ; on a dit qu'il circulait combiné avec les matières albuminoïdes du plasma et qu'il s'éliminait sous cette forme, mais on n'en a donné aucune preuve : il est plus probable que le chlorure mercurique se réduit, à son tour, en donnant du chlorure de sodium et du mercure métallique.

(γ) Les bromures de mercure se comportent comme les chlorures et les iodures. Les acétates se décomposent en bicarbonates, et probablement en mercure métallique.

En admettant ces faits, on s'explique que les combinaisons insolubles agissent plus vite que les combinaisons solubles, presque aussi vite que le mercure métallique lui-même. De plus, dans ce cas, les sels mercuriaux se comportent dans l'économie absolument comme les sels d'or, de platine et d'argent, avec cette différence capitale que ces derniers métaux sont fixes, tandis que le mercure est volatil, ce qui fait que le mercure s'élimine de l'économie, tandis que les autres métaux ne peuvent, pour ainsi dire, pas être éliminés.

Élimination. — Quand le mercure est administré à dose thérapeutique, l'élimination, très faible au début, croît assez régulièrement pendant un certain nombre de jours (quinze à trente) pour atteindre un maximum qui serait de 6 milligrammes, dont 4 par l'urine : l'économie est alors saturée, et on exposerait le malade à des accidents en voulant faire pénétrer chaque jour une quantité de mercure un peu forte.

Plusieurs médicaments, et entre autres l'iodure de potassium, ont la réputation de faciliter l'élimination du mercure ; d'après WINTERNITZ, l'élimination ne paraît pas capable d'être poussée notablement au delà du maximum cité plus haut. Ce maximum présente une grande importance pratique ; si une analyse portant sur l'urine des vingt-quatre heures d'un malade en traitement donne seulement 1 ou 2 milligrammes de mercure, c'est que l'absorption se fait mal ; si on trouve 5 ou 6 milligrammes, le malade est à saturation.

Quand la cure cesse, l'élimination par les urines peut durer jusqu'à cinq mois, mais est généralement terminée après un an, ce qui ne veut pas dire qu'il n'y ait plus de mercure dans le corps.

A la suite de son ingestion à doses thérapeutiques, ULMANN a retrouvé la plus grande partie du mercure dans les reins, le foie, la rate et le canal intestinal ; c'est le gros intestin qui en contient le plus et l'estomac le moins ; le mercure est plus abondant dans les points où se trouvent des altérations étendues de la muqueuse. Dans les glandes salivaires, on ne trouve que des traces impondérables de mercure, et la salive n'en contient pas du tout ; aussi la salivation due au mercure ne doit être considérée que comme un phénomène réflexe. Le cerveau et les poumons contiennent des traces de mercure.

Localisation. — Dans l'empoisonnement aigu, les reins, puis le foie et la rate sont les organes qui renferment le plus de mercure : pour 100 grammes de rein, on en a trouvé, dans un cas, jusqu'à 14 milligrammes. Les muscles, mais surtout l'encéphale et les os, sont beaucoup plus pauvres. La bile ne renferme presque pas de mercure, parfois même pas de trace sensible.

Action sur le tube digestif. — Les mercuriaux sont, en général, tolérés avec facilité quand on les ingère aux doses thérapeutiques ; on n'observe ni nausées, ni vomissements, ni diarrhée ; on peut d'ailleurs, prévenir ou atténuer ces accidents en administrant simultanément un correctif : l'opium, le quinquina ou la gentiane ; enfin, si l'estomac ne peut supporter le médicament, on peut l'administrer par un autre procédé. Quand la dose thérapeutique est dépassée, il survient des accidents toxiques.

Quand on a administré le mercure pendant quelque temps, les gencives deviennent douloureuses et se couvrent d'une pellicule blanche ; les muqueuses palatine et pharyngienne deviennent plus rouges ; la langue augmente de volume et se recouvre d'un enduit muqueux ; toute la bouche se gonfle ; les dents sont agacées et peuvent s'ébranler et tomber ; dans quelques cas, il survient de la gangrène, la nécrose des maxillaires, enfin la mort par pyohémie et par consomption. L'haleine répand une odeur fétide ; la stomatite amène à sa suite une salivation abondante. Ces accidents se manifestent plus vite chez la femme que chez l'homme, et pendant l'hiver que pendant l'été ; ils apparaissent très vite avec le mercure métallique, un peu moins vite avec les composés mercuriels insolubles, beaucoup moins vite avec les composés mercuriels solubles. A une époque, on croyait ces accidents nécessaires pour le bon effet du mercure ; aujourd'hui, on cherche à les prévenir ; pour cela, on a recours aux purgatifs, aux diurétiques, au soufre, à la cautérisation des gencives avec l'acide chlorhydrique, aux frictions avec l'alun ; aucun de ces moyens n'est aussi efficace que le chlorate de potasse, qui, aux doses de 4 à 10 grammes par jour, fait disparaître avec une rapidité remarquable tous les accidents, sans qu'on soit obligé d'interrompre le traitement mercuriel. Abandonné à lui-même, le ptyalisme mercuriel dure de deux à trois semaines, après la cessation de la cause qui l'a fait apparaître ; il peut commencer deux ou trois jours après l'administration du mercure.

Action sur la nutrition. — A doses faibles, le mercure produit des effets analogues à ceux de l'arsenic ; on voit souvent survenir de l'embonpoint et de la fraîcheur. ; il modère donc la nutrition, comme les alcooliques, les iodiques, les arsénicaux ; on a constaté qu'il abaisse la température, mais point encore la diminution de l'urée et de l'acide carbonique ; sous son influence, les globules rouges diminuent, et le plasma diminue de richesse en fibrine ; la circulation se ralentit ; aussi traite-t-on fréquemment la fièvre typhoïde par le calomel.

Action sur le système nerveux. — A dose thérapeutique, le mercure ne produit aucun accident sur le système nerveux ; mais chez les doreurs, les étameurs de glaces et chez tous ceux qui travaillent au mercure, il survient, à la longue, des troubles de l'intelligence, de la manie, de l'épilepsie, de la chorée et du tremblement.

Syphilis. — Quelques médecins rejettent le mercure du traitement de la syphilis ; mais le plus grand nombre l'emploient. Le chancre, de quelque nature qu'il soit, ne doit jamais être traité par les mercuriaux ; si le chancre est syphilitique, et surtout lorsque les accidents secondaires se déclarent, il faut administrer le mercure ; le mercure réussit surtout contre les accidents superficiels ; les accidents profonds sont mieux combattus par les iodiques. On administre les mercuriaux par deux procédés : 1° dans la méthode de BOERRHAVE, on donne le mercure de façon à produire rapidement la salivation, et une salivation abondante de 1 500 à 2 000 grammes par jour ; 2° dans la méthode de Montpellier ou d'*extinction*, on donne le mercure à dose convenable pour faire cesser les accidents syphilitiques, et cette dose est, en général, moindre que celle qui détermine la stomatite mercurielle. Si l'on voit apparaître un gonflement des gencives, un commencement de salivation, on diminue les doses, ou bien on les continue, mais en faisant usage du chlorate de potasse.

Le mercure réussit dans la péritonite puerpérale ; on donne le calomel à l'intérieur, et l'on fait des frictions avec l'onguent mercuriel ; on obtient des succès, mais il peut survenir des éruptions eczémateuses graves, et même la gangrène des parties génitales touchées par le mercure ; pour atténuer ces accidents, il faut, quand l'effet désiré est produit, laver les parties où l'onguent a été appliqué, afin d'éviter l'absorption des molécules métalliques fixées à la peau.

Le mercure ne réussit pas toujours dans l'hydrocéphalite aiguë ; il réussit un peu mieux dans le rhumatisme synovial aigu, dans l'iritis syphilitique ; enfin, la pommade au précipité rouge est d'un usage vulgaire dans les cas de blépharites.

On l'a administré dans la variole ; les onguents mercuriels empêchent les pustules de laisser des traces ; on a surtout employé ce mélange : onguent napolitain, 4 ; savon, 2 ; glycérine, 1 ; on les emploie également pour combattre l'érysipèle phlegmoneux des membres, les panaris, pour prévenir les suppurations au début d'un état inflammatoire. A l'intérieur, on l'a administré avec succès dans divers cas de névroses et de céphalalgies liées à la syphilis.

Les Anglais et les Américains emploient sans cesse le calomel dans diverses maladies, notamment dans la dysenterie, les diarrhées, les affections du foie, etc.

Modes d'administration et doses. — L'administration par la bouche est la plus employée ; pour favoriser la tolérance, on les fait ingérer quelques moments avant le repas, et l'on administre en même temps un correctif. L'heure du coucher est peut-être mieux choisie ; le proto-iodure est un bon médicament, à moins que le cas ne soit urgent ; les pilules de SÉDILLOT (1 à 4 par jour) sont très actives. Quand les mercuriaux sont difficilement tolérés à l'intérieur, on fait des frictions avec les pommades mercurielles ; on varie les points d'application pour éviter l'eczéma ; l'absorption se fait le plus rapidement aux aisselles, aux aines et au creux poplité.

L'onguent gris est employé pour détruire les parasites de la peau.

Le tableau de BOCQUILLON, indiquant la proportion de mercure contenue dans les différents sels, est souvent utile à consulter (1).

Dans ces dernières années (1886 à 1890), les injections sous-cutanées ont été très préconisées ; elles ont été faites avec le mercure métallique (huile grise), l'oxyde jaune de mercure, le calomel, le salicylate de mercure, le sublimé, etc.

TOXICOLOGIE. — Les préparations mercurielles solubles peuvent donner lieu à un empoisonnement aigu, parfois rapidement mortel, tandis qu'en général les préparations insolubles donnent lieu à des accidents, graves sans doute, mais bien rarement mortels, parce qu'on a toujours le temps de les com-

---

(1)   Albuminate de mercure. 0,102
        Tannate 0,238
        Thymolate. 0,4189
        Phénolate 0,5168
        Salicylate 0,59
        Iodure mercureux. 0,6116
        Chlorure. 0,84
        Oxyde rouge. 0,9259
        Iodure mercurique 0,45
        Peptonate 0,5715
        Succinimide 0,6330
        Lactate 0,6710
        Chlorure. 0,7272

battre. Au point de vue médical, on pourrait considérer trois formes d'intoxication mercurielle : 1° l'intoxication aiguë ; 2° l'intoxication subaiguë, produite par l'administration inconsidérée des mercuriaux ; 3° l'intoxication chronique qui se rencontre chez les ouvriers qui emploient le mercure ; cette intoxication est surtout caractérisée par le tremblement mercuriel ; dans l'hydrargyrose chronique, la phtisie et l'avortement sont fréquents ; les enfants des parents ainsi mercurialisés sont chétifs et sujets à la scrofule et à la tuberculose. Au point de vue toxicologique, nous ne nous occuperons que de l'intoxication aiguë, et nous supposerons qu'elle est produite par le chlorure mercurique.

Les patients éprouvent une saveur métallique très désagréable, avec sensation de constriction et de brûlure à la gorge, qui se propage le long de l'œsophage, dans l'estomac et dans les intestins ; la langue se tuméfie ; après quelques instants, il survient des vomissements d'abord muqueux, puis bilieux, verdâtres, et enfin sanguinolents ; les vomissements sont suivis d'évacuations alvines, qui sont de même bilieuses et sanguinolentes, et répandent une odeur fétide ; quand le poison a pénétré dans la circulation, le pouls devient irrégulier ; il est, en général, rapide, mais faible, petit ; la chaleur diminue ; les urines sont supprimées ; la langue, les lèvres, les parois buccales, les gencives sont tuméfiées ; la gorge peut être tuméfiée au point que les malades peuvent périr suffoqués ; il y a, en même temps, salivation abondante ; la prostration est extrême, la voix est éteinte, les lèvres sont pendantes, les paupières s'abaissent ; les malades sont privés du mouvement, puis de la sensibilité, surtout dans les membres postérieurs ; les battements cardiaques se ralentissent considérablement ; il survient un état syncopal ; enfin, les patients succombent en gardant, le plus souvent presque jusqu'à la fin, l'intégrité de leur intelligence. La mort est arrivée une fois en deux heures, et même en une demi-heure, mais, le plus souvent, il faut de vingt-quatre à trente-six heures, et quelquefois de trois à quinze jours. Quand les urines ne sont pas supprimées, elles sont souvent albumineuses.

L'intoxication aiguë a été observée après l'application du nitrate acide de mercure sur la peau ; outre la vive inflammation des téguments qu'on pouvait considérer comme la cause de la mort, on observa les phénomènes décrits plus haut.

Lésions. — Le plus souvent, les muqueuses de la bouche et de l'estomac sont rouges, ramollies et même ulcérées. L'estomac et l'intestin ont une couleur ardoisée, des arborisations, des ecchymoses ; ils sont quelquefois perforés ; les ecchymoses peuvent s'observer à la suite de l'application extérieure de l'azotate acide de mercure. Les poumons sont quelquefois sains, quelquefois œdémateux. Le péritoine et le péricarde renferment souvent une grande quantité de sérosité. Le cœur est flasque. Quand la mort est arrivée rapidement, le foie et les reins sont simplement congestionnés ; si elle est arrivée plus tard, on observe la stéatose de ces organes.

Mécanisme. — Dans l'intoxication aiguë, le mercure agit en abolissant la contractilité musculaire ; il respecte les propriétés des nerfs moteurs ; dans les intoxications subaiguë et chronique, le mercure modifie le sang et exerce à la longue une action sur le système nerveux.

Traitement. — On administre de l'eau albumineuse, puis on fait vomir et l'on recommence cette double opération. Le chlorure mercurique donne avec l'albumine un composé non corrosif et insoluble dans l'eau, mais soluble, quoique difficilement, dans un excès d'albumine ; aussi faut-il faire vomir après chaque administration d'albumine ; quand on n'a pas d'eau albumineuse on peut la remplacer par du lait, de la farine, etc. La magnésie, les eaux sulfureuses, le sulfure de fer hydraté, la limaille de divers métaux, le mercure lui-même, le charbon de bois pourront être de quelque utilité. Après l'albumine, les purgatifs émollients seront administrés : il faut ensuite provoquer l'élimination du toxique ; pour cela on donne les purgatifs, ainsi que les iodures et bromures alcalins, et le chlorate de potasse. Les bains sulfureux sont avantageux. Poey place le malade dans une baignoire en zinc, lui fait tenir à la main l'électrode positif d'une pile, tandis que la baignoire est en communication avec le pôle négatif ; d'après lui, le mercure quitterait l'organisme et irait se porter sur le métal de la baignoire.

Mayençon a proposé d'employer les injections sous-cutanées de pilocarpine qui favoriseraient l'élimination du mercure.

Prophylaxie. — Pour purifier les ateliers où l'on travaille le mercure, Merget propose le chlorure de chaux. Meyer a proposé l'ammoniaque liquide ; il a annoncé les bons résultats de cette pratique, sans en donner l'explication.

Recherche. — Pendant la vie, on recherchera le mercure dans les urines, les fèces et la salive, après la mort, dans les reins, le foie, la rate.

Les matières organiques sont détruites par l'acide chlorhydrique et le chlorate de potasse. La liqueur est évaporée à siccité à une douce chaleur, et le résidu repris par l'eau distillée ; pendant l'évaporation, le chlorure mercurique ne se volatilise point, parce qu'il est retenu par le chlorure de potassium. La liqueur obtenue est soumise, soit à l'action de l'hydrogène sulfuré (dans ce cas le précipité est dissous dans l'eau régale et la liqueur donne les réactions des sels mercuriques), soit à l'action d'une pile ordinaire (procédé Flandin) soit à l'action de la pile de Smithson.

Ludwigg et Lecco ont démontré que l'acide chlorhydrique et le chlorate de potassium ne donnaient pas pour le mercure d'aussi bons résultats qu'on l'avait cru et que quelquefois même, ils étaient très mauvais ; aussi divers autres procédés de recherche ont-ils été proposés.

Pour les liquides, Ludwigg acidule d'abord par l'acide chlorhydrique, puis ajoute de la poudre de zinc qui amène la précipitation du mercure. Le précipité est alors lavé, séché, et le mercure est séparé par distillation ; on retrouve ainsi 0,97 à 0,98 du mercure employé.

Pour les solides, on fait bouillir les organes pendant plusieurs heures avec l'acide azotique ; la masse réduite en bouillie est introduite dans un matras muni d'un réfrigérant à reflux ; on remplit avec de l'acide chlorhydrique et on chauffe 3 ou 4 heures. Au bout de ce temps, on ajoute un peu de chlorate potassique ; on filtre pour séparer le précipité insoluble qui se produit et on ajoute alors de la poudre de zinc. On agite pendant une minute ; on laisse déposer ; on chauffe à 50 ou 60° en remuant : on sépare la poudre de zinc ; la liqueur est traitée de nouveau par ce métal : ces poudres de zinc réunies sont desséchées dans un courant d'air ; on en sépare le mercure en chauffant dans un tube.

Merget fait bouillir les matières avec l'acide azotique ; la liqueur est filtrée ; dans une prise d'essai, on plonge un fragment de cuivre ; il ne doit pas y avoir de dégagement de bulles gazeuses ; s'il en était autrement, il faudrait diminuer l'acidité de la liqueur au moyen du carbonate d'ammoniaque. Cela fait, on introduit le liquide azotique dans un flacon à goulot étroit, et on y plonge une lame de cuivre, obtenue en aplatissant au marteau des fils d'un millimètre environ de diamètre. Ces fils devront être décapés à l'acide azotique, lavés à grande eau et mis en immersion immédiate.

En 36 heures en moyenne, tout le mercure est précipité. A ce terme, le ruban de cuivre est lavé à l'eau pure, essuyé prudemment avec du papier de soie et mis aussitôt en action sur le papier sensible à l'azotate d'argent ammoniacal ; ce papier a dû être desséché dans l'obscurité. On le plie en deux feuillets ; et pour assurer le contact des deux faces avec le cuivre mercuriel, on le soumet à une légère compression.

Si l'amalgamation est un peu forte, la réaction est instantanée ; elle ne se produit au contraire, qu'au bout de quelques minutes, si la dose de mercure est minime.

On peut découvrir ainsi 0,01 de milligramme de mercure en dissolution dans un volume de 100 C.C.

Ces empreintes caractérisent bien le mercure ; car seul, dans les conditions indiquées, l'arsenic peut se précipiter comme le mercure, mais il ne réagit pas sur le papier à l'azotate d'argent ammoniacal.

AMALGAMES

Beaucoup d'amalgames se produisent directement ; d'autres ne sont obtenus que par voie indirecte.

Parmi les premiers, quelques-uns sont produits avec abaissement de température : tels sont ceux de zinc, de plomb, d'étain ; d'autres, au contraire, dégagent de la chaleur ; par exemple, ceux de sodium et de potassium.

Le plus souvent, les amalgames contiennent un excès de mercure ; en les exprimant dans une peau de chamois, on obtient fréquemment des amalgames solides définis.

Les amalgames se préparent soit directement, soit par les procédés suivants :

Addition de mercure à certaines solutions salines (arbre de Diane).

Action d'un métal sur un sel de mercure.

Électrolyse des solutions salines, l'électrode négatif étant formé par du mercure.

Action de l'amalgame de sodium sur les solutions salines.

Les amalgames sont liquides, pâteux ou solides. Par la chaleur, ils perdent la totalité de leur mercure, mais à une température supérieure au point d'ébullition de ce métal.

Amalgame d'étain. — L'amalgame d'étain est très brillant et inaltérable à l'air : il sert à l'étamage des glaces ; l'amalgame adhérent à la glace renferme 4 parties d'étain et 1 partie de mercure. Pour amalgamer des globes de verre, on promène à leur intérieur un amalgame d'étain auquel on associe du plomb et du bismuth : cet amalgame s'attache facilement au verre et le recouvre sur toute sa surface d'une couche mince qui durcit après quelque temps.

Le mercure n'attaque pas le platine forgé.

Amalgame d'or. — Le mercure peut dissoudre une grande quantité d'or, surtout à chaud ; la solution est fluide ou pâteuse suivant les proportions ; la solution fluide filtrée à travers une peau de chamois laisse passer du mercure ne contenant qu'une petite quantité d'or, tandis qu'il reste dans la peau un alliage blanc, mou, formé d'environ 2 parties d'or pour 1 partie de mercure. L'alliage de 6 parties de mercure avec 1 partie d'or cristallise en prismes à 4 pans, d'un blanc jaunâtre, facilement fusibles. Tous les amalgames d'or chauffés laissent un résidu d'or pur. C'est ainsi que l'on obtient l'*or en écailles* employé en peinture.

CHLORURE MERCUREUX

$$Hg^2Cl^2 = 471 \quad \begin{aligned} Hg^2 &= 400 = 84,93 \\ Cl^2 &= \underline{71} = \underline{15,06} \\ &\quad\ 471 \qquad 100,00 \end{aligned}$$

État naturel. — On trouve quelquefois du chlorure mercureux cristallisé en petits prismes rectangulaires, mais le plus souvent concrétionné et mamelonné ; il est ordinairement dans les mines de cinabre, surtout dans le duché des Deux-Ponts. Il occupe les cavités d'un grès ferrugineux.

Préparation. — Suivant la manière dont ce corps est préparé, il porte en pharmacie différents noms.

Obtenu par précipitation, en faisant réagir l'acide chlorhydrique sur l'azotate mercureux, il constitue le *précipité blanc* (1).

$$(AzO^3)^2(Hg^2) + 2\,HCl = 2\,AzO^3H + Hg^2Cl^2$$

Obtenu en gros cristaux par sublimation, c'est le *calomel, calomelas;* aujourd'hui on ne connaît guère plus cette forme : le même corps obtenu par sublimation et condensé dans des chambres comme la fleur de soufre, porte le nom de *calomel à la vapeur*, ou simplement de *calomel* (2).

---

(1)   PRÉCIPITÉ BLANC

« Azotate mercureux cristallisé. . . . . 100 gr.
Acide chlorhydrique officinal . . . . 50 gr.
Acide azotique officinal.   )
Eau distillée. . . . . .   ) . . . . Q. S.

Broyez dans un mortier en porcelaine les cristaux d'azotate mercureux, et versez dessus de l'acide azotique préalablement étendu de 10 fois son poids d'eau. Agitez avec une baguette de verre, décantez la solution et reprenez l'azotate restant par une nouvelle quantité d'acide étendu. Après complète dissolution, réunissez les liqueurs et versez-les peu à peu dans l'acide chlorhydrique que vous aurez préalablement étendu de 4 fois son poids d'eau : tout le sel mercureux sera précipité à l'état de protochlorure. Lavez le dépôt par décantation, à plusieurs reprises, avec de l'eau distillée tiède ; recueillez-le ensuite sur une toile, et lorsqu'il sera suffisamment égoutté, trochisquez-le et faites-le sécher à l'étuve.

Caractères. — Le précipité blanc constitue une poudre blanche, très dense, amorphe, fine, onctueuse au toucher et adhérant fortement au papier sur lequel on l'étend avec le doigt. Il doit répondre aux mêmes essais de pureté que le calomel. » (Codex 1884.)

Pour précipiter la solution d'azotate mercureux, il ne faut pas employer une solution de chlorure de sodium ; elle déterminerait la formation d'un sous-sel mercureux insoluble qui souillerait le précipité blanc.

(2)   CALOMEL. CALOMÉLAS. MERCURE DOUX. CALOMEL A LA VAPEUR.

« Chlorure mercurique. . . . . 400 gr.
Mercure purifié . . . . 300 gr.

Broyez le chlorure mercurique dans un mortier en porcelaine, après l'avoir humecté légèrement au moyen d'une petite quantité d'eau ; ajoutez le mercure et triturez-le avec le sel jusqu'à extinction complète du métal. Séchez le mélange à l'étuve ; introduisez-le dans un matras à fond plat que vous remplirez à moitié seulement

PROPRIÉTÉS PHYSIQUES. — Le chlorure mercureux cristallise en prismes droits pyramidés à base carrée. C'est un corps blanc, inodore, insipide : sa densité est de 6,56 ; il devient phosphorescent par le frottement ; il est insoluble dans l'eau, l'alcool et l'éther ; il se dissout dans le sulfate d'ammoniaque ; il est moins volatil que le chlorure mercurique ; il se sublime entre 440 et 500°, sans se fondre.

PROPRIÉTÉS CHIMIQUES. — La lumière le décompose en mercure et chlorure mercurique.

$$Hg^2Cl^2 = HgCl^2 + Hg.$$

Le chlore l'attaque et le transforme en chlorure mercurique : l'eau régale en fait autant.

L'acide chlorhydrique à l'ébullition le transforme en mercure et chlorure mercurique.

L'acide azotique donne un azotate et un chlorure mercuriques.

---

placez le matras dans un bain de sable, et opérez la sublimation en ménageant la chaleur.

Lorsque le matras sera refroidi, cassez-le avec précaution ; détachez la masse cristalline et introduisez-la dans un tube en terre fermé à l'une de ses extrémités. Ce tube, préalablement enduit d'une couche de lut argileux, est disposé sur un fourneau allongé placé près d'une grande fontaine en grès destinée à servir de récipient. Celle-ci est percée, aux deux tiers de sa hauteur, d'un orifice circulaire dans lequel l'extrémité ouverte du tube pénètre à frottement. Bouchez la jointure avec un peu de lut ; placez le couvercle sur la fontaine ; ajustez-le avec une bande de papier collé, en réservant une petite ouverture qui permette à l'air dilaté de sortir librement. Le récipient doit être aussi rapproché que possible du fourneau, pour éviter que le calomel se condense dans le bout du tube ; pour la même raison, le tube doit arriver à fleur de la paroi du récipient. D'autre part, afin de soustraire le récipient à la chaleur qu'il recevrait directement du fourneau, bouchez avec de la terre l'ouverture par laquelle le tube sort du fourneau, et interposez deux diaphragmes métalliques entre celui-ci et le récipient.

L'appareil étant ainsi disposé, chauffez d'abord le tube au rouge sombre vers la partie la plus voisine du récipient, puis portez peu à peu le feu dans toute la longueur du tube. Deux heures environ suffisent à la volatilisation complète de 10 kilogrammes de chlorure mercureux. Après ce temps, laissez refroidir l'appareil, délutez les jointures, et recueillez le calomel. Soumettez enfin ce produit à des lavages faits avec de l'eau distillée tiède et répétés jusqu'à ce que l'eau décantée soit complètement exempte de composé mercurique. Faites sécher à l'étuve, et enfermez dans des flacons bouchés. » Codex 1884.

CARACTÈRES. — Poudre blanche, fine, présentant au microscope une apparence cristalline, sans odeur ni saveur, d'une densité égale à 6,56.

Le nom de *calomel à la vapeur* provient de ce qu'autrefois on condensait les vapeurs de chlorure mercureux en les faisant arriver dans une atmosphère remplie de vapeur d'eau.

Le nom de *calomel* (καλος et μελας) a été appliqué à ce corps par THÉODORE MAYERNE en l'honneur d'un nègre qui l'assistait dans la préparation de ce produit.

L'acide cyanhydrique l'attaque : aussi ne faut-il jamais introduire le calomel dans un looch : on admet généralement qu'il se forme du mercure métallique et du chlorure mercurique.

$$Hg^2Cl^2 + 2\ HCy = 2\ HCy + Hg + HgCl^2$$

En réalité, la réaction est incomplète, mais il y a formation d'acide chlorhydrique et de cyanure mercurique (FOUQUET).

$$Hg^2Cl^2 + 2\ HCy = HgCy^2 + 2\ HCl + Hg$$

Les alcalis fournissent un précipité noir d'oxyde mercureux.

L'*ammoniaque liquide* donne une poudre noire désignée sous le nom de *chloramidure mercureux* et qui est du *chlorure de mercuroso-ammonium*, $AzH^2(Hg^2)Cl$.

Le gaz ammoniac noircit également le chlorure mercureux et donne du *chlorure de mercuroso-diammonium*.

$$Hg^2Cl^2 + 2\ AzH^3 = Az^2H^6(Hg^2)Cl^2$$

DITTE a étudié l'action réciproque des sels haloïdes alcalins et mercureux et a montré que ces réactions suivent les lois ordinaires de la thermo-chimie ; il faut toutefois se rappeler que les sels haloïdes mercureux sont légèrement dissociés par l'eau et que cette dissociation suffit pour amorcer certaines réactions qui d'abord paraissent endothermiques.

Au point de vue pratique, on a beaucoup écrit que le chlorure de sodium et le calomel étaient incompatibles, parce qu'il se formait du chlorure mercurique ; en réalité, cette transformation exige un tel concours de circonstances : contact de l'air, des substances organiques, etc., et la formation du chlorure mercurique est si minime qu'on doit cesser de déclarer ces deux corps incompatibles.

Le chlorure stanneux ramène le chlorure mercureux à l'état métallique.

Le chlorure mercureux et l'iodoforme mélangés et exposés à la lumière solaire réagissent et dans un premier temps donnent de l'iodure mercureux et du chloroforme.

CONSERVATION. — On doit le conserver à l'abri de la lumière.

ALTÉRATIONS, FALSIFICATIONS, ESSAI. — Le chlorure mercureux peut être altéré par du chlorure mercurique et falsifié par du carbonate de plomb, par du carbonate, du phosphate et du sulfate de chaux, par du sulfate de baryte, de l'amidon et de la gomme... Pour reconnaître le chlorure mercurique, on traite le chlorure mercureux par de l'éther ; une partie de la solution éthérée est versée sur une lame de cuivre décapée ; si l'on frotte légèrement le métal dans le point où l'évaporation a eu lieu, on obtient un amalgame brillant dans le cas où le calomel contient du chlorure mercurique. Les autres impuretés se reconnaissent très facilement en chauffant le calomel dans un tube à essai ; ce corps est complètement volatil, tandis que les diverses impuretés que nous avons signalées sont fixes ou dégagent des produits empyreumatiques.

USAGES MÉDICAUX. — *Formes pharmaceutiques.*

Tablettes au calomel   (0^{gr},05)
Collyre sec au calomel   (1/2)
Pommade au calomel   (0,10)
Injections hypodermiques.   (1/20)

D'après MORITZ, la ténuité du calomel en pain, divisé par porphyrisation, étant prise pour unité, celle du calomel à la vapeur s'exprime approximativement par 4 et celle du précipité blanc par 14. L'activité de ces corps est en raison directe de leur état de division. Le précipité blanc n'est guère employé que pour l'usage externe.

Le calomel est employé comme altérant aux doses de 0^{gr},025 à 0^{gr},100 par jour en plusieurs doses. Comme vermifuge, la dose est de 0^{gr},10 à 0^{gr},20 ; comme purgatif, elle est de 0^{gr},50 à 1^{gr},50.

A la dose de 0^{gr},20, répétée trois ou quatre fois par jour, le calomel est un diurétique puissant ; la diurèse s'établit le deuxième ou le troisième jour ; cette propriété a été utilisée dans un grand nombre d'affections (hydropisies cardiaques, diarrhées infantiles, etc.).

Les fumigations de calomel ont été employées contre le psoriasis palmaire.

Le calomel a encore été employé contre la tuberculose pulmonaire, la fièvre typhoïde, le choléra, la diphtérie, etc. A la suite de son ingestion, on a quelquefois, mais rarement, observé des éruptions.

On a proposé de saupoudrer la face avec du calomel pour éviter les cicatrices des pustules varioliques.

CHLORURE MERCURIQUE

$$HgCl^2 = 271 \quad \begin{matrix} Hg = 200 = 73,80 \\ Cl^2 = \underline{71} = \underline{26,19} \\ 271 \quad\; 99,99 \end{matrix}$$

HISTORIQUE. — GEBER a décrit sa préparation au VIIIe siècle ; il était connu des Arabes.

Préparation. — On le prépare en faisant réagir par voie sèche le sulfate mercurique sur le chlorure de sodium (1).

$$SO^4Hg'' + 2\,NaCl = SO^4Na^2 + Hg''Cl^2$$

On peut encore l'obtenir en faisant réagir le chlore sur le mercure ou en dissolvant ce métal dans l'eau régale et faisant cristalliser.

Propriétés physiques. — Le chlorure mercurique, obtenu par voie sèche est en octaèdres à base rectangle ; préparé par voie humide, il est en prismes rhomboïdaux droits ; comme l'anhydride arsénieux, il présente l'état vitreux et l'état opaque (Personne) ; il devient phosphorescent par trituration (Ménière) ; il est blanc, d'une saveur métallique excessivement désagréable. Sa densité est 5,32.

100 parties d'eau à 10° en dissolvent 6,57 — à 20° 7,39 — à 100° 53,96 : 100 parties d'alcool à 10° en dissolvent 40, à 78° — 66. 100 parties d'éther à 15° en dissolvent 33 parties; il est soluble dans les chlorures alcalins (2), le chlo-

---

(1) « Sulfate mercurique pur. . . . . 500 gr.
       Chlorure de sodium pur décrépité . . . . 500 gr.

Pulvérisez séparément ces deux substances, mélangez-les exactement et remplissez-en à moitié des matras à fond plat que vous placerez sur un bain de sable, en les recouvrant jusqu'au col.

Chauffez d'abord modérément, en laissant les matras ouverts, jusqu'à ce que l'humidité du mélange salin soit complètement dissipée. Dégagez alors la moitié supérieure des matras du sable qui les recouvre, placez une petite capsule sur leur orifice, puis augmentez le feu pour déterminer la sublimation du chlorure mercurique. Vers la fin de l'opération, recouvrez de nouveau de sable chaud le dôme des matras, de façon à déterminer la demi-fusion du produit sublimé et à donner ainsi de la cohésion au pain de bichlorure de mercure. Évitez toutefois une trop grande élévation de température, qui déterminerait un dégagement hors des matras de vapeurs de sublimé, ce qui offrirait un grand danger pour l'opérateur.

. Laissez enfin refroidir lentement les matras, afin d'éviter les ruptures; cassez-les avec précaution, et détachez les pains de sublimé corrosif. » (Codex 1884.)

Autrefois on ajoutait au mélange des deux sels un peu de bioxyde de manganèse qui avait pour objet de prévenir la formation d'une petite quantité de chlorure mercureux, dans le cas où le sulfate mercurique contenait du sulfate mercureux. J. Regnault a fait observer que l'efficacité de ce moyen n'était pas prouvée, et qu'il valait mieux s'assurer préablement de la pureté du sulfate mercurique.

(2)

SOLUTION DE NaCl à	100 PARTIES DE SOLUTION DE NaCl DISSOLVENT		
	à 15°	à 65°	à 100°
26 p. 100	128	152	208
25	120	142	196
10	58	68	110
5	30	36	64
1	14	18	48
0,50	10	13	44

rhydrate d'ammoniaque et l'acide chlorhydrique. Il fond vers 265° et bout à 295° ; sa densité de vapeur est 9,42.

L'air et la lumière n'altèrent point le chlorure mercurique sec ; mais sa solution aqueuse, exposée aux rayons solaires, devient acide et dépose du chlorure mercureux.

PROPRIÉTÉS CHIMIQUES. — Le mercure le ramène à l'état de chlorure mercureux.

Le fer, le zinc, le cuivre, surtout réunis entre eux de manière à donner un couple électrique, le ramènent à l'état de mercure métallique (pile de SMITHSON).

L'acide sulfurique ne l'attaque qu'à chaud et lentement.

Les acides azotique et chlorhydrique le dissolvent sans altération.

Les alcalis caustiques le décomposent et en précipitent de l'oxyde mercurique jaune ; si le chlorure mercurique est en excès, il se forme des oxychlorures.

Avec l'oxyde mercurique, il donne de l'oxychlorure mercurique.

Les bicarbonates alcalins se comportent comme les alcalis caustiques.

Avec l'ammoniaque, il donne un précipité blanc de composition variable, suivant les proportions des deux réagissants.

Avec les chlorures alcalins et le chlorure d'ammonium, il donne des sels doubles plus solubles que lui-même.

Il se combine à poids moléculaires égaux avec le bichromate de potasse et donne une combinaison cristalline.

Quand on distille une solution aqueuse de sublimé, le sublimé est entraîné en assez forte proportion.

Le plus grand nombre des substances organiques le réduisent; avec quelques-unes il donne des composés imputrescibles ; avec l'albumine il donne un précipité soluble dans un excès d'albumine ; cependant le chlorure mercurique additionné de 5 parties de chlorhydrate d'ammoniaque n'est plus précipité par l'albumine.

DOSAGE. — Quand on verse une solution de chlorure mercurique dans une solution d'iodure de potassium, il se forme un précipité rouge d'iodure mercurique qui se redissout aussitôt tant qu'il y a assez d'iodure de potassium de libre pour former un iodure double de mercure et de potassium ; aussitôt que cette quantité est insuffisante, le précipité d'iodure mercurique se forme. PERSONNE a utilisé cette réaction pour le dosage du chlorure mercurique et de l'iodure de potassium (1) ; cette réaction est représentée par l'équation suivante :

$$\underbrace{HgCl^2}_{271} + \underbrace{4\ KI}_{664} = 2\ KCl + HgI^2,2KI$$

ALTÉRATIONS, FALSIFICATIONS, ESSAI. — Le chlorure mercurique peut être altéré par du chlorure mercureux et falsifié par du sel ammoniac, de l'acide arsénieux, de la gomme, du sulfate de baryte ou du sulfate de potasse. Tous ces corps restent comme résidu, quand on dissout une partie de chlorure mercurique dans trois parties d'alcool concentré ; de plus, le chlorure mercurique doit se dissoudre dans cinq parties d'éther et ne pas laisser de résidu quand on le chauffe. Le dosage est la meilleure manière de s'assurer de sa pureté.

RÉACTIF. — La solution de chlorure mercurique est employée comme réactif, surtout pour reconnaître les sels stanneux.

USAGES MÉDICAUX. — Formes pharmaceutiques :

Liqueur de VAN SWIETEN	(0,001)
Bain de sublimé	(20 gr.)
Bain électrique	(4 gr. 15 minutes 100 milliam-
Lotion contre les éphélides	1/500) pères.)
Liqueur de GOWLAND	(1/500)
Trochisques escharotiques au sublimé.	
— — minium.	
Solution pour injections hypodermiques	(0,005)
Papier au sublimé	(0,002)
Solution éthérée	(0,02 ou 0,01).

---

(1) *Matériel.* — Vase à précipité.
Pipette de 10 C.C.
Burette graduée par 1/10 de C.C.

Réactifs. — Solution normale décime de KI (16ᵍʳ,60 par litre).

MODE OPÉRATOIRE. — Pesez 1ᵍʳ,355 de chlorure mercurique à essayer ; faites-en 200 C.C. ; mettez cette liqueur dans la burette graduée ; versez dans le vase à précipité 10 C.C. de liqueur de KI ; faites arriver goutte à goutte le chlorure mercurique jusqu'à ce que vous obteniez un précipité persistant ; faites la lecture de la burette, soit 12 C.C.

Calcul.— Si le chlorure mercurique est pur, il en faudra 10 C.C. ; s'il n'est pas pur, il en faudra d'autant plus qu'il sera moins pur ; en l'espèce, l'équation suivante indique le calcul $\dfrac{x}{100} = \dfrac{10}{12} = 83,33$.

Notes. — On a reproché à ce procédé d'être peu précis ; il est influencé par la dilution des liqueurs, la température, etc.; on obtient des résultats un peu meilleurs en doublant le degré de concentration des liqueurs ci-dessus indiquées.

Les sages-femmes sont autorisées à prescrire le sublimé pour les injections vaginales sous les formes suivantes :

1° Sublimé corrosif   0^{gr},25
    Acide tartrique   1
        Solution alcoolique de carmin d'indigo à 0,05, une goutte.

Étiquetez :   SUBLIMÉ CORROSIF
                    vingt-cinq centigrammes pour 1 litre d'eau.
                                POISON

Joignez l'étiquette à usage externe.

Ces paquets se conservent très bien si l'acide tartrique est pur et s'ils n'ont pas été placés en un lieu trop humide.

2° Vaseline au sublimé à 1 p. 100   30 grammes.

Étiquetez :   VASELINE AU SUBLIMÉ CORROSIF
                            à un pour cent.
                                POISON

Joignez l'étiquette à usage externe.

Pour les injections hypodermiques, le sublimé seul est trop irritant ; on diminue cette action par addition d'albumine, de peptone, d'urée (la moitié de son poids, etc.).

L'addition des acides empêchant la précipitation du chlorure mercurique par les albuminoïdes, les solutions acides de sublimé sont plus antiseptiques. On ajoute habituellement 5 grammes d'acide tartrique à 1 gramme de sublimé.

La glycérine diminue la douleur provoquée par les solutions de sublimé ; on a pu employer ainsi des solutés à 1/100 dans le traitement de la blépharite ciliaire.

La température augmente aussi beaucoup l'action antiseptique du sublimé. On a proposé de chauffer les solutions à 40 ou 45° : l'action antiseptique des solutions faibles est ainsi assurée, tandis qu'on ne court aucun danger d'accidents toxiques.

Pour reconnaître les solutions de chlorure mercurique, on a l'habitude de les colorer (carmin d'indigo, rouge de Bordeaux, etc.) ; il faut éviter l'éosine qui réduit ce sel.

AUBERT a préconisé une solution à 0,01 pour produire la vésication ; il suffit d'appliquer une compresse imbibée de cette solution ; une phlyctène, analogue à celle de la cantharide, se produit après six ou sept heures ; la douleur est un peu plus vive.

Doses. — Le chlorure mercurique, étant extrêmement toxique, ne doit être prescrit qu'aux doses de 1 à 2 centigrammes par jour ; autant que possible, on le donnera avant les repas.

Emploi. — Outre son emploi comme antiseptique et anti-syphilitique, le sublimé a été employé en injections interstitielles contre les tumeurs cancéreuses ; il a été employé à l'intérieur contre le choléra ; les pulvérisations de la solution éthérée ont été employées contre l'érysipèle et pour diminuer les cicatrices des pustules varioliques de la face.

TOXICOLOGIE. — Quand nous avons parlé de l'empoisonnement par le mercure, nous avons supposé qu'il avait lieu par le chlorure mercurique ; cependant nous devons dire un mot des accidents toxiques qui se produisent à la suite des pansements ou des injections au sublimé.

En employant la solution à 0,001, DOLERIS et BUTTE sont arrivés aux conclusions suivantes :

1° Les irrigations de sublimé sur les muqueuses saines ne paraissent pas présenter de dangers, et à part quelques légers accidents produits à la suite du premier lavage (diarrhée légère et vomissements de matières alimentaires), on peut les considérer comme inoffensives.

2° Le sublimé employé pour le lavage des plaies étendues provoque de la diarrhée sanguinolente, des vomissements, de l'albuminurie, un affaiblissement progressif et souvent la mort, précédée quelquefois d'un abaissement considérable de température.

3° Les lésions anatomiques siègent surtout sur le gros intestin et sur les reins.

L'emploi de la solution de sublimé en lavage des plaies doit donc être surveillé soigneusement. L'abaissement de la température est un signe de l'intoxication. Il en est de même de l'albuminurie ; aussi est-il indispensable d'examiner quotidiennement les urines du malade. Le chirurgien lui-même peut-être sujet à des accidents (ALBERT).

Les effets physiologiques et toxiques du sublimé administré de diverses manières ont été étudiées avec soin par M. CATHELINEAU.

CHLORURE AMMONIACO-MERCURIQUE

$HgCl^2$, $2AzH^4Cl$, H^2O

SYNONYMIE. — Chlorure ammoniaco-mercuriel soluble. Sel d'ALEMBROTH.

PRÉPARATION. — Pour obtenir ce sel, on fait cristalliser une solution contenant du chlorure mercurique et un excès de chlorhydrate d'ammoniaque.

Pour les usages pharmaceutiques, on fait une solution à poids égaux de chlorure mercurique et de chlorhydrate d'ammoniaque.

PROPRIÉTÉS. — Ce sel cristallise en prismes rhomboïdaux, incolores et transparents ; ces cristaux s'effleurissent à l'air ; ils deviennent opaques à + 40° et perdent toute leur eau à 100°. Il se dissout à + 10° dans 0^{par}66 d'eau : il est encore plus soluble dans l'eau bouillante.

Une solution contenant 1 molécule de chlorure mercurique pour 10 molécules de chlorure ammonique ne précipite plus les solutions albumineuses.

USAGES MÉDICAUX. — Le sel ALEMBROTH, étant très soluble dans l'eau, est d'un emploi commode. Il sert à préparer un bain, un emplâtre, une pommade.

Il a été préconisé par LISTER pour faire des objets de pansement au sublimé.

Les *bromures mercureux* Hg^2Br^2 et *mercurique* $HgBr^2$ jouissent de propriétés analogues à celles des chlorures correspondants.

IODURE MERCUREUX

$$Hg^2I^2 = 654$$

SYNONYMIE. — Proto-iodure de mercure.

PRÉPARATION. — On le prépare par plusieurs procédés.

1° En faisant réagir des proportions convenables d'iode et de mercure en présence de l'alcool. C'est le procédé adopté par le Codex (1).

---

(1)   « Mercure purifié. . . . .   10 gr.
       Iode sublimé. . . . .   6 gr.
       Alcool à 90°. . . . .   Q. S.

Triturez l'iode et le mercure dans un mortier en porcelaine, en ayant soin d'ajouter la quantité d'alcool strictement nécessaire pour former du tout une pâte homogène. Continuez la trituration jusqu'à ce que le mercure ait entièrement disparu, et que la poudre ait pris une couleur vert foncé.

Introduisez le produit dans un matras : lavez-le à l'alcool bouillant jusqu'à ce que la solution alcoolique ne contienne plus de bi-iodure, et faites-le sécher à l'abri de la lumière.

OBSERVATIONS. — On ne doit jamais opérer sur de trop grandes quantités, afin d'éviter le danger qui résulterait de l'échauffement de la masse et de sa projection hors du vase. » Codex 1884.

Il se forme tout d'abord de l'iodure mercurique qui est peu à peu converti en iodure mercureux par l'excès de mercure ; l'alcool facilite la combinaison en dissolvant l'iode ; de plus, il prévient l'échauffement de la matière, qui, sans cette précaution, pourrait être violemment projetée hors du mortier. Le lavage à l'alcool bouillant a pour but d'enlever l'iodure mercurique.

On a proposé de remplacer le lavage à l'alcool par un lavage effectué au moyen d'une solution de chlorure de sodium ; mais il faut se rappeler que ce sel dissocie l'iodure mercureux.

2° On a proposé de précipiter l'azotate ou l'acétate mercureux par une solution d'iodure de potassium ; mais il se produit aisément ou des sous-sels ou des sels mercuriques (1).

On avait conseillé de décomposer le calomel par une solution d'iodure de potassium ; mais, dans cette opération, il se forme du chlorure de potassium qui réagit sur l'iodure mercureux formé et en décompose une partie en iode et iodure mercurique.

3° Yvon prépare de l'iodure mercureux pur et cristallisé en mettant des vapeurs d'iode en présence d'un excès de vapeurs de mercure ; pour cela, il introduit du mercure dans un matras au centre duquel il suspend un tube contenant l'iode. Le matras est scellé et chauffé au bain de sable à une température de 250° au plus. Lorsque cette limite est atteinte, on retire du bain de sable le matras dont la partie supérieure se trouve tapissée de cristaux d'un beau rouge qui deviennent jaunes en se refroidissant.

PROPRIÉTÉS PHYSIQUES. — L'iodure mercureux du Codex est amorphe, vert jaunâtre, insoluble dans l'eau et l'alcool. L'iodure cristallisé est jaune. Lorsqu'on le chauffe il prend, dès la température de 70°, une teinte rouge qui atteint son maximum d'intensité vers 220°. A ce terme, les cristaux se ramollissent, puis à 290° ils fondent et le liquide noir qui en résulte entre en ébullition à 310° (Yvon). Chauffé lentement, il se transforme en iodure mercurique, et il abandonne du mercure.

L'iodure mercureux est légèrement décomposé par les dissolvants, alcool, éther, chloroforme ; ce dernier est celui qui agit le moins énergiquement.

La lumière le colore en vert foncé, puis en noir ; cette altération ne porte que sur une infime proportion.

PROPRIÉTÉS CHIMIQUES. — L'iode le transforme en iodure mercurique.
Les chlorures alcalins le décomposent en mercure et en iodure mercurique.
Les iodures alcalins le décomposent en mercure métallique et iodure mercurique qui se dissout dans l'iodure alcalin.

---

(1) M. LEFORT a régularisé ce mode opératoire en précipitant par l'iodure de potassium une solution de pyrophosphate sodique et d'acétate mercureux. Pour obtenir cette solution, on dissout à chaud 60 grammes de pyrophosphate de sodium pur dans 300 grammes d'eau distillée. On délaye dans la solution refroidie 30 grammes d'acétate mercureux, et on laisse le mélange réagir à la température ordinaire pendant plusieurs heures en l'agitant de temps à autre. La solution doit être complète si les sels sont purs ; on l'étend de son volume d'eau distillée, puis on la décompose par une solution de 30 grammes d'iodure de potassium. L'acétate mercureux contenant presque toujours de l'acétate mercurique, il se forme un peu d'iodure mercurique ; il faut donc laver le précipité avec l'alcool bouillant.

Conservation. — Le protoiodure de mercure s'altère sous l'influence de la lumière ; aussi doit-on le conserver dans des flacons en verre complètement opaques.

Essai. — L'iodure mercureux renferme quelquefois de l'iodure mercurique : il peut être falsifié par du sulfate de baryte ; souvent il est altéré par son exposition à la lumière. L'iodure mercureux est complètement volatil ; l'alcool bouillant dissout l'iodure mercurique ; le résidu insoluble est gris noirâtre, et non vert, quand l'iodure mercureux a été exposé à la lumière.

Usages médicaux. — *Formes pharmaceutiques.*

Pilules	$(0^{gr},05)$.
Pommade	$(1/21)$

L'iodure mercureux est un des médicaments les plus usités aujourd'hui dans la syphilis ; on le prescrit ordinairement en pilules de 5 centigrammes. On donne d'abord une, puis deux de ces pilules par jour ; il est rarement nécessaire d'aller au delà. Il est bon de les faire prendre surtout le soir, avant le dîner, ou au moment du coucher, et de faire boire ensuite une cuillerée de sirop de gentiane ; de cette manière l'estomac est moins fatigué. La gentiane possède d'ailleurs la propriété d'entretenir l'appétit. Je rappellerai que l'iodure mercureux détermine assez rapidement la salivation mercurielle, mais on peut éviter cet accident en prescrivant le médicament à des doses faibles, quoique suffisantes, pour produire des effets curatifs.

IODURE MERCURIQUE. $HgI^2 = 454$

Synonymie. — Deuto-iodure ou bi-iodure de mercure.

Préparation. — 1° Le Codex le fait préparer par double décomposition entre le chlorure mercurique et l'iodure de potassium (1).

$$HgCl^2 + 2\ KI = HgI^2 + 2\ KCl$$

---

(1) « Iodure de potassium	100 gr.
Chlorure mercurique.	80 gr.
Eau distillée.	2 500 gr.

Faites dissoudre à froid et séparément l'iodure de potassium dans dix fois son poids d'eau, et le chlorure mercurique dans le reste de la quantité d'eau prescrite. Versez la deuxième solution dans la première : il se produira un précipité rouge éclatant d'iodure mercurique. Lavez le dépôt avec de l'eau distillée, et faites-le sécher à une douce chaleur. » Codex 1884.

Quand on verse le chlorure dans l'iodure, le précipité produit se dissout d'abord, en formant un iodure double de mercure et de potassium. Un excès de chlorure

2° On pourrait encore préparer ce corps comme l'iodure mercureux, en triturant ensemble des proportions convenables d'iode et de mercure.

PROPRIÉTÉS PHYSIQUES. — L'iodure mercurique se dépose d'une dissolution alcoolique bouillante en octaèdres aigus à base carrée et d'un beau rouge.

Obtenu par le procédé du Codex, c'est une poudre d'un rouge vif.

Un litre d'eau à 17°,5 en dissout 0^r,0403.

Un litre d'eau à 22° en dissout 0^{gr},0536.

Un litre d'eau alcoolisée à 0,10 d'alcool à 90^{dr} en dissout à 18° 0^{gr},086.

Un litre d'alcool à 80^{dr} à 18° en dissout 2^{gr},857.

Un litre d'alcool absolu à 18° en dissout 11^{gr},860.

1 kilogramme d'huile d'amandes douces à 15° en dissout 4 grammes.

1 kilogramme d'huile d'amandes douces à 100° en dissout 13 grammes.

1 kilogramme d'huile de ricin en dissout 40 grammes à chaud et 20 grammes à froid.

La vaseline en dissout très.peu.

La benzine en dissout 0,004 à froid et 0, 020 à chaud.

L'iodure de potassium augmente beaucoup sa solubilité.

ETATS ALLOTROPIQUES. — En fondant (il fond à 238°) ou en sublimant de l'iodure mercurique, on obtient des cristaux jaunes qui sont des prismes rhomboïdaux droits ; le frottement, la pression, le froid le font repasser à l'état d'iodure mercurique rouge avec dégagement de chaleur; ce corps peut également se produire par voie humide ; ainsi les cristaux d'iodure mercurique qui se déposent d'une solution alcoolique sont jaunes.

PROPRIÉTÉS CHIMIQUES. — La lumière noircit l'iodure mercurique; ce sont les rayons bleus et rouges qui sont les plus actifs.

L'iodure mercurique forme avec le chlorure mercurique deux combinaisons (*chloro--iodures*) dont l'une HgI², 2HgCl² (LIEBIG) est incolore et l'autre HgI², HgCl² (BOULLAY) est jaune. Avec l'iodure de potassium, il donne un iodure double incristallisable HgI², 2KI et un autre sel double stable et susceptible de cristalliser HgI²,KI ; en un mot, l'iodure mercurique est un iodure acide.

ESSAI. — L'iodure mercurique a été falsifié avec le cinabre, le minium et le sulfate de baryte. L'iodure mercurique pur est complètement volatil ; il doit se dissoudre intégralement dans l'alcool et l'iodure de potassium.

RÉACTIF. — La solution d'iodure mercurique dans l'iodure de potassium a été employée comme réactif des alcaloïdes.

---

détruit cet iodure double et précipite l'iodure mercurique. Si l'on verse la solution d'iodure dans celle de chlorure, il se produit d'abord un précipité de couleur rose pâle. De nouvelles affusions d'iodure rendent au précipité sa couleur rouge normale.

Usages. — L'iodure mercurique est employé comme matière tinctoriale dans la fabrication des toiles peintes.

Usages médicaux. — *Formes pharmaceutiques.*

Pilules d'iodure mercurique $(0^{gr},05)$.
Pommade escharotique $(0,50)$.
Sirop de Gibert $(1/2000)$.
Solution antiseptique $(0,00005 = 5/100000)$.
Solution alcoolique $(1/300)$.
(Cette solution est miscible à l'eau chaude en toutes proportions.)
Solution Miquel et Rueff $(HgI^2\ 1 - IK\ 1 - eau\ 1000)$.

A l'intérieur, l'iodure mercurique est rarement prescrit seul ; on l'associe presque toujours à l'iodure de potassium.

Miquel et Rueff ont employé des pulvérisations de leur solution (10 C.C. par séance) contre la tuberculose.

Ewan Lees l'a employé en injections interstitielles contre les tumeurs malignes.

A l'extérieur, c'est un antiseptique des plus puissants ; il a été préconisé pour les pansements antiseptiques.

« *Le chloro-iodure de mercure ou iodure de chlorure mercureux ou sel de Boutigny* s'obtient facilement en triturant, puis chauffant ensemble 37,4 de chlorure mercurique, et 62,6 d'iodure mercurique. Cette substance ne mérite pas d'être préférée aux préparations ordinaires pour l'usage interne, mais on s'en sert avantageusement à l'extérieur, dans diverses maladies de la peau, notamment dans les acnés indurata et rosacea, dans la mentagre, etc.

IODURES DE POTASSIUM ET DE MERCURE

L'iodure de potassium et l'iodure mercurique peuvent se combiner en diverses proportions. Le composé le plus stable est celui qui a pour formule HgI^2,KI. Si l'on sature d'iodure mercurique une solution concentrée et bouillante d'iodure de potassium, on obtient par refroidissement de l'iodure mercurique cristallisé ; les eaux-mères concentrées donnent le composé HgI^2,KI. Ce corps cristallise en longues aiguilles prismatiques d'un jaune clair, solubles dans l'alcool. L'eau leur enlève la moitié de leur iodure mercurique et laisse le composé $HgI^2,2KI$ inscristallisable ; il a été autrefois employé en médecine ; c'est la base du sirop de Gibert.

COMPOSÉS OXYGÉNÉS DU MERCURE

OXYDE MERCUREUX. $Hg^2O = 416$

Ce corps se prépare en traitant un sel mercureux par la potasse ou la soude; on obtient un précipité noir qu'on lave et sèche à une basse température, à l'abri de la lumière. Quand la potasse n'est pas, en quantité suffisante, il se forme un sous-sel mercureux qui enlève de l'oxygène au protoxyde précipité et le ramène à l'état métallique.

Ce corps est brun noir, sans saveur. La lumière diffuse ou une température de 100° le dédoublent en oxyde mercurique et mercure. L'acide chlorhydrique le transforme immédiatement en chlorure mercureux.

Ce corps se produit encore par l'action de l'eau de chaux sur le calomel.

(*Mercure soluble* de MASCAGNI, *eau phagédénique noire*.)

OXYDE MERCURIQUE

$HgO = 216$

SYNONYMIE. — Bioxyde de mercure.

PRÉPARATION. — La thérapeutique l'utilise sous deux formes :

1° Sous le nom de *précipité rouge*, elle emploie l'oxyde obtenu par calcination ménagée de l'azotate de mercure (1);

---

(1)

1° PRÉCIPITÉ ROUGE.

« Mercure purifié . . . . 100 gr.
Acide azotique officinal. . . . . 80 gr.
Eau distillée. . . . . 20 gr.

Introduisez le mercure et l'acide étendu d'eau dans un matras à fond plat que vous placerez sur un bain de sable tiède jusqu'à ce que le métal soit entièrement dissous. Augmentez alors la chaleur pour vaporiser le liquide. Quand l'azotate de mercure sera desséché, élevez la température pour le décomposer, après avoir relevé le sable autour du matras. Maintenez l'action de la chaleur assez longtemps pour que la décomposition soit complète, et pour qu'on ne voie plus se dégager de vapeurs nitreuses. Laissez refroidir lentement ; enlevez l'oxyde, qui est d'un beau

2° Sous le nom d'*oxyde jaune*, l'oxyde obtenu par précipitation du chlorure mercurique par un alcali (1).

$$HgCl^2 + 2KHO = HgO + 2KCl + H^2O$$

PROPRIÉTÉS PHYSIQUES. — L'oxyde mercurique rouge est une poudre cristallisée d'une belle couleur rouge dont la teinte diminue par la pulvérisation ; il se dissout dans environ 200 000 parties d'eau et lui communique une saveur métallique et une réaction alcaline.

ETAT ALLOTROPIQUE. — L'oxyde jaune est un état allotropique de ce corps ; quelques auteurs ont voulu le considérer comme un hydrate, mais il n'en est rien ; ce corps constitue une poudre jaune orange, impalpable, inodore, d'une saveur légèrement métallique, très dense. Il se distingue de l'oxyde rouge

---

rouge orangé et d'aspect micacé. Conservez-le dans un vase fermé, à l'abri de la lumière.

OBSERVATION. — Lorsqu'on élève trop la température, ou qu'on prolonge trop l'action de la chaleur, l'oxyde se trouve décomposé en oxygène et en mercure. Au contraire, lorsqu'on ne chauffe pas suffisamment pour décomposer tout l'acide azotique, on obtient un oxyde mélangé de sous-azotate de mercure. Ce second inconvénient doit être évité plus soigneusement encore que le premier. » (Codex 1884.)

CARLES, pour débarrasser l'oxyde rouge du sous-azotate qu'il pourrait contenir, conseille de le laver à plusieurs reprises avec de l'eau alcalinisée par la potasse, puis avec de l'eau distillée.

(1)   2° OXYDE JAUNE

« Bichlorure de mercure . . . .   100 gr.
Eau distillée . . . .   3 000 gr.
Potasse caustique à l'alcool . . . .   60 gr.

Dissolvez le bichlorure dans les deux tiers de l'eau distillée, et faites dissoudre la potasse dans le reste de l'eau préalablement chauffée. Versez peu à peu, et en agitant sans cesse, la solution mercurielle dans la solution alcaline.

Il se formera aussitôt un précipité lourd, pulvérulent, d'une belle couleur jaune. Laissez-le déposer, et lavez-le complètement par décantation, et à l'abri de la lumière directe, jusqu'à ce que l'eau de lavage ne trouble plus la solution d'azotate d'argent. Jetez sur un filtre sans plis, faites sécher à une douce chaleur, et conservez, dans un flacon bouché, à l'abri de la lumière.

OBSERVATION. — Si l'on n'avait pas employé un excès d'alcali, le précipité serait mélangé d'oxychlorure de mercure, de couleur briquetée. » (Codex 1884.)

On a aussi proposé de précipiter le chlorure mercurique par l'eau de chaux.

L'oxyde mercurique jaune retient toujours un peu de précipitant quel qu'il soit et malgré les lavages ; on s'en assure en décomposant ce produit par la chaleur. L'oxyde préparé par l'eau de chaux est sensiblement plus pâle que celui précipité par la potasse ou la soude, ce qui tient sans doute à sa plus grande ténuité.

par plusieurs propriétés ; « ainsi il est attaqué par le chlore avec plus de
facilité; il se combine à froid avec l'acide oxalique, tandis que l'oxyde rouge
n'est pas attaqué par cet acide ; de même il s'unit facilement à l'ammoniaque, tandis que l'oxyde rouge ne s'y combine qu'avec une extrême lenteur. » (Codex.)

La chaleur les décompose également tous les deux.

Exposé à la lumière, l'oxyde mercurique jaune ou rouge se décompose au
moins superficiellement.

PROPRIÉTÉS CHIMIQUES. — L'oxyde mercurique est un oxydant énergique;
mélangé à du phosphore, il détone sous le marteau ; chauffé avec du soufre,
il produit de violentes explosions. Avec le chlore il donne de l'acide hypochloreux, avec l'anhydride sulfureux de l'acide sulfurique.

Avec les chlorures il donne des oxychlorures solubles dans un excès de
chlorure.

L'ammoniaque et l'oxyde mercurique, surtout le jaune, se combinent directement et donnent une véritable base qui peut fournir des sels bien définis.
Ce composé est jaune, la lumière le décompose : à 130° il devient brun et
perd de l'eau. Il est insoluble dans l'eau et l'alcool : la potasse ne le décompose qu'à chaud. Il chasse l'ammoniaque de ses combinaisons. Sa formule
brute à 130° est AzH^4Hg^2O qu'on écrit de différentes manières, suivant les
théories.

ALTÉRATIONS. FALSIFICATIONS. ESSAI. — Ce corps peut être altéré par de l'azotate
de mercure et falsifié par du minium, de la mine orange, de la brique pilée,
du colcothar et des poudres végétales. Pur, il doit, quand on le chauffe, se
volatiliser complètement sans laisser de résidu.

Nous avons vu que l'oxyde jaune laissait toujours un léger résidu.

USAGES. — On introduit quelquefois un peu d'oxyde rouge de mercure dans
l'encre pour éviter les moisissures.

USAGES MÉDICAUX. — *Formes pharmaceutiques.*

Pommade à l'oxyde rouge (de Lyon)	1/16
Onguent brun de LARREY	1/16
Pommade du Régent	1/20
Pommade de DESAULT	1/12
Eau phagédénique jaune	
Injections sous-cutanées	1/30

L'oxyde mercurique est un cathérétique; c'est un des premiers corps
employés contre la syphilis ; il cause des douleurs gastralgiques et ses effets
sont incertains.

Il a été introduit dans la vaginale, à la dose de 0^{gr},25 à 0^{gr},30, après la ponction, pour la cure de l'hydrocèle.

COMPOSÉS SULFURÉS DU MERCURE

Le sulfure mercureux ne paraît pas exister.

SULFURE MERCURIQUE

$$HgS = 232 \quad \begin{array}{lll} Hg = & 200 = & 86,21 \\ S = & 32 = & 13.79 \\ \hline & 232 & 100,00 \end{array}$$

ETAT NATUREL. — Le sulfure mercurique ou *cinabre* se trouve dans la nature, mais rarement à l'état cristallisé ; les cristaux dérivent d'un rhomboèdre aigu ; il est ordinairement en masses lamelleuses d'un éclat vif et même adamantin et en masses finement grenues. Sa densité est 8. Sa dureté est 2,5 ; il est volatil au chalumeau. Dans les masses cristallines, sa couleur est rouge vif ; elle s'obscurcit souvent par un mélange de matières étrangères ; mais, même dans ce dernier cas, la poudre a une teinte vermillon. Le *mercure hépatique* ou *Idrialine* est une variété bitumineuse qui n'est qu'un schiste ou un calcaire imprégné de cinabre.

Le cinabre offre quelque ressemblance 1° avec l'argent rouge, mais ce dernier corps ne laisse pas de trace sur le papier ; 2° avec le réalgar, la poudre de celui-ci a une couleur orangée ; 3° avec le plomb chromaté, mais la poudre de ce dernier est aurore.

Le cinabre affecte deux espèces de gisement : l'un est en filons ou en veines dans les schistes anciens (Almaden et gîte de Toscane) ; l'autre consiste en une dissémination au sein du grès houiller ou de quelques schistes et calcaires jurassiques de couleur noire (Idria, en Illyrie). On en a trouvé des gîtes en Algérie, en Californie et en quelques points de la France.

PRÉPARATION. — Le sulfure mercurique peut être noir ou rouge ; pour l'obtenir noir, il suffit de traiter un sel mercurique par l'hydrogène sulfuré ou un sulfure alcalin ; le Codex de 1866 le désignait sous le nom d'*éthiops minéral* et le faisait préparer de la manière suivante :

« Mercure . . . . 10 gr.

Fleur de soufre lavé . . . . 20 —

Triturez les deux corps dans un mortier de verre ou de marbre, jusqu'à ce que le mercure soit complètement éteint et que le mélange ait acquis une teinte noire bien uniforme. »

A la vérité, le produit ainsi obtenu est une poudre noire amorphe, formée par un mélange de sulfure mercurique, de soufre et de mercure métallique. Sa couleur se fonce au bout d'un certain temps, par suite de la combinaison totale du soufre avec le mercure. A partir de ce moment, l'éthiops est constitué par un mélange de sulfure mercurique et de soufre en excès.

Pour l'obtenir à l'état rouge, sous forme de cinabre, il suffit de sublimer de l'éthiops minéral dans des vases de fonte.

Pour obtenir ce sulfure à l'état de *vermillon*, on porphyrise le cinabre avec de l'eau ou, mieux encore, on maintient à 50°, pendant plusieurs heures, un mélange de mercure (300), de soufre (114), de potasse (75) et d'eau (400). La théorie de cette préparation n'est pas bien connue.

Propriétés physiques. — Ce corps, comme nous l'avons dit, peut être rouge ou noir.

Le cinabre est en masses à structure fibreuse, d'un gris violacé, à éclat métallique, se réduisant par la trituration en une poudre d'un rouge vif. Ce sulfure a une densité voisine de 10. Il est inodore, insipide, complètement insoluble dans l'eau et dans l'alcool. Chauffé en vase clos, il se volatilise sans entrer en fusion. On a découvert des cristaux de cinabre qui sont lévogyres.

Propriétés chimiques. — Chauffé au contact de l'air, il s'enflamme et donne naissance à du mercure et à de l'anhydride sulfureux

$$HgS + O^2 = Hg + SO^2.$$

Le carbone, l'hydrogène et un grand nombre de corps le réduisent.

Il ne se dissout bien que dans l'eau régale.

Les alcalis, les carbonates alcalins et un grand nombre d'oxydes le réduisent ; de ce nombre est l'oxyde mercurique.

$$2\ HgO + HgS = SO^2 + 3\ Hg$$

Falsifications. Essai. — Le sulfure mercurique, surtout à l'état de vermillon, est souvent falsifié ; on y ajoute du minium, de l'oxyde rouge de fer ou colcothar, de la brique pilée, du sang-dragon, du réalgar, du silicate d'alumine, du talc, du sulfate de baryte, du chromate de plomb, de la céruse, du sel ammoniac. L'éthiops minéral est quelquefois falsifié par la plombagine, le charbon en poudre, le noir d'ivoire.

Tous ces corps, sauf le sel ammoniac, peuvent se reconnaître par l'action de la chaleur ; le sulfure mercurique, chauffé dans un tube à essai, ne doit pas laisser de résidu et ne pas dégager de vapeurs empyreumatiques : pour rechercher le sel ammoniac, on traite le cinabre par l'eau, et on recherche dans la liqueur les caractères du chlorure d'ammonium.

Usages. — Le cinabre est très employé en peinture.

Usages médicaux. — Le cinabre est surtout employé à la dose de 4 à 30 grammes pour fumigations, que l'on fait en exposant le malade aux vapeurs qui se dégagent quand on projette ce corps sur une plaque chauffée au rouge ou sur des charbons ardents ; ces vapeurs sont formées de mercure métallique et d'acide sulfureux ; il faut éviter de les respirer.

La poudre tempérante de Stahl renferme 1/10 de cinabre.

L'éthiops minéral, autrefois employé comme vermifuge, est presque totalement abandonné : il faisait partie de l'*éthiops antimonial de Malouin*.

Soukoff a proposé de faire des injections sous-cutanées de cinabre (4/30).

SULFATE MERCUREUX. $SO^4(Hg^2) = 496$

Préparation. — 1° On chauffe 2 parties de mercure avec 1 à 2 parties d'acide sulfurique jusqu'à ce que la moitié environ du mélange se soit convertie en une masse saline ; dans cette opération, il se dégage du gaz sulfureux. On décante ensuite l'excès d'acide et de mercure et on lave avec un peu d'eau froide. Si le mélange était chauffé jusqu'à dessiccation, le sel renfermerait du sulfate mercurique.

2° On peut encore obtenir ce sel en broyant du sulfate mercurique avec du mercure ou en précipitant de l'azotate mercureux par du sulfate de soude.

Propriétés physiques. — Le sulfate mercureux est pulvérulent, incolore, soluble dans 500 parties d'eau froide et 287 d'eau bouillante qui ne le décomposent qu'à la longue en produisant un dépôt de sulfate mercurique et de mercure. Il cristallise en prismes incolores. Il fond vers 300° et se décompose en émettant beaucoup d'acide sulfureux. L'acide azotique étendu le dissout, mais l'addition d'acide sulfurique le précipite de nouveau. L'acide sulfurique concentré et chaud le dissout ; une petite quantité d'alcali le décompose et donne de l'acide sulfurique et un sous-sel gris.

Ce sel n'est pas employé en médecine.

SULFATE MERCURIQUE. $SO^4Hg = 296$

Préparation. — On attaque le mercure par un excès d'acide sulfurique (1).

$$Hg + 2\, SO^4H^2 = 2\, H^2O + SO^2 + SO^4Hg$$

---

(1) « Codex de 1866.

Mercure purifié. . . . . 60 gr.
Acide sulfurique à 1.84. . . . . 80 gr.

Versez le métal et l'acide dans une capsule de porcelaine que vous placerez au

Propriétés physiques. — Le sulfate mercurique est en aiguilles blanches, anhydres, un peu hygroscopiques.

Propriétés chimiques. — La chaleur le réduit en mercure, anhydride sulfureux et oxygène. Le charbon le réduit aussi en dégageant des volumes égaux d'acide carbonique et d'acide sulfureux. L'eau bouillante le décompose en un sel basique (turbith minéral) et en un sel acide.

Avec l'hydrogène sulfuré en excès, il donne du sulfure mercurique; si le sulfate est en excès, il se forme un mélange de sulfure mercurique et de sulfate basique.

Avec un excès d'ammoniaque, il donne un sulfate ammoniaco-mercurique qui est une poudre blanche légère.

Essai. — Pour essayer si le sulfate mercurique renferme du sulfate mercureux, on le traite par l'eau et dans la liqueur on verse de l'acide chlorhydrique, qui ne détermine aucune précipitation, si le sel est pur et qui donne un précipité blanc de chlorure mercureux si le sulfate est mélangé de sel mercureux.

Usages. — Ce sel est employé pour la construction de plusieurs piles.

Usages médicaux. — Il sert à la préparation du chlorure mercurique et du turbith minéral.

SULFATE TRIMERCURIQUE. $SO^4Hg,2HgO = 728$

Synonymie. — Turbith minéral.

Préparation. — On le prépare en décomposant par l'eau bouillante le sulfate mercurique (1).

---

bain de sable. Chauffez pour déterminer la réaction ; il se dégagera du gaz acide sulfureux, et le mercure métallique se transformera en une poudre blanche cristalline qui est le sulfate mercurique. Continuez l'action de la chaleur de manière à obtenir la dessiccation complète du produit. — Au lieu de perdre le gaz qui se dégage dans cette opération, on peut l'utiliser pour la préparation de la solution aqueuse d'acide sulfureux. »

Purification. — Ce sel ainsi obtenu contient un petit excès d'acide ; si on veut l'obtenir pur, il faut le laver avec un peu d'eau froide ; souvent il renferme un peu de sulfate mercureux (voir *Essai*) ; dans ce cas, on chauffe le sel avec une faible proportion d'acide azotique, tant qu'il se dégage des vapeurs nitreuses. (Soubeiran.)

(1) « Sulfate mercurique . . . .   100 gr.
      Eau bouillante . . . .   1 500 —

Réduisez le sulfate mercurique en poudre fine et, après l'avoir introduit dans une

Propriétés physiques. — Le turbith minéral est une poudre amorphe, jaune citron, insoluble dans l'eau et sur laquelle l'air n'a pas d'action. La chaleur fonce sa couleur, mais par le refroidissement, il reprend sa couleur primitive; en chauffant davantage, il subit la même décomposition que le sulfate mercurique neutre.

Essai. — Il doit se volatiliser complètement par la chaleur.

Usages médicaux. — Il est anti-herpétique et sternutatoire; on l'a employé comme émétique et comme anti-syphilitique. Il est vénéneux et presque inusité aujourd'hui à l'intérieur; on le prescrit encore quelquefois en pommades.

AZOTATES MERCUREUX

Lefort en a signalé cinq. Celui indiqué par le Codex a pour formule $(AzO^3)^2 (Hg^2) + 2H^2O = 560$.

On le prépare en attaquant à froid le mercure par l'acide azotique dilué (1).

Propriétés. — « Cristaux prismatiques blancs, solubles dans une petite quantité d'eau; l'eau ajoutée en plus grande proportion les décompose en azotate neutre qui reste dissous et en sel basique insoluble blanc passant rapidement au jaune clair. La solution de ce sel donne avec les alcalis un précipité noir; elle précipite en blanc par l'acide chlorhydrique et les chlorures solubles. » Codex 1884.

---

terrine en grès, traitez-le par la quantité prescrite d'eau bouillante, en ayant soin d'agiter continuellement pour faciliter l'action de l'eau sur le sel : celui-ci se transformera en une poudre jaune qui est le turbith minéral. Décantez le liquide, lavez légèrement la poudre avec de l'eau chaude et faites-la sécher. Il est essentiel, pour obtenir un beau produit, que le sel de mercure soit tout entier à l'état de sulfate de bioxyde.» Codex 1884. Nous avons vu plus haut comment on s'en assurait.

(1) « Mercure purifié. . . . . 100 gr.
    Acide azotique officinal. . . . . 100 gr.
    Eau distillée. . . . . 50 gr.

Opérez dans une capsule à fond plat le mélange d'acide et d'eau (marquant 1,26 au densimètre); laissez refroidir. Ajoutez le mercure; laissez la réaction s'effectuer en abandonnant l'opération à elle-même dans un lieu frais : après deux ou trois jours, l'azotate mercureux aura cristallisé. Décantez l'eau-mère; placez les cristaux dans un entonnoir en verre, lavez-les avec un peu d'acide azotique très étendu, laissez-les égoutter et conservez-les dans un flacon bouché, à l'abri de la lumière.

La première liqueur, séparée des cristaux d'azotate mercureux, contient un mélange d'acide azotique et d'azotate mercurique; on l'utilise pour la préparation du *précipité rouge.* (Voyez. *Oxyde mercurique.*) » Codex 1884.

L'ammoniaque fournit un précipité noir de composition variable désigné sous le nom de *mercure soluble* d'Hahnemann.

AZOTATE (sous-) MERCUREUX

$$(AzO^3)^2Hg^2,Hg^2O,H^2O = 958$$

Synonymie. — Azotate mercureux bibasique, sous-nitrate de protoxyde de mercure : turbith nitreux.

Préparation. — On le prépare en décomposant l'azotate mercureux par l'eau bouillante (1).

Propriétés. — « Le turbith nitreux est une poudre jaune verdâtre pâle, insoluble dans l'eau, soluble dans l'acide azotique ; il noircit par la potasse ; calciné, il dégage des vapeurs rutilantes, du mercure, et ne laisse aucun résidu fixe. » Codex 1884.

Usages médicaux. — Le turbith nitreux sert à préparer des pommades peu usitées (1/10 à 1/20).

AZOTATES MERCURIQUES

On connaît plusieurs azotates mercuriques.

1° En dissolvant l'oxyde mercurique dans l'acide azotique en excès, on obtient l'azotate mercurique neutre $(AzO^3)^2Hg$.

2° Avec le temps cette liqueur laisse déposer $2(AzO^3)^2,Hg$.

3° Si on avait employé un excès d'oxyde mercurique, on aurait $(AzO^3)^2Hg,HgO$.

4° En traitant le mercure par l'acide azotique en excès et bouillant, on

---

(1)   « Azotate mercureux. . . . .   1 partie.
            Eau distillée bouillante. . . . . 10 parties.

Pulvérisez le sel aussi finement que possible et délayez-le dans l'eau bouillante en agitant. Lorsque la poudre sera devenue jaune verdâtre, laissez-la déposer ; décantez le liquide surnageant et lavez le dépôt avec de l'eau froide ; faites sécher et conservez à l'abri de la lumière. » Codex 1884.

Il est bon de ne pas trop prolonger les lavages du turbith nitreux ; l'eau modifierait peu à peu sa composition en lui enlevant de l'acide azotique.

obtient un azotate acide. La liqueur mère donne à — 15° des cristaux de sel neutre.

Tous ces sels mis en contact avec le mercure métallique sont ramenés à l'état de sels mercureux.

L'eau les fait passer à l'état d'azotate basique $(AzO^3)^2Hg,2HgO$ et peut même les ramener à l'état d'oxyde.

Avec l'ammoniaque, ils donnent un précipité blanc d'azotate ammoniaco-mercurique.

Le Codex indique la préparation d'une solution d'azotate mercurique caustique (1).

Caractères. — L'azotate acide de mercure est un liquide incolore, très caustique, très dense $(D = 2,246)$. Il donne avec la potasse un précipité jaune, et ne doit pas se troubler par la solution de chlorure de sodium.

La chaleur le décompose entièrement. L'eau le décompose également; si elle est en grande quantité, elle en fait un azotate tribasique qui est jaune, et qui porte, dans quelques formulaires, le nom de *turbith nitreux*, bien qu'il ne soit pas le véritable turbith nitreux des anciens pharmacologistes.

Ce corps a été vendu pour *étamer* les ustensiles de cuisine ou encore pour *argenter* le cuivre. Inutile de dire combien cette méthode est contraire à l'hygiène.

Il est également employé pour le sécrétage des poils, pour le feutrage, ce qui constitue une industrie très malsaine, fait d'autant plus regrettable qu'il existe des procédés inoffensifs de sécrétage. Chaque chapeau fini renferme environ $0^{gr},50$ de mercure (Jungfleisch).

Usages médicaux. — L'azotate mercurique est la base de la pommade citrine et de l'eau mercurielle. On en prépare une pommade utile dans presque toutes les affections cutanées (10 gouttes d'azotate acide avec 30 grammes de pommade de concombres).

Appliqué sur la peau, ce sel la colore en rouge, et si le contact est prolongé pendant quelques minutes, il la désorganise. Il produit une eschare

---

(1) « Mercure purifié . . . . 100 gr.
Acide azotique officinal . . . . 165 gr.
Eau distillée. . . . . 35 gr.

Faites dissoudre le mercure dans l'acide et l'eau préalablement mélangés ; évaporez la dissolution jusqu'à ce qu'elle soit réduite aux trois quarts de son poids primitif, c'est-à-dire à 225 grammes.

Ce liquide concentré donne des cristaux d'azotate basique $(AzO^3)^2Hg,HgO,2H^2O$. La liqueur mère renferme l'azotate mercurique neutre, qui peut cristalliser à 15° avec 8 molécules d'eau et qui correspond à la formule $(AzO^3)^2Hg, 8H^2O$. Codex. »

rouge brunâtre, tuméfiée et saillante. On l'emploie pour cautériser le col de la matrice et les dartres rongeantes, contre les syphilides rebelles, les blépharites ciliaires, diverses affections parasitaires, telles que la teigne, la gale, le prurigo des bourses et de l'anus, etc. Les frictions doivent être faites, le soir, avec une faible quantité de cette pommade; on en emploie, par exemple, gros comme un pois, une noisette. On lave, le lendemain, avec un liquide émollient les parties frictionnées.

Ce caustique produit de vives douleurs.

Presque tous les sels de mercure donnent avec l'hydrogène sulfuré des sels doubles; ces sels n'ont d'autre importance que celle d'empêcher les sels de mercure de donner immédiatement un précipité noir par l'hydrogène sulfuré; aussi nous les passerons sous silence.

PLOMB

$$\text{Pb}'' {}^{-\text{IV}} = 207$$

Historique. — Le plomb était connu des alchimistes ; ils l'avaient dédié à Saturne et le représentaient par le signe de cette planète.

Etat naturel. — Le plomb natif est très rare ; longtemps on l'a considéré comme le produit d'anciennes fonderies ; mais on l'a véritablement trouvé dans les laves de l'île de Madère et du Vésuve. On le retire surtout de la galène ou sulfure de plomb PbS et un peu du carbonate de plomb.

Préparation. — La galène est le minerai de plomb de beaucoup le plus important ; on l'a traitée par divers procédés.

1° Le fer réduit la galène.

$$\text{Fe} + \text{PbS} = \text{FeS} + \text{Pb}$$

2° Le *procédé par réaction* consiste à griller la galène ; quand il s'est produit un mélange convenable de sulfure de plomb, d'oxyde de plomb et de sulfate de plomb, on chauffe en vase clos ; ces divers corps réagissent les uns sur les autres et donnent du plomb métallique et de l'anhydride sulfureux.

$$2\,\text{PbS} + 2\,\text{PbO} + \text{SO}^4\text{Pb} = 5\,\text{Pb} + 3\,\text{SO}^2$$

3° Quand les minerais renferment une assez forte proportion de silice et d'argile, on emploie le *procédé par grillage et réduction*.

Le minerai est introduit dans un four à réverbère à trois compartiments, il sèche dans le premier, grille dans le second, fond dans le troisième ; on coule ; le produit obtenu est formé de sulfure et de silicate de plomb ; on l'introduit dans un four à cuve avec de la chaux, de la fonte et du coke. Le silicate de plomb en présence de la chaux et de la fonte donne du plomb métallique, de l'oxyde de plomb et un silicate de chaux et de fer très fusible ; l'oxyde de plomb obtenu réagit sur le sulfure de plomb et donne du plomb métallique et de l'anhydride sulfureux.

Raffinage. — Le plomb ainsi obtenu n'est pas toujours assez pur ; une simple fusion suffit ordinairement pour le rendre *marchand*. (Voy. *Argent*.)

Purification. — Le plomb dont on a extrait l'argent en renferme encore au moins 1ᵍʳ,5 par tonne ; pour purifier ce plomb *marchand*, pour le faire passer à l'état de plomb *pauvre*, il faudrait lui faire subir un nouveau traitement ; il est plus simple de transformer le sous-acétate de plomb en carbonate en faisant passer un courant d'anhydride carbonique dans sa solution Le carbonate de plomb obtenu est réduit à l'état métallique par le noir de fumée. Ce plomb est propre à faire les essais par coupellation.

Propriétés physiques. — Le plomb peut cristalliser en octaèdres réguliers ; il est d'un blanc bleuâtre ; il répand une odeur spéciale très faible quand on le frotte ; il occupe le sixième rang parmi les métaux pour la malléabilité, le huitième pour la ductilité et le dernier pour la ténacité ; un fil de plomb de 2 millimètres de diamètre se rompt sous un poids de 9 kilogrammes ; c'est u n métal très mou, il tache le papier en gris ; on a vu du plomb perforé par les insectes ; il n'est pas élastique. Sa densité est de 11,4. Par fusion, il peut dissoudre un peu d'oxyde de plomb, ce qui le rend plus dur ; sa cassure est blanche et fibreuse, quand il est pur ; dans le cas contraire, elle est grenue ; il fond à 334° ; sous l'influence d'une température élevée, il se volatilise sensiblement. Sa chaleur spécifique est 0,0314 ; sa dilatation totale entre 0° et 100° = 0,002948, sa conductibilité électrique = 7,7 à + 17° (Ag = 100) ; sa conductibilité calorique = 287 (Ag = 100).

Propriétés chimiques. — Chauffé à l'air, le plomb se recouvre d'une couche de sous-oxyde. Il se combine directement à chaud avec le soufre.

Le fer, le cuivre, le zinc le précipitent de ses solutions (arbre de Saturne).

L'eau pure, à l'air, l'attaque ; il se forme du carbonate de plomb, et une partie de ce métal passe en solution ; si l'eau renferme des sels, l'attaque est beaucoup moins rapide.

L'acide chlorhydrique l'attaque, mais peu facilement.

L'acide sulfurique ne l'attaque bien que lorsqu'il est concentré et bouillant.

L'acide azotique l'attaque énergiquement ; mais pour que l'azotate formé reste en solution, il faut étendre l'acide de deux ou trois parties d'eau, parce que l'azotate plombique est insoluble dans l'acide azotique.

Caractères. — Les sels de plomb précipitent par l'hydrogène sulfuré ; le précipité est insoluble dans le sulfhydrate d'ammoniaque ; il se dissout dans l'acide azotique étendu de son volume d'eau ; cette solution est additionnée d'acide sulfurique ; il se dépose du sulfate de plomb ; le plomb est ainsi séparé des autres métaux de la même section ; le sulfate de plomb est dissous dans du tartrate acide d'ammoniaque ; la liqueur est précipitée par l'hydrogène sulfuré ; le précipité est dissous dans l'acide azotique ; cette liqueur possède les caractères suivants :

1° Avec l'hydrogène sulfuré, précipité noir ou brun marron si la liqueur est étendue;

2° Avec les polysulfures alcalins, précipité brun marron ;

3° Avec l'acide chlorhydrique ou les chlorures solubles, précipité blanc, soluble dans l'eau bouillante et cristallisant par le refroidissement ;

4° Avec l'iodure de potassium, précipité jaune un peu soluble dans l'eau bouillante, soluble dans un grand excès d'iodure de potassium ;

5° Avec le chromate de potassium, précipité jaune soluble dans les alcalis, insoluble dans l'acide acétique ;

6° Avec la potasse ou la soude, précipité blanc soluble dans un excès de réactif. Le précipité ainsi que la solution donnent, par l'addition de chlore, un précipité brun de peroxyde de plomb ;

7° Avec l'ammoniaque, précipité blanc insoluble dans un excès; il est souvent long à se former ;

8° Le fer, le zinc, le cadmium le précipitent de ses solutions ; l'étain ne le précipite pas ; c'est au contraire lui qui précipite l'étain.

Dosage. — 1° *A l'état d'oxyde.* — On obtient l'oxyde par calcination ; on emploie ce procédé quand ce métal se trouve dans une combinaison organique ou qu'il est à l'état de carbonate, d'azotate, ou d'oxalate (1).

2° *A l'état de sulfate.* — Ce procédé est très fréquemment employé (2).

---

(1) Le carbonate et l'azotate de plomb laissent directement de l'oxyde par calcination. Les sels de plomb à acides organiques peuvent également être calcinés directement; mais il faut, avant de peser, traiter le résidu par de l'acide azotique ou par de l'azotate d'ammoniaque et calciner de nouveau. On transforme ainsi le plomb réduit en azotate et ce dernier en oxyde.

Quand le plomb est en dissolution, on le précipite par le carbonate d'ammoniaque contenant un peu d'ammoniaque ; on chauffe ; on laisse déposer le précipité ; on filtre ; on lave, on dessèche et on calcine. La calcination doit être précédée de l'incinération du filtre. On traite les cendres du filtre par un peu d'acide azotique et on calcine comme il a été dit.

L'oxalate d'ammoniaque est le réactif qui précipite le mieux le plomb, mais il faut que la liqueur soit neutre ou alcaline ; le précipité est calciné ; on pourrait encore le doser par le permanganate de potassium.

(2) La liqueur, pas trop étendue, est additionnée d'un léger excès d'acide sulfurique faible, puis du double de son volume d'alcool; on laisse reposer, on jette sur un filtre ; on lave avec de l'alcool faible ; on dessèche et on calcine.

Quand la liqueur ne peut pas sans inconvénient être mélangée avec de l'alcool, il faut précipiter le plomb par un excès plus considérable d'acide sulfurique. Avant de filtrer, il faut attendre que le précipité se soit complètement rassemblé. Les lavages doivent être faits avec de l'eau acidulée par quelques gouttes d'acide sulfurique, et pour chasser ensuite la liqueur acide, on les termine avec de l'alcool faible. On obtient ainsi de fort bons résultats.

3° *Par voie électrolytique.* — Dans ce procédé imaginé par M. A. Riche, le plomb se porte sur l'électrode positif à l'état de bioxyde de plomb (1).

4° *Procédé volumétrique.* — Yvon a proposé un procédé basé sur la précipitation du plomb par le ferrocyanure de potassium en présence de l'acide acétique ; la fin de la réaction est indiquée par la réaction à la touche du ferrocyanure sur le chlorure ferrique ; la liqueur ne doit pas renfermer d'acide azotique libre (2).

Lorsqu'il n'y a aucune substance fixe en présence du sel de plomb, on peut le traiter directement par l'acide sulfurique dans un creuset de porcelaine taré. On évapore d'abord à température peu élevée, puis au rouge pour chasser tout l'acide sulfurique. On pèse.

Calcul. — Le poids du sulfate de plomb

    $\times$ 0,6830 donne le poids du plomb métallique ;
    $\times$ 0,7360   —   —   de l'oxyde de plomb.

(1) La solution azotique de plomb est exposée soit à chaud, soit à froid, à l'action d'un élément Bunsen dont les électrodes sont formés par des lames de platine. Le bioxyde de plomb se porte en totalité, sous forme d'un enduit très adhérent, sur l'électrode positif; la liqueur est siphonnée sans arrêter le courant, puis remplacée par de l'eau qu'on décante deux ou trois fois ; l'électrode est séché à 110° et pesé. 400 milligrammes sont déposés en cinq heures et 2 grammes en une nuit.

On voit nettement se précipiter sur l'électrode le plomb contenu dans une liqueur qui n'en renferme que deux centièmes de milligramme.

Le plomb se dose avec la même rigueur en présence de fortes proportions d'argent, de fer, de zinc, de nickel, de cobalt, d'alumine, de magnésie et de métaux alcalins ou alcalino-terreux.

(2) *Matériel.* — Vase à précipité.
Pipette de 10 C.C.
Burette graduée par 1/10 de C.C.

Réactifs. — 1° Solution d'azotate de plomb (15^{gr},987 par litre).
1 C.C. = 1 centigramme de plomb métallique
2° Solution de ferrocyanure de potassium (10^{gr},201 par litre).
Sature exactement à volumes égaux la liqueur précédente.
3° Solution de perchlorure de fer très diluée (1/250).
On vérifie d'abord que les liqueurs 1 et 2 se saturent à volumes égaux. — Supposons maintenant que l'on ait à analyser un alliage de plomb et d'étain.
On prend 0^{gr},50 à 1 gramme d'alliage suivant sa richesse ; on le dissout à chaud dans l'acide azotique dilué ; on ajoute de l'eau de manière à faire 30 ou 40 C.C. ; on neutralise par de la soude diluée jusqu'à formation d'un précipité d'oxyde de plomb qu'on redissout dans l'acide acétique de manière à obtenir une réaction légèrement acide : on étend d'eau de manière à faire un volume connu, soit 100 C.C. Pour que le dosage se fasse bien, il faut que la solution ne contienne pas moins de 1/2 p. 100 de plomb.
On prend 10 C.C. de cette liqueur ; on les met dans le vase à précipité, puis avec la burette on fait arriver la solution titrée de ferrocyanure ; de temps à autre on porte une goutte de cette liqueur sur une goutte de chlorure ferrique déposée sur une plaque de porcelaine : l'opération est terminée quand il se produit une coloration

5° *Divers*. — On a encore proposé de précipiter le plomb à l'état de sulfure, de chromate, etc.

Séparation. — Pour séparer le plomb du mercure, on a recours à la précipitation du plomb par l'acide sulfurique : cette méthode permet de le séparer de tous les autres métaux de cette section.

Altérations. Falsifications. Essai. — Le plomb du commerce peut quelquefois contenir du fer, du cuivre, de l'argent, quelquefois du zinc, de l'étain, du bismuth, de l'antimoine, de l'arsenic : on y trouve aussi du soufre et du protoxyde de plomb. Pour reconnaître la présence de ces divers corps, on attaque une certaine quantité de plomb par l'acide azotique étendu ; s'il y a de l'antimoine ou de l'étain, ces deux corps restent comme résidu ; la liqueur est additionnée d'un léger excès d'acide sulfurique ; tout le plomb se précipite ; une partie de la liqueur est évaporée de manière à chasser tout l'acide azotique, puis on y recherche l'arsenic au moyen de l'appareil de Marsh ; le reste du liquide est précipité par l'hydrogène sulfuré ; le cuivre, l'argent et le bismuth sont précipités ; on les dissout dans l'acide azotique et on constate alors aisément leurs caractères ; la liqueur est précipitée par l'ammoniaque ; le fer se dépose et le zinc reste en solution ; cette solution ammoniacale évaporée à siccité donne l'oxyde de zinc.

Usages. — Le plomb sert à faire les tuyaux de conduite des eaux et du gaz ; sa mollesse le fait employer pour relier les pièces d'autres métaux, tels que tuyaux de fer, pièces de chaudières à vapeur, d'autoclaves, etc. En exerçant une pression convenable sur ces jointures, celles-ci deviennent hermétiques. La résistance du plomb à l'acide sulfurique le rend très précieux dans l'industrie de ce produit, ainsi que dans plusieurs autres. Le plomb entre dans la composition d'un grand nombre d'alliages.

Usages médicaux. — Le plomb métallique n'est pas employé en médecine ; cependant, il a été appliqué quelquefois en lames minces, spécialement comme moyen de contention, sur les vieux ulcères des membres inférieurs : ce corps a été employé d'une manière méthodique par le docteur Burgraeve pour le pansement des plaies.

Absorption et élimination. — Introduits dans l'estomac, les composés plombiques solubles se transforment en chlorure qui, quoique peu soluble, est absorbé en quantité notable. Les ouvriers qui travaillent au plomb l'absorbent par les poumons, bien plus que par la peau, comme on le dit souvent. Quand ce métal a pénétré dans l'économie, il y séjourne en général pendant un temps assez long ; il semble même se localiser dans divers

---

bleue : on recommence l'opération une deuxième et une troisième fois s'il est nécessaire.

Calcul. — Le nombre de C.C. de liqueur de ferrocyanure employé indique en centigrammes la quantité de plomb métallique contenue dans les 10 C.C. sur lesquels on a opéré.

organes, car on en a retrouvé non seulement dans le foie, mais dans les muscles et même dans les os ; néanmoins, il s'élimine à la longue, d'une manière complète, soit spontanément, soit sous l'influence des médicaments ; cette élimination se fait surtout par la bile, les urines et la peau : l'élimination par la peau est favorisée par l'usage de la pilocarpine : elle est lente. ORFILA a pu constater, même au bout de huit mois, la présence du plomb chez des animaux auxquels il avait fait prendre l'acétate de ce métal.

Action sur le sang, la circulation et la nutrition. — Les préparations plombiques diminuent le nombre des globules rouges et modifient les matières albuminoïdes du liquide sanguin, car elles peuvent alors transsuder à travers des reins non altérés ; cependant, plus tard, l'albuminurie peut être symptomatique d'une lésion rénale ; ces préparations diminuent le pouls et abaissent la température ; l'effet du plomb sur la circulation doit être attribué sans doute à l'action exercée par le métal sur le cœur, car la plupart des métaux, sinon tous, sont des poisons et des médicaments musculaires ; de ce que la température s'abaisse sous l'influence de l'intoxication saturnine, on peut conclure que les phénomènes chimiques de la nutrition sont ralentis.

Usages thérapeutiques. — Les emplâtres renfermant un composé plombique agissent non seulement comme contentifs, mais encore semblent exercer sur les ulcères un certain rôle qui a été mal précisé jusqu'ici. A l'intérieur, on a employé les sels de plomb contre les sueurs et la diarrhée colliquative des phtisiques, la dysenterie, les anévrysmes du cœur et des gros vaisseaux, enfin la pneumonie ; cependant il paraît démontré qu'il ne faut pas l'employer dans la phtisie. — Dans les dysenteries aiguës, on donne l'acétate en lavements à des doses considérables, 30, 40 et même 100 grammes ; à l'intérieur on le donne aux doses de 0^{gr},05 à 1 gramme par jour ; mais il faut surveiller avec soin son administration, parce qu'il peut donner lieu à des accidents toxiques.

TOXICOLOGIE. — L'empoisonnement par le plomb peut être aigu ou chronique : ce dernier est de beaucoup le plus fréquent.

Intoxication aiguë. — Aussitôt après l'ingestion du toxique, le patient éprouve à la gorge une saveur métallique d'abord sucrée, puis styptique et excessivement désagréable : la constriction de la gorge est telle, dans quelques cas, qu'il est impossible d'articuler une parole. La bouche, l'œsophage, l'estomac sont douloureux ; il survient des nausées et des vomissements peu abondants, formés de matières blanchâtres et laiteuses (chlorure de plomb) ; quelquefois ces matières sont jaunâtres ou même sanguinolentes ; la douleur se propage dans l'abdomen, qui, en général, se rétracte fortement ; les coliques s'accompagnent de diarrhée, moins souvent de constipation ; les selles sont noires (sulfure de plomb formé dans l'intestin) ; si l'empoisonnement n'est pas enrayé, le pouls s'affaiblit et se ralentit ; ensuite l'altération des traits, la pâleur, la réfrigération, les crampes dans les membres inférieurs, la paralysie des extrémités, l'anesthésie, l'abattement général, la stupeur, le coma précèdent la mort, avec ou sans convulsions, et qui arrive en général dans l'espace de trente-six heures. Quand la mort n'a pas lieu, les patients éprouvent, pendant quelque temps, les symptômes de l'empoisonnement chronique.

Lésions. — Le corps est d'un jaune pâle, le ventre est dur et rétracté ; les gencives présentent parfois un liséré bleuâtre. Les muqueuses des premières voies sont recouvertes d'un enduit tout à fait blanc, ou blanc jaunâtre ; au-dessous on trouve en général les muqueuses ramollies, présentant de la rougeur et même des extravasations. Les poumons sont tantôt sains, tantôt ecchymosés ; la moelle épinière et le cerveau sont injectés. Les tubuli des reins ont été trouvés altérés, ce qui explique l'albuminurie saturnine.

Intoxication lente. — Cette intoxication s'observe chez presque tous les ouvriers qui travaillent le plomb ; les accidents sont plus communs en été qu'en hiver. Il peut être provoqué par les teintures pour cheveux, par une balle séjournant dans les tissus.

Les caractères extérieurs sont : 1° une couleur caractéristique de la peau ; cette couleur est jaune pâle et terreuse ; on l'observe surtout au visage et aux sclérotiques ; elle ne peut se confondre avec aucune autre ; 2° odeur particulière de l'haleine et goût particulier ; ces phénomènes sont dus à la présence des molécules plombiques dans les liquides qui humectent les muqueuses des premières voies ; le goût est douceâtre et styptique ; 3° état particulier de la bouche, des dents et des gencives ; la muqueuse buccale présente des taches et des lignes obscures qui sont plus tard ardoisées. On observe autour des dents un liséré également ardoisé. Tantôt les gencives sont rétractées, de sorte que les dents paraissent allongées ; tantôt elles sont saignantes et même ulcérées. Les dents sont d'un jaune obscur à leur collet, d'un jaune clair tirant sur le jaune et le vert à leur couronne ; elles se carient plus tard ; ce sont surtout les incisives et les canines qui sont altérées ; 4° état cachectique général.

Quand ces caractères extérieurs ont persisté quelque temps, tout à coup les patients éprouvent des symptômes qu'on peut ranger sous quatre chefs : 1° coliques ; 2° douleurs des membres ou arthralgie ; 3° paralysie ; 4° accidents cérébraux. La fréquence de ces accidents peut être exprimée par les chiffres 12, 8, 2, 1. La colique saturnine, dans laquelle le ventre est le plus souvent fortement rétracté, s'accompagne ordinairement d'une constipation opiniâtre, de hoquet, de nausées, de vomissements bilieux. L'arthralgie se fait sentir non seulement dans les membres, surtout les inférieurs, mais aussi dans les masses des muscles lombaires et thoraciques. Les articulations sont le siège de douleurs plus ou moins vives. La paralysie atteint surtout les muscles extenseurs, mais aussi quelquefois ceux de la langue, du larynx, du thorax. Les patients marchent le corps courbé en avant ; ils ont souvent du tremblement des lèvres, parfois de l'aphonie. Ces phénomènes sont probablement dus à l'imprégnation des éléments histologiques par les molécules plombiques. L'alcoolisme favoriserait chez les saturnins le développement des accidents nerveux.

Traitement. 1° *Intoxication aiguë.* — Il faut d'abord faire vomir en administrant de l'eau tiède, de l'ipéca, et même en ayant recours à la pompe gastrique, si cela est nécessaire. Comme antidote, on donne en même temps du sulfate de soude ou du sulfate de magnésie qui transforme le plomb en sulfate insoluble et dont l'excès produit des effets purgatifs. Le lait et l'albumine seront aussi très utiles.

2° *Intoxication chronique.* — Le traitement est essentiellement médical ; le meilleur est basé sur l'emploi des éméto-cathartiques, des sudorifiques et diurétiques et celui des opiacés ; tel est le traitement de la Charité.

SEMNOLA utilise les courants continus, ce qui active les échanges nutritifs et par suite favorise l'élimination par les urines.

WEIL administre l'huile d'olives à la dose d'un verre par jour.

Prophylaxie. — LAVRAND a proposé d'administrer le fer ou le phosphure de zinc aux ouvriers sujets à l'intoxication plombique ; il a ainsi pu enrayer l'apparition des symptômes toxiques.

Plomb normal. — Le plomb n'existe pas à l'état normal dans l'économie, mais une foule de circonstances peuvent l'y introduire.

Recherche. — Les organes dans lesquels on l'a retrouvé facilement sont le foie, les poumons, les reins, les muscles et les os.

Les matières peuvent être détruites par l'acide chlorhydrique et le chlorate de potasse ; il faut avoir le plus grand soin de filtrer la liqueur à chaud ; après avoir chassé l'excès de chlore, on étend d'eau distillée et on fait passer un courant d'hydrogène sulfuré. Le précipité de sulfure de plomb est traité comme nous l'avons indiqué aux caractères des sels de plomb.

On peut encore traiter les matières organiques en les chauffant avec un mélange d'acide sulfurique et d'acide azotique (2 parties du premier pour 1 partie du second) ; le plomb se trouve à l'état de sulfate dans le résidu charbonneux qui est broyé et traité par l'acide tartrique qui dissout ce corps. La solution est précipitée par l'hydrogène sulfuré.

Pièces à conviction. — On peut présenter le chlorure de plomb, ou le sulfure ou le sulfate ou un globule de plomb métallique.

Les feuilles de plomb qui enveloppent le chocolat, le tabac, les conserves alimentaires, les vases de plomb employés dans les brasseries, débits de vin, cuisines de restaurant, les grains de plomb employés pour nettoyer les bouteilles, les grains de plomb restés dans le gibier, les vernis des poteries ont pu produire des accidents ainsi que les vins lithargirés et les cosmétiques renfermant du plomb. On a signalé la présence de la céruse dans des farines ; dans l'un des cas, ce composé s'y était introduit pendant la mouture ; la pierre meulière avait une fissure que l'on avait comblée avec un mastic plombifère.

Ce corps se trouve dans certaines cartes de visites, dans des teintures pour colorer les cheveux en noir, dans des eaux conduites par des tuyaux de plomb, etc. On en a constaté la présence dans du pain ; le four dans lequel le pain avait été cuit avait été chauffé au moyen de bois recouverts d'un vernis à la céruse.

Pour rechercher le plomb dans les vins lithargirés, on peut se contenter d'y faire passer un courant d'hydrogène sulfuré ; le plomb se précipite ; on recueille le dépôt sur un filtre, on le lave, on le dissout dans l'acide azotique étendu et dans la liqueur on constate les caractères des sels de plomb.

ALLIAGES DU PLOMB

Les caractères d'imprimerie sont essentiellement formés de plomb et d'antimoine.

Le plomb et l'étain s'allient à peu près en toutes proportions ; ces alliages sont plus durs que l'étain ; ils s'oxydent très facilement par la calcination à l'air ; le produit se nomme *potée d'étain*. La soudure de ferblantiers est composée de parties égales des deux métaux.

Le mercure dissout le plomb à froid et peut en prendre la moitié de son poids sans cesser d'être liquide. L'amalgame à poids atomiques égaux PbHg est cristallisable.

Le plomb entre encore dans un grand nombre d'alliages industriels.

CHLORURE DE PLOMB. PbCl^2 = 278

ÉTAT NATUREL. — (A) Le chlorure de plomb ou *cotunnite* se trouve en aiguilles blanches et brillantes dans les laves du Vésuve.

(B) La *pyromorphite* ou *plomb chloro-phosphaté* a pour forme primitive un prisme hexagonal régulier. Sa densité est 7 ; sa dureté 3,50. Il fond au chalumeau en une perle d'un gris clair qui prend, en se refroidissant, une forme polyédrique (d'où le nom de pyromorphite).

Il y a deux sortes de pyromorphite : l'une est d'un beau vert d'herbe, et l'autre est brune. Les deux se présentent en cristaux prismatiques, en masses bacillaires ou aciculaires et en masses amorphes. Ce minéral accompagne la galène dans certains filons seulement, notamment à Huelgoat (Bretagne), à Freyberg (Saxe), à Bérézof (Sibérie).

(C) *Plomb chloro-arséniaté.*

(D) *Plomb chloro-carbonaté* ou *kérasine.*

(E) *Plomb oxy-chloro-ioduré.*

PRÉPARATION. — Le chlorure de plomb s'obtient en traitant le plomb au rouge par le chlore, ou bien en traitant le plomb ou l'oxyde de plomb par l'acide chlorhydrique bouillant. Il est encore plus simple de précipiter une solution d'azotate de plomb par un chlorure soluble.

PROPRIÉTÉS PHYSIQUES. — Le chlorure de plomb cristallise en lamelles ou aiguilles hexagonales blanches et soyeuses. Sa densité varie de 5,68 à 5,80. Il est soluble dans 135 parties d'eau à 12°,5 et dans 33 parties d'eau bouillante; il est moins soluble dans l'eau additionnée d'acide chlorhydrique ; cependant l'acide chlorhydrique concentré en dissout davantage ; il est insoluble dans l'alcool. Sa solution dans l'acide chlorhydrique ne précipite pas par l'hydrogène sulfuré ; si on étend d'eau, il se forme un précipité de sulfo-chlorure.

Sous l'influence de la chaleur, le chlorure de plomb fond au-dessous du rouge ; il prend alors le nom de *plomb corné;* au rouge il se volatilise.

Il est inaltérable à la lumière.

PROPRIÉTÉS CHIMIQUES. — Les alcalis et les carbonates alcalins le transforment d'abord en oxychlorures, puis le décomposent complètement.

En faisant passer un courant de chlore dans une solution d'un chlorure tenant du chlorure de plomb en suspension, on obtient une solution de perchlorure de plomb $PbCl^4$ douée d'énergiques propriétés oxydantes et d'où les alcalis précipitent du peroxyde de plomb. -

On peut fondre de l'oxyde de plomb avec du chlorure en toutes proportions ; quelques-uns de ces oxychlorures (*jaune minéral, de Paris, de Vérone, de Turner, de Cassel,* etc.) sont employés comme couleurs ; on les obtient plus simplement en fondant de la litharge avec du chlorure d'ammonium ou de sodium. Ces oxychlorures correspondent assez exactement à la formule $PbCl^2,7PbO$. On en connaît d'autres ayant pour formule $PbCl^2,5PbO$, — $PbCl^2,3PbO$, — $PbCl^2,2PbO$, — $PbCl^2,PbO$.

IODURE DE PLOMB. $PbI^2 = 461$

PRÉPARATION. — On le prépare par double décomposition entre l'iodure de potassium et l'azotate de plomb (1).

$$(AzO^3)^2\,Pb + 2\,KI = 2\,AzO^3K + PbI^2$$

PROPRIÉTÉS. — L'iodure de plomb précipité est une poudre d'un jaune vif qui devient rouge quand on la chauffe et fond en un liquide brun qui se prend en masse par refroidissement. Ce corps est soluble dans 1 300 parties d'eau froide et dans 194 parties d'eau bouillante, d'où il se précipite par refroidissement en paillettes micacées d'un jaune d'or. Il est presque insoluble dans l'alcool, très soluble au contraire dans la potasse caustique. Il se dissout dans les hyposulfites et les iodures alcalins.

Il peut donner naissance à plusieurs oxy-iodures, à un chloro-iodure. On a également obtenu un composé bleu, une sorte d'hypo-iodite, comparable au chlorure de chaux.

L'hydrogène sulfuré le noircit, l'acide chlorhydrique le décompose.

ESSAI. — Il peut être altéré par la présence de l'oxyde de plomb ; on peut dissoudre ce corps au moyen de l'acide acétique.

USAGES MÉDICAUX. — On l'emploie comme fondant sous forme de pommade (0,10).

OXYDES DE PLOMB

Le plomb forme deux oxydes, le protoxyde PbO et le peroxyde PbO^2, ainsi

---

(1) « Azotate de plomb. . . . . 100 gr.
Iodure de potassium. . . . . 100 gr.
Eau distillée. . . . . 2 000 gr.

Dissolvez à froid l'azotate de plomb dans un litre et demi d'eau, et, d'autre part, préparez une solution avec l'iodure de potassium et le reste de la quantité d'eau prescrite. Versez par petites portions la solution d'azotate dans celle d'iodure ; lavez le dépôt d'iodure de plomb à l'eau distillée froide et faites-le sécher à l'étude vers 50°. Conservez-le dans des flacons bouchés et à l'abri de la lumière. » Codex 1884.

En laissant refroidir une solution aqueuse bouillante d'iodure de plomb, ce sel se dépose en lamelles hexagonales d'un beau jaune d'or.

Quand, au lieu d'azotate de plomb, on emploie de l'acétate, il faut prendre de l'acétate neutre, l'acétate basique donne de l'iodure mélangé d'oxyde ; pour obvier à cet inconvénient, il faut laver le précipité avec de l'acide acétique, et terminer les lavages avec de l'eau.

que des oxydes intermédiaires ; on admet l'existence d'un sous-oxyde Pb^2O
sans intérêt pour nous.

OXYDE DE PLOMB. PbO = 223

SYNONYMIE. — *Massicot, litharge.*

ÉTAT NATUREL. — L'oxyde de plomb se rencontre quelquefois dans la nature
en masses opaques jaunes, à structure écailleuse. Dens. = 8.

PRÉPARATION. — 1° Si on précipite un sel de plomb par la potasse, on
obtient un oxyde de plomb hydraté.

2° En calcinant l'azotate ou le carbonate de plomb, on obtient de l'oxyde
de plomb anhydre.

3° En chauffant du plomb à l'air, on obtient encore de l'oxyde. Lorsque cet
oxyde a été fondu, il porte le nom de *litharge ;* dans le cas contraire, celui
de *massicot ;* ils ont du reste l'un et l'autre la même composition:

La litharge peut être jaune ou rouge ; cette dernière est la plus estimée ;
elle doit sa couleur à la formation d'un peu de minium pendant son refroidissement ; en faisant couler l'oxyde de plomb en fusion dans de grands
creusets qu'on laisse refroidir lentement, l'on obtient la *litharge rouge ;*
la variété jaune se produit quand on fait couler la masse fondue en filets
minces qui se refroidissent aussitôt.

Dans une foule de circonstances, on peut obtenir l'oxyde de plomb cristallisé.

PROPRIÉTÉS PHYSIQUES. — Suivant son mode de préparation, l'oxyde de
plomb peut se présenter sous différentes formes ; « la litharge est en
écailles assez brillantes, d'un jaune rougeâtre, pesantes ». (Codex.) Toutes les
formes de cet oxyde ont la même couleur quand elles sont réduites en
poudre. Sa densité varie de 9,2 à 9,5. Pendant sa fusion à l'air, il dissout un
peu d'oxygène qu'il abandonne de nouveau en se refroidissant. L'eau pure
en dissout 1/700 et devient alcaline ; si elle renferme certains sels, l'oxyde
de plomb ne se dissout pas ; les sels ammoniacaux au contraire favorisent la
solution ; ce corps fond au-dessous du rouge et se volatilise au rouge blanc.

PROPRIÉTÉS CHIMIQUES. — Chauffé à 300°, l'oxyde de plomb donne du minium.
Le carbone et l'hydrogène le réduisent facilement.

A l'état de fusion, cet oxyde attaque les creusets de terre avec une rapidité telle qu'il suffit de quelques minutes pour les percer ; il se forme un silicate de plomb très fusible.

A l'égard des acides, l'oxyde de plomb se comporte comme une base puissante ayant une grande tendance à former des sels basiques. Il se combine avec les alcalis et les terres alcalines, soit par voie sèche, soit par voie humide, en donnant *des plombites*. Le plombite de calcium sert à teindre les cheveux en noir.

L'ammoniaque dissout la litharge en donnant une solution incristallisable.

ALTÉRATIONS. — « Oxydes de *fer*, de *cuivre ; carbonate de plomb*, silice.

FALSIFICATIONS. — Sulfate de baryte, brique pilée. » (Codex 1884.)

ESSAI. — En pharmacie, on essaie généralement la litharge en préparant une petite quantité d'emplâtre simple ; il est plus rapide et plus exact de l'analyser. On la traite par l'acide azotique étendu de 7 à 8 fois son poids d'eau ; le dégagement de gaz décèlerait la présence d'un carbonate ; un résidu serait l'indice de la silice, de la brique pilée, du sulfate de baryte ; la liqueur filtrée est additionnée d'acide sulfurique ; tout le plomb se précipite ; on filtre et on ajoute de l'ammoniaque à la liqueur ; dans le cas du fer, on obtient un précipité ; le cuivre fournirait une liqueur colorée en bleu.

Dans la liqueur on pourrait doser le plomb par le procédé d'YVON.

USAGES. — La litharge a de nombreuses applications dans les arts ; elle entre dans la composition du cristal ; elle sert à rendre l'huile de lin plus siccative, etc.

USAGES MÉDICAUX. — En pharmacie, elle sert à faire un grand nombre de préparations, telles que les emplâtres, les acétates de plomb, etc.

BIOXYDE DE PLOMB. $PbO^2 = 239$

SYNONYMIE. — *Peroxyde de plomb, oxyde puce (acide plombique* PbO^3H^2)

ETAT NATUREL. — Cet oxyde, découvert par SCHÉELE, se rencontre dans la nature (*plattnérite*) en prismes à six pans pyramidés. Dens. $= 9,39$ à $9,44$.

PRÉPARATION. — 1° Le mode de préparation le plus usité consiste à décomposer le minium ou plombate de plomb par l'acide azotique étendu et bouillant ; il se forme de l'azotate de plomb qui se dissout et du peroxyde qu'on lave à l'eau bouillante et qu'on sèche à 100°.

$$Pb^3O^4 + 4\ AzO^3H = 2\ (AzO^3)^2Pb'' + 2H^2O + PbO^2$$

2° On l'obtient encore en faisant passer un courant de chlore dans un mélange de 2 molécules de chlorure de plomb et de 2 molécules de chaux.

PROPRIÉTÉS PHYSIQUES. — Ce corps est une poudre d'un rouge brun foncé, quelquefois cristalline. Dens. $= 8,90$ à $9,19$; il est insoluble dans l'eau.

PROPRIÉTÉS CHIMIQUES. — La chaleur le transforme d'abord en minium, puis en protoxyde de plomb. C'est un oxydant énergique. Trituré dans un mortier chaud avec 1/6 de soufre, il se combine avec flamme.

Il absorbe avec énergie l'anhydride sulfureux et le transforme en acide sulfurique ; c'est là un moyen de séparer l'anhydride sulfureux de l'anhydride carbonique.

L'ammoniaque le réduit en partie et donne de l'eau et de l'azotate d'ammoniaque.

Avec l'acide chlorhydrique, il dégage du chlore.

Avec les bases alcalines et alcalino-terreuses il donne des *plombates*.

OXYDE SALIN DE PLOMB. MINIUM

COMPOSITION. — Le minium est une combinaison de protoxyde de plomb avec l'acide plombique ; sa formule varie de Pb^3O^4 ($2PbO,PbO^2$) à Pb^5O^6 ($4PbO,PbO^2$). Les miniums purs du commerce sont essentiellement composés de protoxyde de plomb 65,1 ; bioxyde de plomb 34,9. Ils renferment ordinairement de 40 à 50 p. 100 de massicot ou protoxyde de plomb non combiné et visible au microscope ; le plus pur en retient 5 à 6 p. 100.

ETAT NATUREL. — Le minium se rencontre quelquefois dans la nature sous la forme de la cérusite qui lui a donné naissance.

PRÉPARATION. — Pour préparer le minium, on se sert ordinairement d'un four double ; dans la première sole, le plomb, sous l'influence d'un courant d'air et d'une chaleur modérée, se transforme en massicot ; le massicot broyé aussi finement que possible, lavé et desséché, est encore soumis à l'action de la chaleur et de l'air ; sous l'influence de ces agents, il se transforme en minium ; on passe souvent le massicot à plusieurs feux ; on a ainsi le minium à 1, 2, 3... 7 *feux*.

Le meilleur minium est obtenu en Angleterre par la calcination de la céruse ; il est désigné sous le nom de *mine-orange*.

Quand le plomb dont on se sert pour préparer le minium est impur, le minium le plus pur est celui des opérations intermédiaires.

PROPRIÉTÉS. — « Le minium est une matière pulvérulente, d'un beau rouge vif, pesante, insoluble dans l'eau, ne se volatilisant pas lorsqu'on l'expose au feu, mais perdant de l'oxygène et se transformant en litharge. » (Codex.)

La lumière noircit le minium.

« Traité par l'acide azotique, le minium donne de l'azotate de plomb soluble et du peroxyde de plomb, ou oxyde puce qui est insoluble.

ESSAI. — Le minium doit se dissoudre complètement avec dégagement de chlore dans l'acide chlorhydrique et former une solution incolore. Cette solution contiendrait du fer, si elle était colorée en jaune, et du cuivre si, sursaturée par un excès d'ammoniaque, elle se colorait en bleu. » (Codex.)

On peut se rendre compte, d'une manière relative, des quantités de cuivre contenues dans plusieurs miniums, sans recourir au dosage de ce métal ; il suffit de faire macérer 10 grammes de chaque minium avec 20 grammes d'eau ammoniacale (18 grammes d'eau et 2 grammes d'ammoniaque pure) ; on agite quelques instants, puis au bout d'une heure, on filtre, on neutralise les liqueurs par l'acide acétique et on y verse du cyanure jaune à très faible dose ; le volume du précipité permet d'apprécier le degré de pureté de chaque échantillon.

On le falsifie souvent avec des matières terreuses rouges, avec du colcothar, du sulfate de baryte ; en traitant par l'acide azotique et le sucre, tout le composé plombique et le colcothar se dissolvent ; les matières terreuses et le sulfate de baryte restent comme résidu ; dans la liqueur, il est facile de caractériser les sels de fer.

Dosage. — Un minium est d'autant plus estimé qu'il renferme plus d'oxyde puce. On prend 1 ou 2 grammes de minium, on les délaye dans de l'eau distillée, on ajoute de l'acide azotique étendu et on maintient une douce ébullition, jusqu'à ce que le résidu ait pris une teinte puce foncée ; ce résidu est lavé, séché à 100-110° et pesé.

Usages. — Le minium est employé dans la cristallerie, dans la fabrication des émaux, dans la poterie ; il sert (surtout la mine orange) à colorer les papiers de tenture ; à fabriquer le strass, le flint-glass, à colorer les cires molles et à cacheter ; il sert dans les peintures à l'huile et à la préparation de quelques mastics ; il entre dans la composition de certains apprêts pour les cuirs vernis.

Usages médicaux. — En pharmacie, le minium entre dans certains emplâtres ou pommades, par exemple, dans l'emplâtre de Nuremberg : il fait aussi partie de trochisques renfermant du chlorure mercurique.

COMPOSÉS SULFURÉS DU PLOMB

En calcinant du sulfate de plomb avec du charbon, on obtient un sous-sulfure Pb^2S.

Quand on précipite les sels de plomb par un polysulfure alcalin, on obtient un précipité rouge brun de polysulfure de plomb.

SULFURE DE PLOMB. PbS = 239

Etat naturel. — *A.* Le plomb sulfuré ou *galène* est ordinairement mêlé d'un peu d'argent ; sa forme primitive est un cube : le clivage est très facile parallèlement aux faces de ce solide ; on le trouve en octaèdres, en dodécaèdres rhomboïdaux, etc. La galène se trouve plus fréquemment en masses laminaires lamellaires, grenues. Une simple percussion suffit pour diviser les variétés lamelleuses en une foule de fragments cubiques. Sa densité est 7,5 ; sa dureté $= 2,5$; elle fond au chalumeau et répand alors l'odeur d'anhydride sulfureux. Elle est fragile, possède un éclat métallique prononcé, une couleur gris de plomb et laisse sur le papier une rayure grise.

La galène appartient à un grand nombre de terrains ; elle se montre en filons dans les terrains primitifs supérieurs (gneiss et micaschistes); elle est plus fréquente dans les terrains primaires ; elle est abondante dans les terrains secondaires inférieurs ; on la rencontre dans les terrains de lias ; on ne la trouve pas au-dessus.

La galène contient presque toujours de l'argent, dont la quantité peut aller jusqu'à 0,10 ou 0,15 ; à ce point de vue, les mineurs en distinguent trois variétés : *galène à grandes facettes*, à *petites facettes*, à *grains d'acier* ; la richesse va croissant de la première à la dernière. Il paraît aussi que la galène des terrains primitifs renferme plus d'argent que celle des terrains secondaires, et que, dans une même exploitation, le minerai est d'autant plus riche qu'on s'enfonce davantage.

La galène est presque toujours associée à d'autres métaux et surtout aux sulfures de zinc, de fer, de cuivre, etc. Ces associations ont une combinaison si constante qu'on est obligé de les considérer comme des espèces minéralogiques distinctes. La gangue de la galène est le plus ordinairement le quartz, la baryte sulfatée, le fluorure de calcium, la chaux carbonatée.

B. La *bournonite* est de l'antimoine sulfuré plombo-cuprifère dont la composition peut se réprésenter par la formule Sb^2S^3, $2PbS$, Cu^2S. Sa forme primitive est un prisme droit rhomboïdal de 93° 1/2. Il se trouve sous la forme de petits cristaux d'une couleur gris de fer ou d'acier, chez lesquels la forme primitive domine ; ces cristaux sont courts ou même tabulaires. Dans quelques cas, ils s'allongent et sont alors fréquemment striés et mâclés. Il existe aussi en masses amorphes.

Sa densité varie de 5,7 à 5,9. Sa dureté est de 2,5. Il fond au chalumeau ; ses principaux gîtes sont : les mines de Cornouailles, de Kapnick en Transylvanie, du Hartz, du Mexique, de Pontgibaud, etc. Dans quelques endroits, il est assez abondant pour constituer un minerai exploitable de cuivre et d'argent.

PRÉPARATION. — Le sulfure de plomb se forme par l'union directe du soufre avec le plomb ; la combinaison a lieu avec incandescence. Des lames de plomb, plongées dans la vapeur de soufre bouillant, y brûlent vivement en donnant des globules de sulfure fondu. Le sulfure de plomb se forme par la réaction de l'hydrogène sulfuré ou des sulfures alcalins sur l'oxyde ou sur les sels de plomb.

PROPRIÉTÉS PHYSIQUES. — Le sulfure de plomb obtenu par voie sèche forme une masse d'un gris de plomb à cassure cristalline. Obtenu par voie humide, il forme une poudre noire qui a pour densité 6,924.

Le sulfure de plomb fond au rouge ; chauffé plus fort, il se volatilise, et peut se sublimer ; cependant il perd du soufre et le résidu constitue un sous-sulfure. Chauffé à l'air, il donne du sulfate et de l'oxyde de plomb et il se dégage de l'acide sulfureux (métallurgie du plomb).

Propriétés chimiques. — L'eau oxygénée le transforme en sulfate.

L'hydrogène le réduit ; un grand nombre de métaux le décomposent en donnant du plomb métallique et le sulfure correspondant. Tels sont le fer, le cuivre, le zinc, l'étain.

Certains oxydes, même l'oxyde de plomb et le sulfate de plomb, le ramènent à l'état métallique. (Métallurgie du plomb.)

$$2PbO + PbS = 3\ Pb + SO^2$$
$$PbS + SO^4Pb = 2\ Pb + 2\ SO^2$$

La vapeur d'eau le décompose au rouge, suivant l'équation :

$$3PbS + 2\ H^2O = SO^2 + 2\ H^2S + 3\ Pb$$

L'acide chlorhydrique concentré et bouillant l'attaque à la longue ; l'acide sulfurique bouillant donne du sulfate de plomb et de l'anhydride sulfureux.

L'acide azotique concentré le transforme en sulfate de plomb ; l'acide étendu l'attaque, donne de l'azotate de plomb et du soufre et un peu de sulfate.

Le sulfure de plomb précipité possède un pouvoir décolorant et même absorbant comparable à celui du noir animal ; cette propriété n'est pas à oublier dans les recherches de chimie organique.

Dosage. — Pour essayer la richesse en plomb d'une galène, on prend : galène 10 grammes, *flux noir* 40 grammes ; on fond le mélange dans un creuset de fer ou dans un creuset ordinaire dans lequel on a mis un barreau de fer ; quand la masse est en fusion tranquille, on enlève le barreau métallique et on laisse refroidir. Le poids du culot indique la richesse en plomb ; si on voulait doser l'argent, il suffirait de passer le culot à la coupelle. (Voir *Argent*.)

On peut remplacer le *flux noir* par un mélange intime de 90 parties de carbonate de potasse et 10 parties de charbon ; ce mélange est peut-être préférable au vrai flux noir dont la composition est variable.

Usages. — La galène sert à l'extraction du plomb ; sous le nom d'*alquifoux*, elle sert au vernissage des poteries communes. On la délaye dans l'eau avec de la bouse de vache et on l'applique sur la poterie. Ces poteries se recouvrent alors à la cuisson, qui, en général, a lieu à une température peu élevée, d'une couche de sulfure fondu, dont l'oxydation est empêchée par la bouse de vache. Néanmoins, il se forme toujours une certaine quantité d'oxyde qui ne peut se combiner à la silice et rend l'usage de ces poteries très insalubre. Cela n'arrive pas, si l'on fait entrer de la silice dans la composition du vernis et si la température est assez élevée pour combiner l'oxyde de plomb à la silice.

SULFATE DE PLOMB

$$SO^4Pb = 303 \quad \begin{array}{rcl} S = & 32 = & 10,5 \\ O^4 = & 64 = & 21,2 \\ Pb = & 207 = & 68,3 \\ \hline & 303 & 100,0 \end{array}$$

ÉTAT NATUREL. — Ce corps se trouve quelquefois en octaèdres à base rectangle plus ou moins modifiés (*anglésite*). C'est une substance blanche, pesante, tendre, fragile et assez rare.

PRÉPARATION. — Le plomb est attaqué par l'acide sulfurique concentré et bouillant ; l'acide étendu n'attaque ce métal qu'au contact de l'air, à mesure qu'il se forme. L'anhydride sulfureux en présence du minium donne du sulfate de plomb.

En général, ce corps s'obtient par double décomposition ; aussi il se forme comme produit secondaire dans un certain nombre de préparations, par exemple dans celle de l'acétate d'alumine, employé en teinture, et obtenu par double décomposition entre l'acétate de plomb et l'alun.

PROPRIÉTÉS PHYSIQUES. — Ce corps est ordinairement pulvérulent ; il est blanc, anhydre, presque insoluble dans l'eau, assez soluble dans les acides, soluble dans les sels ammoniacaux notamment dans le tartrate.

C'est le seul sulfate métallique indécomposable par la chaleur.

PROPRIÉTÉS CHIMIQUES. — Le carbone, l'hydrogène, l'oxyde de carbone le réduisent.

Le fer, le zinc le réduisent par la voie sèche aussi bien que par la voie humide en présence d'un acide. Le métal réduit est exempt d'argent et peut servir à la coupellation.

Chauffé avec le sulfure de plomb, il donne du plomb métallique. (Métallurgie.)

Le sulfate de plomb est presque sans emplois : aussi on a cherché à en régénérer le plomb. TROMSDORFF et HERMANN le traitent par du zinc en présence d'eau et de $1/10^e$ de chlorure de sodium. Il se forme un mélange de plomb métallique et de sulfate de zinc qu'on enlève par lavages. KRAFT a proposé de le traiter par de l'acétate barytique qui le transforme en acétate de plomb.

AZOTATE DE PLOMB

$$(AzO^3)^2Pb = 331$$

PRÉPARATION. — L'azotate de plomb se prépare par l'action de l'acide azotique sur le plomb, l'oxyde de plomb ou le carbonate de plomb.

PROPRIÉTÉS. — L'azotate de plomb cristallise en octaèdres réguliers, anhydres, solubles dans 7 parties d'eau froide et beaucoup moins d'eau bouillante (0,7) : la densité est de 4,50. Sous l'influence de la chaleur, il se décompose et dégage de l'hypoazotide. Il sert à la préparation de l'iodure de plomb.

On connaît des azotates di, tri, tétra, penta et hexa-plombiques.

L'azotate de plomb est quelquefois employé comme comburant. (Charbon des chaufferettes STOCKER ou analogues.)

CARBONATE DE PLOMB

SYNONYMIE. — Céruse, blanc de plomb, blanc d'argent. Hydro-carbonate de plomb.

ÉTAT NATUREL. — Le plomb carbonaté ou *cérusite* se trouve dans la nature : ses cristaux dérivent d'un prisme droit à base rhomboïdale ou d'un octaèdre rectangulaire ; ce sont ordinairement des prismes rhomboïdaux terminés par des sommets dièdres, des prismes hexaèdres réguliers, avec un ou plusieurs rangs de facettes annulaires, ou terminés par des pyramides à 6 faces. Les cristaux sont ordinairement petits et ont beaucoup de tendance à se grouper. Lorsqu'ils sont purs, leur limpidité est parfaite, avec un éclat diamantaire à la surface. Ils ont une double réfraction très marquée ; ils sont tendres et fragiles ; leur densité est 6,729. Le plomb carbonaté est, après la galène, le minerai de plomb le plus répandu.

La cérusite est quelquefois noire à la surface, ce qui tient, tantôt à une matière bitumineuse, tantôt à de l'oxyde de cuivre, tantôt à de la galène.

COMPOSITION. — La formule de ce corps est assez variable suivant son mode de préparation. Elle varie entre $3CO^3Pb + PbH^2O^2$ et $2CO^3Pb, PbH^2O^2$.

PRÉPARATION. — 1° Dans le *procédé hollandais*, on enterre une série de pots (fig. 362) dans du fumier (fig. 361). Les pots contiennent une lame de plomb roulée en spirale et au-dessous de l'acide acétique. L'acide attaque le plomb, donne de l'acétate de plomb qui est transformé en carbonate de plomb par l'acide carbonique dégagé par le fumier.

2° Dans le *procédé de Clichy*, on précipite une solution d'acétate basique de plomb par un courant d'acide carbonique (fig. 363).

Les Anglais modifient le procédé de Clichy de la manière suivante : la litharge est humectée avec une solution d'acétate de plomb. Ce mélange pâteux constamment trituré sur une table en métal par un cylindre cannelé est soumis à l'action du gaz carbonique. Le produit est broyé, purifié par lévigation et séché. On peut remplacer l'acétate de plomb par l'acétate de magnésie.

PROPRIÉTÉS. — « Codex. La céruse se présente le plus souvent sous la forme de pains coniques, tendres et friables, d'un blanc très pur ; elle est

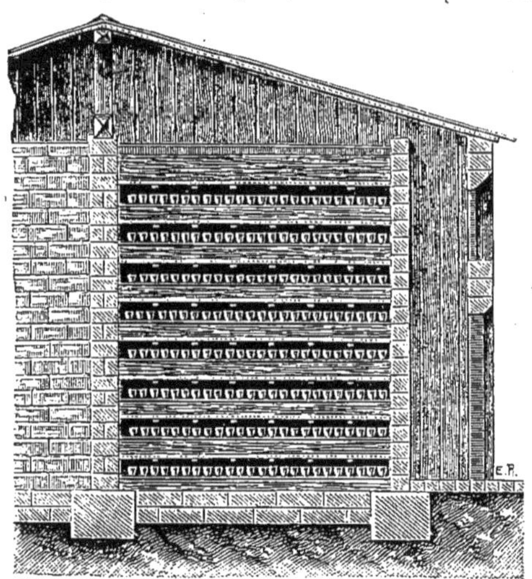

Fig. 361. — Céruse. Procédé de Clichy.

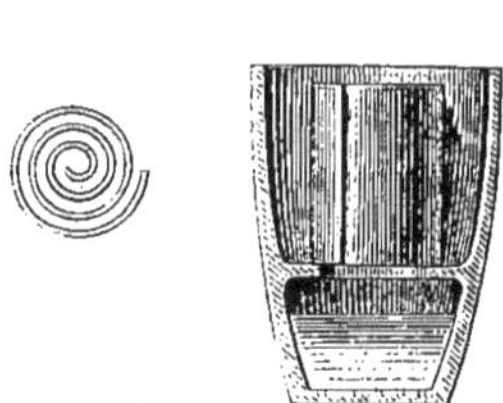

Fig. 362. — Pots du procédé hollandais.

insoluble dans l'eau, soluble notablement dans l'eau chargée d'acide carbonique. »

Chauffée, elle donne la mine orange.

ESSAI. — La céruse peut contenir soit du fer, soit du cuivre, soit des matières terreuses, le tout provenant de la fabrication ; elle peut être falsifiée par l'addition de sulfate de plomb, de carbonate et de sulfate de baryte, de carbonate et de sulfate de chaux ; la falsification par la craie est rare maintenant parce que celle-ci jaunit avec l'huile.

Codex. « La céruse doit être entièrement soluble dans l'acide azotique dilué; la dissolution, débarrassée de l'oxyde de plomb par l'ammoniaque, ne doit pas se troubler par l'oxalate de potasse. Ce carbonate donne du plomb métallique quand on le chauffe au chalumeau. »

Si on avait à analyser une céruse broyée avec de l'huile, il faudrait la débarrasser du corps gras par le sulfure de carbone ; ce procédé est préférable à celui qui consiste à la soumettre à la calcination.

L'addition de sulfate de baryte à la céruse n'est pas toujours une fraude ; le mélange de ces deux corps porte dans le commerce des noms particuliers. Le *blanc de Krems* est de la céruse pure. Le *blanc de Venise* est un mélange à poids égaux de céruse et de sulfate de baryte : pour 1 partie de céruse, le *blanc de Hambourg* renferme 2 parties de sulfate de baryte et celui de *Hollande* 3 parties.

Usages. — La céruse est employée dans la fabrication des couleurs, dans la peinture à l'huile ; elle sert d'excipient et donne du corps aux autres couleurs ; on l'emploie aussi à faire un mastic (avec du minium et de l'huile) que l'on comprime entre des rondelles de carton pour fermer les jointures des conduites d'eau et de gaz, des tuyaux de vapeur ; elle sert à faire la mine orange, à préparer le vernis ou couverte de certaines faïences fines.

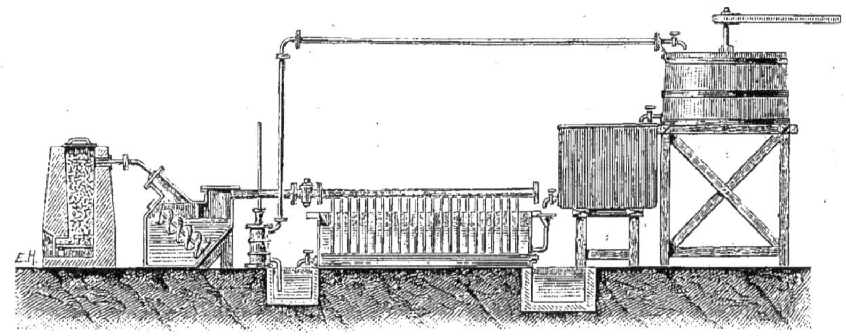

Fig. 363. — Céruse. Procédé de Clichy.

Usages médicaux. — Pommade à 1/6. Codex : « Cette pommade rancit très promptement. » La céruse sert aussi à la préparation d'un emplâtre.

Toxicologie. — La fabrication de la céruse est ou plutôt était très malsaine ; aujourd'hui le plus grand nombre des opérations se fait dans des chambres closes, de sorte que les ouvriers ne sont pour ainsi dire plus en contact avec cette substance. M. Ozouf, à Saint-Denis, a même cherché à triturer avec l'huile la masse encore humide. L'opération semble promettre de bons résultats.

SILICATE DE PLOMB

La silice mélangée d'oxyde de plomb donne un verre fusible et dont la couleur varie avec les conditions de la fusion ; la fusibilité augmente avec la proportion d'oxyde de plomb ; quand la silice est en grand excès, le silicate est incolore.

Le silicate de plomb entre dans la composition du cristal, du strass, des couvertes de faïence et de poteries communes, etc.

CHROMATE DE PLOMB

ÉTAT NATUREL. — Le *plomb chromaté, plomb rouge de Sibérie, crocoïse*, cristallise en prismes obliques rhomboïdaux. Sa densité est 6,60; sa dureté est 4,5; il fond au chalumeau. Il se trouve en veines dans les roches micacées aurifères, avec la galène et l'oxyde de fer, en Sibérie et au Brésil. Il est quelquefois accompagné d'une substance verte aiguillée. Ce corps était autrefois employé par les peintres, aujourd'hui on préfère le chromate artificiel.

PRÉPARATION. — Le chromate de plomb se prépare en décomposant une solution de chromate de potasse par une solution d'acétate de plomb.

Sa couleur varie suivant la concentration, la neutralité et la température des solutions ; plus les sels sont basiques, plus le chromate est rouge.

PROPRIÉTÉS PHYSIQUES. — Le chromate de plomb est jaune, insoluble dans l'eau, à peine soluble dans les acides, soluble dans la potasse.

La lumière l'altère.

PROPRIÉTÉS CHIMIQUES. — Il est aisément réduit par le charbon et les matières organiques.

RÉACTIF. — Ce corps est employé pour faire passer le soufre des substances organiques à l'état de sulfate de plomb.

USAGES. — Le chromate de plomb est employé dans la peinture à l'huile et dans la fabrication des toiles peintes.

Outre les minéraux que nous avons cités, on trouve encore le *plomb tungstaté, molybdaté, vanadaté, chloro-arséniaté, hydro-aluminaté* ou *plomb-gomme*, etc.

ARGENT

$$Ag' = 108$$

L'argent (αργος, blanc) est un métal précieux connu et employé usuellement depuis une très haute antiquité.

ÉTAT NATUREL. — L'argent natif jouit des mêmes propriétés que l'argent pur. L'argent se trouve quelquefois en cristaux qui sont des cubes ou des octaèdres; mais le plus souvent il est en dendrites. Il se trouve aussi en masses et en petites parties disséminées. On cite des échantillons d'argent natif pesant plusieurs quintaux. Il contient ordinairement un peu d'or, de cuivre, d'antimoine ou de plomb.

Il se trouve dans des filons de quartz, de chaux carbonatée, de chaux fluatée, de baryte sulfatée, etc. Il accompagne les autres minerais d'argent.

On le trouve au Pérou, au Mexique et en Sibérie. En Europe il se trouve dans les mines de Kongsberg en Norvège, de Freyberg en Saxe, d'Allemont et de Sainte-Marie-aux-Mines, en France.

L'*argent amalgamé* se trouve quelquefois disséminé dans le sulfure de plomb (*argental* ou simplement *amalgame*).

L'*argent antimonié*, quelquefois en prismes rectangulaires simples ou modifiés, le plus souvent granulaire ou massif, d'un blanc d'argent, tendre, fragile, d'un tissu lamelleux, est assez rare. Dens. = 9,44.

PRÉPARATION. — L'argent peut être retiré de trois sources principales : A, minerais d'argent; B, plombs argentifères; C, cuivres argentifères.

A. *Minerais d'argent.* — Les minerais d'argent essentiellement formés d'argent natif et de sulfure sont traités par deux procédés : 1° procédé saxon; 2° méthode américaine.

Dans le *procédé saxon*, le minerai grillé avec du chlorure de sodium donne du chlorure d'argent qui par addition de copeaux de fer et en présence du mercure donne un amalgame d'argent auquel on fait subir la distillation *per descensum* dans le chandelier de Freyberg (fig. 364).

Dans la *méthode américaine*, les réactions fondamentales sont assez analogues à celles de la méthode saxonne, mais elles se produisent par voie humide et, en définitive, on obtient également un amalgame d'argent qu'il faut distiller.

B. *Plombs argentifères.* — 1° *Coupellation.* — Les plombs contenant au minimum 1/6000ᵉ d'argent sont traités par ce procédé ; il est basé sur ce que le plomb est oxydable à chaud, tandis que l'argent ne l'est pas. Le plomb

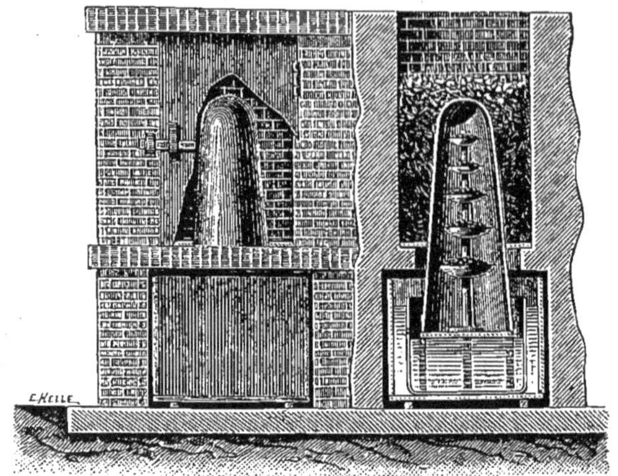

Fig. 364. — Chandelier de FREYBERG.

argentifère introduit dans la coupelle est fondu ; on dirige sur le bain un courant d'air plongeant chassé par deux tuyères ; les vagues qui se forment

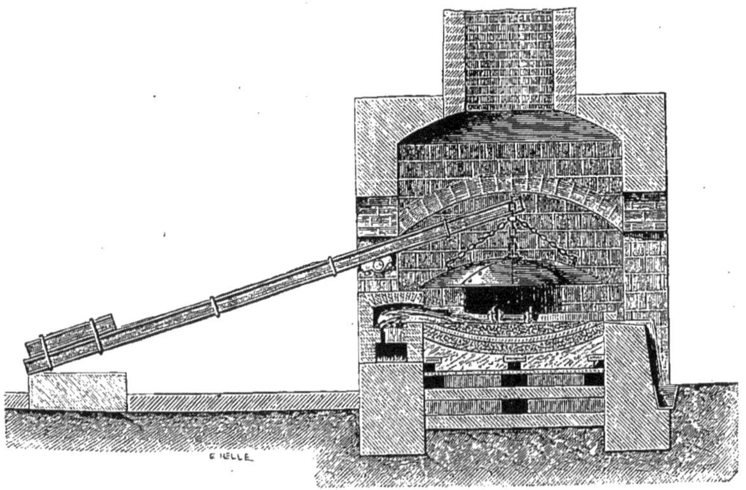

Fig. 365. — Coupellation.

poussent la litharge à l'autre extrémité de la coupelle, où une entaille lui laisse une issue ; bientôt il ne reste plus que de l'argent (fig. 365). Les dernières litharges sont argentifères ; elles doivent être transformées en plomb et traitées de nouveau.

2° Le *Pattinsonage,* du nom de son inventeur, est basé sur ce fait que, si on laisse refroidir lentement du plomb argentifère, les premiers cristaux qui se forment sont des cristaux de plomb presque pur ; le bain s'est ainsi enrichi d'argent, et par plusieurs opérations successives on arrive à avoir un plomb assez riche pour le passer à la coupelle.

3° *Procédé* CORDURIÉ. — Le plomb argentifère est fondu dans une chaudière avec 1 ou 2 centièmes de zinc suivant la richesse en argent. Le zinc s'empare de l'argent et forme à la surface du bain une écume contenant une certaine quantité de plomb ; ectte écume est enlevée, reçue dans une petite

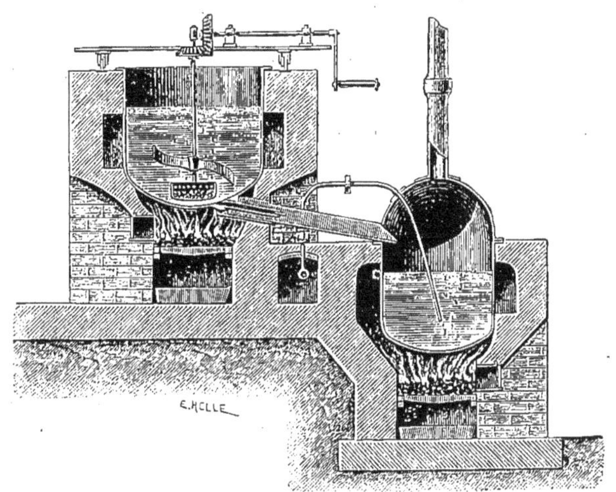

Fig. 366. — Désargentation. Procédé CORDURIÉ.

chaudière et fondue ; on en sépare ainsi par liquation une certaine quantité de plomb. Pour employer la quantité de zinc indiquée plus haut, on fait trois opérations analogues à celle décrite.

Les écumes argentifères sont fondues et traitées par la vapeur d'eau surchauffée ; le zinc est oxydé ; il ne reste plus qu'un plomb riche à 2 ou 4 p. 100 et même 6 p. 100 d'argent qu'on passe à la coupelle.

Le plomb que l'on a désargenté par le zinc renferme un peu de ce métal, ce qui lui enlève sa malléabilité. Pour le purifier, on le porte au rouge, et on y fait passer au moyen d'un tube plongeant jusqu'au fond du bain un courant de vapeur surchauffée, pendant deux ou trois heures. La majeure partie des oxydes reste à la surface du bain ; on laisse refroidir un peu le métal, on écume les oxydes et on coule le plomb doux en lingots.

C. *Cuivres argentifères.* — 1° *Traitement du cuivre noir.* — Le cuivre noir est fondu avec une proportion de plomb, argentifère s'il se peut, telle qu'il y ait des poids moléculaires égaux de ces deux corps ; l'alliage est coulé sous forme de disques (fig. 367). Les disques sont placés de champ les uns à côté des autres et chauffés à une température un peu inférieure à celle de la fusion du mélange. L'alliage se *liquate*, c'est-à-dire se divise en 2 parties, dont l'une formée de plomb cuivreux fond et entraîne tout l'argent. Ce plomb argenti-

fère est ensuite coupellé. — Le cuivre noir est quelquefois traité par amalgamation.

2° *Traitement des mattes.* — Les mattes sont grillées, puis chauffées assez
fortement pour décomposer autant que possible les sulfates; la masse est
broyée et mise à digérer avec l'acide sulfurique étendu. Le cuivre se dissout;
le résidu renferme de l'oxyde de fer, du sulfate de plomb et de l'argent
métallique. Ce résidu passe avec les minerais ordinaires dans la fonte plom-
beuse. Ce procédé, donné par M. KERSTEN, employé à Freyberg depuis 1860,
a remplacé le procédé par grillage, chloruration et amalgamation.

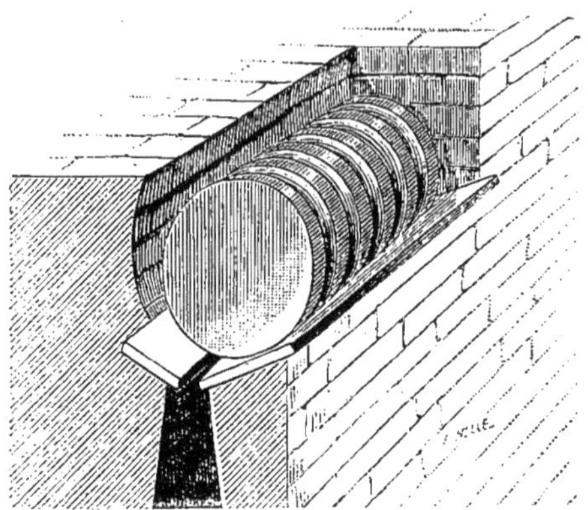

Fig. 367. — Disques.

Dans les laboratoires, on a souvent des résidus d'argent à traiter; on le
fait habituellement en les fondant avec des carbonates alcalins. Un procédé
très simple consiste à les traiter par l'acide sulfurique, à dissoudre le sulfate
d'argent obtenu dans l'eau, à rendre la liqueur alcaline par l'ammoniaque et
à précipiter par une lame de cuivre.

PURIFICATION. — L'*argent d'inquartation* destiné aux essais de matières
d'or n'a pas besoin d'être absolument pur, mais il ne faut pas qu'il renferme
de l'or. On le prépare en précipitant l'argent de l'azotate d'argent par des
lames de cuivre; on lave avec soin le précipité et on fond. Les procédés électrolytiques permettent de purifier économiquement l'argent, de le séparer
des autres métaux et de l'obtenir au titre de 999 à 999,5.

Si l'on voulait de l'argent pur à 1000/1000, on prendrait de l'argent déjà
aussi pur que possible; on le ferait dissoudre dans l'acide azotique et la
solution serait précipitée par l'acide chlorhydrique (il ne faut pas employer
de chlorure de sodium, parce que ce sel renferme des sulfates qui précipiteraient le plomb). On lave avec soin le précipité, on le dessèche et on le
réduit par un mélange de craie et de charbon. Pour 100 parties de chlorure
d'argent, on emploie 70 parties de craie et 5 parties de charbon. On ne se
sert pas de carbonates alcalins, parce que sous l'influence de ces agents le
creuset pourrait se percer. Le culot obtenu est fondu sous une couche de
borax; on le coule en lingots que l'on passe au laminoir, que l'on dissout de

nouveau dans l'acide azotique et auquel on fait subir le même traitement (1).

Propriétés physiques. — « L'argent est un métal très brillant, très malléable, très ductile, d'une densité de 10,5. L'argent de coupelle est le plus pur. » Codex. Il est inodore, insipide, plus dur que l'or, plus mou que le cuivre ; après l'or c'est le plus ductile et le plus malléable des métaux ; il occupe le quatrième rang pour la ténacité. Un fil de 2 millimètres rompt sous un poids de 85 kilogrammes. Il fond à 1 000° ; à cette température, il émet quelques vapeurs ; il peut alors absorber 22 volumes d'oxygène ; cet oxygène se dégage quand le métal se refroidit ; si la couche supérieure s'est déjà solidifiée quand l'oxygène se dégage, ce gaz la soulève en produisant une sorte de champignon et quelquefois même une projection ; on dit alors que l'argent a *roché*.

Propriétés chimiques. — L'argent est inoxydable à toute température. Le soufre le ternit à froid, et se combine avec lui à chaud. Le phosphore et l'arsenic réagissent sur lui à chaud ; à température élevée, l'argent dissout plus de phosphore qu'il n'en peut conserver à froid.

Le chlore, le brome et l'iode l'attaquent directement et à froid.

Chauffé à 130° dans un courant d'hydrogène, il devient incandescent.

Il donne avec les métaux des alliages intéressants.

L'eau est sans action sur l'argent.

L'acide sulfurique concentré et bouillant l'attaque.

L'acide azotique le dissout très facilement.

L'acide phosphorique l'attaque par voie sèche.

L'acide chlorhydrique concentré et chaud l'attaque et produit du sous-chlorure d'argent, Ag^2Cl.

L'eau régale l'attaque également et donne du chlorure d'argent.

Les acides végétaux sont sans action sur lui.

Les alcalis, les carbonates, azotates et chlorates alcalins ne l'attaquent pas.

Quand on fait bouillir dans un vase en argent une solution de chlorure de sodium ou de potassium, il se dissout une petite quantité d'argent à l'état de chlorure double d'argent et du métal alcalin.

---

(1) Le Codex de 1866, purifiait l'argent de la manière suivante :

« Argent de monnaie ou d'orfèvrerie . . . . 100 gr.
Acide azotique à 1,42 . . . . 140 gr.
Eau distillée. . . . . 60 gr.

Mettez le tout dans un matras, et chauffez modérément au bain de sable ; le métal se dissoudra avec un dégagement considérable de gaz nitreux ; faites bouillir quelques instants, laissez reposer. Versez la liqueur décantée dans une grande quantité d'eau pure et précipitez-en l'argent à l'état de chlorure, en y ajoutant de l'acide chlorhydrique en excès. Lavez exactement le précipité, faites-le sécher, mêlez-le avec la moitié de son poids de carbonate de soude anhydre et chauffez le mélange pendant une heure dans un creuset de Hesse placé au milieu d'un fourneau à réverbère. Vous obtiendrez, en brisant le creuset, un culot d'argent pur, et une scorie de chlorure de sodium. Faites fondre le métal seul dans un nouveau creuset, et projetez-le dans l'eau pour le diviser en grenailles. »

En présence des silicates, un peu d'argent se transforme en oxyde qui se dissout dans le silicate et le colore en jaune.

CARACTÈRES. — Les sels d'argent précipitent en noir par l'hydrogène sulfuré; le précipité est insoluble dans le sulfhydrate d'ammoniaque, mais soluble dans l'acide azotique; cette liqueur ne précipite pas par l'acide sulfurique; mais par l'addition d'acide chlorhydrique, tout l'argent est précipité; le chlorure d'argent lavé est mis en contact avec une lame de zinc et de l'eau acidulée par l'acide sulfurique; l'argent passe ainsi à l'état métallique; on le dissout dans l'acide azotique, et dans la liqueur on constate les caractères suivants :

1° Avec l'acide chlorhydrique et les chlorures alcalins, précipité blanc caillebotté de chlorure d'argent, soluble dans l'ammoniaque, l'hyposulfite de soude, le cyanure de potassium, insoluble dans l'acide azotique bouillant. Ce précipité devient violet à la lumière.

Le bromure de potassium donne un précipité jaunâtre peu soluble dans l'ammoniaque; l'iodure de potassium donne un précipité jaune insoluble dans l'ammoniaque mais qui blanchit par ce réactif.

Le chlorure d'argent récemment précipité et humide peut être ramené à l'état métallique par une solution de glucose ou de formiate alcalin ou par l'hydrogène naissant; quand il a été desséché, on le réduit en le fondant avec de la soude et du charbon:

2° Le cuivre se recouvre d'un enduit blanc qui ne se volatilise pas par la chaleur. Le fer, le zinc, le magnésium, le sulfate ferreux, l'acide sulfureux et d'autres corps réducteurs précipitent de l'argent métallique de la solution argentique ;

3° L'ammoniaque donne un précipité brun très soluble dans un excès de réactif;

4° L'hydrogène sulfuré et le sulfhydrate d'ammoniaque donnent un précipité noir;

5° Le cyanure de potassium donne un précipité blanc caséeux, soluble dans un excès;

6° Le chromate potassique donne un précipité rouge-brun soluble dans l'acide azotique et l'ammoniaque;

7° L'aldéhyde-ammoniaque réduit les solutions étendues en un miroir métallique très brillant. Cette réaction peut être mise utilement à profit pour la confection d'une pièce à conviction ;

8° Le phosphate sodique donne un précipité jaune soluble dans l'acide azotique et dans l'ammoniaque.

DOSAGE. — A. *Par les poids.* — Le plus souvent l'argent est précipité à l'état de chlorure par l'acide chlorhydrique ; à propos de cet acide, les précautions à prendre ont été décrites. Le poids du chlorure d'argent obtenu multiplié par 0,7526 donne le poids de l'argent métallique. Certains composés de l'argent ne sont pas précipités par l'acide chlorhydrique; mais tous le sont par l'hydrogène sulfuré; le sulfure d'argent obtenu est pesé ou bien encore, suivant les cas, dissous dans l'acide azotique, puis précipité par l'acide chlorhydrique.

Pour les essais des matières d'or et d'argent, on procède par voie sèche, par coupellation (1).

---

(1) PRINCIPES. — L'argent est inoxydable même quand il est fondu. Le cuivre s'oxyde et son oxyde ne fond pas. Le plomb s'oxyde, mais son oxyde fond, s'imbibe dans les corps poreux et possède la propriété de dissoudre l'oxyde de cuivre.

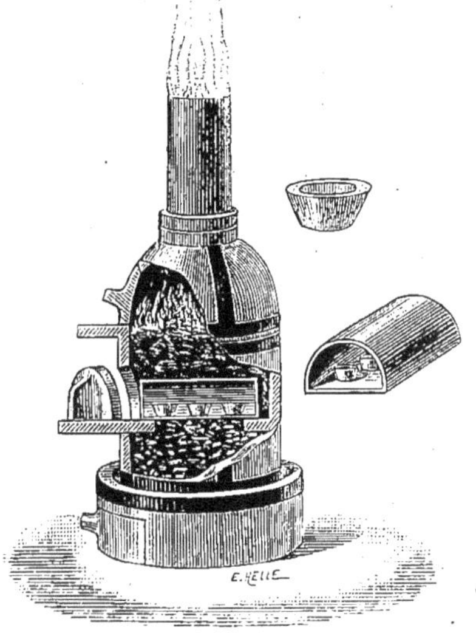

Fig. 368. — Fourneau à coupellation.

Coupelle. — On donne ce nom à une petite capsule très épaisse fabriquée par le moulage avec la poudre d'os calcinés. Les coupelles sont extrêmement poreuses, et si friables qu'elles se réduisent en poudre quand on les presse entre les doigts.

Moufle. — Le moufle est un berceau demi-cylindrique en terre réfractaire où l'on chauffe les coupelles.

Fourneau de coupelle. — C'est un fourneau à réverbère des laboratoires, disposé de façon qu'on puisse fixer en son milieu un moufle; devant le moufle est une petite plate-forme où l'on dispose les coupelles. Le fourneau se charge par la porte supérieure; l'air pénètre par la grille et par des ouvertures inférieures qu'on peut boucher et ouvrir à volonté.

Opération. — Supposons qu'il s'agisse d'une monnaie. La coupelle étant bien chaude on y place 7 grammes de plomb *pauvre* et lorsqu'ils sont bien fondus, on y introduit à l'aide d'une pince un gramme de monnaie enfermé dans un peu de papier. L'argent disparaît dans le plomb; peu de temps après, l'on voit des fumées abondantes se

B. *Par les liqueurs titrées.* — Si à une solution ne renfermant que l'argent comme métal précipitable par les chlorures, on ajoute une solution

---

dégager au-dessus du bouton et de grandes taches huileuses de litharge courir à sa surface puis s'imbiber dans la coupelle.

Lorsque l'oxydation touche à son terme, la pellicule mince d'oxyde qui recouvre l'argent fondu se colore des vives nuances de l'arc-en-ciel, comme le font les bulles de savon et les lames minces en général ; ce phénomène se nomme l'*iris*. Presque aussitôt ce reste d'oxyde se vaporise et l'essai se *voile* ; à ce moment on avance la coupelle près de l'entrée du moufle afin d'éviter une solidification brusque et par suite le rochage. Un instant après, le voile se déchire, le métal se découvre et offre l'aspect d'un magnifique miroir, qui brille pendant un temps très court du plus vif éclat, parce que l'oxydation du cuivre et du plomb ayant dégagé beaucoup de chaleur, le bouton se trouve à une température supérieure de celle du moufle. Ce phénomène se nomme l'*éclair* ; il n'est que passager parce que, l'oxydation ayant cessé, la température du métal s'équilibre avec celle de la coupelle.

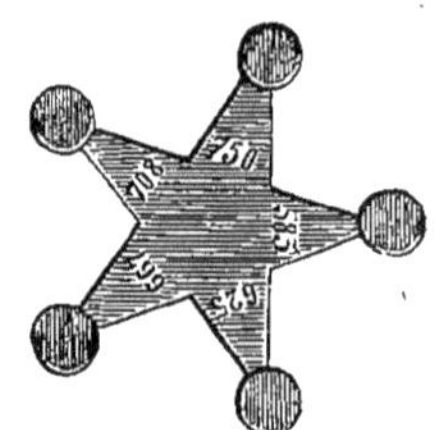

Fig. 369. — Touchaux.

Une fois le bouton solidifié, on le détache et on le pèse ; pour que l'essai soit bon, il faut que le bouton n'ait pas roché, et qu'il présente une surface brillante et sans rugosités.

Dans cet essai, une petite quantité de cuivre et de plomb reste dans le bouton, mais en revanche, de l'argent est volatilisé ou entraîné à l'état liquide dans la coupelle. Ces deux erreurs en sens contraires ne se compensent pas complètement, mais l'essayeur y supplée en ajoutant au poids de son bouton la quantité que l'habitude et des synthèses faites sur des alliages analogues lui ont appris être nécessaire pour compenser ces erreurs.

A la Monnaie de Paris, on ajoute 4/1000 dans l'essai des monnaies.

La quantité de plomb qu'on doit introduire pour la coupellation varie avec le titre de l'alliage.

Titre	1000	950	900	800	700	600	600 à cuivre pur
Plomb à ajouter.	1	3	7	10	12	14	15 à 17

(*Traité de chimie* de RICHE.)

Quand on coupelle un alliage au-dessus de 800, on opère sur un gramme ; dans le cas contraire, on opère sur 0gr,500, parce que la coupelle ne pourrait absorber tout le plomb ; on admet en général qu'une coupelle peut absorber son propre poids de plomb.

Essai à la pierre de touche. — La pierre de touche est une matière siliceuse noire très dure. Quand on veut essayer les matières d'or, on la frotte avec l'alliage ; il en résulte une trace dont la teinte varie avec le titre. On mouille ensuite cette trace avec une eau régale composée de 98 parties d'acide azotique, de deux parties d'acide chlorhydrique et de 25 parties d'eau : si l'objet est en cuivre pur, la trace disparaît entièrement ; s'il contient de l'or la trace s'attaque d'autant moins que le titre est plus élevé. Dans ce dernier cas, afin de se guider, on fait à côté de cette trace d'autres touches avec des alliages de composition déterminée et l'on cherche de quelle touche se rapproche la trace laissée sur la pierre par l'objet dont on cherche le titre. Ces divers alliages se nomment les *touchaux* (fig. 369). Un essayeur exercé peut, par cette méthode, donner le titre à 5/1000 près.

Pour l'argent on a aussi des touchaux, mais on compare les traces sans ajouter d'acide. Comme certains alliages donnent une trace blanche analogue à celle de l'argent, on emploie l'eau régale ; dans le cas de l'argent, il se forme du chlorure d'argent insoluble ; les autres métaux sont complètement dissous.

titrée de chlorure de sodium, il se forme d'abord un précipité, mais ce précipité cesse de se former dès qu'il n'y a plus d'argent; pour bien voir la formation du précipité, il faut que la liqueur soit parfaitement limpide; pour cela il suffit d'agiter la liqueur et le précipité pendant quelques instants. D'après la quantité de liqueur employée, on connaîtra la quantité d'argent.

A la Monnaie, on se sert de ce procédé pour l'essai des matières d'argent (1).

GINESTON a perfectionné ce procédé en portant sur la touche une goutte d'une solution à 1/20 d'acide chromique : la coloration est d'un rouge cramoisi d'autant

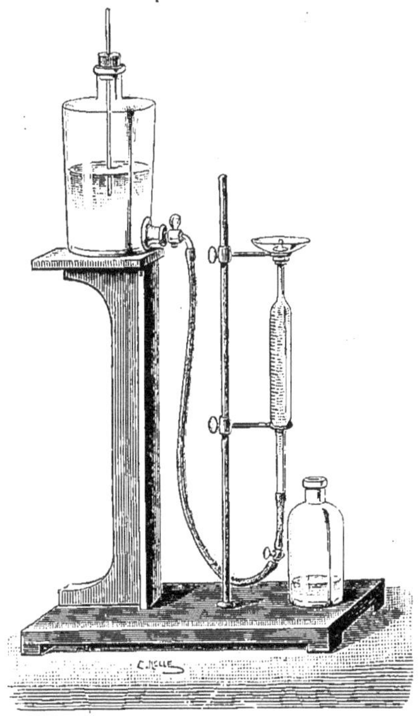

Fig. 370. — Pipette de STAS.

plus violacé que le titre est plus élevé. L'argent est le seul métal attaqué à froid par l'acide chromique.

La pierre de touche sert encore à l'essai des monnaies de bronze. Cette monnaie doit contenir, cuivre 95, étain 4, zinc 1. Pour les essayer au point de vue du cuivre, on a un touchau à 94, un second à 95 et un troisième à 96. On se contente de comparer les teintes ; quand il y a doute, on fait l'analyse complète. (Voir *Zinc*.)

Quand les matières à essayer ont été décapées ou *blanchies*, il faut rejeter les premières touches qui seraient trop riches.

(1) On fait une solution dite *normale* de chlorure de sodium titrée de manière à ce que 100 C.C. correspondent à 1 gramme d'argent : pour cela, il faut qu'elle contienne par litre 5^{gr},427 de chlorure de sodium ; on prépare également une solution dite *normale décime* dont 1 C.C. correspond à 1 milligramme d'argent.

Dans les laboratoires, on emploie également les liqueurs titrées de chlorure de sodium, mais la fin de la réaction est indiquée par un changement de coloration. A propos de l'acide chlorhydrique (p. 352) nous avons indiqué la manière d'opérer (1).

On prend une quantité d'alliage représentant autant que possible 1 gramme d'argent ; pour connaître cette quantité, on fait un essai préalable de la matière soit à la pierre de touche, soit par la coupellation, soit au chalumeau, en opérant sur $0^{gr},100$ d'argent environ. On introduit la quantité d'alliage convenable dans un flacon à l'émeri d'environ 200 C.C. de capacité, on ajoute de 6 à 10 C.C. d'acide azotique légèrement étendu d'eau, et on opère la solution au B.-M. La solution faite, on ajoute 100 C.C. de la solution normale au moyen de la pipette de STAS (fig. 370) et on agite fortement pendant quelques instants jusqu'à ce que la liqueur soit limpide. En général, on a pris un peu plus d'un gramme d'argent, et la liqueur n'est pas complètement précipitée ; on ajoute alors 1 C.C. de liqueur décime de chlorure de sodium ; ce centimètre cube est versé avec précaution ; on regarde s'il produit un trouble dans la liqueur ; s'il en produit un, on agite, et on en ajoute un nouveau, jusqu'à ce qu'il ne se forme plus de louche. Comme chaque centimètre cube de liqueur décime représente 1 milligramme d'argent, il est facile de savoir la quantité d'argent contenue dans le poids d'alliage qui pèse $1^{gr},20$ par exemple. Supposons que 10 centimètres cubes de liqueur salée ont produit un trouble et que le onzième n'en a pas produit. Nous avons d'abord 1 gramme d'argent représenté par les 100 C.C. de liqueur normale, plus 10 milligrammes représentés par les 10 centimètres cubes de liqueur décime ; mais peut-être le dernier centimètre cube employé n'était pas complètement nécessaire ; aussi n'en compterons-nous que la moitié ; nous avons donc 1,0095 d'argent contenus dans $1^{gr},200$ d'alliage ; pour trouver en millièmes la richesse de l'alliage on dit $\dfrac{x}{1000} = \dfrac{1,0095}{1,200} = 0,84125$.

Si la quantité d'alliage pesée ne renfermait pas 1 gramme d'argent, ce que l'on reconnaitrait par l'addition de la liqueur décime salée, on ajouterait 10 C.C. d'une liqueur d'argent renfermant 1 gramme d'argent pur pour 1000 C.C. ; c'est-à-dire qu'un C.C. de cette liqueur renferme $0^{gr},001$ d'argent et est neutralisé à volumes égaux par la liqueur décime salée ; et on continuerait l'opération comme plus haut, en tenant compte dans le résultat de cette addition d'argent. Il faut toujours que l'analyse se termine par l'addition de liqueur salée, et non de liqueur d'argent ; sans cette précaution on aurait une erreur de 2 à 3 milligrammes.

L'essai terminé, on le laisse exposé à la lumière, pour voir s'il devient violet ; si ce phénomène ne se produit pas, c'est que l'argent contenait du mercure (métallurgie américaine et saxonne) dont la présence altère le résultat de l'analyse et empêche la liqueur de s'éclaircir par l'agitation. On recommence l'essai, en prenant les précautions suivantes. A la solution azotique de l'alliage, on ajoute 20 C.C. d'ammoniaque étendue de son volume d'eau, puis Q. S. d'acide acétique pour rendre la liqueur nettement acide ; on continue l'essai comme plus haut. L'ammoniaque donne avec le sel mercurique un sel très stable sur lequel les chlorures n'ont pas d'action ; l'acide acétique n'a pas d'autre but que de rendre la liqueur acide (LEVOL).

(1) On pourrait opérer comme dans le procédé que nous rappelons, en ajoutant la liqueur titrée de chlorure de sodium jusqu'à ce que le précipité rouge de chromate d'argent ait disparu : la réaction finale est moins nette ; on opère alors de la manière suivante :

1° *Matériel.* — Burette graduée par 1/10 de C.C.
Vase à précipité.

Au lieu de liqueur titrée de chlorure de sodium on emploie quelquefois une solution de ferrocyanure de potassium (procédé Quessaud) (1) ou une solution de sulfocyanure de potassium (procédé Vohlard) (2).

Séparation. — Les essayeurs dosent par voie sèche les alliages d'or, d'argent et de cuivre (3).

---

1 pipette de 10 C.C.

2° *Réactifs.* — Liqueur normale décime de NaCl (5gr,85 par litre).
       —   —   — d'azotate d'argent (17 grammes par litre).
Solution à 1/20 de chromate jaune de potasse.

3° *Opération.* — La liqueur sur laquelle on opère doit être neutre; on en prend un volume connu, mais tel que 10 C.C. de solution décime de NaCl soient plus que suffisants pour la précipiter; on y ajoute les 10 C.C. de solution normale décime de NaCl, puis deux gouttes de solution de chromate jaune; au moyen de la burette graduée, on fait arriver la solution N/10 d'azotate d'argent jusqu'à ce qu'il se produise un précipité rouge persistant : on fait la lecture de la burette.

Calcul. — De 10 C.C. on retranche le chiffre lu sur la burette; le reste exprimé en C.C. et × 0gr,0108 donne la quantité d'argent métallique contenue dans la quantité de solution examinée.

(1) Le procédé Quessaud consiste à précipiter l'argent par une solution de ferrocyanure de potassium en présence d'un sel de cuivre; quand tout l'argent est précipité, le cuivre se précipite à son tour et communique à la liqueur une coloration rose.

(2) Procédé Vohlard. *Principes.* — 1° Les sels d'argent sont précipités (ainsi que ceux de cuivre et de mercure auxquels la méthode peut également s'appliquer) par le sulfocyanure de potassium ou d'ammonium.
2° Les sulfocyanures donnent avec les sels ferriques une coloration rouge; cette coloration ne se produit que quand tout le sel d'argent est précipité.

Matériel. — Burette graduée par 1/10 de C.C.
Pipette de 10 C.C.
Vase à précipité de 3 à 400 C.C.

Réactifs. — Solution normale décime d'azotate d'argent.
Solution N/10 de sulfocyanure (7 à 8 grammes par litre). Le titre de cette liqueur se vérifie au moyen de la liqueur argentique.
Solution saturée d'alun de fer et d'ammoniaque.

Mode opératoire. — On prend 10 C.C. de la liqueur à titrer; on l'additionne d'environ 200 C.C. d'eau et de 5 C.C. de solution ferrique : si celle-ci colore notablement le liquide, on ajoute un peu d'acide azotique pur, jusqu'à décoloration; au moyen de la burette graduée, on ajoute la solution de sulfocyanure, jusqu'à l'apparition d'une couleur brun clair.

Calcul. — 1 C.C. de liqueur N/10 de sulfocyanure correspond à 0gr,0108 d'argent métallique ou 0gr,017 d'azotate d'argent.

Avantage. — Cette méthode s'exécute en liqueur acide : en procédant par reste, elle convient parfaitement pour le dosage des chlorures, des bromures, des iodures, des cyanures, etc.

(3) Il y a trois cas : 1° la matière est surtout de l'or — *or fin*, 2° l'argent prédomine,

Plomb et argent. — La solution azotique des deux métaux est étendue de beaucoup d'eau, mêlée avec un excès d'acétate de soude et chauffée presque à l'ébullition. On précipite alors l'argent par l'acide chlorhydrique.

---

doré, 3° l'or existe en quantité plus considérable que le tiers de l'argent. *Or tenant argent.*

1° *Or fin.* — On ne peut pas coupeller directement l'alliage avec du plomb, parce qu'il resterait dans l'or une quantité notable de cuivre et de plomb ; au titre de 900, l'or retiendrait environ 0,007 des métaux étrangers. D'autre part, il est tout à fait impossible d'enlever le cuivre en traitant l'alliage par l'acide azotique ; ce métal serait retenu presque en totalité par l'or.

Le procédé se compose de deux parties.

a. *Inquartation.* — Supposons que l'objet soit au titre de 900/1000 comme une monnaie. On en pèse 0^{gr},500, on y ajoute 1^{gr},350 d'argent pur (quantité triple de celle de l'or) ; on enferme ces métaux dans un petit morceau de papier, et, au moyen d'une pince, on l'introduit dans une coupelle contenant 5 grammes de plomb fondu. On coupelle. La présence de l'or empêche le rochage et l'éclair est peu visible. Il reste un bouton d'or et d'argent ; on le détache, on le brosse, et on l'aplatit sous un marteau, de manière à lui donner à peu près l'étendue d'une pièce de 0^{fr},50. Le martelage a écroui cet alliage ; on le recuit en le portant au rouge sombre, on le passe au laminoir de manière à lui donner l'étendue d'une pièce de 2 francs et enfin on le recuit une seconde fois.

b. *Départ.* On roule cette petite plaque entre les doigts, de façon à en faire un cornet (fig. 371) et on l'introduit dans un matras d'essai (fig. 372) avec 20 C.C. d'acide azotique à 22° que l'on fait bouillir tant qu'il se dégage des vapeurs rutilantes. On décante cet acide, et l'on chauffe le cornet à deux reprises, pendant 10 minutes chaque fois avec 20 C.C. d'acide azotique à 32° pour enlever le reste de l'argent. On lave le cornet deux fois avec de l'eau distillée, en ayant soin de remplir complètement le matras à la deuxième fois et l'on renverse le goulot de ce vase dans un petit creuset en terre. Le cornet y tombe lentement, parce que l'eau ralentit sa chute ; on retourne le matras ; on y reverse l'eau qui est dans le creuset, et on chauffe ce dernier au rouge sombre. Pendant ces divers traitements, l'or est resté adhérent à lui-même et a gardé la forme du cornet primitif, mais il est devenu très friable ; la calcination lui donne de la solidité ; on peut donc le peser facilement ; la différence entre le poids de l'alliage et celui du cornet donne le poids du cuivre et par suite le titre.

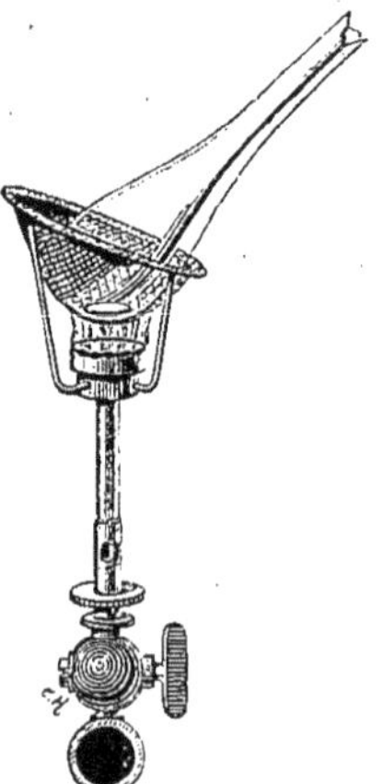

Fig. 372. — Départ.

Fig. 371. Cornet.

La quantité de plomb à employer dans la coupellation varie avec le titre de l'alliage ; pour 0^{gr},500 d'alliage, il faut :

Titre de l'alliage.	1000	900	800	700	500	400 à cuivre pur
Plomb à ajouter.	0^{gr},500	5^{gr}	8^{gr}	11^{gr}	13^{gr}	17^{gr}

2° *Doré.* — Pour cet essai comme pour le suivant, on commence par déterminer la proportion de cuivre en coupellant 0^{gr},100 de l'alliage avec 0^{gr},500 de plomb ; ce qui laisse un bouton d'or et d'argent du poids duquel on déduit le cuivre. On fait ensuite l'essai sur 1 gramme ou sur un poids plus fort si la proportion d'or paraît être très faible. On le coupelle avec la quantité convenable de plomb ; on pèse le bouton d'or

Essai. — L'argent peut être altéré par du plomb, du cuivre, de l'étain, de l'or et du platine. On le dissout dans l'acide azotique ; l'étain se transforme en acide stannique, et l'or reste inattaqué. La solution décantée est précipitée par l'acide chlorhydrique ; on filtre ; la liqueur évaporée, puis reprise par l'eau bouillante pourra donner les caractères du plomb, du cuivre et du platine. Le meilleur mode d'essai de l'argent consiste à le doser.

Réactif. — On emploie quelquefois une lame d'argent pour séparer le chlore libre du chlore combiné.

Usages. — L'argent est très employé dans les arts sous forme de lingots, fils, grenaille, feuilles, pour l'orfèvrerie, la bijouterie, etc. En pharmacie, il sert à préparer l'azotate d'argent cristallisé et fondu ; lorsqu'il est en feuilles, il sert à argenter les pilules ; on s'en sert pour argenter, soit par réduction, soit par galvanoplastie.

Usages médicaux. — Les fils d'argent sont employés en chirurgie pour faire des sutures.

Absorption. — L'absorption des divers sels d'argent par la muqueuse gastro-intestinale est très difficile ; ce qui le prouve, c'est que ces composés portés en quantité même considérable dans l'estomac sont presque inoffensifs, tandis qu'injectés à la dose de quelques centigrammes dans le torrent circulatoire, ils peuvent produire la mort. Presque tous les composés argentiques introduits dans l'estomac se transforment en chlorure d'argent, au contact de l'acide chlorhydrique du suc gastrique, puis une petite quantité du chlorure se dissout à la faveur du chlorure de sodium et est absorbé. La portion qui n'est pas absorbée se transforme ultérieurement en sulfure d'argent qui colore en noir la muqueuse intestinale.

Élimination. — L'élimination de l'argent est encore plus difficile que son absorption. Une petite quantité s'élimine par les urines, un peu par la bile ; une partie se réduit dans la profondeur de l'organisme ; c'est pourquoi la peau des sujets traités par l'azotate d'argent prend une teinte ardoisée indélébile, par suite du dépôt d'argent métallique dans le derme ; c'est pourquoi on trouve de l'argent dans les méninges, le cerveau, le foie, les os, les cartilages, les glandes sudoripares, les reins, etc.

---

et d'argent qui reste, puis on fait le départ avec les précautions ordinaires. L'or tombe en poudre ; on le décante dans le creuset, et l'on pèse cette poudre, ce qui n'est pas trop difficile, parce qu'elle s'attache à elle-même pendant la calcination. La différence entre le premier poids et celui-ci représente l'argent.

3° *Or tenant argent.* — On pèse 0^{gr},500 d'alliage, on lui ajoute environ deux fois son poids d'argent, et l'on opère ensuite comme dans le cas précédent, ce qui fournit le poids de l'or. On fait ensuite un essai à la coupelle sur 0^{gr},500 de l'alliage, ce qui donne l'or et l'argent réunis. La différence entre ces deux essais représente l'argent contenu dans l'alliage (Riche).

Action sur le tube digestif. — A dose faible, les préparations d'argent détermineraient de la constipation et à dose forte de la diarrhée. Les matières alimentaires retirées du tube digestif noircissent rapidement à la lumière ; la muqueuse intestinale est ardoisée.

Action sur le sang, la circulation et la nutrition. — L'azotate d'argent à la dose de 0,50 à 1 gramme, le chlorure d'argent dissous dans l'hyposulfite de soude, même à la dose de 2 centigrammes, injectés dans le torrent circulatoire, peuvent produire la mort; le sang devient sombre et comme poisseux; il se coagule lentement et incomplètement ; les globules rouges sont agglutinés; Rabuteau a vu dans ce liquide des granulations blanchâtres (chlorure d'argent) et une fois dans le sang du cœur une multitude de petits prismes très déliés ayant la forme d'aiguilles. Les cristaux et les granulations signalés dans le sang, ainsi que l'état poisseux de ce liquide, peuvent expliquer l'état d'asphyxie au milieu duquel les animaux succombent. Quoique l'on ne possède pas de recherches directes à ce sujet, on peut admettre que l'argent modère la nutrition en se fondant sur la coloration sombre du sang et sur l'albuminurie argentique. En effet, on a signalé dans les reins des productions granulo-graisseuses rappelant celles de la maladie de Bright.

Action sur le système nerveux. — Charcot et Ball ont avancé que l'action des préparations d'argent pouvait être assimilée jusqu'à un certain point à celle de la strychnine. Ce résultat peut s'expliquer par le dépôt d'argent métallique dans la moelle épinière.

Emploi. — Les préparations d'argent ont été employées avec plus ou moins de succès contre les affections nerveuses, épilepsie, ataxie locomotrice, paraplégies, hémiplégies, etc., contre les affections du tube digestif, diarrhées diverses, choléra asiatique, ulcère simple de l'estomac, contre le diabète, les hydropisies, l'ictère, la phtisie, etc. Lorsque, chez les enfants à la mamelle, la diarrhée persiste trop longtemps, malgré la diète, le régime et l'usage de la magnésie, du bismuth ou de la poudre d'yeux d'écrevisses, on donne le nitrate d'argent; un lavement matin et soir avec eau 250 grammes et azotate d'argent 5 ou 10 centigrammes, suivant l'âge de l'enfant.

Toxicologie. — Nous avons déjà décrit les effets produits par l'injection sous-cutanée des sels d'argent et dit que leur absorption gastro-intestinale est excessivement lente ; nous n'avons pas à nous occuper de ces corps comme composés toxiques ; cependant l'azotate d'argent, introduit dans l'estomac en grand excès, peut agir comme caustique; nous nous en occuperons quand nous serons à l'étude de ce corps.

Lewin a observé de l'*argyrisme chronique* chez les ouvriers qui travaillent l'argent : cet argyrisme, sans action sur la santé générale, consiste en taches bleues dans la main : ces taches bien circonscrites, avec un contour diffus, sont rondes ou ovales ; les rondes ont de 2 à 5 millimètres de diamètre ; les ovales ont jusqu'à 17 millimètres ; elles font rarement saillie.

ALLIAGES

Les alliages employés pour les monnaies et bijoux sont intéressants à connaître. En voici un tableau :

	OR	ARGENT	CUIVRE	TOLÉRANCE
Monnaie d'or ancienne. . .	900	50	50	
— nouvelle . . .	900	»	100	0,002
Pièces d'argent de 5 francs.	»	900	100	0,002
Monnaie divisionnaire . . .	»	835	165	0,003
Médailles, vaisselle.	»	950	50	0,002
Bijoux	»	800	200	0,005
Médailles en or.	916	»	84	0,002
Bijoux en or	750	»	250	
	840	»	160	0,005
	920	»	80	

L'*or rouge* est un alliage de 5 d'or et de 1 de cuivre ; l'*or vert* de 70 d'or et de 30 d'argent.

Quand on fait un alliage de 900 parties d'argent et de 100 parties de cuivre et qu'on le coule en plaques, en en faisant l'analyse, on voit que le centre de

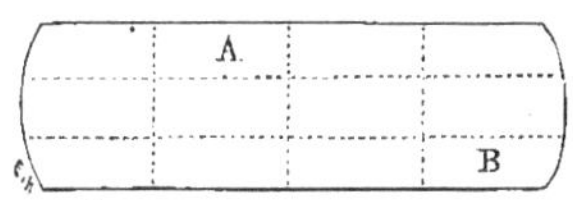

Fig. 373. — Lingot d'argent.

la plaque est au titre de 901 à 902, tandis que les bords ne sont qu'à celui de 0,897. Dans un alliage à 200 d'argent et 800 de cuivre, le centre titre 180 et les bords 205 à 210 ; on voit que dans ces deux cas le métal le plus abondant se porte surtout au centre. Les alliages d'argent et de plomb ne sont pas davantage homogènes. Les alliages d'or et de cuivre, d'argent et d'or sont au contraire homogènes dans toutes leurs parties. LEVOL a constaté qu'un alliage de 721 d'argent et de 279 de cuivre était homogène ; la Hollande a adopté ce titre pour ses monnaies. D'après ce que nous venons de dire, on voit que, pour faire l'analyse d'un lingot d'argent allié, il faut prendre avec soin l'échantillon. Dans le commerce où on titre le plus souvent des lingots ayant environ 10 centimètres d'épaisseur, on divise par la pensée le lingot comme l'indique la figure 373 ; à la partie supérieure à l'endroit indiqué par la lettre *a*, on fait un trou ; on recueille la limaille produite par le foret, quand on est arrivé à une profondeur de 2 centimètres ; à la partie inférieure on opère de même à l'endroit indiqué par la lettre *b* ; on se sert du mélange des deux limailles pour faire l'essai. Quand on veut faire un essai très exact, on fond le lingot tout entier et on le coule en grenailles dans l'eau ; on nomme alors l'opération : *Essai à la grenaille* ou *à la goutte*.

Argenture. — On connaît un grand nombre de procédés pour l'argenture : souvent on emploie la galvanoplastie (DE RUOLZ) ; d'autres fois, on réduit une solution d'azotate d'argent par divers corps réducteurs, tels que l'acide tartrique (procédé PETITJEAN).

CHLORURE D'ARGENT

$$\text{AgCl} = 143,5 \quad \begin{array}{lll} \text{Ag} = & 108 & = 75,26 \\ \text{Cl} = & 35,5 & = 24,74 \\ \hline & 143,5 & 100,00 \end{array}$$

ÉTAT NATUREL. — *Kérargyre, argent muriaté ; argent corné.* Il est souvent bromifère et porte plus souvent alors le nom d'*embolite*.

Ce corps peut se présenter en petits cristaux cubiques ; mais le plus souvent il est en masses vitreuses à cassure conchoïdale ; sa densité est 5,3. Il se laisse rayer par l'ongle ; il fond à la bougie ; il est vitreux, adamantin, d'un blanc gris passant au vert par la présence d'un peu de brome ; à la lumière, il devient violet. Il forme souvent une couche mince à la surface de l'argent natif. Il accompagne toujours les minerais d'argent ; il est rare en Europe, très commun au Mexique et au Pérou, où il accompagne également un minerai de fer. Il forme des dépôts considérables dans les calcaires pénéens.

PRÉPARATION. — Ce corps se prépare très aisément par double décomposition.

PROPRIÉTÉS PHYSIQUES. — Il est incolore, insoluble, insipide, inodore, très dense ; l'ammoniaque le dissout en grande quantité ; par évaporation, cette solution abandonne du chlorure d'argent cristallisé ; à chaud l'ammoniaque donne de l'*argent fulminant ;* le chlorure d'argent est également soluble dans les sulfites, hyposulfites et chlorures alcalins ; il est insoluble dans l'acide azotique bouillant.

A la lumière, il devient violet, dégage du chlore et donne du sous-chlorure d'argent, Ag^2Cl, qui finit lui-même par donner de l'argent métallique ; cette réaction s'effectue avec absorption de chaleur.

Il fond à 260° ; par le refroidissement, il donne une masse transparente, désignée sous le nom de *lune cornée*. Quand on le maintient quelque temps en fusion, il se volatilise d'une manière sensible.

PROPRIÉTÉS CHIMIQUES. — Le charbon seul ne le réduit pas, mais il le réduit en présence de l'hydrogène ou de l'eau.

L'hydrogène naissant (zinc et acide sulfurique) le réduit avec une grande facilité.

Le fer et le zinc le réduisent à froid. A chaud, il est réduit par l'étain, l'antimoine, le bismuth, le plomb, le cuivre, etc. Le mercure ne le réduit qu'incomplètement.

L'acide sulfurique concentré ne l'attaque que lentement. L'acide azotique est sans action. L'acide chlorhydrique concentré et bouillant l'attaque un peu.

Les alcalis caustiques le réduisent à chaud en oxyde argentique ; si on a ajouté de la glucose, on obtient un culot d'argent métallique. Les carbonates alcalins et terreux le ramènent aussi à l'état métallique. Le mélange de 100 parties de chlorure d'argent, 70 parties de charbon et 5 parties de craie est souvent employé pour obtenir de l'argent métallique.

A sec, le chlorure d'argent absorbe 3 molécules de gaz ammoniac.

Il donne des combinaisons cristallines avec les chlorures de potassium, de sodium, de baryum, de strontium, de calcium et avec le cyanure de potassium. Ces combinaisons sont décomposées par l'acide azotique.

Usages médicaux. — Comme les sels d'argent introduits dans l'économie se transforment en chlorure, il serait rationnel d'administrer ce corps ; on en a fait quelquefois des injections hypodermiques ($0^{gr},05/10$ grammes) en le dissolvant à l'aide de l'hyposulfite de soude : on a également essayé le phosphate d'argent dissous à la faveur d'une petite quantité d'acide phosphorique. Ces injections de sels d'argent, employées contre l'ataxie, sont très douloureuses.

L'*argent bromuré* AgBr a été découvert dans un minerai du Mexique ; on l'obtient par double décomposition. Préparé à la lumière artificielle, il est blanc ; à la lumière diffuse, il a une couleur jaune qu'il garde. Il est soluble dans l'ammoniaque et les hyposulfites alcalins, mais beaucoup moins que le chlorure d'argent. Par évaporation de sa solution ammoniacale, on l'obtient cristallisé en octaèdres.

L'*argent ioduré* AgI a été découvert par Vauquelin dans un minerai apporté de Mexico. On l'obtient par double décomposition, en faisant agir de l'acide iodhydrique sur de l'argent très divisé ; on l'a obtenu à l'état cristallin ; il est jaune, presque insoluble dans l'ammoniaque et les hyposulfites alcalins. Sous l'influence de la lumière, il passe du jaune au bistre et enfin au noir.

Il a été autrefois employé en thérapeutique.

COMPOSÉS OXYGÉNÉS DE L'ARGENT

L'*oxyde argenteux* Ag^4O se prépare en faisant passer un courant d'hydrogène à 100° sur de l'oxalate ou du citrate d'argent, le produit obtenu traité par la potasse abandonne l'oxyde argenteux. — Les sels d'argent traités par le chlorure stanneux prennent une couleur brune qui paraît être due à la formation d'un sous-oxyde.

Cet oxyde est solide, noir, ne change pas de couleur par la dessiccation. Il est très peu stable ; une chaleur de 100° lui fait perdre tout son oxygène ; les acides oxygénés le dédoublent en argent et oxyde argentique avec lequel ils se combinent. L'ammoniaque opère le même dédoublement. L'acide chlorhydrique le transforme en sous-chlorure.

OXYDE ARGENTIQUE OU PROTOXYDE D'ARGENT

$$Ag^2O = 232$$

Cet oxyde se prépare en traitant l'azotate d'argent par la potasse ou la baryte en excès ; on obtient une poudre gris olivâtre qu'une dessiccation à 60° fait passer au brun foncé. La teinte jaune de cet oxyde au moment de sa précipitation semble indiquer la formation d'un hydrate, mais il est très instable.

L'oxyde argentique est une poudre brune, noire ou d'un noir bleuâtre ; soluble dans environ 3 000 parties d'eau, douée d'une faible réaction alcaline sur le papier de tournesol et d'un poids spécifique égal à 7,14 ; il est insoluble dans la potasse et la soude.

La lumière et la chaleur le décomposent en argent et oxygène.

C'est une base très puissante qui sature complètement les acides ; quand on expose cet oxyde humide à l'air, il en attire l'acide carbonique.

Avec l'ammoniaque liquide, il donne de l'argent fulminant.

Il se combine avec l'oxyde de plomb et donne un corps jaune $Ag^2O,2PbO$.

Il a été autrefois employé en médecine à la dose de 2 à 30 centigrammes par jour.

PEROXYDE D'ARGENT. Ag^2O^2

Ce corps se dépose au pôle positif de la pile dans l'électrolyse d'une solution concentrée d'azotate.

Ce corps est cristallisé en octaèdres, d'un gris de fer avec éclat métallique. Densité $= 5,474$. Il est insoluble dans l'eau. Calciné avec précaution, il se décompose en oxygène et oxyde d'argent ; si on chauffe rapidement, il fait une petite explosion et donne de l'oxygène et de l'argent métallique.

Avec le soufre et le phosphore, il donne des mélanges détonants.

Mis en contact avec les acides saturés d'oxygène, il donne un sel d'argent et dégage de l'oxygène ; si l'acide n'est pas peroxydé, il passe à l'état supérieur d'oxydation.

Avec l'acide chlorhydrique, il donne de l'eau, du chlore et du chlorure d'argent. Avec l'ammoniaque, il y a dégagement d'azote, formation d'eau et d'oxyde argentique.

ARGENT FULMINANT

La composition de ce corps est mal connue ; on le considère ordinairement comme du gaz ammoniac dans lequel un atome d'hydrogène aurait été remplacé par un atome d'argent.

Pour préparer ce corps, on dissout avec précaution de l'azotate d'argent dans de l'ammoniaque et on précipite par la potasse.

Ce corps détone avec la plus grande facilité, par le contact d'une barbe de plume ; il est très soluble dans l'ammoniaque ; cette solution se décompose facilement ; avec l'acide chlorhydrique, elle donne du chlorure d'argent et du chlorhydrate d'ammoniaque : avec l'acide sulfhydrique, elle donne du sulfure d'argent et du sulfure d'ammonium ; avec l'acide sulfurique, elle donne du sulfate d'argent, du sulfate d'ammoniaque et dégage un peu d'azote.

SULFURE D'ARGENT

$$Ag^2S = 248 \quad \begin{array}{rr} Ag^2\ 216 = & 87,10 \\ S\ \ 32 = & 12.90 \\ \hline 248 & 100,00 \end{array}$$

ÉTAT NATUREL. — A. *Argyrose, argent sulfuré, argent vitreux*. Ce corps cristallise en formes dérivées du cube. Sa densité est 7. Sa dureté = 2,5. Il fond à la bougie ; il est semi-ductile, il se laisse couper en petits copeaux prenant un vif éclat. Sa couleur est gris de plomb un peu foncé ; il est soluble dans l'acide azotique ; il est souvent en petites masses amorphes ou ramuleuses, à cassure conchoïdale vitreuse. Il est très répandu ; il occupe des filons dans les montagnes de gneiss, de mica schistoïde et de schiste.

B. *Argent sulfo-arséniuré* ou *proustite*, correspond à l'argent rouge.

C. *Argent antimonié sulfuré*, ou *argent rouge* ou *argyrithrose*. Le caractère minéralogique le plus saillant de cette espèce est la couleur rouge qui se manifeste dans sa cassure ou dans sa poussière et même immédiatement dans ses cristaux lorsqu'ils sont transparents. Elle renferme de 0,57 à 0,60 d'argent ; sa forme primitive est un rhomboèdre obtus de 108°1/2. Sa densité varie de 5,7 à 5,8. Sa dureté de 2 à 2,5. Elle fond aisément au chalumeau en répandant des vapeurs blanches ; elle est fragile et possède une cassure conchoïdale.

Ses formes cristallines sont très variées et offrent la plus grande analogie avec celles du calcaire, mais sans avoir jamais beaucoup de netteté ; on le trouve aussi à l'état amorphe et même en masses concrétionnées. En Amérique, il est très abondant et forme quelquefois la partie principale des dépôts argentifères.

Il existe plusieurs espèces d'argent stibio-cuprifère.

PRÉPARATION. — On peut obtenir le sulfure d'argent en précipitant un sel d'argent par l'hydrogène sulfuré, ou en fondant ensemble de l'argent et du soufre.

PROPRIÉTÉS. — Ce corps est très malléable, et présente des propriétés analogues à celles du sulfure naturel.

Quand on le grille, il se décompose en argent et anhydride sulfureux.

L'hydrogène et la plupart des métaux le réduisent à une température peu élevée.

L'acide sulfurique et l'acide azotique le décomposent, mettent l'hydrogène sulfuré en liberté et donnent les sels correspondants ; cependant l'attaque par l'acide azotique est assez lente.

L'acide chlorhydrique ne l'attaque que concentré et bouillant.

Le permanganate de potasse l'oxyde ; aussi ce corps est-il employé pour nettoyer l'argenterie.

Avec le chlorure cuivrique il donne du chlorure d'argent.

Il a une grande tendance à se combiner avec les autres sulfures.

SULFATE D'ARGENT. $SO^4Ag^2 = 312$

PRÉPARATION. — On le prépare en attaquant l'argent par l'acide sulfurique bouillant, ou bien encore par double décomposition.

PROPRIÉTÉS PHYSIQUES. — Il est en prismes anhydres, brillants, incolores, solubles dans 100 parties d'eau bouillante, beaucoup moins solubles dans l'eau froide, assez solubles dans l'acide sulfurique concentré, solubles à chaud dans l'ammoniaque : cette solution dépose par refroidissement des cristaux ayant pour formule $SO^4Ag^2,2AzH^3$.

La chaleur le réduit difficilement.

A chaud, le charbon fournit un mélange d'argent et de sulfure d'argent.

AZOTATE D'ARGENT

$$AzO^3Ag = 170 \quad \begin{array}{rrr} Az = & 14 = & 8,235 \\ O^3 = & 48 = & 28,236 \\ Ag = & \underline{108} = & \underline{63,529} \\ & 170 & 100,000 \end{array}$$

SYNONYMIE. — Nitrate d'argent.

PRÉPARATION. — Le Codex le fait préparer en attaquant l'argent vierge par de l'acide azotique ; si on employait de l'argent monnayé, la majeure partie de l'azotate cuivrique resterait dans les eaux mères (1).

---

(1) « Argent pur . . . . 100 gr.
Acide azotique officinal . . . . 150 gr.
Eau distillée . . . . 50 gr.

Mettez le tout dans une capsule en porcelaine et chauffez légèrement au bain de

Souvent l'azotate d'argent est employé sous forme de cylindres que l'on obtient en le fondant et le coulant dans une lingotière (1).

Quelquefois, pour affaiblir son action, on l'additionne d'azotate potassique (2).

---

sable jusqu'à dissolution complète : par le refroidissement les cristaux d'azotate d'argent se déposeront. Recueillez ces cristaux sur un entonnoir et faites-les égoutter.

Pour avoir un sel donnant une solution neutre, faites fondre les cristaux ci-dessus et faites recristalliser. » (Codex 1884.)

D'après MALENFANT, la cristallisation s'effectue très difficilement en liqueur neutre ; il vaut mieux faire cristalliser en liqueur acide et absorber l'excès d'acide azotique, en enveloppant l'azotate d'argent dans du papier à filtre et plaçant le tout entre des briques poreuses.

Si l'on n'avait à sa disposition que de l'argent de monnaie ou d'orfèvrerie, on pourrait encore s'en servir pour avoir de l'azotate d'argent pur. Il faudrait alors, après avoir recueilli l'azotate des premières cristallisations, mettre de côté les dernières eaux mères. Les cristaux déposés devraient être lavés avec un peu d'acide azotique, puis redissous dans l'eau, et mis à cristalliser comme précédemment. Ils seraient entièrement exempts de cuivre.

On peut réunir ensuite toutes les eaux mères qui sont plus ou moins colorées en bleu, suivant les proportions d'azotate de cuivre qu'elles renferment, y plonger des lames de cuivre, qui en précipitent tout l'argent sous forme de poudre grise ; cet argent est parfaitement pur, lorsqu'il a été convenablement lavé avec de l'eau.

On pourrait encore séparer l'azotate de cuivre de l'azotate d'argent par deux procédés :

1° En chauffant les deux sels à 200° ; l'azotate de cuivre est décomposé en vapeurs nitreuses et en oxyde de cuivre insoluble ; l'azotate d'argent reste inaltéré ; en reprenant par l'eau distillée et filtrant, on l'obtient pur.

2° Une partie de la liqueur argentique est précipitée par la potasse ; l'oxyde d'argent obtenu, lavé à plusieurs reprises, est introduit dans le reste de la liqueur d'argent ; l'oxyde d'argent déplace l'oxyde de cuivre ; on filtre et on fait cristalliser.

(1) Codex 1866. « *Azotate d'argent fondu.*

Azotate d'argent cristallisé environ. . . . . 100 gr.

Faites-le fondre dans un creuset d'argent ou de platine, et coulez-le dans une lingotière préalablement graissée et chauffée, où il se solidifiera en se refroidissant. — Lorsque la pierre infernale est coulée immédiatement après avoir été fondue, elle est d'un gris perlé et très fragile ; il convient de la maintenir en fusion pendant quelques instants avant de la verser dans la lingotière ; elle aquiert alors plus de solidité et une teinte plus brune, qui est due à ce qu'une petite quantité d'argent a été ramenée à l'état métallique. »

(2) *Azotate d'argent mitigé.*

« Azotate d'argent cristallisé . . . . 90 gr.
Azotate de potasse. . . . . 10 gr.

Triturez l'azotate d'argent avec l'azotate de potasse. Faites fondre le mélange dans un creuset en argent ou en porcelaine et coulez dans une lingotière.

Purification. — L'azotate d'argent pris dans le commerce peut avoir été préparé avec de l'acide azotique renfermant de l'acide chlorhydrique ; dans ce cas il renferme une combinaison de chlorure et d'azotate d'argent ; cette combinaison se détruit par la chaleur ; pour purifier cet azotate, on le chauffe doucement dans une capsule en porcelaine ; on chasse ainsi l'eau et l'acide interposés ; l'azotate qui reste est repris par l'eau et mis à cristalliser.

Quand on prend de l'azotate d'argent pur pour faire une liqueur titrée, il faut, avant de le peser, le sécher complètement en le chauffant dans une capsule en porcelaine.

(L'existence de cette combinaison d'azotate et de chlorure d'argent décomposable par la chaleur nous montre que quand on purifie l'acide azotique de l'acide chlorhydrique qu'il renferme au moyen de l'azotate d'argent, il faut décanter la liqueur avant de distiller ; en effet, si l'on ne prend pas cette précaution, le produit distillé renferme de l'acide chlorhydrique.)

Propriétés physiques. — L'azotate d'argent cristallise en tables appartenant au système du prisme droit à base parallélogramme. Les tables sont d'autant plus grandes que la solution était plus acide ; elles sont anhydres, incolores, transparentes, inaltérables à l'air, solubles dans une partie d'eau à 15° et dans une demi-partie d'eau bouillante, dans 10 parties d'alcool à la température de 15° et dans 4 parties d'alcool bouillant.

La lumière seule ne l'altère pas ; mais en présence des matières organiques, elle le réduit.

Il fond vers 200° ; au rouge il se transforme d'abord en azotite, puis se décompose.

Propriétés chimiques. — Un mélange de phosphore ou de soufre et d'azotate d'argent détone par le choc. Le phosphore réduit sa solution même à froid et dans l'obscurité.

Le charbon le réduit à chaud ou sous l'influence de la lumière.

L'hydrogène ne le réduit pas ou peut-être très lentement.

L'argent pulvérisé se dissout dans l'azotate d'argent et donne des composés comparables à ceux que fournit le plomb en réagissant sur l'azotate de plomb ; l'argent s'oxyde aux dépens d'une partie de l'oxygène de l'acide azotique, et donne une solution d'un jaune clair, qui, évaporée et reprise par l'eau, fournit un azotite neutre et un azotite basique jaune.

Le cuivre précipite l'argent de la solution d'azotate d'argent.

Le gaz ammoniac se combine avec ce sel à l'état solide et donne un composé ayant pour formule $AzO^3Ag, 3AzH^3$; ce composé est soluble dans l'eau ; la chaleur en fait dégager le gaz ammoniac.

L'ammoniaque en solution donne le même composé.

Préparez de même des crayons contenant un tiers, une moitié ou un quart d'azotate d'argent. » (Codex 1884.)

Un grand nombre de bases en précipitent l'oxyde d'argent.

L'azotate d'argent s'unit aux cyanures de mercure, de cuivre et d'argent, $AzO^3Ag,HgCy^2$ — $AzO^3Ag,CuCy^2$ — $AzO^3Ag^2,AgCy$. Ce dernier corps détone par la chaleur. Il se combine aussi avec les chlorure, bromure et iodure d'argent.

Les substances organiques le réduisent; des cristaux d'azotate d'argent enveloppés et conservés dans du papier se décomposent peu à peu, sans perdre leur forme, en argent métallique.

CONSERVATION. — L'azotate d'argent cristallisé doit être conservé dans un flacon bouché à l'émeri. Les cylindres de pierre infernale sont enfermés dans des flacons avec des graines de lin ou de la semence de psyllium destinées à empêcher qu'ils ne se brisent par le choc : ces graines font éprouver une décomposition à l'azotate d'argent, et se recouvrent d'un enduit d'argent métallique et même d'azotate; aussi ne doit-on pas les employer ultérieurement pour faire de la farine de lin. Quand la graine de lin est mal séchée, l'altération est beaucoup plus profonde et plus rapide.

M. BARILLÉ qui s'est occupé de cette question a constaté que lin, millet, coriandre, psyllium, etc., altéraient l'azotate d'argent et a proposé de remplacer ces corps par la pierre ponce granulée.

ALTÉRATIONS. FALSIFICATIONS. ESSAI. — L'azotate d'argent cristallisé ou fondu peut être altéré par du cuivre, et falsifié par des azotates de potasse, de plomb, de zinc et de l'eau; la pierre infernale, quand elle est colorée, a encore le privilège de pouvoir être additionnée de plombagine, de peroxyde de manganèse et d'ardoise pilée.

Codex. « La solution d'azotate d'argent cristallisé ne doit pas bleuir par l'ammoniaque. La pierre infernale doit présenter une cassure cristalline rayonnée; elle doit donner avec l'eau distillée une dissolution incolore; elle est entièrement soluble dans ce liquide ou, lorsqu'elle laisse un faible résidu, ce dernier doit se redissoudre complètement dans l'acide azotique sans le colorer. »

L'excès d'eau se reconnaît à ce que l'azotate peut mouiller le papier non collé. Si on voulait connaître la nature de la fraude, on ferait une solution du sel; le résidu, s'il y en avait un, serait examiné à part; la liqueur serait précipitée par l'acide chlorhydrique; la liqueur décantée serait soumise à l'examen par les procédés de l'analyse qualitative.

Si l'on ne tient pas à connaître la nature du résidu, le procédé le plus simple pour s'assurer de la valeur de ce corps consiste à le doser (1).

---

(1) On pèse $1^{gr},700$ du sel à essayer, on fait avec l'eau distillée un volume de 100 C.C., on neutralise la liqueur si elle est acide, en ajoutant un petit excès de carbonate de

Réactif. — Dans les laboratoires, la solution d'*azotate d'argent* à 1/20 est fréquemment employée; on emploie aussi quelquefois l'azotate d'argent *ammoniacal;* pour le préparer on ajoute à la solution précédente de l'ammoniaque jusqu'à ce que le précipité d'abord formé se soit redissous; il ne faut pas ajouter d'excès d'ammoniaque.

Usages. — On l'emploie en photographie, pour teindre les cheveux en noir, pour faire une encre à marquer le linge.

Usages médicaux. — Nous avons déjà indiqué l'emploi de l'azotate d'argent en tant que sel d'argent; il est également employé comme caustique.

L'azotate d'argent appliqué sur la peau la noircit par suite d'un dépôt d'argent réduit; l'épiderme noirci et mortifié tombe quelques jours plus tard. Appliqué sur une muqueuse sèche, l'azotate d'argent produit le même effet; si la muqueuse est humide, tous les liquides de l'organisme contenant du chlorure de sodium, le point de contact blanchit et prend ensuite un aspect violacé, par suite de la formation de chlorure d'argent qui est blanc d'abord et devient ensuite violet sous l'influence de la lumière. Enfin, lorsque l'azotate d'argent a été appliqué sur une plaie, une eschare blanche apparaît; elle est formée de chlorure et d'albuminate d'argent, car on sait que l'albumine se trouve en plus ou moins grande quantité dans les liquides qui humectent les plaies. Il ne se forme donc pas, à proprement parler, une eschare, mais plutôt une sorte d'enduit qui préserve les tissus sous-jacents; cela nous explique comment on peut laisser à demeure, pendant un temps prolongé, un crayon d'azotate d'argent en contact avec divers organes. Toutefois, il faut ajouter que l'azotate d'argent appliqué sur le vif produit une douleur considérable. Ce caustique est très fréquemment employé. Trousseau expliquait ses effets par l'irritation substitutive; peut-être l'explication est-elle hasardée; ce que nous savons, c'est que l'azotate d'argent resserre les vaisseaux lorsqu'il est appliqué en solution étendue sur une muqueuse, qu'il coagule les matières putrides et que c'est un antiseptique d'autant plus puissant qu'il est employé en solution moins étendue, qu'il est caustique en solution concentrée ou à l'état solide, qu'il détruit les éléments anatomiques sur lesquels il est appliqué, et qu'il modifie la vitalité des éléments anatomiques voisins.

---

chaux; on en prend 10 C.C. que l'on introduit dans un vase à précipité; on ajoute 2 gouttes d'une solution à 1/20 de chromate de potasse; il se forme un précipité rouge; au moyen de la burette graduée par 1/10 de C.C., on ajoute peu à peu et en agitant la solution normale décime de chlorure de sodium ($5^{gr},850$ pour 1000 C.C.) jusqu'à ce que le précipité rouge qui s'était d'abord formé disparaisse; la simple lecture de la burette donne la richesse en centièmes du sel à essayer.

Voyez encore, page 663, les diverses méthodes de dosage de l'argent.

Emploi. — Ces données expliquent l'emploi de ce sel dans les inflammations simples des muqueuses ; conjonctivite, coryza, inflammation des muqueuses du vagin, du col utérin, du canal de l'urèthre, de la vessie, dans les inflammations purulentes et virulentes, ophthalmie purulente des nouveau-nés, ophthalmie blennorrhagique, blennorrhagie, dans les plaies sordides et atoniques, ulcères sanieux et dysenteries chroniques, ozène, etc.

L'azotate d'argent est employé topiquement à tous les degrés, depuis la dilution la plus faible jusqu'à l'état solide. Les solutions de 1 à 3 millièmes sont prescrites dans les inflammations bénignes, par exemple dans la conjonctivite légère et même dans la conjonctivite granuleuse, dans le choléra, diverses affections gastriques. Quand l'inflammation est plus forte et surtout qu'elle est purulente, on emploie des solutions plus concentrées, celles de 1/100 à 1/50. La solution à 1/15 a été employée par Velpeau pour faire avorter l'ophthalmie purulente ; elle peut être appliquée sur la pourriture d'hôpital, et sur les ulcères sanieux et indolents. On pratique alors ce qu'on appelle une cautérisation en nappe.

Le crayon d'azotate d'argent s'emploie dans les inflammations chroniques siégeant soit à la surface du col utérin, soit dans sa cavité ; on a même cautérisé la muqueuse de la vessie.

Quand on touche les plaies avec l'azotate d'argent solide, on l'applique de diverses manières ; on l'applique sans ménagement pour cautériser une plaie faite avec un instrument malpropre, ou pour modifier le col de l'utérus ; on le passe assez fortement sur les parties, quand on veut réprimer les bourgeons charnus ; enfin on l'applique doucement à la superficie des plaies atoniques qu'on veut vivifier.

Quelquefois, surtout pour toucher les yeux, on emploie les *crayons mitigés,* c'est-à-dire additionnés d'azotate de potasse.

Toxicologie. — L'empoisonnement par ce corps est rare ; il est quelquefois suicide, le plus souvent accidentel ; introduit dans l'estomac, une partie se transforme en chlorure et en albuminate ; l'autre partie agit sur les parois stomacales par ses propriétés irritantes ; enfin une certaine quantité est absorbée soit à l'état de chlorure ou d'albuminate, soit à l'état d'azotate ; en effet, on peut le retrouver, après un empoisonnement aigu, dans le sang et dans le foie. Toutefois le poison se retrouve en majeure partie à l'état de chlorure blanc ou de sulfure noir dans le contenu intestinal.

Les symptômes de cet empoisonnement sont peu connus ; les parties externes qui ont été en contact avec ce sel sont colorées en noir ; les lésions ne sont connues que par les expériences sur les animaux ; la muqueuse gastrique présente des taches blanches dues au dépôt de chlorure d'argent, des eschares grisâtres semblables à celles que produit le crayon d'azotate d'argent ; cette muqueuse peut même se trouver réduite en bouillie. La muqueuse intestinale est colorée en noir par le sulfure d'argent.

Traitement. — Les vomissements se produisent en général avec facilité après l'ingestion d'azotate d'argent ; il faut donc surtout neutraliser le poison ; on administre de l'eau salée et de l'eau albumineuse ou du lait et on favorise les vomissements. Les purgatifs huileux seront prescrits dans la suite.

Recherche. — L'argent ne se trouve pas à l'état normal dans l'économie, cependant on a dit qu'il pouvait s'y trouver en quantités infinitésimales provenant du sel marin ; on a en effet constaté la présence de l'argent dans les eaux de la mer ; il faut aussi s'informer si le sujet a été soumis à une médication argentique et se rappeler que l'argent ne s'élimine qu'avec une extrême lenteur.

La recherche doit porter sur les vomissements, le contenu du tube digestif, le foie, les reins et les urines.

On peut détruire les matières par l'acide chlorhydrique et le chlorate de potasse ; dans ce cas, la liqueur pourra être trouble ou se troubler par refroidissement ; le précipité produit sera lavé, mélangé avec du carbonate sodique, puis à de l'azotate sodique ; on fera déflagrer la masse dans un creuset de porcelaine ; l'argent sera complètement réduit à l'état métallique. Le résidu est repris par l'eau ; les eaux de lavage peuvent renfermer un peu d'argent si l'opération n'a pas été bien conduite ; il ne faudra les rejeter qu'après s'être assuré de l'absence de ce métal ; l'argent métallique sera dissous dans un peu d'acide azotique, et avec ce liquide, il sera facile de constater les caractères des sels d'argent. La liqueur sera soumise à l'action de l'hydrogène sulfuré. Nous savons comment avec le sulfure d'argent nous obtiendrons les réactions des sels argentiques.

On pourra encore recourir au procédé de déflagration par l'azotate de potasse ; on obtiendra, suivant la température, du chlorure d'argent (parfois même de l'azotate) ou de l'argent métallique ; ce dernier cas se présentera lorsque la liqueur renferme un excès de base.

Taches. — Les taches noires produites sur la peau par l'azotate d'argent se reconnaissent très facilement ; elles ne se dissolvent pas dans les acides étendus comme les taches d'encre, mais s'éclaircissent ou disparaissent quand on les humecte avec du cyanure de potassium ou de l'hypochlorite de soude. Celles dues à l'encre d'imprimerie se ramollissent quand on les frotte avec de l'huile d'amandes douces et peuvent être enlevées en partie.

Cheveux colorés en noir. — Il suffit d'incinérer les cheveux et d'examiner les cendres pour reconnaître si l'on s'est servi d'une préparation argentique dans le but de leur communiquer une couleur noire ; pour cet usage, on emploie aussi assez fréquemment les solutions de divers sels de plomb.

BISMUTH

$Bi''' = 208$

HISTORIQUE. — Le bismuth est connu depuis 1529 ; mais il n'a été bien étudié qu'au commencement de ce siècle.

ÉTAT NATUREL. — Le bismuth natif jouit des mêmes propriétés que le bismuth du commerce ; il se présente en petites masses lamelleuses offrant

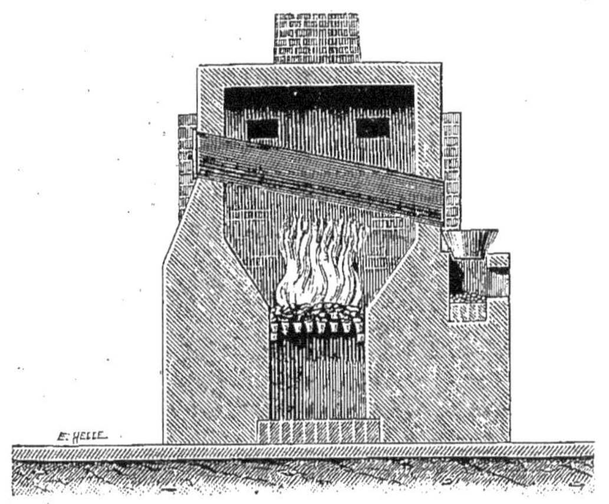

Fig. 374. — Bismuth. Préparation.

des clivages faciles, parallèlement aux faces d'un octaèdre régulier ; il se trouve au milieu d'une gangue quartzeuse. Sa densité est 9,73 ; sa dureté varie de 2 à 2,5. On ne le connaît qu'en très peu de contrées. Son gisement principal est en Saxe, où il forme des dendrites ramuleuses au sein d'un jaspe brun-rougeâtre. Presque partout il est associé à la cobaltine et à l'argent.

On connaît du *bismuth arsénié, telluré, silicaté*, etc.

Le sulfure de bismuth est exploité dans la Corrèze, à Meymac ; mais la métallurgie n'en étant pas bien établie, nous n'en parlerons pas.

PRÉPARATION. — L'extraction du bismuth consiste dans une simple liquation des minerais contenant ce métal à l'état natif. En Saxe, cette opération se fait dans des tubes de fonte inclinés (fig. 374). Le bismuth ainsi préparé renferme du soufre, quelques métaux étrangers et souvent de l'arsenic en quantité assez considérable.

PURIFICATION. — Le Codex de 1866 le faisait purifier par fusion répétée avec l'azotate de potassium (1).

Pour obtenir du bismuth chimiquement pur, il faut réduire, par le cyanure de potassium, le sous-azotate de bismuth obtenu au moyen de l'azotate de bismuth cristallisé pur.

CLASSEN a signalé la présence constante du plomb dans les composés bismuthiques prétendus purs.

PROPRIÉTÉS PHYSIQUES. — Le bismuth cristallise avec une grande facilité et se présente alors en trémies formées de rhomboèdres se rapprochant beaucoup du cube ; la surface de ces cristaux est fortement irisée par suite de la formation d'une pellicule d'oxyde. Pour l'obtenir cristallisé, on le fond et on le laisse refroidir lentement ; quand la surface a commencé à se figer, on la perce au moyen d'un fer rouge, et on décante la portion restée liquide. Il est blanc avec reflet rosé et texture très lamelleuse, cassant, d'une densité de 9,82 et fusible à 264°. Par compression sa densité diminue au lieu d'augmenter et devient 9,75 ; il se dilate beaucoup au moment de sa solidification ; sa conductibilité calorifique est 6,1 (Ag = 100), électrique 1,8 : sa chaleur spécifique est 0,3084 ; son coefficient de dilatation est 0,001341. Soumis à une haute température, il peut être distillé dans un courant d'hydrogène.

PROPRIÉTÉS CHIMIQUES. — Par son exposition à l'air, le bismuth se ternit rapidement, mais cette oxydation reste toute superficielle ; au rouge, sa surface se recouvre rapidement à l'air d'une pellicule verte ou jaune d'or s'il est pur, rouge, violette ou bleue s'il est impur ; au rouge blanc, il brûle avec une flamme bleue.

Il se combine directement au soufre, au chlore, au brome et à l'iode.

Dans l'eau pure, il est inaltérable ; si l'eau est aérée, il s'oxyde comme à

---

(1) « Bismuth du commerce . . . . 200 gr.
       Azotate de potasse . . . . 20 gr.

Réduisez les deux substances en poudre fine, et mêlez intimement la totalité du bismuth avec la moitié de l'azotate de potasse. Introduisez le mélange dans un creuset; chauffez lentement jusqu'au rouge et laissez refroidir. Le bismuth occupera la partie inférieure du creuset. Séparez-le de la scorie qui le recouvre et après l'avoir pulvérisé de nouveau et mêlé à la seconde moitié de l'azotate de potasse, soumettez-le à un second traitement en tout semblable au premier. Le bismuth ainsi obtenu n'est pas chimiquement pur, mais il ne contient pas d'arsenic, et on peut l'employer en cet état pour les diverses préparations pharmaceutiques dont il est la base. » (Codex 1866.)

En grand, on peut utiliser le même procédé, en opérant dans des vases en fonte et en brassant à deux reprises 100 kilogrammes de bismuth avec 3 kilogrammes à chaque fois d'azotate potassique.

l'air ; si elle renferme de l'acide carbonique, il se sépare des paillettes de sous-carbonate.

L'acide sulfurique ne l'attaque que très difficilement ; l'acide chlorhydrique se comporte de même, mais il suffit d'une trace d'acide azotique pour rendre l'attaque très facile.

D'après Andrews, le bismuth en contact avec l'acide azotique de 1,4 de densité l'attaque très vivement ; mais si on le touche avec une lame de platine, il devient passif, l'attaque cesse pour ne recommencer que lorsque le contact du platine cesse ; cependant, pendant cette passivité, le bismuth se recouvre d'une couche brune d'oxyde bismutheux.

Caractères. — Les sels de bismuth précipitent en brun-marron par l'hydrogène sulfuré ; le précipité est insoluble dans le sulfhydrate d'ammoniaque ; il se dissout dans l'acide azotique étendu de son volume d'eau ; la liqueur ne précipite ni par l'acide sulfurique, ni par l'acide chlorhydrique ; mais avec l'ammoniaque elle donne un précipité blanc. Ce précipité redissous dans AzO^3H donne les caractères suivants appartenant aux autres sels de bismuth.

1° Avec l'hydrogène sulfuré, précipité noir-brunâtre.

2° Les alcalis et leurs carbonates donnent naissance à des précipités blancs d'hydrate ou de carbonate basique. Le carbonate d'ammoniaque ne redissout que des traces du précipité, même quand il est en grand excès ; ce caractère le distingue du cuivre ;

3° L'eau en excès produit un précipité de sel basique ; l'alcool ne trouble pas les solutions chlorhydriques de bismuth, comme il le fait pour celles du plomb ;

4° Le chromate de potasse donne un précipité jaune ; le précipité est insoluble dans la potasse, et soluble dans l'acide acétique ;

5° L'iodure de potassium donne un précipité jaune-brunâtre qui passe au rouge lorsqu'on ajoute de l'eau ;

6° Les sels de bismuth chauffés au chalumeau se réduisent en un globule métallique blanc cristallin. Si on les chauffe à la flamme d'oxydation, ils donnent un enduit jaune ;

7° Avec le *réactif iodo-cinchonique* (cinchonine 1 IK^2,   eau 100) on obtient un précipité jaune-orangé qui permet de retrouver 1/500 000 de métal. Le précipité est soluble dans l'alcool. Pour bien réussir, il faut employer le réactif en excès, éviter un trop grand excès d'acide azotique et surtout la présence des acides sulfurique et chlorhydrique. Les autres métaux de cette section précipitent aussi par ce réactif, mais le précipité ne présente pas les mêmes propriétés.

Dosage. — Le bismuth est le plus souvent dosé à l'état d'oxyde ; quand la liqueur ne renferme que de l'acide azotique, on précipite à chaud par le carbonate d'ammoniaque, on recueille le précipité, on le lave, on le sèche et on le calcine pour transformer le carbonate en oxyde.

Quand la liqueur renferme un acide autre que l'acide azotique, on précipite par l'hydrogène sulfuré, ou bien par le sulfhydrate d'ammoniaque après neutralisation par l'ammoniaque ; le précipité lavé est traité encore humide par l'acide azotique de concentration moyenne ; on filtre la liqueur et on précipite comme plus haut par le carbonate d'ammoniaque.

Un deuxième procédé consiste à doser le bismuth à l'état de phosphate en prenant les précautions que nous avons indiquées à propos du dosage de l'acide phosphorique ; il ne faut pas que la liqueur contienne d'autre acide que l'acide azotique et il faut éviter la présence des sels ammoniacaux.

On peut encore acidifier la liqueur par l'acide acétique, ajouter un excès d'acétate de sodium, puis un volume déterminé d'une solution titrée de phosphate sodique ; on filtre et dans la liqueur on dose l'excès de phosphate sodique au moyen de la liqueur titrée d'urane.

On a encore dosé le bismuth : 1° par le chromate potassique (soit par les poids, soit par les volumes) ; 2° par l'oxalate d'ammoniaque ; 3° par précipitation à l'état d'oxychlorure de bismuth, etc.

SÉPARATION. — On sépare le bismuth du plomb au moyen de l'acide sulfurique, de l'argent au moyen de l'acide chlorhydrique et du mercure au moyen de l'acide phosphoreux ; cet acide ramène à chaud les sels de mercure à l'état de sel mercureux, mais ne réduit pas les sels de bismuth.

ESSAI. — Le bismuth du commerce renferme quelquefois de l'arsenic, du soufre, du cuivre, du fer et très souvent aujourd'hui du plomb, de l'argent et de l'antimoine. Pour y retrouver l'arsenic et le soufre, on le fait fondre au rouge avec 1/20 de son poids d'azotate potassique qui fait passer ces deux éléments à l'état de sulfate et d'arséniate potassiques. On reprend par l'eau chaude les scories qui restent au-dessus du bismuth métallique ; la liqueur donnera avec le chlorure de baryum un précipité blanc insoluble dans les acides, s'il y a de l'acide sulfurique, et avec l'azotate d'argent un précipité rouge brique dans le cas de l'arsenic en quantité notable ; si la quantité était minime, la liqueur serait chauffée avec de l'acide sulfurique pour chasser les composés azotés, puis introduite dans l'appareil de MARSH.

Pour constater la présence des métaux, le bismuth sera dissous dans l'acide azotique, de manière à obtenir une liqueur peu acide ; s'il y a un résidu blanchâtre, il est dû à l'antimoine ; on filtre la liqueur, on l'étend de beaucoup d'eau distillée pour séparer la majeure partie du bismuth ; on filtre, on concentre la liqueur ; l'acide sulfurique y produira un précipité blanc dans le cas du plomb ; l'ammoniaque fournira un précipité brun dans le cas du fer et colorera la liqueur en bleu dans le cas du cuivre.

Usages. — La présence des sels de bismuth ($0^{gr},10$ par litre de moût) empêche les fermentations secondaires pendant la fermentation alcoolique.

Toxicologie. — Ce corps n'est pas toxique ; cependant, d'après Rabuteau, les composés solubles de bismuth seraient loin d'être inoffensifs, et le tartrate de bismuth et de potasse (émétique de bismuth) serait plus actif que l'émétique ordinaire.

Dalché et Villèjean ont observé des accidents toxiques à la suite de pansements au sous-nitrate de bismuth.

Balzer, à la suite d'injections sous-cutanées faites avec une solution de citrate de bismuth et d'ammoniaque, a conclu que ces sels étaient plus actifs que ceux de mercure.

Les accidents sont : une stomatite caractérisée par un liséré gingival, brun-violacé, noirâtre, luisant, et des taches de même couleur sur la face interne des lèvres et des joues, salivation abondante, odeur de la bouche fétide, urine noirâtre, entérite, etc.

Il se localise dans le foie ; il s'élimine par le foie, la rate, les urines et les fèces ; l'élimination est très lente ; on en a retrouvé neuf mois après avoir cessé l'ingestion.

Pour le rechercher, on détruit les matières par l'acide chlorhydrique et le chlorate potassique ; la liqueur obtenue, débarrassée de chlore et filtrée, est soumise à l'analyse qualitative.

ALLIAGES

L'*alliage de Newton* fond à $94^{o},5$; il renferme :

Bismuth	8
Étain	3
Plomb	5

L'*alliage de Darcet* fond à 93° ; il renferme :

Bismuth	2
Plomb	1
Étain	1

L'*alliage de Wood* fond entre 66 et 71° ; il renferme :

Cadmium	1 ou 2
Étain	2
Plomb	2
Bismuth	7 à 8

L'alliage suivant fond un peu au-dessus de 60° :

Plomb	8
Bismuth	15
Étain	4
Cadmium	3

Le bismuth forme avec le mercure un amalgame liquide.

Le bismuth et l'antimoine donnent un alliage qui, comme le bismuth lui-même, se dilate en se solidifiant.

CHLORURES DE BISMUTH

On connaît le trichlorure $BiCl^3$, un bichlorure $BiCl^2$ et un chlorure intermédiaire Bi^3Cl^8.

On prépare le premier en faisant passer un courant de chlore sur le bismuth, ou en dissolvant dans de l'acide chlorhydrique de l'oxyde de bismuth, ou bien encore en distillant un mélange de bismuth et de chlorure mercurique.

Ce corps forme une masse blanche, grenue, opaque; il est très fusible, volatil, déliquescent, soluble dans l'acide chlorhydrique ou une très petite quantité d'eau ; une plus grande quantité d'eau le décompose en oxychlorure (BiOCl) dont la composition varie suivant la quantité d'eau employée. Sous le nom d'*eau de riz*, les parfumeurs délivrent souvent un mélange de cet oxychlorure, d'eau de rose et de chlorure mercurique.

IODURE DE BISMUTH BiI^3 ET OXY-IODURE. BiOI

L'iodure de bismuth se prépare en chauffant le bismuth en poudre dans un courant de vapeur d'iode. Le produit se sublime en grandes lames hexagonales brillantes, d'un gris noir. L'eau froide ne l'altère pas, mais l'eau bouillante le transforme en oxy-iodure BiOI, qui se produit aussi par la sublimation de l'iodure à l'air.

Astre a repris l'étude des oxy-iodures. On avait avancé qu'il en existait plusieurs ; il a démontré qu'il n'en existait qu'un répondant à la formule BOI. Les divers procédés employés pour le préparer, England, Fischer, Mayo, etc., fournissent des produits de composition variable.

Astre a recours au procédé suivant : il prépare d'abord un iodure double de bismuth et de potassium, en épuisant par l'éther acétique le mélange obtenu par trituration d'une molécule d'azotate neutre de bismuth, pour 4 molécules d'iodure de potassium et 50 C.C. d'eau ; on abandonne l'éther acétique à l'évaporation spontanée.

Dix grammes de cet iodure double sont traités par 4 litres d'eau froide, on lave le produit obtenu jusqu'à ce que les eaux de lavage ne contiennent plus d'iode.

Ce corps avait été préconisé comme un agent précieux pour les pansements antiseptiques, préférable au sous-azotate, et produisant des effets analogues à ceux de l'iodoforme ; il a été employé dans le pansement des ulcérations d'origines diverses, chancre mou, balanite, etc.

OXYDES DE BISMUTH

On connaît les combinaisons Bi^2O^2 — Bi^2O^3 — Bi^2O^4 et Bi^2O^5 : à cette dernière correspond un acide BiO^3H.

L'oxyde Bi^2O^4 peut être considéré comme du bismuthate de bismuthyle.

PROTOXYDE DE BISMUTH OU BISMUTHYLE. 2BIO

Il se produit par oxydation incomplète du bismuth à l'air, au-dessous de son point de fusion. C'est une poudre cristalline, gris-noir, brûlant comme de l'amadou quand on la chauffe à l'air. Ses affinités sont très faibles et on ne connaît pas de sels correspondants.

TRI-OXYDE DE BISMUTH. BI^2O^3

On le trouve dans les minerais de Meymac (*bismuthocre*).

Ce corps s'obtient à l'état hydraté $BiHO^2$ en précipitant un sel de bismuth par un alcali ; en portant la liqueur à l'ébullition, il se déshydrate.

On l'obtient anhydre en chauffant fortement à l'air le bismuth, ou bien encore en calcinant l'azotate ou le carbonate ; dans la calcination du bismuth à l'air, on ne l'obtient pas toujours pur ; il se forme un peu d'anhydride bismuthique qui se combine avec cet oxyde.

L'oxyde de bismuth anhydre est d'un jaune pâle ; on peut l'obtenir en petites aiguilles brillantes ; il est inodore, insipide ; sa densité est 8,2 ; il est insoluble dans l'eau ; il est fixe ; il fond au rouge ; fondu, il s'introduit facilement dans les pores des creusets comme la litharge ; aussi l'a-t-on quelquefois employé pour la coupellation.

Le soufre, le chlore, le carbone, l'hydrogène le décomposent.

Il perce les creusets avec encore plus de facilité que la litharge.

PENTOXYDE DE BISMUTH. Bi^2O^5

Le bismuth a une très grande analogie avec l'antimoine ; aussi comme lui, donne-t-il un anhydride bismuthique et des acides méta, pyro et ortho-bismuthiques. Nous n'en parlerons que pour mémoire.

L'*anhydride bismuthique* s'obtient par calcination ménagée des acides bismuthiques.

On obtient l'acide bismuthique BiO^3H en faisant passer un courant de chlore dans de l'eau tenant de l'oxyde de bismuth en suspension.

Cet oxyde bismuthique peut se combiner avec l'oxyde de bismuth BiO^3, BiO $= Bi^2O^4$; ce composé a quelquefois été étudié comme un oxyde particulier de bismuth ; on en avait fait autant pour le composé analogue de l'antimoine.

SULFURES DE BISMUTH

Il existe un sulfure de bismuth Bi^2S^2 que l'on peut obtenir en chauffant des proportions convenables de soufre et de bismuth. Il n'a pas grand intérêt.

SULFURE DE BISMUTH. Bi^2S^3

ÉTAT NATUREL. — *Bismuthine.* Quand ce corps est pur, il est gris d'acier et cristallisé en aiguilles rhomboïdales. Sa densité est 6,549 ; il fond au chalumeau et donne un enduit jaune d'oxyde de bismuth. A Meymac, dans la Corrèze, ce sulfure a une couleur gris de plomb légèrement bleuâtre qui lui donne quelque peu l'apparence de l'antimoine sulfuré. Son poids spécifique est 6,60.

PRÉPARATION. — On le prépare en faisant passer un courant d'hydrogène sulfuré dans un sel de bismuth, ou en fondant du soufre avec du bismuth.

PROPRIÉTÉS. — Ce corps a une structure cristalline et il est isomorphe avec le sulfure d'antimoine.

AZOTATE DE BISMUTH NORMAL

$$(AzO^3)^3 \ \bar{Bi}''',5H^2O = 484$$

Ce sel s'obtient par l'action de l'acide azotique sur le bismuth (1)

---

(1) « Acide azotique officinal . . . . 460 gr.
Eau distillée. . . . . 440 gr.
Bismuth purifié. . . . . 200 gr.

ou en concentrant les eaux-mères provenant de la préparation du sous-azotate.

On obtient ainsi des prismes volumineux, incolores et transparents, appartenant au système bi-oblique.

Ces cristaux se dissolvent bien dans l'acide azotique ordinaire; l'eau pure les décompose comme tous les sels de bismuth.

Même au-dessous de 100°, ce sel perd de l'eau et de l'acide azotique : à 140°, une grande partie de l'acide azotique se dégage mais sans produire de vapeurs rutilantes et il reste un sous-azotate de même composition que celui du Codex, mais anhydre. Ce dernier, sous l'influence d'une chaleur plus élevée, donne de l'oxyde de bismuth et des vapeurs nitreuses.

On en fait quelquefois une liqueur azotique servant au dosage de l'acide phosphorique (1).

AZOTATE (SOUS-) DE BISMUTH

$$AzO^3,BiO,H^2O = 304$$

Synonymie. — *Sous-nitrate de bismuth, magistère de bismuth.* Ce sel peut être regardé comme de l'ortho-azotate de bismuth $(AzO^4)'''$ Bi,H^2O ou l'ortho-azotate acide de bismuthyle $AzO^4H^2\,(BiO)$.

Préparation. — 1° La préparation du sous-nitrate de bismuth par le procédé du Codex (2) est basée sur la décomposition par l'eau de l'azotate de bismuth; les lois de cette décomposition ont été étudiées par Ditte.

Introduisez peu à peu le bismuth pulvérisé dans l'acide azotique préalablement mélangé avec la quantité d'eau prescrite, et laissez la dissolution se faire à froid en ne [chauffant que vers la fin de l'opération. Quand le dégagement de vapeurs nitreuses a cessé et que la solution est complète, ajoutez de l'eau distillée jusqu'à commencement de précipité persistant. Filtrez et concentrez la liqueur jusqu'aux deux tiers de son poids, ce qui correspond sensiblement à la pellicule : laissez cristalliser. » (Codex 1884.)

(1)   Azotate de bismuth cristallisé. . . . . 66 gr.
         Acide azotique à 1,200 . . . . 200 gr.
         Eau   Q. S. pour 1000 C.C.

Chaque C.C. est susceptible de précipiter $0^{gr},01$ d'anhydride phosphorique.

(2) « Lavez les cristaux d'azotate de bismuth avec de l'eau acidulée (1 partie d'acide azotique pour 4 parties d'eau); faites-les égoutter et triturez-les avec quatre fois leur poids d'eau. Versez la bouillie ainsi obtenue dans 20 parties d'eau bouillante, en agitant vivement. Lavez le précipité recueilli sur une toile avec 5 parties d'eau distillée; exprimez-le et séchez-le à une douce chaleur. » (Codex 1884.)

Ditte admet l'existence de deux sous-azotates de bismuth : l'un a pour formule AzO^3,BiO avec 1, 2, 3, ou 4 molécules d'eau, suivant la température à laquelle on l'a desséché, il est cristallin ; l'autre a pour formule $AzO^3,2BiO$, il est amorphe.

L'azotate normal de bismuth $(AzO^3)^3Bi,5H^2O$ se dissout sans décomposition dans l'eau à 12° contenant par litre 83 grammes d'acide azotique libre (cette quantité d'acide libre varie avec la température) ; qu'arrivera-t-il si on verse de l'azotate de bismuth cristallisé en excès dans de l'eau? Une partie de cet azotate sera décomposée en sous-azotate (dont une partie se dissoudra et l'autre se précipitera), et en acide azotique libre jusqu'à ce que la liqueur renferme par litre 83 grammes d'acide azotique libre ; l'autre partie de l'azotate cristallisé se dissoudra sans aucune décomposition ; si on augmente la proportion d'eau, une nouvelle quantité d'azotate cristallisé se décomposera pour maintenir à la liqueur la même acidité ; on arrive ainsi à ne plus avoir la moindre proportion d'azotate cristallisé en dissolution. Si on continue encore l'addition d'eau, le sous-azotate AzO^3, BiO, nH^2O, qui est d'autant plus soluble dans l'eau que sa richesse en acide azotique libre se rapproche d'avantage de 83 grammes par litre, se précipitera proportionnellement à la quantité d'eau ajoutée.

Que devient encore notre sous-azotate AzO^3,BiO,nH^2O en présence d'un plus grand excès d'eau ; à froid, nous n'avons pas de réaction bien sensible ; mais à la température de l'ébullition, il se produit un nouvel équilibre dont

---

Ce procédé donne un produit très pur. Quand on attaque le bismuth arsenical par l'acide azotique, on obtient en opérant à froid de l'arsénite de bismuth très soluble qui restera dans les eaux-mères; en opérant à chaud, il se forme de l'arséniate de bismuth insoluble que l'on séparera par le filtre, en même temps que les acides antimonique et stannique, s'il y en a, et même une partie de l'azotate de plomb, si ce métal existe en grande quantité.

Quand on fera cristalliser, le plomb, l'argent et le cuivre resteront presque en totalité dans les eaux-mères.

Les cristaux obtenus sont lavés pour enlever les impuretés qui les souillent.

On verse la bouillie dans l'eau bouillante, parce qu'il faut ainsi employer une moins grande quantité d'eau pour transformer l'azotate en sous-azotate : en effet, à 100°, la liqueur doit contenir par litre plus de 83 grammes d'acide azotique libre pour que l'azotate acide de bismuth se dissolve sans se décomposer.

Il faut avoir grand soin de n'employer dans toutes ces opérations que de l'eau pure; les eaux calcaires, surtout sulfatées, précipiteraient le plomb que pourrait contenir l'azotate de bismuth (Riche).

Ce procédé donne un bon rendement, soit environ 115 grammes de sous-azotate pour 100 grammes de bismuth métallique pur; on retire en outre 30 grammes d'oxyde en précipitant les eaux-mères et les eaux de lavage par l'ammoniaque.

le mécanisme est absolument semblable à celui que nous venons d'étudier et qui se passe entre :

(*a*) Le sous-azotate AzO^3,BiO,nH^2O jouant ici le même rôle que jouait plus haut l'azotate cristallisé ;

(*b*) Et le second sous-azotate $AzO^3,2BiO$, sur lequel l'eau bouillante ne paraît pas avoir d'action, jouant le rôle du sous-azotate AzO^3,BiO,nH^2O dans la première réaction étudiée ;

(*c*) Une liqueur contenant par litre $4^{gr},50$ environ d'acide azotique libre.

2° M. ADRIAN après dissolution de bismuth dans l'acide azotique étend d'eau et filtre pour séparer l'arséniate de bismuth ; il ajoute un mélange d'acides sulfurique et chlorhydrique pour éliminer le plomb et l'argent ; il décompose par l'eau, complète la décomposition par addition d'ammoniaque et de bicarbonate de sodium, mais de manière que la liqueur reste acide, lave à plusieurs reprises le précipité et ajoute un peu de gomme arabique à la dernière eau de lavage, afin de donner plus de consistance aux trochisques.

3° LALIEU et DESCAMPS précipitent la solution filtrée d'azotate de bismuth par l'ammoniaque qui maintient en dissolution l'argent et le cuivre. Le précipité est hydraté et blanc ; il est chauffé avec une solution de soude caustique qui dissout le plomb et l'arsenic ; il se déshydrate et devient jaune ; après lavage, il est additionné d'une quantité convenable d'acide azotique pour le transformer en sous-azotate.

4° YVON a préparé un sous-azotate de même formule mais anhydre, en chauffant à 120° l'azotate normal.

5° YVON a encore obtenu le sous-azotate de bismuth en triturant dans un mortier de verre :

<pre>
Azotate de bismuth cristallisé . . . . 100 gr.
Carbonate de calcium 19,84
</pre>

On ajoute de l'eau ; on jette sur un filtre et on lave : le produit obtenu est très blanc et très léger.

PROPRIÉTÉS. — « Le sous-nitrate de bismuth constitue une poudre d'un beau blanc ; quand il est pur, il résiste à l'action de la lumière, mais il se colore promptement au contact de certaines matières organiques. Il noircit sous l'influence des émanations sulfhydriques. Il est insoluble dans l'eau, à laquelle il communique une réaction acide ; entièrement soluble au contraire dans l'acide azotique, sans effervescence ; 100 parties renferment 76,18 d'oxyde de bismuth, 17,42 d'acide azotique anhydre et 5,80 d'eau. » (Codex 1884.)

Dosage. — 1° *Dosage de l'acide azotique*. On prend un gramme du sous-azotate à analyser ; on le porte à l'ébullition pendant dix minutes avec 10 C.C. liqueur normale alcaline et 50 C.C. d'eau ; on laisse refroidir ; on jette sur un filtre et on lave : on titre au moyen d'une liqueur normale acide ; on détermine ainsi la quantité d'acide azotique.

2° *Oxyde de bismuth*. Par calcination dans un creuset de porcelaine taré, on détermine le résidu qui est de l'oxyde de bismuth.

3° *Eau*. — L'eau se détermine par différence ou directement à l'étuve à 100°.

Altérations. Falsifications. — Le sous-azotate de bismuth peut être altéré ou falsifié par de l'arsenic, de l'antimoine, du plomb, de l'argent, du cuivre, du tellure, du chlorure ou du sulfate de bismuth, un excès d'oxyde de bismuth ou de carbonate, des sels de chaux, du talc, de la fécule, etc.

Essai. — 1° Le sous-azotate de bismuth délayé avec un peu d'eau et additionné d'acide azotique doit se dissoudre complètement sans dégagement de gaz (CO_2, talc, fécule, sulfate de chaux).

2° Cette solution ne doit précipiter ni par l'acide sulfurique dilué (plomb, calcium), ni par l'azotate d'argent (chlorures), ni en jaune par le molybdate d'ammoniaque (phosphates).

3° On fait bouillir le sous-azotate dans un ballon avec une solution de potasse ; l'ammoniaque, s'il y en a, se dégage : on laisse refroidir, on filtre ; on acidule par l'acide sulfurique et on introduit dans l'appareil de Marsh ; on ne doit pas obtenir d'anneaux. (Il ne faut pas traiter le sous-azotate de bismuth par l'acide sulfurique et introduire dans l'appareil de Marsh, parce que, d'après Dragendorff, les composés bismuthiques diminuent beaucoup la sensibilité de l'appareil de Marsh.)

Pour rechercher l'arsenic, Glénard chauffe dans un tube 1 gramme de sous-nitrate de bismuth (pour chasser l'acide azotique), ajoute de $0^{gr},10$ à $0^{gr},20$ d'acétate de potassium et chauffe de nouveau ; en présence de l'arsenic, on obtient une odeur de cacodyle.

On pourrait encore avoir recours au procédé de Reinsch.

4° Pour rechercher le plomb, on peut avoir recours au procédé de Rose. (Traitement par l'acide chlorhydrique ; addition d'acide sulfurique et d'alcool) ou au procédé électrolytique de Riche ou encore au procédé de Chapuis basé sur ce que le chromate de plomb est soluble dans la soude et insoluble dans l'acide acétique, tandis que c'est l'inverse pour le chromate de bismuth (1).

______

(1) A 3 grammes de sous-nitrate de bismuth, on ajoute 4 C.C. d'une solution de

Quand on a constaté que le sous-azotate de bismuth répondait à tous ces essais, on procède à son titrage.

Usages. — Ce corps est souvent employé comme fard ; mais il a l'inconvénient de noircir par les vapeurs sulfhydriques.

Usages médicaux. — *Formes pharmaceutiques.*
Cachets ou prises.
Potion ⎧ C'est la glycérine, dans la proportion de 4 pour 1, qui maintient
Mixture ⎩ le mieux ce corps en suspension.

Après son introduction dans les voies digestives, le bismuth est absorbé en petite quantité, grâce à l'acide chlorhydrique du suc gastrique ; on a pu en effet en déceler sa présence dans le lait, dans les urines et dans presque tous les organes ; mais la majeure partie chemine dans le tube digestif, est encore blanche dans l'intestin grêle, mais devient noire dans le gros intestin ; en effet l'hydrogène sulfuré le décompose, le transforme en sulfure de bismuth et met l'acide azotique en liberté ; il exerce donc dans ce cas une double action, l'une topique, et l'autre absorbante. Par son action topique, il modifie le fonctionnement et la vitalité des surfaces au contact desquelles il se trouve ; il diminue les sécrétions dont ces surfaces sont le siège, favorise la cicatrisation de celles qui sont ulcérées, et fortifie celles qui sont ramollies. Il en résulte le rétablissement des fonctions digestives, la disparition des maux d'estomac, des douleurs d'entrailles et des diarrhées. Par son action absorbante, il s'empare de l'hydrogène sulfuré et neutralise les détritus viciés qui peuvent se trouver dans le tube digestif.

Le sous-azotate de bismuth est prescrit contre les digestions laborieuses avec tendance à la diarrhée, dans la gastrite subaiguë, dans la gastrite chronique et dans la gastralgie qui se complique d'un état d'irritation de la membrane muqueuse de l'estomac, dans les gastralgies accompagnées de fétidité de l'haleine. On l'emploie avec avantage dans la dysenterie et dans les diarrhées de toute nature, surtout dans celles qui accompagnent les maladies où s'effectuent des résorptions septiques ; on en a fait le plus grand usage dans la diarrhée prémonitoire du choléra.

Le sous-nitrate de bismuth s'emploie un quart d'heure avant les repas ; si le malade est à la diète, on peut lui en faire prendre à un moment quelconque de la journée. Quand le médicament a déjà produit une amélioration

---

soude caustique à 0,10 et assez d'une solution de chromate jaune de potassium à 0,10, pour qu'après l'ébullition, la liqueur soit colorée en jaune ; on fait bouillir ; on décante le liquide clair sur un filtre ; on recommence le même traitement et on jette le tout sur un filtre : la liqueur est additionnée d'acide acétique jusqu'à acidité franche, le chromate de plomb se précipite : avec 1/1000 de plomb, le trouble est très net.

notable, il ne faut pas en cesser brusquement l'emploi, sous peine de récidive, mais en diminuer progressivement les doses jusqu'au retour complet à l'état normal.

La dose pour les adultes est de 1 à 4 grammes dans les 24 heures, pour les enfants de 1 à 5 décigrammes. M. Monneret a porté la dose sans inconvénient à 50, 60 et même 80 grammes par jour. Du reste ses effets varient beaucoup suivant son état d'agrégation ; quand il est trop agrégé, il peut agir à la façon d'un purgatif mécanique ; aussi serait-il préférable d'administrer le sous-azotate de bismuth après l'avoir lavé, sans le dessécher.

En Angleterre on prépare une *liqueur de bismuth* en dissolvant le sous-azotate dans le citrate neutre d'ammoniaque ; cette modification n'est pas heureuse ; elle ne facilite pas l'administration de ce corps.

Le sous-azotate de bismuth a été également employé à l'extérieur ; on l'emploie dans les ophthalmies catarrhales à l'état subaigu et chronique ; on insuffle dans l'œil 10 ou 20 centigrammes de ce sel une ou deux fois par jour ; quelquefois on saupoudre de la même manière les ulcères sanieux et ceux qui causent de vives douleurs. Il calme la démangeaison dans certaines dartres, telles que l'eczéma chronique, l'impétigo ; il accélère même la guérison ; on enduit la peau avec un mélange d'eau et de sous-azotate de bismuth ; ce même mélange est employé pour le pansement des plaies.

Dans les dysenteries, on l'a donné en lavement.

M. Sée l'a employé comme pansement antiseptique et le recommande soit pour le traitement de l'érysipèle, soit comme préventif de cette même affection. Le Dr Bardeleben l'a utilisé contre les brûlures.

N'oublions pas que dans le pansement des plaies, il a quelquefois produit des accidents (voy. p. 687).

Il a été employé contre la blennorrhée, le coryza, l'ozène, etc.

PHOSPHATE DE BISMUTH

$PO^4 Bi'''$

On fait une solution de phosphate de sodium et on la porte à l'ébullition ; on y ajoute peu à peu une solution très acide d'azotate de bismuth ; le phosphate de bismuth se précipite ; on le lave sur un filtre, jusqu'à ce que le liquide qui s'écoule soit neutre aux papiers réactifs ; on le dessèche à l'étuve.

C'est une poudre blanche, dense, grenue.

On l'emploie aux mêmes doses et dans les mêmes cas que le sous-azotate de bismuth ; il paraît être un peu plus actif ; il est de composition très constante.

CARBONATE DE BISMUTH

CARBONATE DE BISMUTHYLE $CO^3(BiO)^2,H^2O$

On l'obtient en versant une solution d'azotate neutre de bismuth dans une
solution de carbonate de soude. C'est un composé blanc pulvérulent ; il a été
proposé pour remplacer le sous-azotate ; son usage prolongé aurait produit
des effets toxiques ; il aurait neutralisé la trop grande acidité de l'estomac
et remplacé le mélange souvent nécessaire de sous-azotate de bismuth avec
la craie. Son usage n'a point prévalu.

CUIVRE

$$Cu'' = 63,50$$

Historique. — Le cuivre est un des métaux les plus anciennement connus, ce qui s'explique aisément, parce qu'il existe à l'état natif, ou de minerais faciles à traiter. Pur ou à l'état d'alliage, il servait sous le nom de χαλκος ou d'æs à de nombreux usages pour lesquels le fer l'a remplacé.

État naturel. — Le cuivre se trouve à l'état natif; il jouit des propriétés du cuivre du commerce. Il est souvent cristallisé en cubes ou en formes qui en dérivent, telles que l'octaèdre régulier, le cubo-octaèdre; sa forme la plus ordinaire est l'octaèdre cunéiforme; on le trouve aussi en dendrites, en rameaux, en filaments, en petites lames ou en grains implantés ou dispersés dans diverses gangues; il se trouve surtout dans les terrains primitifs où il est mêlé aux autres minerais de cuivre; on le rencontre en masses isolées et quelquefois considérables dans les sables de transport, comme au Brésil, au Chili, au Canada.

Dans certaines mines, le cuivre natif se forme pour ainsi dire sous les yeux des mineurs; le sulfate de cuivre qui s'est formé par l'oxydation du sulfure est réduit par le fer ou les substances organiques; ce cuivre se présente en petites masses poreuses ou granuleuses et porte le nom de *cuivre de cémentation*.

Les minerais de cuivre exploités sont: 1° le cuivre natif: 2° les oxydes de cuivre; 3° les sulfures de cuivre.

Préparation. — La métallurgie du cuivre change, dans une même usine, pour ainsi dire à chaque instant, suivant la nature du minerai.

Les minerais, quels qu'ils soient, sont d'abord préparés mécaniquement, c'est-à-dire mis en morceaux de grosseur convenable et autant que possible séparés de la gangue, puis, suivant leur nature, ils sont soumis à un traitement particulier.

1° *Minerais oxydés et carbonatés*. — Ce minerai est fondu dans un four à cuve avec du charbon et des fondants convenables; cette opération donne un *cuivre noir* qu'on raffine (voir plus loin).

2° *Minerais sulfurés*. — Le minerai est soumis à un grillage qui enlève l'arsenic, l'antimoine et une partie du soufre, et qui change partiellement les autres corps en oxydes. La masse grillée est fondue avec de la silice et du charbon. La silice entraîne le fer dans les scories à l'état de silicate, et le charbon réduit l'oxyde de cuivre ; le cuivre devenu libre s'unit au soufre laissé par le fer, et forme un sous-sulfure fusible (matte). Cette matte contient encore du fer ; on la grille, puis on la fond avec de la silice, jusqu'à ce que le métal obtenu ne contienne plus sensiblement ni fer, ni soufre ; et quelquefois en Allemagne ce traitement est répété huit ou dix fois. Enfin ce cuivre presque pur, nommé le *cuivre noir*, est soumis au raffinage.

3° *Cuivre natif et raffinage.* — Le cuivre brut ou bien le cuivre natif est refondu sous un courant d'air assez vif. Les métaux étrangers et une certaine portion de cuivre s'oxydent et se changent en silicates au contact de la silice de la sole. Ces scories sont enlevées ; mais à ce moment, on ne peut pas empêcher que le bain de cuivre mis à nu ne s'oxyde légèrement, et l'on obtient du cuivre très rouge, nommé *cuivre rosette* qui doit sa teinte amarante et sa propriété d'être cassant à de petites quantités de sous-oxyde. On le ramène à l'état de cuivre pur et malléable, en le chauffant, soit dans un four spécial, soit dans le four même où il a été produit avec une certaine quantité de poussier de charbon, et en le brassant avec des branches de bois vert.

Depuis peu, on a imaginé deux nouveaux procédés qui semblent devoir faire une heureuse concurrence aux précédents.

Dans le premier, après une fusion qui transforme les minerais en un composé de soufre, de cuivre et de fer, on les traite dans un convertisseur BESSEMER un peu modifié, par un fort courant d'air : de toutes les substances qui l'accompagnent, le cuivre est le moins oxydable ; le soufre brûle ; le fer après la combustion donne avec la garniture du convertisseur un silicate fusible ; on arrête le courant d'air, quand tout est oxydé sauf le cuivre et on coule.

La méthode électrolytique a été appliquée de bien des manières différentes ; dans le procédé BLAS et MIEST, le minerai est aggloméré en plaques qui servent d'anodes ; le bain est constitué par du sulfate, de l'azotate ou du chlorure de cuivre ; le cathode est constitué par un métal non attaqué par cette solution ; on fait passer le courant ; le cuivre de la solution se dépose ; l'acide se porte sur l'anode et attaque le minerai de façon que la solution conserve sa composition.

PURIFICATION. — Le cuivre du commerce contient ordinairement de petites quantités d'étain, de plomb, d'argent et surtout de fer. Pour avoir du cuivre pur, il faut faire cristalliser à plusieurs reprises du sulfate de cuivre, puis mettre la solution de ce sel en contact avec des lames de fer. Le cuivre se précipite ; on le laisse pendant quelque temps en digestion avec de l'acide chlorhydrique, puis on le lave, on le sèche et on le fond avec un peu d'oxyde de cuivre et de borax. L'oxyde précipite le peu de métal étranger qui reste encore et le borax dissout l'oxyde de cuivre.

PROPRIÉTÉS PHYSIQUES. — Le cuivre cristallise en cubes ou dans d'autres formes du système cubique ; on obtient ces cristaux en réduisant lentement des solutions étendues de sels de cuivre, soit à l'aide d'une action électrique soit en y plongeant du bois ou du phosphore. Par transparence il est vert; par réflexion il possède la couleur complémentaire, le rouge; par le frottement, le cuivre acquiert une odeur désagréable; il possède même une saveur sensible.

Il est très faiblement diamagnétique ; il est très malléable et fort tenace; c'est même, après le fer, le métal le plus tenace, car un fil de 2 millimètres de diamètre ne rompt que sous un effort de 137 kilogrammes; sa ductilité à la filière est comprise entre celle du nickel et celle du zinc : au laminoir, elle est plus forte et comprise entre celle de l'argent et celle de l'étain. Une petite quantité de certains métaux et de certains métalloïdes change considérablement toutes les propriétés physiques du métal.

Sa densité varie entre 8,91 et 8,95; sa chaleur spécifique entre 0 et 100° est 0,09515; sa conductibilité calorifique est 898,2, électrique 964 (Ag = 1000). Son coefficient de dilatation linéaire est 0,000017. Il fond vers 1200°; à une température plus élevée, il donne des vapeurs qui brûlent avec une flamme verte.

Propriétés chimiques. — L'air froid et sec n'a pas d'action sur lui; humide il l'attaque et donne un hydro-carbonate de cuivre (*vert-de-gris*) ; à chaud il se transforme d'abord en oxyde cuivreux, puis en oxyde cuivrique.

Le soufre, le chlore, le brome, l'iode, le phosphore, l'arsenic et la plupart des métaux se combinent directement avec lui, quelquefois avec dégagement de chaleur et de lumière. Des traces d'arsenic ou de phosphore le blanchissent et le rendent cassant.

Avec l'hydrogène, il peut donner un hydrure de cuivre. Ce corps s'obtient en chauffant un excès d'acide hypophosphoreux à 50 ou 60° avec un peu de sulfate de cuivre ; c'est un précipité brun peu stable.

A chaud il donne avec l'azote un azoture de cuivre qui se décompose tout de suite.

L'acide sulfurique étendu ne l'attaque que très lentement et donne du sulfate de cuivre ; à chaud et concentré, il l'attaque énergiquement, dégage de l'anhydride sulfureux et donne également du sulfate de cuivre.

L'acide azotique réagit violemment sur le cuivre à moins qu'il ne soit à son maximum de concentration; dans ce cas, le cuivre reste passif comme le fer, mais il suffit d'étendre la liqueur pour provoquer une attaque très vive; il se dégage du bioxyde d'azote et il se forme de l'azotate cuivrique.

L'eau régale transforme aisément le cuivre en chlorure.

Les acides organiques et les corps gras l'oxydent rapidement.

Quand on dirige du gaz ammoniac sur du cuivre chauffé au rouge, le métal devient cassant, sans doute par la formation transitoire d'un azoture.

La solution d'ammoniaque agitée dans un ballon plein d'air avec la tournure de cuivre se colore très vite en bleu. Il se forme de l'acide azoteux et de l'oxyde cuivrique.

Une solution étendue de sel marin attaque rapidement le cuivre; aussi le doublage en cuivre des navires est-il très vite détruit.

L'azotate potassique l'attaque au rouge.

Les substances organiques empêchent les réactions des sels de cuivre ; toutefois ces sels sont encore précipités par l'hydrogène sulfuré et réduits par le fer.

CARACTÈRES. — Les sels de cuivre précipitent par l'hydrogène sulfuré ; le sulfure est insoluble dans le sulfhydrate d'ammoniaque, ou plutôt ce réactif n'en dissout que des traces ; ce sulfure est soluble dans l'acide azotique étendu de son volume d'eau ; la liqueur ne précipite ni par l'acide sulfurique ni par l'acide chlorhydrique ; elle précipite par l'ammoniaque, mais le précipité se redissout très facilement dans un excès de réactif et la liqueur se colore en bleu. On pourra précipiter le cuivre de cette solution par un courant d'hydrogène sulfuré et dissoudre le précipité dans l'acide azotique ; la liqueur donnera comme les solutions des autres sels de cuivre les caractères suivants :

1° Avec l'ammoniaque ou le carbonate d'ammoniaque, précipité blanc bleuâtre donnant avec un excès de réactif une solution bleu foncé (*bleu céleste*). Cette réaction est sensible à 1/4 000 ;

2° Avec le ferrocyanure de potassium précipité brun rougeâtre ; la liqueur doit être acide, puisque le précipité est soluble dans l'ammoniaque et les alcalis. Des traces de cuivre donnent une coloration rose qu'on ne voit souvent qu'en plaçant une feuille de papier blanc derrière le verre ; dans ce cas il est bon d'opérer sur une soucoupe de porcelaine ;

3° *Réaction de Schönbein.* — Un mélange d'acide cyanhydrique dilué et de teinture de gayac communique à une solution cuivrique au 1/500 000 une coloration bleue, qui devient très visible, lorsqu'on agite le mélange avec quelques gouttes de chloroforme, lequel se sépare en dissolvant toute la matière colorante ;

4° Le fer se recouvre d'un fourreau rouge de cuivre quand on le plonge dans une solution renfermant 1/15 000 de ce métal. La précipitation de ce métal peut encore se faire par le zinc ; quand on opère dans une capsule en platine, le métal se dépose sur la capsule. Le mode opératoire suivant est très bon ; le liquide à examiner est placé dans un creuset de platine qui communique avec le pôle négatif d'une batterie de BUNSEN de deux éléments ; on plonge dans le liquide un fil de platine un peu fort qui communique avec le pôle positif. Le courant doit être prolongé pendant trois heures. La méthode est très sensible et pourrait être mise à profit pour une détermination quantitative ;

5° Les carbonates potassique, sodique et barytique donnent un précipité d'un bleu verdâtre devenant noir par l'ébullition ;

6° Si, dans la solution d'un sel cuivrique, on ajoute du sulfite de soude et de l'acide chlorhydrique, puis du sulfocyanure de potassium , il se forme un précipité blanc rougeâtre pâle de sulfocyanure de cuivre : s'il n'y avait pas assez d'acide sulfureux, le précipité serait noir ;

7° Les sels cuivriques donnent avec l'iodure de potassium un précipité d'iodure cuivreux et une quantité correspondante d'iode est mise en liberté ; on peut la déceler par l'eau amidonnée ; cette réaction permet de retrouver le cuivre dans une solution à 1/200 000 ;

8° On met dans un tube 2 C.C. de solution saturée à froid de bromure de potassium ; on ajoute 1 C.C. d'acide sulfurique concentré pur ; on agite ; la liqueur doit être incolore à moins que le bromure ne contienne du bromate ; on ajoute 1 ou 2 gouttes de la solution cuivrique : il se produit par l'agitation une belle coloration carmin qui s'avive par la chaleur et disparaît par addition d'eau. Ce procédé est basé sur la formation de bromure cuivrique anhydre.

En ajoutant au résidu laissé par une eau une goutte d'une solution de bromure à 0,05, et évaporant à siccité, on obtient une zone violette caractéristique dans le cas de la présence du cuivre ; on peut ainsi trouver 1/1 000 de milligramme.

Cette réaction caractéristique permet de trouver le cuivre en présence de tous les autres métaux (DENIGÈS).

9° A une solution saturée à froid de sulfite de soude, on ajoute de l'acide pyrogallique.

Avec ce réactif, les sels de cuivre produisent une coloration rouge sang intense, encore visible avec une solution de sulfate de cuivre à 1/3 000 000.

10° La flamme de l'alcool ou du gaz devient verte et présente quelques raies particulières à l'analyse spectrale, quand on introduit un sel de cuivre ;

11° Une lame de fer recouverte d'une couche invisible de cuivre, trempée dans du chlorhydrate d'ammoniaque, communique à la flamme une coloration verte.

Les sels cuivriques ont ordinairement la couleur suivante : ils sont verts quand ils sont acides, bleus quand ils sont neutres (les sels cuivriques neutres rougissent le tournesol) verts ou bruns quand ils sont basiques ; une fois desséchés et anhydres, ils sont blancs.

Les sels cuivreux sont peu stables ; il sont incolores ou légèrement jaunâtres ; ils ont des caractères un peu différents de ceux donnés plus haut appartenant aux sels cuivriques.

Avec la potasse, on a un précipité jaune brun.

Avec l'ammoniaque, une solution incolore à l'abri de l'air.

Avec le ferrocyanure de potassium, un précipité blanc.

Dosage. — Le cuivre peut se doser soit par les méthodes pondérales, soit par les méthodes volumétriques.

Par les poids on le dose sous plusieurs formes :

1° A l'état de cuivre métallique, qu'on peut obtenir par précipitation effectuée soit au moyen du zinc (1) soit par voieélectrolytique (2).

---

(1) La liqueur doit être exempte d'acid eazotique : si elle en renfermait, il faudrait l'éliminer en chauffant avec de l'acide chlorhydrique ou de l'acide sulfurique.

La solution est mise dans une capsule de platine tarée avec un peu d'acide chlorhydrique et un petit fragment de zinc pur. Le cuivre se dépose en partie sur le pla-

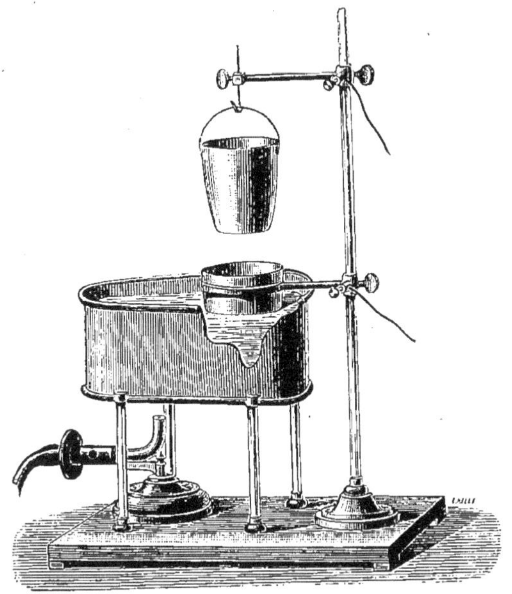

Fig. 375. — Dosage électrolytique des métaux (A. RICHE).

tine en couche adhérente, en partie à l'état spongieux. Après un maximum de tdeux heures, tout le cuivre est déposé; après avoir vérifié qu'il en est ainsi et que tout le zinc est dissous, on agglomère le dépôt spongieux, en le comprimant avec une baguette de verre, on lave le cuivre par décantation avec de l'eau bouillante; on fait écouler l'eau le mieux possible, on lave avec de l'alcool; on dessèche rapidement la capsule à 100° et on pèse. Ce procédé est très exact, si le zinc est pur; si ce métal laisse un résidu quand on l'attaque par HCl, le poids trouvé est un peu fort.

(2) Procédé électrolytique de A. RICHE. *Avantages.* On peut opérer en liqueur azotique : le cuivre est en entier adhérent à l'électrode : le plomb, le fer, le nickel, le cobalt et le zinc ne gênent en rien le dosage.

Opération. — La solution du sel de cuivre acidulée par l'acide azotique est placée dans un creuset de platine communiquant avec le pôle positif d'un élément BUNSEN. L'électrode négatif est un cylindre de platine ou un creuset sans fond, ou une spirale de platine (fig. 375); on pèse l'électrode négatif avant et après l'expérience. L'augmentation de poids donne le poids du cuivre.

L'expérience dure environ douze heures à la température ordinaire ; elle peut être

2° *A l'état de sulfure :* on l'obtient soit par l'hydrogène sulfuré (1), soit par l'hyposulfite sodique (2), soit par un sulfocyanure.

Bien des méthodes volumétriques ont été proposées.

L'ancien procédé de Pelouze est abandonné ; le procédé iodométrique basé sur ce que l'iodure de potassium donne un précipité d'iodure cuivreux et qu'une quantité équivalente d'iode est mise en liberté, donne de mauvais résultats.

1° On ajoute à la liqueur de l'acide sulfureux et un volume connu mais en excès de liqueur titrée de sulfocyanure ; on filtre ; on titre l'excès de sulfocyanure par l'azotate d'argent (3).

2° Le procédé de WEILL au chlorure stanneux (4) est basé sur ces faits : 1° les sels cuivriques, en présence d'une grande quantité d'acide chlorhydrique, possèdent une couleur jaune verdâtre très prononcée, 2° le chlorure stanneux

---

terminée en deux heures en chauffant au bain-marie. Quand l'opération est terminée, on siphonne le liquide en faisant toujours passer le courant ; on répète cette opération plusieurs fois. Quand le liquide n'est plus acide, on retire l'électrode négatif ; on le lave encore avec de l'eau d'abord, avec de l'alcool ensuite ; on sèche rapidement à 100° et on pèse.

(1) On précipite à refus par l'hydrogène sulfuré ; on lave le précipité rapidement avec de l'eau chargée d'hydrogène sulfuré ; on dessèche rapidement : on calcine ; le résidu est du sulfure cuivreux.

(2) La liqueur doit être légèrement acide et exempte d'acide azotique : on la porte à l'ébullition : on y ajoute en une fois un volume d'une solution d'hyposulfite à 0,2, suffisant pour décolorer la liqueur ; on continue à chauffer à l'ébullition ; il se forme un précipité noir ; on ajoute un peu d'hyposulfite, on laisse déposer et on continue comme plus haut.

(3) La liqueur acide est portée à l'ébullition ; on ajoute du sulfite de soude jusqu'à ce qu'elle dégage une forte odeur sulfureuse. En agitant, on ajoute la solution titrée de sulfocyanure, jusqu'à ce que ce liquide ne produise plus de changement de couleur à l'endroit où il tombe ; on en ajoute encore quelques C.C., on laisse refroidir ; on fait un volume connu, 500 C.C. par exemple : on filtre et on prend une partie aliquote de la liqueur dans laquelle on dose l'excès de sulfocyanure par l'azotate d'argent (voy. *Argent* p. 666).

(4) *Matériel.* — Matras de 100 C.C. environ.
Pipette de 10 C.C.
Burette graduée par 1/10 de C.C.

Réactifs. — Liqueur de chlorure stanneux (voy. p. 573).
Solution de sulfate de cuivre pur contenant 39^{gr},335 pour 1000 C.C. (10 C.C. = 10 centigrammes de Cu métallique).

Opération. — Dans le ballon mettez 10 C.C. de liqueur titrée de sulfate de cuivre, ajoutez 25 C.C. d'acide chlorhydrique ; portez à l'ébullition ; avec la burette graduée, ajoutez goutte à goutte la solution de chlorure stanneux jusqu'à décoloration complète.

Recommencez la même opération sur la liqueur à titrer.

Une simple proportion indiquera la quantité de cuivre métallique contenue dans la deuxième liqueur.

transforme instantanément les sels cuivriques dissous dans un excès d'acide chlorhydrique en sels cuivreux solubles et absolument incolores.

3° Le procédé Quessaud (ferrocyanure de potassium et sel de Seignette) et celui de Schwartz même modifié par Denigès (réduire le sel cuivrique à l'état d'oxyde cuivreux; ramener par cet oxyde cuivreux, un sel ferrique à l'état de sel ferreux; titrer le sel ferreux par le permanganate), ne nous paraissent pas présenter d'avantages spéciaux.

Séparation. — On sépare le cuivre : 1° du plomb par l'acide sulfurique ou par l'acide chlorhydrique et l'alcool; 2° de l'argent par l'acide chlorhydrique, ou bien on fait le dosage par coupellation; 3° du bismuth par le carbonate d'ammoniaque; 4° du mercure au moyen du cyanure de potassium; il se forme des cyanures doubles; l'hydrogène sulfuré précipite le mercure de cette solution mais ne précipite pas le cuivre.

Essai. — Le cuivre du commerce est rarement pur, il contient toujours quelques millièmes de métaux étrangers et notamment les suivants : fer, étain, plomb, arsenic, zinc, nickel.

Réactif. — Les lames de cuivre sont assez souvent employées dans les laboratoires.

Usages. — Le cuivre métallique presque pur (cuivre rouge) ou à l'état d'alliages reçoit de nombreux usages sur lesquels il est inutile d'insister. Un certain nombre de ses sels servent dans l'industrie de la teinture et de l'impression.

Usages médicaux. — Ce métal à l'état de pureté n'a pas d'usages en thérapeutique.

Toxicologie. — Le cuivre métallique n'est pas toxique par lui-même, il ne le devient que lorsqu'il se trouve dans une combinaison soluble ou pouvant se dissoudre dans le tube digestif. Ainsi des monnaies de bronze ont pu séjourner plusieurs heures dans l'estomac sans produire d'accidents. Les sels solubles de cuivre peuvent tuer un chien à la dose de 30 centigrammes en deux heures; à la dose de 20 à 50 centigrammes ces sels déterminent presque assurément chez l'homme des vomissements.

On peut distinguer deux formes dans l'intoxication par le cuivre : 1° la forme lente; 2° la forme aiguë.

I. Intoxication lente. — Cette intoxication admise par les uns est niée par les autres; nous donnerons les deux opinions A et B.

A. L'intoxication lente, qu'on pourrait nommer *professionnelle*, parce qu'elle ne s'observe que chez les ouvriers qui travaillent le cuivre, a été étudiée par Corrigan. La peau et les cheveux présentent une coloration verte; les gencives sont rétractées et présentent un liséré rouge pourpre; les dents sont vacillantes; des selles diarrhéiques, de couleur verte, alternent avec la constipation, les coliques s'irradient dans tout l'abdomen et augmentent par la pression ; l'affaiblissement musculaire est plus ou moins prononcé ; on observe une toux catarrhale sans que l'on découvre à l'auscultation aucune lésion pulmonaire qui l'explique ; enfin il existe de l'anémie.

Traitement. — Pour éliminer de l'économie les molécules cuivreuses, on emploie les bromures, les carbonates alcalins ou les fruits et végétaux tempérants qui donnent naissance à des carbonates alcalins dans l'économie : les bromures calment la douleur et donnent un bromure de cuivre soluble qui s'élimine par les urines ; les iodures ne pourraient les remplacer, car ils donnent avec les sels de cuivre un iodure cuivreux insoluble. Les carbonates alcalins, notamment le bicarbonate sodique, rendent des services signalés dans cette même affection ; il en est de même de la cure au raisin qui n'est en réalité qu'une cure au bicarbonate de potasse ; les bicarbonates donnent avec le carbonate de cuivre une combinaison soluble ; il est bon dans ce traitement d'employer les lavements et les purgatifs pour rejeter le composé métallique que le foie a versé dans l'intestin et qui pourrait être absorbé de nouveau.

Suivant BLANDET, les ouvriers qui travaillent au cuivre devraient faire usage du lait et de l'albumine comme moyen prophylactique.

B. « Nous avons visité des ateliers nombreux où des ouvriers vivaient depuis des années (jusqu'à vingt-huit ans) sans avoir jamais été malades. Cependant ils ont la peau couverte de particules de cuivre... les dents en sont couvertes... Malgré l'aspiration continuelle de ces poussières métalliques, *les malades* ne présentent ni bronchites, ni pneumonies chroniques comme les houilleurs ; il est évident que ces particules sont dissoutes et absorbées ; on a du reste la preuve de l'absorption par l'analyse chimique, qui montre que les urines éliminent une partie du cuivre. Cette analyse se fait pour ainsi dire d'elle-même, s'il est vrai que les murailles sur lesquelles urinent les ouvriers se colorent en vert par ce cuivre et non par des conferves. Mais un fait plus singulier, c'est la coloration des os en vert, et M. MILLON, médecin à Durfort, a montré que les os et la terre du cimetière voisin de son usine sont colorés en vert. Eh bien, malgré cette absorption évidente, il n'y a ni intoxication, ni même colique de cuivre, mais seulement de temps en temps un peu de congestion du foie avec un état saburral qui cède à un purgatif. » TROUSSEAU et PIDOUX, t. I, p. 591.

II. INTOXICATION AIGUÉ. — L'intoxication aiguë elle-même a été niée. D'après ROGER (1887), les sels de cuivre, introduits dans le torrent circulatoire sont très toxiques. Si ceux-ci ne sont pas dangereux quand on les introduit dans le tube digestif, c'est qu'une partie du poison est rejetée par le vomissement, une partie est neutralisée dans l'estomac, notamment au contact de la glycose, et enfin une partie est arrêtée et emmagasinée par le foie : les sels de cuivre amènent des accidents paralytiques, suivant chez les animaux supérieurs une marche régulièrement ascendante et déterminant la mort par arrêt respiratoire ; la contractilité des muscles se perd rapidement, mais il existe des troubles concomitants du système nerveux qui empêchent de considérer le cuivre comme un poison exclusivement musculaire.

Si, d'autre part, nous nous rappelons qu'un certain nombre de sels de cuivre sont caustiques, nous comprendrons qu'il y ait de ce fait absorption directe par le torrent circulatoire et la possibilité de l'empoisonnement.

Voici maintenant ce que nous écrivions sur ce sujet, en 1877 :

L'empoisonnement par les sels de cuivre est rarement criminel et suicide ; il est presque toujours accidentel ; d'après M. GALIPPE, la saveur des sels de cuivre serait tellement horrible, que l'on ne pourrait pas absorber involontairement ce corps à dose toxique ; cependant de nombreuses observations infirment cette opinion et montrent que plusieurs substances, et en particulier l'alcool, masquent assez bien cette saveur.

Quoi qu'il en soit, l'empoisonnement aigu peut provenir d'une foule de causes ; aliments préparés à froid dans des vases de cuivre, ingestion de fruits ou de liqueurs colorés en vert par des sels de cuivre, tels que le sulfate qu'on a mis dans l'absinthe, des monnaies de bronze qu'on a laissé séjourner dans des prunes à l'eau-de-vie, ou dans du vinaigre employé pour faire confire des cornichons ; pain auquel on a ajouté du sulfate de cuivre pour mieux faire lever la pâte, ou provenant de céréales chaulées et n'ayant pas été ensemencées, mais transformées en farine, etc.

Symptômes. — Le patient ressent une saveur styptique qui s'accompagne de crachements continuels ; bientôt surviennent des vomissements verdâtres et des selles de la même couleur. La saveur et les crachotements sont pour ainsi dire caractéristiques et persistent pendant toute la durée de l'intoxication et même après la disparition des symptômes aigus. La saveur ressentie est si horrible que la simple vue d'un objet en cuivre suffit pour ramener les nausées. Il y a de la céphalalgie et des coliques violentes et persistantes ; les vomissements deviennent sanguinolents, surtout si le sel de cuivre a été pris en solution concentrée ; quand l'absorption a eu lieu, on a des crampes et un affaiblissement musculaire considérable ; le cœur est atteint, d'où petitesse et ralentissement du pouls, précédés en général d'une accélération des battements cardiaques, mêlés de palpitations dues à la première impression du poison ; le ralentissement est bientôt si considérable qu'il survient des lipotymies, des syncopes. La respiration se ralentit également ; le corps se couvre d'une sueur froide et visqueuse ; les urines sont rares ou supprimées ; la mort arrive en moyenne dans l'espace de dix heures, comme dans l'intoxication par la plupart des poisons musculaires; si elle n'arrive que plus tard, il y aura de l'ictère.

Après l'ingestion d'aliments renfermant des composés cuivreux, les premiers accidents ne se produisent qu'après une demi-heure, une heure et même plus; la mort peut arriver en quelques heures, mais elle a rarement lieu.

Quelquefois les malades se rétablissent très promptement; d'autres fois, ils souffrent, pendant une ou deux semaines, de coliques, de selles diarrhéiques, de vomissements, d'épigastralgie, enfin de tremblement et de paralysie musculaire.

Lésions. — Tout le trajet du tube intestinal peut présenter des rougeurs, des taches ecchymotiques noirâtres : ces lésions sont d'autant plus prononcées que le sel de cuivre ingéré est plus caustique et que sa solution était plus concentrée; on observe rarement des ulcérations, et plus rarement encore des perforations; ces dernières, quand on les a rencontrées, siégeaient dans le rectum ; quand la mort a été rapide, on peut observer une coloration bleue; les matières du tube digestif sont parfois colorées en vert; il peut en être de même des tissus ; la peau présente souvent une teinte ictérique fortement prononcée. Le mésentère, les épiploons, participent fréquemment à l'inflammation dont le tube intestinal est le siège. Les poumons ont été trouvés congestionnés.

Traitement. — On favorise les vomissements et les selles par des boissons tièdes, et des lavements émollients; on donne de l'albumine ou du lait; les sels de cuivre donnent un albuminate de cuivre insoluble ; mais cet albuminate étant soluble dans un excès de sel de cuivre, il faut administrer l'albumine ou le lait en grande quantité ; enfin pour favoriser l'expulsion du poison on emploiera les moyens recommandés dans l'intoxication chronique.

On a conseillé une foule d'autres antidotes; parmi eux, le ferrocyanure de potassium serait le meilleur, si on l'avait toujours aisément à sa portée; ces antidotes sont : les sulfures alcalins et le sulfure de fer hydraté, diverses bases, les solutions alcalines, la magnésie, la limaille de fer ou de zinc, le sucre, le miel, etc.

Cuivre normal. — Le cuivre existe-t-il normalement dans l'économie? Cette question a été longtemps controversée; mais aujourd'hui, elle paraît résolue par la négative; la cause qui a produit le plus généralement les erreurs, c'est l'emploi général dans les laboratoires des supports de cuivre et des lampes à gaz formées du même métal; d'un autre côté, il faut bien se rappeler que les causes d'introduction accidentelle du cuivre dans l'économie sont multiples; plusieurs eaux minérales, diverses plantes, le blé par exemple, les mollusques comestibles peuvent contenir du cuivre; des poussières cuivreuses peuvent s'échapper des becs de gaz et pénétrer dans les voies respiratoires, etc.

Recherche. — Le destruction des matières (vomissements, tube digestif, foie) se fait très bien par l'acide chlorhydrique et le chlorate de potasse ; seuls quelques silicates résistent à son action ; le liquide peut être évaporé sans qu'il y ait à redouter une perte du corps toxique ; un excès d'acide doit toujours être évité quand la précipitation doit se faire par l'hydrogène sulfuré ; le précipité noir obtenu est rapidement lavé à l'eau bouillante, autant que possible à l'abri du contact de l'air ; on le dissout dans l'acide azotique, on évapore à siccité, on reprend par l'eau et dans la liqueur, on constate les caractères des sels de cuivre.

On a proposé plusieurs autres procédés pour la destruction des matières : 1° l'incinération directe ; les cendres sont reprises par l'acide azotique ou l'eau régale ; 2° d'autres emploient d'abord l'acide sulfurique, puis l'acide azotique.

Pour rechercher le cuivre dans un liquide, on a proposé, après avoir acidulé, d'y plonger un fil de clavecin, ou des bâtons de phosphore, ou de faire passer un courant électrique (voir *Caractères*).

Pièce à conviction. — On présente le dépôt de cuivre métallique sur le fer ou sur le platine ou le précipité brun marron obtenu avec le ferrocyanure de potassium.

Pureté des réactifs. — On doit analyser au préalable avec le plus grand soin l'eau distillée, le papier à filtre, et tous les réactifs dont on se sert, car le cuivre est une impureté des plus fréquentes dans les produits commerciaux.

Recherche dans les denrées alimentaires. — On peut incinérer, reprendre par l'acide azotique, neutraliser la liqueur en grande partie et dans la liqueur chercher le cuivre par un procédé quelconque. On a proposé de mouiller le pain d'abord avec de l'eau, puis avec une solution de ferrocyanure de potassium ; le pain prend au bout de quelque temps une coloration rouge, s'il renferme du cuivre ; le procédé n'est pas très sensible. Le cuivre dans le pain peut provenir de ce que le blé a poussé dans un terrain cuprifère, ou bien de ce que le blé a été chaulé avec du sulfate de cuivre, ou bien de ce que le four où le pain a cuit a été chauffé avec du bois renfermant du cuivre (traverses de chemin de fer injectées au sulfate de cuivre).

On pourrait rechercher le cuivre dans les huîtres, le thé, le cacao, etc., comme dans le pain, par incinération.

Pour le rechercher dans les cornichons, il suffit de plonger dans ceux-ci une tige de fer bien décapée. Après quelques heures, elle se couvre d'une couche métallique. Le cuivre se trouve assez souvent dans les vinaigres du commerce ; on peut le rechercher par la pile.

ALLIAGES

Nous étudierons le laiton et le maillechort à propos du zinc, le bronze d'aluminium à propos de l'aluminium.

Le mercure blanchit rapidement le cuivre.

Alliages de cuivre et d'étain. — Ces alliages portent le nom général de *bronzes;* les anciens les connaissaient sous celui d'*airain*. Il n'y a guère de bronzes qui ne renferment du zinc et du plomb; nous en excepterons le bronze des canons. Ces alliages sont plus fusibles et plus tenaces que le cuivre ; leur densité est plus grande que la densité moyenne de leurs générateurs. Ils sont moins oxydables que l'acier, la fonte et le fer. La trempe leur donne de la malléabilité et de la flexibilité. En général, il sont sonores. Il est impossible d'obtenir des bronzes homogènes dans toute leur masse quand la pièce est un peu considérable, parce que ces alliages éprouvent des liquations considérables.

Voici la composition de quelques bronzes :

	Bronze type ou des canons.	Bronze des instruments sonores.	Bronzes pour machines.	Robinets pour machines à vapeur.	Bronze monétaire.	Bronze des frères KELLER statues de Versailles.
Cuivre.	90	78 ou 80	81	88	95	91,40
Etain.	10	22 ou 20	17	8	4	1,70
Zinc.			2	4	1	5,53
Plomb.						1,37
	100	100	100	100	100	100,00

La fonte et la coulée du bronze sont des opérations délicates. On commence par fondre le cuivre parce que son oxydation est moins rapide que celle de l'étain, puis on ajoute l'étain et enfin le zinc ; on brasse vivement au moment de la coulée. La fonte s'exécute dans des creusets en terre ou en fonte, ou bien dans des fours à réverbère.

L'addition de phosphore (de 0,002 à 0,007) au bronze lui communique des qualités précieuses de dureté, de résistance à la tension et à la flexion. Cette addition se fait en ajoutant au bronze fondu un peu de phosphure d'étain ou de phosphure de cuivre. L'utilité du phosphore tient certainement à ce qu'il empêche la dissolution d'oxydes métalliques dans l'alliage fondu.

Le *cuivrage* s'effectue par voie électrolytique (galvanoplastie).

HYDRURE DE CUIVRE. Cu^2H^2

C'est un précipité jaune brun qui se produit lorsqu'on traite à 60° une solution de sulfate de cuivre par un excès d'acide hypophosphoreux. La chaleur le décompose en ses éléments.

CHLORURE CUIVREUX. Cu^2Cl^2

PRÉPARATION. — Ce corps s'obtient en traitant un excès de cuivre par le chlore, ou en chauffant 1 partie de cuivre avec 2 parties de chlorure mercurique ; le mercure distille et le chlorure cuivreux reste. Le procédé le plus rapide consiste à réduire le chlorure cuivrique, soit en le mettant en contact avec du cuivre métallique soit au moyen d'un sulfite ou de l'anhydride sulfureux ou de tout autre réducteur.

DENIGÈS le prépare en chauffant à l'ébullition 1 partie de sulfate de cuivre, une partie de cuivre, 2 parties de chlorure de sodium et 10 parties d'eau; on décante : par refroidissement on obtient de beaux tétraèdres de chlorure cuivreux.

PROPRIÉTÉS PHYSIQUES. — Le chlorure cuivreux est à peu près insoluble dans l'eau ; soluble à chaud dans l'acide chlorhydrique, il se dépose de cette solution sous forme d'octaèdres ; il se dissout dans l'ammoniaque ; cette solution est incolore, mais elle se colore en bleu au contact de l'air.

Exposé à la lumière, il devient d'abord violet, puis bleu. Il n'est pas volatil.

PROPRIÉTÉS CHIMIQUES. — L'acide azotique le décompose. Les alcalis en précipitent de l'oxyde cuivreux.

RÉACTIF. — Sa solution ammoniacale sert à absorber et à caractériser les carbures acétyléniques et surtout l'acétylène. Elle sert aussi à absorber l'oxygène et l'oxyde de carbone.

Sa solution chlorhydrique est aussi quelquefois employée comme agent réducteur ; elle réduit les sels d'or.

CHLORURE CUIVRIQUE. $CuCl^2$

PRÉPARATION. — Pour le préparer, on peut attaquer le cuivre par un excès de chlore, ou dissoudre de l'oxyde cuivrique dans de l'acide chlorhydrique ou bien encore attaquer le cuivre par l'eau régale.

PROPRIÉTÉS PHYSIQUES. — Anhydre, ce corps est d'un brun jaune ; hydraté, il est vert. Il est déliquescent; sa solution étendue est bleue, sa solution concentrée est verte. Il est soluble dans l'alcool et colore la flamme de ce corps en vert.

A 200° il se décompose en chlore et chlorure cuivreux.

Avec l'ammoniaque, il donne plusieurs composés : $CuCl^2, AzH^3$ — $CuCl^2, 2AzH^3$ — $CuCl^2, 4AzH^3$ — $CuCl^2, 6AzH^3$.

Il existe plusieurs oxychlorures de cuivre $CuCl^2, 2CuO$ — $CuCl^2, 3CuO$ — $CuCl^2, 4CuO$ — $CuCl^2, 6CuO$. L'oxychlorure $CuCl^2, 3CuO, 4H^2O$ existe dans la nature et porte le nom d'*atacamite* ; il est en masses rayonnées d'un beau vert brillant dans une gangue de quartz. On peut l'obtenir en mouillant la tournure de cuivre avec l'acide chlorhydrique ou le chlorhydrate d'ammoniaque et abandonnant au contact de l'air.

Le *vert de Brunswick* a la même composition que ce corps.

COMPOSÉS OXYGÉNÉS DU CUIVRE

OXYDE CUIVREUX. Cu^2O

Synonymie. — *Protoxyde de cuivre, oxydule de cuivre.*

Etat naturel. — Ce corps existe dans la nature ; il porte le nom de *zigueline, de cuprite*. Il est ordinairement cristallisé en cubes, ou en octaèdres, (fig. 376) ou en dodécaèdres. Ces dernières formes se trouvent fréquemment au Chessy près de Lyon : dans ce gisement elles offrent un assez beau volume et une admirable régularité : les cristaux sont disséminés ou isolés au milieu d'une matière argileuse où ils ont été formés après coup aux dépens d'un minerai pyriteux qui se trouve au-dessous ou dans le voisinage ; habituellement, dans ce gisement, ils sont recouverts d'une couche de carbonate de cuivre vert. Il y a aussi de la zigueline en masses lamelleuses. Une variété capil-

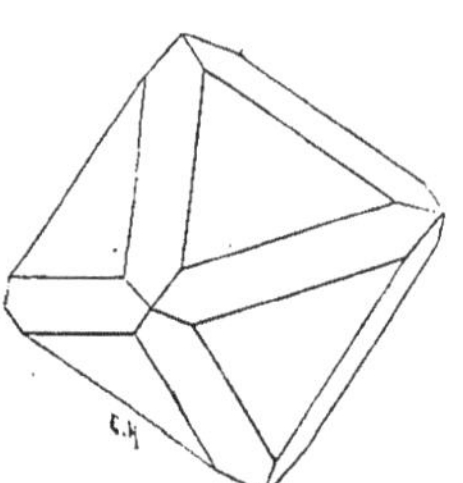

Fig. 376. — Cuprite.

laire est remarquable par sa couleur vive et par l'éclat soyeux des aiguilles qui la composent. Sa densité est 6 ; sa dureté est 3,5. Sa couleur est d'un beau rouge dans les variétés translucides. Dans les cristaux opaques, sa couleur est dissimulée, mais on la met en évidence en réduisant en poudre une petite quantité du minéral. Sa cassure est conchoïde et offre l'éclat vitreux. Avec l'acide azotique, il fait effervescence et donne une solution verte.

Préparation. — On le prépare ordinairement en faisant bouillir une solution d'acétate de cuivre avec de la glucose ou du sucre ; le précipité qui se forme est d'abord jaune et hydraté, mais bientôt il se déshydrate et devient rouge.

Propriétés physiques. — L'oxyde cuivreux est d'un rouge cochenille ; il est inaltérable à l'air ; sa densité varie de 5,75 à 6,40.

Propriétés chimiques. — Ce corps est soluble dans l'ammoniaque ; cette solution bleuit au contact de l'air en passant à l'état de sel cuivrique ; le cuivre la rend de nouveau incolore en ramenant le sel cuivrique à l'état de sel cuivreux.

Ce corps peut donner avec de l'eau un hydrate $(Cu^2O)^8\ H^2O$.

Avec les acides étendus, il donne du cuivre et des sels cuivriques. Les acides concentrés le dissolvent.

L'oxyde cuivreux hydraté se dissout dans les acides et donne des sels cuivreux.

OXYDE CUIVRIQUE. CuO

ÉTAT NATUREL. — Cet oxyde se présente dans la nature sous forme d'une substance noire, terreuse, peu agrégée, très abondante.

PRÉPARATION. — En grillant à l'air du cuivre, ou bien en prenant le résidu de la distillation de l'acétate de cuivre, on a de l'oxyde de cuivre très convenable pour les analyses organiques. L'oxyde obtenu par le grillage du cuivre précipité n'est pas hygrométrique et est encore préférable pour cet usage.

En précipitant à froid un sel cuivrique par la potasse, on obtient de l'hydrate d'oxyde cuivrique. Il faut dessécher le précipité dans le vide.

On l'obtient encore anhydre par calcination de l'azotate cuivrique. (L'oxyde employé pour l'analyse organique doit avoir été calciné au rouge, puis pulvérisé et tamisé pour enlever les fines poussières ; dans cet état, l'oxyde grenu se tasse peu et n'est plus aussi hygrométrique.)

PROPRIÉTÉS PHYSIQUES. — L'oxyde de cuivre est rouge brun presque noir, assez hygrométrique, surtout s'il est très divisé ; au rouge vif, il fond, perd de l'oxygène et donne une masse à fracture cristalline $(Cu^2O)^2CuO$.

L'hydrate d'oxyde cuivrique a une couleur bleue ; il est très peu stable, il se déshydrate avant 100° même au sein de l'eau ; il est soluble dans l'ammoniaque, surtout en présence d'un sel ammoniacal ; il se dissout également dans les solutions concentrées de potasse ou de soude.

PROPRIÉTÉS CHIMIQUES. — Le carbone, l'hydrogène, le cyanure de potassium le réduisent aisément.

A chaud, il oxyde les substances organiques et les transforme en eau et anhydride carbonique.

Dissous dans l'ammoniaque, il constitue le *réactif de Schweitzer*.

Outre ces deux oxydes, on en a encore décrit deux autres : un sous-oxyde Cu^4O et un peroxyde CuO^2.

COMPOSÉS SULFURÉS DU CUIVRE

SULFURE CUIVREUX

$$Cu^2S \qquad \begin{array}{rcl} Cu^2 = 127 = & 79,70 \\ S = 32 = & 20,30 \\ \hline 159 & 100,00 \end{array}$$

SYNONYMIE. — Sous-sulfure, protosulfure de cuivre.

ÉTAT NATUREL. — Ce corps se présente dans la nature sous plusieurs aspects différents.

A. *Chalkosine.* — Le cuivre sulfuré pur renferme environ 0,75 de cuivre ;
il existe pur ou mélangé à d'autres sulfures métalliques. La forme primitive
est un prisme hexagonal régulier ; le plus souvent il est en masses lamellaires ou compactes de couleur foncée ; on le nommait autrefois *mine de
cuivre vitreuse*, à cause de sa cassure conchoïde et éclatante ; il renferme
ordinairement un peu d'argent et de fer. Sa densité est 5,7, sa dureté est 2,5.
Il a une couleur gris de fer tirant sur le bleu ; sa poudre est noirâtre ; il a
une couleur métalloïdique, il se coupe au couteau et fond à la bougie. Le
sulfure massif est presque toujours accompagné de cuivre carbonaté vert. Le
sulfure *pseudo-morphique* se présente sous la forme d'un fruit de conifère
ou d'un épi de blé.

B. *Chalcopyrite, Pyrite cuivreuse, cuivre pyriteux.* Fe^2S^3,Cu^2S. — C'est le
minerai de cuivre le plus exploité et le plus répandu :
il renferme 0,33 de cuivre ; quelquefois il contient un
excès de sulfure de fer. Sa forme primitive est un sphénoèdre (fig. 377) dont l'angle diffère très peu de celui
du tétraèdre régulier. Les cristaux ont habituellement
cette forme ou celle d'un octaèdre carré ; le plus souvent
il est en masses et quelquefois en concrétions. Sa densité
est 4,17 ; sa dureté est de 3,5 ; il fond au chalumeau et
donne un globule noir qui devient attirable à l'aimant,
quand on prolonge assez l'action du feu. Il a une cou-
leur jaune de laiton modifiée par une légère nuance de vert. Son éclat métallique est très prononcé.

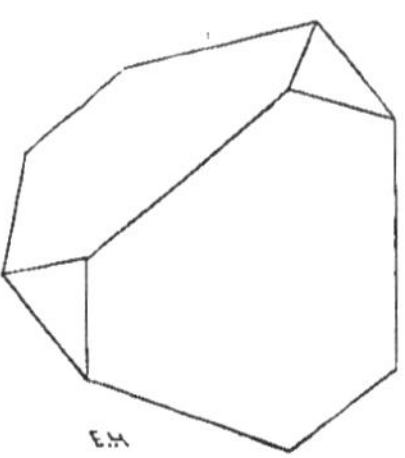

Fig. 377.
Chalcopyrite.

La chalcopyrite offre assez souvent à sa surface des reflets irisés ; mais il
existe un minerai cuivreux, ayant à peu près la même composition qu'elle,
chez lequel des irisations profondes de couleurs foncées constituent un caractère habituel. On le désigne sous le nom de *Cuivre panaché* ou de *Philipsite*.

La chalcopyrite se trouve dans le gneiss et le micaschiste ; on la trouve
aussi dans les schistes argileux, se rapprochant le plus des terrains primitifs.
Dans un grand nombre de lieux, on la trouve, soit dans le grès rouge, soit
dans un schiste bitumineux qui porte alors le nom de *schiste cuivreux*.

C. *Panabase* ou *Cuivre gris.* — Le nom de ce corps indique qu'il renferme un grand nombre de bases ; et en effet ce corps présente une composition très complexe. Normalement, il se compose de cuivre et de fer miné-
ralisés par du soufre et par de l'antimoine. Il contient en moyenne 0,35 de
cuivre, mais un peu de ce métal peut être remplacé par un peu d'argent, et
une partie de l'antimoine par de l'arsenic. Sa forme primitive est le tétraèdre
régulier ; assez fréquemment les cristaux sont modifiés et pyramidés. Sa
densité varie de 4,6 à 5. Sa dureté est de 3,5 ; il est fusible au chalumeau ;

sa couleur est gris d'acier clair ; son éclat est vif ; il est fragile ; sa cassure est brillante et finement grenue.

Il y a des cuivres gris ou *fahlerz* dans lesquels l'arsenic remplace presque complètement l'antimoine. Dans ce cas, ils ont une couleur plus foncée ; ils cristallisent dans le système cubique normal. On en a fait une espèce sous le nom de *tennantite*.

PRÉPARATION. — Pour préparer ce corps, on chauffe à deux reprises de la tournure de cuivre avec du soufre.

PROPRIÉTÉS PHYSIQUES. — Le sulfure cuivreux a une couleur gris jaunâtre un peu métallique ; il est plus fusible que le cuivre.

PROPRIÉTÉS CHIMIQUES. — Chauffé à l'abri de l'air, il n'est pas altéré ; mais à l'air il donne du sulfate cuivrique qui se décompose ensuite en anhydride sulfureux et oxyde cuivrique.

Le charbon ne le réduit que lentement ; l'hydrogène le réduit au rouge blanc.

Le fer, l'étain et l'antimoine ne le réduisent qu'incomplètement à chaud.

L'acide azotique et l'eau régale le dissolvent. L'acide chlorhydrique est sans action.

Les alcalis caustiques en fusion en séparent le cuivre ; les carbonates alcalins sont sans action.

L'azotate potassique en fusion l'attaque énergiquement.

L'oxyde ou le sulfate cuivriques chauffés avec lui dégagent de l'anhydride sulfureux et laissent un résidu de cuivre métallique.

SULFURE CUIVRIQUE. CuS

Ce corps existe dans la nature ; mais il est rare et porte le nom de *Covelline*. On l'obtient en précipitant un sel cuivrique par l'hydrogène sulfuré ; il est noir, insoluble dans l'eau et les sulfures alcalins. La chaleur le transforme en sulfure cuivreux. A l'air, il s'oxyde très rapidement, surtout quand il est humide, et donne du sulfate de cuivre.

Quand on précipite un sel de cuivre par un polysulfure alcalin, on obtient des polysulfures de cuivre encore à peine connus. On connaît aussi plusieurs oxysulfures.

SULFATE CUIVRIQUE

$$SO^4,Cu'',5H^2O = 249,5 \qquad \begin{array}{lclcl} S &=& 32 &=& 12,83 \\ O^4 &=& 64 &=& 25,65 \\ Cu &=& 63,5 &=& 25,45 \\ 5\ H^2O &=& 90 &=& 36,07 \\ \hline & & 249,5 & & 100,00 \end{array}$$

SYNONYMIE. — *Vitriol bleu, de Vénus, de Chypre. Couperose bleue.*
Ce corps se forme dans les mines de cuivre par l'oxydation de la pyrite.

Préparation. — 1° On expose à l'air des plaques de cuivre arrosées avec de l'acide sulfurique très étendu ;

2° On grille des pyrites ou du sulfure de cuivre ; dans ces conditions, le sulfure de cuivre passe à l'état de sulfate, que l'on sépare par des lavages à l'eau ; il s'est également formé du sulfate de fer dans cette opération ; pour les séparer, on a recours à plusieurs cristallisations successives ;

3° On prépare encore le sulfate cuivrique en attaquant à chaud le cuivre par l'acide sulfurique concentré ; il se dégage de l'anhydride sulfureux.

$$2SO^4H^2 + Cu = SO^2 + SO^4Cu'' + 2H^2O$$

Purification. — Le sulfate de cuivre qui renferme du sulfate de zinc doit être rejeté ; sa purification est plus coûteuse qu'il ne convient ; s'il renferme du sulfate de fer, on le purifie facilement. On fait bouillir sa dissolution avec de l'acide azotique de manière à faire passer le fer à l'état de combinaison ferrique. On chauffe ensuite la liqueur avec un léger excès d'hydrate cuivrique, lequel précipite l'oxyde de fer ; on filtre et l'on fait cristalliser ; on réitère les cristallisations à quatre ou cinq reprises.

Propriétés physiques. — Le sulfate de cuivre cristallise dans le sixième système ; il possède une belle couleur bleue ; sa saveur est styptique, métallique et désagréable. Sa densité est 2,19. A 4°, 1 partie se dissout dans 33 parties d'eau, à 19° dans 2^{pt},7, à 100° dans 0^{pt},55, à 104° dans 0^{pt},47.

Ces cristaux s'effleurissent légèrement et blanchissent superficiellement par leur exposition à l'air sec ; portés à une température de 100°, ils perdent 4 molécules d'eau et laissent dégager la cinquième vers 240°. Le sel anhydre est à la fois pulvérulent et incolore ; il reprend peu à peu sa coloration bleue au contact de l'eau, et cette propriété est quelquefois utilisée pour constater la présence ou l'absence de l'eau dans certains liquides.

Propriétés chimiques. — Le sulfate cuivrique se combine en toutes proportions avec les sulfates de nickel, de cobalt et de zinc. Il se combine avec le sulfate ferreux ; si le sulfate cuivrique est en excès, le mélange cristallise avec 5 molécules d'eau ; s'il y a un excès de sulfate ferreux, le mélange cristallise avec 7 molécules d'eau, comme le sulfate ferreux lui-même.

Il existe des sulfates basiques de cuivre ; un des mieux caractérisés a pour formule $SO^4Cu, 3Cu(OH)^2$; il est bleu vert, insoluble dans l'eau et offre la composition de la *brochantite*, espèce minérale cristallisée en tables rhombiques.

L'ammoniaque donne un précipité blanc bleuâtre, soluble dans un excès ; la liqueur d'un beau bleu se nomme *bleu céleste*.

Dosage. — 1° *Dosage de l'eau*. A 100° le sulfate de cuivre perd les 4/5 de son eau de cristallisation, soit 0,2886 de son poids ; s'il perd plus, c'est qu'il contient de l'humidité ; s'il perd moins, c'est qu'il est effleuri.

2° *Dosage du cuivre.* — Il se fait habituellement à l'état métallique.

ALTÉRATIONS. FALSIFICATIONS. ESSAI. — Depuis que le sulfate de cuivre est employé en grande quantité, on le trouve assez pur ; en général, la vente en est faite sur le titre de 0,98 : cependant on l'a fraudé avec les sulfates de zinc, de magnésie, de fer, de potassium, de sodium, de la glucose, etc. ; toutes ces impuretés, faciles à reconnaître, seront sans importance, si l'on titre le sulfate de cuivre.

Le sulfate de fer sera facile à doser par les liqueurs titrées de permanganate.

Il ne faut pas considérer tous les sulfates de cuivre impurs du commerce comme des produits falsifiés. En effet, on trouve trois sortes de vitriol bleu : 1° le sulfate de cuivre pur ou presque pur ; 2° le *vitriol de Salzbourg ;* il est bleu verdâtre et cristallise en prismes quadrangulaires à base oblique, très volumineux : c'est un sulfate double de cuivre et de fer ; sa composition varie avec son origine, et sa valeur commerciale est d'autant plus grande qu'il contient plus de sulfate de cuivre ; on le divise en *vitriol* 1 *aigle,* 2 *ou* 3 *aigles ;* ce dernier renferme le plus de sulfate de cuivre ; 3° le sulfate de cuivre mixte ou *vitriol mixte de Chypre* est un sulfate double de cuivre et de zinc ; il est en prismes d'un beau bleu clair.

USAGES. — Dans les arts, le sulfate cuivrique sert à préparer deux couleurs : le *vert de Scheele* et les *cendres bleues* (arsénite et carbonate de cuivre). On s'en sert dans le chaulage des blés.

USAGES MÉDICAUX. — A l'intérieur, le sulfate de cuivre est le vomitif le plus sûr que nous connaissions à la dose de $0^{gr},25$ à $0^{gr},40$; il a été considéré comme particulièrement utile dans le traitement du croup ; on pourrait peut-être avec avantage l'employer dans l'angine maligne. A la dose de $0^{gr},50$ à 1 gramme dans un lavement, il sert à combattre la diarrhée chronique ; on l'utilise en injections (2 grammes pour 500) dans l'écoulement leucorrhéique de nature catarrhale. On répète ces injections matin et soir.

Le pansement des ulcères variqueux avec la solution à 0,01 a donné quelques résultats.

D'après BOLTON, 5 milligrammes de sulfate de cuivre pris au coucher dans de l'eau enrayent les crampes des muscles du mollet si fréquentes pendant la nuit chez les femmes enceintes.

DUMONPALLIER a traité les endomédrites chroniques par les crayons au sulfate de cuivre.

Le sulfate de cuivre est cathérétique ; les plaies touchées par ce caustique

deviennent saignantes ; cet effet est pour ainsi dire caractéristique. On cautérise avec un cristal de sulfate de cuivre les ulcères fongueux, les aphtes,
les paupières, dans les cas de conjonctivites. D'après GALEZOWSKI, ce caustique exagère la sécrétion ou la transsudation séreuse et amène l'élimination
de l'épithélium. Cette transsudation obtenue sur toute l'étendue des vaisseaux engorgés amène l'élimination du virus putride et la guérison de la
conjonctivite.

Dans les conjonctivites chroniques, catarrhales ou granuleuses, on emploie
des collyres au sulfate de cuivre (sulfate de cuivre 0,05 à 0,15 ; eau distillée
10 grammes). Dans les ophtalmies chroniques, on emploie souvent *la pierre
divine* dont on fait un collyre dans la proportion de 4 p. 1000.

Il réussit très bien comme désinfectant des matières fécales à la dose
de 0,001.

SULFATE DE CUIVRE AMMONIACAL

On connaît plusieurs sulfates cupro-ammoniques. En faisant absorber du
gaz ammoniac sec par du sulfate de cuivre anhydre, on obtient le composé
$SO^4Cu,5AzH^3$. Ce sel, dissous dans l'ammoniaque liquide, laisse déposer
des cristaux ayant pour formule $SO^4Cu (4AzH^4)^4O^2$. Le sel employé en pharmacie paraît correspondre à la formule $SO^4Cu, (AzH^4)^8O^4$.

PRÉPARATION. — On le prépare par l'action de l'ammoniaque sur le sulfate
de cuivre (1 et 2).

---

(1) PRÉPARATION. — 1° Codex :

« Sulfate de cuivre . .   . . 100 gr.
Ammoniaque liquide . . . . q.s.

Réduisez le sulfate de cuivre en poudre fine ; placez-le dans un vase de verre, et
ajoutez-y l'ammoniaque liquide jusqu'à dissolution complète. Versez alors sur la
liqueur un volume égal au sien d'alcool à 90° centésimaux, en ayant soin que les
deux liquides ne se mêlent et qu'ils restent superposés dans l'ordre de leur densité
relative. Abandonnez le vase qui les renferme dans un lieu tranquille pendant vingt-
quatre heures. Le mélange se fera lentement et il se formera de très beaux cristaux
de sulfate de cuivre ammoniacal. Recueillez ces cristaux après avoir décanté l'eau
mère ; séchez-les rapidement entre des feuilles de papier joseph, et conservez-les dans
des flacons bien bouchés. »

2° On dirige un courant de gaz ammoniac à travers une solution saturée et
chaude de sulfate de cuivre jusqu'à ce qu'elle refuse d'en absorber davantage ; en
laissant refroidir la liqueur, les cristaux se déposeront.

PROPRIÉTÉS. — Le sulfate de cuivre ammoniacal cristallise en prismes d'un beau bleu, solubles dans l'eau surtout aiguisée d'acides sulfurique, chlorhydrique ou azotique. Sa solution concentrée, additionnée d'une grande quantité d'eau, abandonne un dépôt de sulfate de cuivre basique. A l'air, il dégage de l'ammoniaque et finit par se transformer en une poudre verte constituée par un mélange de sulfate d'ammoniaque et de sulfate de cuivre basique.

Trituré avec de la chaux, il dégage de l'ammoniaque.

USAGES MÉDICAUX. — Le sulfate de cuivre ammoniacal est un excitant énergique préconisé contre l'épilepsie et contre la danse de Saint-Guy. On l'emploie généralement en pilules. La dissolution (eau céleste) rend quelques services pour le pansement des ulcères et pour le traitement des tachés de la cornée.

L'*azotate cuivrique* $(AzO^3)^2Cu,3H^2O$ ou $6H^2O$ se prépare en attaquant le cuivre par l'acide azotique étendu ; il se dégage du bioxyde d'azote ; ce corps est bleu, déliquescent, soluble dans l'alcool ; il n'est pas connu à l'état anhydre. La chaleur le décompose d'abord en un azotate basique vert peu soluble, puis en oxyde cuivrique. Le charbon le réduit quelquefois avec explosion. L'étain est transformé en acide stannique.

Le *phosphate de cuivre* $(PO^4)^2Cu^3$, $3H^2O$, obtenu par double décomposition entre le phosphate sodique et l'acétate, a été préconisé par le docteur LUTON contre la tuberculose : son fils l'emploie en injections hypodermiques pour le traitement des tumeurs blanches.

Le *vert de Schèele* (AsO^3CuH) se prépare en versant une solution d'arsénite de potasse dans une solution bouillante de sulfate de cuivre. Ce corps est soluble dans l'ammoniaque. Les divers produits commerciaux connus sous le nom de *vert perroquet, vert suisse, vert minéral*, ne sont que des variétés de vert de SCHEELE.

Ce corps a été préconisé à doses extrêmement faibles (1 milligramme par jour), mais très fréquemment répétées, contre toutes les affections des voies intestinales, choléra, diarrhée, etc., par les docteurs AULDE et BROUGHTON.

On a également proposé de le substituer à la liqueur de FOWLER.

Le docteur HARE le conseille contre l'anémie et la chorée à la dose de 1 à 2 milligrammes trois fois par jour.

Le *vert de Schweinfurt* est un sel double, arsénite et acétate de cuivre ; nous en dirons un mot en chimie organique.

HYDRO-CARBONATES CUIVRIQUES

1° $3CO^3Cu, Cu(OH)^2$

ETAT NATUREL. — L'*azurite* a pour forme primitive un prisme uno-oblique.

de 99° ; elle est ordinairement cristallisée et forme de beaux groupes de cristaux translucides ; quand l'azurite est concrétionnée, on la désigne sous le nom de *pierre d'Arménie ;* quand elle a une apparence terreuse et qu'elle est mélangée de matières calcaires, on la désigne sous le nom de *bleu de montagne*. Sa dureté varie de 2,5 à 3,5, sa densité de 3,8 à 4. Elle est tendre. On la trouve au Chessy et en Sibérie. Au Chessy elle se trouve dans un grès friable ; elle provient du maniement de la pyrite par des eaux thermales acidules.

PRÉPARATION. — En Angleterre, on obtient des *cendres bleues* par un pro-·cédé qui est tenu secret. Ce sel a la même composition que le bleu de montagne, mais il est toujours mélangé à des substances étrangères et surtout à du sulfate de chaux. Il sert dans la fabrication des papiers peints.

$$2° \ CO^3 \ (CuOH)^2$$

ETAT NATUREL. — La *malachite* ne se montre que rarement avec des formes géométriques ; son état habituel est l'état concrétionné ; ces concrétions, sciées et polies, offrent des zones satinées de différentes intensités de couleur et d'aspect, qui produisent à l'œil un effet très agréable. Quand la malachite est terreuse, on la nomme *cendres vertes* ou *vert de montagne*. Sa dureté varie de 2,5 à 3,5 et sa densité de 3,8 à 4 ; elle est fusible ; on la trouve dans les mêmes gisements que l'azurite ; du reste, on observe alors tous les passages de l'une à l'autre.

Ce sel se forme sur les objets en bronze par l'action de diverses moisissures (R. DUBOIS).

PRÉPARATION. — En précipitant à froid un sel cuivrique par un carbonate alcalin, on obtient une poudre bleuâtre volumineuse devenant verte et grenue par l'ébullition ; en prolongeant l'ébullition, on obtient l'oxyde cuivrique.

USAGES. — La malachite est employée en peinture sous le nom de *vert minéral.*

Le *vert-de-gris* des objets de bronze et de cuivre est aussi un hydrocarbonate de cuivre basique. Le *vert-de-gris* du commerce est un sous-acétate.

Dans la nature, on trouve un carbonate de cuivre anhydre en petites masses brunes et tendres. Il est très rare.

CADMIUM

$$Cd'' = 112$$

HISTORIQUE. — Il a été découvert en 1817 par STROMEYER et étudié en 1818 par HERMANN.

ETAT NATUREL. — Il existe toujours en petite quantité dans la blende et les calamines. On a trouvé son sulfure isolé dans une roche trappéenne porphyritique en Angleterre. Ce sulfure est jaune, translucide et brillant à la surface.

PRÉPARATION. — Presque tout le cadmium du commerce vient des usines de zinc de la Silésie; quand on soumet à la distillation les minerais de zinc cadmifères mélangés de charbon, le cadmium, plus volatil que le zinc, distille le premier; aussi se trouve-t-il principalement dans les poussières brunes (*cadmies*) qui, pendant les premières heures, se condensent dans les allonges adaptées aux cornues de distillation. Ces poussières, mêlées à du charbon en poudre, sont soumises à une nouvelle distillation qui donne un alliage très riche en cadmium. Pour en retirer le cadmium pur, on dissout l'alliage qui contient souvent de petites quantités de cuivre dans l'acide sulfurique, et on en précipite par un excès d'acide sulfhydrique tout le cadmium avec du cuivre et des traces de zinc. Le sulfure de cadmium lavé est dissous dans l'acide chlorhydrique concentré; on évapore pour chasser l'excès de cet acide et on ajoute un excès de carbonate d'ammoniaque; il se forme du carbonate cadmique insoluble, tandis que le carbonate de cuivre et le carbonate de zinc se dissolvent dans l'excès de réactif. Le carbonate cadmique calciné, puis mêlé avec du charbon et chauffé au rouge vif dans une cornue de grès, donne du cadmium pur qui se condense dans le col de la cornue.

PROPRIÉTÉS PHYSIQUES. — Le cadmium est un métal blanc, qui, par son éclat, se rapproche plus de l'étain que du zinc. Il est plus mou que ces métaux; il se laisse aisément courber; il graisse les limes et laisse une trace grise quand on le frotte sur du papier. C'est un métal très malléable et très ductile. Sa densité est 8,6 à 8,7. Il fond vers 320°; il bout à 860°; sa vapeur, de couleur orange, s'enflamme au contact de l'air et brûle avec vif éclat; refroidie lentement, elle cristallise en octaèdres réguliers.

PROPRIÉTÉS CHIMIQUES. — Il se combine directement avec l'iode.

Il se dissout avec dégagement d'hydrogène dans les acides sulfurique, chlorhydrique, azotique et même acétique, en formant des sels incolores, inaltérables par l'eau. Avec l'acide sulfureux en solution, il produit, sans dégagement de gaz, un mélange de sulfure et de sulfite de cadmium.

Caractères. — Les sels de cadmium précipitent en jaune par l'hydrogène sulfuré ; ce sulfure est insoluble dans le sulfhydrate d'ammoniaque ; il est soluble dans l'acide azotique ; cette liqueur n'est précipitée ni par les acides sulfurique ou chlorhydrique, ni par l'ammoniaque ; si la liqueur renferme du cuivre, l'ammoniaque l'a colorée en bleu ; on ajoute un excès de cyanure de potassium qui fait complètement disparaître la coloration bleue ; dans ce mélange, le cuivre n'est plus précipité par l'hydrogène sulfuré, tandis que le cadmium est précipité d'une manière complète ; si la liqueur ne renfermait pas de cuivre, on aurait pu traiter directement la liqueur ammoniacale par l'hydrogène sulfuré.

Un autre procédé de séparation du cuivre et du cadmium est le suivant : la liqueur ammoniacale est précipitée par l'hydrogène sulfuré ; le mélange des deux sulfures est lavé, puis traité par l'acide sulfurique à 1/5 à la température de l'ébullition ; seul, le sulfure de cadmium passe en solution ; cette liqueur peut être soumise aux essais suivants qui indiquent la présence des sels de cadmium.

1° Avec l'hydrogène sulfuré ou le sulfhydrate d'ammoniaque, précipité d'un jaune vif insoluble dans un excès de précipitant, dans les alcalis, dans le cyanure de potassium ; il est soluble dans l'acide azotique ; si la liqueur est acide, la précipitation par l'hydrogène sulfuré n'a lieu qu'après avoir étendu d'eau ;

2° Au chalumeau, dans la flamme intérieure, sur le charbon et avec du carbonate de soude, les sels de cadmium donnent un enduit jaune rougeâtre d'oxyde de cadmium ;

3° Avec la potasse, précipité blanc insoluble dans un excès ;

4° Avec l'ammoniaque, précipité blanc de sous-sel soluble dans un excès ;

5° Avec les carbonates alcalins et d'ammoniaque, précipité blanc insoluble dans un excès ;

6° Avec le cyanure de potassium, précipité blanc soluble dans un excès ;

7° Avec le ferrocyanure de potassium, précipité blanc ; avec le ferricyanure, précipité jaune ;

8° Avec le phosphate de soude, précipité blanc dans les solutions qui ne renferment pas un excès d'acide ;

9° Le chromate de potasse donne un précipité jaune dans les solutions neutres.

Dosage. — On dose ordinairement le cadmium à l'état de sulfure ; la solution peut être acide, neutre ou alcaline, mais ne doit pas contenir d'acide sulfurique libre.

A. Carnot a proposé de le doser à l'état de phosphate ammoniaco-cadmique.

Séparation du cuivre. — 1° Le sulfocyanure de potassium ne précipite pas e cadmium.

2° En présence du cyanure de potassium en excès, l'hydrogène sulfuré préipite le cadmium et ne précipite pas le cuivre.

Toxicologie. — Les sels de cadmium ont sur l'économie à peu près la même action que les sels de zinc.

IODURE DE CADMIUM

$$CdI^2 = 366$$

Préparation. — Mettez dans un ballon une partie de cadmium en grenailles et dix parties d'eau, ajoutez deux parties d'iode par portions successives, chauffez pour terminer la réaction. Filtrez, évaporez et faites cristalliser.

Propriétés. — Ce sel est blanc nacré, très brillant, inaltérable à l'air, très soluble dans l'eau, dans l'alcool et dans l'éther.

Il forme des iodures doubles avec les iodures alcalins.

Un gramme d'iodure de cadmium sec et pur est entièrement précipité par $0^{gr},929$ de nitrate d'argent.

L'iodure de cadmium est employé en thérapeutique comme iodique ; on en fait une pommade (2 pour 8) ; son emploi n'est pas à recommander.

SULFATE DE CADMIUM

$$SO^4Cd,4H^2O = 280$$

Préparation. — Le cadmium forme avec l'acide sulfurique plusieurs sulfates dont la composition dépend des circonstances où le produit s'est formé. Pour obtenir le sulfate neutre, on dissout dans l'acide sulfurique étendu l'oxyde ou le carbonate de cadmium ; on peut même employer le métal, en ayant la précaution d'ajouter un peu d'acide azotique que l'on chasse à la fin par l'évaporation. Si la liqueur était acide, les cristaux obtenus ne renfermeraient qu'une molécule d'eau.

Il existe un sous-sulfate très peu soluble dans l'eau.

Propriétés physiques et chimiques. — Le sulfate cadmique neutre est en cristaux prismatiques, volumineux et incolores, d'une saveur styptique, efflorescents, solubles dans leur poids d'eau, presque insolubles dans l'alcool ; soumis à l'action de la chaleur, il perd son eau de cristallisation sans fondre ; au rouge, il abandonne la moitié de son acide et se change en sulfate bibasique ; au rouge blanc, il se dégage de l'acide sulfureux et de l'oxygène, et il reste seulement de l'oxyde de cadmium.

« La solution aqueuse de ce sel acidulée par l'acide chlorhydrique, précipite en jaune par l'hydrogène sulfuré ; la liqueur filtrée, évaporée à sec, ne doit pas laisser de résidu. » (Codex 1884.)

Usages médicaux. — Les sels de cadmium sont plus actifs que les sels de zinc. Le sulfate cadmique a été employé par de Græfe et Giordano dans les inflammations de l'œil, par d'autres dans la blennorrhagie. D'après Gazeau, une solution de ce sel au millième agit bien dans cette maladie ; cinq ou six injections feraient cesser immédiatement l'écoulement et les douleurs.

PALLADIUM

$$Pd'' = 106,5$$

Le palladium se trouve dans le minerai de platine ; pour l'extraire, on se base sur ce fait que, de tous les métaux qui l'accompagnent, seul le palladium déplace le mercure du cyanure de mercure et donne un précipité de cyanure palladeux.

C'est un métal blanc dont la densité varie de 11,3 à 11,8.

Il absorbe des quantités considérables d'hydrogène et donne ainsi naissance à une sorte d'alliage ; le phénomène a été étudié sous le nom d'*occlusion*.

Les acides chlorhydrique et sulfurique l'attaquent difficilement ; l'acide azotique et surtout l'eau régale le dissolvent bien.

Sa surface est noircie par la teinture d'iode, tandis que le platine n'est pas attaqué.

Le chlorure palladeux $PdCl^2$ se prépare en dissolvant le palladium dans l'eau régale ; on évapore à siccité. Il sert de réactif aux iodures, après avoir été transformé en chlorure double de palladium et de sodium ($PdCl^2$ 5,NaCl 6, eau 130).

En dissolvant le chlorure palladeux dans l'eau régale concentrée, on obtient le chlorure palladique $PdCl^4$, mais si on dilue cette liqueur, ou si on l'évapore à siccité, ce sel se décompose en chlore et en chlorure palladeux.

L'azotate de palladium $(AzO^3)^2Pd$ sert également de réactif pour les iodures.

L'ammoniaque donne avec les sels de palladium deux bases ; la *palladammine* et la *palladiammine*.

OSMIUM

$$Os = 198,5$$

L'osmium se rapproche beaucoup de l'arsenic ; on le retire de la mine de platine par un grillage qui transforme l'osmium en acide osmique ; on réduit ensuite l'acide osmique et suivant les procédés employés, on l'obtient sous divers états, pulvérulent, cristallisé, compact. C'est un métal très dense $(D = 21,3)$, presque infusible.

Avec l'oxygène, il donne OsO — Os^2O^3 — OsO^2 — OsO^3 (anhydride osmieux), OsO^4 (anhydride osmique).

Les sels d'osmium traités par l'hydrogène sulfuré donnent un précipité brun, insoluble dans les sulfures alcalins. .

Tous les composés osmiques traités par l'acide azotique bouillant dégagent l'odeur caractéristique de l'anhydride osmique.

L'*anhydride osmique* ou *tétroxyde d'osmium* OsO^4 est solide, incolore ; il cristallise en longs prismes réguliers, brillants et flexibles ; il fond à 40° et se volatilise à une température peu élevée ; il possède une odeur de raifort piquante.

Il est très soluble dans l'eau ; cette solution s'effectue lentement et s'affaiblit par exposition à l'air parce que l'acide osmique se volatilise ; il est soluble dans l'alcool et l'éther, mais ces liquides le réduisent.

C'est un oxydant énergique.

Il est employé en micrographie.

Il est très toxique ; il agit rapidement sur la peau qu'il recouvre de dartres ; sa vapeur excite la toux et exerce une action très vive sur les yeux ; son meilleur antidote est l'hydrogène sulfuré.

La respiration d'acide osmique avec l'air suboxygéné a été employée contre la tuberculose pulmonaire.

Avant de commencer l'étude du nickel et du cobalt, nous devons signaler une note du Dr Kruss d'après laquelle le cobalt et le nickel seraient formés pour une grande part par le métal dont ils ont le nom et pour 2 ou 3 p. 100 d'un autre métal encore inconnu. « Nous avons réussi à obtenir les sels appelés *verts* de nickel avec les sels *rouges* de cobalt et les sels incolores de la substance qui accompagne les deux métaux et en outre à transformer plusieurs sels verts de nickel en sels rouges de cobalt et autres correspondants » (août 1889).

NICKEL

$$\mathrm{Ni}'' = 59$$

Historique. — Le nickel a été découvert en 1751 par Cronstedt.

État naturel. — Dans les mines de plomb, d'argent, de cuivre et surtout de cobalt, on trouve souvent une substance qui a presque la couleur et l'éclat métallique du cuivre, mais qui est très dure. Les mineurs allemands la nommaient *Kupfer nickel*, c'est-à-dire *cuivre faux*. On la désigne encore sous les noms de *nickel arséniuré, nickel arsenical, Nickeline*. C'était là autrefois le minerai de nickel le plus important; sa densité est de 7,6, sa dureté est de 5,5. Au chalumeau, il donne des vapeurs arsenicales, il a une couleur rouge cuivreux clair. On le trouve constamment en masses amorphes dans les mêmes circonstances où existe le cobalt, notamment en Saxe.

Le nickel natif se trouve dans le fer météorique.

Dans la Nouvelle-Calédonie, on trouve un grand nombre de minerais de nickel et notamment des hydro-silicates de nickel et de magnésium $(2\,\mathrm{Si}^4\mathrm{O}^{12}(\mathrm{NiMg})^5,3\,\mathrm{H}^2\mathrm{O}$ *Garniérite*).

Préparation. — Quand les minerais ne contiennent pas d'autres métaux proprement dits que le fer et le nickel, on les fond dans un four à manche avec un fondant; on obtient une scorie et une matte; par fusions avec de la chaux et de la silice, on sépare le fer à l'état de silicate de calcium et de fer; par grillages répétés, le sulfure de nickel est transformé en oxyde qu'on réduit par le charbon.

Les minerais contenant des métaux étrangers sont traités par l'acide chlorhydrique dilué qui laisse comme résidu le silicate de nickel et de magnésium qu'on traite comme nous venons de le dire.

Ces procédés s'appliquent aux minerais calédoniens; les minerais européens, riches en cobalt, sont traités de la manière suivante :

Le minerai réduit en poudre est grillé afin de se débarrasser de la majeure partie de l'arsenic ; la masse grillée est chauffée avec un mélange de carbonate de potasse et de beau sable. On trouve dans le creuset refroidi un verre d'un bleu magnifique et très foncé (*smalt*) qui contient tout le cobalt, et au fond un culot métallique, nommé le *speiss*, qui renferme tout le nickel associé à de petites quantités d'arsenic, de soufre et de métaux étrangers. Le speiss grillé plusieurs fois, puis fondu, est livré en petits cubes au commerce; il sert à fabriquer des alliages qui sont peu altérables et qui ont une teinte voisine de celle de l'argent.

PURIFICATION. — On a proposé plusieurs procédés pour séparer le cobalt du nickel; aucun jusqu'ici n'a donné de résultats parfaits; le suivant ne réussit cependant pas mal ; on dissout le nickel dans l'acide azotique ; on évapore la solution en présence d'un excès de métal qui précipite le fer ; on reprend par l'eau; on précipite par l'hydrogène sulfuré; la liqueur concentrée par l'ébullition est additionnée d'acide oxalique. Par l'ébullition, l'oxalate de nickel, insoluble dans un excès d'acide oxalique, se dépose. On calcine ce dépôt à l'abri de l'air, puis on le fond dans un double creuset de chaux; on obtient un culot métallique homogène. Ainsi obtenu le nickel titre 0,996 ($Si = 0,003 : Cu = 0,001$).

PROPRIÉTÉS PHYSIQUES. — Le nickel est un métal blanc d'argent, ductile, malléable, plus tenace que le fer. Sa densité varie de 8,3 à 8,8. Il est magnétique jusque vers 350°. Il fond vers 1500°; la présence du carbone (fonte) abaisse son point de fusion.

Fondu il absorbe les gaz qu'il abandonne en se solidifiant.

PROPRIÉTÉS CHIMIQUES. — Il est inaltérable à l'air, mais, chauffé, il brûle dans l'oxygène comme le fer.

Allié au fer dans la proportion de 1/100, il empêche ce métal de se rouiller. L'acide chlorhydrique et l'acide sulfurique étendus ne le dissolvent que très lentement avec dégagement d'hydrogène; il se dissout dans l'acide azotique étendu; l'acide azotique concentré le rend passif comme le fer.

Les alcalis caustiques ne l'attaquent pas sensiblement ni à froid ni à chaud.

Les solutions de chlorure de sodium, d'acides organiques, acétique, citrique, tartrique, etc., l'ammoniaque, le vin, la bière, les corps gras, etc., ne l'attaquent pas d'une manière sensible (A. RICHE).

Avec l'oxyde de carbone il donne du *nickel-carbonyle*.

CARACTÈRES. — 1° L'hydrogène sulfuré ne précipite pas la solution d'un sel de nickel, quand cette solution est additionnée de quelques gouttes d'acides sulfurique ou chlorhydrique : en solution neutre, la précipitation est partielle : en solution acétique elle est complète.

2° Le sulfhydrate d'ammoniaque donne un précipité noir, un peu soluble dans un excès de précipitant, surtout en présence de l'ammoniaque. La solution reste alors colorée en brun ; mais à l'ébullition et en présence du chlorhydrate d'ammoniaque, la précipitation est complète.

Le précipité est presque insoluble dans les acides chlorhydrique et sulfurique dilués ; il se dissout facilement dans l'acide azotique bouillant même dilué, ainsi que dans l'acide chlorhydrique concentré et bouillant.

3° L'azotite de potassium est sans action sur les sels de nickel (caractère distinctif d'avec les sels de cobalt).

4° La potasse et la soude donnent un précipité vert pomme d'oxyde hydraté, insoluble dans un excès de réactif, mais soluble dans l'ammoniaque ; en présence de certaines matières organiques, le précipité ne se produit pas.

5° Par voie sèche, le borax donne avec les sels de nickel dans la flamme oxydante une perle violette à chaud et d'un brun jaunâtre à froid.

Dosage. — 1° La précipitation des sels de nickel par la potasse ou le sulfhydrate d'ammoniaque ne donne que de mauvais résultats. Le procédé suivant est bon. On neutralise la solution aussi exactement que possible avec du carbonate sodique ; on ajoute du chlorhydrate d'ammoniaque, puis un excès de phosphate de soude ; le précipité bien rassemblé est jeté sur un filtre et lavé avec soin à l'eau froide ; le précipité desséché est calciné et ainsi transformé en pyrophosphate ; son poids multiplié par 0,5137 fait connaître le poids de l'oxyde de nickel.

2° La liqueur ammoniacale est précipitée par la pile ; mais souvent de la magnésie est entraînée avec le nickel au pôle négatif, on dissout le dépôt dans l'acide azotique ; on chasse ce dernier par l'acide sulfurique, et l'on expose la liqueur au courant de deux éléments qui précipitent le nickel à l'état de pureté. Ce procédé peut s'effectuer en présence de la magnésie, du cobalt et du manganèse (Riche).

Usages et toxicologie. — Ce métal est aujourd'hui extrêmement employé pour la construction d'un grand nombre d'ustensiles de cuisine et de laboratoire ; nous avons vu qu'il était peu attaquable, et les expériences de MM. Riche et Laborde ont démontré qu'à doses faibles et très longtemps continuées, les sels de nickel étaient sans inconvénient pour les cobayes et les chiens.

ALLIAGES

Le nickel entre dans deux alliages importants :
Bronze monétaire de la Suisse et de la Belgique : ($Cu = 75$ $Ni = 25$)
Maillechort (cuivre, zinc et nickel) :
0,025 de nickel communiquent à l'acier un grain serré, une grande cohésion, et beaucoup de ténacité et de malléabilité.

Le nickelage est devenu une opération courante et très répandue et peut-être à la veille d'une transformation par suite de la découverte du nickel-carbonyle.

CHLORURE DE NICKEL. $NiCl^2$

Le chlorure de nickel peut être anhydre ou hydraté. On l'obtient anhydre en faisant passer un courant de chlore sur du nickel chauffé ou en calcinant légèrement le chlorure hydraté ; il est alors en paillettes d'un jaune d'or ; on l'obtient hydraté en attaquant l'oxyde de nickel ou le carbonate par l'acide chlorhydrique ; il est en cristaux d'un vert émeraude, déliquescents ; les changements de couleur de ce corps suivant qu'il est hydraté ou anhydre l'ont fait employer comme encre sympathique.

La chaleur le volatilise; l'hydrogène le réduit au rouge.

OXYDE DE NICKEL. NiO

Ce corps s'obtient à l'état anhydre en calcinant l'azotate ou l'oxalate de nickel ; on l'obtient hydraté en précipitant un sel de nickel par la potasse.

Anhydre, il est gris cendré ; hydraté, il est vert pomme: il est insoluble dans la potasse et la soude ; il est soluble dans l'ammoniaque et donne une solution bleue ; la potasse, la baryte, la strontiane le précipitent de cette solution. L'hydrogène le réduit au rouge.

Le *sesquioxyde de nickel* Ni^2O^3 est un oxyde non salifiable ; il est amorphe, pulvérulent, noirâtre. Ce sesquioxyde est encore désigné sous le nom de peroxyde.

SULFATE DE NICKEL. $SO^4Ni, 7H^2O$

Une solution de sulfate de nickel évaporée donne entre 50 et 70° des prismes unobliques à 7 molécules d'eau; entre 30 et 40° des prismes à base carrée à 6 molécules d'eau ; entre 15 et 20° des prismes droits à base rhombe à 7 molécules d'eau.

Ce corps est excessivement athermane.

COBALT

$$Co'' = 59$$

Synonymie. — De *Kobolt*, *Cobolus*, nom. donné par les ouvriers mineurs allemands du moyen âge à un mauvais génie des mines.

Etat naturel. — Le cobalt natif n'existe pas dans la nature (cependant les météorites renferment de 0,002 à 0,010 de cobalt). Voici ses principaux minerais.

A. *Cobalt arséniuré ou smaltine.* — C'est un arséniure de cobalt ordinairement mélangé de fer. Sa forme primitive est un cube simple ou modifié. Sa densité est 6,5; sa dureté = 5,5; il fond à la bougie; il communique aux fondants une belle couleur bleue. Sa couleur est gris d'acier; la cassure fraîche est brillante; elle se ternit à l'air : on le trouve en petites masses amorphes, en cristaux, et avec les configurations dendritique et réticulée. On le trouve dans les filons traversant les terrains anciens, à Sainte-Marie-aux-Mines, à Schneeberg, en Saxe.

B. *Le cobalt sulfuré* ou *koboldine* est très rare.

C. *Le cobalt sulfo-arséniuré* ou *cobalt gris* ou *cobaltine* est un composé ferrifère qui a beaucoup de caractères communs avec la smaltine. Sa forme primitive est le cube et les formes secondaires sont l'octaèdre, le dodécaèdre pentagonal, le cubo-dodécaèdre, etc. Ces cristaux sont très nets, brillants, et ordinairement complets et isolés. Toutes leurs formes sont du reste identiques à celles de la pyrite de fer. Sa couleur est le gris nuancé de rouge. On le trouve dans la mine do Tunaberg en Suède où il est associé à la chalkopyrite; on en trouve aussi en Norvège et dans le Connecticut.

Les mines de cobalt renferment accessoirement l'oxyde noir (*cobaltide*) et un arséniate (*érythrine*) facile à reconnaître à sa couleur fleur de pêcher.

Préparation. — On fond la cobaltine avec du soufre et du carbonate de soude; on obtient ainsi du sulfure de cobalt; ce sulfure est dissous dans un acide; on peut précipiter la solution par un alcali et réduire l'oxyde par le charbon. La purification de ce corps est difficile.

Purification. — Pour le purifier, on peut se fonder sur ce que l'oxalate de nickel est insoluble dans l'oxalate d'ammoniaque, tandis que l'oxalate de cobalt est soluble dans ce corps. On peut encore avec plus d'exactitude se baser sur ce que l'azotite de potasse précipite le cobalt, tandis qu'il ne précipite pas le nickel.

PROPRIÉTÉS PHYSIQUES. — Le cobalt est d'un gris clair d'acier un peu rouge ; poli, il a une teinte blanche comme l'argent ; il est peu malléable ; comme le fer, il ne fond qu'à une température élevée. Sa ténacité est un peu supérieure à celle du fer. Sa densité varie de 8,5 à 8,7. Il est magnétique.

PROPRIÉTES CHIMIQUES. — A la température ordinaire, il est inaltérable à l'air ; mais à chaud, il s'oxyde rapidement.

Il se combine directement avec le soufre, le chlore, le phosphore, l'arsenic, etc.

Les acides sulfurique et chlorhydrique l'attaquent lentement.

L'acide azotique l'attaque bien.

L'ammoniaque donne avec les sels cobalteux des sels doubles ; voici la composition de ces chlorures doubles :

Chlorure hexa-ammonique ou dichro-cobaltique			Co^2Cl^6, 6 AzH^3, 2 H^2O
—	octo-	—	praséo-	—	Co^2Cl^6, 8 AzH^3, 2 H^2O
—	déca-	—	roséo-	—	Co^2Cl^6, 10 AzH^3, 2 H^2O
—	—	—	purpuréo-	—	Co^2Cl^6, 10 AzH^3
—	dodéca-	—	lutéo-	—	Co^2Cl^6, 12 AzH^3

L'action des azotites sur les solutions ammoniacales de cobalt donne naissance à une autre série de sels renfermant le groupe nitrile ou azotyle AzO^2 les *sels de nitro-cobaltammines*, dont les chlorures ont pour formule :

Chlorure crocéo-cobaltique			$Co^2 (AzO^2)^4Cl^2$, 8 AzH^3
—	xantho-	—	$Co^2 (AzO^2)^2Cl^4$, 10 AzH^3
—	flavo-	—	$Co^2 (AzO^2)^4Cl^2$, 10 AzH^3

CARACTÈRES. — 1° Avec l'hydrogène sulfuré, comme le nickel ;

2° Avec le sulfhydrate d'ammoniaque, comme le nickel, à part que le sulfure est complètement insoluble dans un excès de réactif ;

3° L'azotite de potassium additionné d'acide acétique précipite les sels de cobalt en jaune (caract. dist. du nickel) ;

4° La potasse et la soude donnent un précipité bleu, insoluble dans un excès de réactif et qui devient rose par l'ébullition ;

5° Par voie sèche, avec le borax, les sels de cobalt donnent soit dans la flamme oxydante, soit dans la flamme réductrice, une perle d'une coloration bleue très caractéristique.

DOSAGE. — Le cobalt est précipité soit par la potasse, soit par le sulfhydrate d'ammoniaque ; le précipité est calciné et enfin chauffé dans un courant d'hydrogène qui le ramène à l'état de cobalt métallique.

SÉPARATION DU NICKEL. — Plusieurs procédés ont été proposés :

1° L'azotite potassique ne précipite que le cobalt ;

2° En liqueur acide, le nitroso-naphtol β précipite le cobalt et point le nickel.

Le *chlorure de cobalt* $CoCl^2$ s'obtient en dissolvant l'oxyde de cobalt dans l'acide chlorhydrique ; sa solution étendue est rouge ; quand on la concentre, elle devient bleue. Cette propriété est utilisée pour faire une encre sympathique. La chaleur le décompose en acide chlorhydrique et oxyde de cobalt.

OXYDE DE COBALT. CoO

L'oxyde de cobalt hydraté s'obtient en précipitant un sel de cobalt par un alcali fixe ; on obtient d'abord un précipité bleu de sel basique, puis le précipité devient rose. On l'obtient anhydre par calcination de l'hydrate ou du carbonate ; c'est une poudre amorphe d'un vert olive foncé.

Chauffé au contact de l'air, il se transforme en Co^3O^4. Il est un peu volatil. Dans les fondants, cet oxyde se dissout et donne une belle couleur bleue. Cet hydrate déplace l'ammoniaque à chaud.

Il est employé pour colorer en bleu le verre et les poteries.

Le *vert de Rinmann* est un mélange d'oxyde de zinc et d'oxyde de cobalt.

L'*azotate de cobalt* se prépare en dissolvant l'oxyde de cobalt dans l'acide azotique.

L'*azotite de cobalt* et surtout l'*azotite double de cobalt et de potassium* a été proposé par FISCHER comme procédé commode pour administrer les azotites.

Le *phosphate de cobalt* s'obtient par double décomposition ; il est violet, insoluble.

Le *bleu Thénard* s'obtient en calcinant 1 partie de phosphate de cobalt humide avec 8 parties d'alumine en gelée.

On nomme *safre* une combinaison de silice et d'oxyde de cobalt qui sert à préparer l'azur.

Le safre du commerce est un mélange de cobalt grillé et de quartz pulvérisé.

Le *small* est un verre bleu que l'on prepare en chauffant du minerai de cobalt grillé avec du sable quartzeux et de la potasse.

L'*azur* est du smalt réduit en poudre impalpable.

· URANIUM

$$U = 240$$

L'uranium est un métal peu répandu dans la nature ; son principal minerai est la *pechblende* (oxyde d'urane) ; on en retire l'oxyde d'urane pur par divers procédés.

L'uranium rappelle un peu le nickel ou le fer ; il donne naissance à un grand nombre d'oxydes $U^2O^3 - U^3O^4 - UO - UO^2 - UO^3$.

L'hydrate uraneux est brun foncé ; les sels uraneux sont verts.

L'oxyde uranique UO^3 donne des sels, mais cet oxyde se comporte absolument comme s'il était l'oxyde d'un radical spécial UO^2, l'*uranyle* : ces sels sont jaunes : avec les bases, il donne des uranates analogues aux composés que forment les sesqui-oxydes de fer, de chrome et d'aluminium.

Tous les uranates, même ceux dont la base est un alcali, sont insolubles dans l'eau.

Voici les caractères des sels d'uranium :

RÉACTIFS	SELS URANEUX	SELS D'URANYLE
H²S.	Rien.	Rien.
Am²S.	Précipité noir.	Précipité brun foncé.
Alcalis.	Précipité gélatineux brun-rougeâtre.	Précipité jaune, insoluble dans un excès de réactif, soluble dans les carbonates alcalins.
Ammoniaque.	Précipité gélatineux brun-rougeâtre.	Précipité jaune, insoluble dans un excès de réactif, soluble dans les carbonates alcalins.
Carbonates alcalins.	Précipité vert de sous-sels. Dégagement de CO².	Précipité jaune, soluble dans un excès.
Carbonate d'ammo-niaque.	Précipité vert, soluble dans un excès.	Précipité jaune soluble dans un excès ; par ébullition, il se précipite de l'uranate d'ammoniaque.
Phosphate sodique.	Précipité vert gélatineux.	Précipité jaune clair insoluble dans l'acide acétique.
Ferrocyanure de potassium.		Précipité chocolat ; ne se reproduit pas en présence de l'oxalate d'ammoniaque.

Les sels d'uranium sont intéressants pour nous parce que l'azotate ou l'acétate sont utilisés pour le dosage volumétrique des phosphates.

AZOTATE URANIQUE $(AzO^3)^2(UO^2),3H^2O$

PRÉPARATION. — La pechblende étonnée et pulvérisée est traitée par l'acide azotique ; la solution évaporée à siccité est reprise par l'eau, qui laisse du sulfate de plomb, de l'oxyde et de l'arséniate ferriques ; la liqueur filtrée est mise à cristalliser ; une nouvelle cristallisation fournit des prismes allongés qu'on traite par l'éther qui dissout l'azotate d'urane.

PROPRIÉTÉS. — L'azotate d'urane est en beaux cristaux ortho-rhombiques d'un jaune serin, solubles dans la moitié de leur poids d'eau froide, solubles aussi dans l'alcool et dans l'éther. Ils fondent à 59°,5.

Par calcination, ce sel fournit de l'oxyde uranoso-uranique pur, qui sert à préparer les autres composés uraniques.

L'azotate d'urane sert à préparer une liqueur titrée pour le dosage des phosphates (1).

---

(1)   Azotate d'urane . . . . 40 gr.
        Eau . . . . 500 gr.

Faites dissoudre et ajoutez ammoniaque Q. S. pour obtenir un précipité persistant. On redissout ce précipité dans l'acide acétique cristallisable ; on ne complète pas tout à fait le litre ; on abandonne vingt-quatre heures ; on filtre s'il s'est formé un dépôt ; on complète le litre.

Toute cette manipulation a pour but d'obtenir de l'azotate d'urane neutre ; il est ordinairement très acide.

Cette liqueur se conserve très longtemps, surtout à l'abri de la lumière.

Pour déterminer son titre, on fait une solution contenant 2 grammes d'anhydride phosphorique par litre ; pour cela on prend du phosphate double de sodium et d'ammonium, $PO^4Na,AzH^4H, 4H^2O$; on en pèse $5^{gr},889$ avec lesquels on fait un litre de liqueur. 50 C.C. de cette liqueur $= 0^{gr},100\ P^2O^5$.

Pour faire cette liqueur, on a encore proposé le phosphate acide d'ammoniaque, $3^{gr},24$ par litre, le phosphate de sodium, $10^{gr},084$, mais il est efflorescent ou encore du pyrophosphate de sodium calciné $(3^{gr},74^7)$ ou encore du pyrophosphate de magnésie $(3^{gr},156)$, mais les pyrophosphates doivent bouillir pendant une heure avec de l'acide azotique pour être transformés en phosphates.

D'autre part, on fait une liqueur d'acétate acide de sodium avec :

        Acétate de sodium . . . . 10 gr.
        Acide acétique. 5 C.C.
        Eau q.s. pour. 100 C.C.

Ceci fait, on titre la liqueur d'urane en opérant comme pour un dosage, ainsi que nous l'avons indiqué page 462.

CHROME

$$Cr^{IV} = 52,4$$

Histoire. — Le chrome a été découvert par Vauquelin en 1797 dans un minerai de Sibérie connu sous le nom de *plomb rouge* (chromate de plomb).

État naturel. — Le chrome se trouve dans le plomb rouge et dans le *fer chromé* du Var (FeO,Cr^2O^3) ; il colore un certain nombre de silicates ; il existe dans l'émeraude, le diallage et la serpentine.

Préparation. — Le moyen le plus sûr d'obtenir du chrome pur consiste à réduire de l'oxyde de chrome pur par un poids calculé de charbon de sucre, bien mélangé à l'oxyde dans un creuset de chaux.

Propriétés physiques. — Le chrome fondu est un métal gris d'acier, brillant, tellement dur qu'il peut rayer le verre, dont la densité est 6 ; quand il est cristallisé, elle est de 6,8. Il n'est pas magnétique à la température ordinaire, mais il le devient à — 15 ou — 20°.

Propriétés chimiques. — Il ne s'oxyde pas à la température ordinaire et ne décompose pas l'eau ; au rouge, l'oxygène ou l'eau le transforment en sesquioxyde vert avec plus de difficulté qu'on n'en attendrait d'un métal formant un oxyde si difficilement réductible. Il est à peu près inattaquable à froid par les acides concentrés, excepté par l'acide chlorhydrique, qui ne le dissout néanmoins qu'avec lenteur.

Caractères. — La marche générale de l'analyse nous donne un chromate ; nous donnerons plus loin les caractères de l'acide chromique.

Les sels de protoxyde de chrome donnent avec la potasse un précipité brun foncé, devenant aussitôt brun-clair en dégageant de l'hydrogène.

Les sels de sesquioxyde de chrome sont verts, violets ou rouges ; avec la potasse ou la soude, les carbonates alcalins, le phosphate de soude, ils donnent un précipité vert soluble dans un excès ; avec l'ammoniaque, ils donnent un précipité gris vert, soluble dans un excès, si le sel est violet, et un précipité de même couleur, mais insoluble dans un excès, si le sel est vert. Avec le sulfhydrate d'ammoniaque, on obtient un précipité vert de sesquioxyde de chrome.

L'acide oxalique, le ferrocyanure de potassium et le ferricyanure n'ont aucune action.

Dosage. — Le chrome se dose à l'état de sesquioxyde Cr^2O^3, soit qu'on le précipite à l'état d'hydrate par l'ammoniaque, soit qu'on le précipite à l'état de chromate mercurique.

Le chrome n'entre pas dans la composition d'alliages usuels. Sa présence dans l'acier rend celui-ci plus résistant.

CHLORURES DE CHROME

En faisant passer un courant de chlore sur un mélange intime d'oxyde de chrome et de charbon, on obtient du chlorure chromique Cr^2Cl^6, en paillettes couleur fleur de pêcher. Ce corps chauffé dans un courant d'hydrogène se transforme en une matière blanche qui est du chlorure chromeux Cr^2Cl^4. Le chlorure chromeux est soluble dans l'eau ; le chlorure chromique est insoluble dans ce véhicule ; mais si on lui ajoute 1/10 000 de chlorure chromeux, il devient soluble.

COMPOSÉS OXYGÉNÉS DU CHROME

Le *protoxyde de chrome* ou *oxyde chromeux* n'existe qu'en combinaison ; quand on le précipite de l'un de ses sels, il décompose l'eau et se transforme en oxyde brun hydraté en dégageant de l'hydrogène.

L'*oxyde salin* Cr^3O^4 s'obtient en décomposant au rouge sombre dans un tube de verre les vapeurs d'oxychlorure de chrome.

Il existe un certain nombre de combinaisons peu importantes de sesquioxyde de chrome et d'acide chromique, qu'on peut envisager comme du *bioxyde de chrome* ou comme des combinaisons de l'oxyde avec l'acide chromique.

Il nous reste à parler du sesquioxyde de chrome, de l'acide chromique et à dire un mot de l'acide perchromique.

SESQUIOXYDE DE CHROME OU OXYDE CHROMIQUE

$$Cr^2O^3 = 152,8 \quad \begin{array}{lll} Cr^2 = & 104,8 = & 69,07 \\ O^3 = & 48 = & 30,93 \\ \hline & 152,8 & 100,00 \end{array}$$

Cet oxyde existe dans la nature et constitue l'*autunite*.

Préparation. — 1° En calcinant du chromate mercureux dans un creuset de platine, on obtient une belle poudre verte.

2° En chauffant fortement un mélange intime de 4 parties de bichromate de potasse et 1 partie amidon, reprenant par l'eau pour dissoudre le carbonate de potasse formé et calcinant de nouveau, on a un beau vert employé dans la peinture sur porcelaine.

3° Dans les laboratoires, on obtient cet oxyde pur, en mélangeant 3 parties de chromate de potasse avec 2 parties de sel ammoniac, ajoutant un peu d'eau pour dissoudre les sels et évaporant à siccité ; la masse desséchée est calcinée dans un creuset fermé ; on a un résidu d'oxyde chromique et de chlorure de potassium que l'on sépare par l'eau.

Propriétés. — Ce corps peut être obtenu à l'état cristallisé.

L'oxyde de chrome anhydre a une couleur vert foncé plus ou moins belle, suivant son mode de préparation ; il est insoluble dans l'eau, dans les alcalis et dans les acides. Sa densité est 5,21.

Au rouge vif il perd une partie de son oxygène, tandis qu'au rouge sombre il passe à un état supérieur d'oxydation.

La plupart des métalloïdes et l'hydrogène sont sans action sur lui.

Le charbon le réduit. Le sulfure de carbone le transforme en sulfure de chrome.

HYDRATES CHROMIQUES

1° Oxyde vert ordinaire. $Cr^2O^3,3H^2O$. — C'est le précipité gris bleuâtre qu'on obtient en traitant un sel de chrome par la potasse ou mieux par l'ammoniaque et desséchant le produit pendant longtemps à l'air libre ou dans une étuve à 100°. L'oxyde de chrome hydraté est entièrement soluble dans la potasse et la soude et forme une liqueur d'un beau vert; cette dissolution se décompose même spontanément et laisse précipiter un oxyde hydraté d'un vert d'herbe, complètement insoluble dans la potasse et la soude.

2° Oxyde violet de chrome. — En précipitant un sel de chrome violet par l'ammoniaque, on obtient un précipité soluble dans l'acide acétique, dans l'ammoniaque et la potasse étendue. Les influences les plus faibles, eau bouillante, action prolongée de l'eau froide, frottement, etc., suffisent pour rendre cet *oxyde méta-chromique* insoluble dans les réactifs précédents et le changer en oxyde hydraté ordinaire.

La transformation des sels de chrome violets en sels verts, par l'action de la chaleur, doit être attribuée au changement moléculaire que subit l'oxyde méta-chromique, qu'on peut regarder comme formant la base des sels violets.

Soumis à la double influence d'un sel ammoniacal et de l'ammoniaque, l'oxyde méta-chromique se dissout en produisant des composés d'un beau rose violacé. Avec le chlorhydrate d'ammoniaque, on obtient un composé dans lequel la présence de l'acide chlorhydrique et celle de l'oxyde de chrome sont complètement dissimulées.

Quand on abandonne au contact de l'air la dissolution de ce composé, elle laisse déposer une matière violette insoluble qui donne par l'action des acides une nouvelle série de sels ayant pour base un *oxyde de chrome ammonia-cal* $Cr^2O^3, 4AzH^3$ (*sels roséo-chromiques*).

3° OXYDE BI-HYDRATÉ $Cr^2O^3, 2H^2O$, *Vert Guignet, Vert émeraude*, etc. — On le fabrique en chauffant au rouge sombre un mélange de 3 parties d'acide borique cristallisé et d'une partie de bichromate de potasse avec une quantité d'eau suffisante pour former une bouillie épaisse. La masse se boursoufle en dégageant de l'oxygène ; on l'épuise par l'eau qui dissout du borate de potassium et laisse pour résidu l'oxyde de chrome bi-hydraté. Ce corps est d'un beau vert émeraude et présente une grande importance comme couleur. Cet hydrate retient des traces d'acide borique. Bien qu'il ait pris naissance à la température rouge, il se décompose à 300° et noircit en dégageant de l'eau. Il est très stable, résiste à l'action de la potasse en fusion et ne se dissout que dans les acides bouillants.

En général, le sesqui-oxyde de chrome se dissout difficilement dans les acides, après calcination ; il se comporte en cela comme presque tous les oxydes de la forme M^2O^3. Chauffé au contact de l'air avec les alcalis, il donne des chromates. Il se dissout dans le verre et le borax.

ANHYDRIDE CHROMIQUE. $CrO^3 = 100,4$

L'acide chromique CrO^4H^2 n'existe pas à l'état de liberté.

PRÉPARATION. — L'anhydride chromique se prépare en décomposant une solution concentrée de bichromate de potassium par l'acide sulfurique (1).

$$Cr^2O^7K^2 + 2\,SO^4H^2 = 2\,SO^4HK + 2\,CrO^3 + H^2O$$

---

(1) « Bichromate de potasse cristallisé. . . . . 1 000 gr.
Eau commune . . . . 10 000 gr.
Acide sulfurique à 1.84 . . . . 20 000 gr.

Placez le sel et l'eau dans une terrine de grès vernissée, et opérez la dissolution à la chaleur du bain-marie. Versez l'acide sulfurique dans le liquide encore chaud, en ayant soin de ne l'ajouter que par petites quantités à la fois, et d'agiter vivement à l'aide d'une baguette de verre. Maintenez le mélange dans une pièce dont la température ne soit pas trop basse, et laissez-le en repos pendant vingt-quatre heures. Au bout de ce temps, vous trouverez au fond de la terrine une couche abondante d'acide chromique cristallisé en prismes aciculaires d'une belle couleur rouge. Décantez avec soin la liqueur acide, et quand par une inclinaison convenable de la terrine, vous aurez fait écouler la plus grande partie de l'eau mère, détachez les cristaux au moyen d'une carte de corne, et faites-les égoutter sur un entonnoir imparfaitement bouché par des fragments de verre. Le poids des cristaux ainsi obtenus est de 630 grammes pour 1 000 grammes de bichromate de potasse. Placés sur une brique poreuse et maintenus dans une étuve dont la température est d'environ 35°, ils éprouvent une dessiccation nouvelle, dont l'effet est de réduire leur poids à 620 grammes. » (Codex 1866.)

PURIFICATION. — Les cristaux ainsi obtenus renferment encore un peu d'acide

Propriétés. — L'acide chromique se présente en cristaux aciculaires d'un rouge foncé, déliquescents, inodores, insolubles dans l'éther et dans le chloroforme, purs, fusibles vers 300°; quand on les chauffe, ils prennent une couleur noire, mais ils redeviennent rouge-foncé après refroidissement.

La chaleur le décompose en oxygène et sesqui-oxyde de chrome.

Sa solution aqueuse se décompose au soleil, dégage de l'oxygène et donne du chromate de sesqui-oxyde de chrome.

L'eau oxygénée peut le transformer en acide perchromique ; mais si elle était acide, il y aurait réduction et formation de sesqui-oxyde de chrome.

L'anhydride sulfureux le réduit de même que l'hydrogène sulfuré.

L'acide chromique et l'acide sulfurique peuvent se combiner et donner un composé ayant pour formule CrO^3,SO^4H^2. L'eau régénère les deux composants. Si on chauffe ce composé, il dégage de l'oxygène et donne du sulfate de sesqui-oxyde de chrome.

L'acide chlorhydrique à l'ébullition décompose l'acide chromique, dégage du chlore et donne du sesqui-chlorure de chrome.

Les matières organiques sont oxydées et le réduisent. La réaction s'opère quelquefois avec une grande énergie ; ainsi si l'on verse un peu d'alcool sur de l'acide chromique cristallisé, la réaction peut enflammer l'alcool.

Nous donnerons les caractères et le dosage de l'acide chromique à propos des chromates.

Réactif. — La solution d'anhydride chromique à 0,05 est un bon réactif de l'albumine et des pigments biliaires dans l'urine.

Ce corps est employé dans la construction de certaines piles.

Usages médicaux. — En thérapeutique, on emploie des solutions à parties égales.

Appliqué sur la peau intacte, l'acide chromique jaunit l'épiderme et le désorganise ; après un contact prolongé, il cautérise les parties sous-jacentes ; la cautérisation gagne en profondeur, suivant la quantité de caustique, mais ne dépasse pas la limite des points d'application ; il est moins douloureux que la plupart des autres caustiques ; l'eschare est formée dans les vingt-quatre heures : elle se détache au bout de deux ou trois jours, et la plaie est cica-

---

sulfurique et de bi-sulfate de potasse. Pour les purifier, on les dissout dans l'eau, on prend une partie de la liqueur que l'on sature par du bichromate de baryte en versant goutte à goutte cette dissolution de chromate de baryte acide dans la dissolution d'acide impur : on peut, en opérant avec précaution, en précipiter tout l'acide sulfurique sans mettre un excès de chromate de baryte. On décante et on concentre d'abord au bain-marie, puis sous une cloche en présence de l'acide sulfurique. On obtient ainsi des cristaux d'acide pur dans une eau mère épaisse.

trisée dans les deux ou trois jours suivants. Les solutions faibles de cet acide durcissent et conservent les tissus privés de vie, au lieu de les détruire. L'emploi local de l'acide chromique est d'une efficacité reconnue dans l'ostéopériostite alvéolo-dentaire, les gingivites et diverses affections organiques des gencives ou du périoste osseux et dentaire, les végétations vulgairement appelées choux-fleurs, les excroissances verruqueuses, les cancroïdes, etc.

La solution à 0,05 ou 0,10 a été préconisée contre la transpiration exagérée des pieds. On badigeonne et l'opération n'a pas besoin d'être renouvelée avant deux ou trois semaines, parfois même avant sept ou huit.

On a signalé des cas d'empoisonnement, à la suite d'une application trop étendue d'une solution à 0,20 (15 grammes) sur des végétations vulvaires et périnéales. Inutile de dire que, pris à l'intérieur, c'est un caustique énergique.

CHROMATES

Les chromates répondant à la formule CrO^4M^2 sont des chromates neutres, isomorphes avec les sulfates et de couleur jaune. On ne connaît pas de chromates monométalliques répondant à la formule CrO^4MH ; mais on connaît des dichromates $Cr^2O^7M^2$ et même des trichromates et des polychromates.

ETAT NATUREL. — Dans la nature, on trouve le chromate de plomb.

PRÉPARATION. — 1° Les chromates de potassium et de sodium se préparent en fondant le minerai de chrome avec les alcalis caustiques ;

2° Un grand nombre de chromates se préparent par double décomposition : chromates de plomb, de bismuth, de mercure, etc. ;

3° Quelques-uns sont obtenus par l'action de l'acide chromique sur les oxydes ou les carbonates.

PROPRIÉTÉS. — Les chromates neutres alcalins et les chromates de calcium, de strontium, de magnésium, de nickel, de zinc, de cuivre, etc., sont solubles.

Le chromate de plomb est soluble dans les alcalis et insoluble dans l'acide acétique.

Le chromate de bismuth est insoluble dans les alcalis et soluble dans l'acide acétique.

La chaleur décompose tous les chromates dont la base n'est pas énergique et donne de l'oxyde chromique Cr^2O^3.

L'acide chlorhydrique les décompose et dégage du chlore.

$$2\ CrO^4K^2 + 16\ HCl = 8H^2O + 4\ KCl + Cr^2Cl^6 + 6\ Cl$$

En liqueur acide, les chromates sont réduits par l'anhydride sulfureux, l'hydrogène sulfuré, l'alcool et un grand nombre de substances organiques.

CARACTÈRES. — 1° L'hydrogène sulfuré donne un dépôt de soufre et un précipité gris verdâtre ; si la solution est acide, il se forme un sel de chrome vert qui reste en solution ;

2° L'acide sulfureux, l'acide tartrique, l'acide chlorhydrique mêlé d'alcool réduisent les chromates surtout à chaud, et les convertissent en sels chromiques dont la solution est verte ;

3° L'azotate d'argent donne un précipité pourpre foncé soluble dans l'acide azotique, dans l'ammoniaque et dans l'hyposulfite de soude ;

4° L'azotate de plomb donne un précipité jaune soluble dans la potasse ;

5° Le chlorure de baryum donne un précipité blanc jaunâtre soluble dans les acides chlorhydrique et azotique ;

6° L'azotate mercureux donne un précipité rouge-brique.

Au chalumeau les chromates donnent des perles vertes.

Dosage. — Les chromates peuvent être dosés :

1° Par les poids à l'état de chromate de baryum (1) ;

2° Par les volumes, par exemple, en oxydant un sel ferreux en excès par le chromate et déterminant l'excès de sel ferreux par une liqueur titrée soit de bichromate soit de permanganate potassiques (2).

Comme beaucoup de composés du chrome peuvent être dosés par ce dernier procédé, il faut savoir les transformer en chromate alcalin. Le procédé suivant est bon. Le composé chromé est additionné d'acide azotique dans une capsule de porcelaine ; on ajoute un peu de chlorate de potassium ; on

---

(1) A la dissolution du chromate, on ajoute quelques C.C. d'acétate d'ammoniaque ; on acidule par l'acide acétique et on précipite par le chlorure de baryum. On laisse déposer le précipité pendant quelques heures ; on jette sur un filtre ; on lave avec une solution faible d'ammoniaque, puis avec une solution d'azotate d'ammoniaque jusqu'à ce que tout l'acétate ait disparu. On dessèche le précipité ; on le détache autant que possible du filtre ; on incinère celui-ci et on calcine le précipité au rouge sombre. On pèse.

(2) *Matériel.* — Vase à précipité.
Burette graduée par 1/10 de C.C.
Pipette de 25 C.C.

Réactifs. — Liqueur N/10 de sulfate double de fer et d'ammoniaque (39gr,2 par litre).
Liqueur N/10 de bichromate potassique (4gr,917).
Solution à 1/100 de ferricyanure bien exempt de ferrocyanure.

Mode opératoire. — Prenez une quantité du sel à essayer équivalente ou inférieure à 0gr,100 de chromate potassique ; après dissolution, mettez-la en contact avec 25 C.C. de solution du sel ferreux ; laissez la réaction s'effectuer. Au moyen de la burette ajoutez la solution de bichromate jusqu'à ce qu'une goutte portée sur une goutte de ferricyanure ne donne plus de précipité bleu. Faites alors la lecture du volume de liquide employé.

Calcul. — En retranchant de 25 C.C. le nombre de C.C. lu sur la burette et multipliant par 0,04917, on aura la quantité d'acide chromique évaluée en dichromate potassique.

couvre la capsule avec un entonnoir et on chauffe au bain-marie. On ajoute plusieurs fois du chlorate de potassium. Quand la liqueur est bien rouge, on évapore à sec pour chasser l'excès d'acide azotique.

La transformation est également facile à effectuer par l'eau oxygénée (Carnot).

Toxicologie. — Nous avons déjà indiqué des cas d'empoisonnement à propos de l'acide chromique ; ajoutons que l'industrie des chromates est très malsaine.

L'*acide perchromique* CrO^4H^2 prend naissance quand on fait agir l'eau oxygénée sur l'acide chromique en solution ; il se forme un liquide bleu, qu'on agite avec de l'éther ; celui-ci dissout l'acide perchromique ; il n'a pas été possible jusqu'ici de l'isoler de ce liquide ; il ne se combine avec aucune base minérale.

ANHYDRIDE CHLOROCHROMIQUE. CrO^2Cl^2

Synonymie. — Oxychlorure de chrome. Chlorure de chromyle.

Préparation. — On fond dans un creuset un mélange de 10 parties de sel marin et de 17 parties de bichromate de potasse ; la masse concassée est introduite dans une cornue bien sèche avec 30 parties d'acide sulfurique concentré ; il n'est pas nécessaire de chauffer beaucoup ; il se produit des vapeurs rouges qui vont se condenser dans un récipient refroidi avec de l'eau ou mieux avec de la glace.

Propriétés physiques et chimiques. — C'est un liquide rouge foncé, volatil, fumant ; sa densité est 1,71 ; il bout à 118° ; il répand à l'air des fumées très épaisses ; ces vapeurs introduites dans la flamme d'un brûleur de Bunsen lui donnent beaucoup d'éclat, et font apparaître 17 raies caractéristiques. — Ce corps exerce une action très vive sur tous les corps capables de se combiner avec le chlore et l'oxygène.

Il peut donner naissance à des chlorochromates

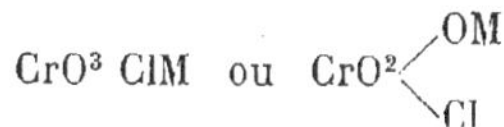

MANGANÈSE

Mn = 55

HISTORIQUE. — Ce corps a été découvert par SCHÉELE en 1774. GAHN le premier, à peu près à la même époque, l'isola à l'état métallique.

ETAT NATUREL. — Le manganèse n'existe pas à l'état métallique dans la nature. Nous ne parlerons ici que des minéraux dont nous ne faisons pas plus loin une étude spéciale.

(A) *Wolfram. Manganèse tungstaté. Schéelin ferruginé.* — Ce corps est un tungstate de fer et de manganèse ; sa forme primitive est un prisme oblique à base rhombe ; on le trouve en prismes courts aplatis à douze pans, terminés par des faces obliques. Sa densité est 7,2 ; sa dureté est 5 ; il est fusible au chalumeau en une perle noire cristalline ; il est noir, assez brillant, lamelleux ; ses gisements sont ceux de la cassitérite que le wolfram accompagne presque toujours (Saxe, Bohême, Cornouailles, Limousin).

(B). *Manganèses silicatés.* — Il en existe probablement plusieurs, mais le mieux déterminé est la *Rhodonite*. C'est une substance rose, tirant sur le violet, à cassure cristalline ou granulaire. Sa densité varie de 3,6 à 3,9 ; elle fait feu au briquet ; elle est susceptible d'un beau poli ; elle est souvent mélangée de carbonate de manganèse et de chaux qui diminuent sa dureté et son poli. La Rhodonite se trouve à Kapnick, à Orlez en Sibérie et en Suède. On a démontré que l'abondance relative des minerais de manganèse était proportionnelle à la chaleur de formation de ces minerais.

PRÉPARATION. — Comme le chrome, DEVILLE le préparait en réduisant l'oxyde marron de manganèse par du charbon de sucre dans un creuset de chaux fortement chauffé.

PROPRIÉTÉS PHYSIQUES. — C'est un corps d'un gris blanc (rosâtre DEVILLE), dur, cassant ; il raye l'acier et le verre. Sa densité varie de 7,13 à 7,20 ; il est très réfractaire.

PROPRIÉTÉS CHIMIQUES. — Pur, il est inaltérable à l'air à la température ordinaire ; mais, chauffé, il se recouvre rapidement d'une couche d'oxyde. Il décompose l'eau lentement à froid, plus rapidement à chaud ; les acides étendus le dissolvent.

CARACTÈRES. — Dans la méthode générale d'analyse, les composés de manganèse se trouvent transformés en manganates : nous donnerons plus loin les caractères de l'acide manganique. Les sels de manganèse possèdent les caractères suivants :

1° Les solutions neutres des sels de manganèse en présence de l'acétate de sodium précipitent par l'hydrogène sulfuré, mais d'une façon incomplète : en présence d'une petite quantité d'acides sulfurique ou chlorhydrique, il n'y a pas de précipité ;

2° Avec le sulfhydrate d'ammoniaque, précipité couleur chair (la moindre trace de fer suffit pour colorer ce précipité en noir) ;

3° Avec les carbonates alcalins précipité blanc légèrement rosé, inaltérable à l'air ;

4° Avec la potasse ou la soude, précipité blanc se colorant en noir par le contact de l'air ;

5° Avec le ferrocyanure de potassium, précipité blanc rosé ;

6° Avec le ferricyanure de potassium, précipité brun ;

7° Avec le tannin, rien ;

8° Si à quelques gouttes d'une solution très étendue d'un sel de manganèse, on ajoute 1 ou 2 C.C. d'hypobromite de soude, il se forme un précipité brun noir ; on porte à l'ébullition, on obtient du permanganate de sodium d'un beau rouge carmin ; on filtre, la liqueur passe verte.

9° Tous les composés de manganèse, solides ou liquides, chauffés dans un tube à essais avec quelques C.C. d'acide azotique concentré et une petite quantité d'oxyde de plomb ou de minium, communiquent à la solution une belle couleur rouge cramoisi. La réaction ne se produit pas en présence des chlorures ;

10° Au chalumeau, les sels de manganèse donnent une perle violette.

DOSAGE. — Le manganèse peut être dosé :
1° A l'état d'oxyde salin que l'on obtient ;
(*a*) par calcination directe (1) ;
(*b*) par précipitation par le carbonate de sodium (2) ;
(*c*)   —   —   sulfhydrate d'ammoniaque (3).

---

(1) Les oxydes de manganèse, le carbonate, l'azotate et les sels de manganèse à acides organiques sont transformés en oxyde salin par simple calcination. On chauffe dans un creuset de platine, d'abord modérément, puis énergiquement en favorisant l'accès de l'air, jusqu'à ce que le poids du résidu reste constant.

(2) La précipitation est gênée par les substances organiques et les sels ammoniacaux ; elle doit se faire à l'ébullition.

(3) La précipitation à l'ébullition par le sulfhydrate d'ammoniaque est complète ; mais si on veut peser ce sulfure, il faut prendre beaucoup de précautions (mêler à du soufre, chauffer dans un courant d'H^2S) ; on préfère le redissoudre dans l'acide chlorhydrique et précipiter par le carbonate de sodium.

2° A l'état de bioxyde que l'on obtient :
(*a*) par le chlore ou le brome (1) ;
(*b*) par l'eau oxygénée (2) ;
(*c*) par la pile (3).

Usages médicaux. — On a essayé le manganèse comme succédané du fer ; mais rien jusqu'ici n'a prouvé que le manganèse existât dans l'hémoglobine ; si le fer est hématogène, le manganèse paraît au contraire diminuer le nombre des globules sanguins (Rabuteau). On a administré le carbonate de manganèse en pilules à la dose de 5 à 10 centigrammes ; le lactate a été employé aux mêmes doses. On a encore administré les ferro-manganeux ; ces composés sont des mélanges et non des combinaisons définies.

Kearney a employé le manganèse (sous forme de permanganate à la dose de 2 capsules de $0^{gr},10$), contre l'aménorrhée ; il s'est produit assez souvent divers accidents et notamment de la douleur stomacale qui ont fait suspendre le traitement.

M. A. Riche a démontré que le manganèse n'est qu'un produit accidentel dans le sang, les urines et le lait et que par suite il n'y a pas de chloro-anémie produite par l'absence du manganèse.

ALLIAGES

Ces alliages sont en général sans importance ; les alliages de cuivre et de manganèse sont analogues aux alliages de cuivre et d'étain.

L'alliage de fer et de manganèse, *ferro-manganèse*, joue un rôle important dans la métallurgie du fer.

----

(1) La liqueur neutralisée est additionnée d'acétate de soude et chauffée vers 60° ; on fait passer un courant de chlore, ou bien on ajoute un peu de brome. Le manganèse se précipite à l'état de peroxyde hydraté. On le lave d'abord par décantation, en filtrant les eaux de lavage ; puis on jette sur un filtre et on lave. On dessèche, on calcine et on pèse.

Le précipité retient souvent de minimes quantités de composés alcalins ; aussi quelquefois, on titre le précipité obtenu par un dosage volumétrique (acide oxalique, ou acide sulfurique et permanganate).

(2) En liqueur acide, l'eau oxygénée précipite le manganèse à l'état de bioxyde, qu'il soit seul ou en présence de la chaux, de la baryte, de l'oxyde de zinc, ou de l'oxyde de fer (Carnot.)

(3) Le métal doit être à l'état d'azotate et mieux de sulfate : la liqueur maintenue au bain-marie à 70 ou 80° est soumise à l'action de deux éléments. Le manganèse se porte à l'état de bioxyde sur le pôle positif. Quand le manganèse a disparu de la liqueur, on la décante sur un filtre qu'on lave et qu'on incinère dans le creuset taré. On pèse.

Le procédé est extrêmement sensible.

Quand on se trouve en présence du fer, il faut transformer ce métal en sel ferrique et le précipiter par le carbonate de baryte.

Ces alliages se préparent habituellement en réduisant par le charbon un mélange d'oxydes.

CHLORURES DE MANGANÈSE

Il existe les chlorures suivants $MnCl^2$ — Mn^2Cl^6 — $MnCl^4$. Les deux derniers sont très instables.

Le chlorure manganeux $MnCl^2$ est le résidu de la fabrication du chlore; on peut le préparer en attaquant les oxydes ou le carbonate de manganèse par l'acide chlorhydrique.

Ce corps cristallise en prismes hydratés; il a une saveur styptique; il est déliquescent à la température ordinaire et s'effleurit à 25°; son maximum de solubilité est à 50°; il se dissout alors dans la moitié de son poids d'eau; il est très soluble dans l'alcool; on a tenté son essai contre les aphtes et à l'intérieur on l'a employé contre certaines dartres. On s'en sert surtout pour fabriquer les eaux minérales artificielles.

L'*iodure de manganèse* $MnI^2,4H^2O$ se prépare par double décomposition au moyen de l'iodure de baryum et du sulfate de manganèse; il est déliquescent et brunit au contact de l'air; il est isomorphe avec le chlorure de manganèse; à l'abri de l'air il est indécomposable au rouge. On en a fait un sirop et des pilules analogues aux pilules et au sirop d'iodure de fer.

Il a été préconisé contre la cachexie syphilitique.

COMPOSÉS OXYGÉNÉS DU MANGANÈSE

Ces composés sont nombreux : MnO — Mn^2O^3 — MnO^2 — Mn^3O^4 — MnO^3 — Mn^2O^7

OXYDE MANGANEUX. MnO

Préparation. — On l'obtient par la calcination du carbonate, de l'oxalate ou de l'hydrate manganeux à l'abri de l'air, ou mieux encore en réduisant les oxydes supérieurs par un courant d'hydrogène au rouge.

Deville a obtenu l'oxyde cristallisé en octaèdres transparents, vert émeraude, d'un éclat adamantin, en dirigeant au rouge vif, sur l'oxyde obtenu par réduction d'un oxyde supérieur, un courant d'hydrogène mélangé de fort peu de gaz acide chlorhydrique. Il est inaltérable par la chaleur.

En précipitant un sel de manganèse par un alcali, on obtient ce corps à l'état hydraté; il absorbe alors facilement l'oxygène de l'air et se transforme en sesquioxyde Mn^2O^3.

OXYDE MANGANIQUE (sesquioxyde). Mn^2O^3

Etat naturel. — Ce corps se trouve dans la nature à l'état anhydre ou hydraté.

(A) Anhydre. *Braunite*. — La braunite a pour forme primitive un prisme droit à base rhombe de 100°; elle se trouve en longs prismes modifiés sur les arêtes latérales ; elle peut être aciculaire, fibreuse et concrétionnée et en masses amorphes et même terreuses. Sa densité varie de 4,75 à 4,82 ; sa dureté est de 6,5; elle est d'un brun noir peu éclatant, elle donne une poussière brune.

(B) Hydraté. *Manganite ou Acerdèse*. — Sa forme primitive est un prisme droit à base rhombe de 99°,49'; ses cristaux sont ordinairement hexaédriques ou cannelés. Sa densité est 4,32 ; sa dureté est 3,5; sa poussière est brune ; il peut se présenter sous formes mamelonnée, dendritique, terreuse ; il est alors tendre, noirâtre, impur, plus ou moins mélangé d'oxyde ferrique et de bioxyde de manganèse; on l'a souvent pris pour ce dernier corps ; mais sur la porcelaine il laisse une trace brune, tandis que le bioxyde laisse une trace noire.

Préparation. — On l'obtient anhydre, en calcinant avec précaution l'azotate de manganèse ; hydraté, en abandonnant à l'air l'oxyde manganeux hydraté.

L'acide chlorhydrique dissout d'abord ce corps, mais si on chauffe un peu, il se dégage du chlore.

OXYDE SALIN DE MANGANÈSE. $MnO,Mn^2O^3 = Mn^3O^4$

Synonymie. — *Oxyde manganoso-manganique, oxyde rouge, oxyde brun.*

Etat naturel. — Ce corps existe dans la nature, mais il est très rare, il porte le nom d'*Hausmannite*.

Préparation et propriétés. — Pour le préparer il suffit de calciner les autres oxydes de manganèse. Il constitue une poudre d'un brun rouge ; traité par les acides, il donne un mélange de sels manganeux et de sels manganiques ; c'est la forme sous laquelle on dose ordinairement les composés du manganèse.

BIOXYDE DE MANGANÈSE. MnO^2

Synonymie. — Peroxyde de manganèse.

Etat naturel. — La *pyrolusite* a pour forme primitive un prisme droit à base rhombe de 93°,30' ; elle se présente ordinairemeut en longs prismes modifiés sur les arêtes latérales (fig. 378) ; souvent elle est en masses aciculaires, compactes ou en stalactites ; sa densité est 4,9 ; sa dureté varie de 2 à 2,5 ; sa couleur est gris noirâtre ; son éclat est médiocre ou terne suivant les variétés ; sa poudre est toujours noire. L'oxyde de Romanèche renferme 0,16 de barytine ; il a une texture grumelée ; sa couleur tire un peu sur le bleuâtre ; on l'a nommé *psilomélane*.

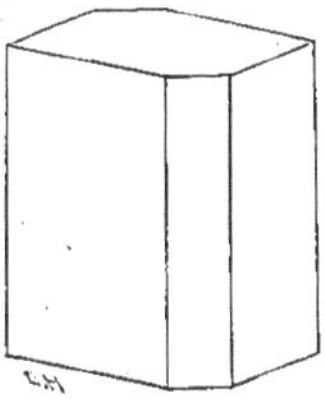

Les divers oxydes de manganèse se trouvent ordinairement ensemble, souvent mélangés dans les mêmes gîtes, et il serait difficile de les séparer. Ils remplissent des poches ou des canaux sinueux dans les terrains secondaires ou de transition où ils ont dû être apportés par voie thermale avec les minerais de fer qui les accompagnent presque toujours. On les trouve en Allemagne, en Saxe, en Hongrie, à Périgueux, à Nontron, à Romanèche, à Louron, à Rancié (Ariège), à la Voulte (Ardèche).

Fig. 378.
Pyrolusite.

PRÉPARATION. — On l'obtient en calcinant de l'azotate manganeux au rouge sombre, reprenant le résidu par quelques gouttes d'acide azotique pour dissoudre l'oxyde manganeux et calcinant de nouveau. On pourrait encore chauffer un oxyde de manganèse avec du chlorate potassique ou décomposer à chaud par les acides les manganates ou les permanganates alcalins.

PROPRIÉTÉS PHYSIQUES ET CHIMIQUES. — Le bioxyde de manganèse se décompose sous l'influence de la chaleur en oxygène et en oxyde salin.

Avec l'acide sulfurique, il dégage de l'oxygène et donne du sulfate de manganèse.

L'acide chlorhydrique en dégage du chlore et donne du chlorure manganeux.

L'acide azotique ne l'attaque pas, mais en présence des substances organiques, il donne de l'azotate manganeux.

Avec l'acide oxalique, le bioxyde de manganèse dégage de l'acide carbonique et donne de l'oxalate manganeux. Cette réaction est quelquefois utilisée en analyse.

Chauffé avec la potasse ou la soude à l'abri de l'air, il donne un manganate et du sesquioxyde de manganèse hydraté ; si l'opération est faite au contact de l'air, tout le manganèse passe à l'état de manganate.

Il existe plusieurs hydrates de bioxyde de manganèse : l'un d'eux donne avec l'eau une solution limpide par transparence, trouble par réflexion ; la moindre trace d'acide ou de base précipite cette solution.

Le borax est coloré en violet par le bioxyde de manganèse. Ce corps est employé dans la verrerie commune.

« ALTÉRATIONS. — *Oxyde de fer*, baryte, argile, silice, carbonate et sulfate de chaux, fluorure de calcium, acerdèse.

FALSIFICATIONS. — Sable, suie, charbon.

TITRE. — Il doit titrer 95 degrés chlorométriques, c'est-à-dire renfermer 95 pour 100 de bioxyde pur. » (Codex 1884.)

DOSAGE. — Le bioxyde de manganèse sert à préparer l'oxygène et surtout le chlore ; il a évidemment d'autant plus de valeur qu'il dégage plus de chlore et cela en employant la plus faible quantité possible d'acide chlorhydrique.

Pour le titrer, on fait donc réagir l'acide chlorhydrique sur l'oxyde de manganèse ; le chlore dégagé est recueilli dans une solution alcaline et titré par les procédés chlorométriques (1).

---

(1) α. *Dosage du chlore.* — *Théorie.*

$$\underset{87}{MnO^2} + 4\ HCl = MnCl^2 + 2\ H^2O + \underset{71}{Cl^2}$$

87 grammes de bioxyde de manganèse fournissent 71 grammes de chlore ; pour en avoir un gramme, il en faudra $\frac{87}{71}$ et pour en avoir un litre, ce litre pesant $3^{gr},18$ il faudra

$$\frac{87 \times 3,18}{71} = 3^{\ gr},\ 896$$

Appareils. — (Fig. 379.) Ballon d'un litre.

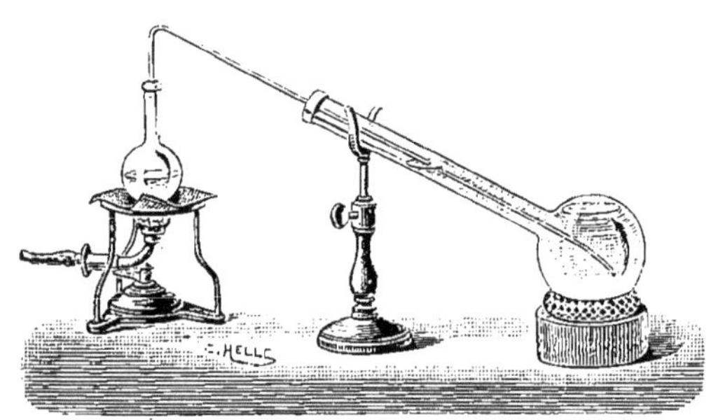

Fig. 379. — Essai des manganèses.

Petit ballon de 60 à 100 C.C. muni d'un long tube de dégagement.
Pipette de 25 C.C.

Réactifs. — Acide chlorhydrique.
Lessive de soude.

MODE OPÉRATOIRE. — Pesez $3^{gr},896$ de l'oxyde à essayer finement pulvérisé ; introduisez dans le petit ballon ; ajoutez 25 C.C. acide chlorhydrique ; adaptez rapidement le tube de dégagement ; faites-le plonger dans le ballon d'un litre presque plein d'eau additionnée de 25 ou 30 C.C. de lessive de soude ; laissez la réaction commencer à froid ; chauffez ensuite très doucement, jusqu'à ce que le bioxyde de manganèse ait disparu ou que le résidu soit blanc, et jusqu'à ce que le tube de dégagement soit assez chaud pour qu'on ne puisse plus le toucher avec les doigts ; pendant tout ce temps, il faut surveiller avec soin le dégagement, parce qu'une absorption pour-

D'autres procédés ont été préconisés (Fresenius met le bioxyde de manganèse en contact avec l'acide oxalique ; celui-ci est transformé en CO_2 ; la perte de poids de l'appareil donne la richesse du bioxyde) ; mais celui indiqué est très bon et présente cet avantage que cet essai est calqué sur l'emploi industriel.

Le bioxyde de manganèse est l'anhydride de l'acide manganeux ; les manganites ont pour formule $Mn^2O^5M'^2$; telle est la *psilomélane ;* il existe des polymères ayant pour formule $Mn^5O^{11}M'^2$.

ANHYDRIDE ET ACIDE MANGANIQUES. MANGANATES

L'acide manganique MnO^4H^2 est inconnu aussi bien que son anhydride.

Les manganates alcalins s'obtiennent en chauffant les oxydes de manganèse avec les alcalis caustiques ou les chlorates.

Les manganates sont verts ; la chaleur les ramène à l'état de manganites ; la présence de la vapeur d'eau abaisse la température de réduction.

L'*anhydride permanganique* Mn^2O^7 s'obtient en introduisant 20 grammes environ de permanganate potassique pulvérisé dans de l'acide sulfurique concentré entouré d'un mélange réfrigérant ; il se dissout avec une coloration verte et il se dépose peu à peu des gouttelettes oléagineuses qui se décomposent à la longue ; c'est un oxydant très énergique ; il enflamme instantanément le papier et l'alcool.

L'*acide permanganique* MnO^4H n'est connu qu'en solution ; on l'obtient en décomposant le permanganate de baryte par l'acide sulfurique, ce permanganate s'obtient lui-même en calcinant le bioxyde de manganèse avec l'azotate de baryte.

Cette solution peut être obtenue sous forme d'un liquide épais, d'un noir

---

rait facilement se produire : aussi est-il bon de souffler une boule à la partie supérieure de la longue branche du tube à dégagement.

Quand l'opération est terminée, on effectue le dosage chlorométrique par un des procédés indiqués.

Le titre chlorométrique trouvé est le titre de l'oxyde essayé.

β. *Dosage de l'acide chlorhydrique.* — On prend 25 C.C. de l'acide chlorhydrique utilisé pour le dosage ; avec de l'eau, on fait 250 C.C. de liqueur que l'on titre par les procédés acidimétriques. (Voy. p. 352.)

Le contenu du ballon dans lequel le dosage du chlore a été effectué est additionné d'eau de manière à obtenir 250 C.C. de liqueur ; on fait un second dosage acidimétrique.

La différence entre les deux résultats indique la quantité d'acide chlorhydrique consommée pour réagir sur le bioxyde.

γ. *Dosage de l'humidité.* — On chauffe à l'étuve à 110-120° 5 grammes de bioxyde pulvérisé et tamisé ; on pèse quand il n'y a plus de perte de poids.

verdâtre, à reflets métalliques. La solution étendue se conserve assez bien quand elle est à l'abri des poussières organiques.

Chauffé brusquement il détone ; chauffé lentement il se volatilise.

Les acides au minium, les carbures d'hydrogène le réduisent rapidement.

Il réagit sur l'ammoniaque et donne de l'eau, de l'azote et du sesquioxyde de manganèse.

Avec les alcalis il donne des sels solubles.

Les *permanganates* se préparent par l'action des acides sur les manganates.

Ils sont cristallisables, colorés en rouge foncé ou en noir, isomorphes avec les perchlorates.

Ils sont généralement solubles dans l'eau ; le permanganate d'argent est insoluble ; leurs solutions sont très altérables ; la chaleur les décompose en manganates, bioxyde de manganèse et oxygène.

On les reconnaît à la teinte rouge foncé de leur dissolution, à leur facile décoloration sous l'influence des agents réducteurs ; ils dégagent de l'oxygène quand on les chauffe avec de l'acide sulfurique, et du chlore quand on les fait bouillir avec de l'acide chlorhydrique.

SULFATE MANGANEUX. $SO^4Mn,4H^2O$

SYNONYMIE. — Sulfate de manganèse.

PRÉPARATION. — Ce sel s'obtient en attaquant le carbonate manganeux par l'acide sulfurique ; on l'obtient encore comme résidu de la préparation de l'oxygène par le bioxyde de manganèse et l'acide sulfurique ; le plus souvent, il contient un peu de fer dont on le débarrasse par cristallisations réitérées. Suivant la température, il se dépose de ses solutions avec des quantités différentes d'eau de cristallisation. A 0°, on obtient des cristaux isomorphes avec ceux du sulfate de fer et contenant comme eux 7 molécules d'eau ; entre 7° et 20°, ils ne contiennent plus que 5 molécules d'eau et sont isomorphes avec le sulfate de cuivre, entre 20 et 30° on obtient les cristaux normaux à 4 molécules d'eau.

PROPRIÉTÉS. — « Ce sont des cristaux volumineux de couleur rosée, de saveur styptique, se dissolvant dans 0p,8 d'eau froide, et dans leur poids d'eau bouillante. Ces cristaux retiennent des proportions variables d'eau, suivant la température à laquelle ils se sont formés ; ceux qui ont pris naissance entre 20 et 30° contiennent ordinairement 4 molécules d'eau (soit 32,3 p. 100).

CARACTÈRES. — La solution aqueuse précipite en rose par le sulfhydrate d'ammoniaque. Le ferrocyanure de potassium donne un précipité blanc rosé et non bleuâtre, ce qui indiquerait la présence du fer. » (Codex 1884.)

CARBONATE MANGANEUX. CO^3Mn

SYNONYMIE. — Carbonate de manganèse.

ÉTAT NATUREL. — La *diallogite* est en masses lamelleuses de couleur rose facilement clivables en rhomboèdres de 107° ; elle se trouve accidentellement dans les mines surtout à Freyberg en Saxe, à Nagyag en Transylvanie, etc.

PRÉPARATION. — On le prépare par double décomposition au moyen du sulfate ou du chlorure de manganèse et du carbonate de soude ; le précipité est lavé et séché (1).

PROPRIÉTÉS PHYSIQUES. — Le carbonate manganeux est une poudre d'un blanc rosé, insipide, insoluble dans l'eau ; elle est inaltérable à l'air.

Elle renferme quelquefois du fer ; on peut s'en assurer en la dissolvant dans un acide et additionnant de ferrocyanure de potassium.

Ce composé est très convenable pour l'usage médical ; il a été employé contre la chloro-anémie ; mais la théorie de son emploi est probablement fausse.

---

(1) « Sulfate de manganèse cristallisé. . . . . 200 gr.
      Carbonate de soude cristallisé. . . . . 260 gr.

Faites dissoudre séparément les deux sels dans de l'eau distillée chaude ; filtrez les deux solutions et mêlez-les ; il se formera un précipité blanc de carbonate de manganèse. Laissez déposer, décantez la liqueur surnageante et remplacez-la par une égale quantité d'eau chaude. Répétez ainsi les lavages jusqu'à ce que l'eau ne se trouble plus par le chlorure de baryum ; recueillez alors le précipité et séchez-le. » (Codex 1884.)

FER

$$Fe^{iv} = 56$$

ETAT NATUREL. — Les minerais de fer sont abondamment répandus ; nous étudierons avec détails le plus grand nombre.

A. Le *fer natif* est rare ; il est dû le plus souvent à l'action des feux volcaniques : on le trouve à Graves-Noires.

Les *météorites* contiennent jusqu'à 0,90 de fer pur ; il est toujours accompagné de nickel et de cobalt : M. GRAHAM y a signalé de l'hydrogène occlus. Le nickel ne se trouve jamais dans les minerais terrestres. Les météorites se trouvent surtout en Sibérie, au Mexique et dans l'Amérique méridionale ; elles sont ordinairement caverneuses et renferment une matière vitreuse jaunâtre rapportée au péridot ; elles sont quelquefois massives et présentent des tendances à cristalliser en octaèdres.

Certaines météorites sont assez volumineuses pour être exploitées.

B. Le *fer chromé* ou *sidérochrome*, dont nous avons déjà dit un mot à propos du chrome, est un corps presque noir avec une légère teinte violâtre ; son éclat métallique est médiocre ; il a une cassure inégale ; sa densité est 4,5 ; sa dureté est 5,5. La chaleur le rend magnétique. Fondu avec le borax, il donne une perle d'un vert intense et agréable. On l'a trouvé à Baltimore sous forme d'octaèdres réguliers ; mais presque toujours, il est en petites masses disséminées dans les roches magnésiennes ; c'est ainsi qu'il existe dans la serpentine des environs de Fréjus (Var).

C. *Fer silicaté.* — Il existe un grand nombre de silicates de fer naturels variant par l'état d'oxydation du fer, par la proportion relative de l'acide et de la base, par l'état anhydre ou hydraté du silicate, ou par leur mélange avec d'autres silicates. Tous laissent la silice en gelée quand on dissout l'oxyde de fer par un acide.

PRÉPARATION. — On ne considère comme minerais exploitables que les oxydes et le carbonate de fer ; les pyrites, qui sont si communes, sont trop coûteuses à traiter et donnent un produit de mauvaise qualité ; cependant en Finlande, et dans l'Oural, grâce à M. Nordenskjold qui a fait intervenir la vapeur d'eau dans le grillage des minerais pyriteux, on tire de cette matière un fer doux d'excellente qualité.

« *Préparation mécanique*. — Les minerais, avant d'être fondus, sont ordinairement débarrassés d'une partie de leur gangue ; en France, on les agite

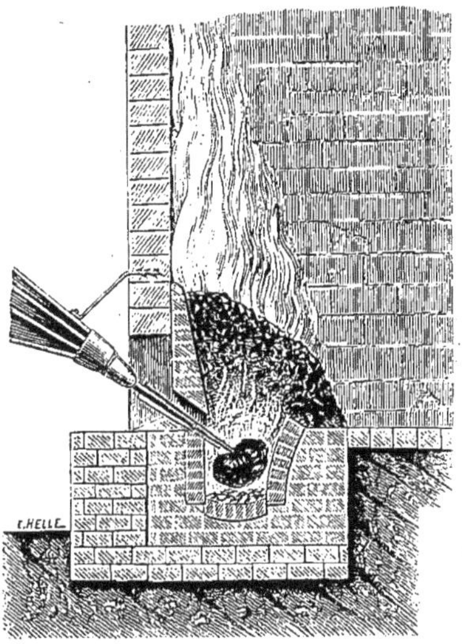

Fig. 380. — Méthode catalane.

dans un ruisseau avec des pelles, mais plus souvent on fait usage du *patouillet*. C'est une roue hydraulique munie de bras de fer qui agitent le minerai placé dans une caisse en bois. Quand les minerais sont en roche, on commence par les concasser au moyen de pilons mécaniques qu'on nomme des *bocards*, de là le nom de *bocardage*, qu'on donne à l'opération. Dans quelques pays, on soumet le minerai à une calcination qui le désagrège. Cette opération se fait dans des fours coulants semblables aux fours à chaux, ou simplement en chauffant le minerai en tas.

« *Principe*. — Théoriquement l'extraction du fer est très simple ; les minerais étant des composés oxygénés sont chauffés avec du charbon ; le fer est réduit à l'état métallique. Pratiquement la séparation du fer est singulièrement compliquée par la faible fusibilité du fer et de sa gangue que nous admettrons être du silicate d'alumine (argile). En général, le métal réduit se trouve dispersé en grains au milieu de cette éponge de silicate, et il faut liquéfier soit l'un, soit l'autre de ces corps ; c'est la gangue que l'on fond en utilisant la propriété qu'ont les silicates doubles d'être plus fusibles que les silicates simples leurs générateurs.

« Deux méthodes existent : dans l'une plus simple, mais beaucoup plus dispendieuse nommée la *méthode catalane*, on chauffe simplement le minerai avec un excès de charbon (fig. 380). Il en résulte du fer et un silicate double fusible et irréductible, contenant environ 3 atomes de fer ; quand ce der-

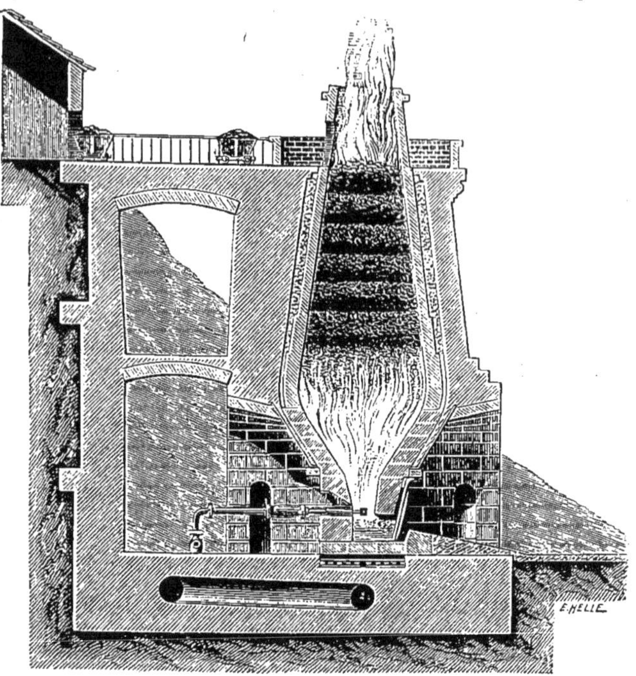

Fig. 381. — Haut fourneau.

nier est devenu pâteux, on comprime le mélange sous de puissants marteaux qui en expriment le silicate. Le fer restant est ensuite agrégé par le martelage à chaud. Une partie du fer est donc perdue puisqu'elle passe dans la scorie à l'état de silicate ; ce déchet est toujours très fort ; il s'élève souvent à 0,30 ou 0,33 ; aussi n'emploie-t-on ce procédé que pour des minerais très riches et dans les pays comme les Pyrénées, la Corse, où le bois est abondant et où les transports sont difficiles.

« La deuxième méthode, plus compliquée mais beaucoup plus économique est presque universellement employée. On ajoute au minerai du carbonate de chaux (*castine*) ; il se forme du silicate d'alumine et de chaux ; mais comme ce sel est très peu fusible, il faut, pour le fondre, élever considérablement la température et alors le fer s'unit au carbone et donne de la fonte,

Si la gangue était calcaire, on y ajouterait de l'argile (*erbue*) au lieu de castine. L'appareil dans lequel on réalise cette transformation est connu sous le nom de *haut fourneau* (fig. 381). »

La fonte, étant du fer carburé et silicié, est transformée en fer par l'action de l'oxygène. — Le charbon est brûlé à l'état d'oxyde de carbone, et le silicium est changé en un silicate irréductible par le charbon.

« On commence par liquéfier la fonte dans un vif courant d'air. Une partie seulement du carbone est brûlée, mais la presque totalité du silicium est changée en un silicate fusible très basique, nommé scorie riche. Il se forme aussi des oxydes supérieurs du fer. »

Le carbone, qui reste encore dans la fonte, s'oxyde aux dépens de ces oxydes supérieurs et d'une partie de l'oxygène de la base du silicate.

Purification. — 1° Le fer le plus pur du commerce renferme toujours une petite quantité de substances étrangères, notamment du carbone et du silicium. Pour obtenir du fer chimiquement pur, on peut traiter au feu de forge le fil de fer très fin (fil de clavecin) par 1/5 de son poids d'oxyde de fer et un fondant tel que le verre, dans un creuset réfractaire ; on obtient ainsi un culot métallique d'un blanc d'argent ;

2° Lorsqu'on calcine du chlorure ferreux anhydre dans un courant d'hydrogène, il se dégage de l'acide chlorhydrique et il reste du fer métallique sous forme de cristaux cubiques. Comme le chlorure ferreux s'obtient aisément à l'état de pureté, on peut préparer ainsi facilement du fer compact pur ;

3° Collas obtient du fer pur en soumettant à l'électrolyse la solution du chlorure ferreux (1) ;

4° On obtient facilement du fer pyrophorique pur en soumettant l'oxalate ferreux précipité à l'action de la chaleur ; ce sel se dédouble en acide carbonique et fer métallique

$$C^2Fe^2O^4 = 2\ CO^2 + 2\ Fe\ ;$$

5° *Fer réduit par l'hydrogène.* — En réduisant de l'oxyde ferrique dans un courant d'hydrogène, on obtient du fer amorphe, très divisé et qui est très pyrophorique, si l'on a eu soin de ne pas trop élever la température, ce qui donnerait au fer plus de cohérence et diminuerait par conséquent son affinité

---

(1) Le courant électrique est faible ; le chlorure ferreux est pur ; sa solution marque 35° Bé ; le fer se dépose sur des plaques d'acier plongées dans la liqueur et mises en communication avec le pôle négatif de la pile ; on le sèche rapidement et on porphyrise. Ce fer est gris et brillant ; il est très oxydable sans être pyrophorique ; il est plus soluble dans les acides dilués que le fer réduit par l'hydrogène. Sa pureté est presque absolue. M. Byasson n'a pu y découvrir qu'une quantité insignifiante de carbone.

pour l'oxygène. Si l'oxyde de fer est mélangé d'une matière inerte telle que l'alumine qui écarte les molécules du fer, celui-ci est encore plus pyrophorique. On peut rendre pyrophorique le fer réduit par l'hydrogène sous l'influence d'une température trop élevée pour que cette propriété puisse se manifester spontanément; il suffit pour cela de le soumettre à l'action d'un aimant puissant; la moindre étincelle se propage aussitôt dans toute la houppe de fer attachée à l'aimant (MAGNUS).

Le Codex a indiqué les précautions à prendre pour préparer le fer réduit destiné aux usages médicaux (1).

$$Fe^2O^3 + 2H^2 = 2H^2O + 2Fe$$

---

(1) Procédé du Codex :

« Peroxyde de fer hydraté. . . . . Q. V.

Prenez cet oxyde tel qu'il est obtenu par l'action de l'ammoniaque sur le perchlorure de fer; déshydratez-le complètement par la calcination et introduisez-le dans un tube en porcelaine ou dans un canon de fusil communiquant par l'une de ses extrémités avec une source d'hydrogène pur et sec, et par l'autre avec un tube de verre simplement effilé. Le tube en porcelaine étant disposé horizontalement sur un fourneau, faites passer l'hydrogène sous forme d'un courant lent et régulier, et quand l'air sera complètement expulsé, chauffez graduellement l'appareil jusqu'à la température du rouge obscur. Le peroxyde de fer sera décomposé et ramené à l'état métallique; il y aura, en même temps, production de vapeur d'eau qui s'échappera par la partie effilée du tube de verre.

On reconnaît que l'opération est terminée, quand la vapeur d'eau cesse de se dégager à l'extrémité de l'appareil. Retirez alors le feu ; laissez refroidir le fer au milieu du courant d'hydrogène, et, après l'avoir retiré du tube, enfermez-le dans des flacons bien bouchés.

OBSERVATION. — Il est important que l'hydrogène soit absolument exempt d'acide sulfurique ou d'acide sulfureux; car le soufre de ces composés, se fixant sur le fer, donnerait du sulfure noir. Il est essentiel aussi de bien régler la température; si la réduction avait lieu au-dessous du rouge obscur, le produit obtenu serait noir et pyrophorique ; si elle s'opérait au rouge vif, les particules de fer s'agglutineraient, et le produit obtenu n'aurait point le degré de finesse et de division que l'on recherche pour l'emploi médical. »

Quand on veut opérer sur des quantités un peu plus considérables, on peut recourir à une bouteille à mercure que l'on fait couper à 2 centimètres de la paroi supérieure. On élargit un peu les bords de la calotte ainsi formée, pour qu'elle puisse recouvrir le creuset qui a été séparé : un tube de fer conduit l'hydrogène au fond de l'appareil; ce fond est garni avec du sable ou de la tournure de fer; on achève de remplir avec l'oxyde de fer ; on adapte le couvercle et on recouvre l'appareil d'un lut. L'appareil ainsi disposé, on fait passer un courant de gaz pour chasser l'air atmosphérique et on chauffe (SOUBEIRAN).

L'oxyde ferrique doit être préparé au moyen de la réaction de l'ammoniaque sur le

Propriétés physiques. — Le fer cristallise dans le système cubique; on peut le faire cristalliser par fusion ou par des vibrations fréquentes; il est blanc, doué de l'éclat métallique; il est magnétique; le fer doux (on nomme ainsi le fer pur) est attiré à l'aimant et se comporte comme un aimant aussi longtemps qu'il est sous cette influence; mais il perd cette propriété aussitôt qu'il y est soustrait; l'acier au contraire conserve cette propriété en vertu de ce qu'on nomme la force coercitive; le fer a une légère odeur et une saveur faiblement métallique; c'est le plus tenace de tous les métaux : un fil de 2 millimètres de diamètre ne rompt que par une traction de 249^{kg},659. Sa cassure est grenue, et plus il est pur, plus son grain est fin et brillant; du reste le martelage le fait changer de texture. L'écrouissage le rend cassant, mais on peut lui rendre sa ténacité en le faisant recuire; le fer est ductile et malléable; réduit en feuilles plus ou moins épaisses par le laminoir, il porte le nom de *tôle*.

---

chlorure ferrique. Il doit être parfaitement lavé et déshydraté avant d'être soumis à l'action réductrice de l'hydrogène sec. L'oxyde obtenu à l'aide du sulfate ferreux et du carbonate sodique retient du sulfate ferrique basique que l'hydrogène amène à l'état de sulfure de fer, lequel donne de l'hydrogène sulfuré au contact des acides.

L'hydrogène doit être pur et sec; s'il renfermait des hydrogènes arsénié ou sulfuré, l'arsenic et le soufre se fixeraient sur le fer et le rendraient impropre aux usages thérapeutiques : si l'hydrogène était humide, le fer renfermerait un sous-oxyde Fe^{2}O.

Quand on veut préparer l'hydrogène avec du fer et de la vapeur d'eau, il faut chauffer le fer au rouge, faire traverser le tube par un courant de vapeur d'eau, et faire passer le gaz dans un flacon qui contient du sulfate de cuivre ou de l'azotate d'argent, puis dans des tubes exsiccateurs. Il serait préférable d'employer de la ponce potassique pour dessécher le gaz (Deschamps).

Si l'on prépare l'hydrogène avec l'acide sulfurique et le zinc ou le fer, dans le cas où l'on ne se sert pas de produits purs, il faut, avant de dessécher le gaz, le faire passer dans un flacon plein d'eau régale (Dusart), de là dans un second flacon rempli d'une solution de potasse caustique, et enfin dans un troisième récipient contenant des fragments de potasse caustique ou de chaux vive. Ce dernier vase devra être suivi d'un tube témoin renfermant un peu d'azotate d'argent, qui donnera la preuve de la parfaite pureté du gaz. Enfin l'hydrogène devra traverser une étendue suffisante de pierre ponce imbibée d'acide sulfurique concentré, afin d'y éprouver une dessiccation aussi complète que possible (Bouis, Vée et Baudrimont).

Ces précautions pourraient manquer leur but, si le dégagement de gaz était trop précipité; on devra également calciner la pierre ponce avant de l'imprégner d'acide sulfurique. Les poussières organiques qui s'y trouvent mélangées habituellement ne laisseraient pas de donner de l'acide sulfureux en présence de l'acide sulfurique, et d'introduire du soufre dans le produit (J. Regnault).

Crolas dessèche le gaz en lui faisant traverser un tube de fer garni de tournure portée au rouge sombre.

La densité du fer fondu est égale à 7,25 ; forgé, sa densité varie entre 7,4 et 7,9. C'est le plus dur de tous les métaux usuels.

Sa chaleur spécifique est 0,1138 ; sa conductibilité calorifique est 119, électrique 14,44 (Ag = 1000). Son coefficient de dilatation est 0,001187. Il possède la propriété précieuse de se souder sur lui-même bien au-dessous de son point de fusion et de se laisser forger. Il ne fond qu'à 1500° (rouge blanc), la fonte fond à 1250°.

Chauffé au rouge, le fer est perméable aux gaz, notamment à l'hydrogène. Il est susceptible d'absorber les gaz en quantités assez notables. Il renferme toujours, par suite de sa fabrication, environ 12 fois son volume de gaz qu'il perd peu à peu, lorsqu'on le chauffe au rouge dans le vide ; ainsi privé de gaz, il peut absorber plus d'un demi-volume d'hydrogène et plus de 4 volumes d'oxyde de carbone, ce qui n'est pas sans intérêt au point de vue métallurgique (GRAHAM).

PROPRIÉTÉS CHIMIQUES. — L'oxygène sec et froid est sans action sur lui ; à chaud, il produit des pellicules colorées ; au rouge il donne l'oxyde des battitures et enfin au rouge blanc le fer brûle dans l'oxygène.

À l'air humide, le fer compact éprouve une oxydation lente, il se couvre de *rouille* qui est un hydrate ferrique. Cette oxydation est lente à s'établir, mais dès qu'il s'est formé une couche d'hydrate, celui-ci formant avec le fer un couple voltaïque, l'oxydation se propage rapidement par suite de la décomposition de l'eau, dont l'oxygène se porte sur le fer, tandis que son hydrogène rencontrant à l'état naissant l'azote de l'air, produit de l'ammoniaque ; celle-ci accompagne toujours la rouille à l'état de carbonate ou d'azotate. KUHLMANN explique cette propagation de la rouille sur un morceau de fer en admettant que le fer métallique enlève une partie de l'oxygène à l'oxyde ferrique formé et que la rouille ainsi ramenée à un degré inférieur d'oxydation enlève à l'air une nouvelle quantité d'oxygène. On préserve le fer de la rouille en le recouvrant d'un corps gras ou d'un vernis, ou mieux en protégeant sa surface par un autre métal ; le fer recouvert de zinc porte le nom de *fer galvanisé ;* recouvert d'étain, il constitue le *fer-blanc.* Enfin, on peut recouvrir le fer d'un émail ou d'une couche d'oxyde magnétique qui s'obtient en faisant passer un courant de vapeur d'eau sur l'objet chauffé au rouge.

Le fer réduit par l'hydrogène se combine avec l'oxyde de carbone et donne du *fer carbonyle*, composé très volatil, brûlant avec une flamme blanche, laissant un dépôt de fer quand la combustion est incomplète et se décomposant quand on le chauffe dans un tube.

Le soufre se combine au fer à une température élevée en formant un sulfure plus fusible que le fer ; en présence de l'eau, cette sulfuration a lieu à une basse température (volcan de LÉMERY).

Le chlore, l'iode, mais surtout le brome attaquent le fer avec énergie, même à la température ordinaire.

Chauffé dans un courant d'azote, le fer devient cassant : il décompose l'ammoniaque au rouge et donne un azoture de fer.

Avec le phosphore, l'arsenic, l'antimoine, le carbone, le bore, le silicium, il donne des fontes (voir *Alliages*).

Le fer décompose l'eau au rouge et se transforme en oxyde magnétique Fe^3O^4.

Avec l'oxyde de carbone on peut obtenir du fer pentacarbonyle $Fe(CO)^5$ sans intérêt pour nous.

Le fer décompose un grand nombre d'acides, en dégageant de l'hydrogène et en produisant un sel de fer correspondant. L'acide chlorhydrique, l'acide sulfurique étendu, quelques acides organiques énergiques sont dans ce cas. A chaud, il décompose l'acide sulfurique concentré en produisant du gaz sulfureux.

L'acide azotique fumant n'attaque pas le fer ; bien plus, le contact de cet acide rend le fer passif (voir *Acide azotique*) ; l'acide azotique ordinaire est décomposé très énergiquement ; l'acide azotique très étendu dissout le fer sans dégagement de gaz ; dans ce cas, il se produit de l'hydrogène à l'état naissant, qui, rencontrant un excès d'acide azotique, le réduit pour former de l'ammoniaque qui reste dans la solution à l'état d'azotate. L'acier devient passif dans l'acide azotique après une vingtaine de secondes.

L'acide acétique cristallisable, l'ammoniaque, la potasse et le sulfure de potassium, l'alcool rendent également le fer passif : c'est pourquoi le fer ne décompose ni une solution alcoolique d'azotate de cuivre, ni une solution cupro-ammonique.

L'acide carbonique dissous dans l'eau attaque le fer, surtout quand ce métal est très divisé ; il se forme du carbonate ferreux et de l'hydrogène.

Le fer décompose les sels ammoniacaux ; il s'unit à l'acide et dégage de l'hydrogène et de l'ammoniaque.

Un assez grand nombre de substances organiques empêchent les réactions des sels de fer ; aussi faut-il se débarrasser de ces matières pour pouvoir constater la présence de ce corps.

CARACTÈRES. — Le fer n'est pas précipité par l'hydrogène sulfuré, mais il l'est par le sulfhydrate d'ammoniaque ; le précipité est soluble dans l'acide chlorhydrique ; on chauffe avec un peu de chlorate de potasse ; la liqueur est précipitée par la potasse ; le précipité est dissous dans l'acide chlorhydrique : la liqueur donne les caractères des sels de fer.

RÉACTIFS	SELS FERREUX	SELS FERRIQUES
Hydrogène sulfuré.	Rien.	Précipité blanc laiteux de soufre ; le sel est ramené au minimum et la liqueur devient acide.
Sulfhydrate d'ammoniaque.	Précipité noir insoluble dans un excès.	Précipité noir ; s'il y a peu de fer, le précipité est d'abord verdâtre.
Potasse et soude.	Précipité blanc-verdâtre, insoluble dans un excès de réactif et se colorant à l'air.	Précipité brun, insoluble dans un excès de réactif.
Ammoniaque.	Précipité verdâtre, soluble dans un excès de réactif ; l'air forme dans ce liquide un précipité jaune. Le chlorhydrate d'ammoniaque empêche le précipité.	Précipité brun, insoluble dans un excès de réactif.
Carbonates et phosphates alcalins.	Précipité blanc passant au vert à l'air.	Précipité d'hydrate de sesquioxyde.
Ferrocyanure de potassium.	Précipité blanc devenant bleu au contact de l'air.	Précipité bleu (bleu de Prusse. (Éviter les solutions trop acides.)
Ferricyanure de potassium.	Précipité bleu (bleu de France).	Pas de précipité. Légère coloration en brun-verdâtre.
Sulfocyanure de potassium.	Rien.	Coloration d'un rouge intense.
Tannin.	Le précipité ne se forme pas immédiatement.	Précipité d'un noir bleuâtre.
Chlorure aurique.	Précipité d'or métallique.	Rien.
Permanganate potassique.	Ce réactif est décoloré.	La solution n'est pas décolorée.
Succinate ou benzoate d'ammoniaque.	Rien.	Précipité brun.
	Les sels ferreux sont verts et absorbent avec une grande facilité le bioxyde d'azote en prenant une coloration brune.	Les sels ferriques sont rouge-marron.

Dosage. *Par les poids.* — Le fer se dose presque toujours à l'état d'oxyde ferrique Fe^2O^3.

Si on a affaire à un carbonate, azotate ou d'une manière générale à un sel à oxacide volatil, il suffit de calciner dans un creuset de platine, au contact de l'air, jusqu'à ce que le poids du résidu reste constant.

En général, on précipite par l'ammoniaque, mais pour cela, il faut que le sel soit à l'état de sel ferrique : on ajoute un excès d'ammoniaque et on porte à l'ébullition. On recueille le précipité et on pèse.

Quand on opère en présence des matières organiques qui s'opposent à la précipitation complète du fer, on précipite par le sulfhydrate ; on dissout le sulfure dans l'acide chlorhydrique et on précipite par l'ammoniaque (1).

---

(1) Quand le sel est à l'état de sel ferreux, on le peroxyde, en ajoutant à l'ébullition de l'acide azotique par petites portions tant qu'il se dégage des vapeurs rutilantes, et

Par les volumes. — Beaucoup de procédés ont été proposés ; les uns reposent sur la transformation du sel ferreux en sel ferrique ; ce sont les procédés par oxydation, parmi lesquels nous citerons les procédés au permanganate et au bichromate de potassium ; les autres sont au contraire basés sur la réduction des sels ferriques en sels ferreux ; on peut employer le chlorure stanneux ou l'hyposulfite de sodium (1).

---

jusqu'à ce que la liqueur d'abord d'un brun foncé, soit devenue d'un jaune clair transparent ; si la solution contient un assez grand excès d'acide chlorhydrique libre, on peut déterminer la suroxydation en ajoutant au liquide bouillant une petite quantité de chlorate de potasse ; la liqueur est précipitée à chaud par l'ammoniaque ; le précipité est recueilli sur un filtre, lavé avec soin à l'eau bouillante, desséché et calciné : 100 parties de Fe^2O^3 correspondent à 90 parties de FeO et à 70 de Fe. Les résultats sont très exacts, mais il faut que les lavages soient complets ; car si le précipité retenait du chlorhydrate d'ammoniaque, une partie du fer pourrait se volatiliser à l'état de chlorure.

Quand on se trouve en présence des matières organiques, on neutralise la liqueur par l'ammoniaque, sans s'inquiéter du précipité qui peut se former ni du degré d'oxydation de la liqueur ; on ajoute du sulfhydrate d'ammoniaque et on chauffe modérément jusqu'à ce que le précipité noir soit baigné par un liquide incolore ou coloré en jaune par l'excès de sulfhydrate ; si la liqueur était verte, c'est que tout le fer ne serait pas précipité ; il faudrait ajouter un peu plus de réactif. Le précipité doit être recueilli sur le filtre en une seule fois et lavé sans interruption avec de l'eau additionnée d'un peu de sulfhydrate d'ammoniaque ; il est même utile de recouvrir l'entonnoir avec une plaque de verre ; il faut prendre toutes ces précautions parce que le sulfure de fer a grande tendance à donner du sulfate de fer qui passerait dans les eaux de lavage : le précipité bien lavé est dissous dans l'acide chlorhydrique ; on chauffe pour chasser l'hydrogène sulfuré ; on peroxyde et enfin l'on précipite.

(1)   (a). *Procédé par le permanganate* (MARGUERITE).

Théorie. — Quand on ajoute du permanganate de potassium à la solution d'un sel ferreux en présence d'un excès d'acide, le fer passe au maximum aux dépens de l'oxygène du permanganate.

$$2\ MnO^4K + 10\ FeSO^4 + 8\ SO^4H^2 = SO^4K^2 + 2\ SO^4Mn + 5\ ([Fe^2]\ [SO^4]^3) + 8\ H^2O$$

Le moindre excès de permanganate colore en rose la liqueur.

En calculant l'équation on trouverait que $31^{gr},6$ de permanganate potassique correspondent à 56 grammes de fer.

Appareils. — Burette graduée par 1/10 de C.C. à robinet de verre.
2 pipettes de 10 C.C.
Ballon de 500 C.C.

Réactifs. — Liqueur N/10 de permanganate ($3^{gr},16$ par litre).
Liqueur N/10 de sulfate double de fer et d'ammoniaque ($39^{gr},13$).

MODE OPÉRATOIRE. — Vérifiez la liqueur titrée de permanganate.
Prenez 10 C.C. liqueur de sulfate double ; ajoutez environ 100 C.C. d'eau froide

Thomson d'une part, Roos de l'autre, ont proposé des procédés colorimétriques basés sur la coloration des sels ferriques par les sulfocyanures pour doser rapidement de minimes quantités de fer.

---

mais bouillie ; au moyen de la burette ajoutez la liqueur de permanganate jusqu'à ce que le liquide reste coloré en rose. Si la liqueur de permanganate est bonne, il en faudra exactement 10 C.C.; sinon, il sera facile de déterminer son titre puisque 10 C.C. de liqueur N/10 de sulfate double représentent 0gr,056 de fer.

Pour effectuer le dosage d'un minerai de fer ou d'un composé ferrugineux quelconque, on en pèse 0gr,560 ; on les dissout dans un peu d'acide sulfurique à 1/10 (20 C.C. environ). Ce composé est ramené au minimum d'oxydation, s'il n'y est déjà.

Pour cela on peut projeter dans la solution bouillante du sulfite de soude par petites portions, en maintenant l'ébullition jusqu'à ce que la liqueur, d'abord colorée en rouge, se soit tout à fait décolorée et que les dernières traces de gaz sulfureux soient complètement expulsées ; on ajoute 200 C.C. d'eau distillée bouillie froide, on verse alors la liqueur titrée de permanganate. Le nombre de C.C. de liqueur employée donne en centièmes la quantité de fer.

Ce procédé permet de doser un mélange de sel ferreux et de sel ferrique ; dans une première opération, la solution est titrée sans être réduite par le sulfite de soude ; on a ainsi le fer qui est à l'état de protoxyde : une seconde opération, après réduction par le sulfite, donne tout le fer ; la différence de cette dernière quantité et de la première obtenue donne le fer au maximum.

(b) Procédé au bichromate.

Théorie. — Le bichromate oxyde les sels ferreux en solution acide d'après la formule.

$$Cr^2O^7K^2 + 6\ SO^4Fe + 7\ SO^4H^2 = SO^4K^2 + (Cr^2)(SO^4)^3 + 3\ ([SO^4]^3\ [Fe^2]) + 7\ H^2O$$

En calculant cette équation, on trouve que 49gr,17 de bichromate oxydent 56 grammes de fer.

Matériel. — Comme plus haut.

Réactifs. — Liqueur N/10 de bichromate potassique (4gr,917).
Liqueur N/10 de sulfate de fer et d'ammoniaque (39gr,13).
Solution à 1/100 *toute récente* de ferricyanure de potassium.

Mode opératoire. — On opère comme pour le permanganate en liqueur acide par les acides sulfurique ou chlorhydrique mais non par l'acide azotique ; la fin de la réaction se reconnaît à la touche au moyen du ferricyanure de potassium.

(c) *Procédé au chlorure stanneux.* — En liqueur très acide par l'acide chlorhydrique, les sels ferriques sont très colorés — Le chlorure stanneux réduit les sels ferriques. — Il est facile de titrer la solution de chlorure stanneux au moyen d'un sel de cuivre.

(d) Procédé à l'hyposulfite de sodium (Bruel).

Théorie. — L'hyposulfite de sodium ramène les sels ferriques à l'état de sels ferreux.

SÉPARATION. — *Sel ferreux et sel ferrique;* outre le procédé indiqué plus haut par le permanganate ou l'hyposulfite, on sépare quelquefois ces deux sortes de sels en se fondant sur ce que le carbonate de baryum précipite le sesquioxyde de fer tandis qu'il ne précipite pas le protoxyde, ou bien encore sur ce que les sels ferriques sont précipités par le succinate ou le benzoate d'ammoniaque, tandis que les sels ferreux ne le sont pas ; mais le procédé déjà donné est suffisant, nous n'insistons pas sur ceux-ci.

Fer, nickel et cobalt. — Le procédé est fondé sur la différence de solubilité des sulfures de ces trois métaux dans les acides faibles. La liqueur doi être exempte d'acide azotique. On la mélange d'abord avec de l'ammoniaque' puis avec un léger excès de sulfhydrate d'ammoniaque, et l'on ajoute ensuite goutte à goutte de l'acide chlorhydrique très étendu de manière à communiquer au liquide une très légère réaction acide ; le sulfure de fer se redissout en totalité, on le sépare du résidu insoluble formé par les sulfures de nickel et de cobalt. Ce résidu est lavé avec une solution d'hydrogène sulfuré additionnée d'une ou deux gouttes d'acide chlorhydrique. La liqueur filtrée contient outre le fer des traces de nickel ou de cobalt que l'on sépare

---

Les sels ferriques sont colorés par le salicylate de sodium; quand il n'y a plus de sel ferrique, la liqueur est légèrement rosée.

Matériel. — Ballon de 100 C.C.
Pipettes : 1 de 10 C.C. — 1 de 1 C.C.
Burette graduée par 1/10 de C.C.

Réactifs. — 1° Prendre 1 gramme de fer pur, le dissoudre dans 20 C.C. d'acide chlorhydrique, additionner la solution de quelques cristaux de chlorate potassique, étendre d'eau et faire bouillir jusqu'à ce que l'on ne perçoive plus l'odeur du chlore. Avec q. s. d'eau, faire un litre. On a ainsi une solution de chlorure ferrique contenant 1 milligramme de fer par C.C.
2° Solution à 1/1000 d'hyposulfite de sodium.
3° Solution à 1/10 de salicylate de sodium.

MODE OPÉRATOIRE. — Prendre 10 C.C. de la solution ferrique, la mettre dans un ballon et l'additionner de 4 fois son volume d'eau distillée ; ajouter 1 C.C. solution de salicylate ; porter à l'ébullition.
Ajouter la solution d'hyposulfite au moyen de la burette jusqu'à ce que le liquide ne présente plus qu'une teinte rosée à peine appréciable.
Lire les divisions de la burette.

Calcul. — Supposons qu'il ait fallu 22 C.C. de la solution d'hyposulfite : 22 C.C. ont été nécessaires pour réduire 0gr,04 de fer à l'état de sel ferreux : 1 C.C. réduira
$$\frac{0,01}{22} = 0^{gr},00045.$$

Applications. — Ce procédé permet de doser : 1° le fer total contenu dans un sel ou dans un minerai; 2° le sel ferrique contenu dans un sel ferreux altéré ou dans un sel quelconque.
Dans ce cas, on dissout le sel dans de l'eau acidulée par l'acide chlorhydrique ; on divise cette solution en deux parties ; avec la première on fait un volume de 500 C.C. et on dose comme nous venons de l'indiquer : on additionne la seconde de quelques cristaux de chlorate potassique, de façon à tout transformer en sel ferrique : on fait un volume de 500 C.C. et on dose le fer total.

par un nouveau traitement. La séparation est alors très exacte. On se sert quelquefois pour cette séparation du succinate d'ammoniaque ; on obtient des résultats très exacts.

Altérations. Falsifications. Essai. — L'essai du fer au point de vue métallurgique se fait par les procédés que nous indiquerons à propos de la fonte. Au point de vue pharmaceutique, nous étudierons le fer en deux sections.

A. — Dans le commerce on trouve plusieurs espèces de fer très divisé dont quelques-unes ont une origine très différente :

1° *Fer du Tyrol ou fer limé* d'Allemagne ; obtenu par la lime, il est en poudre très ténue ;

2° *Fer de Henry*, il provient de la calcination du pyrolignite de fer et contient du charbon ;

3° *Fer de Bischoff*, préparé en réduisant un oxyde de fer naturel dans un four à flamme ;

4° *Fer Collas.*

La limaille de fer renferme presque toujours en combinaison du carbone, du soufre, du phosphore, de l'arsenic, du silicium et du manganèse; ces corps s'y trouvent en proportions des plus minimes et ne l'altèrent pas de manière à en tenir compte ; mais souvent le fer contient du cuivre, de l'acier, du zinc, de la terre, de la sciure de bois, du sable, de l'oxyde de fer, des matières grasses. On a proposé le barreau aimanté pour séparer le fer de tous ces corps ; ce procédé ne vaut absolument rien. En dissolvant la limaille de fer dans l'acide azotique, la terre, la sciure de bois et le sable restent insolubles ; on précipite la liqueur par un excès d'ammoniaque ; l'oxyde ferrique se précipite, le zinc et le cuivre se dissolvent dans l'excès d'ammoniaque ; il est ensuite facile de constater les caractères de ces deux métaux. L'acier se reconnaît à ce qu'en attaquant la limaille par l'acide sulfurique étendu de 6 fois son poids d'eau, le carbone et le silicium restent indissous. La limaille rouillée tache le papier. Les corps gras provenant de la lime donnent à la limaille une odeur rance très désagréable et l'empêchent d'être mouillée par l'eau. On peut les enlever au moyen de l'éther.

B. — *Fer réduit par l'hydrogène.*

La première chose à examiner, c'est si le fer est bien du fer réduit par l'hydrogène et non du fer divisé mécaniquement. L'épreuve de Magnus donne une solution positive ; le fer réduit par l'hydrogène doit s'enflammer quand on approche une allumette incandescente; parfois, certains échantillons ont besoin d'être légèrement chauffés au préalable, sans doute à cause de l'humidité qu'ils ont pu absorber ; le fer réduit est très hygrométrique. La densité et le microscope feraient encore reconnaître la substitution ; le fer réduit est très léger et se présente au microscope en morceaux spongieux et comme boursouflés par l'action d'un gaz, tandis que le fer porphyrisé est beaucoup plus dense et présente des contours déchirés.

La nature du produit étant reconnue, passons aux falsifications. On aurait falsifié ce corps par du graphite (LIÉNART). L'acide sulfurique étendu dissout le fer et laisse le graphite inattaqué.

Voyons les altérations ; le fer réduit peut renfermer à peu près les mêmes impuretés que la limaille de fer ; on peut donc l'essayer par les mêmes procédés ; ce qu'il est plus essentiel de constater, c'est l'absence du carbone et du soufre ; tout fer réduit qui, traité par l'acide sulfurique, dégage un gaz d'une odeur fétide et qui colore très nettement en noir le papier à l'acétate de plomb doit être rejeté ; pour l'essai du soufre, on peut très bien employer l'acide sulfurique, mais mieux l'acide chlorhydrique pur ; il n'y a aucune nécessité d'employer l'acide oxalique comme le recommandent quelques auteurs.

Quand on a constaté l'absence du soufre et du carbone (la présence d'une quantité un peu notable de ces corps doit faire rejeter immédiatement le produit), il faut encore titrer le fer métallique renfermé dans le fer réduit ; en effet, il renferme souvent un sous-oxyde de fer Fe^2O découvert par M. DUSART et divers oxydes de formule variant de Fe^3O^4 à Fe^6O^7.

Les anciennes pharmacopées britannique et germanique paraissaient exiger seulement 50 p. 100 de fer métallique, la pharmacopée américaine est muette à cet égard. Le Codex de 1884 exige du fer réduit au titre 100 et fait le dosage de la façon suivante :

« Il se dissout dans l'acide chlorhydrique étendu en dégageant de l'hydrogène qui doit être absolument inodore.

1 gramme de fer pur doit donner, au contact de l'acide chlorhydrique étendu, 400 C.C. d'hydrogène dans les conditions normales de température et de pression. »

Ce procédé est bon quand le fer réduit est pur, mais de la proportion de gaz trouvé on ne saurait conclure à la richesse en fer parce qu'une partie du gaz hydrogène est absorbée pour réduire à l'état de sel ferreux les oxydes de formules diverses mélangés au fer réduit.

On a proposé de titrer le fer réduit au moyen d'une liqueur titrée d'iode (1).

---

(1) Cette liqueur se prépare en dissolvant 4^{gr},33 d'iode avec 5 grammes d'iodure de potassium et faisant 100 C.C. Cette liqueur est si colorée qu'une ou deux gouttes suffisent pour communiquer à la solution d'iodure ferreux une couleur jaune persistante. Pour opérer, on délaye 0^{gr},10 de fer dans un matras à fond plat, avec 5 grammes d'eau. On verse l'iode dans ce liquide chaud qui reste jaune aussitôt que tout le fer pur est passé à l'état d'iodure ferreux. Le nombre de divisions employé indique la teneur en fer pur. Pour certains échantillons, la réaction est lente et nécessite plusieurs fois l'action de la chaleur ; il en est ainsi lorsque le fer est gras, qu'il a

ce procédé est assez délicat à mettre à exécution et nous croyons qu'il est tout aussi simple d'avoir recours à un des procédés de dosage du fer que nous avons déjà indiqués.

La pharmacopée germanique emploie un procédé basé sur ce que le fer réduit donne, au contact du chlorure mercurique, du chlorure ferreux que l'on peut titrer par le permanganate; ce procédé a été adopté par la pharmacopée italienne.

Réactif. — Les lames de fer sont assez souvent employées pour la précipitation du cuivre ou pour servir de réactif à ce métal.

Usages. — Nous ne pouvons songer à énumérer ici tous les usages du fer ; nous nous contenterons de donner les classifications commerciales du fer.

1° *Fers forts.* — Ils se laissent courber et forger à froid.

2° *Fers rouverains.*
{
1° *Fers métis.* — Ils cassent à chaud; cette propriété est due à un peu de soufre et d'arsenic; la plus faible dose de soufre empêche le fer de se souder.

2° *Fers tendres.* — Ils contiennent un peu de phosphore et cassent à froid.
}

Les fers rouverains qui cassent à froid et à chaud ne peuvent être employés à aucun usage.

Usages médicaux. — Le fer métallique s'emploie sous forme de :

Limaille de fer.

—   —   porphyrisée.

Fer réduit par l'hydrogène.

—   —   — l'électricité.

Doses. — Le fer réduit par l'hydrogène se prescrit aux doses de $0^{gr},10$ à $0^{gr},50$ par jour, à prendre dans les premières cuillerées de potage ou d'autres aliments.

Le fer porphyrisé se prescrit aux doses de $0^{gr},20$ à 1 gramme de la même manière que le fer réduit.

Absorption et élimination. — La question de l'absorption des ferrugineux a été très discutée; pour les uns, l'absorption n'avait pas lieu et ces composés exerçaient dans l'estomac une simple action tonique; pour les autres, l'absorption avait lieu. Rabuteau a montré par des analyses directes, en portant le chlorure ferreux dans l'estomac, et analysant le sang avant et après cette opération, que cette absorption avait lieu. Il aurait en même temps

---

été fortement chauffé, ainsi que pour les grains uniformément oxydés à la surface. Aussi ne devra-t-on accepter le résultat indiqué qu'après s'être assuré que le résidu inattaqué par l'iode ne dégage pas d'hydrogène par l'acide chlorhydrique.

démontré, et par des expériences directes, que presque tous les composés ferrugineux étaient absorbés à l'état de chlorure ferreux. On ne connaît pas les transformations subies par le fer dans l'économie.

D'après LAMBLING, le fer introduit dans l'économie provient des aliments et l'administration des ferrugineux aurait pour but : 1° de protéger le fer des aliments de certaines réactions qui le rendraient inassimilable ; 2° d'empêcher dans le tube intestinal diverses fermentations secondaires.

Ce dernier but expliquerait la nécessité, d'administrer des doses assez fortes de ferrugineux.

Le fer des aliments, fer absorbable, dit *organique*, serait contenu dans le jaune d'œuf à l'état de nucléine, à laquelle BUNGE a donné le nom de *hématogène*.

L'élimination du fer s'effectue surtout par la muqueuse intestinale ; les urines, la salive, la bile n'en éliminent que de très faibles quantités. L'homme en éliminerait en moyenne $0^{mg},632$ par jour (KUMBERG).

Action sur le tube digestif. — Les préparations insolubles ne peuvent être absorbées qu'après s'être dissoutes à la faveur de l'acide chlorhydrique du suc gastrique, sans quoi elles deviennent des corps étrangers inutiles qui cheminent le long du tube digestif, en produisant tantôt de la diarrhée, tantôt de la constipation. Ces effets opposés trouvent leur explication, d'une part dans l'astringence des médicaments, d'autre part dans l'action d'agents étrangers qui peuvent produire des effets exosmotiques à la manière des purgatifs mécaniques. La non-absorption provoque des pesanteurs d'estomac et des éructations nidoreuses.

Les préparations solubles sont absorbées directement lorsqu'elles sont suffisamment diluées, non astringentes, et ne coagulent pas l'albumine. Le chlorure ferreux remplit ces indications.

Sous l'influence des ferrugineux, les selles deviennent noires, excepté chez les nourrissons ; les dents noircissent également, surtout quand elles sont en contact avec les préparations solubles ; cette coloration est due au tannin des aliments et au sulfure de fer formé dans l'intestin ; elle peut se produire avec les ferrugineux insolubles ; avec le chlorure ferreux, à la dose de 0,05 à $0^{gr},10$ par jour, elle n'a lieu qu'après un usage prolongé du médicament ; mais même dans ce cas, il n'y a pas constipation.

Action sur le sang et les oxydations. — En général les sels ferreux ne coagulent pas l'albumine, tandis que les sels ferriques la coagulent.

La quantité de fer dans l'hémoglobine est constante, de sorte que le fer introduit dans l'organisme ne tend pas à augmenter la richesse de l'hémoglobine en fer mais bien à augmenter le nombre des hématies.

PONROWKI a constaté que les ferrugineux déterminaient une élimination plus grande de l'urée et une élévation de température. L'élévation de température ne se manifeste en général qu'après plusieurs jours de traitement ; cependant, on a pu l'observer cinq heures après l'ingestion de ces médicaments, soit que, pendant cet intervalle, de nouveaux globules se fussent déjà formés, soit que le médicament se fût comporté comme les chlorures, qui, sans augmenter par eux-mêmes le nombre des globules, en activent notablement les fonctions. Malgré l'augmentation des combustions, le poids du corps s'est accru. Le fer est donc un modificateur par excellence de la nutrition, puisqu'il agit principalement sur l'assimilation ; enfin, sous l'influence des ferrugineux, la circulation devient plus active, la respiration plus ample, et la machine animale exécute ses fonctions avec plus d'énergie.

Action sur les sécrétions et les excrétions. — D'après BISTROW, le lactate ferreux diminuerait la sécrétion lactée. On ne possède pas d'autres données relatives à l'action du fer sur les glandes. On a signalé, chez les femmes soumises à un traitement ferrugineux, de l'irritation du côté de la vessie et de fréquentes envies d'uriner ; mais on n'a pas noté l'augmentation de l'excrétion urinaire.

Usages thérapeutiques. — On administre le fer dans les cas suivants : dans la chlorose et dans diverses anémies, anémie hémorragique, des cuisiniers, névralgies chlorotiques, et dans quelques cas de stérilité liés à la chlorose. On dit souvent que le fer est un emménagogue, mais c'est là une erreur ; les menstrues se rétablissent, après l'usage du fer, quand la santé est elle-même rétablie, mais le fer n'a aucune action directe sur l'utérus. Le fer n'est pas indispensable dans les anémies par inanition (alimentation insuffisante, convalescence, chlorose de la dentition, chlorose du sevrage), dans les anémies par empoisonnement et dans les anémies diathésiques (anémies symptomatiques de la tuberculose et de la diathèse cancéreuse). Dans ces dernières anémies, le fer peut activer la maladie au lieu de l'enrayer. Dans les fièvres intermittentes, les ferrugineux sont d'utiles adjuvants du quinquina. Le fer réussit assez bien chez les diabétiques ; son emploi paraît rationnel quand on songe qu'il active les oxydations.

Les préparations ferrugineuses ont été employées contre les diarrhées d'origines diverses (STANWELL, ELWERT).

A l'intérieur, les ferrugineux réussissent bien contre les diverses hémorragies. L'explication de cette action est encore à trouver ; quand on emploie le chlorure ferrique, on ne peut dire qu'il agit par ses propriétés astringentes et coagulantes, puisque, avant d'être absorbé, il est transformé en chlorure ferreux.

Choix. — D'après RABUTEAU, comme la plupart des sels ferrugineux sont absorbés à l'état de chlorure ferreux, il serait rationnel d'administrer ce sel; nous n'en donnerons pas moins la dose des autres composés ferrugineux.

Quand on administre les préparations ferrugineuses insolubles, il faut, de toute nécessité, les prescrire au moment même des repas, parce qu'ils ne peuvent être absorbés que grâce à l'acide du suc gastrique et que ce suc n'est pas acide en dehors de la digestion. S'agit-il des préparations solubles, on peut les prescrire à un moment quelconque; toutefois, il est préférable de les administrer au moment des repas.

En général, il est inutile d'administrer de fortes doses de fer, car le sang de l'homme n'en contient en moyenne que $2^{gr},267$.

Pendant l'administration des ferrugineux, on fait prendre souvent d'autres médicaments, soit pour favoriser l'action des premiers, soit pour en combattre les inconvénients. A titre d'adjuvants, on prescrit en général les amers purs, quassia, gentiane, colombo, etc.; on conseille souvent le quinquina; mais il ne faut pas employer le vin de quinquina ferrugineux; ce vin ne renferme que $1/8^e$ ou $1/10^e$ des alcaloïdes du quinquina (SCHLAGDENHAUFEN); ce n'est pas à dire qu'il faille proscrire le tannin, mais il est bon de n'administrer les adjuvants qu'entre les repas; toutefois il faut ajouter que le tannin ne précipite pas le chlorure ferreux.

Pour combattre la constipation produite par les composés ferrugineux, on leur associe la rhubarbe ou les solanées vireuses; il faut se rappeler que la rhubarbe n'est purgative qu'à haute dose; à faible dose, elle est eupeptique; son usage prolongé peut amener la formation de calculs d'oxalate de chaux. Les solanées vireuses doivent être employées avec la plus grande réserve.

Le régime doit être essentiellement fortifiant, tonique, analeptique; il faut prescrire les viandes surtout rôties; mais cependant il ne faut pas refuser aux malades les aliments qu'ils réclament; la chose capitale est de nourrir les chlorotiques.

ALLIAGES

D'après FREMY :

Un *acier* est la première modification que le fer peut éprouver lorsqu'il se combine seulement à quelques millièmes d'un corps simple.

Une *fonte* est la seconde modification que le fer éprouve lorsqu'il s'unit à une quantité de corps simples plus forte que celle qui existe dans l'acier; cette modification précède la combinaison définie; elle est en général caractérisée par une fusibilité du composé, qui est plus grande que celle de l'acier correspondant.

FONTES

Il y a deux espèces de fontes bien distinctes, la blanche et la grise.

1° *Fonte grise*. — La fonte grise fond à une température plus élevée que la blanche ; elle passe presque instantanément de l'état solide à l'état liquide ; par solidification subite après fusion, elle devient blanche ; elle a une solidité et une ténacité considérables. On peut la tourner et la forer. On s'en sert pour couler divers objets. Les fontes grises doivent leur couleur à de nombreuses paillettes de graphite. Elles contiennent le carbone sous deux états différents ; une partie se trouve à l'état de carbure de fer, l'autre partie à l'état de graphite. Les fontes très riches en graphite sont désignées sous le nom de *fontes noires*. Les fontes grises et noires contiennent une assez forte proportion de silicium, souvent un peu de soufre, de phosphore et d'arsenic. Les fontes qui présentent à la cassure des mouches presque noires, disséminées avec régularité dans la masse, sont appelées *fontes truitées*. Elles ont la même composition que les fontes grises ; produites par des minerais de bonne qualité, elles contiennent moins de silicium, de soufre et de phosphore que ces dernières.

2° *Fonte blanche.* — La fonte blanche devient molle et pâteuse avant de fondre ; elle devient grise par une solidification très lente, après fusion à une température élevée. Le maximum de carbone contenu dans une fonte est 0,059 ; le fer qui contient 0,023 de carbone, refroidi lentement, laisse séparer du graphite et présente l'aspect de la fonte ; au-dessus de 0,023, limite minimum, jusqu'à 0,059, plus la proportion de carbone est grande, plus le métal est blanc et dur, lorsqu'il est à l'état de fonte blanche.

La fonte blanche est d'un blanc d'argent, cassante ; sa cassure est cristalline et l'on y trouve quelquefois de très grandes surfaces cristallisées. Un changement subit de température la fait casser.

Un haut fourneau marchant convenablement avec des minerais ordinaires donne de la fonte grise ; quand la quantité de minerai est trop grande relativement à la quantité de charbon, on a de la fonte blanche.

Les qualités et la composition des fontes peuvent être avantageusement modifiées par une seconde fusion.

DOSAGE. — L'analyse des fers, fontes et aciers, a pour but de déterminer les quantités de carbone, de soufre, d'arsenic, etc. Je n'indique que le principe des procédés, sans insister.

(α) *Carbone total.* — On le dose à l'état d'acide carbonique. On peut opérer comme pour une analyse organique.

(β) *Graphite.* — Le graphite reste comme résidu quand on attaque par les acides sulfurique ou chlorhydrique ; il est accompagné de silice ; par combustion, le graphite disparaît et la silice reste seule.

(γ) *Carbone combiné.* — Par différence entre le carbone total et le graphite.

(δ) *Silicium.* — On attaque par l'eau régale ; on évapore à sec ; on calcine avec du carbonate potassico-sodique ; on reprend par l'acide chlorhydrique, on évapore à sec ; on calcine légèrement ; on reprend par l'eau ; la silice reste.

(ϵ) *Phosphore.* — On dissout dans l'acide azotique ; on évapore à sec on reprend par l'eau ; on filtre et on précipite par le molybdate d'ammoniaque.

(ζ) *Soufre*. — On dissout dans l'eau régale ; le soufre se transforme en acide sulfurique.

On pourrait encore avoir à doser dans une fonte l'azote, l'arsenic, le manganèse, le chrome, etc.

ACIERS

Sous le nom d'acier, on désigne généralement du fer renfermant un peu de carbone, mais moins que la fonte, et dont les propriétés changent par l'effet de la trempe, mais, d'après la définition de FREMY, ce mot a un sens beaucoup plus large.

Cependant, d'après M. OSMOND, le carbone paraît être le seul corps aciérant ; les autres substances qui communiquent des qualités spéciales, manganèse, silicium, phosphore, etc., paraissent agir physiquement ou chimiquement, les uns en absorbant les gaz, les autres en faisant solidifier l'acier à une température plus basse et plus rapidement, etc.

M. OSMOND et WERTH ont du reste donné une théorie cellulaire de l'acier des plus intéressantes, mais que nous ne saurions développer ici.

Avant de parler des aciers du commerce, disons un mot d'aciers plus rares.

L'acier uni à 0,01 ou 0,015 de chrome est très bon pour les instruments tranchants ; il se damasquine facilement quand on traite sa surface polie par l'acide sulfurique étendu.

Le wolfram communique une grande dureté et une grande ténacité à l'acier.

En fondant 1 partie d'argent avec 500 parties d'acier, on a un produit d'une qualité bien supérieure à celle du meilleur acier fondu.

L'acier fondu avec 0,01 ou 0,02 de rhodium devient plus dur que le meilleur acier WOOTZ. L'acier au rhodium paraît être le plus parfait de tous les aciers pour les applications aux instruments tranchants. Il est susceptible d'un très beau damasquinage.

Le manganèse rend le fer plus blanc, en même temps plus dur et plus cassant, aussi le fer manganésifère est-il le plus propre à la fabrication de l'acier. Voyons maintenant les aciers commerciaux.

L'acier, avons-nous dit, est du fer moins carburé que la fonte ; aussi peut-on obtenir ce corps par deux procédés, l'un consistant à décarburer partiellement la fonte, l'autre reposant sur une carburation limitée du fer. L'acier obtenu par le premier moyen s'appelle l'acier de forge ou l'*acier naturel;* le second est l'*acier de cémentation*.

1° *Acier Bessemer*. — M. BESSEMER a reconnu qu'un courant d'air traversant une masse de fonte liquide, loin de la refroidir, l'échauffe par suite de la combustion des corps plus oxydables que le fer qui se trouvent dans la fonte. Ceci donné, la fonte au sortir du haut fourneau est amenée dans le *convertisseur Bessemer* (fig. 382) dans la position horizontale et préalablement chauffé ; on donne le vent par les tuyères et on remet le convertisseur dans la position verticale (le convertisseur est mobile autour de 2 tourillons) ; on voit alors se dégager par le dôme une flamme dont la couleur donne des indications précieuses sur le point où en est l'opération. Quelquefois on donne de l'air, jusqu'à ce que la fonte soit ramenée à l'état de fer ; à ce moment on lui ajoute de la fonte manganésifère fondue, 1/10 environ, de façon à ce que le mélange contienne la quantité de carbone propre à l'acier ; on peut couler : d'autres fois, on arrête l'oxydation plus vite et l'on obtient ainsi de l'acier du premier coup.

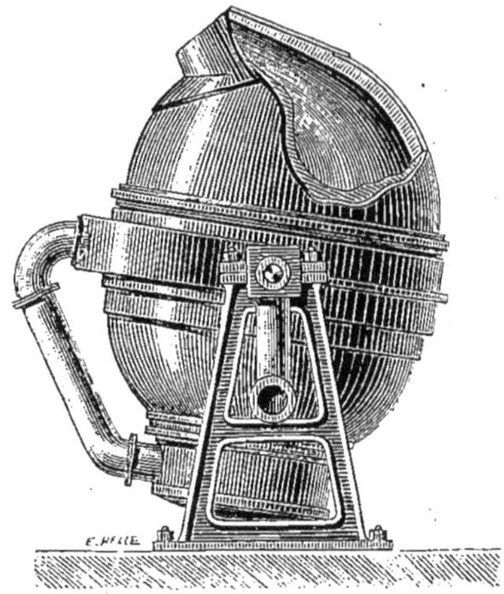

Fig. 382. — Convertisseur BESSEMER.

L'acier BESSEMER est très peu bulleux ; il offre toutes les qualités que l'industrie, la guerre et la marine peuvent demander à l'acier fondu en grande

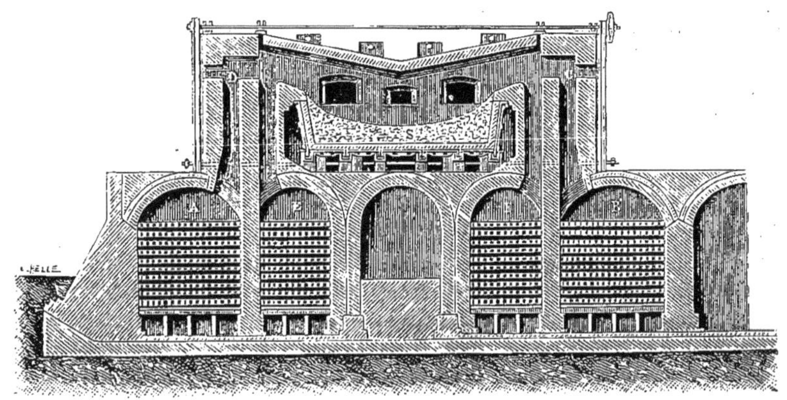

Fig. 383. — Four MARTIN-SIEMENS.

masse. Il est également employé pour la fabrication des instruments agricoles.

2° Dans le procédé BESSEMER, le revêtement de la cornue est acide (silice) : dans ces conditions, le phosphore s'élimine mal ; si, au contraire, le revêtement est alcalin (magnésie, chaux), le phosphore contenu dans les fontes phosphoreuses donne de l'acide phosphorique et par suite des phosphates.

3° *Procédé Martin* (fig. 383). — Le procédé Martin consiste à fondre dans des fours à réverbère, chauffés par des gazogènes Siemens, à garniture acide ou alcaline suivant les cas, de la fonte à laquelle on ajoute du fer en proportions convenables pour obtenir l'acier désiré.

4° *Acier de forge.* — Les fontes manganésifères sont très propres à la fabrication de l'acier. L'opération se fait comme celle de l'affinage au petit foyer, dans une forge où on liquéfie la fonte sous le vent d'une tuyère. Le point difficile est de saisir l'instant où l'acier a *pris nature*, pour arrêter l'affinage. On peut obtenir aussi l'acier par un puddlage imparfait de la fonte, mais l'opération est encore plus délicate. Le fer obtenu dans la méthode catalane est souvent aciéreux.

5° *Acier de cémentation. Acier poule.* — On calcine du fer aussi pur que possible dans des caisses en briques réfractaires, au milieu du poussier de charbon contenant un peu de cendres ou de carbonate de baryte. Ce mélange se nomme le cément. L'opération dure plusieurs jours. On juge de sa marche en retirant de temps à autre des barres de fer par des ouvertures ménagées dans les caisses. Cet acier n'est pas homogène, il présente à sa surface une foule de petites soufflures.

6° *Acier corroyé.* — On coupe les barres d'acier en plusieurs fragments qu'on applique les uns contre les autres, et on les soude de manière à n'en faire qu'une barre qui est beaucoup plus homogène.

7° *Acier fondu.* — Pour avoir de l'acier tout à fait homogène, on fond de l'acier ordinaire dans des creusets réfractaires et l'on coule le liquide dans les lingotières en fer.

8° *Acier Wootz, indien ou damas.* — On donne le nom de damas à tout acier qui, sous l'influence des acides, prend une apparence moirée. La méthode indienne (acier Wootz) est très mal connue ; elle donne un acier très dur. En Europe, on produit du damas beaucoup moins bon, soit en laissant refroidir très lentement de l'acier riche en carbone, soit en introduisant dans l'acier une petite quantité de certains métaux, chrome, tungstène, aluminium. Cet acier est ensuite moiré par l'action d'un acide étendu.

Théorie de la cémentation. — M. Caron a fait voir que la cémentation du fer s'opérait parfaitement et avec rapidité quand on le chauffait dans un courant d'hydrogène protocarboné, de cyanogène ou de tout autre gaz carburé indécomposable ou difficilement destructible par la chaleur ; ce gaz est décomposé par le fer en vertu de l'affinité du carbone pour ce métal. Or, dans les caisses à cémentation, les alcalis des cendres, en présence du charbon et de l'azote de l'air qui est dans les pores du charbon doivent nécessairement fournir des cyanures, et il est probable, par conséquent, que la cémentation est due en grande partie au développement de ces cyanures. Le carbonate de baryte active la cémentation ; or, ce sel est très apte à se transformer en cyanure.

Propriétés de l'acier. — L'acier contient de 0,007 à 0,01 de carbone, avec des traces de quelques autres corps. Il fond difficilement, mais cependant à une température inférieure à celle du fer ; cette fusion est d'autant plus facile qu'il est plus carburé.

Sa densité est de 7,7. Il est très sonore, il est plus tenace et plus élastique que le fer ; sa cassure est grenue et non fibreuse comme celle du fer. Il est malléable à chaud et à froid ; il se soude à chaud beaucoup moins bien que le fer, et d'autant plus difficilement qu'il est plus carburé.

L'acier est caractérisé par les modifications qu'éprouve sa dureté quand on le trempe ou quand on le recuit. Lorsqu'on chauffe au rouge de l'acier et qu'on le refroidit brusquement en le trempant dans de l'eau, ou mieux dans du mercure, il devient très dur et aussi cassant que du verre. C'est l'acier trempé. La densité diminue par la trempe. On obtiendra des trempes moins fortes, en refroidissant l'acier dans de la résine ou dans des corps gras fondus.

En général, on commence par donner à l'acier une trempe plus forte que celle qu'il doit avoir et on lui enlève ensuite plus ou moins de dureté en le *recuisant*, c'est-à-dire en le réchauffant à des températures plus ou moins élevées. C'est alors l'acier *recuit*. Si on le portait au rouge, l'effet de la trempe serait tout à fait détruit ; il est donc indispensable de pouvoir déterminer la température du recuit. L'expérience a donné un moyen très simple de le faire ; quand on chauffe de l'acier, il se colore de teintes variables : à 220°, il est jaune paille ; à 240°, il est jaune d'or (objets très durs) ; à 250°, il est pourpre ; à 263°, il est violet ; à 295°, il est bleu (objets très élastiques comme ressorts de montres) ; à 322°, il est bleu foncé (objets plutôt tenaces que durs). Comme l'on sait à quel degré de coloration il faut pousser le recuit pour obtenir un objet d'un usage déterminé, on chauffe l'acier jusqu'à ce que cette coloration soit atteinte, puis on le laisse refroidir.

FER-BLANC

C'est du fer étamé, c'est-à-dire recouvert d'une couche d'étain qui est allié avec lui à sa surface et le protège ainsi contre l'action oxydante de l'air humide ; la condition essentielle est que cet étamage ne présente aucune solution de continuité ; s'il en était autrement, le fer, électro-positif par rapport à l'étain, s'oxyderait plus rapidement que du fer non étamé.

Pour obtenir l'étamage du fer, on plonge dans un bain d'étain, pendant une heure et demie, des lames de fer bien décapées, immergées préalablement dans de la graisse fondue, le bain d'étain lui-même est recouvert d'une couche de graisse destinée à protéger le fer et l'étain du contact de l'oxygène. En sortant de ce bain, le fer est recouvert d'un excès d'étain qu'il faut enlever par le lavage, opération qui consiste à le plonger dans un second bain d'étain pur et à le retirer immédiatement pour le plonger ensuite dans de la graisse ; on le nettoie finalement avec du son.

La surface du fer-blanc présente une structure cristalline, à grandes lames, qu'on met facilement en évidence en enlevant la couche d'étain qui la masque ; cet aspect cristallin, qui porte le nom de moiré métallique, est dû à l'alliage de fer et d'étain qui se forme à la surface de séparation. Pour le faire apparaître, le fer-blanc est d'abord chauffé, jusqu'à ce qu'il prenne une teinte jaune, puis plongé dans un mélange d'acide sulfurique (1 partie) et d'eau (2 parties) ; on frotte alors avec une éponge ou une brosse trempée dans l'eau régale étendue de 2 parties d'eau. On peut, par certains artifices, communiquer au moiré un aspect particulier; ainsi, en saupoudrant de sel ammoniac une feuille de fer-blanc chauffée assez pour fondre l'étain et en la plongeant alors immédiatement dans l'eau, elle prend un aspect granitique; le moiré étoilé se produit en projetant des gouttes d'eau sur la lame chauffée. Pour protéger le moiré contre l'action de l'air, on le recouvre d'un vernis au copal.

FER GALVANISÉ OU ZINGUÉ

Le fer recouvert d'une couche de zinc porte le nom de fer zingué ou galvanisé; il remplace avec avantage le fer-blanc, car il protège le fer d'une manière bien plus efficace; le fer-blanc, en effet, se rouille très rapidement, lorsqu'une très petite surface de fer se trouve à nu; le fer galvanisé, au contraire, est inoxydable; si l'oxygène de l'air agit sur lui, c'est sur le zinc qu'il se porte et non sur le fer, qui est électro-négatif par rapport au zinc, tandis qu'il est électro-positif par rapport à l'étain.

L'opération du zincage est tout à fait semblable à celle de l'étamage, la lame de fer est d'abord décapée par de l'acide sulfurique étendu, puis saupoudrée de sel ammoniac et plongée pendant quelques instants dans un bain de zinc; la couche de sel ammoniac est destinée à entretenir le décapage; au sortir du bain de zinc, le fer est zingué et on le nettoie avec de la sciure de bois pour enlever mécaniquement la couche d'oxyde de zinc qui s'est formée à la surface au moment de la sortie du bain. Le zinc qui s'est déposé sur le fer s'y est allié intimement; il le rend plus cassant, en même temps qu'il déforme les lames minces de fer. Ce sont là les inconvénients du zincage; ils disparaissent si le dépôt du zinc sur le fer, au lieu d'être fait par immersion, a lieu par voie galvanique.

L'*or gris* est un alliage d'or renfermant 1/5 ou 1/6 de fer.

CHLORURE FERREUX

$$FeCl^2, 4H^2O$$

(Fe^2Cl^2 à haute température. Fe^2Cl^4 à basse température.)

Synonymie. — Protochlorure de fer.

Préparation. — On l'obtient à l'état hydraté en attaquant un excès de fer par l'acide chlorhydrique, concentrant et faisant cristalliser (1).

---

(1) « Tournure de fer, ou pointes de Paris. . . . . 100 gr.
   Acide chlorhydrique officinal. . . . . 300 gr.

Étendez l'acide de deux fois son volume d'eau distillée et versez-le sur le fer. Agitez de temps en temps, chauffez faiblement pour activer la réaction, et continuez jusqu'à ce que le dégagement gazeux cesse de se produire, en ayant soin de laisser un excès de fer dans la liqueur.

En chauffant le chlorure ferreux hydraté dans une cornue, une partie se décompose, une autre partie se sublime en écailles incolores anhydres.

On peut encore le préparer anhydre en faisant passer un courant de gaz chlorhydrique sec sur du fer porté au rouge : le chlorure ferreux se dépose dans les parties froides de l'appareil.

PROPRIÉTÉS PHYSIQUES. — Le chlorure ferreux anhydre est en petites paillettes blanches et brillantes, légèrement jaunâtres ; ce chlorure est volatil, très soluble dans l'eau, soluble aussi dans l'alcool, insoluble dans l'éther. Il cristallise en tables hexagonales (SÉNARMONT), cubiques (RABUTEAU).

PROPRIÉTÉS CHIMIQUES. — L'hydrogène le réduit et laisse du fer cristallisé en cubes.

Le chlorure ferreux absorbe à froid le gaz ammoniac pour produire une combinaison $FeCl^2,6AzH^3$ qui constitue une poudre blanche perdant de l'ammoniaque par l'action de la chaleur et s'oxydant en partie à l'air.

Le chlorure ferreux en solution absorbe le bioxyde d'azote (0,107).

Il forme des chlorures doubles cristallisés avec KCl et AmCl — $FeCl^2,2KCl$.

Le chlorure ferreux hydraté, chauffé fortement, fond dans son eau de cristallisation qu'il perd peu à peu en laissant une masse blanche, si la calcination a lieu à l'abri de l'air ; au contact de l'air, il se forme du chlorure ferrique qui est entraîné avec la vapeur d'eau, et il reste une masse saline verte fusible, qui est probablement un oxychlorure, car, traitée par l'eau, elle lui cède du chlorure ferreux et il reste de l'oxyde ferreux qui se transforme rapidement en oxyde ferrique. Exposée à l'air, la solution neutre de chlorure ferreux laisse déposer un oxychlorure jaune rougeâtre, et se colore en jaune par suite de la formation de perchlorure.

USAGES. — Le chlorure ferreux sert à la préparation de la solution officinale de chlorure ferrique.

USAGES MÉDICAUX. — Le chlorure ferreux entre dans la composition de pilules et d'un sirop : il sert également pour la préparation du chlorure ferrique.

DOSES. — On l'administre à la dose de 0^{gr},10 à 0^{gr},15 par jour.

Autrefois, sous le nom de *chlorure ferroso-ammoniacal*, de *fleurs martiales*

Évaporez la solùtion jusqu'à ce qu'elle pèse bouillante 1,38 au densimètre. Filtrez et abandonnez à cristallisation dans un lieu frais. Décantez après dix à quinze heures, égouttez les cristaux, lavez-les à l'eau distillée récemment bouillie pour enlever les restes de l'eau mère, faites-les sécher rapidement entre des doubles de papier non collé, et enfermez-les dans des flacons bien bouchés. » (Codex 1884.)

ammoniacales, on employait un mélange de chlorure ferreux et de chlorhydrate d'ammoniaque obtenu par divers procédés.

CHLORURE FERRIQUE

$$Fe^2Cl^6 = 325 \qquad \begin{array}{rcl} Fe^2 = 112 = & 34,46 \\ Cl^6 = 213 = & 65,54 \\ \hline 325 & \overline{100,00} \end{array}$$

Synonymie. — Perchlorure de fer.

Préparation. — 1° On prépare le chlorure ferrique anhydre en faisant passer du chlore sec en excès sur du fer chauffé au rouge dans un tube de porcelaine terminé par une allonge de verre dans laquelle vient se sublimer le chlorure : la combinaison a lieu avec incandescence.

2° On sature de l'acide chlorhydrique par de l'hématite pulvérisée ; quand l'acide est saturé, on filtre, et on évapore la liqueur à siccité dans une capsule en porcelaine. Le produit sec est introduit dans une cornue de grès ou de verre lutée et chauffée graduellement. On porte le fond de la cornue au rouge sombre et, vers la fin de l'opération, on a soin de ne pas mettre de feu sur la voûte ; au début, il se dégage des vapeurs aqueuses et acides ; quand elles cessent de se produire, on adapte à l'ouverture de la cornue un bouchon qui ne la ferme pas exactement et l'on continue le feu. Le chlorure ferrique se sublime ; on le retire en cassant la cornue et on l'enferme aussitôt dans des vases bien bouchés.

3° En pharmacie, on emploie la solution aqueuse de chlorure ferrique d'une densité de 1,260 = 30° Bé. Il semble qu'on pourrait obtenir cette solution par n'importe quel procédé ; il n'en est rien ; bien des modes ont été tentés inutilement ; ainsi on a fait réagir l'acide chlorhydrique sur le sesquioxyde de fer ; dans cette opération, outre le véritable chlorure ferrique, il semble se former une *solution* (je ne dis pas une combinaison) d'oxyde ferrique dans l'acide chlorhydrique ; ce produit de *solution* se forme aussi quand on chauffe jusqu'à l'ébullition une solution de chlorure ferrique obtenue par un procédé quelconque ; cette *solution* est très instable ; au bout d'un certain temps, elle se détruit en donnant naissance à de l'oxyde de fer et en laissant dans la liqueur une proportion d'acide chlorhydrique libre correspondante à la quantité d'oxyde séparée.

Deux procédés permettent d'obtenir une solution d'une bonne conservation. Le premier, donné par Lebaigue, consiste à dissoudre dans l'eau le chlorure ferrique anhydre ; mais ce dernier corps est difficile à obtenir dans de bonnes conditions de pureté. Le second procédé, donné par M. Adrian, a été

adopté par le Codex ; il est fondé sur la perchloruration du chlorure ferreux
par le chlore (1).

$$2 \text{ FeCl}^2 + 2 \text{ Cl} = \text{Fe}^2\text{Cl}^6$$

4° Les solutions aqueuses de chlorure ferrique fournissent par leur concentration des hydrates cristallins ; on peut d'abord obtenir des cristaux
groupés en mamelons colorés en jaune orangé pâle ; ils ont pour formule
$\text{Fe}^2\text{Cl}^6, 12\text{H}^2\text{O}$. En amenant la liqueur en consistance sirupeuse, on obtient
de volumineux cristaux, très fusibles, d'un rouge orangé sombre ayant pour
formule $\text{Fe}^2\text{Cl}^6, 5\text{H}^2\text{O}$; cet hydrate a longtemps été préféré pour les usages
médicaux (2).

------

(1)   « Tournure de fer, ou pointes de Paris . . . .   1 000 gr.
       Acide chlorhydrique officinal. . . . .   3 000 gr.

Opérez comme il est dit pour la préparation du chlorure ferreux, et dissolvez les
cristaux dans une quantité d'eau distillée telle que la solution marque 1,10 au densimètre (a).

Divisez cette liqueur dans plusieurs flacons de WOLF et faites passer bulle à bulle un
courant de chlore lavé. Continuez le dégagement jusqu'à ce qu'une petite quantité
du liquide pris dans le dernier flacon ne donne plus de précipité bleu par le ferricyanure de potassium.

Réunissez alors la totalité du liquide ; ajoutez avec précaution, et en agitant sans
cesse, une solution concentrée de chlorure ferreux jusqu'à ce que toute odeur de
chlore ait complètement disparu, en évitant toutefois d'introduire un excès de protochlorure.

Ramenez enfin la solution de chlorure ferrique à la densité de 1,26 par l'addition
d'une quantité suffisante d'eau distillée.

OBSERVATION. — On obtient rapidement des solutions à des degrés de concentration inférieurs, au moyen des mélanges suivants :

Solution officinale à 1,26.	Eau distillée.	Densité des mélanges.
20 grammes	5 grammes	1,21
20 grammes	10 grammes	1,16
20 grammes	20 grammes	1,11
20 grammes	40 grammes	1,07 » (Codex 1884.)

(a) Pour obtenir un chlorure ferrique d'une densité de 1,26, il faut partir d'un
chlorure ferreux ayant au moins une densité de 1,220.

100 grammes de solution officinale de perchlorure de fer représentent

    26   grammes de chlorure ferrique anhydre
  8,960   — de fer.
 12,400   — de Fe^2O^3.

(2) Pour le préparer, on évapore en grande partie la solution ferrique sur un feu
doux ; quand la liqueur est très concentrée, on place la capsule sur la cucurbite d'un
alambic, en ayant soin d'interposer un linge entre la cucurbite et la capsule et de

PROPRIÉTÉS PHYSIQUES. — Le chlorure ferrique anhydre cristallise en lames noires, constituées par des tablettes hexagonales d'un aspect métallique, possédant un éclat très vif quand il a été sublimé : il paraît rouge grenat par transparence et possède les reflets verts de la cantharide ; il se volatilise à une température un peu supérieure à $+ 100°$. Ce sel est excessivement soluble dans l'eau et tombe en déliquescence au contact de l'air humide ; il est également très soluble dans l'alcool et dans l'éther ; ce dernier véhicule l'enlève en partie à sa dissolution aqueuse ; l'évaporation de ce sel, quand sa solution est concentrée, le décompose en acide chlorhydrique qui se dégage et en oxyde ferrique qui se dépose, les solutions alcooliques et éthérées de chlorure ferrique se décomposent sous l'influence de la lumière en chlorure ferreux et chlore libre qui agit sur le dissolvant. L'acide tartrique agit comme l'alcool et l'éther ; cette réaction a été utilisée dans la photographie.

PROPRIÉTÉS CHIMIQUES. — Si on chauffe la solution aqueuse de chlorure ferrique, elle prend la teinte rouge des chlorures ferriques basiques ; ceux-ci n'ont cependant pu se former, car il ne s'est pas encore dégagé d'acide chlorhydrique ; par le refroidissement, si la solution employée était très étendue, la coloration persiste et les propriétés du sel dissous sont profondément modifiées ; ainsi, tandis que la liqueur primitive donne un précipité intense de bleu de Prusse avec le ferrocyanure, la liqueur modifiée ne donne qu'un précipité bleuâtre. Les solutions salines, de sel marin par exemple, y produisent un précipité d'hydrate ferrique *modifié*, soluble dans l'eau. Dialysée, la solution *modifiée* se dédouble en acide chlorhydrique et hydrate ferrique soluble. Ces phénomènes s'expliquent en admettant que la solution ferrique s'est transformée par la chaleur en une dissolution chlorhydrique d'hydrate de fer modifié.

Le chlorure ferrique est décomposé au rouge par la vapeur d'eau ; il se forme de l'acide chlorhydrique et des plaques miroitantes semblables au fer spéculaire des cratères des volcans :

$$Fe^2Cl^6 + 3\ H^2O = Fe^2O^3 + 6\ HCl$$

---

maintenir celle-ci à l'aide d'une corde. La vapeur d'eau fournie par la cucurbite doit être portée au loin par un tube de plomb. On évapore jusqu'à ce que le liquide ne donne plus sensiblement de vapeur, et qu'une goutte de la dissolution se solidifie par le refroidissement. SOUBEIRAN conseille alors de verser le chlorure hydraté dans une assiette très légèrement huilée, de le recouvrir immédiatement avec une autre assiette et de luter les jointures ; au bout de vingt-quatre heures on sépare les assiettes ; on casse l'hydrate en fragments et on l'enferme dans de petits flacons bien secs qu'on bouche avec le plus grand soin. Quand on fait entrer ce chlorure ferrique hydraté dans des préparations, il faut tenir compte de son eau d'hydratation : 128 de chlorure hydraté équivalent à 100 de chlorure anhydre (SOUBEIRAN).

Il se combine aux chlorures alcalins : $Fe^2Cl^6, 4KCl, 2H^2O$ — $Fe^2Cl^6,$ $4 AzH^4Cl, 2 H^2O$

Avec l'acide chlorhydrique, il peut donner un chlorhydrate de chlorure $Fe^2Cl^6, 2HCl, 4 H^2O$.

Les agents réducteurs et les substances organiques le ramènent à l'état de chlorure ferreux.

Essai. — « La solution officinale de perchlorure de fer ne doit pas dégager d'hydrogène au contact de la limaille de fer, ni décomposer le bromure de potassium, ni donner de précipité bleu au contact du ferricyanure de potassium. Elle doit marquer 1,26 au densimètre. » Codex 1884 (1). Il est bon d'y rechercher la présence des sulfates et des chlorures alcalins.

Usages médicaux. — Le chlorure ferrique est employé en nature et sous forme de sirop (15/1000).

Doses. — Le sirop se donne à la dose de 3 à 4 cuillérées à bouche par jour.

Appliqué sur les muqueuses, le chlorure ferrique produit une astriction considérable ; appliqué sur les plaies, il resserre les tissus, fait contracter les vaisseaux, coagule le sang épanché et s'oppose ainsi] aux hémorragies ; on l'applique donc souvent comme anti-hémorrhagique ; mais il arrive parfois que l'écoulement sanguin revient abondant après l'application de cet astringent ; on pourrait peut-être admettre dans ce cas que le chlorure ferrique au contact des substances organiques s'est transformé en chlorure ferreux et a ainsi perdu ses propriétés coagulantes.

On a administré le chlorure ferrique à l'intérieur comme hémostatique ; mais puisque, pour être absorbé, il doit passer à l'état de chlorure ferreux, comment expliquer son action ? La seule explication que l'on puisse donner jusqu'ici, c'est que le chlorure ferreux jouit de la propriété de contracter les vaisseaux.

On fait des injections coagulantes de chlorure ferrique pour traiter les varices artérielles et veineuses, les tumeurs érectiles, les nœvi, etc. On plonge le trocart de la seringue de Pravaz dans la partie à ponctionner ; l'issue de quelques gouttes de sang indique que l'instrument a pénétré ; la seringue armée est alors vissée sur la canule, et l'on injecte au plus 2 ou

---

(1) L'essai à la limaille de fer est destiné à démontrer que la liqueur ne contient pas d'acide chlorhydrique ; si le brome du bromure de potassium était mis en liberté, c'est que le chlorure ferrique renfermerait du chlore ; enfin, si le ferricyanure de potassium donnait un précipité bleu, il faudrait en conclure que tout le chlorure ferreux n'a pas été transformé en chlorure ferrique.

3 *gouttes* de solution de chlorure ferrique à 30°; on doit toujours comprimer le vaisseau ou la partie périphérique de la tumeur pendant tout le temps que dure l'injection; cette précaution est destinée à éviter les embolies qui pourraient occasionner la mort.

La liqueur de Piazza (solution de perchlorure de fer et chlorure de sodium, 15 grammes; eau distillée, 60 grammes) est beaucoup moins irritante. Anger se fondant sur ce que la chaleur favorise la coagulation, injecte, à une température d'environ 60°, 15 à 30 gouttes de la solution suivante :

> Liqueur de Piazza. . . . . 1 gr.
> Eau distillée . . . . 10 gr.

Injectée chaude dans le tissu cellulaire, cette solution n'y produit ni inflammation, ni escarre. Les éléments organiques atteints par le liquide sont comme momifiés, et disparaissent peu à peu par résorption moléculaire, quand le perchlorure s'est transformé en protochlorure. Un gramme de cette solution injectée chaude dans une veine, avec les précautions indiquées, y produit un caillot résistant qui oblitère définitivement le vaisseau.

Le perchlorure de fer est employé à l'extérieur, soit pour arrêter les hémorragies, soit pour modifier les plaies; la solution officinale convient parfaitement; on en imbibe de l'amadou, de la charpie qu'on applique ensuite. Dans les hémorragies utérines, on introduit dans le vagin des tampons imprégnés d'une solution faible; des péritonites sont survenues par l'emploi, dans ce cas, de la solution officinale, mais comme, d'autre part, les solutions sont d'autant moins efficaces qu'elles sont plus étendues, il faut en même temps administrer l'ergot de seigle.

Le chlorure ferrique a été administré à l'intérieur dans les affections diphtéritiques et dans les affections hémorrhagiques; on l'emploie avec avantage dans l'hémoptysie, l'hématémèse, le purpura hœmorrhagica. (Voir *Les usages médicaux du fer.*)

BROMURE FERREUX. FeBr²

Synonymie. — Proto-bromure de fer.

Préparation. — On le prépare en faisant réagir le brome sur le fer (1).

---

(1) « Limaille de fer . . . . 20 gr.
    Eau distillée. . . . . 100 gr.
    Brome (13 c.c. 4). . . . . 40 gr.

Introduisez l'eau, puis le brome dans un matras et ajoutez peu à peu de la limaille

PROPRIÉTÉS. — Ce sel cristallise avec $6H^2O$ en masses lamelleuses formées de tables rhombiques d'un vert jaune.

Le Codex indique seulement la préparation d'une solution de ce sel ; il est utilisé en pilules ($0_{gr},05$) et sirop.

Le *bromure ferrique* Fe^2Br^6 peut se présenter en cristaux d'un rouge foncé ; comme le chlorure, il peut donner naissance à des oxybromures.

IODURE FERREUX

$$FeI^2 = 310 \qquad \begin{matrix} Fe. = & 56 = & 18,06 \\ I^2 = & 254 = & 81,94 \\ \hline & 310 & 100,00 \end{matrix}$$

SYNONYMIE. — Proto-iodure de fer.

PRÉPARATION. — On l'obtient en faisant réagir l'iode sur le fer en présence de l'eau (1).

PROPRIÉTÉS PHYSIQUES. — L'iodure ferreux pur et anhydre est pulvérulent et blanc, mais pour peu qu'il contienne des traces d'eau, il devient verdâtre

---

de fer. Chauffez seulement vers la fin, et très légèrement, pour compléter la réaction, jusqu'à ce que le liquide soit d'une belle couleur verte.

Lorsque la combinaison sera terminée, versez le tout, y compris l'excès du fer, dans un flacon à l'émeri.

La solution renferme le tiers de son poids de bromure ferreux.

OBSERVATION. — Ce soluté, de conservation difficile, ne doit être préparé qu'au moment du besoin. » (Codex 1884.)

(1) « Iode . . . . 80 gr.
    Tournure de fer. . . . . 20 gr.
    Eau distillée. . . . . 100 gr.

Introduisez dans un ballon l'eau et la tournure de fer ; ajoutez l'iode par parties, en agitant de temps en temps le mélange ; chauffez légèrement, et filtrez la liqueur, lorsqu'elle ne présentera plus que la teinte verte propre aux sels ferreux solubles. Évaporez rapidement la dissolution d'iodure de fer, en ayant soin d'y introduire pendant cette opération quelques lames de fer. Arrêtez la concentration dès que le liquide déposé sur une lame de verre froide se solidifiera. A ce moment, coulez l'iodure de fer sur une assiette, et dès qu'il sera pris en une masse cristalline, brisez-le en fragments, introduisez-le rapidement dans des flacons bien secs et fermant à l'émeri. »

Telle était la formule du Codex de 1866. Le Codex de 1884 l'a supprimée, parce que ce corps est très altérable.

et cristallin ; c'est sous ce dernier état que se présente le produit obtenu par le procédé du Codex.

Propriétés chimiques. — Chauffé à l'air, il perd de l'iode et laisse un résidu fortement magnétique. Exposé à l'air humide, il devient déliquescent, se colore davantage et se transforme en un oxy-iodure.

Sa solution aqueuse concentrée abandonne des cristaux verdâtres ayant pour formule : $FeI^2,4H^2O$.

La solution d'iodure ferreux est très altérable ; pour la conserver, on a proposé de la faire dans la glycérine (Van de Velde), d'ajouter 0,01 d'acide hyposulfureux (Robinson), du sulfure de fer hydraté (Carles), etc.

Ce sel est incompatible avec le chlorate de potassium : il se produit un précipité de sesqui-oxyde de fer et l'iode se sépare.

$$2\ FeI^2 + KClO^3 = Fe^2O^3 + KCl + 4\ I$$

L'action de l'iode sur le fer, simple en apparence, est cependant un peu compliquée et a été étudiée par G. Fleury.

Usages médicaux. — On l'administre sous forme de :

Pilules ($0^{gr},05$).

Sirop ($0^{gr},10/20$).

Quand l'iodure de fer a été introduit dans l'économie, l'iode se retrouve rapidement et en quantité dans les urines, tandis que le fer ne s'y trouve qu'en proportion très faible. Il faut ajouter que l'iode et le fer sont des antagonistes ; le fer augmente la richesse du sang, l'iode la diminue ; de plus, d'après Claude Bernard, les iodures favorisent l'élimination du fer ; l'iode tend donc à diminuer les effets du fer ; aussi l'iodure ferreux a de la tendance à disparaître de la thérapeutique des chloro-anémies simples, pour n'être plus administré que dans les chloro-anémies liées à la scrofule.

COMPOSÉS OXYGÉNÉS DU FER

Outre les composés que nous allons étudier, on a encore signalé un premier sous-oxyde Fe^4O se produisant quand on fait fondre du fil de fer au chalumeau aérhydrique, et un second sous-oxyde Fe^2O découvert par M. Dusart ; il se produit dans la préparation du fer réduit quand l'hydrogène est humide.

OXYDE FERREUX. FeO = 72

Préparation. — 1° M. Debray l'a obtenu anhydre en faisant passer, sur de l'acide ferrique chauffé au rouge, un mélange de volumes égaux d'oxyde de carbone et d'acide carbonique.

2° On l'obtient hydraté en précipitant un sel ferreux par un alcali. Quand on dessèche cet hydrate, l'eau se décompose, son oxygène transforme l'oxyde ferreux en oxyde magnétique, et son hydrogène se dégage ou s'unit à l'azote de l'air pour former de l'ammoniaque.

PROPRIÉTÉS PHYSIQUES. — L'hydrate ferreux est d'un blanc verdâtre ; l'eau en dissout 1/150 000 et prend un goût ferrugineux. La lumière et l'air altèrent cette solution.

Il est soluble dans l'ammoniaque.

PROPRIÉTÉS CHIMIQUES. — Il absorbe rapidement l'oxygène de l'air et se transforme d'abord en hydrate d'oxyde magnétique, puis en hydrate de sesqui-oxyde ; toutes les fois qu'il s'oxyde à l'air, il se forme de l'ammoniaque.

C'est une base beaucoup plus énergique que l'oxyde ferrique.

Par l'ébullition avec une liqueur alcaline, il devient noir ; l'eau est décomposée ; l'hydrogène se dégage et il se forme de l'oxyde magnétique Fe^3O^4.

OXYDE FERRIQUE

$$Fe^2O^3 = 160 \qquad \begin{array}{rrr} Fe^2 = & 112 = & 70 \\ O^3 = & 48 = & 30 \\ \hline & 160 & 100 \end{array}$$

ÉTAT NATUREL. — Ce corps existe sous plusieurs formes.

A. *Oligiste.* — La forme primitive de l'oligiste est un rhomboèdre de 86°,10. Sa densité est 5,24, sa dureté est de 5,5 ; au chalumeau, il perd une partie

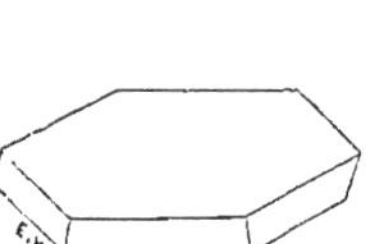

Fig. 384. — Oligiste.

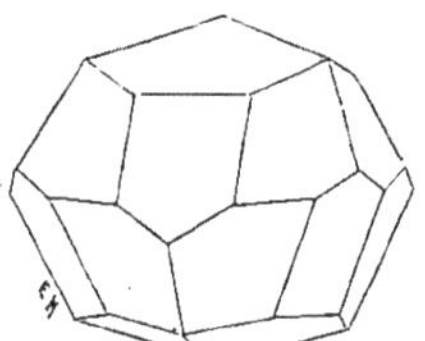

Fig. 385. — Oligiste.

de son oxygène et devient magnétique. Sa couleur est grise ou rougeâtre, sa poudre est toujours rouge. Dans les principales variétés, il offre un éclat métallique très vif ; il est quelquefois *irisé*.

Les cristaux (fig. 384 et 385) viennent le plus ordinairement de l'île d'Elbe ; ce sont des rhomboèdres combinés ou non avec un scalénoèdre.

On nomme *fer micacé* ou *oligiste écailleux* celui qui est sous forme de masses composées de petites lames brillantes et n'ayant pas d'adhérence entre elles.

Dans les terrains volcaniques, on trouve le *fer spéculaire* en lames hexagonales ou en cristaux tabulaires, minces, d'un gris foncé, très brillant, (Puy-de-Dôme, mont Dore, etc.).

La *pierre hématite* ou *fer oxydé concrétionné* est en masses mamelonnées ou arrondies à l'extérieur, à structure fibreuse et radiée ayant encore un certain éclat métallique ; il possède une couleur grise un peu rougeâtre. Elle sert à faire des brunissoirs.

Le *fer oxydé terreux* est en masses d'un rouge vif, tendres, et tachant le papier ; le plus ordinairement, il est mélangé d'argile qui le fait passer à l'état de *bol d'Arménie* ou de *sanguine* (voir *Argiles*).

L'oligiste accompagne l'aimant dans la plupart de ses gîtes exploités. Ce mélange lui donne une vertu magnétique qu'il n'a pas en propre. On le trouve aussi dans la limonite. Il se trouve surtout dans les terrains primitifs.

B. *Limonite*. — La limonite est de l'oxyde ferrique hydraté ; elle renferme 0,14 à 0,15 d'eau et de 0,58 à 0,60 de fer ($2Fe^2O^3$, $3H^2O$).

Sa forme primitive est inconnue ; toutes ses formes sont empruntées à d'autres minéraux, surtout à la pyrite. Sa densité varie de 3,3 à 3,4 ; sa dureté n'est jamais au-dessus de 3. Il est brun ou brun terreux ; sa poudre est toujours jaune ; au chalumeau, il passe au noir, se scorifie, et devient magnétique.

On peut distinguer trois sortes principales de limonite :

1° *Limonite en masse concrétionnée ou non*. — La variété la plus intéressante est l'hématite brune qui se présente sous forme de stalactites, de rognons, de masses mamelonnées, à cassure finement fibreuse et rayonnée. Elle est souvent noire et brillante à la surface, brune sans éclat à la cassure. Avec l'oligiste et la sidérose, elle remplit des cavités souterraines où elle a été amenée par des eaux thermales abondantes.

2° *Limonite oolithique*. — Elle se trouve incorporée dans certaines couches sédimentaires argileuses ou calcaires, ou bien existe à l'état libre au milieu d'un limon ferrugineux dans certaines cavités naturelles en forme de boyaux, d'entonnoirs, de cavernes. Elle alimente les forges de la Haute-Marne, de la Côte-d'Or, de la Haute-Saône. C'est à cette sorte qu'il faut rapporter l'*œtite* ou *pierre d'aigle*, amande géodique formée par des couches concentriques d'une limonite impure et qui contient souvent un noyau mobile d'argile ferrugineuse.

3° La *limonite terreuse* est ordinairement très argileuse ; elle est tendre et sans consistance ; sa couleur est le brun passant au jaune ; elle forme des dépôts superficiels occupant souvent une grande étendue et qui appartiennent à des terrains quelquefois très modernes. Certaines variétés fines, mais très argileuses, offrent une couleur jaune et sont exploitées comme matière colorante, surtout à Pourrain (Yonne).

La variété de limonite qu'on trouve dans les marais et les tourbières est souvent brun foncé et a un éclat résineux dû à la présence d'un peu d'acide phosphorique. Cette variété commune en Prusse et en Pologne donne une fonte fusible, fine, très propre au moulage des petits objets.

C. L'oxyde ferrique constitue la matière colorante des ocres, des argiles, la rouille, etc.

D. *Gœthite, turgite* (Fe^2O^3, H^2O).

Nous verrons dans un instant qu'il existe un hydrate ferrique normal et un hydrate modifié.

La limonite correspond à l'hydrate normal ; la gœthite et la turgite correspondent à l'hydrate modifié.

PRÉPARATION.   A. *Oxydes ferriques anhydres.*

Oxyde rouge de fer, colcothar. — On dessèche le sulfate ferreux, puis on le calcine dans un creuset de terre jusqu'à ce que la masse ne dégage plus de vapeurs ; le résidu est lavé à l'eau bouillante, puis porphyrisé et séché.

Par la calcination de l'oxalate de fer, on obtient un colcothar très ténu.

En calcinant du safran de mars apéritif, on obtient de l'oxyde ferrique désigné sous le nom de *safran de mars astringent.*

B. *Oxydes ferriques hydratés insolubles.*

1° *Safran de mars apéritif, sous-carbonate de fer ;*

Ce corps s'obtient en précipitant une solution de sulfate ferreux par du carbonate sodique ; on lave et on fait sécher à l'air en agitant fréquemment (1).

$$SO^4Fe + CO^3Na^2 = SO^4Na^2 + CO^3Fe$$
$$2\,CO^3Fe + O = Fe^2O^3 + 2\,CO^2$$

---

(1) « Sulfate de fer pur, cristallisé. . . . .   1 000 gr.
Carbonate de soude pur, cristallisé. . . . .   1 200 gr.
Eau distillée. 14 000 gr.

Faites dissoudre séparément le sulfate de fer dans 10 litres d'eau distillée, et le carbonate de soude dans le reste de l'eau prescrite. Versez par petites portions la solution de carbonate de soude dans celle de sulfate de fer ; agitez le mélange pour favoriser la réaction. Il se formera un précipité blanc de carbonate ferreux que vous laverez complètement par décantation, à froid, en ayant soin de l'agiter fréquemment pour lui faire absorber l'oxygène de l'air. Par suite de cette absorption, sa couleur blanche passera successivement au brun verdâtre, puis au jaune rougeâtre. On peut hâter cette transformation en divisant le précipité sur des toiles, en renou-

« Le safran de mars apéritif est d'un jaune rougeâtre, sans odeur, d'une saveur légèrement styptique. Il est souvent prescrit sous le nom impropre de *sous-carbonate de fer* ». (Codex 1884.)

2° *Oxyde de fer bi-hydraté, hydrate de fer gélatineux* (Fe^2O^3, $2H^2O$).

On le prépare en précipitant les sels ferriques et notamment le chlorure par l'ammoniaque (1).

OBSERVATION. — L'effet de l'hydrate de peroxyde de fer, comme contre-poison de l'acide arsénieux, est d'autant plus assuré que cet hydrate est plus récemment préparé ». (Codex 1884.)

Le pharmacien doit conserver ce corps à l'état de bouillie et vérifier de temps en temps s'il n'a pas changé de constitution. En effet, d'après WITTS-

---

velant les surfaces et en le laissant exposé, pendant qu'il est humide, à l'action de l'air. » (Codex 1884.)

Les lavages doivent être effectués à l'eau froide, pour ne pas détruire l'hydrate. Cet oxyde donne presque toujours lieu à une effervescence avec les acides. SOUBEI-RAN a trouvé 8 p. 100 d'acide carbonique dans un échantillon lavé avec le plus grand soin. La composition du safran de mars est un peu variable ; il contient d'autant plus de carbonate ferreux qu'il a été desséché avec plus de rapidité. La proportion de carbonate ferrique basique est d'autant moindre que la matière a été conservée plus longtemps à l'état humide.

D'après M. PERRENS, la proportion de carbonate sodique serait insuffisante et devrait être portée à 1 700 grammes ; cependant, d'après les poids moléculaires, les proportions du Codex sont convenables.

(1) «   Perchlorure de fer officinal. . . . . 1 000 gr.
    Ammoniaque liquide officinale . . . . environ   400 gr.

Étendez la solution de perchlorure de fer de 50 kilogrammes d'eau, et versez-la par portions successives, et en agitant sans cesse, dans l'ammoniaque préalablement diluée avec 5 fois son poids d'eau ; il se formera immédiatement un précipité rouge brun gélatineux. Assurez-vous que la liqueur offre une réaction alcaline ; laissez déposer le précipité ; lavez-le à grande eau, par décantation, jusqu'à ce que l'eau de lavage, acidulée par l'acide azotique, ne soit plus troublée par l'azotate d'argent.

Conservez alors le produit sous l'eau distillée, et à la cave, afin qu'il ne subisse pas l'influence d'une température inférieure à + 12°. » (Codex 1884.)

D'après SOUBEIRAN, pour obtenir de l'hydrate ferrique pur, il vaut mieux précipiter par le bicarbonate de potasse que par l'ammoniaque ; si on employait de la potasse ou de la soude, le précipité retiendrait une certaine quantité d'alcali. Si on n'employait pas une suffisante quantité de précipitant, le précipité renfermerait un sous-sel ; autrefois, on employait le sulfate ferrique en place de chlorure ferrique ; dans ce cas, l'oxyde obtenu renfermait presque toujours du sulfate ferrique basique ; si le sulfate renfermait de l'arsenic, l'oxyde en renfermerait également ; il faudrait donc le purifier, soit en précipitant l'arsenic par l'hydrogène sulfuré, soit par tout autre procédé.

JEANNEL a étudié cet oxyde et proposé un mode de préparation plus économi-

TEIN, cet hydrate peut à la longue devenir cristallin en perdant une partie de son eau ; dans cet état, il se combine difficilement avec l'acide arsénieux.

L'hydrate dont nous venons de parler, desséché dans le vide, a pour formule ($2Fe^2O^3$, $3H^2O$) : il est dit *hydrate normal.*

C. *Oxydes ferriques hydratés solubles.*

1° Chauffé pendant sept à huit heures à 100° avec de l'eau, l'hydrate normal devient (Fe^2O^3, H^2O). C'est alors une poudre rouge brique à peine attaquée par les acides concentrés, ne donnant pas de bleu de Prusse avec le ferrocyanure de potassium ; desséché, il est pulvérulent, tandis que l'hydrate ordinaire se dessèche en fragments durs et cassants. (La nature nous offre ces deux variétés d'hydrates : l'une renferme les espèces cristallisées donnant une poussière brune rappelant celle de l'hydrate modifié et renfermant 0,10 d'eau ; l'autre comprend les hydrates amorphes donnant une poudre jaune et renfermant 0,14 d'eau.) L'hydrate modifié, bien lavé, disparaît au contact d'une solution étendue d'acide acétique ou d'acide azotique et donne un liquide limpide par transparence, trouble par réflexion, et qui ne présente aucun des caractères des combinaisons ferriques : un sulfate alcalin ou un acide concentré donnent un précipité rouge soluble dans un excès d'eau.

2° *Oxyde de fer dialysé.* — En soumettant à la dialyse une solution très basique d'oxychlorure ferrique, la presque totalité de l'acide chlorhydrique se diffuse et laisse sur le dialyseur une solution contenant 30 molécules d'oxyde ferrique pour une de chlorure (1).

---

que. Il évite avec le plus grand soin la présence des sulfates ; il fait du chlorure ferreux qu'il oxyde par l'acide azotique ; il précipite par l'ammoniaque.

(1) « Chlorure ferrique à 30°. . . . . 100 gr.
Ammoniaque à 22°. 35 gr.

Ajoutez par petites quantités l'ammoniaque au chlorure ferrique. Le précipité se dissout d'abord très rapidement, puis demande plus longtemps pour disparaître. La liqueur redevenue transparente est introduite dans le dialyseur.

On renouvelle souvent l'eau distillée dans laquelle plonge le vase qui renferme la solution ferrugineuse. Après un temps plus ou moins long, la solution très colorée ne précipite plus par l'azotate d'argent et n'a plus de réaction acide. Elle est absolument dépourvue du goût désagréable de certaines préparations ferrugineuses. Il reste toujours dans la liqueur une faible proportion d'acide chlorhydrique que l'on peut mettre en évidence en précipitant l'oxyde de fer par un léger excès d'ammoniaque, filtrant, ajoutant un excès d'acide azotique, puis de l'azotate d'argent. Dix centimètres cubes sont évaporés et, d'après le résidu, on voit combien il faut ajouter d'eau distillée pour faire une solution au centième. » (Supplément au Codex.)

C'est un liquide rouge brun, transparent en couche mince, inodore, à saveur légèrement astringente ; évaporé, même dans le vide, il laisse un résidu insoluble. Il peut être mêlé d'eau distillée ou d'alcool, mais les eaux calcaires le précipitent ; il rougit le tournesol et produit une effervescence dans les solutions de carbonates alcalins ; la plupart des caractères du fer et du chlore y sont dissimulés ; la plupart des acides, des alcalis, des sels en solution concentrée, déterminent la formation de l'oxyde gélatineux insoluble dans l'eau. La solution à 0,01 d'hydrate ferrique peut se concentrer par l'ébullition jusqu'à un certain degré au delà duquel elle se coagule. Le coagulum fourni par ce corps est une gelée d'un rouge foncé, ressemblant beaucoup au coagulum du sang ; il ne se redissout pas dans l'eau, mais assez facilement dans les acides étendus ; desséché dans le vide, il répond à la formule de l'hydrate normal.

Propriétés physiques. — L'oxyde ferrique anhydre est isomorphe avec l'alumine, il a une couleur rouge. Sa densité moyenne est 4,784 à + 15° ; sa dureté varie beaucoup avec son mode de préparation. Il est insoluble dans l'eau.

Etat allotropique. — L'oxyde ferrique ordinaire anhydre n'est pas attirable à l'aimant ; on en connaît une variété attirable ; sa formation a surtout été étudiée par Malagutti. On l'obtient particulièrement par la calcination du carbonate ferreux et des sels ferreux organiques ; certaines propriétés physiques distinguent l'oxyde magnétique de celui qui ne l'est pas. La densité de l'oxyde magnétique est 4,686 ; chauffé à 300°, il a une teinte rouge brique clair, tandis que, dans les mêmes conditions, l'oxyde non magnétique a la couleur du phosphore amorphe très divisé.

Nous avons déjà dit qu'il existait un hydrate normal qui, desséché dans le vide, avait pour formule $(2Fe^2O^3, 3H^2O)$; il est alors hygroscopique ; chauffé, il présente un curieux phénomène d'incandescence et devient plus dur ; l'hydrate modifié, desséché dans le vide, a pour formule (Fe^2O^3, H^2O) ; il est pulvérulent ; sa calcination a lieu sans incandescence.

Propriétés chimiques. — Sous l'influence de la chaleur, l'oxyde ferrique devient très dur, puis il perd une partie de son oxygène et se transforme en oxyde magnétique.

Le carbone et l'oxyde de carbone le réduisent à l'état métallique.

Un mélange d'acide carbonique et d'oxyde de carbone, ou un mélange d'un volume de vapeur d'eau avec un 1 ou 2 volumes d'hydrogène ramènent l'oxyde ferrique à l'état d'oxyde ferreux.

L'hydrogène pur est sans action de 270 à 280 ; entre 280° et 300°, il le ramène à l'état d'oxyde ferreux ; au delà de 300°, la réduction est totale.

Les acides disssolvent facilement l'oxyde de fer non hydraté ; mais une fois calciné, il est très peu soluble ; son meilleur dissolvant est un mélange bouillant de 8 parties d'acide sulfurique et de 3 parties d'eau.

Lorsqu'on fait agir le gaz chlorhydrique sur l'oxyde ferrique chauffé, il n'y a pas production de chlorure, mais l'oxyde amorphe se transforme en oxyde cristallisé semblable à l'oligiste.

En suspension dans une eau alcaline, il donne un ferrate lorsqu'on le traite à chaud par un courant de chlore. Il peut se combiner avec les bases et donner des ferrites ; en se combinant avec l'oxyde ferreux, il donne l'oxyde de fer magnétique.

Il se dissout dans certains sels, notamment dans le chlorure ferrique, pour donner naissance à des sels basiques. Il se dissout dans le verre, le borax, etc., et donne des verres à peine colorés, tandis que l'oxyde ferreux donne des verres très colorés.

L'oxyde ferrique facilite l'incinération des matières organiques ; en cédant son oxygène, il devient oxyde ferreux, mais comme l'oxyde ferreux absorbe l'oxygène avec la plus grande facilité, son pouvoir oxydant est presque indéfini. Cette propriété comburante rend compte de plusieurs faits intéressants : les tissus qui portent des taches de rouille sont rapidement percés, les parties des bois des navires qui sont en contact avec les chevilles de fer, se détériorent très vite et sont comme brûlées. Certaines teintures colorées étant agitées avec de l'hydrate ferrique forment des laques qui renferment le fer à l'état de protoxyde, c'est ce qui arrive avec la teinture de campêche, de curcuma, de cochenille, mais non avec l'indigo ou le tournesol.

CARACTÈRES. — On demande quelquefois si, par l'analyse chimique, on pourrait reconnaître le colcothar, le safran de Mars astringent et le safran de Mars apéritif.

Le colcothar n'est pas soluble à froid dans les acides, mais il leur abandonne un peu de sulfate ferrique basique.

Le safran de Mars astringent n'est pas soluble dans l'acide chlorhydrique froid, mais il lui abandonne une petite quantité de sel ferreux.

Le safran de Mars apéritif se dissout à froid et avec effervescence dans les acides.

ESSAI. — Le safran de Mars apéritif a été quelquefois additionné d'ocre ou de brique pilée ; l'insolubilité de ces substances dans l'acide chlorhydrique permet de déceler aisément leur présence.

USAGES. — Le colcothar sert à polir le verre et les métaux ; pour cela, il doit être à l'état de poudre impalpable. L'oxyde ferrique est également employé comme couleur. Il est utilisé dans les raffineries de sucre, comme décolorant.

Usages médicaux. — L'hydrate ferrique est employé comme antidote de l'acide arsénieux, mais pour être efficace, il doit être récemment précipité, autrement il se transforme et devient beaucoup moins soluble dans les acides de l'estomac ; du reste, son importance a beaucoup diminué depuis que M. Bussy a proposé l'hydrate de magnésie.

Le colcothar n'est pas employé en médecine, non plus que le safran de Mars astringent. Le safran de Mars apéritif se donne, comme le fer réduit, à la dose de $0^{gr},20$ à 1 gramme.

Le colcothar entre dans la préparation de l'onguent Canet.

OXYDE DE FER DÈS BATTITURES

Quand on frappe avec un marteau un morceau de fer rougi, on en détache un oxyde noir qui porte le nom de battitures de fer ; la formule de ce corps peut être assez variable ; Berthier lui a trouvé la composition $Fe^2O^3, 4FeO$ et Mosander $Fe^2O^3, 6FeO$.

OXYDE DE FER MAGNÉTIQUE. $FeO, Fe^2O^3 = Fe^3O^4$

Etat naturel. — Aimant, fer oxydulé d'Haüy.

La forme primitive est un octaèdre régulier (fig. 386) ; on trouve souvent cette forme primitive ; quelquefois il est en dodécaèdres rhomboïdaux disséminés dans les roches talqueuses ou talcoïdes, telles que la serpentine et la chlorite. Il existe aussi en masses grenues intercalées dans des micaschistes et des roches amphiboliques (Suède, Oural) ou dans des calcaires et des schistes secondaires (île d'Elbe). On le trouve en petits octaèdres et en grains dans les sables dus à la destruction de certaines roches schisteuses ou volcaniques ; ces cristaux ou grains sont souvent titanifères ; ceux qui sont riches en titane ont été appelés *nigrine*.

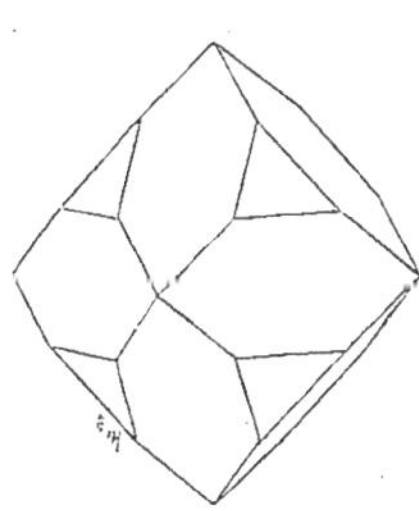

Fig. 386. — Magnétite.

Sa densité est 5 ; sa dureté $= 5,5$; il est infusible au chalumeau ; sa couleur est gris de fer foncé ; sa poussière est noire ; son éclat est métallique ; il est fortement magnétique ; il est quelquefois doué du magnétisme polaire.

A Taberg, en Suède, il forme des montagnes entières.

PRÉPARATION. — On obtient ce corps en décomposant l'eau par le fer chauffé au rouge, en calcinant un mélange de chlorure ferreux et de carbonate sodique, en portant à l'ébullition de l'eau tenant en suspension de l'oxyde ferreux, en versant dans un excès d'ammoniaque une solution faite à poids moléculaires égaux de sulfate ferreux (25 parties) et de sulfate ferrique cristallisé (17 parties).

Le Codex de 1866 l'obtenait en faisant oxyder de la limaille de fer au contact de l'air et d'une petite quantité d'eau (1).

PROPRIÉTÉS PHYSIQUES. — L'oxyde magnétique anhydre est noir ; quand on l'a obtenu en précipitant par l'ammoniaque un mélange de sels ferreux et de sel ferrique, il est hydraté et possède une couleur vert foncé.

Les acides le dissolvent et donnent un mélange de sel ferreux et de sel ferrique ; si l'acide est en quantité insuffisante, c'est le sel ferreux qui se forme le premier.

Ce corps entre dans les pilules ferrugineuses de SWEDIAUR et dans les tablettes d'éthiops martial de la pharmacopée d'Anvers.

---

(1) « *Oxydé noir de fer, éthiops martial.*
  Limaille de fer fine et pure. . . . . .   2 000 grammes.
Placez-la dans une terrine de grès, ajoutez-y assez d'eau pour qu'elle soit parfaitement et uniformément humectée, sans cependant que le liquide puisse couler, quand on incline la terrine. Tassez un peu le mélange et abandonnez-le à l'action de l'air : la masse ne tardera pas à s'échauffer. Remuez-la alors avec une spatule pour multiplier ses points de contact avec l'air ; ajoutez de l'eau pour remplacer celle qui s'évapore, de manière à maintenir la matière constamment humide. Cette opération est accompagnée d'une production de chaleur qui, lorsqu'on opère sur des quantités considérables, élève la température de la masse jusqu'à 60° et quelquefois 70° ; il se dégage en même temps une certaine quantité d'hydrogène et un peu d'ammoniaque. Au bout de 2 ou 3 jours, la limaille sera entièrement refroidie, et l'oxydation s'arrêtera.
Mettez alors le produit dans un mortier de fer. Triturez-le fortement, afin de séparer l'oxyde du fer non attaqué. Jetez-le ensuite sur un tamis de crin serré, et lavez le tout à grande eau jusqu'à ce que le liquide cesse de passer coloré en noir. La limaille non oxydée restera en grande partie sur le tamis, l'oxyde sera entraîné par l'eau. On décantera celle-ci avec rapidité après l'avoir agitée ; on enlèvera ainsi par décantation tout l'oxyde qu'elle contient ; les portions les plus lourdes qui restent au fond du vase et qui peuvent contenir des parcelles de fer seront remises avec la limaille ; l'oxyde sera jeté sur une toile serrée, égoutté et mis à la presse ; on le desséchera rapidement en le tenant renfermé dans des feuilles de papier joseph, afin d'éviter l'oxydation que l'air lui fait éprouver tant qu'il n'est pas parfaitement sec. Lorsque la température est peu élevée, comme en hiver, ou que l'opération se fait trop lentement, on favorise la réaction, en plaçant le vase qui contient la limaille dans une étuve à 30° environ, ou en employant, au lieu d'une terrine, un mortier de fer préalablement échauffé. L'éthiops martial doit être d'une couleur noire foncée, veloutée, sans mélange de rouge, attirable à l'aimant, et entièrement soluble, sans effervescence, dans l'acide chlorhydrique.

ACIDE FERRIQUE. $FeO^3 = 104$

Ce corps a été découvert par Frémy ; il n'a pas été isolé ; on ne le connait qu'en combinaison ; on prépare le ferrate potassique en calcinant au rouge blanc du fer avec de l'azotate potassique ou en faisant passer un courant de chlore dans de l'eau tenant en suspension de l'hydrate ferrique. On connaît les ferrates potassique, sodique, ammonique, etc.; ils sont d'un rouge vif, insolubles dans un excès d'alcali, très instables ; les alcalis et les hypochlorites leur donnent une certaine fixité.

COMPOSÉS SULFURÉS DU FER

Ces composés sont nombreux Fe^8S, Fe^2S, Fe^4S^3, FeS, Fe^2S^3, FeS^2, FeS^3, nous allons étudier les plus importants.

SULFURE FERREUX. FeS

Etat naturel. — Isolé, le sulfure ferreux est assez rare, mais il est très commun dans le cuivre pyriteux dont plusieurs espèces peuvent être représentées par la combinaison du sulfure ferreux avec 2, 4 ou 5 molécules de sulfure cuivreux Cu^2S (*Philippsite*).

Préparation. — On regarde comme du sulfure ferreux le sulfure obtenu en mélangeant 60 parties de fer en limaille avec 40 parties de soufre et une quantité d'eau chaude nécessaire pour former une pâte. Ce mélange est connu sous le nom de Volcan de Lémery.

Le sulfure de fer peut se préparer par voie humide en précipitant un sel ferreux par un monosulfure (1) ou par voie sèche, en fondant un mélange de limaille de fer et de soufre (2).

---

(1) « Sulfate ferreux cristallisé. . . . . 139 gr.
Monosulfure de sodium cristallisé. . . . . 120 gr.
Eau distillée récemment bouillie. . . . . Q. S.

Faites dissoudre le sulfate de fer dans vingt fois son poids d'eau, et précipitez ce sel par le sulfure de sodium que vous aurez préalablement dissous. Lavez le précipité avec de l'eau chargée d'hydrogène sulfuré, et conservez-le dans des flacons bien bouchés remplis d'eau distillée et bouillie.

Caractères. — Corps noir insoluble dans l'eau; complètement soluble dans l'acide chlorhydrique étendu, avec dégagement d'hydrogène sulfuré. » (Codex 1884.)

(2) « Limaille de fer. . . . . 600 gr.
Soufre sublimé. . . . . 400 gr.

Mélangez ces substances très exactement et introduisez-les dans un creuset.

Propriétés physiques. — Le sulfure ferreux précipité est noir ; préparé par voie sèche, il est jaune métallique, fusible, cassant et magnétique ; précipité, il est soluble dans les alcalis et les sulfures alcalins en formant une solution d'un beau vert.

Propriétés chimiques. — Ce corps est extrêmement oxydable ; il a une grande tendance à s'emparer de l'oxygène pour se transformer en sulfate ferreux ; le développement de chaleur produit par cette oxydation est quelquefois tel qu'il suffit pour enflammer les houillères dans lesquelles il se trouve.

Sous l'influence des acides, il dégage une grande quantité d'hydrogène sulfuré ; c'est là son principal emploi. Cependant Cazenave l'a proposé contre la diathèse scrofuleuse et Bouchardat et Mialhe l'ont préconisé comme antidote des poisons métalliques.

Le *sesquisulfure de fer* Fe^2S^3 n'existe pas à l'état de liberté ; en combinaison, il fait partie de la chalcopyrite, $Fe^2S^3 Cu^2S$. On l'obtient en précipitant un sel ferrique par un sulfure alcalin ; il prend encore naissance par l'action à 100° de l'hydrogène sulfuré sur l'oxyde ferrique ; il est d'un gris jaune et n'est pas magnétique ; la chaleur le transforme en soufre et pyrite magnétique.

PYRITE MAGNÉTIQUE. $Fe^2S^3,5FeS = Fe^7S^8$

Etat naturel. — La pyrite magnétique ou *Leberkise* peut cristalliser en prismes hexaèdres réguliers. Sa couleur est bronzée légèrement rougeâtre ; elle se distingue des autres sulfures naturels de fer par la propriété d'agir immédiatement sur l'aiguille aimantée ; elle est moins commune que la pyrite et la sperkise. On la trouve surtout dans les filons métallifères ; on la trouve encore en petites masses dans les schistes anciens. Elle existe aussi en petits grains dans les aérolithes.

Préparation. — On peut l'obtenir en chauffant le fer ou ses oxydes avec du soufre en excès. C'est le plus stable des sulfures de fer.

Chauffez doucement ; il se développera bientôt, entre les éléments du mélange, une réaction vive rendue manifeste par une élévation considérable de la température et par une abondante émission de vapeurs sulfureuses.

Lorsque la réaction sera terminée, augmentez le feu de façon à liquéfier le sulfure de fer formé. Enlevez alors le creuset, et coulez le produit sur une plaque de fonte.

Conservez-le en vase clos, à l'abri de l'humidité. » (Codex 1884.)

BISULFURE DE FER. $FeS^2 = 60$

ETAT NATUREL. — Ce bisulfure existe dans la nature sous deux formes :

A. *Pyrite, fer sulfuré jaune.* La pyrite cristallise en cube, cubo-octaèdre, octaèdre, dodécaèdre pentagonal (fig. 387 et 388). Sa densité est 5 ; elle fait feu au briquet ; l'action du chalumeau la transforme en oxyde ferrique ; elle est d'un jaune de laiton très brillant. Elle a une grande tendance à passer à l'état de limonite ; on la trouve surtout dans les filons métallifères et à

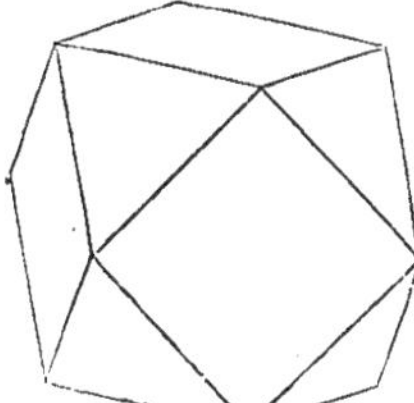

Fig. 387. — Pyrite.

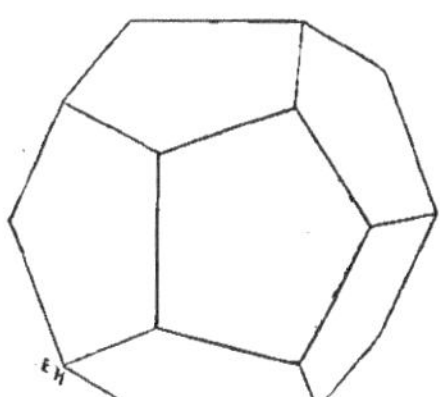

Fig. 388. — Pyrite.

l'état disséminé dans diverses roches et surtout dans les schistes argileux du terrain de transition ; dans ce cas, il y a presque toujours formation de sulfate d'alumine et de fer sous l'influence de l'air humide. Autrefois la pyrite servait comme pierre à fusil ; les anciens s'en servaient pour allumer le feu, d'où le nom de pyrite ; son brillant métallique a fait utiliser en joaillerie les beaux échantillons sous le nom de *marcassite ;* on peut en retirer du soufre par distillation ; celle de Sibérie renferme quelquefois de l'or.

B. *Sperkise, fer sulfuré blanc ;* c'est encore du bisulfure de fer, mais cependant il contient un excès sensible de soufre. Sa forme primitive est un prisme droit rhomboïdal et les cristaux ont une grande tendance à se grouper autour d'un centre commun, de sorte que les angles paraissent à la circonférence, tandis que l'intérieur présente un aspect radié. Cette espèce absorbe aisément l'oxygène et l'humidité de l'air pour se transformer en sulfate ferreux. Si cette transformation se fait aux dépens des argiles ou des schistes argileux, elle donne lieu à la formation d'un sulfate d'alumine ferrifère.

La sperkise est de formation plus récente que la pyrite ; elle se forme par la décomposition des matières végétales enfouies dans la terre. Elle est souvent figurée en troncs d'arbres, en écorces, en racines, en ammonites.

Il est à noter qu'entre les densités de la pyrite et de la sperkise, il y a le même rapport qu'entre les densités des soufres octaédrique et prismatique.

5 : 4,74 :: 2,066 : 1,962

Pyrite   Sperkise   Soufre octaédrique droit   Soufre prismatique oblique

Préparation. — On peut préparer le bisulfure de fer en chauffant avec précaution le sulfure ferreux avec la moitié de son poids de soufre ; on peut l'obtenir cristallisé en faisant passer un courant d'hydrogène sulfuré sur de l'oxyde ferrique chauffé à plus de 100°.

Propriétés. — Sous l'influence de la chaleur il perd du soufre et devient magnétique. Grillé à l'air, il donne de l'anhydride sulfureux et de l'oxyde ferrique.

Cet oxyde ferrique constitue un abondant résidu de la fabrication de l'acide sulfurique. MM. Buisine ont proposé de l'employer pour la préparation économique des sels ferriques.

SULFO-ARSÉNIURE DE FER. $FeS^2,FeAs^2$

État naturel. — Le sulfo-arséniure de fer ou *mispikel* ou *pyrite arsénicale* a pour forme primitive un prisme droit à base rhombe de 111°. Il existe souvent sous cette forme ou en amas à texture finement grenue. Sa densité est 6,12 ; sa dureté est de 5,5. Il fond au chalumeau et fait feu au briquet. Sa couleur et son éclat sont ceux de l'étain. Le mispikel accompagne souvent les minerais d'étain et de cuivre.

NITRO-SULFURES DE FER

En ajoutant peu à peu un sel ferreux à une solution renfermant un azotite et du sulfure d'ammonium, faisant bouillir quelques instants, filtrant et laissant refroidir, on obtient des aiguilles noires, à éclat métallique. La composition de ces cristaux paraît complexe ; ils ont été étudiés par Roussin, qui leur a attribué la formule $Fe^3S^5(AzO)^4H^2$; les auteurs qui s'en sont ensuite occupés ont donné des formules différentes.

SULFATE FERREUX

$$SO^4 Fe, 7H^2O = 278$$

Synonymie. — Sulfate de protoxyde de fer. Protosulfate de fer.

Préparation. — 1° Le Codex le fait préparer en faisant réagir l'acide sulfurique sur le fer (1).

---

(1) « Tournure de fer ou pointes de Paris . . . . 100 gr.
Acide sulfurique officinal. . . . . 160 gr.
Eau distillée. 800 gr.

Dans un ballon de capacité suffisante introduisez d'abord l'eau, puis l'acide sulfu-

Dans l'industrie, on prépare le sulfate de fer par le grillage des pyrites et lessivage à l'eau. On pourrait essayer de purifier ce sel quoique ce soit là une opération difficile (1).

Propriétés. — Le sulfate ferreux pur est en cristaux prismatiques d'un vert bleuâtre clair, efflorescents, altérables à l'air, d'une saveur astringente et styptique, solubles dans $1^p,8$ d'eau froide et dans $0^p,3$ d'eau bouillante, insolubles dans l'alcool. Obtenu comme nous l'avons indiqué, il renferme 7 molécules d'eau de cristallisation soit 0,4532 ; quand il cristallise à 80° en liqueur acide, il ne renferme que 3 molécules d'eau de cristallisation et ses cristaux sont alors bleuâtres.

On connaît d'autres hydrates à 2,4 ou 5 molécules d'eau de cristallisation.

Chauffé à 100°, il perd 6 molécules d'eau et n'abandonne la dernière

---

rique ; mêlez. Ajoutez peu à peu la tournure de fer. Lorsque le dégagement gazeux aura cessé, portez le mélange à l'ébullition et filtrez rapidement, en évitant autant que possible le contact de l'air.

Ajoutez à la liqueur filtrée 20 grammes d'acide sulfurique dilué et après l'avoir concentrée par une prompte évaporation jusqu'à ce qu'elle marque 1,29 au densimètre, abandonnez-la à elle-même dans un endroit frais. Recueillez les cristaux formés par refroidissement ; faites-les égoutter dans un entonnoir en verre ; lavez-les avec une petite quantité d'alcool à 60^{dv}, et faites-les sécher rapidement entre des doubles de papier à filtrer. Conservez-les dans un flacon sec et bien bouché. » (Codex 1884.)

Pour empêcher l'action de l'air sur le sulfate ferreux, Bonsdorff acidule la liqueur par l'acide sulfurique ; il recommande de prendre un entonnoir à douille très étroite. On reçoit la liqueur dans une capsule dont les parois sont imprégnées d'acide sulfurique ; la douille de l'entonnoir imbibée elle-même de cet acide plonge jusqu'au fond de la capsule ; dans ces conditions il ne peut se former qu'une quantité très minime de sulfate ferrique ; et la petite quantité qui se forme étant très soluble, surtout en présence d'un excès d'acide sulfurique, reste dans les eaux mères.

Berthemot prescrit de verser la liqueur saturée bouillante et non acide dans de l'alcool. Pour 5 parties de sulfate, il prend 5 parties d'eau et 4 parties d'alcool à 85° très faiblement acidulé par l'acide sulfurique ; il agite le liquide à mesure que la dissolution aqueuse tombe dans l'alcool ; le sel ainsi divisé et imprégné d'alcool sèche plus vite.

(1) On prend 1 kilogramme de sulfate ; on l'introduit dans un matras avec trois fois son poids d'eau, 50 grammes de limaille de fer et 8 grammes d'acide sulfurique ; on fait digérer sur un bain de sable jusqu'à ce que tout dégagement de gaz cesse, et l'on fait cristalliser à la manière de Bonsdorff. Ici l'hydrogène produit la réduction du sel ferrique et le cuivre que contient le sulfate du commerce est également précipité, grâce à la substitution du fer au cuivre ; mais ce sel peut encore renfermer des sulfates de zinc, de manganèse, d'alumine, de magnésie, etc., de sorte qu'il est préférable de préparer ce sel directement.

Il faut se rappeler que dans le commerce, sous le nom de vitriol de Salzbourg, on désigne un mélange de sulfate ferreux et de sulfate cuivrique. (Voir *Sulfate cuivrique*.)

qu'à une température très élevée, 300°; on a alors du sulfate ferreux anhydre qui est une substance blanche pulvérulente; en chauffant davantage, il se décompose et donne d'un côté du colcothar et de l'autre de l'anhydride sulfureux et de l'acide sulfurique de Nordhausen.

PROPRIÉTÉS CHIMIQUES. — A l'air, le sulfate ferreux s'oxyde et se transforme en sulfate ferrique basique. Tous les corps oxydants tels que le chlore, l'acide hypo-azotique, l'acide azotique le transforment en sulfate ferrique.

$$6 \ SO^4Fe + 6 \ Cl = Fe^2Cl^6 + 2 \ [(SO^4)^3(Fe^2)]$$

Le sulfate ferreux absorbe le bioxyde d'azote et prend une coloration brune.

Avec les sulfates alcalins, il donne aisément des sulfates doubles.

ESSAI. — Le plus souvent le sulfate de fer du commerce renferme un excès d'acide, du sulfate ferrique basique, des sulfates de zinc, de cuivre, d'alumine, de chaux, de magnésie, de l'alun, de la mélasse et quelquefois de l'arsenic.

Le sulfate acide fait effervescence avec les carbonates.

Le sel ferrique se reconnaît par le ferrocyanure de potassium ; le cuivre au moyen d'une lame de fer ; le manganèse en calcinant une petite quantité du sel avec de la potasse caustique ; le résidu contient du caméléon vert, bien reconnaissable à sa couleur verte.

En précipitant la solution de sulfate de fer par une solution de potasse en excès, le zinc et l'alumine restent en solution ; on les recherche par les procédés indiqués à propos de la séparation des métaux de la troisième section.

Pour rechercher la chaux et la magnésie, on précipite la solution de sulfate ferreux par le sulfhydrate d'ammoniaque ; dans la liqueur filtrée, on cherche la chaux par l'oxalate d'ammoniaque ; on filtre s'il y a un précipité pour s'en débarrasser, et l'on cherche la magnésie par addition de phosphate de soude ammoniacal.

Dans le commerce, on aime que le sulfate de fer ait une teinte foncée ; pour satisfaire ce goût, on ajoute de la mélasse au sulfate ferreux ; cette mélasse lui communique en même temps une apparence grasse, parfois recherchée. L'odeur caractéristique et le toucher onctueux suffisent pour faire découvrir cette substance.

L'arsenic se reconnaît au moyen de l'appareil de MARSH.

RÉACTIF. — Le sulfate ferreux sert de réactif à l'acide azotique et au chlore.

USAGES. — Ce corps sert dans la teinture en gris et en noir, pour faire l'encre, le bleu de France, l'acétate de fer, pour dissoudre l'indigo, pour préparer le colcothar et l'acide sulfurique de Nordhausen, pour obtenir l'or très divisé (réduction du chlorure aurique) destiné à dorer la porcelaine. On l'emploie dans la confection de poteries rouges. Si on le mêle en poudre sèche avec un poids égal au sien de sel marin, que le mélange soit exposé au degré de la chaleur rouge cerise pendant quelque temps, puis le résidu pulvérisé et agité dans l'eau et qu'on décante la liqueur presque aussitôt, il s'en dépose une poudre micacée d'oxyde ferrique, douce au toucher, d'un brun violet, très propre à repasser les rasoirs et connue sous le nom de *poudre à rasoir*.

Usages médicaux. — Ce sel est l'élément actif de certaines eaux minérales. Le sulfate ferreux est souvent employé à l'extérieur en injections astringentes et toniques ou en lotions dans les maladies de la peau, à la dose de 1 à 5 grammes par litre.

SULFATE AMMONIACO-FERREUX. $SO^4Am^2, SO^4Fe, 6H^2O = 392$

Préparation. — On prend 139 parties de sulfate ferreux pur, 66 parties de sulfate d'ammoniaque pur ; on les dissout séparément dans le moins d'eau possible à 60-70° ; on filtre, au besoin, avant de mélanger dans une capsule de porcelaine et on remue constamment avec une baguette de verre, jusqu'à refroidissement complet. On fera bien d'ajouter quelques gouttes d'acide sulfurique qui retarderont l'action oxydante de l'air. Pendant le refroidissement, il se fait un abondant dépôt d'une sorte de farine cristalline bleu clair qu'on laisse égoutter dans un entonnoir en verre fermé par un tampon de coton et qu'on débarrasse le plus possible du liquide en faisant tourner comme une fronde l'entonnoir attaché à une ficelle. On étale ensuite sur du papier à filtre et on laisse sécher dans un endroit un peu chaud jusqu'à ce que la poudre cristallisée ressemble à de la fine poudre de chasse. Les grains ne doivent pas adhérer après un verre de montre bien sec.

Ce sel renferme juste 1/7 de son poids de fer, soit 0,14286.

Il se conserve bien, même dans des flacons non bouchés.

On en fait une solution N/10 et N/100 renfermant 39^{gr},20 et 3^{gr},92 par litre et qui sert à fixer le titre de la liqueur normale de permanganate, à doser la liqueur titrée de bichromate potassique, l'oxygène dans l'eau, etc. ; ces liqueurs se conservent beaucoup mieux quand elles contiennent 10 grammes d'acide sulfurique par litre.

SULFATE FERRIQUE. $(SO^4)^3(Fe^2)$

On connaît plusieurs sulfates ferriques ; le sulfate ferrique normal ayant la formule ci-dessus se prépare en dissolvant l'oxyde ferrique dans l'acide sulfurique, dissolution d'autant plus difficile que l'oxyde a été plus fortement calciné; la présence du sulfate ferreux facilite cette dissolution ; on évapore cette solution à sec pour chasser l'excès d'acide. On l'obtient également en traitant une solution de sulfate ferreux par de l'acide azotique et l'évaporant ensuite après l'avoir additionnée d'une molécule d'acide sulfurique pour deux molécules de sulfate ferreux.

$$6\ SO^4Fe + 3\ SO^4H^2 + 2\ AzO^3H = 3\ [(SO^4)^3(Fe^2)] + 2\ Az^2O + 4\ H^2O$$

On obtient ainsi un résidu blanc jaunâtre qui est le sulfate ferrique normal. Sa solution dissout un grand nombre de métaux et est alors ramenée à l'état de sel ferreux. Soumise à l'ébullition, elle se décompose en partie en laissant précipiter un sel basique hydraté.

PHOSPHATE FERREUX. $(PO^4)^2Fe^3$

ÉTAT NATUREL. — Le phosphate de fer ou *vivianite* peut être incolore, vert ou bleu, suivant l'état d'oxydation du fer. Il est tantôt cristallisé, tantôt terreux ; les échantillons bleus ont été pris autrefois pour du bleu de Prusse naturel. — Il s'altère dans les collections. Il renferme $8H^2O$.

La *triplite* est du phosphate ferreux renfermant plus ou moins de phosphate de manganèse.

Le phosphate normal est blanc et gélatineux; il s'oxyde très rapidement à l'air; le produit officinal est ainsi oxydé.

Le Codex de 1866 le préparait de la manière suivante :

« *Phosphate ferroso-ferrique. Phosphate de fer.*

Sulfate de fer cristallisé.	100 gr.
Phosphate de soude cristallisé.	300 gr.
Eau distillée.	3 000 gr.

Faites dissoudre séparément chacun des deux sels dans la moitié de l'eau prescrite. Introduisez la solution de sulfate de fer dans un grand vase, et versez-y peu à peu la solution de phosphate de soude, jusqu'à ce qu'elle cesse d'y former un précipité. Agitez alors vivement le mélange et abandonnez-le à lui-même pendant vingt-quatre heures. Le précipité, d'abord blanc et gélatineux, aura pris, au bout de ce temps, une teinte gris bleuâtre et une apparence pulvérulente, décantez la liqueur qui le surnage et remplacez-la par de l'eau distillée. Décantez de nouveau, et continuez le même traitement jusqu'à ce que l'eau de lavage ne donne plus aucun trouble par le chlorure de baryum mêlé d'acide chlorhydrique. Recueillez alors le dépôt pulvérulent, et faites-le sécher à l'air jusqu'à ce qu'il ne perde plus rien de son poids. »

PROPRIÉTÉS PHYSIQUES. — « Le phosphate de fer ainsi obtenu est sous forme

de poudre d'une couleur bleu ardoise foncé. Il est insoluble dans un excès
de phosphate de soude. Il contient le quart environ de son poids d'eau. Le
fer s'y trouve combiné à l'état d'oxyde intermédiaire Fe^3O^4. » (Codex 1866.)

L'air humide l'altère ; il donne alors un phosphate basique à teinte ocracée.
On prépare un sirop et une solution au phosphate de fer en employant le
chlorure ferreux et l'acide phosphorique.

PYROPHOSPHATE FERRIQUE

Le pyrophosphate ferrique s'obtient par voie de double décomposition, au
moyen du sulfate ou du chlorure ferrique et du pyrophosphate de soude. Ce
sel est pulvérulent, blanc jaunâtre et insoluble dans l'eau ; il se dissout dans
la solution aqueuse de pyrophosphate de soude, en donnant un sel double,
qui est précisément le composé employé en médecine. Par évaporation la
solution fournit des écailles dures et transparentes $(P^2O^7)^3(Fe^2)^2, 2P^2O^7Na^4,$
$2OH^2O$; la solution de ce pyrophosphate ferrico-sodique est légèrement
acide et précipitable par le chlorure de sodium. Les acides en précipitent du
pyrophosphate de fer. Cette solution est remarquable en ce qu'elle ne donne
point de réaction avec le ferro ou le ferricyanure de potassium ; le sulfocyanure de potassium y produit un précipité gélatineux blanc. L'ammoniaque la
colore en rouge et lorsqu'on l'évapore ensuite à siccité, on obtient un pyrophosphate ferrico-sodique ammoniacal.

Le pyrophosphate double de fer et de soude a été préconisé en médecine :
on en fait une solution et un sirop ; on prépare alors ce sel extemporanément en faisant réagir 5 grammes de sulfate ferrique sec sur 25 de pyrophosphate de soude. Le sirop renferme ordinairement 5 grammes de sulfate
ferrique pour 1,000 grammes.

Le pyrophosphate ferrique est également soluble dans le citrate d'ammoniaque basique. On précipite 50 parties de sulfate ferrique par 50 parties de
pyrophosphate de soude anhydre (84 parties de sel cristallisé). On lave le
précipité, puis on le fait dissoudre dans une liqueur obtenue en sursaturant
une solution de 26 parties d'acide citrique cristallisé par un notable excès
d'ammoniaque. La liqueur évaporée sur des assiettes placées dans une étuve
donne le pyrophosphate citro-ammoniaral, sous la forme d'écailles brillantes,
d'un jaune verdâtre. Ce composé est soluble dans l'eau et presque dépourvu
de saveur ; il contient 0,18 de fer. On en fait un sirop renfermant 11/1000 de
ce sel.

ARSÉNIATE FERREUX

Le Codex le fait préparer par double décomposition entre l'arséniate de soude et le sulfate ferreux (1). Il en donne les caractères suivants :

« L'arséniate ferreux constitue une poudre blanche qui verdit à l'air, insoluble dans l'eau, soluble dans l'ammoniaque en donnant une solution verte. En le triturant avec de l'eau et en filtrant, le liquide ne doit pas précipiter par l'azotate de baryte. Ce sel est soluble dans l'acide chlorhydrique : la solution précipite en blanc par la potasse caustique et donne avec l'appareil de Marsh les taches caractéristiques de l'arsenic. » (Codex 1884.)

M. Schmidt a étudié avec soin cette préparation, a modifié le manuel opératoire (2) et indiqué les propriétés suivantes :

Le produit obtenu est d'un vert olive pâle ; il est insoluble dans l'eau et dans l'ammoniaque ; ce dernier corps le décompose partiellement et donne un liquide d'un rouge foncé ressemblant au fer dialysé.

Chauffé à 105°, il perd de l'eau et se transforme en arséniate ferrique.

C'est un arséniate ferroso-ferrique dont la formule très complexe se rapprocherait de la suivante :

$$4 \; (AsO^4FeH) \; + \; (AsO^4)^2(Fe^2) + 48 \; H^2O$$

$$\underbrace{\qquad\qquad}_{\text{Arséniate ferreux}} \quad \underbrace{\qquad\qquad}_{\text{Arséniate ferrique}}$$

---

(1) « Arséniate de soude cristallisé . . . . 50 gr.
Eau distillée. . . . . 500 gr.

Faites dissoudre :

Sulfate ferreux pur cristallisé . . . . 10 gr.
Eau distillée. . . . . 100 gr.

Faites dissoudre ; mêlez les deux solutions ; l'arséniate ferreux se précipitera. Lavez à l'eau distillée, séchez rapidement, et conservez dans des flacons bien bouchés. »

(2)   Arséniate de soude . . . . 100 gr.
Eau distillée . . . . 2 000 gr.

Faites dissoudre et amenez à l'ébullition, puis versez dans le liquide bouillant la solution suivante :

Sulfate ferreux . . . . 88 gr.
Eau distillée . . . . 1 000 gr.

Faites bouillir pendant cinq minutes, laissez déposer, lavez par décantation, recueillez sur une toile, laissez sécher à l'air libre d'abord, puis à l'étuve, mais sans dépasser la température de 75° ; mettez enfin dans des flacons secs et bien bouchés.

CARBONATE FERREUX. CO^3Fe

SYNONYMIE. — Carbonate de protoxyde de fer, protocarbonate de fer.

ÉTAT NATUREL. — Le *fer spathique*, la *sidérose*, renferme 0,45 de fer quand il est pur ; mais il est ordinairement mélangé de carbonate de chaux et souvent de carbonates de magnésie et de manganèse qui sont isomorphes avec lui. Sa forme primitive est un rhomboèdre de 107° ; il offre des clivages égaux et très faciles parallèlement aux faces de ce solide ; on le trouve souvent sous cette forme, ou en un rhomboèdre obtus analogue à l'équiaxe du calcaire. On le trouve aussi en groupements lenticulaires et en masses lamelleuses.

Sa densité est de 3,8 ; sa dureté est de 3,5 ; au chalumeau il noircit et devient magnétique. A l'état normal, il serait incolore, mais un commencement de décomposition lui donne toujours une couleur blonde ; sa poussière est grisâtre. Quelquefois il forme à lui seul des filons dans les terrains plus ou moins anciens ; mais le plus souvent il accompagne les autres minerais de fer. Il a de la tendance à passer à l'état de limonite.

Il existe une autre sorte de sidérose (*sidérose lithoïde*) massive ou concrétionnée, mais toujours compacte et habituellement mélangée d'argile. Elle est gris foncé ou noirâtre ; le plus souvent, elle se trouve dans les houillères par filons ou bandes. C'est le minerai ordinaire des forges anglaises ; il est très facile à traiter par la méthode catalane.

Le carbonate ferreux existe en solution dans plusieurs eaux minérales.

PRÉPARATION. — 1° On peut l'obtenir cristallisé en chauffant à 150° dans un tube fermé du carbonate de calcium et du chlorure ferreux ;

2° On obtient le carbonate ferreux hydraté par double décomposition sous forme d'un précipité blanc, rougissant facilement à l'air et se transformant alors en hydrate ferrique ; quand cette oxydation a commencé et aussi longtemps qu'il reste du carbonate ferreux, l'hydrate ainsi obtenu est magnétique. (Voir. *Safran de Mars*.)

PROPRIÉTÉS PHYSIQUES. — Le carbonate ferreux est insoluble dans l'eau pure, mais il se dissout dans une eau chargée d'acide carbonique ; la meilleure manière d'obtenir une semblable solution consiste à faire passer un courant de gaz carbonique dans de l'eau tenant en suspension du fer réduit par l'hydrogène ; on obtient, après quelques heures à la pression ordinaire, une solution renfermant 0^{gr},91 de carbonate ferreux par litre. Cette solubilité est diminuée par la présence des carbonates alcalins ; lorsqu'on chasse l'acide carbonique, tout le carbonate ferreux se précipite.

PROPRIÉTÉS CHIMIQUES. — Soumis à la calcination, le carbonate ferreux dégage de l'oxyde de carbone et de l'acide carbonique et laisse un résidu d'oxyde inter-médiaire magnétique.

Ce corps hydraté est très avide d'oxygène et se transforme peu à peu en oxyde ferrique. (Voir *Safran de Mars apéritif.*)

Le carbonate ferreux cristallisé est attaqué lentement par les acides.

USAGES MÉDICAUX. — Le carbonate ferreux est considéré comme un des modes avantageux d'administrer le fer ; il a peu de cohésion et est facilement attaqué par les acides de l'estomac. On le prescrit ordinairement en pilules renfermant un excipient réducteur tel que le miel.

Dans les pilules de VALLET, il n'y a que du carbonate de fer et les exci-pients ; les pilules de BLAUD renferment en outre le sulfate potassique prove-nant de la réaction du sulfate ferreux et du carbonate potassique qui ont en même temps donné naissance au carbonate ferreux.

Ces pilules s'administrent à la dose de 2 à 10 par jour.

CARBONATE FERRIQUE

L'existence de ce corps paraît douteuse ; quand on ajoute un carbonate alcalin à du chlorure ferrique, il se dégage de l'acide carbonique et on obtient un hydrate ferrique retenant plus ou moins d'acide carbonique, c'est-à-dire un carbonate ferrique plus ou moins basique ; le carbonate ferrique paraît cependant former avec les carbonates alcalins des sels doubles assez stables.

ALUMINIUM

$$Al''' = 27,50$$

Historique. — L'aluminium a été découvert en 1828 par Wöhler; il a été surtout étudié par H. Sainte-Claire Deville.

État naturel. — L'alumine est peut-être après la silice la matière la plus abondante du globe. On la trouve dans les feldspaths, les terrains primitifs, les schistes des terrains intermédiaires, les argiles des terrains secondaires, et tertiaires, la terre végétale, la cryolithe, l'alumine mellilatée, etc.

Préparation. — Les procédés chimiques consistent à réduire par le sodium un sel double d'aluminium ; ces procédés cèdent aujourd'hui le pas aux procédés électrolytiques ; l'un d'eux traite par l'électrolyse un mélange de cryolithe et d'alumine.

$$(AlCl^3 + NaCl) + 3\,Na = 4\,NaCl + Al$$

Le prix de l'aluminium est ainsi descendu au-dessous de 6 francs le kilogramme.

Propriétés physiques. — L'aluminium est un métal blanc bleuâtre, susceptible de prendre comme l'argent un beau mat qui se conserve indéfiniment à l'air. Ce mat s'obtient en le plongeant d'abord dans une solution diluée de soude, puis dans l'acide azotique ordinaire. On peut également le brunir et le polir.

L'aluminium pur est sans odeur et sans saveur ; s'il contient du silicium, ce qui arrive souvent, il dégage la même odeur que la fonte de fer; il est aussi malléable que l'or et l'argent ; on peut le réduire en fils très fins aussi tenaces que ceux de l'argent. Il a une sonorité comparable à celle du cristal.

L'aluminium fondu a pour densité 2,50 ; par le travail elle peut s'élever à 2,67. Cette grande légèreté spécifique est très remarquable; sa chaleur spécifique, 0,2181, est de beaucoup supérieure à celle de tous les métaux usuels;

sa chaleur spécifique étant considérable et son pouvoir émissif petit, il se refroidit bien plus lentement que les autres métaux. Ses conductibilités élec_trique et calorique sont comparables à celles de l'argent. Son point de fusion est intermédiaire entre celui du zinc et celui de l'argent ; mais il est fixe à toutes les températures.

Sa dureté, sa ténacité et un grand nombre de ses propriétés physiques varient suivant qu'il a été simplement fondu ou écroui.

Propriétés chimiques. — L'air sec et humide est sans action sur l'aluminium. Ce métal pur ne s'oxyde pas lorsqu'on le fond ; c'est à peine s'il s'altère à sa surface quand on le soumet à l'action du chalumeau à gaz hydrogène et oxygène ; mais, s'il renferme du silicium, il brûle avec énergie, parce qu'il se forme du silicate d'alumine.

L'aluminium battu chauffé dans l'oxygène y brûle avec vivacité.

Le soufre n'attaque l'aluminium qu'à une température très élevée.

Le charbon, l'azote, le phosphore et l'arsenic n'agissent point sur l'aluminium, qui se combine au contraire facilement à une température plus ou moins élevée avec le chlore, le brome, l'iode, le silicium et le bore.

L'aluminium s'amalgame et s'unit facilement avec la plupart des métaux.

L'aluminium pur n'attaque pas l'eau au rouge ; c'est à peine s'il la décompose à la température la plus élevée de nos fourneaux à réverbère ; mais si le métal renferme du sodium ou des scories, il se produit de l'eau ou des produits acides qui attaquent ce métal avec énergie.

L'hydrogène sulfuré ne l'attaque pas ; l'acide sulfurique n'a qu'une très faible action sur lui. L'acide azotique faible ou concentré ne l'attaque pas à la température ordinaire ; à l'ébullition, l'attaque est extrêmement lente.

L'acide chlorhydrique est son véritable dissolvant ; l'attaque est d'autant plus énergique que l'acide est plus concentré.

Les dissolutions alcalines de potasse ou de soude dissolvent facilement l'aluminium avec dégagement d'hydrogène, en produisant des aluminates solubles de potasse ou de soude. Cependant l'aluminium résiste au rouge naissant à l'action des hydrates de potasse ou de soude en fusion.

Le gaz ammoniac ne l'attaque pas ; la solution d'ammoniaque n'a qu'une faible action.

Les acides organiques ne l'attaquent pas ; le chlorure de sodium et l'acide acétique l'attaquent comme le ferait un acide chlorhydrique dilué ; dans la pratique, il n'en peut résulter aucun danger, parce que les sels d'alumine ne sont pas toxiques. L'étain s'attaque autant que l'aluminium dans ces circonstances.

Les chlorures de potassium et de sodium sont sans action sur lui. Les autres chlorures métalliques agissent au contraire facilement sur l'aluminium, qui déplace en général leur métal. Le chlorure d'aluminium lui-même, s'il est en dissolution dans l'eau, attaque l'aluminium avec dégagement d'hydrogène, en produisant un sous-chlorure hydraté.

L'aluminium ne précipite pas les métaux de leurs solutions sulfuriques ou azotiques ; il les précipite de leurs solutions alcalines.

A chaud il n'est attaqué par l'azotate de potasse que lorsqu'une partie de ce sel a été transformée en azotite.

Les borates et les silicates sont décomposés par l'aluminium à une température élevée ; il y a production d'aluminates de bore ou de silicium que l'on trouve alliés à l'excès d'aluminium.

CARACTÈRES. — Les sels d'aluminium ne précipitent point par l'hydrogène sulfuré ; mais ils précipitent par le sulfhydrate d'ammoniaque ; le précipité est soluble dans l'acide chlorhydrique ; la solution traitée par la potasse en excès ne donne pas de précipité d'alumine ; si, dans cette solution alcaline, on détruit les substances organiques par un courant de chlore, et que l'on ajoute ensuite de l'ammoniaque, on obtient un précipité blanc d'alumine. Ce précipité peut être dissous dans l'acide chlorhydrique ; la solution fournit les caractères des sels d'aluminium.

Avec l'ammoniaque, précipité blanc insoluble dans un excès. Les sels ammoniacaux n'empêchent pas la précipitation.

Avec la potasse, précipité blanc volumineux d'hydrate ou de sous-sel d'alumine, aisément soluble dans un excès de potasse et dans les acides.

Avec le sulfhydrate d'ammoniaque, précipité blanc volumineux d'hydrate d'alumine soluble dans la potasse et dégagement d'hydrogène sulfuré.

Au chalumeau, l'alumine et les sels aluminiques donnent une masse infusible bleu de ciel, lorsqu'on les fait rougir après les avoir humectés d'un peu d'azotate de cobalt (caractéristique).

Le sulfate de potasse détermine dans les solutions concentrées un précipité cristallin d'alun.

Le phosphate de soude donne un précipité blanc volumineux de phosphate d'alumine ; ce précipité se dissout dans tous les acides ainsi que dans la potasse caustique.

Les carbonates alcalins donnent un précipité d'alumine avec dégagement d'acide carbonique, le précipité ne se redissout pas dans un excès de carbonate.

Le cyanure de potassium produit un précipité blanc d'hydrate d'alumine, presque insoluble dans un excès.

Le carbonate de baryte précipite complètement l'alumine, même dans les liqueurs froides.

Avec le ferro-cyanure de potassium, précipité blanc qui ne se forme qu'au bout de quelque temps et qui reste longtemps en suspension.

Les sels d'alumine donnent des solutions incolores d'une saveur douceâtre et astringente ; ils rougissent le tournesol et perdent leur acide à la chaleur rouge. Les sels insolubles dans l'eau se dissolvent dans l'acide chlorhydrique, à part quelques combinaisons naturelles (dites *aluminates*) qui ne deviennent solubles que par la fusion avec du carbonate de soude.

Dosage. — 1° La chaleur décompose tous les sels d'alumine qui ne contiennent que des acides volatils, ou des acides organiques ; le résidu est de l'alumine pure.

2° Le plus souvent on précipite l'alumine par l'ammoniaque en présence du chlorhydrate d'ammoniaque ; on chasse l'excès d'ammoniaque par la chaleur ; on filtre, on lave avec beaucoup de soin à l'eau bouillante, on dessèche avec soin et on calcine. En présence des sulfates, le précipité renferme toujours un peu de sulfate d'alumine ; dans ce cas il faut redissoudre le précipité encore humide mais lavé, dans l'acide chlorhydrique, puis on précipite de nouveau par l'ammoniaque.

La présence des matières organiques fixes s'oppose à la précipitation par l'ammoniaque.

Le sulfhydrate d'ammoniaque qui a été proposé ne doit pas être employé ; le précipité renferme toujours dans ce cas un peu de sulfate d'alumine.

3° Les sels d'aluminium réagissent comme les acides sur l'hyposulfite de soude ; il se dégage de l'acide sulfureux, puis l'alumine et du soufre se déposent. Pour opérer, à la solution aluminique ne renfermant pas plus de $0^{gr},10$ d'alumine pour 50 C.C. on ajoute un excès d'hyposulfite de soude ; on fait bouillir le mélange tout le temps nécessaire pour que tout l'acide sulfureux soit expulsé. On filtre ; le précipité est lavé à l'eau bouillante, desséché et calciné.

Ce procédé est rapide et exact ; l'alumine précipitée dans ces conditions est compacte, nullement gélatineuse et se dépose avec facilité.

4° Prunier a proposé un procédé volumétrique pour le dosage de l'alumine dans les ciments et analogues ; il est basé sur ce que les sels d'alumine acides au tournesol sont neutres par rapport à la tropéoline OO.

Séparation. 1° *Alumine et fer.* — Si la liqueur est acide, on sature la presque totalité de l'acide libre avec du carbonate de soude et l'on ajoute une quantité d'eau suffisante pour que la liqueur ne contienne pas plus de 1 décigramme des deux oxydes par 50 C.C. A cette solution froide, on ajoute un léger excès d'hyposulfite de soude, on attend qu'elle se soit complètement décolorée, puis on chauffe la liqueur et on la maintient en ébullition jusqu'à ce qu'il ne se manifeste plus aucune odeur d'acide sulfureux. La séparation est alors complète, toute l'alumine est précipitée avec le soufre devenu libre, tandis que le fer est en totalité dans la solution à l'état de sel ferreux ;

2° La triméthylamine précipite l'oxyde ferrique et l'alumine, mais redissout celle-ci quand elle est employée en excès ;

3° Le nitroso-β-naphtol sodé donne avec les sels ferriques en solution concentrée un précipité brun noirâtre assez soluble dans les acides minéraux, surtout à chaud, insoluble dans l'acide acétique. Ce réactif est sans action sur les sels d'alumine.

Usages. — L'aluminium est assez employé aujourd'hui pour la confection de pièces d'orfèvrerie, de clefs, de fléaux de balance, etc. ; son emploi augmentera beaucoup maintenant que son prix est peu élevé.

Les travaux de M. Balland ont démontré qu'il convenait parfaitement pour les usages domestiques.

En médecine, il sert à faire quelques instruments et surtout des pessaires.

ALLIAGES

Cuivre. — L'alliage de 90 de cuivre et de 10 d'aluminium connu sous le nom de *bronze d'aluminium* est très utile par sa ténacité plus grande que celle du fer, sa dureté et sa malléabilité qui en font une matière précieuse pour les coussinets des locomotives. Il se lamine à froid et à chaud ; sa couleur est celle de l'or vert. Le bronze d'aluminium résiste beaucoup mieux aux agents chimiques que les autres alliages de cuivre : résistance qu'on peut regarder comme la conséquence du dégagement de chaleur considérable qui accompagne la combinaison du cuivre et de l'aluminium.

L'alliage de 100 d'aluminium et de 10 d'étain est plus blanc que l'aluminium ; sa densité est de 2,85 ; il est très facile à travailler et peut se souder directement à lui-même. Pour souder l'aluminium à lui-même, il faut employer un alliage de 45 d'étain et de 10 d'aluminium (Bourbouze).

L'aluminium s'amalgame très facilement.

La présence d'une petite quantité de ce métal dans les fontes et aciers les rend très fluides et empêche les soufflures.

L'alliage d'aluminium et de titane (moins de 0,10) paraît devoir prendre une grande importance à cause de sa dureté.

FLUORURE D'ALUMINIUM. Al^2Fl^6

Préparation. — On prépare le fluorure d'aluminium anhydre, en traitant l'alumine calcinée par un excès d'acide fluorhydrique, on dessèche le produit et on le distille dans un tube en charbon de cornue dans un courant d'hydrogène.

Propriétés. — L'on obtient ainsi des trémies volumineuses constituées par des rhomboèdres de 88°,30', insolubles dans l'eau et dans les acides ; on ne peut l'attaquer que par le carbonate de soude au rouge.

On connaît également un fluorure d'aluminium hydraté soluble dans l'eau et facilement attaquable par les acides.

Nous verrons (voir *Alumine*, préparation) que le fluorure d'aluminium sert à préparer plusieurs espèces minérales cristallisées.

Il donne facilement naissance à des fluorures doubles ou *fluo-aluminates*.

CHLORURE D'ALUMINIUM. Al^2Cl^6

Préparation. — 1° On l'obtient hydraté en dissolvant l'alumine dans l'acide chlorhydrique.

2° Pour l'obtenir anhydre, on calcine une masse faite avec du charbon, de l'alumine et de l'huile. Le produit divisé en petits fragments est introduit dans une cornue tubulée ; on porte au rouge et l'on fait passer un courant de chlore desséché ; pour recueillir le chlorure d'aluminium, on adapte au col de la cornue un entonnoir de porcelaine à l'ouverture duquel est lutée une cloche de verre à douille. C'est dans cet entonnoir et dans la cloche que se dépose le chlorure d'aluminium.

$$Al^2O^3 + 3\ C + 6\ Cl = Al^2Cl^6 + 3\ CO$$

Propriétés. — Le corps que l'on obtient ainsi forme une masse incolore et transparente composée de prismes hexagonaux réguliers ; il est très fusible et très volatil, déliquescent ; il dégage beaucoup de chaleur en se dissolvant dans l'eau et si on fait une dissolution concentrée, il se dépose des prismes hexagonaux réguliers terminés par des rhomboèdres. Ces cristaux ont pour formule $(Al^2Cl^6, 12H^2O)$; on ne peut évaporer à siccité cette dissolution parce que le chlorure hydraté se décompose alors en alumine et en acide chlorhydrique qui se dégage.

Le chlorure d'aluminium est très soluble dans l'alcool.

Il est quelquefois employé en chimie organique comme réactif.

Il donne facilement naissance à des sels doubles.

L'iodure d'aluminium Al^2I^6 est employé en chimie organique pour remplacer le chlore des composés chlorés par l'iode.

OXYDE D'ALUMINIUM ou ALUMINE

$$Al^2O^3 = 103 \qquad \begin{array}{l} Al^2 = 55 = 53.40 \\ O^3 = 48 = 46.60 \\ \hline 103 \quad 100.00 \end{array}$$

État naturel. — L'alumine native ou *corindon* est assez répandue. On peut en faire 3 sortes, la télésie, l'harmophane et l'émeri, ayant à peu près les mêmes propriétés fondamentales. Leur substance est de l'alumine pure, leur forme primitive est un rhomboèdre de 86° ; leur densité est de 4 ; leur dureté est de 9 ; elles sont infusibles au chalumeau.

1° *Télésie.* — A cette sorte se rapportent toutes les pierres précieuses dites *orientales* et auxquelles on donne d'ailleurs différents noms suivant leur couleur :

Bleu = *saphir;* — jaune = *topaze orientale;* — violet = *améthyste orientale;* — rose = *rubis oriental;* — vert = *émeraude orientale;* — incolore = *saphir blanc.*

A ce sujet nous rappellerons que le *saphir d'eau* est de l'alumine et de la magnésie silicatées ; la *topaze du Brésil* est de l'alumine fluosilicatée ; la *topaze de Bohême* est du quartz hyalin jaune ; l'*émeraude* est du silicate de glucine et d'alumine ; l'*améthyste* est du quartz hyalin violet.

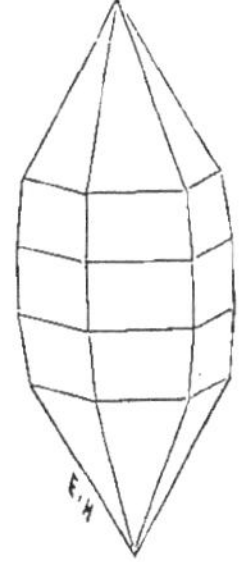

Fig. 389.
Télésie.

La forme la plus habituelle de la télésie est un di-hexaèdre plus ou moins aigu (fig. 389). Ces cristaux se trouvent comme le diamant dans les terrains d'alluvion formés aux dépens des roches anciennes ; ils sont presque toujours arrondis sur leurs arêtes. On les trouve à l'île de Ceylan et dans le ruisseau d'Expailly, auprès de la ville du Puy.

2° *Harmophane.* — Ce nom indique un corindon lamelleux et clivable. L'harmophane offre en effet 3 clivages égaux et faciles qui ramènent au rhomboèdre primitif. Ses teintes sont ordinairement le gris vert, le brun et le rose ; elles ne sont jamais vives comme celles de la télésie. Sa forme habituelle est un prisme hexagonal rugueux à la surface. Les échantillons de Chine offrent des reflets bronzés sur la base du prisme et des stries parallèles aux arêtes basiques. Ce corps se trouve dans le micaschiste, dans le granit et dans certaines dolomies.

3° L'*émeri* appartient aux terrains primitifs talqueux et micacés. On le trouve en Saxe et dans l'île de Naxos. Il est en masses amorphes, très dures, ordinairement couvertes de mica ; souvent elles constituent plutôt une roche qu'un minéral et renferment une quantité plus ou moins grande de fer oxydulé et probablement titané.

L'émeri sert à user et à polir les métaux, les glaces et les pierres précieuses.

L'alumine hydratée existe également dans la nature. La *gibbsite* ou *hydrargillite* a pour formule (Al^2O^3, $3H^2O$) et le *diaspore* (Al^2O^3, H^2O). Ces hydrates ne perdent leur eau qu'au rouge ; ils présentent cette particularité d'éclater en une multitude de parcelles quand on les fait chauffer ; le diaspore est même réduit en poussière dans ces circonstances.

La *bauxite* est un hydrate plus ou moins ferrugineux, amorphe et fréquemment utilisé comme source d'alumine.

Préparation. — 1° En calcinant au rouge de l'alun ammoniacal, il ne reste comme résidu que de l'alumine ;

2° Ebelmen a obtenu le corindon en chauffant dans un four à porcelaine un mélange d'alumine amorphe et de borate de soude. L'alumine dissoute

dans le borate de soude fondu cristallise au fur et à mesure que celui-ci
s'évapore. En ajoutant un peu d'oxyde de chrome au mélange, on colore
l'alumine en rouge et l'on obtient le rubis. Cette méthode, d'une application
générale, a permis de reproduire un certain nombre d'oxydes salins ou de
silicates cristallisés ;

3° H. Sainte-Claire Deville et Caron ont reproduit le corindon par une méthode très générale qui consiste à chauffer dans un creuset de charbon un
fluorure au-dessus duquel on fixe une petite capsule de platine contenant de
l'acide borique ; à une température élevée le fluorure réagit sur l'acide borique
en donnant du fluorure de bore et un oxyde métallique cristallisé ;

4° Fremy et Verneuil ont reproduit le rubis naturel en faisant réagir au
rouge le fluorure de baryum sur de l'alumine, contenant des traces de bichromate de potasse ;

5° De Sénarmont, en chauffant à 350° une solution étendue de chlorure
d'aluminum, a obtenu un mélange de corindon et de diaspore. Ce fait est
remarquable parce que ces deux corps se trouvent associés dans tous les
gisements de corindon ;

6° Bonsdorf a reproduit la gibbsite en laissant une solution d'aluminate de
potasse au contact d'une atmosphère d'acide carbonique ;

7° En précipitant un sel d'alumine par l'ammoniaque on obtient un précipité d'alumine ;

8° On obtient une alumine dense et toujours exempte de fer en faisant
passer un courant d'acide carbonique dans une dissolution étendue et froide
d'aluminate de soude.

$$2\,Al^2O^3,3Na^2O + 3\,CO^2 = 2Al^2O^3 + 3\,CO^3NA^2$$

Propriétés physiques. — L'alumine cristallisée est isomorphe avec l'oxyde
ferrique ; amorphe, quand elle est pure, elle constitue une poudre blanche
légère dénuée d'odeur et de saveur qui happe à la langue ; elle n'est fusible
qu'au chalumeau à gaz hydrogène et oxygène ; calcinée, elle est complètement insoluble dans l'eau.

Etat allotropique. — En chauffant pendant dix jours et dix nuits une
solution à 1/200 de bi-acétate d'alumine dans un vase fermé, puis chauffant
quelque temps dans un vase ouvert pour chasser l'acide acétique, on obtient
une solution d'alumine ; cette alumine soluble est quelquefois désignée sous
le nom de *métalumine* pour la distinguer de l'alumine soluble suivante dont
elle diffère par quelques caractères, notamment en ce qu'elle n'est pas mor-
dante.

Graham, en soumettant à la dialyse du chlorure d'aluminium tenant en
dissolution un excès d'alumine, a obtenu une alumine soluble.

L'alumine soluble se précipite en gelée par le contact du moindre sel, ce
qui fait qu'on ne peut l'obtenir à l'état soluble par précipitation.

Propriétés chimiques. — Les métalloïdes sont sans action sur l'alumine.

L'alumine calcinée est difficilement soluble dans les acides ; son meilleur
dissolvant est alors l'acide sulfurique étendu de son poids d'eau. Les dissolutions alcalines ne la dissolvent aussi qu'avec lenteur, mais on la fera passer
facilement à l'état d'aluminate soluble en la chauffant dans un creuset d'ar-

gent avec des hydrates ou des carbonates alcalins. L'alumine hydratée se dissout d'ordinaire avec la plus grande facilité dans les acides et les dissolutions alcalines étendues. Il faut cependant excepter l'alumine des aluminates, qui ne se dissout pas dans l'acide acétique, et l'alumine précipitée de ses sels, qui a été longtemps maintenue en ébullition, soit pendant vingt-quatre heures : dans ce cas l'alumine ordinaire $Al^2O^3,3H^2O$ s'est transformée en un nouvel hydrate $Al^2O^3,2H^2O$ insoluble comme l'alumine calcinée dans les acides et les dissolutions alcalines étendues. Nous avons déjà étudié des faits analogues à propos de l'oxyde ferrique.

En calcinant l'alumine avec de l'azotate de cobalt, on obtient un produit d'une belle couleur bleue.

L'alumine calcinée est absolument insoluble dans l'eau, mais si elle n'a pas été chauffée au delà du rouge sombre, elle peut se combiner avec une certaine proportion d'eau. En laissant refroidir de l'alumine calcinée dans un air très humide, elle absorbe jusqu'à 0,15 de son poids d'eau qu'elle retient avec beaucoup d'énergie. Cette propriété qu'elle communique à l'argile a une grande importance en agriculture.

L'alumine hydratée est blanche quand elle est humide ; elle devient translucide par la dessiccation et quelquefois jaunâtre, si elle a été précipitée en présence des matières organiques. Cette affinité de l'alumine pour la matière organique est si considérable qu'il suffit de la mettre au contact de matières colorantes pour qu'elle en absorbe peu à peu la couleur ; on le démontre en chauffant une décoction de cochenille avec de l'alumine en gelée ; celle-ci prend alors la couleur rouge de la cochenille.

Ces matières insolubles d'alumine et de matière colorante constituent les matières connues sous le nom de *laques*, utilisées dans la peinture et dans l'impression des papiers de tenture. C'est une véritable laque qui se produit sur les étoffes mordancées à l'alumine, que l'on plonge dans un bain de matière colorante.

L'alumine joue souvent vis-à-vis des bases le rôle d'un acide et donne des aluminates.

SULFATES D'ALUMINIUM

ÉTAT NATUREL. — (A) L'*aluminite* ou *Webstérite* ressemble à de la craie ; ce corps se trouve dans les terrains tertiaires (Auteuil, etc.).

(B) L'*alunogène* se forme par efflorescence dans les schistes ou les argiles pyritifères, où il est ordinairement mélangé de sulfate de fer. Dans les schistes alumineux, il est en petites masses mamelonnées ou tuberculeuses ou en veines fibreuses. On le trouve encore dans quelques solfatares. Il est quelquefois associé à l'alun.

PRÉPARATION. — Pour préparer le sulfate d'alumine $(SO^4)^3 Al^2, 18H^2O = 667$, on attaque fréquemment les kaolins aussi exempts que possible de fer par l'acide sulfurique qui dissout l'alumine. Comme les argiles renferment un peu de potasse, il se forme de l'alun ; on le fait d'abord cristalliser, puis on évapore jusqu'à ce qu'une goutte de la liqueur se prenne en masse par refroidissement.

On prépare du sulfate d'alumine absolument exempt de fer en traitant l'alumine de l'aluminate de sodium par une quantité convenable d'acide sulfurique. L'aluminate de sodium s'obtient en fondant la bauxite avec du carbonate de soude.

Propriétés. — « Ce sel se présente en masses blanches, cristallisées confusément, légèrement déliquescentes, très acides, très solubles dans l'eau, donnant par l'ammoniaque un précipité *blanc* d'hydrate d'alumine soluble dans la potasse caustique. Ce sel contient 15 p. 100 d'alumine. Il ne doit pas contenir de fer.

On trouve quelquefois dans le commerce un sulfate d'alumine *neutre*, qui ne donne pas le précipité bleu caractéristique des sels de sesquioxyde de fer par le ferrocyanure de potassium. C'est un mélange de sulfates d'alumine, de zinc et de protoxyde de fer que le ferricyanure seul précipite en bleu. Il est donc nécessaire de faire l'essai du sulfate d'alumine par l'emploi successif de ces deux réactifs. » (Codex 1884.)

Lorsqu'il cristallise à la température ordinaire, il retient 18 molécules d'eau (0,485), mais à une basse température, il peut en retenir 27 (0,588); il a une saveur sucrée et astringente ; sa réaction au tournesol est acide, quoiqu'il soit considéré comme un sel neutre.

Lorsqu'on le chauffe, il fond d'abord dans son eau de cristallisation, puis se boursoufle et laisse une masse poreuse de sulfate anhydre que l'eau ne dissout plus qu'avec lenteur. Ce sulfate chauffé au rouge laisse un résidu d'alumine pure.

Le sulfate d'alumine est employé comme mordant dans la teinture et pour le collage de la pâte des papiers.

D'après Berzélius, il existerait un grand nombre de sulfates basiques d'aluminium ; ces composés, dont quelques-uns sont probablement des mélanges, n'offrent que peu d'intérêt pour nous.

SULFITES D'ALUMINIUM

Il en existe deux, un sesquisulfite insoluble dans l'eau, un persulfite soluble dans ce véhicule. Le Dr Wade les a préconisés comme antiseptiques; ils agiraient encore à la dose de 1/5000 et ne seraient pas toxiques.

PHOSPHATE D'ALUMINE

ETAT NATUREL. — (A) La *wawellite* est un fluo-phosphate d'alumine.

(B) La *turquoise* ou *alumine phosphatée cuprifère* est un hydro-phosphate d'alumine renfermant 0,04 à 0,05 d'oxyde de cuivre et d'oxyde de fer; sa densité varie de 2,8 à 3. Sa dureté est 5,5 ; elle se trouve en Perse sous forme de petits rognons dans des veines d'argile ferrugineuse, au milieu d'un schiste. La turquoise est très estimée en joaillerie ; on la taille en cabochon. Il ne faut pas la confondre avec des matières de même couleur qui ne sont que des fragments de dents de mastodontes fossiles naturellement colorés par du phosphate de fer, et qui sont employées sous le nom de *turquoise de la nouvelle roche*.

(C) L'alumine phosphatée magnésifère est désignée sous le nom de *klaprothine*. Elle est rare.

ALUMINE FLUO-SILICATÉE ou TOPAZE

ÉTAT NATUREL. — La topaze a pour forme primitive un prisme droit à base rhombe de 124° 20′ ; son clivage est facile parallèlement à la base.

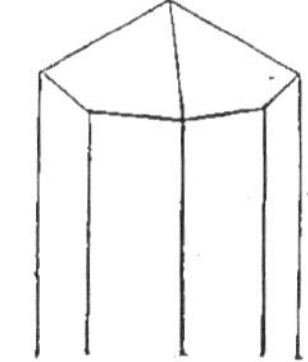

Fig. 390. — Topaze.

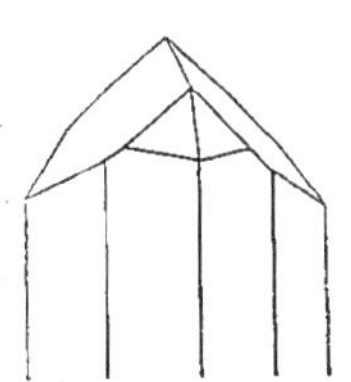

Fig. 391. — Topaze.

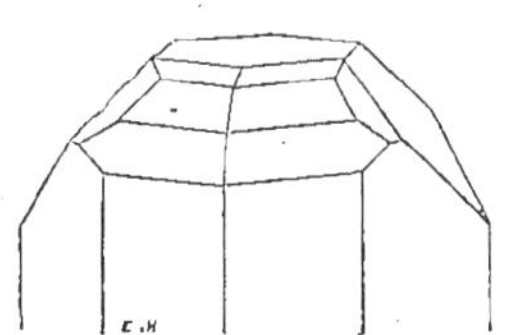

Fig. 392. — Topaze.

Sa densité est 3,5 ; sa dureté est de 8 ; elle est infusible. Elle est toujours en cristaux prismatiques plus ou moins modifiés, surtout aux sommets (fig. 390-391-392); ces cristaux sont ordinairement nets et faciles à reconnaître ; sa couleur habituelle est le jaune paille, mais il y a des topazes d'un bleu céleste clair et d'autres incolores et limpides. Les topazes ont un aspect assez différent, suivant qu'elles proviennent de Saxe, de Sibérie ou du Brésil. Les topazes de Saxe sont ordinairement terminées par une petite base et entourées de facettes obliques ; leur couleur est le jaune paille. Les topazes de Sibérie sont incolores ou légèrement bleues et se terminent souvent en biseaux ; celles du Brésil ont une couleur jaune orangé ou jaune de vin et sont en prismes allongés pyramidés.

On rapporte à la topaze un minéral lithoïde blanchâtre en masses baccillaires opaques ayant la même composition et jusqu'à un certain point les mêmes caractères essentiels ; c'est la *pycnite*.

Comme l'émeraude, la topaze appartient aux roches granitiques et surtout à la pegmatite. Celle du Brésil, la seule estimée en joaillerie, se trouve dans une chlorite schisteuse d'où elle a souvent été entraînée par les eaux dans les terrains d'alluvion. La pycnite gît à Altenberg en Saxe dans les filons stannifères.

Le *fluosilicate d'alumine* ou plus brièvement le *fluate d'alumine* est préparé industriellement concurremment avec les fluates de zinc et de magnésie pour la fluatation des calcaires.

SILICATES D'ALUMINE ANHYDRES

A. — DISTHÈNE OU CYANITE

La forme primitive du disthène est un prisme bi-oblique ; il est ordinairement en cristaux prismatiques plats et allongés. Sa densité varie de 3,5 à 3,6 ; sa dureté est de 6 ; il est infusible ; il possède un éclat vitreux. Il accompagne la staurotide au Saint-Gothard dans le schiste talqueux. Dans ce gisement, il est le plus souvent d'un bleu céleste clair, d'où le nom de *cyanite ;* mais il y a des cristaux incolores ou légèrement jaunes et de petites masses radiées d'un gris clair. Le nom de *disthène* (2 vertus) vient de la double espèce d'électricité que ce corps peut prendre par le frottement ; ses angles et ses arêtes rayent le verre ; ses faces sont aisément rayées par l'acier.

B. — ANDALOUSITE, MACLE, FELDSPATH APYRE

La forme primitive de l'*andalousite* est un prisme droit à base rhombe presque carrée ; il est presque toujours cristallisé en prismes primitifs assez gros ; sa densité est 3,1 ; sa dureté est 7,5 ; il est infusible. Sa couleur est gris ou rouge de chair, on le trouve dans les roches granitoïdes.

On donne le nom de *mâcle* à un minéral blanc, offrant tous les caractères de l'andalousite, et remarquable par la grande tendance qu'il manifeste à s'incorporer, avec une disposition régulière et pour ainsi dire cristallographique, des parties de la roche qui le renferme. Cette propriété se trouve surtout dans les cristaux de certains schistes argileux de Bretagne. Une fois polie, la section

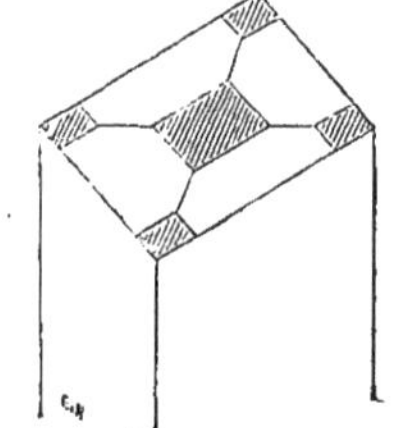

Fig. 393. — Mâcle.

transversale de ces cristaux offre des lignes noires parallèles aux bords de la base, des diagonales de même couleur et de petits rhombes également noirs au centre ou aux angles et qui tranchent sur le fond blanchâtre de la pierre (fig. 393). Il y a aussi des mâcles, mais un peu différentes, dans les

Pyrénées. Ces mâcles résultent évidemment d'une action métamorphique ; elles sont très fréquentes dans les schistes cristallins.

Le nom de *feldspath apyre* s'applique à l'andalousite et à la mâcle.

C. — STAUROTIDE OU PIERRE DE CROIX OU CROISETTE

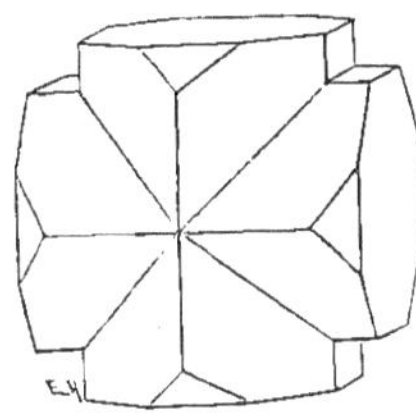

Fig. 394. — Staurotide.

La *staurotide* est un silicate d'alumine et de fer. Sa forme primitive est un prisme droit à base rhombe de 130°. Sa densité varie de 3,3 à 3,7 ; sa dureté est de 7 ; elle est presque infusible. On en distingue deux variétés ; l'une se trouve en prismes allongés disséminés dans un schiste talqueux du Saint-Gothard où elle accompagne le disthène. Elle est d'un brun rougeâtre assez agréable ; son éclat et sa cassure rappellent le grenat ; on la nomme *grenatite*. La seconde est brune et ordinairement assez impure et grossière ; elle se trouve en abondance au milieu d'un schiste argileux de Bretagne. Elle est en prismes rhomboïdaux tronqués sur les arêtes aiguës. Ces cristaux sont ordinairement croisés deux à deux sous des angles de 90° et quelquefois de 60° (fig. 394).

D. — GRENAT

Le grenat présente des couleurs variées correspondant à des changements dans la nature et la quantité des bases. Cette espèce est presque toujours cristallisée en dodécaèdres rhomboïdaux (fig. 395) ou en trapézoèdres.

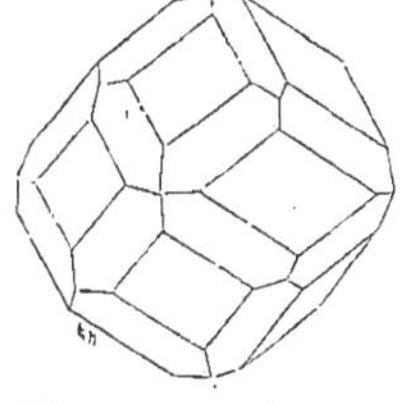

Fig. 395. — Grenat.

Comme espèce, le grenat est une substance composée de deux silicates, l'un à base de protoxyde, (CaO, MgO. FeO), l'autre à base de sesquioxyde (Al^2O^3, Fe^2O^3). Sa densité varie de 3,6 à 4,2. Sa dureté varie de 7 à 8 ; la plupart des espèces rayent le quartz. Il est fusible. Il y a des grenats incolores ; la plupart sont colorés ; le grenat vert porte le nom de *grossulaire*, le rouge de *almandin*, le noir de *mélanite*. Ce dernier se trouve dans les roches volcaniques ou dans les terrains de transition des Pyrénées ; l'almandin est le plus commun. Une variété d'un beau rouge violacé (*syrien*) est recherché en joaillerie ainsi que le *vermeil* venant du Tyrol et le *pyrope* en grains arrondis venant de Bohême. Il existe des variétés compactes de grenat ; une présente un éclat résineux qui lui a valu le nom de *Colophonite*.

E. — IDOCRASE

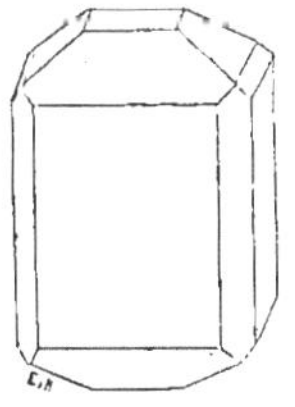

Fig. 396.
Idocrase.

Elle a presque la même composition que le grenat ; ses cristaux portent tous l'empreinte d'un prisme carré (fig. 396). Ils sont tous très nets, quel que soit le nombre de facettes dont les bords sont chargés et ils sont souvent d'un beau volume. La couleur habituelle est le vert d'herbe. Une variété brune se trouve dans les roches métamorphiques de la Somma ; elle a été employée en joaillerie sous le nom de *vésuvienne*.

F. — TOURMALINE

La tourmaline est un silicate d'alumine, de fer et d'alcali renfermant quelquefois de 0,02 à 0,05 de bore. Sa forme primitive est une pyramide triangulaire obtuse à base équilatérale ; on la trouve en prismes à 6 ou 9 pans à section triangulaire et à dissymétrie terminale (fig. 397) ; on la trouve aussi en masses à structure baccillaire ou aciculaire. Sa densité est 3 ; sa dureté 8 ; elle est ordinairement fusible avec boursouflement. Elle possède un éclat vitreux. Elle est remarquable par la propriété qu'elle possède de devenir électrique et de se polariser par la chaleur. Elle paraît former deux ou trois sortes ; mais nous nous occupons surtout ici de celle qui a été nommée *schorlique*. Sa couleur est constamment le noir ou le brun très foncé ; elle est dichroïte ; elle se montre souvent dans les filons de quartz, dans la pegmatite et dans le schiste micacé. — Les autres tourmalines sont vertes, bleues ou roses. Celle-ci résiste au chalumeau ; c'est la seule un peu estimée en joaillerie.

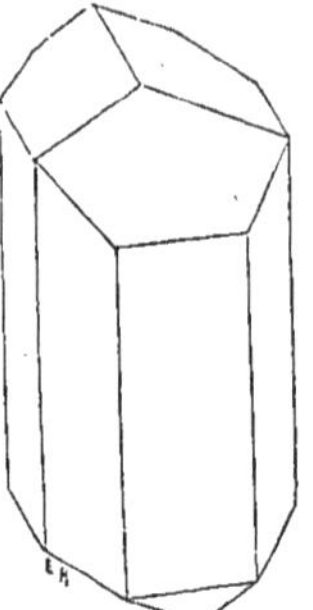

Fig. 397.
Tourmaline.

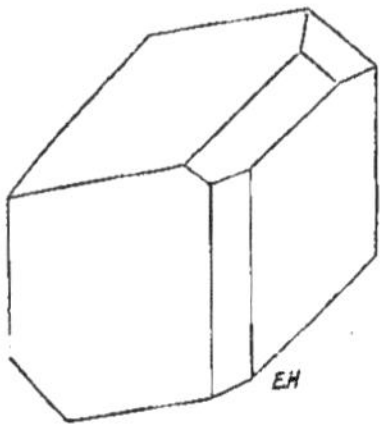

G. — AXINITE

L'axinite est un minéral vitreux, borifère comme la tourmaline, d'un brun violacé, remarquable par ses cristaux qui ont pour forme dominante un prisme bi-oblique aplati d'avant en arrière et tranchant sur les bords (fig. 398) ; Dens. $= 3,27$. Dureté $= 6,5$.

Fig. 398. — Axinite.

H. — ÉPIDOTE

L'épidote est un silicate d'alumine, de fer et de chaux ; il a pour forme primitive un prisme droit à base parallélogramme (fig. 399) ; D $= 3,2$ à $3,45$. Dureté $= 6,5$.

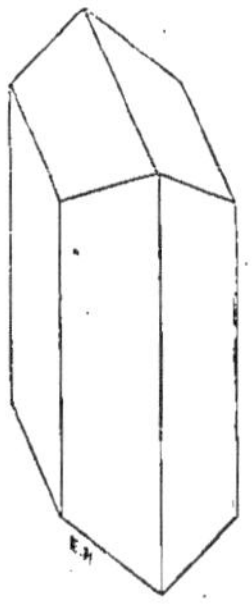

I. — ÉMERAUDE

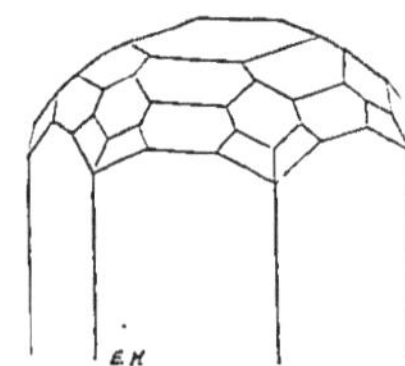

Fig. 400. — Emeraude.

L'émeraude est un silicate d'alumine et de glucine qui a pour forme primitive un prisme hexagonal régulier (fig. 400) ; Dens. $= 2,7$: Dureté $= 7,5$ à 8. Par rapport à sa couleur, on peut diviser l'émeraude en deux variétés : l'*émeraude* proprement dite qui est d'un beau vert, et le *béryl*, qui offre des teintes verdâtres plus ou moins claires. On nomme *aigue-marine* les cristaux dont la couleur est intermédiaire entre le vert clair et le bleu.

Fig. 399.
Épidote.

SILICATES D'ALUMINE HYDRATÉS

Cet état naturel de l'alumine constitue un grand nombre de matières amorphes et terreuses d'une distinction très difficile et qui paraissent souvent formées de minéraux aluminifères décomposés et atténués.

Les argiles sont essentiellement formées de silice, d'alumine et d'eau ; elles sont douces et onctueuses au toucher ; l'insufflation de l'haleine développe une odeur fade particulière ; elles happent à la langue, donnent avec l'eau une pâte liante et tenace ; cette pâte, chauffée, perd son eau, éprouve du retrait, acquiert une dureté considérable, perd la propriété de faire pâte avec l'eau et cesse d'être attaquable par les acides et les alcalis.

Les argiles pures restent blanches au feu et sont infusibles ; celles qui contiennent les oxydes de fer ou de manganèse deviennent rouges ou brunes au feu, celles qui contiennent une certaine quantité de chaux ou de magnésie sont fusibles. De là 3 catégories : 1° argiles infusibles ; 2° argiles ferrugineuses ; 3° argiles fusibles. Enfin il existe une quatrième division résultant du mélange en proportions variables de carbonate de chaux avec l'argile ; ce mélange est désigné sous le nom de *marnes*.

A. — ARGILES INFUSIBLES

1° Le *kaolin* est une terre blanche résultant de la désagrégation et de la décomposition du feldspath dans certaines roches granitiques et surtout dans la pegmatite à grands éléments. Par cette altération, le minéral perd son alcali et se trouve transformé en un silicate d'alumine hydraté. Le kaolin forme la base de la pâte à porcelaine ; il en existe des mines très riches en Saxe et en France dans le Limousin et les Basses-Pyrénées.

2° ARGILES PLASTIQUES. — On a donné ce nom à des argiles ayant beaucoup de propriétés communes avec les kaolins, mais en différant par deux points essentiels : 1° leur gisement est ordinairement situé à la partie inférieure des terrains tertiaires et au-dessus de la craie, ce qui empêche de croire qu'elles proviennent au moins immédiatement de roches feldspathiques ; 2° leurs produits sont des poteries de grès ou des faïences, mais jamais des porcelaines. Avec l'eau ces argiles forment une pâte très plastique et tenace ; elles sont ordinairement compactes, douces et onctueuses au toucher ; quelques-unes sont translucides ou le deviennent quand on les plonge dans l'eau. Elles sont souvent blanches ou grises et quelquefois noirâtres ; mais cette couleur étant due à des matières organiques, cela ne les empêche pas de produire des poteries blanches. Cependant, par un feu violent et continué, la plupart acquièrent une couleur rouge.

3° *Collyrite ;* 4° *allophane ;* 5° *saponite.* — Elle offre les apparences et le toucher du savon ; 6°, 7°, etc.

B. — ARGILES FUSIBLES

1° *Argiles figulines.* — Elles ont beaucoup de rapport avec les précédentes et se trouvent à la partie inférieure des terrains tertiaires, mais elles sont moins compactes, plus faciles à délayer dans l'eau et forment une pâte plus courte ; elles sont ordinairement colorées ; la cuisson les blanchit ; elles renferment toujours de l'oxyde de fer et de la chaux dont la proportion ne dépasse pas quelques centièmes ; cela suffit pour les rendre fusibles ; cela n'empêche pas de les employer pour les poteries communes et la fabrication des fourneaux ; les sculpteurs s'en servent pour modeler ; on les emploie sous le nom de *terre glaise* pour les bassins ; cette argile est très abondante au sud de Paris, dans les environs de Vaugirard, de Vanves et d'Arcueil.

La terre glaise délayée avec du vinaigre en pâte assez ferme a été employée en compresses dans l'entorse du pied et la fracture du péroné.

2° *Argiles smectiques ou terres à foulon.* — Ces argiles sont grasses au toucher et se laissent polir à l'ongle ; elles se délitent dans l'eau ; il y en a de jaunâtres, de vertes, de brunes, de rouge chair. Elles renferment des proportions variables de chaux, de fer et de magnésie ; on les emploie pour dégraisser les étoffes de laine ; elles sont très communes en Angleterre. En France, il y en a à Issoudun, à Villeneuve, à Rodez, etc.

C. — ARGILES EFFERVESCENTES OU MARNES ARGILEUSES

Ce sont des mélanges naturels d'argile et de carbonate de chaux, renfermant assez d'argile pour en garder les principaux caractères et servant à la fabrication des poteries communes. On les cuit à environ 60° WEDWOOD ; entre 120 et 130°, elles fondent et percent les creusets. Elles forment des couches puissantes dans un grand nombre de pays, dans les terrains infra et supra-crétacés. Celles que l'on exploite aux environs de Paris appartiennent à la formation du gypse.

D. — ARGILES FERRUGINEUSES

Ces argiles ont une couleur rouge due à de l'oxyde de fer dont la quantité varie depuis la plus faible jusqu'à celle capable de constituer un minerai de fer exploitable. Elles servent surtout à la peinture et à l'usage médical.

1° *Sanguine.* — La sanguine a une structure schisteuse, une texture compacte, une cassure facile et terreuse. Elle est douce au toucher, très tendre, tache fortement les doigts et laisse sur le papier des taches d'un rouge vif et durable. On la trouve en petites couches ou en amas, au milieu des schistes argileux ; on en fabrique des crayons.

2° *Bol d'Arménie ou argile ocreuse rouge.* — C'est une substance douce au toucher, d'un rouge moins vif et moins foncé que la sanguine ; elle est plus compacte, plus dure, plus difficile à casser et à délayer dans l'eau ; elle renferme ordinairement du gravier qu'on en sépare aisément par décantation ; autrefois ce lavage était fait à la carrière même ; le bol était mis en petits pains qu'on marquait d'un sceau ; on opérait ainsi surtout à Lemnos, d'où les noms de *terre de Lemnos, terre sigillée* ; aujourd'hui ces noms ne sont donnés qu'à la variété suivante. Ce produit nous vient maintenant des environs de Blois et de Saumur ; autrefois on le tirait de l'Orient.

3° *Terre sigillée ; argile ocreuse pâle.* — Elle est toujours en petits pains orbiculaires ou cylindriques plus ou moins aplatis et marqués d'un cachet. Elle est d'un blanc rosé et contient beaucoup moins d'oxyde de fer que le bol d'Arménie.

4° *Ocre jaune.* — On la trouve en France sur les bords du Cher, dans la Nièvre, et en Brie. Cette ocre est à une certaine profondeur, au-dessous d'un banc de sable, d'un banc de glaise et d'un banc de grès. Elle est portée sur un banc de sable. Elle forme une couche assez homogène, mais sans consistance et presque pulvérulente d'un jaune un peu orangé et assez foncé. Elle a un toucher siliceux ; elle sert en peinture ; une fois calcinée, elle constitue l'*ocre rouge.*

5° *Terre d'Ombre.* — C'est une argile massive, terreuse, à grain très fin et très égal, absorbant l'eau avidement et s'y délayant avec facilité. Elle est d'une couleur vert jaune brunâtre qui au feu devient brun rougeâtre. Elle vient soit de l'Ombrie, soit de l'île de Chypre, soit du Levant. Elle sert en peinture et dans la fabrication des papiers peints.

6° *Terre de Sienne.* — Elle vient d'Italie ; elle est en petites masses d'un jaune brunâtre à l'extérieur et présente à l'intérieur la couleur et la cassure luisante de l'aloès hépatique ; elle est très estimée en peinture, soit dans son état naturel, soit brûlée ou calcinée, opération qui lui communique une couleur brun-rougeâtre très foncée.

7° *Terres comestibles.* — Certains peuples sauvages d'Afrique, d'Amérique et d'Asie, mangent de l'argile ; les femmes du Portugal mangent de la terre rouge de Boucaros avec laquelle on fabrique les alcarazas ; ces argiles renferment quelques matières organiques qui peuvent être nutritives.

ZINC

$$Zn'' = 65$$

HISTORIQUE. — Les anciens connaissaient le zinc. PARACELSE le premier en a parlé comme d'un métal particulier ; on ne l'exploite régulièrement que depuis un siècle ; il a surtout pris de l'importance depuis un demi-siècle.

ÉTAT NATUREL. — Les principaux gisements de zinc sont ceux de la Vieille-Montagne, près Aix-la-Chapelle, de Tarnowist en Sibérie ; on en trouve sur plusieurs points en Angleterre. On exploite le zinc sulfuré et le zinc carbonaté mêlé de silicate. Les gîtes consistent en des amas très irréguliers intercalés dans des calcaires et des dolomies paraissant dater du commencement de l'époque secondaire et portant avec eux de fréquents indices d'une action thermale.

L'*alsine verna*, l'*armeria vulgaris* et la *viola calaminaria* sont des plantes qui ne prospèrent que dans les terrains zincifères.

PRÉPARATION. — *Principe.* On calcine le zinc carbonaté (calamine), on grille le zinc sulfuré (blende) ; ces deux traitements donnent de l'oxyde de zinc qu'on réduit par le charbon. La calcination a aussi pour but de désagréger la calamine. La houille est le combustible qu'on préfère pour opérer la réduction de l'oxyde, parce que les gaz qu'elle dégage facilitent l'entraînement du métal.

$$ZnO + C = Zn + CO.$$

En Angleterre on opère dans un creuset dont le fond percé est muni d'un tube de dégagement (fig. 401) ; en Silésie, l'opération s'effectue dans des moufles (fig. 402), en Belgique dans des cylindres fermés (fig. 403) par un bout et s'emmanchant par l'autre dans un cône en fonte où se condense la majeure partie du métal ; ce cône s'emboîte lui-même dans un cône en tôle plus étroit où se dépose la partie métallique la plus volatile, qui renferme, outre le zinc, du cadmium.

Les procédés électrolytiques ont également été essayés pour ce métal ; on opère soit comme pour le cuivre, soit en électrolysant un zincate alcalin.

PURIFICATION. — D'ordinaire on se contente de distiller à plusieurs reprises le zinc du commerce, mais comme l'arsenic distille aussi, il faut l'avoir préalablement fondu dans un creuset avec 1/5 de nitre. Il vaut encore mieux

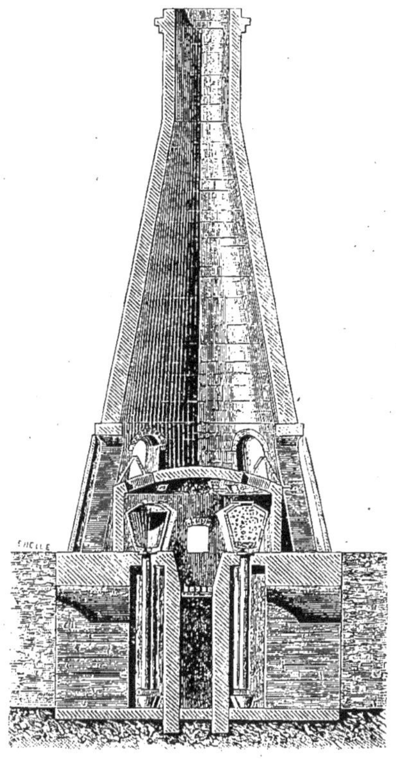

Fig. 401. — Métallurgie du zinc. Méthode anglaise

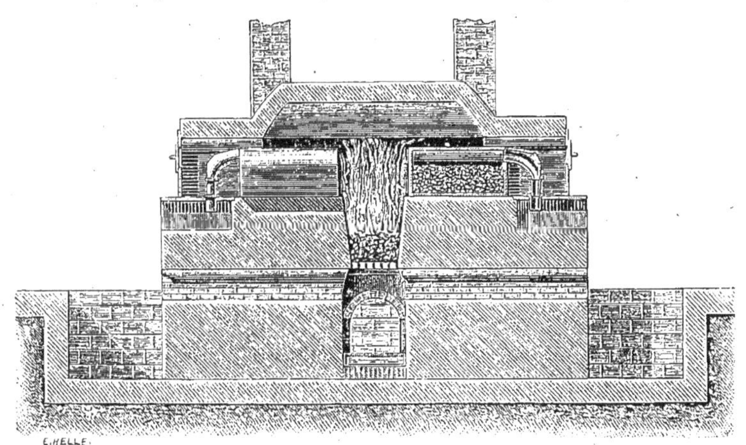

Fig. 402. — Métallurgie du zinc. Méthode silésienne.

distiller un mélange aussi intime que possible d'oxyde de zinc pur et de charbon dans une cornue en grès et en disposant sous le col de la cornue une terrine pleine d'eau où le zinc se condense en grenailles.

D'après M. Lhote, tous les zincs du commerce sont arsénicaux; on l'obtient pur en projetant dans le zinc fondu de 0,010 à 0,015 de chlorure de magné-

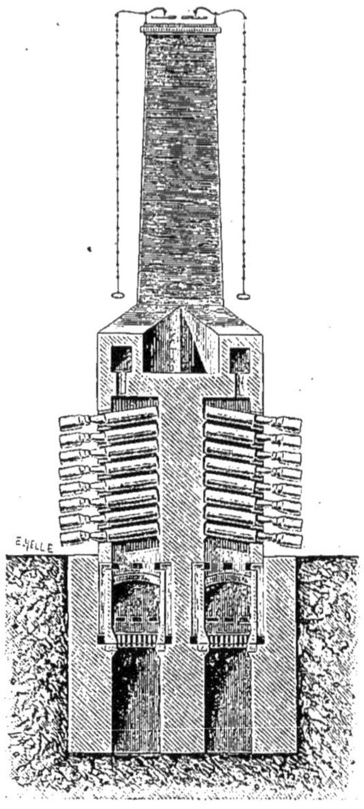

Fig. 403. — Métallurgie du zinc. Méthode belge.

sium anhydre ; en agitant, il se dégage de la masse des fumées blanches de chlorure de zinc qui entraînent l'arsenic ; on grenaille en coulant dans l'eau. Ce traitement enlèverait également l'antimoine, mais les zincs du commerce n'en contiennent point.

Propriétés physiques. — « Le zinc est un métal blanc bleuâtre, à texture lamellaire, d'une densité de 7; chauffé à l'air libre, il s'enflamme à une température élevée et brûle avec une flamme éblouissante en donnant naissance a des flocons blancs et légers d'oxyde de zinc. Il ne doit contenir ni fer ni arsenic. » (Codex.) Il ne peut être martelé ou laminé ni à la température ordinaire, ni au-dessus de 200°, mais vers 140 à 160° on le réduit facilement en feuilles. Il est difficile de le travailler parce qu'il s'attache à la lime ;

qu'il la graisse. Il fond vers 415° et bout vers 930°. Le zinc est d'autant plus malléable qu'il est plus pur ; l'arsenic le rend cassant. Il est peu tenace. C'est le plus électro-négatif des métaux des 4 dernières sections ; c'est aussi le plus dilatable des métaux entre 0 et 100°.

Propriétés chimiques. — L'oxygène sec et froid est sans action sur lui ; quand il est exposé à l'air humide, le zinc laisse se former une couche d'hydrocarbonate qui préserve le métal sous-jacent ; à chaud le zinc s'oxyde énergiquement ; à 500°, il brûle avec une flamme blanche d'un grand éclat.

Le soufre ne l'attaque qu'au rouge. On peut les distiller ensemble sans réaction.

Il décompose sensiblement l'eau à 100°.

Il attaque les bases et les acides étendus et dégage de l'hydrogène.

L'acide sulfurique concentré est attaqué à chaud, donne du sulfate de zinc et dégage de l'acide sulfureux. Pur, le zinc n'attaque pas l'acide sulfurique, même étendu : mais il suffit de toucher le zinc avec un métal plus électro-négatif que lui, pour que l'attaque ait lieu aussitôt.

Le chlore, le brome, l'iode, le phosphore se combinent directement au zinc.

Le zinc déplace un grand nombre de métaux de leurs solutions salines.

Caractères. — Les sels de zinc en solution acide par les acides minéraux ne précipitent pas par l'hydrogène sulfuré ; avec le sulfhydrate d'ammoniaque ils donnent un précipité blanc soluble dans l'acide chlorhydrique ; cette solution donne avec la potasse un précipité soluble dans un excès de réactif. Cette solution alcaline acidifiée par l'acide acétique donne avec l'hydrogène sulfuré un précipité blanc. Ce précipité pourrait être dissous dans un acide et donnerait alors les réactions des sels de zinc :

1° Par l'hydrogène sulfuré en liqueur très acide par un acide minéral, rien; en liqueur acide par un acide organique, précipité blanc ;

2° Par les alcalis et le carbonate d'ammoniaque, précipité blanc soluble dans un excès.

3° Avec le carbonate de potasse, précipité blanc insoluble dans un excès ;

4° Avec le ferricyanure de potassium, précipité coloré caractéristique ;

5° Avec le ferrocyanure de potassium, précipité blanc ;

6° Avec l'acide oxalique, précipité blanc cristallin (solutions concentrées) ;

7° Avec le tannin en liqueur acide par les acides minéraux, rien ;

8° Le cyanure de potassium donne un précipité blanc soluble dans un excès de réactif et d'où H^2S précipite lentement le zinc ;

9° Le phosphate de sodium donne un précipité blanc soluble dans les alcalis caustiques ;

10° Les sels zinciques chauffés sur le charbon à la flamme oxydante, puis humectés avec la solution d'un sel de cobalt et chauffés de nouveau à la flamme oxydante donnent une matière verte (*vert* de Rinmann).

Dosage. — 1° Le zinc est ordinairement précipité par le carbonate de soude à la température de l'ébullition; le précipité est lavé sur un filtre avec beaucoup de soin à l'eau chaude; en dernier lieu on imbibe le filtre d'une solution d'azotate d'ammoniaque; on calcine au rouge dans un creuset de platine; on le transforme ainsi en oxyde de zinc que l'on pèse; quand la solution renferme des sels ammoniacaux, on précipite le zinc par le sulfhydrate d'ammoniaque, le précipité lavé est dissous dans l'acide chlorhydrique et on précipite alors par le carbonate de soude.

2° La solution sulfurique ou azotique du métal est saturée par l'ammoniaque de manière à redissoudre le précipité d'oxyde, et l'on ajoute un excès d'acide acétique; cette liqueur, exposée à froid à l'action de deux éléments Bunsen, donne un dépôt très adhérent sur l'électrode négatif formée par une lame de platine.

3° Le zinc en liqueur ammoniacale est précipité par le sulfure de sodium; la fin de la réaction est indiquée en portant une goutte de liqueur sur un papier recouvert d'une mince couche de plomb.

On a également proposé des procédés volumétriques.

Séparation. — Le zinc se sépare très bien des autres métaux par les procédés électrolytiques.

Le zinc se sépare du nickel, du cobalt et des autres métaux de la troisième section en les mettant en liqueur acétique et précipitant par l'hydrogène sulfuré : pour obtenir de bons résultats en présence du nickel et de passables en présence du cobalt, il faut opérer dans des conditions convenables de dilution, de température et d'acidité ; il est mieux d'employer l'acide citrique et mieux encore l'acide succinique.

Essai. — Le zinc du commerce renferme du fer, du plomb, du cuivre, du manganèse, de l'étain, de l'antimoine, du cadmium, du soufre, des traces de charbon et de l'arsenic. Il renferme toujours du fer, du plomb et du soufre ; les autres corps sont beaucoup moins fréquents qu'on ne le croit généralement.

Si l'on veut constater la présence de tous ces corps, on dissout le zinc dans l'acide azotique; l'antimoine et l'étain restent à l'état insoluble; dans la liqueur on recherche les autres métaux par la méthode générale d'analyse.

Le plus souvent on a besoin de savoir si le zinc renferme de l'arsenic; il suffit pour cela de l'attaquer par l'acide sulfurique étendu dans un appareil de Marsh.

Si on tenait à connaître sa richesse en centièmes, on l'attaquerait par l'acide azotique, on constaterait l'absence de cuivre et on le précipiterait par la pile comme nous l'avons indiqué plus haut. Dans le cas de la présence du cuivre, on opérerait comme nous l'indiquerons plus loin pour l'analyse des laitons.

Réactif. — Dans les laboratoires, il sert à préparer l'hydrogène, et à précipiter divers métaux de leur solution ; il forme un des éléments des piles.

Usages. — Il sert à couvrir les bâtiments, faire des gouttières, à doubler des navires, à confectionner les vases à l'usage domestique, à faire divers objets d'art, des statues, etc. Il est employé pour recouvrir le fer et le préserver de l'oxydation ; il sert à préparer l'oxyde de zinc. Allié au cuivre, il constitue le laiton ; à l'état de division, il sert à la préparation des pièces d'artifice.

Usages médicaux. — Le zinc métallique n'est pas employé en thérapeutique.

Toxicologie. — Le zinc n'est pas toxique par lui-même ; il ne le devient que lorsqu'il se trouve en solution ; c'est ainsi que l'oxyde de zinc ne donne jamais lieu à une intoxication grave ; les sels solubles de zinc sont au contraire des poisons actifs. Nous distinguerons deux sortes d'intoxications.

1° *Intoxication aiguë.* — Après l'ingestion d'une combinaison soluble de zinc, il survient des accidents très analogues à ceux signalés dans l'intoxication aiguë par le cuivre ; les patients éprouvent une saveur styptique et une forte constriction à la gorge ; les vomissements peuvent être tardifs et devenir sanguinolents, on observe de la diarrhée ; à mesure que le toxique est absorbé, les patients éprouvent une grande faiblesse et souvent des crampes ; les battements cardiaques sont ralentis ; la face est pâle ; les extrémités se refroidissent. Enfin la mort arrive en général dans l'espace de 10 à 30 heures.

Lésions. — Les muqueuses de l'estomac et des deux premières portions de l'intestin grêle sont quelquefois ramollies, enflammées et même ecchymosées ; d'autres fois elles sont tannées, ridées, épaissies. L'aspect blanc et ridé de la muqueuse buccale est considéré par quelques auteurs comme un signe caractéristique de l'ingestion du sulfate de zinc.

2° *Intoxication chronique.* — On a observé cette forme chez les ouvriers qui travaillent le zinc, et chez des sujets ayant été soumis à un traitement par les préparations zinciques ; chez les ouvriers les effets produits sont plus graves parce que le zinc est généralement arsenical.

Les accidents observés consistent dans la constipation, l'amaigrissement et un état anémique plus ou moins prononcé ; la cachexie zincique se distingue des autres cachexies métalliques par une bénignité relative et par une guérison rapide. Ce traitement consiste d'abord dans la suppression de la cause, puis dans l'emploi des purgatifs et enfin des toniques.

D'après Rabuteau, le zinc est un poison musculaire et son activité est comparable à celle du cuivre.

Traitement. — On provoque les vomissements, s'ils ne se sont déjà produits, soit par la titillation de la luette, soit par l'ingestion d'eau tiède ; on administre de l'albumine en excès (l'albuminate de zinc est soluble dans un excès de sel zincique), des carbonates alcalins, de la magnésie hydratée; on fait ensuite vomir de nouveau, puis on a recours aux purgatifs huileux, aux lavements émollients et aux boissons adoucissantes.

Doses. — La dose toxique des sels zinciques n'est pas bien connue. D'après Fodéré, 30 centigrammes de sulfate de zinc ont produit des accidents graves; mais d'autres fois 30 à 60 grammes n'ont pas amené la mort ; dans ce cas, la presque totalité du poison avait été rejetée par les vomissements. Le chlorure de zinc en solution étendue agit comme sel de zinc ; en solution concentrée, il agit comme caustique.

Zinc normal. — On a prétendu que le zinc existait normalement dans l'organisme en quantité infinitésimale ; cette question est très discutable ; il est certain que certaines plantes contiennent constamment du zinc (*Viola calaminaria*); beaucoup d'autres circonstances peuvent introduire ce métal dans l'économie ; ainsi l'eau qui séjourne dans des vases en zinc en dissout de très minimes quantités ; mais le vinaigre, le vin, le lait, le bouillon, l'eau de fleur d'oranger, l'eau de Seltz en dissolvent des quantités beaucoup plus considérables; nous avons pu constater la présence de $2^{gr},500$ d'oxyde de zinc dans un litre de vin ayant séjourné 24 heures dans un seau en zinc. On a quelquefois introduit du sulfate de zinc dans le pain pour faire lever plus facilement la pâte.

Recherche. — On doit surtout rechercher le zinc dans les vomissements et dans le contenu du tube digestif qui seraient alors plus ou moins fortement acides, car la plupart des sels de zinc, tels que le sulfate et le chlorure, présentent une réaction acide. On rechercherait également le métal dans les viscères, dans le foie par exemple, ainsi que dans les urines s'il y avait lieu ; toutefois le zinc passe assez difficilement dans ce liquide.

Les matières sont détruites par l'acide chlorhydrique et le chlorate de potasse ; la liqueur est d'abord précipitée par l'hydrogène sulfuré pour se débarrasser d'un certain nombre de corps ; on filtre ; à la liqueur on ajoute un excès d'acétate d'ammoniaque ou d'acétate de soude, de façon que la liqueur ne renferme que de l'acide acétique à l'état de liberté ; on fait alors passer de nouveau un courant d'hydrogène sulfuré qui précipite le zinc à l'état de sulfure. Ce sulfure lavé rapidement à l'eau bouillante est ensuite dissous dans l'acide azotique dont il faut éviter d'employer un excès ; la liqueur donnera les caractères des sels de zinc.

Dans beaucoup de cas, on peut détruire avantageusement les matières par calcination avec l'azotate potassique ; c'est ainsi que l'on traitera le pain et le caoutchouc auquel on ajoute souvent aujourd'hui de l'oxyde de zinc.

ALLIAGES

Le zinc donne avec le cuivre des alliages très importants connus sous le nom de *laitons ;* nous en avons déjà parlé à propos du cuivre ; ici nous donnerons le mode de dosage des laitons.

Voyons un alliage composé de cuivre, d'étain, d'antimoine, de zinc, de plomb et de fer. On attaque l'alliage par l'acide azotique ; l'antimoine et l'étain restent à l'état insoluble (*a*) ; les autres métaux se dissolvent (*b*).

(*a*) Si le résidu insoluble est blanc, il n'y a pas d'antimoine ; dans le cas de la présence de ce corps, le résidu est un peu nankin. A 1 gramme de ce résidu, on ajoute 1/2 gramme d'étain et on réduit par le cyanure de potassium. L'étain ajouté a pour but de faciliter la formation du globule métallique et plus tard l'attaque par l'acide ; le culot est pesé, laminé et traité par l'acide chlorhydrique ; l'étain se dissout, l'antimoine reste inattaqué ; on le sèche et on le pèse ; par différence avec le poids du culot, on obtient la quantité d'étain.

(*b*) A la solution on ajoute de l'ammoniaque de manière à obtenir le bleu céleste, puis du carbonate d'ammoniaque ; le plomb et le fer se précipitent ; ce précipité lavé est traité par l'acide sulfurique étendu ; le plomb reste à l'état de sulfate de plomb qu'il suffit de laver et de peser ; le fer qui a passé en solution est précipité par l'ammoniaque.

Dans la liqueur d'où on a précipité le fer et le plomb par le carbonate d'ammoniaque, on peut doser le cuivre ; pour cela on acidule la liqueur au moyen de l'acide chlorhydrique et on précipite le cuivre à l'état métallique par une lame de fer. Le plus souvent dans ces essais on dose le cuivre par différence.

Le zinc se dose sur une autre partie de l'alliage ; on fond l'alliage avec un peu d'étain dans un petit creuset en charbon de cornue qu'on place dans un creuset brasqué ; on chauffe au fourneau de coupelle jusqu'à ce que le poids du creuset ne diminue plus ; le zinc et le plomb se volatilisent ; comme on connaît la quantité de plomb, par différence, on a le poids du zinc.

Pour analyser la monnaie de bronze quand elle est pure, on dose l'étain à l'état d'acide stannique, le zinc par volatilisation et le cuivre par différence.

M. Riche propose de changer le mode de dosage de la partie soluble ; la liqueur est soumise à chaud à l'action d'un élément Bunsen ; le cuivre se dépose au pôle négatif, le plomb se dépose au pôle positif à l'état de bioxyde de plomb, on sépare le fer par l'ammoniaque et l'on détermine le zinc dans la liqueur filtrée au moyen de deux éléments. Pour ces dosages, il faut prendre les précautions que nous avons indiquées à propos du dosage de chaque métal.

CHLORURE DE ZINC

$$ZnCl^2 = 136$$

Préparation. — Le Codex de 1866 le faisait préparer directement en atta-

quant le zinc par l'acide chlorhydrique : au moyen d'un courant de chore on
faisait passer le fer qui pouvait se trouver dans la liqueur à l'état de sel ferrique, et on le précipitait par l'oxyde de zinc (1).

Propriétés physiques. — Le chorure de zinc est une substance incolore fusible
au-dessous de 100° ; elle ne donne des vapeurs qu'à 400° ; il est soluble en
toutes proportions dans l'eau ; il se dissout à froid dans l'alcool, mais à
chaud, il réagit sur ce liquide et l'éthérifie ; il dissout la soie.

Propriétés chimiques. — Il se combine avec l'oxyde de zinc et donne des
oxychlorures qui possèdent une dureté remarquable.

Essai. — Le chlorure de zinc peut être altéré par les chlorures de fer et de
calcium et a été falsifié par l'arséniate de zinc ; le fer, le calcium et l'arsenic
se rechercheront aisément dans la solution par leurs réactifs habituels.

Usages. — Le chlorure de zinc a été employé pour la conservation des
pièces de bois et des préparations anatomiques.

Usages médicaux. — Pâte de Canquoin (1/2).
Solutions diverses.

---

(1) « Zinc laminé . . . . Q.V.
       Acide chlorhydrique à 1,17 . . . . Q.S.

Transformez le zinc en chlorure en faisant réagir à froid sur ce métal l'acide
chlorhydrique étendu de deux fois son volume d'eau. Lorsque tout dégagement
de gaz aura cessé, il devra rester une petite quantité de métal non dissous. Décantez
le liquide après repos et introduisez-le dans un vase de forme allongée. Faites passer
à travers cette dissolution un courant de chlore, en ayant soin d'agiter de temps à
autre le liquide. En peu de temps le chlorure ferreux est transformé en sel ferrique ;
versez alors la solution dans des capsules, et chauffez de façon à dégager tout l'excès
de chlore. Dans cette dissolution portée à l'ébullition, ajoutez par fractions de
l'oxyde de zinc, 1/100 environ du poids du zinc ; le chlorure ferrique est transformé
en chlorure de zinc, et l'oxyde ferrique mis en liberté se dépose complètement.
Les liqueurs séparées du précipité par décantation, et soumises s'il est besoin à la
filtration sur l'amiante sont évaporées jusqu'à ce qu'on puisse les couler en plaques.

Ce composé, étant très déliquescent, devra être conservé dans des flacons à large
orifice et bien fermés à l'émeri.

La solution de chlorure de zinc, qui est employée pour les injections cadavé-
riques, se prépare de la manière suivante:

Chlorure de zinc fondu. . . . . 100 gr.
Eau distillée. . . . . 200 gr.

Faites dissoudre en ajoutant à l'eau distillée la quantité strictement nécessaire
d'acide chlorhydrique concentré (environ 3 grammes) pour dissoudre l'oxyde de
zinc que contient toujours le chlorure anhydre fondu ; conservez dans un flacon
bouché. Ce liquide marque 1,33 au densimètre (36° B⁴). » Codex 1866.

Le chlorure de zinc a été employé comme antispasmodique, mais il sert surtout comme caustique ; il attaque peu l'épiderme, mais appliqué sur le derme dénudé ou introduit dans une tumeur, il produit une eschare spongieuse dans ses parties profondes, sèche dans les points exposés à l'air. Les dimensions de l'eschare sont en général triples de celle du fragment de chlorure. L'eschare est complète en général, au bout de 12 à 24 heures, et toujours au bout de 72 heures ; il produit une douleur considérable. On fait disparaître très facilement les loupes, en injectant dans ces tumeurs 1 à 2 gouttes de chlorure de zinc tombé en déliquium. Quand on veut enlever une tumeur avec la pâte de Canquoin, on enfonce circulairement et au-dessous de cette tumeur des flèches caustiques à une distance de 1 centimètre. Ces flèches s'obtiennent en faisant avec la pâte une galette de 15 à 30 centimètres de diamètre qu'on découpe en secteurs ayant une base de 1 à 2 centimètres.

Le D' Lannelongue a préconisé l'emploi d'une solution de chlorure de zinc à 1/10 ; il en injecte de 2 à 3 gouttes en un point déterminé et en une même séance de 15 à 20 gouttes. Ces injections produisent une sclérose des tissus sains destinée à limiter les tissus malades ; ce procédé a été surtout employé pour la transformation des produits tuberculeux des articulations, contre les luxations récidivantes de l'épaule.

Le D' Comby a employé des solutions plus faibles en injections dans le poumon contre la tuberculose pulmonaire.

Le *bromure de zinc* $ZnBr^2$ peut se préparer comme le chlorure de zinc. Ses propriétés physiologiques et toxiques ont été étudiées par Testa. L'action du zinc prédomine beaucoup sur celle du brome.

OXYDE DE ZINC

$$ZnO = 81 \quad \begin{array}{llll} Zn & = 65 & = & 80,24 \\ O & - & 16 = & 19,76 \\ \hline & 81 & & 100,00 \end{array}$$

Synonymie. — Fleurs de zinc, pompholix, nihil album, laine philosophique, blanc de zinc.

État naturel. — La *zincite* est un oxyde de zinc coloré en rouge orangé qui se trouve dans les mines de fer du comté de Sussex et de New-Jersey aux États-Unis.

Préparation. — On peut l'obtenir par voie sèche en calcinant du zinc au contact de l'air (1), ou par voie humide en précipitant le sulfate de zinc par une solution de carbonate de soude et calcinant le précipité bien lavé (2).

(1) Par voie sèche :

« Zinc pur. . . . . Q V.

Introduisez le métal dans un creuset en terre de grande capacité que vous disposerez dans un fourneau sous un angle de 45°, et que vous ne couvrirez pas complètement, de manière à laisser accès à l'air. Portez la température au rouge vif.

Le zinc fond d'abord, puis il se volatilise, s'oxyde et vient se déposer dans la partie supérieure du creuset sous forme de flocons blancs lanugineux, jaunes à

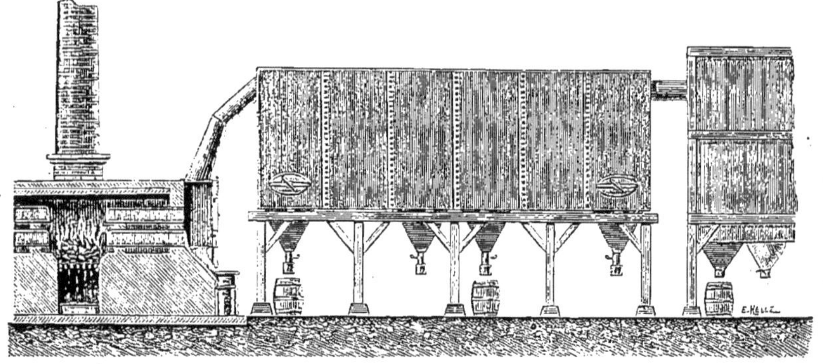

Fig. 404. — Préparation de l'oxyde de zinc.

chaud. Enlevez l'oxyde à mesure qu'il se forme, laissez-le refroidir ; passez-le au tamis de crin n° 1, et conservez-le dans un flacon bouché.

OBSERVATION. — Il faut avoir soin, dans cette préparation, de ne pas découvrir trop complètement le creuset pour éviter que la majeure partie de l'oxyde ne se répande dans l'air en petits filaments blancs. Il arrive fréquemment que les premières portions d'oxyde recueillies sont colorées en jaune rougeâtre ; on doit les mettre de côté, et ne conserver le produit que lorsqu'il est parfaitement blanc après refroidissement. » (Codex 1884.)

Dans l'industrie, l'oxyde de zinc se prépare en chauffant du zinc dans des cornues semblables à celle que l'on emploie dans la fabrication du gaz ; le zinc fond puis se volatilise ; la vapeur rencontre, au sortir de la cornue, un vif courant d'air et brûle aussitôt avec une flamme éblouissante ; l'oxyde produit est en flocons légers ; il est arrêté par une longue série de chambres de condensation (fig. 404).

(2) Par voie humide :

« Sous-carbonate de zinc hydraté . . . . Q. V.

Prenez cet hydrocarbonate de zinc, tel qu'il est obtenu par l'action du carbonate de soude sur le sulfate de zinc *exempt de fer*, et, après en avoir rempli un creuset en terre, soumettez-le à l'action d'une température rouge sombre, jusqu'à ce qu'une petite quantité de matière puisée au centre de la masse et délayée dans l'eau, ne fasse plus effervescence avec l'acide sulfurique étendu.

PROPRIÉTÉS PHYSIQUES. — L'oxyde de zinc est isomorphe avec la magnésie; c'est un corps blanc, insipide, inodore; il jaunit sous l'influence d'une forte chaleur et redevient blanc par le refroidissement. Il est insoluble dans l'eau; quand il est hydraté, il se dissout aisément dans les alcalis.

PROPRIÉTÉS CHIMIQUES. — Le charbon le réduit au rouge blanc.

Un courant lent d'hydrogène ne le réduit pas, parce que le zinc formé décompose la vapeur d'eau produite par la réaction; un courant rapide le réduit, parce que le zinc, rapidement entraîné dans les parties froides de l'appareil, n'est plus à une température suffisamment élevée pour décomposer l'eau.

A moins d'être hydraté, il ne fixe pas d'une manière appréciable l'acide carbonique de l'air.

ESSAI. — L'oxyde de zinc peut être altéré par un peu d'oxyde de fer et falsifié par du carbonate et du sulfate de zinc, du carbonate de chaux, de l'amidon, de la farine, du sulfate de baryte, du sulfate de chaux.

L'oxyde de zinc ne doit pas noircir par calcination (matières organiques); quand on l'attaque par l'acide chlorhydrique, il doit se dissoudre sans dégagement de gaz (carbonates) et sans laisser de résidu (sulfates de baryte, de chaux, matières diverses, sels de plomb); cette solution additionnée d'ammoniaque en excès ne doit pas donner de précipité (fer); elle n'en doit pas donner non plus par l'addition d'oxalate d'ammoniaque (sels de chaux).

USAGES. — L'oxyde de zinc est employé dans l'industrie sous le nom de *blanc de zinc;* il tend à remplacer la céruse dans la plupart de ses emplois; il a sur elle l'avantage de ne pas noircir par les vapeurs sulfurées et il *couvre* autant.

Sous le nom de *tuthie*, on désignait autrefois un oxyde de zinc impur contenant souvent du cadmium.

USAGES MÉDICAUX :
Pilules de MÉGLIN.
Pommade (0,10).

L'oxyde de zinc a été administré contre toutes les névroses, mais principalement contre l'épilepsie, la coqueluche et la toux convulsive : son action est douteuse dans l'épilepsie, il y a eu autant d'insuccès que de succès; il paraît plus sûrement utile contre les autres affections nerveuses. On l'a donné comme antispasmodique; on a porté sans inconvénient la dose jusqu'à

Laissez refroidir le creuset, et conservez l'oxyde obtenu dans un flacon bouché.

OBSERVATION. — L'oxyde de zinc bien préparé, doit être d'un blanc pur. » (Codex 1884.)

6 grammes par jour. Cependant les expériences faites sur des chiens par des auteurs italiens obligent à une certaine réserve.

On l'emploie à l'extérieur contre diverses maladies de la peau et notamment contre l'eczéma et comme isolant ; on l'a également employé en pommade anti-ophthalmique.

Le *bioxyde de zinc* s'obtient en traitant par l'eau oxygénée l'oxyde de zinc hydraté ; c'est un corps blanc insoluble dans l'eau, très peu stable. Les acides le décomposent en oxyde de zinc et oxygène.

SULFURE DE ZINC. ZnS

ÉTAT NATUREL. — Le sulfure de zinc ou *blende* renferme environ 0,66 de zinc ; il est presque toujours accompagné de sulfure de plomb.

La forme primitive de la blende est le tétraèdre régulier ; on le trouve sous cette forme, en octaèdre, en dodécaèdre, etc. On le trouve en masses fibreuses, mamelonnées ou testacées. Les cristaux sont souvent hémitropes et maclés (fig. 405). Sa densité est de 4,04 ; sa dureté est 3,5. Il est jaune et transparent quand il est pur ; mais il renferme presque toujours une certaine quantité de sulfure ferreux qui fait varier sa couleur du jaune enfumé au noir et lui enlève plus ou moins de sa transparence

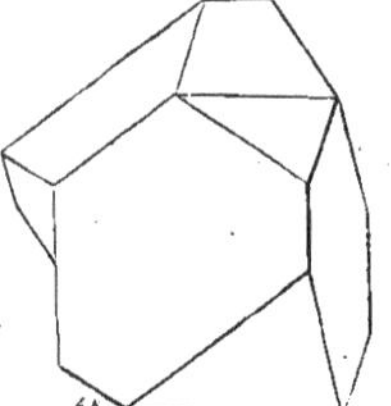

Fig. 405.
Mâcles de blende.

jusqu'à le rendre opaque. Il donne toujours une poudre grisâtre ; il devient phosphorescent par le frottement ; il est difficilement attaquable par les acides ; il est lamelleux, fragile, facile à diviser en lames éclatantes au moyen du couteau. Il est assez répandu dans les terrains primitifs jusqu'aux terrains de sédiment moyens ; mais on le trouve surtout dans les terrains de transition ; il y est presque toujours accompagné de sulfure de plomb.

PRÉPARATION ET PROPRIÉTÉS. — Le sulfure de zinc hydraté s'obtient en traitant un sel de zinc neutre par l'hydrogène sulfuré ou par le sulfhydrate d'ammoniaque ; c'est un corps blanc léger, insoluble dans l'eau ; on en retire tout le soufre en le distillant avec une partie de charbon et une partie de craie.

USAGES MÉDICAUX. — P. VIGIER a proposé le sulfure de zinc à l'intérieur et à l'extérieur, comme source d'hydrogène sulfuré ; ce corps est décomposé par le suc gastrique et par la sueur ; il a donné les formules suivantes :

Pilules   (0^{gr},01)
Pommade   (0 ,10)
Poudre à la stéatite   (0 ,10)

Cette poudre réussit très bien contre l'érythème des fesses des nourrissons.

PHOSPHURE DE ZINC

$$P^2Zn^3 = 257$$

PRÉPARATION. — On le prépare directement en faisant réagir le phosphore sur le zinc fondu à l'abri de l'air (1).

PROPRIÉTÉS PHYSIQUES. — Le phosphure de zinc cristallise en prismes droits à base rhombe, doués de l'éclat métallique. La densité de ce corps est égale à 4,72 ; il est extrêmement friable ; sa poudre, de couleur ardoisée, se conserve facilement. Il fond à une température plus élevée que le zinc, et, si la fusion se fait à l'air, il se transforme en phosphate de zinc.

PROPRIÉTÉS CHIMIQUES. — Les acides dilués l'attaquent, donnent des sels zinciques, et dégagent de l'hydrogène phosphoré PH^3.

ESSAI. — « $1^{gr},171$ milligrammes de phosphure de zinc pur doivent dégager, au contact de l'acide chlorhydrique officinal, 200 centimètres cubes d'hydrogène phosphoré complètement absorbable par une solution concentrée de sulfate de cuivre. » (Codex 1884.)

USAGES MÉDICAUX. — Le phosphure de zinc renferme 0,25 de phosphore ; mais d'après VIGIER la moitié seulement de ce phosphore agirait dans l'économie, de sorte que le phosphure de zinc contiendrait 0,125 de phosphore actif.

On l'emploie sous forme de granules contenant le plus souvent 4 milligrammes de ce sel.

---

(1) On introduit dans une cornue de grès tubulée des fragments de zinc qui occupent le quart environ de sa capacité ; on place la cornue dans un fourneau ordinaire, et l'on fait arriver par son col un courant d'acide carbonique sec ; sur la tubulure on pose un couvercle de creuset qui ferme incomplètement son orifice, et permet à l'acide carbonique qui traverse la cornue de se dégager. On chauffe la cornue, et dès que le zinc est en pleine ébullition, on projette successivement, par la tubulure dont on soulève le couvercle, de petits fragments de phosphore préalablement séchés. Il importe de replacer le couvercle immédiatement après la projection, afin d'éviter toute perte de phosphore. De temps en temps, il est nécessaire de briser, à l'aide d'un petit ringard la croûte de phosphure de zinc formée, afin de soumettre une nouvelle couche de métal à l'action du phosphore. On termine l'opération en donnant à la cornue un fort coup de feu ; cette précaution est indispensable pour séparer le phosphure de zinc du culot métallique de zinc presque pur qui se réunit au fond de la cornue.

SULFATE DE ZINC

$$SO^4Zn, 7H^2O = 287$$

Synonymie. — Vitriol blanc. — Couperose blanche.

État naturel. — On le trouve en très petite quantité dans les eaux qui circulent dans les mines de sulfure de zinc. On dit l'avoir trouvé en aiguilles à Idria et en stalactites fibreuses en Hongrie.

Préparation. — 1° Le Codex de 1884 le fait préparer en attaquant le zinc pur par l'acide sulfurique pur dilué (1).

2° Dans l'industrie, on le prépare quelquefois par grillage de la blende et le commerce le livre souvent en masses blanches saccharoïdes ; dans ce cas il contient souvent du fer, du cuivre et de la magnésie, ces deux derniers corps assez rarement, mais le fer presque toujours ; il ne doit être employé qu'après avoir été débarrassé de ce métal ; pour cela, on opère comme pour le chlorure de zinc ; on fait passer dans sa solution un courant de chlore pour peroxyder le fer ; on chauffe pour chasser l'excès de chlore et on ajoute environ 1/100 d'oxyde de zinc pour précipiter l'oxyde ferrique ; on filtre, on concentre et on fait cristalliser.

Propriétés physiques. — « Le sulfate de zinc cristallise en prismes rhomboïdaux, droits, incolores, d'une saveur styptique, renfermant 0,438 d'eau de cristallisation. Il n'est ni efflorescent, ni déliquescent dans l'état ordinaire de l'air atmosphérique. L'eau en dissout les 2/5 de son poids à la température de + 20°. » (Codex.) Quand on fait cristalliser la solution de sulfate de zinc à une température supérieure à 30°, le sel qui se dépose renferme 6 molécules d'eau ; on connaît même un sulfate ne renfermant que 2 molécules.

Propriétés chimiques. — Chauffé à 100°, le sulfate de zinc perd 6 molécules d'eau, il perd la 7e à 238° ; en continuant l'action de la chaleur, il se décompose et laisse un résidu d'oxyde de zinc.

---

(1) « Zinc pur en grenaille. . . . . 200 gr.
    Acide sulfurique officinal . . . . 250 gr.
    Eau distillée . . . . 1 500 gr.

Mettez dans une capsule en porcelaine l'eau, l'acide et la grenaille de zinc en y ajoutant quelques fragments de fil de platine. Lorsqu'il ne se dégagera plus de bulles gazeuses, filtrez la liqueur ; faites évaporer et laissez cristalliser par refroidissement. »

Essai. — Le sulfate de zinc peut être altéré par le fer ou le cuivre. La solution de ce sel additionnée de ferrocyanure de potassium doit donner un précipité d'un blanc pur.

Usages. — Le sulfate de zinc a été employé pour les embaumements et la désinfection des matières fécales.

Usages médicaux. — A l'intérieur le sulfate de zinc produit des vomissements; d'après Toulmouche, ce serait un émétique plus sûr que le tartre stibié, lorsqu'il est administré aux doses de $0^{gr},40$ à 1 gramme dans 100 à 200 grammes d'eau. En France, il est peu employé comme vomitif, mais on l'emploie comme astringent dans les inflammations des muqueuses, par exemple dans les conjonctivites, dans la blennorrhée; on l'emploie en collyres, aux doses de $0^{gr},01$ à $0^{gr},20$ pour 30 grammes d'eau; en injection, dans la blennorrhée, aux doses de $0^{gr},10$ à 1 gramme pour 100 grammes d'eau.

Toxicologie. — En faisant la toxicologie du zinc, nous avions surtout en vue le sulfate.

SULFITE DE ZINC

Ce corps a été préconisé par les docteurs Heuston et Tichborne. Ce serait un antiseptique puissant, ni toxique, ni irritant.

CARBONATE DE ZINC (sous-)

$$(CO^3Zn)^3, (Zn(OH)^2)^5, H^2O = 888$$

État naturel. — (A) Le zinc carbonaté ou *smithsonite* peut se montrer cristallisé suivant un rhomboèdre de $107°,40'$; il est le plus souvent en masses compactes lithoïdes, blanchâtres, jaunâtres ou rougeâtres; sa densité est 4,4; sa dureté est 5; il a une structure lamineuse et une cassure vitreuse.

(B) Le *zinc hydrocarbonaté* ou *calamine terreuse* est très rare.

(C) Le *zinc silicaté* anhydre est très rare.

(D) Le *zinc hydrosilicaté* ou *calamine électrique* a pour forme primitive un prisme droit rhomboïdal de $102°,30'$; on le trouve en tables rectangulaires biselées. Sa densité est 3,42; sa dureté est 4,5. Il est très facilement électrisable.

(E) Le mélange de la smithsonite et du zinc hydrosilicaté constitue la *calamine* proprement dite dont on distingue deux variétés : la *blanche* et la *rouge*.

La calamine blanche est d'un blanc grisâtre, compacte, pesant de 3,5 à 4, offrant une cassure unie avec un éclat mat, et présentant souvent des ébauches de cristaux dans les cavités de la masse.

La calamine rouge est d'un rouge brique, d'un rouge brunâtre ou d'un jaune d'ocre ; elle est compacte, à cassure unie ou terreuse ; sa densité varie de 4 à 4,33.

Préparation. — Le Codex de 1884 le fait préparer par double décomposition entre le carbonate sodique et le sulfate de zinc (1).

Propriétés. — L'hydrocarbonate préparé par ce procédé renferme 0,73 d'oxyde de zinc et ne sert guère qu'à la préparation de ce dernier corps. Il est insoluble dans l'eau pure, mais il se dissout dans l'eau chargée d'acide carbonique.

FLUOSILICATE DE ZINC

Ce corps se prépare en faisant réagir l'acide fluosilicique sur le zinc : ce fluate est employé conjointement avec ceux d'alumine et de magnésie pour la fluatation des pierres calcaires.

---

(1) « Sulfate de zinc pur cristallisé. . . . . 200 gr.
Carbonate de soude pur cristallisé. . . . . 220 gr.
Eau distillée . . . . 2 000 gr.

Faites dissoudre chacun des deux sels dans la moitié de l'eau prescrite. Chauffez graduellement, dans une grande capsule en porcelaine, la solution de carbonate de soude ; lorsqu'elle sera parvenue à l'ébullition, versez-y peu à peu, et en agitant sans cesse, la solution de sulfate de zinc : il se formera un dépôt blanc d'hydrocarbonate de zinc, en même temps qu'il se dégagera de l'acide carbonique. Entretenez l'ébullition pendant un quart d'heure environ pour détruire l'état gélatineux du précipité ; laissez déposer, décantez la liqueur surnageante. Lavez le dépôt, à plusieurs reprises, et à l'eau distillée, jusqu'à ce que l'eau de lavage ne précipite plus par le chlorure de baryum. Recueillez le précipité ainsi lavé sur une toile et, quand il sera suffisamment égoutté, portez-le dans une étuve chauffée à 50°, où vous le maintiendrez jusqu'à ce qu'il ne perde plus rien de son poids. Réduisez-le en poudre, et conservez-le dans un flacon bouché. » (Codex 1884.)

CÉRIUM

$$Ce = 141,2$$

Ce métal, extrait de quelques rares minéraux, est blanc ; ses principaux composés sont :

Chlorure de cérium	Ce^2Cl^6
Oxyde céreux	Ce^2O^3
Oxyde cérique	CeO^2
Etc.	

Il se distingue des autres métaux analogues par la production d'hydrate cérique rouge lorsqu'on ajoute un hypochlorite à un sel céreux, hydrate cérique qui se dissout dans l'acide chlorhydrique chaud avec dégagement de chlore.

Nous avons dit un mot de ce métal parce que l'*oxalate de cérium* est quelquefois employé en thérapeutique contre le pyrosis et la dyspepsie.

THALLIUM

Tl′ ^{et} ‴ = 204

Ce métal a été découvert par Crookes. La *crookésite* est un séléniure de cuivre, d'argent et de thallium ; on l'extrait le plus souvent des boues des chambres de plomb.

Ordinairement monoatomique, il est quelquefois triatomique : ses propriétés le rapprochent d'une part du plomb et de l'argent, d'autre part des métaux alcalins et cependant dans certaines combinaisons il est triatomique. Il ressemble au plomb. Il donne un *protochlorure* TlCl caillebotté et insoluble, un *protoxyde* Tl^2O, un *peroxyde* Tl^2O^3 et par conséquent des *sels thalleux* et des *sels thalliques*.

En liqueur acide par l'acide acétique, les sels de thallium précipitent par l'hydrogène sulfuré, mais en liqueur acide par les acides minéraux, ils ne précipitent pas. L'insolubilité de l'iodure et du sulfure de thallium, la solubilité de l'oxyde et du carbonate permettent facilement de le distinguer. Au spectroscope, il est caractérisé par une magnifique raie verte très brillante.

Le *sulfate de thallium* est une poudre d'un blanc tirant sur le jaune, ayant une odeur qui rappelle la coumarine, une saveur saline, aromatique et amère, soluble dans 7 parties d'eau froide.

Blake a démontré qu'en injectant les sels des éléments électro-positifs dans les veines ou dans les artères, on trouve que le nombre des centres nerveux sur lesquels les sels agissent augmente avec l'atomicité ou la valence des éléments. Un seul centre nerveux est affecté par les sels thalleux, car le thallium y est monoatomique ; les sels thalliques, où le thallium est triatomique, agissent sur tous les centres nerveux même à doses deux cents fois moindres.

De ses études sur ce métal, Robin a tiré plusieurs conclusions dont voici les deux plus importantes :

1° Les effets antipyrétiques de la *thalline* sont liées à ses effets toxiques sur le système nerveux et sur les globules rouges du sang ; c'est donc un faux et dangereux antipyrétique :

2° L'étude des effets de la *thalline* sur la nutrition ne laisse guère pressentir que des contre-indications à son usage en thérapeutique.

MAGNÉSIUM

$$Mg'' = 24,00$$

HISTORIQUE. — DAVY démontra que la magnésie est l'oxyde d'un métal ; BUSSY a le premier isolé le magnésium à l'état compact.

PRÉPARATION. — Pour préparer le magnésium, on décompose le chlorure de magnésium par le sodium

$$MgCl^2 + 2Na = 2NaCl + Mg.$$

On fond le mélange dans un creuset de terre avec du fluorure de calcium. Quand la réaction est opérée on brasse pour réunir les globules de magnésium. Le culot obtenu est fondu de nouveau pour séparer la scorie.

PROPRIÉTÉS PHYSIQUES. — Le magnésium possède l'éclat métallique de l'argent ou du zinc ; il est malléable et ductile, peu tenace, se laisse limer et polir : sa densité est égale à 1,75. Il fond vers la température d'ébullition du zinc et se réduit en vapeur comme ce dernier ; aussi on peut le distiller facilement dans un courant d'hydrogène. Il cristallise en octaèdres ; sa dureté est à peu près celle du spath calcaire.

PROPRIÉTÉS CHIMIQUES. — Le magnésium est inaltérable à l'air sec ; il s'oxyde lentement à la surface sous l'influence de l'humidité. Chauffé à l'air au-dessus de son point de fusion, il brûle avec une flamme très éclairante blanche et répandant des fumées de magnésie ; cette lumière est très photogénique.

Chauffé, le magnésium brûle dans l'acide carbonique, dans la vapeur d'eau, dans le chlore, dans la vapeur de soufre ; il se combine directement avec le phosphore et l'arsenic. Une solution alcoolique d'iode l'attaque peu, même à chaud. Le magnésium décompose lentement l'eau pure ; il est beaucoup plus rapidement altéré par l'eau chargée d'acide carbonique ; au contact de l'acide chlorhydrique il s'enflamme ; l'acide sulfurique concentré le dissout difficilement en produisant de l'acide sulfureux ; l'acide azotique le dissout rapidement, les acides étendus le dissolvent facilement avec dégagement d'hydrogène.

Les lessives alcalines et l'ammoniaque n'agissent pas à froid sur le magnésium ; mais les sels ammoniacaux l'attaquent facilement à chaud.

Il précipite le fer, le manganèse, le cuivre, le cobalt et le nickel de leurs solutions ; il sépare des hydrates, des solutions d'aluminium, d'urane et d'autres métaux.

Caractères. — Les sels de magnésium ne précipitent ni par l'hydrogène sulfuré, ni par le sulfhydrate d'ammoniaque ; le carbonate d'ammoniaque ne le précipite qu'en l'absence des sels ammoniacaux, mais si on ajoute alors à la solution du phosphate de soude et de l'ammoniaque, on obtient du phosphate ammoniaco-magnésien.

Les sels de magnésie sont incolores et fort amers. A l'exception du sulfate et du phosphate, ils se décomposent à la chaleur rouge.

Au chalumeau, sur le charbon, les sels de magnésie humectés avec de l'azotate de cobalt donnent par la calcination une masse couleur chair.

La potasse et la baryte donnent surtout à l'ébullition un précipité blanc volumineux d'hydrate de magnésie, soluble dans les sels ammoniacaux.

L'ammoniaque ne précipite qu'incomplètement les solutions neutres, même exemptes de sels ammoniacaux ; elle ne précipite pas les solutions acides ; cependant quand la liqueur renferme de l'acide phosphorique, il se forme un précipité blanc cristallin de phosphate ammoniaco-magnésien.

Le carbonate de potasse donne surtout à chaud un précipité de sous-carbonate ; les sels ammoniacaux dissolvant le précipité empêchent la réaction.

Le carbonate d'ammoniaque ne précipite pas à froid ; à chaud, la précipitation est fort incomplète ; la présence des sels ammoniacaux l'empêche complètement.

L'acide fluosilicique ne précipite pas les sels de magnésie.

Le phosphate de soude donne surtout à chaud un précipité floconneux de phosphate de magnésie ; en présence des sels ammoniacaux, le précipité est cristallin (phosphate ammoniaco-magnésien) soluble dans les acides, insoluble dans l'ammoniaque ; dans les solutions étendues, ce précipité n'apparaît que si l'on agite fortement la liqueur avec une baguette de verre.

L'acide oxalique ne précipite pas les sels magnésiens, mais l'oxalate d'ammoniaque donne un précipité blanc d'oxalate de magnésie dont la formation est empêchée par la présence des sels ammoniacaux.

Dosage. — On précipite à l'état de phosphate ammoniaco-magnésien (1).

---

(1) A la solution à doser, on ajoute du chlorhydrate d'ammoniaque, et ensuite un excès d'ammoniaque ; si la liqueur se trouble, on ajoute assez de chlorhydrate d'ammoniaque pour faire disparaître le précipité : à la liqueur limpide, on ajoute un excès d'une solution de phosphate de soude ; on agite fortement avec une baguette de verre sans toucher les parois du vase, et on laisse déposer vingt-quatre heures avant de filtrer. On jette le précipité sur un filtre, on le lave à quatre ou cinq reprises avec de l'eau contenant 1/5 d'ammoniaque ; on calcine le précipité au rouge ; on a soin d'incinérer le filtre à part : on joint au précipité les cendres provenant du filtre, on calcine de nouveau et on pèse.

On pourrait au lieu de dessécher le précipité après l'avoir lavé, le dissoudre dans

RÉACTIF. — On a proposé de préparer l'hydrogène pour l'appareil de MARSH en attaquant le magnésium par les alcalis.

USAGES. — On a employé la lumière produite par la combustion du magnésium pour faire des photographies. C'est ainsi que l'on a pu photographier l'intérieur de l'une des pyramides d'Egypte.

ALLIAGES. — Le magnésium forme avec le potassium et le sodium des alliages qui jouissent de la propriété de décomposer l'eau.

CHLORURE DE MAGNÉSIUM CRISTALLISÉ

$$MgCl^2,\ 6H^2O = 203$$

PRÉPARATION. — Le Codex de 1866 le fait préparer en attaquant le carbonate de magnésie par l'acide chlorhydrique. L'évaporation fournit le chlorure cristallisé ; si on veut l'obtenir anhydre, il faut avoir recours à des procédés spéciaux (1).

PROPRIÉTÉS PHYSIQUES ET CHIMIQUES. — Le chlorure de magnésium anhydre est déliquescent, et s'échauffe au contact de l'eau dans laquelle il est très soluble. Il se dissout également avec facilité dans l'alcool ; sa saveur est amère et piquante.

---

l'acide azotique, et doser l'acide phosphorique dans la liqueur par la solution titrée d'urane, comme nous l'avons indiqué à l'article acide phosphorique. 100 anhydride phosphorique P^2O^5 représentent 57,753 magnésie MgO.

(1) 1° Codex de 1866.

   « Hydrocarbonate de magnésie. . . . . Q. V.
     Acide chlorhydrique à 1,17 . . . . Q. S.

Faites dissoudre l'hydrocarbonate dans l'acide chlorhydrique étendu de deux fois son poids d'eau, en ayant soin de mettre un léger excès de carbonate; filtrez et évaporez jusqu'à ce que la solution bouillante marque 1,38 au densimètre. Introduisez le liquide dans un flacon à large ouverture, et laissez cristalliser par refroidissement. Ce sel est extrêmement déliquescent. »

2° Pour obtenir le chlorure de magnésium sec, on fait évaporer à sec une solution renfermant des quantités égales de chlorure de magnésium et de sel ammoniac ; avant de soumettre le résidu à la calcination, il faut le dessécher le plus soigneusement possible, en pulvérisant à plusieurs reprises. On calcine ensuite au rouge dans un creuset de platine, jusqu'à ce que tout le sel ammoniac soit volatilisé, et que le chlorure soit bien fluide. Par le refroidissement, le chlorure de magnésium se prend en une masse translucide, feuilletée, formée de lames cristallines nacrées. Il fond au rouge sombre en un liquide limpide.

Le sel hydraté se présente en aiguilles incolores, déliquescentes, du système orthorhombique, solubles dans $0^p,6$ d'eau froide, dans $0^p,27$ d'eau bouillante et dans 5 parties d'alcool à 90^{dr}.

Quand on chauffe le chlorure de magnésium hydraté, il se décompose en acide chlorhydrique et magnésie ; c'est pour cela qu'il faut ajouter du sel ammoniac, quand on veut préparer le chlorure de magnésium anhydre ; comme le chlorure de magnésium se trouve dans un grand nombre d'eaux douces, il arrive parfois que, quand on distille ces eaux, les premières parties condensées renferment de l'acide chlorhydrique ; on évite cet inconvénient en ajoutant un peu de chaux à l'eau avant la distillation.

L'électrolyse de ce corps fournit du chlore au moyen duquel on blanchit le papier, on prépare le chlorure de chaux, etc. (HERMITE).

Usages médicaux. — Pris à faible dose, le chlorure de magnésium est absorbé en totalité et paraît activer la nutrition, mais ingéré aux doses de 15 à 25 grammes dans deux à trois verres d'eau, il produit des effets purgatifs plus doux que ceux du sulfate de magnésie.

Le chlorure de magnésium est employé dans la fabrication de l'*eau acidule saline*.

BROMURE DE MAGNÉSIUM

$$MgBr^2, 6H^2O$$

On obtient ce sel en saturant une solution d'acide bromhydrique par de la magnésie ; la solution concentrée laisse un résidu très hygroscopique.

La solution de ce sel se conserve très bien ; elle est employée aux Etats-Unis, à la place des bromures alcalins, surtout dans les affections mentales : son action sédative sur le système nerveux, n'est pas suivie d'effets cathartiques.

OXYDE DE MAGNÉSIUM ou MAGNÉSIE

$$MgO = 40$$

Etat naturel. — (A) La magnésie native ferrifère ou *périclase* se trouve en petits octaèdres verts clivables sur les angles. On la trouve dans les dolomies de la Somma au Vésuve.

(B) La *magnésie hydratée* ou *brucite* ressemble un peu au talc par sa structure laminaire, sa couleur un peu verdâtre, sa translucidité, son éclat nacré et son toucher savonneux.

Préparation. — 1° Schlœsing a extrait la magnésie des eaux-mères des salines en les précipitant par la chaux.

2° Le Codex prépare cet oxyde en calcinant l'hydro-carbonate de magnésie (1).

Propriétés. — La magnésie est une substance blanche inodore, insipide ; elle est très peu soluble dans l'eau froide et encore moins dans l'eau bouillante (1/36 000).

Sa densité est variable suivant son mode de préparation ; elle bleuit le papier de tournesol.

Elle n'est fusible que sous l'influence de l'électricité.

---

(1) Codex 1884.

« Hydrocarbonate de magnésie . . . . Q. V.

Calcinez l'hydrocarbonate dans un creuset jusqu'à dégagement complet de l'eau et de l'acide carbonique qu'il renferme.

Comme cette substance est très légère, on est obligé d'opérer sur des volumes considérables, et l'on ne trouve pas facilement des creusets d'une capacité convenable. On les remplace avantageusement par des vases en terre non vernissés, nommés *camions*, de trois litres de capacité environ ; on en renverse deux l'un sur l'autre, et on les assujettit dans cette position au moyen d'un fil de fer assez fort : le vase supérieur doit être percé d'une ouverture dans le fond. Ces deux vases ainsi disposés représentent un grand creuset couvert, renflé à sa partie moyenne. Remplissez-les de carbonate de magnésie préalablement pulvérisé par frottement sur un tamis de crin n° 3 ; placez-les dans un fourneau convenable, et chauffez-les jusqu'au rouge naissant, en évitant une température trop élevée qui aurait pour effet de rendre la magnésie plus dense et moins facilement soluble dans les acides.

Caractères. — La magnésie est suffisamment calcinée lorsque délayée, après son refroidissement, dans de l'eau distillée, elle se dissout sans effervescence par l'addition de quelques gouttes d'acide sulfurique. Elle doit être d'une blancheur parfaite et d'une extrême légèreté.

Observations. — Si l'on voulait obtenir une magnésie dense, il faudrait, au lieu d'employer la magnésie blanche du commerce, soumettre à la calcination le carbonate obtenu par double décomposition au sein de l'eau bouillante. »

Collas obtient une magnésie lourde en calcinant une pâte faite avec l'hydrocarbonate de magnésie et de l'eau.

On a également proposé pour réduire à un petit volume la magnésie calcinée de l'humecter avec un peu d'alcool absolu dans un mortier et de la broyer doucement d'abord, puis énergiquement. On l'humecte de nouveau 3 ou 4 fois, et on broie jusqu'à ce que la masse ne paraisse plus diminuer de volume. On fait sécher, on pulvérise et on passe au tamis.

Avec le chlorure de magnésium, elle donne un oxychlorure, décomposable partiellement par l'eau froide et complètement par l'eau bouillante.

CONSERVATION. — « La magnésie doit être conservée dans des flacons bouchés, car elle absorbe peu à peu l'humidité et l'acide carbonique de l'air. » (Codex 1884.)

ALTÉRATIONS. FALSIFICATIONS. ESSAI. — La magnésie peut être altérée par du fer, de la silice, de l'alumine, de la chaux, du carbonate et du sulfate de magnésie ou de soude. La magnésie calcinée peut en outre être falsifiée par l'addition de magnésie hydratée ou de farine.

La magnésie est d'abord imbibée d'eau, puis additionnée d'acide chlorhydrique en excès ; s'il y a de l'acide carbonique, il se produit un dégagement gazeux, la silice et la farine restent à l'état insoluble : une partie de la liqueur est saturée par de l'ammoniaque ; on obtient un précipité ocracé, si la magnésie renferme du fer ; on sépare ce dépôt par le filtre, et on ajoute de l'oxalate d'ammoniaque ; s'il y a de la chaux, précipité d'oxalate de chaux, insoluble dans l'acide acétique, soluble dans l'acide azotique.

Une deuxième partie de la solution est neutralisée par du bicarbonate de potasse ; on obtient un dépôt blanc et floconneux quand la magnésie contient de l'alumine.

A la troisième partie de la solution, on ajoute une solution de chlorure de baryum ; dans le cas d'un sulfate, on obtient un précipité blanc, insoluble dans les acides.

Si la magnésie calcinée renfermait de l'hydrate, elle diminuerait de poids en la calcinant (il faudrait préalablement constater qu'elle ne renferme pas de carbonate).

On pourrait encore en prendre le titre alcalimétrique. Un gramme serait dissous dans 50 C.C. liqueur N chlorhydrique. La liqueur doit être neutre ; si elle ne l'est pas, en opérant sur 10 C.C. au moyen de la liqueur N alcaline, on détermine son acidité.

RÉACTIF. — La magnésie est quelquefois employée pour déplacer l'ammoniaque de ses combinaisons. SCHLŒSING en a fait des briques réfractaires.

USAGES MÉDICAUX. — *Formes pharmaceutiques.*

Potion à la magnésie		(20/118)
Chocolat	—	(0,1)
Cachets, paquets, etc.		

Introduite dans l'estomac à faible dose, la magnésie est absorbée complètement et sature le suc gastrique ; elle agit donc comme anti-acide. Quand on l'administre à une dose supérieure à 1 gramme, elle n'est pas complètement absorbée et rend les garde-robes plus faciles ; aux doses de 2 à 8 grammes chez l'adulte, la majeure partie n'est pas absorbée, chemine le long du tube digestif et arrive presque intacte dans le gros intestin dont la réaction est acide, et où cette base se transforme partiellement en un sel soluble et purgatif. Le reste non attaqué est rejeté avec les fèces. Ce mode d'action explique la lenteur avec laquelle opère la magnésie.

L'urate de magnésie étant assez soluble, on a administré ce corps comme lithontriptique.

A cause de l'insolubilité de l'arsénite de magnésie, on a préconisé l'emploi de la magnésie et mieux de son hydrate dans les cas d'empoisonnement par l'acide arsénieux.

MAGNÉSIE HYDRATÉE

$$MgO^2H^2 = 58$$

SYNONYMIE. — Hydrate de magnésie.

PRÉPARATION. — 1° Le Codex l'obtient en faisant bouillir la magnésie calcinée avec de l'eau (1).

2° On peut encore précipiter un sel de magnésie par un alcali caustique (2).

PROPRIÉTÉS. — C'est une poudre blanche contenant 0,31 d'eau ; on doit le conserver dans des flacons bien bouchés.

L'essai et les usages de l'hydrate de magnésie sont les mêmes que ceux de la magnésie calcinée. Pour l'essai alcalimétrique, on prend $1^{gr},45$ au lieu de 1 gramme.

---

(1) « Magnésie calcinée . . . . Q. V.

Délayez la magnésie dans 20 à 30 fois son poids d'eau distillée, et portez le mélange à l'ébullition pendant vingt minutes. Jetez le tout sur une toile, laissez le liquide s'écouler complètement. La toile retiendra de l'hydrate de magnésie à l'état humide ; il suffira, pour le sécher, de le porter dans une étuve chauffée à 50°, et de l'y maintenir jusqu'à ce qu'il ne perde plus de son poids. » (Codex 1884.)

(2) On fait bouillir le sulfate de magnésie avec 10 ou 12 fois son poids d'eau, et on ajoute graduellement à la dissolution une solution de soude caustique à 15 ou 20 p. 100. Quand la liqueur a acquis une forte réaction alcaline au papier de tournesol, on continue encore l'ébullition pendant vingt minutes, puis on laisse le tout en repos pendant deux heures. Ensuite l'eau qui surnage le précipité est décantée et celui-ci est lavé sur une toile avec de l'eau distillée tiède, jusqu'à ce que l'eau de lavage ne donne plus la réaction de l'acide sulfurique avec le chlorure de baryum acidulé. L'hydrate est ensuite desséché à une température modérée (G. FLEURY).

SULFATE DE MAGNÉSIE

$$SO^4Mg'', 7\ H^2O = 246$$

SYNONYMIE. — Sel de Sedlitz, sel d'Epsom.

ÉTAT NATUREL. — Ce sel se rencontre dans les eaux d'Epsom, de Sedlitz, d'Egra, de Pullna ; il forme des efflorescences à la surface de la terre dans la haute Asie, à Montpellier, à Ménilmontant, au Mont-Blanc, etc. Il forme des masses dans les terrains gypseux. Il remplace quelquefois le sulfate de fer dans les houillères ; il se forme dans les solfatares et près du cratère des volcans.

On explique sa présence dans les eaux minérales par l'action d'une solution de sulfate de chaux sur la dolomie.

PRÉPARATION. — 1° On fait concentrer les eaux minérales d'Epsom, de Sedlitz ou bien encore les eaux de la mer après les avoir privées de chlorure de sodium ;

2° On traite la *dolomie* (carbonate double de chaux et de magnésie) par l'acide sulfurique ; l'acide carbonique se dégage, le sulfate de chaux se dépose et le sulfate de magnésie passe en solution ;

3° On grille les schistes magnésiens et pyriteux ; les sulfures de cuivre et de fer sont changés en oxydes insolubles ; on enlève le sulfate de magnésie par des lavages et on le fait cristalliser.

PURIFICATION. — Le sel du commerce renferme presque toujours un peu de fer et de chlorure de magnésium. Le chlorure de magnésium n'étant pas nuisible, on ne se préoccupe pas habituellement de sa présence. On pourrait, si cela était nécessaire, le décomposer par une ébullition prolongée de sa solution.

On précipite le fer en faisant bouillir la solution de sulfate de magnésie avec de l'hydrate de magnésie.

PROPRIÉTÉS. — Petits cristaux prismatiques, terminés par un pointement à quatre faces, brillants, incolores, d'une saveur très amère. Ce sel se dissout dans son poids d'eau froide et dans 0^m15 d'eau bouillante ; il est insoluble dans l'alcool. Le sulfate de magnésie s'effleurit incomplètement à l'air, et perd 2 molécules d'eau à 100°. Sa solution aqueuse est neutre au papier de tournesol ; elle ne donne pas de précipité à froid par le bicarbonate de soude.

Chauffé, il fond dans son eau de cristallisation. A 132° il perd 6 molécules d'eau ; il perd la dernière à 210° ; au rouge il subit la fusion ignée.

Propriétés chimiques. — Chauffé avec du charbon, il donne de la magnésie, mais point de sulfure.

Il peut cristalliser avec 1 ou 2 ou 5 ou 6 ou 7 ou 12 molécules d'eau ; à la température ordinaire, on obtient le sulfate à 7 molécules d'eau, qui renferme 0,51 de son poids d'eau.

Altérations. Falsifications. Essai. — Le sulfate de magnésie peut être altéré par des sulfates de fer, de cuivre, de manganèse, des chlorures de calcium ou de magnésium ; les métaux se rechercheront par leurs réactifs habituels et les chlorures au moyen de l'azotate d'argent.

Ce sel a été falsifié ou même remplacé par du sulfate de soude ; si la substitution est complète, la fraude est facile à reconnaître ; le sulfate de soude ne précipite pas comme le sulfate de magnésie par le carbonate de soude.

S'il y a mélange, on aura recours au procédé suivant qui permet en même temps de faire le dosage. On dissout un poids connu du sel (0^{gr},50) ; on précipite la solution par un excès d'eau de baryte ; on filtre et on lave le précipité ; la liqueur filtrée est saturée par l'acide sulfurique ; on filtre de nouveau et on évapore la liqueur ; si le sulfate de magnésie est pur, il ne reste pas de résidu ; s'il en reste un, c'est du sulfate de soude *anhydre* que l'on pèse ; il est ensuite facile de calculer dans quelle proportion il était contenu dans le mélange.

Usages médicaux. — *Formes pharmaceutiques.*

Eau de Sedlitz (de 25 à 70 grammes) ;

Petit lait de Weiss.

C'est un purgatif dialytique que l'on donne à la dose de 30 à 60 grammes pour un adulte, à prendre dans 2 ou 3 grands verres d'eau le matin à jeun, à un quart d'heure d'intervalle. L'essence de menthe masque assez bien sa saveur.

Le docteur Chase l'a employé contre le rhumatisme musculaire, à la dose de 0^{gr},25 à 0^{gr},50, 3 fois par jour, en solution dans l'eau froide, à prendre immédiatement après le repas.

SULFATE DE FER ET DE MAGNÉSIUM

$$SO^4Fe, SO^4Mg, 6H^2O$$

Préparation. — On fait dissoudre 278 parties de sulfate ferreux et 246 parties de sulfate de magnésie dans la plus petite quantité possible d'eau bouillante, légèrement acidulée par l'acide sulfurique. On évapore ; on laisse cristalliser ; les cristaux sont séchés à basse température.

Propriétés. — Ce sel est blanc verdâtre ; il est assez stable ; si on chasse l'eau de cristallisation en le chauffant trop, la poudre qui reste est déliquescente.

Usages médicaux. — Ce sel est assez employé en Angleterre à la dose de 0ᵍʳ,60 répétée 3 fois par jour ; il ne produit ni effets astringents, ni effets laxatifs marqués et convient à un traitement prolongé de l'anémie. A la dose de 2ᵍʳ,50, il produit une légère purgation avec de la flatulence et des coliques.

SULFITE DE MAGNÉSIUM

$$SO^3Mg, 3H^2O = 158$$

On peut l'obtenir par double décomposition entre le sulfate de magnésie et le sulfite neutre de soude, mais il est préférable de le préparer en faisant passer un courant de gaz acide sulfureux dans de l'eau tenant en suspension du carbonate de magnésie. Lorsqu'il ne se produit plus d'effervescence et lorsque la liqueur fortement agitée conserve l'odeur d'acide sulfureux, on suspend l'émission de ce gaz ; on recueille sur un filtre ou sur une toile le précipité obtenu ; on lui fait subir un léger lavage ; puis on le comprime et on le fait sécher rapidement à une très douce température. Il doit être conservé à l'abri de l'air.

C'est un sel blanc à saveur terreuse avec un arrière-goût d'acide sulfureux. Il est soluble dans 20 parties d'eau. Il se dissout plus facilement dans la solution d'acide sulfureux qui l'abandonne ensuite par évaporation, en cristaux prismatiques transparents. Exposé à l'air, il en absorbe assez rapidement l'oxygène.

100 C.C. d'une solution contenant par litre 0ᵍʳ,79 de sulfite de magnésie pur additionnés d'empois d'amidon, absorbent 10 C.C. de solution iodée à 12ᵍʳ,7 par litre, avant de donner une coloration bleue persistante.

Le phosphate de magnésie PHMgO⁴ se rencontre dans les graminées et dans les os des animaux.

MAGNÉSIE BORATÉE ou BORACITE

Elle ne se trouve qu'en petits cristaux isolés au milieu du gypse, à Lune-

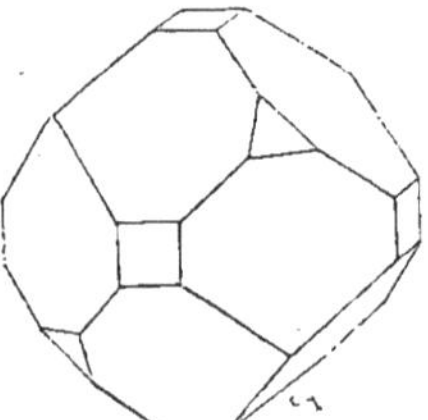

Fig. 406. — Boracite.

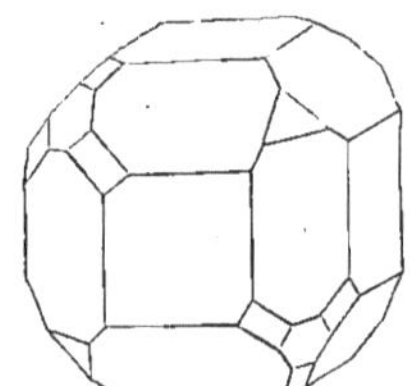

Fig. 407. — Boracite.

bourg (Brunswick) et à Segebert (Holstein). Ces cristaux sont des cubes très nets, gris ou incolores, modifiés sur les arêtes et sur les angles (fig. 406-407) ;

ces dernières modifications sont constamment dissymétriques par hémiédrie. Ce cube doit être considéré comme étant constitué par des molécules
tétraèdres, et en général, les formes de la boracite dérivent tout naturellement du tétraèdre régulier. Elle jouit de la double réfraction.

CARBONATE DE MAGNÉSIE OFFICINAL

$$(CO^3)^3 Mg^3, MgO, 4H^2O = 364$$

SYNONYMIE. — Hydrocarbonate de magnésie. Magnésie blanche.

ÉTAT NATUREL. — (A) (anhydre) *Giobertite*. La giobertite a pour forme primitive un rhomboèdre de 107°,25 ; elle se trouve dans certains schistes talqueux du Tyrol. Une couleur légèrement brunâtre lui est habituelle. Elle
offre à peu près la densité (2,85 à 2,9) et la dureté (3 à 4) de la dolomie. Il
en existe une variété blanche, subterreuse, en rognons, à Baldissero près de
Turin : celle-ci est toujours plus ou moins mélangée de magnésite.

(B) La *magnésie hydrocarbonatée* se présente dans la nature sous deux
formes : carbonate neutre hydraté et sous carbonate hydraté de composition
semblable à celle de la magnésie blanche des pharmacies.

(C) *Dolomie*. Carbonate double de chaux et de magnésie. (Voir *Carbonate
de chaux*.)

PRÉPARATION. — On fait bouillir une solution de sulfate de magnésie et on
y ajoute, en continuant l'ébullition, une solution de carbonate sodique. La
magnésie se précipite à l'état de carbonate, et il se dégage un peu d'acide
carbonique. Le précipité est lavé à l'eau bouillante et desséché dans des
moules en bois ; si on opérait à froid, une partie de la magnésie resterait en
solution à l'état de bicarbonate ; de plus, le produit aurait une composition
différente qu'exprime la formule $(CO^3)^4Mg^4, MgO, 5H^2O$.

Le sel obtenu est d'autant plus lourd qu'on opère à une température plus
élevée et avec des solutions plus concentrées.

PROPRIÉTÉS PHYSIQUES. — Le carbonate de magnésie se présente « en pains
rectangulaires, très blancs et très légers, inaltérables à l'air, inodores, insipides, insolubles dans l'eau. Le carbonate de magnésie, soumis à l'action de
la chaleur, se décompose en perdant son eau et son acide carbonique et en
laissant 43 p. 100 de magnésie calcinée. Il doit se dissoudre entièrement,
avec effervescence, dans l'acide sulfurique dilué, et la solution amenée à l'état
neutre et additionnée de sel ammoniac, ne doit pas précipiter par l'oxalate
d'ammoniaque ». (Codex 1884.)

ALTÉRATIONS. FALSIFICATIONS. ESSAI. — La carbonate de magnésie peut être altéré par du sulfate de potasse ou de soude, par du carbonate de fer ; on l'a falsifié avec la craie, l'amidon, la silice, l'alumine, etc.

L'essai du carbonate de magnésie se fait comme celui de la magnésie calcinée. Il faut en outre rechercher la quantité d'oxyde que le sel peut fournir par la calcination. Cette proportion doit être environ de 0,45.

USAGES. — Le carbonate de magnésie sert à blanchir les gants.

USAGES MÉDICAUX. — La magnésie blanche agit comme la magnésie avec cette différence qu'elle donne lieu à un dégagement d'acide carbonique dans l'estomac, et que, pour ce motif, elle est préférable à cette dernière dans la gastralgie. On l'administre, surtout comme agent absorbant, aux mêmes doses que la magnésie ; elle purge aussi bien que celle-ci.

On l'emploie en nature sous forme de solution dans l'acide carbonique (*eau magnésienne* ou *magnésie liquide*) en tablettes ($0^{gr},20$).

MAGNÉSIE ALUMINATÉE ou SPINELLE

Le nom général de *spinelles* est donné à des substances de la formule MO,M^2O^3 cristallisées en octaèdres réguliers, ou en formes dérivées (fig. 408). Leur dureté est 8,5 ; leur densité varie de 3,52 à 3,58 ; ils possèdent la réfraction simple et sont infusibles au chalumeau.

Le *spinelle rouge* ou *rubis spinelle* se trouve à Ceylan dans les mêmes sables d'alluvion que les corindons, les zircons, etc. Il est transparent d'un rouge ponceau, quelquefois d'un rose très faible. Les spinelles d'Aker en Sudermanie sont bleus. Formule MgO, Al^2O^3

Les autres spinelles sont :

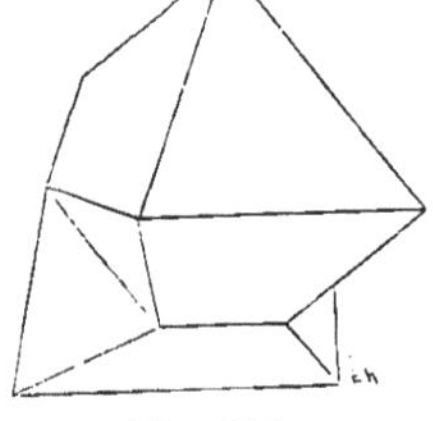

Fig. 408.
Mâcle des spinelles.

Candite et *pléonaste*. Noires.	MgO, FeO, Al^2O^3	
Ceylanite	Verte	— —

MAGNÉSIE SILICATÉE

Les silicates de magnésie naturels sont rarement cristallisés, de sorte que les espèces en sont souvent très confuses. On peut les diviser en deux sections, silicates de magnésie non alumineux et silicates alumineux.

A. — SILICATES DE MAGNÉSIE NON ALUMINEUX

PÉRIDOT

Le péridot est un silicate de magnésie et d'oxyde ferreux. Il a pour forme primitive un prisme rectangulaire droit. Sa dureté est 6,5. Sa densité varie de 3,3 à 3,4. Il est infusible, il possède un éclat vitreux et une couleur verte. Cette espèce créée par HAUY peut se diviser en deux sortes.

1° La *chrysolithe* est toujours cristallisée et d'un vert assez agréable. Elle se trouve dans les terrains d'alluvion et provient de l'Orient. On en a trouvé dans le ruisseau d'Expailly.

2° L'*olivine* est d'un vert d'olive clair ; elle est toujours en masses granulaires. Elle forme des nœuds dans les basaltes de tous les pays et dans les cavités de certains fers météoriques ; elle paraît rentrer pour une grande part dans la composition de la roche pyrénéenne nommée *lherzolite*.

TALC

(*a*) Le *talc foliacé, laminaire, de Venise* renferme de 0,03 à 0,05 d'eau ; il possède une structure foliacée en lames ou écailles. Son type principal qu'on trouve dans le Tyrol a pour couleur le blanc mêlé d'un vert très agréable avec une sorte de translucidité et d'éclat sub-nacré très doux. Les feuilles n'ont ni la rigidité ni la planitude des lames de mica, et lorsqu'elles ont été fléchies, elles ne reviennent pas à leur état primitif. Par une pression ménagée, elles peuvent donner des fêlures qui se croisent sous un angle de 120°. Il se laisse très facilement rayer par l'ongle.

(*b*) La *stéatite* pourrait être considérée comme un talc massif. Elle semble, en effet, passer au talc, par la variété blanche, écailleuse, qu'on appelle *craie de Briançon* et qui est employée par les gantiers et les bottiers. Sa cassure est en général sub-esquilleuse, passant à la terreuse. Sa couleur est le blanc sale ou teinté de gris, de jaune, de vert ou de rouge ; son onctuosité est comparable à celle du savon ; elle se laisse facilement tailler ou couper au couteau.

Le talc et la stéatite forment un élément essentiel des stéaschistes ou talschistes.

Le talc s'est formé postérieurement aux terrains qui le contiennent ; on le prouve par ses pseudo-morphoses qui nous le montrent cristallisé en formes propres au quartz hyalin ou à la chaux carbonatée.

USAGES MÉDICAUX. — DEBOVE traite les diarrhées chroniques liées à des lésions organiques de l'intestin par les doses massives de talc (de 200 à 600 grammes dans un litre de lait) ; à la diarrhée succède une constipation opiniâtre.

M. P. VIGIER en fait la base d'une poudre dentifrice ; il propose de le substituer au lycopode et à l'amidon pour les soins à donner aux enfants ; il l'a également préconisé pour empêcher l'incrustation des chaudières (1 gramme par degré hydrotimétrique et par mètre cube).

MAGNÉSITE OU ÉCUME DE MER

La magnésite est un silicate de magnésie hydraté ; c'est une terre blanche, quelquefois teintée de gris ou de rose, sèche, happant à la langue, presque infusible, faisant difficilement pâte avec l'eau. Elle forme des lits ou des veines dans les marnes et les argiles tertiaires ; on en trouve quelquefois en veines dans la serpentine comme à Baldissero en Piémont, où elle accompagne la giobertite terreuse.

L'*écume de mer* est une variété blanche et fine. Elle provient de la Crimée et de l'Anatolie.

SERPENTINE

La serpentine renferme 0,12 à 0,13 d'eau et une certaine proportion d'oxyde ferreux. Ses couleurs sont plus caractéristiques que celles du talc ; la plus habituelle est le vert. Quelques-unes n'ont qu'une seule couleur ; mais la plupart présentent des taches ou des veines d'une nuance particulière sur un fond uniforme. Elle renferme ordinairement des lamelles bronzées de diallage et souvent des octaèdres d'aimant.

La *serpentine noble* est une variété d'un beau vert très homogène, à cassure esquilleuse ou cireuse et translucide sur les bords. On en fait divers objets de fantaisie ou d'ornement.

La serpentine commune qu'on nomme quelquefois *pierre ollaire* (la véritable pierre ollaire est une roche) est assez tendre pour être travaillée au tour. On en fait des vases de diverses formes qui supportent très bien l'action de la chaleur.

La serpentine constitue une roche éruptive qui traverse les terrains stratifiés sous forme de culots et s'épanche souvent à la surface du sol, en donnant naissance à des protubérances plus ou moins arrondies. Elle se trouve en Saxe, dans le Limousin, le Tarn, l'Aveyron.

B. — SILICATES DE MAGNÉSIE ALUMINEUX

CORDIÉRITE OU DICHROÏTE

La dichroïte est un silicate de fer, d'alumine et de magnésie. Sa forme primitive est un prisme hexaèdre régulier modifié sur les arêtes et pouvant offrir plusieurs rangs de facettes sur les bases (fig. 409). Sa densité varie de 2,55 à 2,6. Sa dureté est de 7. C'est une substance vitreuse, de couleur bleue dans le sens de l'axe, d'un jaune brunâtre perpendiculairement à l'axe (d'où son nom de dichroïte). Elle possède deux axes de double réfraction.

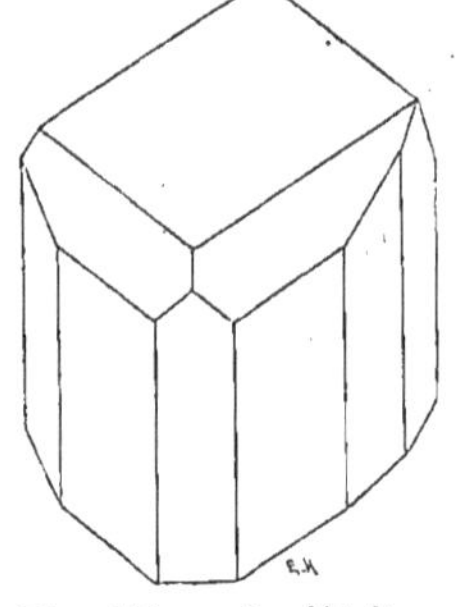

Fig. 409. — Cordiérite.

Certaines variétés d'un beau bleu qui viennent de Ceylan sont employées sous le nom de *saphir d'eau*.

La cordiérite se trouve en Bavière et au Groenland, dans le micaschiste. Il en existe aussi dans les roches trachytiques du cap de Gate (Espagne). Elle avait reçu primitivement le nom d'*iolite*.

<h3 style="text-align:center">CHLORITE</h3>

La chlorite est un silicate de fer, d'alumine et de magnésie avec 0,10 à 0,12 d'eau. Elle se trouve en nids ou amas composés de petites écailles vertes tendres et onctueuses, quelquefois sous forme de lamelles hexagonales empilées. Dans la vallée d'Ala, elle est associée au pyroxène et au grenat.

Sous le nom de *pennine*, on a fait une espèce d'une chlorite d'un vert très foncé cristallisée en rhomboèdres aigus dichroïtes et qu'on trouve aussi en masses lamellaires.

La chlorite écailleuse constitue une roche schisteuse assez abondante dans les Alpes Italiennes et en Corse. Elle accompagne souvent le cristal de roche dans les géodes qui lui servent de matrices et remplace le talc dans le protogyne.

On a souvent donné le nom de chlorite à des grains verts formant un des éléments de certaines roches, surtout du grès vert et de la craie inférieure. Ces grains de composition assez variable ont reçu de M. Brongniart le nom de *glauconie*.

CALCIUM

$$Ca'' = 40$$

HISTORIQUE. — Le calcium a été découvert par DAVY en 1808.

PRÉPARATION. — On a donné plusieurs procédés pour le préparer; aucun ne semble le fournir dans un grand état de pureté; les uns sont fondés sur une action électrique, les autres sur la réduction d'un composé calcique par un autre métal.

PROPRIÉTÉS PHYSIQUES. — Le calcium est d'un jaune pâle; ses surfaces fraîches sont très brillantes, mais se ternissent à l'air humide; sa cassure est irrégulière. Il est plus mou que le zinc, plus dur que l'étain, très malléable. Sa densité est de 1,6; il n'est pas sensiblement volatil.

PROPRIÉTÉS CHIMIQUES. — Dans l'air sec, le calcium se conserve très long-temps en prenant seulement une teinte grise à la surface. Chauffé, il brûle avec un éclat que l'œil a peine à supporter, mais la combustion s'arrête bientôt à cause de la couche d'oxyde.

Il se combine énergiquement avec le soufre fondu.

Le chlore, le brome, l'iode l'attaquent lentement à froid; à chaud, la combinaison a lieu avec incandescence.

Avec le mercure il donne un amalgame blanc.

La vapeur de phosphore le transforme en phosphure de calcium.

Il décompose l'eau assez vivement à la température ordinaire.

Les acides chlorhydrique, sulfurique, azotique étendus le dissolvent; au contact de l'acide azotique concentré, il reste inaltéré, mais si l'on chauffe, l'attaque commence et se continue ensuite avec énergie.

CARACTÈRES. — Les sels calciques ne précipitent ni par l'hydrogène sulfuré, ni par le sulfhydrate d'ammoniaque. Avec le carbonate d'ammoniaque, on obtient un précipité blanc. Ce précipité est soluble dans l'acide chlorhydrique; la solution neutre fournit les caractères des sels calciques.

1° Avec l'acide oxalique, ou l'oxalate d'ammoniaque, précipité blanc d'oxa-late de chaux très soluble dans les acides chlorhydrique et azotique, inso-luble dans les acides acétique et oxalique, insoluble dans l'ammoniaque.

2º L'acide sulfurique et le sulfate de soude donnent immédiatement un précipité de sulfate de chaux; ce précipité est soluble dans beaucoup d'eau et surtout dans les acides; les solutions diluées ne sont pas précipitées par ces réactifs : toutefois le précipité apparaît par addition d'alcool.

Les sels de chaux ne précipitent pas par une solution de sulfate de chaux.

3º La potasse pure, non carbonatée, ne précipite les sels calciques qu'en solution concentrée; le précipité blanc est soluble dans l'eau.

4º L'ammoniaque ne précipite pas les sels calciques.

5º Les carbonates alcalins donnent un précipité blanc de carbonate calcique, soluble avec effervescence dans les acides chlorhydrique et azotique.

6º Les bicarbonates ne fournissent pas de précipité.

7º L'acide fluosilicique ne précipite pas les sels calciques.

8º Les chromates alcalins et le chromate de strontiane ne précipitent pas les sels calciques.

Au chalumeau les sels de chaux et particulièrement le chlorure colorent l'extrémité de la flamme extérieure en rouge peu intense.

DOSAGE. — 1º A l'état de sulfate. On précipite par l'acide sulfurique en présence de l'alcool ; le précipité est pesé après calcination (1).

2º A l'état de carbonate. La précipitation peut être effectuée par le carbonate d'ammoniaque (2) ou encore par l'oxalate d'ammoniaque. L'oxalate de chaux obtenu est ensuite transformé en carbonate de chaux par la chaleur (3) ou dosé *volumétriquement*.

---

(1) La solution est mélangée avec un excès d'acide sulfurique étendu, puis avec le double de son volume d'alcool. Après douze heures de repos, le précipité est recueilli sur un filtre, lavé très complètement avec de l'alcool, puis desséché et calciné. Les résultats sont très exacts quand on opère dans ces conditions ; mais il ne faut pas que la solution contienne d'autres sels insolubles dans l'alcool.

(2) La solution calcique est mélangée avec de l'ammoniaque, puis avec un léger excès de carbonate d'ammoniaque et abandonnée pendant quelques heures à une douce chaleur. Le précipité est alors recueilli sur un filtre, lavé avec de l'eau additionnée d'ammoniaque, puis desséché et calciné avec précaution et à une chaleur modérée. Les résultats sont exacts ; toutefois il importe que la solution ne contienne pas une quantité considérable de sels ammoniacaux, car ils dissolvent le carbonate de chaux d'une manière sensible.

(3) La chaux peut être précipitée par l'oxalate d'ammoniaque dans les composés calciques solubles dans l'eau , ainsi que dans les sels insolubles dont l'acide est éliminé par l'acide chlorhydrique. Quand la chaux est combinée à l'acide phosphorique ou à un autre acide fixe avec lequel elle forme une combinaison insoluble dans l'eau, elle peut encore être précipitée sous la forme d'oxalate, comme il sera dit plus bas.

On sursature la solution chaude par l'ammoniaque, qui ne doit y produire aucun trouble ; on ajoute un excès d'oxalate d'ammoniaque, puis on ferme le vase à préci-

3° Par le permanganate (1).

Séparation. — *De la magnésie.* Elle est basée sur ce que l'oxalate de

---

pité avec une plaque de verre et on abandonne le précipité au repos dans un endroit chaud pendant douze heures ; on jette alors sur un filtre et on lave à l'eau chaude, jusqu'à ce que la liqueur filtrée ne soit plus troublée par une solution de chlorure de calcium. Il arrive quelquefois qu'une petite portion du précipité adhère avec force aux parois du vase, sans qu'il soit possible de l'enlever mécaniquement ; on dissout ces traces d'oxalate de chaux dans quelques gouttes d'acide chlorhydrique très étendu. On verse le liquide dans un petit verre et on précipite de nouveau par l'ammoniaque et l'oxalate d'ammoniaque et on joint au premier précipité. — Quand le lavage est terminé, on dessèche le précipité sans le retirer de l'entonnoir ; on le détache ensuite aussi complètement que possible du filtre que l'on incinère séparément et on le met dans un creuset de platine où on le convertit en carbonate de chaux par la calcination. Il ne faut chauffer que très faiblement au début et augmenter la chaleur, de manière cependant à ne faire rougir que le fond du creuset. On maintient cette température pendant 1/4 d'heure environ ; on laisse refroidir et l'on pèse.

Après la pesée, il faut toujours examiner si le carbonate de chaux n'a pas été en partie décomposé par une chaleur trop vive. Le résidu blanc ou à peine grisâtre doit être sans action sur les papiers réactifs quand il est humecté par un peu d'eau ; s'il a été transformé partiellement en chaux vive, on l'humecte uniformément avec quelques gouttes d'une solution concentrée de carbonate d'ammoniaque pur ; on évapore à sec et on calcine très modérément jusqu'à ce que le poids du creuset ne varie plus.

Lorsque le précipité n'est pas assez abondant pour être aisément enlevé du filtre, il est préférable de le convertir en sulfate, en opérant comme il suit. On met le précipité avec le filtre dans un creuset de platine, on incinère et on calcine fortement. On dissout ensuite le résidu dans une petite quantité d'acide chlorhydrique très étendu, on ajoute un léger excès d'acide sulfurique faible, on évapore à sec, puis on calcine modérément.

Pour précipiter la chaux à l'état d'oxalate en présence de certaines acides, tels que l'acide phosphorique, avec lesquels elle forme des composés insolubles dans l'eau, on opère de la manière suivante : on dissout la combinaison dans l'acide chlorhydrique, on ajoute de l'ammoniaque peu à peu, jusqu'à ce qu'un précipité apparaisse, et on redissout celui-ci par l'addition d'une goutte d'acide chlorhydrique. Dans cet état la solution est mélangée d'abord avec un excès d'oxalate d'ammoniaque, puis avec de l'acétate de soude et abandonnée au repos pour que le précipité se repose. On recueille ce précipité et on le transforme en carbonate comme il a été dit plus haut.

(1) Le précipité d'oxalate de chaux, obtenu comme nous l'avons indiqué et lavé, est dissous sur le filtre même avec de l'eau acidulée par l'acide chlorhydrique : la solution et les eaux de lavage sont reçues dans un vase à saturation ; la liqueur est tiédie ; au moyen de la burette graduée, on ajoute la liqueur N/10 de permanganate jusqu'à coloration rose persistant pendant quelques instants.

1 C.C. de permanganate N/10 correspond à 0^{gr},005 de carbonate de calcium.

chaux est insoluble dans les sels ammoniacaux et l'acide acétique, tandis que l'oxalate de magnésie y est soluble (1).

Usages médicaux. — D'après G. Sée, les sels de calcium agissent favorablement sur l'estomac et conviennent dans un très grand nombre de dyspepsies et de lésions stomacales, mais seuls les haloïdes seraient absorbés d'une façon certaine, les autres seraient éliminés en très petite quantité par les reins et en grande partie par les fèces; il recommande donc l'emploi du chlorure, du bromure ou de l'iodure suivant le cas; mais quelques auteurs ont fait remarquer, et à juste raison, que le bromure et l'iodure de calcium étaient des sels très instables qui devaient être bannis de la pratique médicale.

Toxicologie. — Les composés du calcium sont peu actifs.

FLUORURE DE CALCIUM. $CaFl^2 = 78$

État naturel. — Le fluorure de calcium se rencontre en petite quantité dans les os et l'émail des dents.

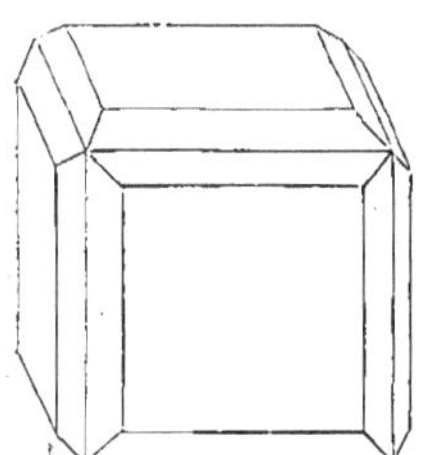

Fig. 410. — Fluorine.

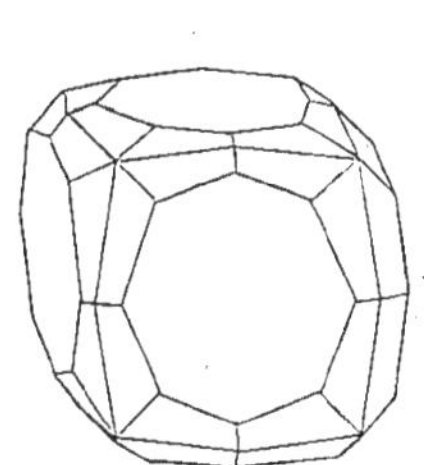

Fig. 411. — Fluorine.

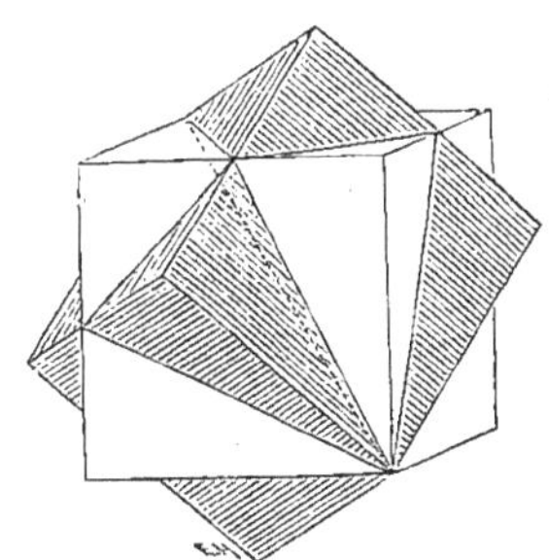

Fig. 412. — Fluorine.

La *fluorine, chaux fluatée, spath-fluor* a pour forme primitive un octaèdre

---

(1) On mélange la solution étendue avec du chlorhydrate d'ammoniaque, puis avec un très léger excès d'ammoniaque caustique. Si un précipité se manifeste il faut ajouter de nouveau du chlorhydrate d'ammoniaque pour le faire disparaître. On verse alors de l'oxalate d'ammoniaque dans la liqueur limpide jusqu'à ce que ce réactif ne détermine plus de précipité; on laisse déposer douze heures dans un endroit chaud, puis on recueille le précipité d'oxalate et on le soumet au traitement indiqué plus haut. Les eaux de lavage doivent être recueillies à part. On les concentre par l'évaporation, avec addition d'un léger excès d'acide chlorhydrique et on les réunit à la liqueur filtrée. La magnésie est ensuite précipitée sous la forme de phosphate ammoniaco-magnésien.

Quand la chaux et la magnésie sont unies à l'acide phosphorique la précipitation de l'oxalate de chaux doit être effectuée en présence d'un peu d'acide acétique libre.

régulier. On la trouve en cubes, en octaèdres', en cubes pyramidés; (fig. 410-411-412). Il en existe des variétés concrétionnées, d'autres à structure compacte. Elle possède un clivage facile parallèlement aux faces de l'octaèdre. Sa densité varie de 3,1 à 3,2. Sa dureté est de 4; elle est fusible. A chaud, elle devient phosphorescente. C'est une des plus belles espèces minérales par le volume et la netteté de ses cristaux et par la variété et la beauté de ses couleurs accidentelles (violet, vert, jaune de vin, etc.). On la trouve essentiellement dans les filons; les plus beaux cristaux viennent de Saxe. Les filons du Derbyshire en offrent une variété largement concrétionnée, à texture vitreuse, et en même temps fendillée où l'on remarque des zones d'un violet très agréable. On en a fabriqué divers objets de luxe.

Usages. — On l'emploie pour préparer l'acide fluorhydrique, les fluorures de bore et de silicium, comme fondant dans la métallurgie, surtout dans celle du cuivre.

CHLORURE DE CALCIUM. $CaCl^2 = 111$

État naturel. — Le chlorure de calcium se trouve dans un certain nombre d'eaux minérales et dans les eaux de la mer.

Préparation. — On le prépare ordinairement en attaquant le carbonate de calcium par l'acide chlorhydrique. On obtient à volonté le chlorure de calcium cristallisé $CaCl^2,6H^2O$, le chlorure desséché $CaCl^2, 4H^2O$ et le chlorure fondu (1).

Le plus souvent le chlorure de calcium est un sous-produit d'une autre opération.

---

(1) « Carbonate de chaux . . . . Q. V.
      Acide chlorhydrique à 1.17. . . . . Q. S.

Projetez le carbonate de chaux par parties dans l'acide chlorhydrique étendu de son volume d'eau, afin d'éviter une trop vive effervescence; filtrez la dissolution lorsque l'action de l'acide sur un excès de carbonate de chaux sera épuisée. Evaporez la liqueur jusqu'à siccité, et enfermez le produit dans des flacons hermétiquement bouchés. » On obtient ainsi le chlorure de calcium *desséché*, $CaCl^2, 4H^2O$. « Pour obtenir le chlorure de calcium *cristallisé* $CaCl^2,6H^2O$ évaporez la dissolution jusqu'à ce qu'elle marque bouillante 1,38 au densimètre; elle donne de beaux cristaux par le refroidissement. On prépare le chlorure de calcium fondu en introduisant le sel desséché dans un creuset de terre, dont on élève progressivement la température, jusqu'à ce que le chlorure de calcium subisse la fusion ignée; on le coule sur un marbre poli. » (Codex 1866.)

Propriétés physiques. — Le chlorure de calcium cristallisé se présente sous la forme de prismes à 6 pans incolores, d'une saveur amère et contenant 6 molécules d'eau, soit 0,49. L'eau à la température ordinaire en dissout 15 fois son poids; la solution saturée à l'ébullition bout à 179°,5. Il abaisse notablement la température de l'eau dans laquelle on le dissout; et quand on le mélange avec de la neige, il produit un froid capable de congeler le mercure. Il est soluble dans l'alcool; dans le vide, il perd 4 molécules d'eau. Quand on le chauffe, il subit la fusion aqueuse et il abandonne 2 molécules d'eau à 200° (chlorure *desséché*); il ne devient anhydre qu'au rouge, en éprouvant la fusion ignée. La chaleur ne le décompose pas.

Le chlorure de calcium anhydre est blanc, extrêmement déliquescent, très soluble dans l'alcool. Quand on lui ajoute une petite quantité d'eau, on observe une élévation de température due à la formation de l'hydrate $CaCl^2$, $6H^2O$, puis par suite de la solution de cet hydrate, il y a abaissement de la température. Il absorbe plus que son poids d'ammoniaque, en formant une combinaison représentée par la formule $CaCl^2,8AzH^3$; aussi ne peut-il servir à la dessiccation de ce gaz.

Conservation. — « Le chlorure de calcium est extrêmement avide d'humidité, et doit être conservé dans des flacons bouchés avec beaucoup de soin. » (Codex.)

Réactif. — Il sert à la préparation du phosphate bicalcique et du carbonate de calcium précipité.

Essai. — Il peut être altéré par du cuivre, du fer, de la magnésie. Il doit être neutre aux réactifs colorés. Le fer et le cuivre se recherchent au moyen de leurs caractères ordinaires. Pour rechercher la magnésie, on précipite la chaux par un excès d'oxalate d'ammoniaque; on filtre et on ajoute ensuite du phosphate de soude aux liqueurs; par l'agitation, il se produit un dépôt de phosphate ammoniaco-magnésien.

Usages médicaux. — En solution très concentrée, le chlorure de calcium est caustique; à haute dose, en solution étendue, c'est un purgatif inusité, car il est dangereux; à faible dose, en solution étendue (0,50 ou 1 gramme dans 100 grammes d'eau simple ou édulcorée), on l'administre à la dose de 0,20 à 2 grammes par jour dans le rachitisme, la scrofule, la phtisie, pour la consolidation de la fracture des os; dans ce dernier cas, il est bon de donner en même temps les phosphates alcalins. On emploie le chlorure de calcium pour la fabrication des eaux minérales artificielles.

Toxicologie. — 3 grammes de chlorure de calcium fondu dissous dans 40 grammes d'eau et injectés dans une veine d'une patte postérieure chez un chien ont produit une mort foudroyante. Comme tous les sels de calcium, ce sel est un poison musculaire.

BROMURE DE CALCIUM. Br^{2}Ca

Le bromure de calcium s'obtient par l'action de l'acide bromhydrique sur le carbonate calcique : c'est un sel blanc, cristallin, déliquescent, soluble dans l'alcool ; il se décompose facilement à l'air, ce qui exclut son emploi de la thérapeutique.

IODURE DE CALCIUM. I^{2}Ca

On le prépare comme le bromure ou en décomposant l'iodure ferreux par la chaux ; c'est un sel blanc, déliquescent, soluble dans l'alcool, encore plus altérable que le bromure ; il doit donc être absolument banni des usages médicaux.

OXYDE DE CALCIUM ou CHAUX

$$CaO = 56$$

PRÉPARATION. — 1° On le prépare le plus souvent par la calcination du carbonate de chaux ; pour les usages pharmaceutiques, on emploie le marbre blanc statuaire (1).

Dans cette opération, la carbonate de chaux se décompose sous l'influence de la chaleur : l'acide carbonique se dégage et la chaux reste : si l'on se contentait de chauffer le carbonate de chaux dans un creuset, l'on n'arriverait pas à décarbonater complètement ; l'acide carbonique mis en liberté par la chaleur, restant en partie dans le creuset, se combinerait de nouveau avec la chaux quand on laisserait refroidir.

---

(1) Codex 1866. « *Chaux vive.* —

Carbonate de chaux (marbre blanc statuaire). . . . . Q. V.

Cassez le marbre par petits fragments que vous placerez alternativement avec des charbons, sur une grille dans le laboratoire d'un fourneau à réverbère muni d'un bon tirage. Allumez le feu par dessous, et portez le carbonate à la température rouge que vous maintiendrez jusqu'à ce qu'il soit complètement décomposé. Lorsque le fourneau sera presque refroidi, enlevez les fragments de chaux et enfermez-les rapidement dans des flacons bien bouchés. Si l'opération a été bien conduite, la chaux qui en provient doit se dissoudre sans effervescence dans l'acide chlorhydrique étendu. »

Dans l'industrie, on opère d'une manière analogue ; les fours employés sont de deux sortes, les uns sont intermittents, les autres sont continus ; ces derniers sont encore désignés sous le nom de fours coulants ; dans quelques-uns le calcaire et le combustible sont mélangés par couches ; dans d'autres le combustible est distinct du calcaire.

2° En calcinant de l'azotate calcique, on obtient de la chaux vive.

3° Si l'on veut obtenir de la chaux vive en poudre impalpable, il faut préparer de la chaux par les procédés ordinaires, l'éteindre avec de l'eau, tamiser la poudre obtenue, et calciner de nouveau dans un creuset.

PROPRIÉTÉS PHYSIQUES. — La chaux est une substance blanche, amorphe, sa densité est de 2,3. Elle est soluble dans 779 parties d'eau à 15° et dans 1 650 parties d'eau bouillante. Elle est infusible ; portée au rouge blanc, elle devient très éclairante.

PROPRIÉTÉS CHIMIQUES. — Abandonnée à l'air, elle en absorbe l'humidité et l'acide carbonique, tombe en poudre et donne un mélange d'hydrate et de carbonate.

Quand on la met en contact avec une petite quantité d'eau, elle l'absorbe, produit un dégagement considérable de chaleur (300°), volatilise une partie de l'eau et se transforme en hydrate CaH^2O^2. Cet hydrate porte le nom de *chaux délitée* et de *chaux éteinte* (1) ; il est pulvérulent et absorbe avec facilité l'acide carbonique. La chaleur le transforme en chaux vive.

La chaux se combine facilement avec le sucre de canne, avec lequel elle donne des *saccharates* ou *saccharosides*. Ces composés sont très solubles dans l'eau.

DOSAGES. — La chaux peut être dosée par un procédé acidimétrique.

CONSERVATION ET ESSAI. — « La chaux destinée aux usages pharmaceutiques doit être bien vive, récemment préparée et ne pas produire une effervescence trop marquée au contact des acides ; on doit la conserver dans des flacons bouchés et placés dans un endroit sec. » (Codex 1884.)

---

(1) « Chaux vive . . . . 100 gr.
      Eau pure . . . . environ   40 gr.

Placez la chaux vive dans une terrine en grès, et arrosez-la avec l'eau que vous laisserez tomber peu à peu, et sous forme de filet très mince, à mesure qu'elle sera absorbée et solidifiée.

La masse s'échauffe, se fendille, dégage d'abondantes vapeurs aqueuses et se transforme enfin en une poudre blanche très fine connue sous le nom de *chaux éteinte*, ou *chaux hydratée*. Tamisez-la rapidement et conservez-la dans un flacon bien bouché. » (Codex 1884.)

Quand elle est préparée avec des calcaires magnésiens ou des marbres colorés, elle peut contenir de la silice, de la magnésie, de l'oxyde de fer.

Le produit industriel est mélangé de sel terreux, de sable, de fer, d'argile, etc.

L'eau de chaux conservée dans des flacons de verre plombeux peut dissoudre une quantité notable d'oxyde de plomb, dont la présence est décelée par l'acide sulfhydrique.

Usages. — La chaux sert à la préparation de la potasse caustique, de l'ammoniaque, du chlorure de chaux, du gaz de l'éclairage. Elle est employée pour faire les mortiers et les ciments, pour l'épilage des peaux, etc.

Usages médicaux. — *Formes pharmaceutiques.*

Eau de chaux. Eau de chaux seconde (1,285/1000).

Sirop de chaux.

Pommade des frères Mahon contre la teigne (10/105).

Liniment ou savon calcaire.

Glycéré de sucrate de chaux.

Liniment saccharo-calcaire.

L'eau de chaux s'emploie contre les diarrhées rebelles et surtout avec succès contre la diarrhée infantile. La dose pour les adultes peut aller jusqu'à 500 grammes par jour ; chez les jeunes enfants, on en donne souvent 50 grammes et l'on peut aller jusqu'à 100 grammes.

L'eau de chaux est un bon dissolvant des membranes croupales ; elle les dissout mieux que les solutions de potasse, mais moins bien que l'acide lactique.

Le liniment oléo-calcaire a été employé avec succès contre les brûlures aux trois premiers degrés. Ce liniment est encore employé avec grand avantage pour calmer les démangeaisons cruelles de quelques maladies dartreuses. A l'extérieur, l'eau de chaux est employée à titre de solution alcaline faible.

La chaux vive a quelquefois été employée seule comme caustique et pour produire des bains de vapeur en versant sur elle de l'eau.

SULFURES DE CALCIUM

On connaît quatre combinaisons de soufre et de calcium, CaS, CaS^2, CaS^4 et CaS^5. Les combinaisons des sulfures avec l'oxyde ont été étudiées par Rose.

MONOSULFURE DE CALCIUM. $CaS = 72$

Préparation. — Le sulfure de calcium pur se prépare en chauffant fortement, dans un creuset couvert et bien luté, un mélange de 100 parties de gypse statuaire calciné, réduit en poudre fine et 15 parties de noir de fumée :

$$SO^4Ca + 4\,C = 4\,CO + CaS.$$

PROPRIÉTÉS. — Le monosulfure de calcium est blanc, amorphe, très peu soluble dans l'eau froide ; l'eau bouillante le décompose. Sa réaction est alcaline. Exposé au préalable à la lumière, il reste lumineux à l'obscurité. BECQUEREL a étudié dans quelles conditions il fallait opérer pour obtenir ce résultat au maximum et des teintes différentes.

USAGES MÉDICAUX. — Inusité à cause de son altérabilité.

SULFHYDRATE DE SULFURE DE CALCIUM

On donne ce nom au produit obtenu en faisant passer un courant d'acide sulfhydrique dans un lait de chaux, jusqu'à ce que l'absorption cesse complètement ; la masse prend souvent une coloration gris bleuâtre due à la sulfuration du fer mélangé à la chaux.

Il est employé comme épilatoire. Une couche de 1 à 2 millimètres d'épaisseur de cette bouillie appliquée pendant 3 à 4 minutes sur la peau, la dépouille de toute production pileuse et le plus souvent sans causer d'irritation.

Ce corps peut également servir au traitement de la teigne ; dans ce cas, il faut le laisser pendant plusieurs heures en contact avec le cuir chevelu.

QUINTISULFURE DE CALCIUM. CaS⁵ = 200

PRÉPARATION. — On n'a pas isolé le quintisulfure de calcium à l'état de pureté : on en prépare d'impur par le procédé suivant :

« *Sulfure de calcium impur. Foie de soufre calcaire.*

Fleur de soufre	100 gr.
Chaux hydratée.	300 gr.
Eau	500 gr.

Opérez le mélange des substances dans une terrine vernissée ; faites bouillir jusqu'à ce qu'une petite quantité de cette matière versée sur une surface froide se prenne en masse solide par le refroidissement. Coulez la masse sur un marbre et dès qu'elle sera solidifiée, brisez-la en fragments que vous conserverez dans des bocaux soigneusement bouchés. » (Codex 1866.)

Ce produit est verdâtre, assez soluble dans l'eau ; il est composé de polysulfure de calcium, de chaux et d'hyposulfite de chaux.

Pour préparer le sulfure de chaux liquide, on éteint 14 parties de chaux vive dans 150 parties d'eau ; on ajoute 39 parties de soufre et on fait bouillir pendant une heure, en remplaçant l'eau qui s'évapore, à mesure de sa disparition. La liqueur filtrée doit avoir une densité de 1,16.

Usages médicaux. — Le sulfure de calcium a été recommandé au commencement de ce siècle contre la phtisie scrofuleuse. C'est un succédané des sulfures alcalins, auxquels on n'accorde aujourd'hui que des propriétés stimulantes et antiparasitaires. On l'a employé contre la gale sous le nom de *poudre de* Pyhorel. On en fait des bains, des pommades et des liniments : en bains, il a l'inconvénient d'abandonner un dépôt calcaire.

CHLORURE DE CHAUX SEC. $CaOCl^2$?

Synonymie. — Hypochlorite de chaux.

L'hypochlorite de chaux pur n'a pas été isolé ; le produit commercial est un mélange d'hypochlorite, de divers sels de chaux et surtout de chlorure de calcium.

Préparation. — On obtient l'hypochlorite de chaux en faisant passer un courant de chlore dans un lait de chaux ou sur de la chaux éteinte pulvérisée :

$$CaO + Cl^2 = CaOCl^2.$$

La réaction doit se faire en présence d'un excès de chaux et avec lenteur, pour éviter la formation du chlorate de chaux.

Propriétés. — « Le chlorure de chaux se présente sous la forme d'une poudre blanche, exhalant une forte odeur de chlore, d'une saveur âcre et piquante, incomplètement soluble dans l'eau. Il doit marquer au minimum 90° chlorométriques. Il attire l'humidité et doit être conservé dans des vases bien bouchés et à l'abri de la lumière. » (Codex 1884.)

Il est très peu stable ; les acides les plus faibles le décomposent en dégageant du chlore :

$$CaOCl^2 + CO^2 = CO^3Ca + 2\ Cl.$$

La chaleur l'altère rapidement ; si l'on fait bouillir sa dissolution, il se transforme en chlorate de chaux et en chlorure de calcium :

$$3\ CaOCl^2 = (ClO^3)^2Ca + 5\ CaCl^2.$$

Si la solution est concentrée, il y a en même temps dégagement d'oxygène :

$$CaOCl^2 = CaCl^2 + O.$$

Cette dissolution est détruite, même à froid, avec dégagement d'oxygène par le bioxyde de manganèse et par les oxydes ferrique, cuivrique et mercurique.

DOSAGE. — Voir *Acide hypochloreux*, p. 364.

ESSAI. — On doit titrer le chlorure de chaux et ensuite vérifier s'il ne contient pas d'arsenic dont la présence a été constatée à plusieurs reprises par GARNIER.

USAGES. — Le chlorure de chaux est employé comme désinfectant, comme oxydant et comme source de chlore.

USAGES MÉDICAUX. — *Formes pharmaceutiques.*

En nature.

Soluté aqueux titrant 200° chlorométriques.

Pilules (0^{gr},05) (Excipient vaseline et poudre de guimauve).

NISSEN a constaté sa valeur comme antiseptique à la dose de 1 à 2 grammes ; il détruit très rapidement le bacille typhique, le charbon bactéridien, etc. Pour les emplois voy. *Usages médicaux du chlore*, p. 346.

TOXICOLOGIE. — Voy. *Toxicologie de l'acide hypochloreux.*

M. SCHUTZENBERGER a signalé les inconvénients produits par l'emploi de solutions trop concentrées de ce sel chez les blanchisseuses : accidents cutanés, douleurs, contractures des mains et des bras, etc.

PHOSPHURE DE CHAUX

Sous ce nom on désigne un corps brun de composition complexe, qui dégage des hydrogènes phosphorés quand on le met en contact avec l'eau.

Pour le préparer, on fait arriver des vapeurs de phosphore sur du carbonate de chaux chauffé au rouge. Le plus souvent on place à la partie inférieure d'un grand creuset un vase contenant du phosphore ; au-dessus on dispose des bâtons de craie ; le creuset est placé dans un fourneau dont la grille est percée de manière à laisser enfoncer le creuset assez pour que le phosphore se trouve sous la grille ; on chauffe ; la craie est d'abord portée au rouge, puis le phosphore chauffé par réverbération se volatilise.

SULFATE DE CALCIUM

$$
SO^4Ca = 120
\begin{cases}
S & = & 32 & = & 23,53 \\
O^4 & = & 64 & = & 29,41 \\
Ca & = & 40 & = & 47,06 \\
\hline
& & 136 & & 100,00
\end{cases}
$$

SYNONYMIE. — Sulfate de chaux, sulfate calcique.

ÉTAT NATUREL. — A. *Chaux sulfatée anhydre ou anhydrite.* Sa forme primitive est un prisme droit rectangulaire : on la trouve en prismes octogones, mais les cristaux sont rares et elle se présente surtout en masses lamellaires ou saccharoïdes. Sa densité est 2,9 ; sa dureté est de 3,5. Elle a deux axes de double réfraction. Elle est rarement blanche, presque toujours d'un gris bleuâtre ou un peu violette. Une variété sub-lamellaire et d'un bleu céleste est employée sous le nom de *marbre bleu de Wurtemberg*. En Pologne, on en trouve une variété formée de petites masses fibreuses repliées sur elles-mêmes et nommées *pierre de tripes*. En Italie, on en trouve une variété uniformément imprégnée de quartz, susceptible d'un beau poli, et employée sous le nom de *marbre de Bergame*.

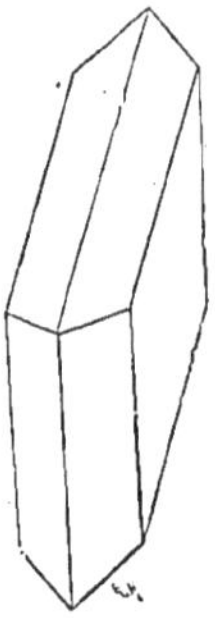

L'anhydrite se trouve dans les anciens terrains de sédiment ; elle accompagne très souvent les dépôts salifères de ces mêmes terrains.

La *muriacite* est un mélange d'anhydrite et de chlorure de sodium.

B. *Chaux sulfatée hydratée* ou *gypse*. $SO^4Ca,2H^2O$.

La forme primitive est un prisme rectangulaire unoblique (fig. 413) ; sa base est inclinée de 113° sur la hauteur. Sa densité varie de 2,3 à 2,4. Sa dureté est de 2. La chaleur lui fait perdre son eau et la transforme en plâtre. Elle se clive très facilement parallèlement aux pans latéraux du prisme primitif.

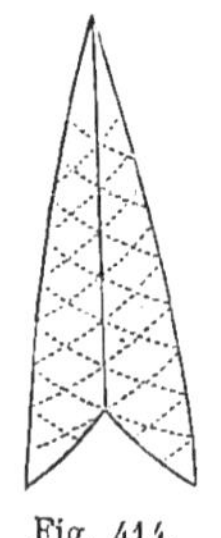

Fig. 413.
Gypse.

Le gypse a beaucoup de tendance à cristalliser : on le trouve souvent en tables rhomboïdales biselées sur leurs bords, quelquefois accolées deux à deux et pénétrées avec hémitropie. Souvent aussi, cette espèce affecte la forme de lentilles simples ou géminées. Par le clivage, ces dernières donnent des sections qui ressemblent à des fers de lance (fig. 414) et se trouvent surtout à Montmartre. En masse, le gypse a presque toujours une texture cristalline qui peut être fibreuse, laminaire, lamellaire, saccharoïde, compacte ; quand ces deux dernières variétés ont une belle teinte blanche, on les utilise sous le nom d'*albâtre gypseux* et d'*albastrite*.

Fig. 414.
Gypse en
fer de lance.

L'argile, l'oxyde de fer, les calcaires peuvent lui communiquer des teintes diverses.

Il se trouve en amas stratifiés, en nids, en veines, dans plusieurs terrains de sédiment, notamment dans le trias où il accompagne le sel gemme et dans le terrain tertiaire. Il existe des masses irrégulières de gypse métamorphique dans le voisinage de certaines roches d'éruption. Le gypse de Montmartre près Paris, qui dépend de la formation tertiaire est calcarifère et doit à ce mélange de produire, par la cuisson, un plâtre d'une qualité supérieure. Les variétés cristallisées ou fibreuses se trouvent surtout au sein d'argiles et de marnes de plusieurs époques.

PRÉPARATION. — 1° On peut décomposer le chlorure de calcium ou un autre sel calcique soluble par un sulfate soluble. On obtient ainsi le sulfate calcique hydraté.

2° Le produit commercial désigné sous le nom de *plâtre* est du sulfate de chaux anhydre ; pour qu'il soit de bonne qualité, il faut qu'il renferme une certaine proportion de substances étrangères.

Pour obtenir le plâtre, on prend du gypse ; avec les gros morceaux, on forme une voûte sur laquelle on place les morceaux de moindres dimensions ; on allume du feu sous la voûte ; sous l'influence de la chaleur le gypse se déshydrate et fournit le plâtre, mais la répartition de la chaleur ne peut se faire ainsi d'une manière uniforme ; une certaine quantité de gypse est inal-térée et d'autres parties trop chauffées jouent le rôle de substances étran-gères nécessaires à la bonne qualité du plâtre.

PROPRIÉTÉS PHYSIQUES. — Le sulfate de chaux est légèrement amer, inco-lore. Sa densité est 2,51. Son maximum de solubilité a lieu à 35° ; 1000 par-ties d'eau en dissolvent alors 2,5. Il est complètement insoluble dans l'al-cool. Il est soluble dans l'hyposulfite de soude, un peu soluble dans les sels ammoniacaux (COHN).

Sous l'influence de la chaleur, il commence par se déshydrater, puis il fond et donne un produit qui ressemble à l'anhydrite.

PROPRIÉTÉS CHIMIQUES. — Le sulfate de chaux qui est devenu anhydre sous l'influence d'une température de 100-115° peut ensuite, quand il est mis en contact avec l'eau, reprendre les deux molécules que la chaleur lui avait fait perdre et en reprenant cette eau, il redevient cristallin et se prend en masse en augmentant de volume, ce qui lui permet de prendre plus facilement les empreintes des objets dans lesquels on le moule ; en même temps, il y a une élévation notable de température ; après 1/4 d'heure environ, il se prend en une masse compacte ; l'opération qui consiste à hydrater ainsi le plâtre cuit s'appelle le *gâchage*. Lorsque, dans la cuisson du plâtre, on atteint la température de 160°; il ne peut plus reprendre son eau de cristallisation qu'avec une grande lenteur, et lorsqu'il a été calciné au rouge cerise, il ne fait plus du tout *prise avec l'eau*.

L'acide sulfurique le dissout et forme un bisulfate que l'eau décompose. — Quand le plâtre est gâché avec une eau chargée de gomme ou de gélatine, on obtient un produit présentant plus de dureté et susceptible de recevoir le poli ; il porte alors le nom de *stuc* et est employé dans l'ornementation architecturale, mais on ne peut en faire usage que dans des endroits exempts d'humidité. On obtient un plâtre doué d'une certaine dureté, et plus à l'abri des influences hygrométriques, en gâchant le plâtre cuit avec de l'eau chargée d'un dixième d'alun, le soumettant, après solidification, à une nouvelle calcination, un peu plus forte que la première et le gâchant ensuite avec de l'eau ; on obtient ainsi le *plâtre aluné*. On peut encore augmenter la dureté du plâtre en le silicatant ou en le mélangeant à de la chaux et l'imprégnant ensuite de sulfates de fer ou de zinc (JULHE).

En présence de certaines substances organiques, le sulfate de chaux est ramené à l'état de sulfure de calcium.

RÉACTIF. — La solution de sulfate de chaux sert de réactif pour les sels de strontiane et de baryte.

USAGES. — Le plâtre sert comme mortier et pour faire des moulages. Il est très employé comme engrais et réussit surtout dans la culture des légumineuses.

USAGES MÉDICAUX. — En médecine, le plâtre est souvent employé pour faire des bandages et des appareils inamovibles. Pour cet usage, il faut employer du bon plâtre à modeler.

KNAGGES l'a employé en solution contre les convulsions infantiles de la dentition à doses très faibles (1 milligramme par heure au-dessous d'un an).

SULFITE DE CHAUX

$$SO^3Ca = 120$$

PRÉPARATION. — Le Codex de 1866 le faisait préparer en soumettant à l'action d'un courant de gaz sulfureux des pains de craie humectés d'eau (1).

---

(1) « Carbonate de chaux. . . . . 1000 gr.
　　　Acide sulfurique à 1,84 . . . . 1000 gr.
　　　Charbon végétal en poudre. . . . . Q. S.

Délayez le charbon dans l'acide sulfurique de manière à en faire une pâte presque solide ; introduisez cette pâte dans un matras de verre placé sur un bain de sable ; adaptez-y un tube deux fois courbé à angle droit pour faire arriver le gaz dans un flacon de lavage contenant une petite quantité d'eau ; faites partir de ce flacon un deuxième tube semblablement courbé, destiné à porter le gaz au fond d'un bocal de verre ou d'un pot de grès. L'appareil étant ainsi disposé, prenez des pains de craie, trempez-les pendant quelques instants dans l'eau, et après les avoir réduits en fragments de la grosseur du doigt, placez-les dans le vase qui termine l'appareil. Chauffez ensuite graduellement le mélange d'acide et de charbon, et soutenez la chaleur jusqu'à ce que le dégagement de gaz cesse. Si l'on s'apercevait dans le courant de l'opération, que du gaz sulfureux passât sans être absorbé, on ajouterait une nou-

PROPRIÉTÉS. — Le sulfite de chaux est incolore ou légèrement jaune. Il se dissout dans 800 fois son poids d'eau froide et bien plus facilement en présence d'un excès d'acide sulfureux. Il cristallise alors en aiguilles hexagonales contenant $2H^2O$. A l'air il s'oxyde et se change en sulfate. La chaleur le transforme en un mélange de sulfate de chaux et de sulfure de calcium.

DOSAGES. — On le dose comme l'acide sulfureux par la liqueur d'iode et d'amidon. (Voy. p. 312.)

Le Dr BLAREZ a donné un procédé volumétrique pour obtenir le poids de chaux et les quantités d'acide sulfureux combiné, à demi combiné et libre.

USAGES MÉDICAUX. — Il a les mêmes propriétés que le sulfite de soude ; il est d'un usage plus difficile à cause de son insolubilité. En industrie il est employé dans la préparation de la cellulose.

AZOTATE DE CALCIUM. $(AzO^3)^2Ca$

Ce corps se trouve dans les matériaux salpêtrés et dans quelques sources.

On l'obtient en attaquant le carbonate de chaux par l'acide azotique. Il cristallise en longs prismes hexagonaux, déliquescents, solubles dans l'alcool. La chaleur le décompose et donne un résidu de chaux vive.

PHOSPHATE MONOCALCIQUE

$$(PO^4)^2CaH^4,2H^2O = 270$$

SYNONYMIE. — Bi-phosphate de chaux, phosphate acide de chaux, phosphate di-acide de calcium.

PRÉPARATION. — 1° Le Codex le fait préparer en attaquant les os par l'acide sulfurique (1).

---

velle quantité de craie humectée. Lorsque l'opération sera terminée, séparez le sulfite de la craie non saturée. Celle-ci qui occupe toujours la partie supérieure se distingue à sa couleur blanc mat et au peu de cohésion qu'elle conserve. Le sulfite, au contraire, a acquis beaucoup de dureté et une teinte d'un gris jaunâtre. On pulvérise le sulfite et on le conserve pour l'usage. » (Codex 1866.)

(1) « Os calcinés à blanc . . . . 600 gr.
    Acide sulfurique officinal . . . . 500 gr.
    Eau distillée . . . . Q. S.

Réduisez les os en poudre fine ; délayez cette poudre dans deux fois son poids d'eau de manière à en faire une bouillie bien homogène, sur laquelle vous verserez peu à peu l'acide sulfurique, en agitant continuellement avec une spatule en bois. La masse

2° MM. Crolas et Ducher, après avoir constaté que le phosphate mielleux du commerce contenait un grand excès d'acide phosphorique libre, qui rendait ce produit inacceptable pour les usages médicaux, ont proposé de le préparer en saturant l'acide phosphorique par le phosphate tricalcique *gélatineux;* on ajoute alors un léger excès d'acide phosphorique, le phosphate monocalcique n'étant soluble que dans l'eau acide ; on filtre et on fait cristalliser.

M. Crinon préfère employer le phosphate bicalcique *gélatineux.*

Propriétés. — Ce sel cristallise en tables rhomboïdales ; l'eau le dissocie facilement en acide phosphorique et phosphate bicalcique.

La présence de ce sel est incompatible avec celle des azotates (Andouard).

Dosage.— Dans les engrais, on a à doser l'acide phosphorique qui se trouve sous forme de chacun des trois phosphates calciques. Le phosphate mono-calcique est soluble dans l'eau.

Essai. — Pour vérifier ce sel, il faut non seulement doser l'acide phosphorique, mais aussi la chaux.

Usages médicaux. — Il est employé en thérapeutique sous forme de solution et de sirop ($0^{gr},250$ de phosphate bicalcique pour 20 grammes).

PHOSPHATE BICALCIQUE

$$PO^4Ca''H,2H^2O = 172$$

Synonymie. — Phosphate neutre de chaux. Phosphate mono-acide.

---

s'échauffera, laissera dégager beaucoup d'acide carbonique et deviendra presque solide. Ramenez-la, par une nouvelle addition d'eau, à l'état de pâte liquide, et abandonnez-la au repos pendant vingt-quatre heures. Au bout de ce temps, délayez-la avec soin et à plusieurs reprises dans l'eau bouillante. Jetez le tout sur une toile et lavez le résidu jusqu'à ce que le liquide qui s'écoule ne soit plus sensiblement acide. Évaporez la liqueur claire en consistance de sirop peu épais ; laissez refroidir complètement ; séparez par décantation le liquide du sulfate de chaux déposé, et lavez le dépôt avec une petite quantité d'eau froide que vous ajouterez au liquide décanté. Évaporez en consistance sirupeuse : le phosphate acide de chaux cristallisera par refroidissement en lames nacrées.

Ce sel est très déliquescent; il précipite en jaune par l'azotate d'argent. » (Codex 1884.)

PRÉPARATION. — Le Codex le fait préparer par double décomposition entre le phosphate sodique et le chlorure de calcium (1).

PROPRIÉTÉS. — Ce procédé donne naissance à un produit très blanc, très léger et très fin qui sert à la préparation des lacto et chlorhydro-phosphates de chaux.

Au microscope, ce sel se présente sous forme de cristaux aiguillés et brisés, ou de tables transparentes caractéristiques.

L'eau chaude le dissocie partiellement en phosphate monocalcique soluble et phosphate tricalcique insoluble.

Il se dissout dans les acides lactique, chlorhydrique et phosphorique en donnant des solutions dans lesquelles il s'établit un équilibre, variable suivant les conditions de l'expérience (chaleur, dilution, nature du dissolvant), entre les divers corps mis en présence et les sels auxquels ils peuvent donner naissance.

Le phosphate bicalcique se dissout dans le citrate d'ammoniaque, propriété utilisée pour le séparer et le doser dans un mélange des divers phosphates de chaux.

Sous le nom de *gommo-phosphate de chaux*, M. SAMBUC a désigné une solution de phosphate bicalcique dans la gomme préalablement transformée en acide gummique.

ESSAI. — Constater au microscope qu'il est cristallin.

---

(1) « Phosphate de soude. 100 gr.
Chlorure de calcium cristallisé . . . . 65 gr.
Acide chlorhydrique officinal . . . . 3 C.C.
Eau distillée. . . . . Q. S.

Dissolvez le phosphate de soude dans suffisante quantité d'eau pour obtenir, avec les 3 C.C. d'acide chlorhydrique, 700 C.C. de solution. D'autre part, faites avec le chlorure de calcium et suffisante quantité d'eau, 300 C.C. de solution; mélangez à froid les deux liqueurs, et laissez-les en contact pendant quelques heures, en ayant soin d'agiter de temps en temps. Lavez le précipité par décantation, recueillez-le sur un filtre et faites le sécher à l'air libre ou à l'étuve.

OBSERVATIONS. — On peut remplacer le chlorure de calcium cristallisé par 32 grammes de chlorure de calcium fondu. Dans ce cas, le sel contenant toujours un peu d'oxychlorure, il est nécessaire de neutraliser exactement la solution par l'addition d'une quantité convenable d'acide chlorhydrique avant de compléter les 300 C.C. de liqueur. » (Codex 1884.)

M. CAUSSE obtient un produit très nettement cristallisé de la manière suivante : 1 500 C.C. d'une solution de phosphate sodique saturée à froid sont additionnés de 500 C.C. d'une solution de chlorure de calcium; on ajoute 100 C.C. d'acide chlorhydrique et dans ce milieu excessivement acide, l'addition de quelques gouttes d'un acétate alcalin produira une brillante cristallisation.

Doser l'acide phosphorique et la chaux.

Usages médicaux. — Plus attaquable par les acides que le phosphate tricalcique, il devrait le remplacer dans tous ses usages.

Nous avons déjà dit qu'il servait à la préparation des chlorhydro et des lacto-phosphates de chaux.

Voyez *Phosphate tricalcique.*

PHOSPHATE TRICALCIQUE

$$(PO^4)^2\ Ca^3 = 310$$

Synonymie. — Phosphate basique ; sous-phosphate de chaux. Phosphate de chaux : phosphate des os. '

État naturel. — La partie minérale des os renferme de 82 à 90 centièmes de phosphate tricalcique.

La *chaux phosphatée* ou *apatite* est un fluo-phosphate de chaux renfermant 0,10 de fluo-chlorure de calcium.

Sa forme primitive est un prisme hexagonal régulier. Sa densité varie de 3,1 à 3,2 ; sa dureté est de 5 ; elle est rayée difficilement par le couteau ; c'est le plus dur des haloïdes à base calcaire ; elle est presque infusible au chalumeau ; le plus souvent, elle devient phosphorescente sous l'influence de la chaleur. L'apatite est presque toujours cristallisée ; elle n'a jamais une couleur bien vive ; ses teintes ordinaires sont le vert d'eau clair, le vert et le violet, quelquefois le blanc et le brun. Elle a fréquemment la forme d'un prisme hexagonal court, simple ou légèrement modifié. Les cristaux de Murcie sont nommés *pierre d'asperge (spargelslein)* à cause de leur couleur vert d'asperge ; ils sont allongés et terminés par une pyramide ; on les nommait autrefois *chrysolithe.*

Il y a aussi une variété lithoïde, en partie concrétionnée, qui est très phosphorescente ; aussi la nomme-t-on *phosphorite.* Elle forme à Truxillo en Espagne des collines entières où elle se trouve disposée par couches mêlées de quartz.

La plupart des nodules de phosphate de chaux terreux signalés principalement dans les terrains crétacés doivent être regardés comme des excréments fossiles de divers animaux.

L'apatite cristallisée se trouve surtout dans les filons les plus anciens où elle accompagne la cassitérite. On la trouve aussi dans les roches granitiques et les schistes cristallins.

La *chaux arséniatée* porte le nom de *pharmacolithe.*

Préparation. — 1° Le Codex le fait préparer en traitant les os calcinés par l'acide chlorhydrique et précipitant la solution obtenue par l'ammoniaque (1) Passoz et Delpech ont proposé de conserver ce produit à l'état gélatineux.

Tanret a proposé de préparer le phosphate tricalcique gélatineux extemporanément et au sein même du médicament qui doit le contenir, en neutralisant une solution de phosphate monocalcique par un lait de chaux, ou mieux encore une solution de chaux sucrée suffisamment concentrée.

(Pour 1 gramme de phosphate tricalcique, employer 1 gramme de phosphate monocalcique et 0gr,50 de chaux éteinte). Il serait peut-être encore mieux de remplacer le phosphate monocalcique par la solution officinale d'acide phosphorique.

---

(1) « Os calcinés à blanc. . . . . 500 gr.
   Acide chlorhydrique officinal . . . . 800 gr.
   Ammoniaque liquide officinale. . . . . Q. S.

Pulvérisez les os et passez-les au tamis de crin n° 1 ; mettez la poudre obtenue dans une terrine et traitez-la par l'acide chlorhydrique auquel vous ajouterez assez d'eau pour donner à la masse la consistance d'une pâte liquide. Remuez de temps en temps ; après quelques jours de contact, délayez le mélange dans 5 à 6 litres d'eau ; laissez reposer, filtrez.

Versez dans le liquide obtenu la quantité d'ammoniaque nécessaire pour lui communiquer une réaction légèrement alcaline ; il se formera un précipité blanc de phosphate tricalcique. Portez le tout à l'ébullition pendant une minute, et abandonnez au repos ; décantez ; lavez le précipité à l'eau chaude et à plusieurs reprises ; faites-le égoutter et sécher. » (Codex 1884.)

Les os mis en présence de l'acide chlorhydrique lui cèdent du phosphate de chaux qui se dissout et du carbonate de chaux qui perd son acide carbonique et forme du chlorure de calcium. Lorsqu'à cette solution, on ajoute de l'ammoniaque, le phosphate de chaux se précipite, tandis que le chlorure de calcium reste dans la liqueur. On porte à l'ébullition pour faciliter le lavage du phosphate en détruisant son état gélatineux.

Passoz et Delpech préparent leur phosphate gélatineux en versant dans un excès d'ammoniaque très étendue une solution également étendue d'os calcinés dans l'acide chlorhydrique. On a soin d'agiter continuellement. Après vingt-quatre heures, on siphonne et chaque jour on renouvelle les lavages, toujours à l'eau distillée, jusqu'à ce que le précipité cesse de déposer, ce qui est l'indice d'un lavage complet. On laisse en repos dix jours, on siphonne l'eau surnageant le dépôt nuageux. On a ainsi obtenu un phosphate gélatineux qui, bien égoutté, renferme 2 parties d'eau pour 1 partie de phosphate sec.

Si, au lieu de précipiter par l'ammoniaque la solution chlorhydrique d'os calcinés, on la précipitait par le carbonate de soude, le précipité serait un mélange de phosphate tricalcique et de carbonate de chaux possédant la même composition que les os calcinés. Ce produit est également obtenu à l'état sec et à l'état gélatineux (Collas). 3 parties de ce produit gélatineux renferment 1 partie de produit sec.

2° Dans l'industrie on obtient le phosphate de chaux propre à l'agriculture soit en traitant les phosphates naturels, soit par la déphosphoration des fontes par la chaux.

PROPRIÉTÉS PHYSIQUES. — Le phosphate de chaux est blanc, amorphe, insoluble dans l'eau, soluble sans effervescence dans les acides les plus faibles, même dans l'acide carbonique et l'acide sulfureux. Il se dissout aussi, mais en petite quantité, dans les solutions de chlorures de sodium et d'ammonium, et dans celles de l'iodure et du bromure de potassium.

Il se dissout d'autant mieux dans les acides qu'il est plus récemment précipité ; nous répéterons ici ce que nous avons déjà dit pour le phosphate bi-calcique ; dans ces solutions, il s'établit un équilibre entre les divers éléments et nous ajouterons, cet équilibre lui-même n'est pas stable, quelques-uns des éléments en présence pouvant à la longue prendre un état moléculaire différent de celui qu'ils possédaient au principe.

En outre, ces solutions sont de conservation difficile ; on y a observé un assez grand nombre de champignons ou d'algues (notamment hygrocrocis). JACQUEMAIRE a constaté que l'acide carbonique sous faible pression (4 atmosphères) les conserve parfaitement.

ESSAI. — Le phosphate de chaux du commerce contient quelquefois du carbonate de chaux et du plomb provenant des vases dans lesquels il a été obtenu. Il doit se dissoudre dans l'acide chlorhydrique sans dégagement de gaz et la solution ne doit pas noircir par l'acide sulfhydrique.

Il est prudent de doser l'acide phosphorique et la chaux.

USAGES. — Le phosphate de chaux est très employé comme engrais en agriculture ; il a d'autant plus de valeur qu'il est plus soluble et plus assimilable ; les phosphates naturels sont peu assimilables : le phosphate tricalcique précipité, le phosphate bicalcique et le phosphate monocalcique sont de plus en plus solubles. M. JOULIE a donné un procédé de dosage permettant d'apprécier la valeur de ces mélanges de phosphates désignés dans l'industrie sous le nom de *superphosphates ;* il est essentiellement fondé sur la solubilité du phosphate monocalcique dans l'eau, du phosphate bicalcique dans le citrate d'ammoniaque ammoniacal, de tous les phosphates dans l'acide azotique, et sur le dosage de l'acide phosphorique dans toutes ces solutions, par la liqueur titrée d'urane. Aux États-Unis, il existe des méthodes officielles pour ces dosages.

USAGES MÉDICAUX. — Le phosphate de chaux s'administre seul ou mélangé avec d'autres médicaments, comme dans la poudre de JAMES, dans la décoction blanche et dans un certain nombre de poudres absorbantes. Il constitue presque entièrement la corne de cerf calcinée, l'ivoire brûlé, les os calcinés et l'*album græcum* des anciens pharmacologistes (excréments de chiens exclusivement nourris d'os et privés de boisson).

Doses. — Le phosphate de chaux se donne comme modificateur de la nutrition aux doses de 0,50 à 1 gramme ou un peu plus dans les premières cuillerées de potage ou mélangé avec un aliment quelconque au commencement du repas. On peut également le prescrire dissous dans divers acides tels que les acides chlorhydrique, lactique, acétique, etc. On le donne comme anticathartique à la dose de 10 grammes par jour (décoction blanche de SYDENHAM). On l'a employé à la dose de 4, 6 et même 12 grammes par jour contre les sueurs des phtisiques.

Absorption et élimination. — Les phosphates bi et tricalciques aux petites doses, $0^{gr},50$ au plus, dans une petite quantité de véhicule sont absorbés en totalité ou presque en totalité parce qu'ils peuvent se dissoudre dans l'acide chlorhydrique du suc gastrique ; à petites doses, mais dans une grande quantité de véhicule, ils ne sont pas absorbés (décoction blanche de Sydenham). Toutes les fois qu'ils sont portés à haute dose dans l'estomac, la majeure partie demeure indissoute, chemine le long du tube digestif où elle agit comme une substance absorbante et anosmotique.

Les phosphates calciques absorbés s'éliminent en majeure partie par les urines à l'état de phosphate acide et par divers liquides tels que le suc pancréatique, le sperme, etc.

Action sur la nutrition. — L'étude n'est pas encore complète à ce sujet ; toutefois l'on sait que les éléments anatomiques des végétaux les plus riches en phosphates sont ceux où la nutrition et la reproduction sont le plus actives ; les matières azotées accompagnent les phosphates. On a constaté une abondance des phosphates dans les exsudations plastiques et dans les liquides où se produit une génération active d'éléments anatomiques.

La nature met parfois cet aliment en réserve pour l'utiliser dans des circonstances exceptionnelles. Ainsi, chez les femmes enceintes, il se produit un épaississement remarquable des os du crâne, et même d'autres parties de leur squelette, car FOLLIN a vu qu'il se formait, à la surface de leur bassin, des concrétions de phosphate de chaux auxquelles il a donné le nom d'*ostéophytes*. Il est évident que ces localisations du sel calcaire, liées à la diminution du même sel dans l'urine après la fécondation, sont destinées à assurer l'accroissement du fœtus ; car à mesure que le terme de la grossesse approche, les ostéophytes disparaissent.

Usages. — L'usage du phosphate de chaux active beaucoup la formation du cal dans les fractures. Ce corps est employé contre le rachitisme. La suppression du lait, qui contient beaucoup de phosphate de chaux, produit le rachitisme chez les enfants. Dans le mal de *Pott*, il réussit bien associé aux iodiques. Le même traitement convient aux arthrites et aux rhumatismes. Dans la phtisie, le phosphate de chaux favorise la transformation dite crétacée des tubercules ; il fait disparaître les taches blanches qu'on observe parfois sur les ongles des personnes chez lesquelles la nutrition est défectueuse. L'urine des phtisiques renfermant beaucoup de phosphate de chaux, il est bon d'administrer ce corps pour réparer ces pertes ; de plus, il fait disparaître les sueurs.

Ce sel réussit également bien dans la scrofule.

Pour M. Logeais, l'absorption des phosphates de chaux n'est rien moins que démontrée ; assurément ils sont dissous dans l'estomac, mais en pénétrant dans l'économie, ils trouvent un milieu alcalin qui les précipite. Les phosphates alcalins ont bien plus de chances d'absorption et l'économie trouve ailleurs une quantité suffisante de sels de chaux.

On emploie quelquefois contre la chlorose un phosphate double de fer et de chaux (1).

HYPOPHOSPHITE DE CHAUX

$$(PO^2)^2CaH^4 = 170$$

Préparation. — Le Codex le prépare en faisant réagir un lait de chaux sur des fragments de phosphore (2).

---

(1)   Acide phosphorique officinal. . . . . 30 gr.
       Phosphate tricalcique . . . . 15 gr.
       Limaille de fer . . . . 5 gr.
       Eau . . . . 10 gr.

On mélange l'eau et l'acide ; on ajoute le phosphate tricalcique et on abandonne le tout au repos pendant vingt-quatre heures ; on incorpore alors de l'eau peu à peu, de manière à obtenir un liquide épais, auquel on ajoute la limaille de fer ; la réaction est terminée au bout de quelques heures. On dilue le mélange à 1 litre et on filtre. On en prend 3 cuillerées à soupe par jour.

(2)   Lait de chaux au 5e . . . . Q. S.
       Phosphore ordinaire en menus morceaux . . . . Q. S.
       (En quantité égale à la moitié de la chaux employée.)

Mettez le lait de chaux dans une capsule en porcelaine posée sur un bain de sable, ajoutez-y le phosphore et portez le liquide à l'ébullition, en opérant en plein air, ou sous le manteau d'une cheminée tirant bien. Il se dégagera de l'hydrogène phosphoré spontanément inflammable, dont on devra éviter avec soin les vapeurs. Ajoutez de temps en temps un peu d'eau chaude pour remplacer celle qui s'évapore ; cessez de chauffer lorsque tout le phosphore a disparu, c'est-à-dire quand les bulles inflammables cessent de se produire. Si le phosphore restait en excès, ajoutez une nouvelle dose de lait de chaux, et continuez de chauffer jusqu'à disparition complète

Propriétés. — Ce sel est blanc, pulvérulent ou en petits cristaux brillants déliquescents, soluble dans l'alcool bouillant. Il réduit les sels d'argent et est précipité par l'oxalate d'ammoniaque. Chauffé dans un tube à essai, il dégage de l'hydrogène phosphoré spontanément inflammable.

Dosage. — Il est bon de vérifier sa pureté en le dosant soit en le transformant en phosphate, soit en déterminant la quantité de chlorure mercurique qu'il réduit.

Usages médicaux. — L'élévation rapide de la température et l'augmentation de l'urée, qui se produisent très peu de temps après l'ingestion des hypophosphites, prouvent que ces médicaments favorisent l'hématose. Les hypophosphites ont été employés dans la phtisie. Il paraît qu'on peut les administrer sans craindre les inconvénients du fer au début de cette même maladie. Il faut s'en abstenir toutes les fois qu'il y a de la fièvre et de la congestion pulmonaire, parce que ces médicaments sont des agents qui augmentent la calorification et favorisent la pléthore. Il ne faut jamais dépasser la dose de 3 grammes par jour ; on leur attribue une influence considérable sur l'évolution des dents.

Telles étaient les propriétés autrefois attribuées aux hypophosphites. D'après Paquelin et Joly, ces sels seraient simplement des diurétiques qui seraient éliminés en nature par les urines.

CARBONATE DE CALCIUM

$$\begin{array}{ll} & C = 12 \\ CO^3Ca = 100 & O^3 = 48 \\ & Ca = 40 \\ \hline & 100 \end{array}$$

Synonymie. — Carbonate de chaux, carbonate calcique.

A. — CHAUX CARBONATÉE RHOMBOÉDRIQUE

État naturel. — A cette espèce appartiennent le spath d'Islande, les calcaires, les craies, les marbres, le travertin, le grès de Fontainebleau, le carbonate de chaux à structures concrétionnées, etc.

---

du métalloïde. Laissez refroidir les liqueurs, filtrez-les ; saturez-les ensuite par un courant de gaz acide carbonique pour en éliminer l'excès de chaux restée libre. Filtrez de nouveau et concentrez doucement les liqueurs au bain-marie jusqu'à siccité, en maintenant la température au-dessous de 100°, pour éviter les détonations. Conservez le sel dans des flacons bien bouchés à l'abri de l'air.

La forme primitive de cette espèce est un rhomboèdre de 105°, qui par le simple choc du marteau se clive facilement en trois sens parallèles aux faces du rhomboèdre. Sa densité est de 2,7, sa dureté est de 3. Elle jouit à un très haut degré de la double réfraction ; au chalumeau, elle fournit de la chaux caustique.

Les cristaux sont incolores ou légèrement jaunâtres. Quoique nombreuses, les formes qu'elle affecte peuvent être ramenées à trois formes simples : 1° le rhomboèdre primitif (fig. 415) ; 2° le scalénoèdre ; 3° le prisme hexagonal. Les

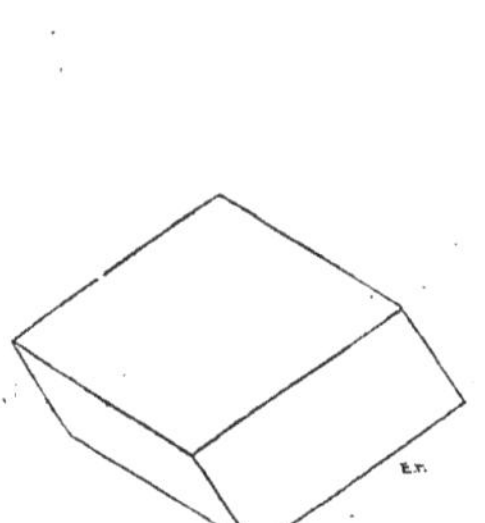

Fig. 415. — Calcite.

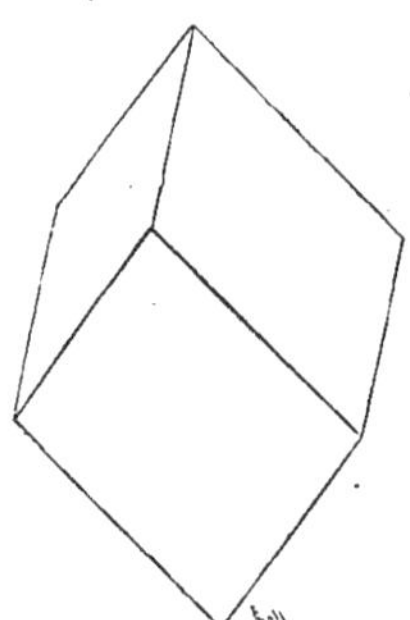

Fig. 416. — Calcite : rhomboèdre inverse.

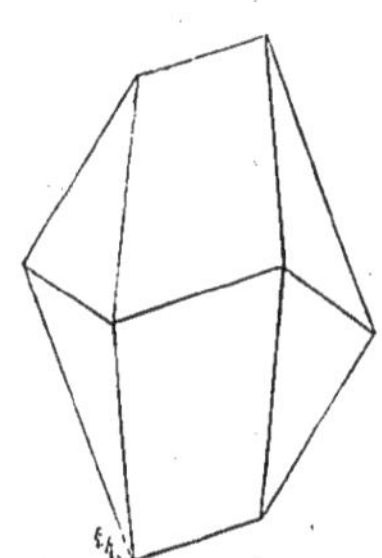

Fig. 417. — Calcite : scalénoèdre métastatique.

formes les plus fréquentes sont, un rhomboèdre très obtus appelé *équiaxe*, seul ou combiné avec le prisme hexagonal, un rhomboèdre assez aigu (fig. 416), (inverse) et le scalénoèdre métastatique (fig. 417). Ces cristaux se trouvent le plus souvent dans les cavités géodiques des calcaires communs et des filons.

Elle offre toutes les variétés de structure cristalline : baccillaire, aciculaire, fibreuse, laminaire, lamellaire, saccharoïde, grenue et la structure compacte. On y trouve aussi toutes les configurations et structures concrétionnées, stalactites, rognons, grumeaux, oolithes et pisolithes. C'est ce carbonate calcaire que l'on fait précipiter sur divers objets et sur des moules, pour obtenir ces incrustations artificielles dont il a été question dans nos générali-tés.

Le calcaire, même sans perdre l'état cristallin, est susceptible de se com-biner avec de petites proportions de carbonate de magnésie, de fer, de manganèse. Des mélanges plus ou moins grossiers constituent des calcaires communs qui peuvent être siliceux, marneux, ferrugineux, bitumineux, arénifères, et qui ne sont alors intéressants qu'au point de vue géogno-sique.

Le *calcaire commun* est un des principaux éléments des terrains sédimen-taires de toutes les époques. Dans le Jura, on trouve des couches entières d'*oolithes*. Le calcaire compact joue aussi son rôle dans la composition des terrains jurassiques, surtout dans les étages supérieurs dont les variétés les plus fines sont exploitées comme *pierres lithographiques*. Les calcaires renfermant beaucoup d'argile ont la propriété de se déliter sous l'influence de l'air humide et sont utilisés en agriculture sous le nom de *marnes*.

Les calcaires sont employés comme pierres de construction, pour la fabrication de la chaux. La *craie* n'est qu'un calcaire terreux presque pur.

Les masses cristallines, lamellaires, saccharoïdes, grenues, constituent les principaux *marbres*. Les marbres doivent leur apparence cristalline à des actions métamorphiques. Voici le tableau des principaux.

MARBRES

Primitifs.	Cipolin d'Egypte. .	Blanc grisâtre.
	Paros.	Blanc transparent.
	Carare	Blanc ou veiné de gris.
	Bleu turquin. . . .	
Secondaires.	Languedoc.	Rouge de feu, rubané de blanc et de gris.
	Griotte	Rouge brun. Coquilles.
	Sarancolin.	Rouge foncé (Pyrénées).
	Campan.	Rouge rose ou vert clair. S'altère à l'air. Pyrénées.
	Portos.	Noir, veines d'un jaune vif (Italie).
	Jaune de Sienne .	
	Sainte-Anne. . . .	Gris foncé veiné de blanc.
	Granite	Gris foncé veiné de blanc. Coquilles d'entroques.
	Noir antique et noir de Flandre.	
	Lumachelles. . . .	Coquilles.
	Brèches	Pièces soudées par un ciment de même substance. Couleurs variées.
	Marbre de Florence ou ruiniforme . .	C'est presque une marne.

L'*albâtre* des anciens est formé par des stalactites et des stalagmites dont les couches sont alternativement nébuleuses et transparentes et susceptibles d'un beau poli.

Dans les calcaires, on rencontre souvent des coquilles.

B. — CHAUX CARBONATÉE PRISMATIQUE OU ARRAGONITE

Sa forme primitive est un prisme droit à base rhombe de 116°; sa densité $(= 2,93)$ et sa dureté $(= 3,75)$ sont plus grandes que celles du calcaire; sa cassure est vitreuse, tandis que le spath présente un clivage facile. Presque toujours ses cristaux sont groupés. Les plus fréquents sont composés de cristaux élémentaires prismatiques et simulant dans leur ensemble des prismes à 6 et

7 pans (fig. 418-419). Ces derniers offrent des angles rentrants très obtus. On trouve ces cristaux au milieu de certaines argiles au pied des Pyrénées.

L'Auvergne offre de belles variétés bacillaires et aciculaires qui remplissent des cavités dans les roches basaltiques.

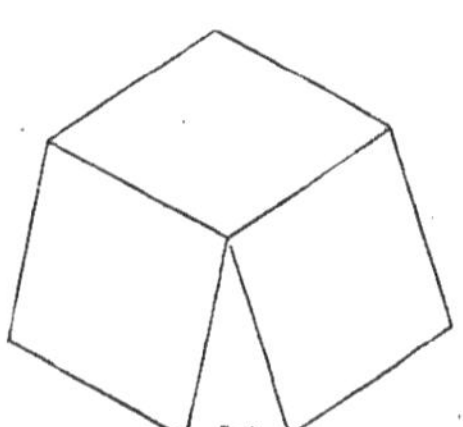

Fig. 418. — Arragonite.

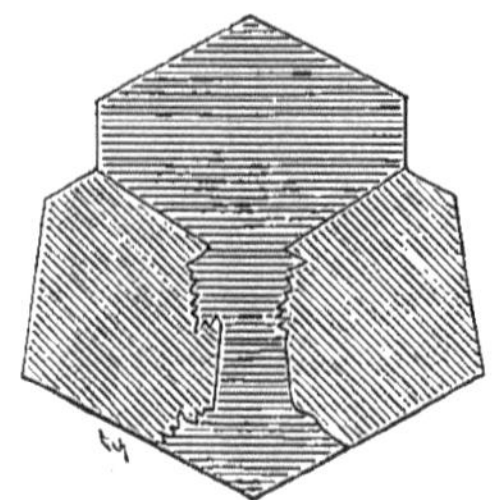

Fig. 419. — Arragonite.

L'arragonite se trouve en cristaux aciculaires dans certains filons ferrugineux où on rencontre aussi une variété concrétionnée coralloïde blanche nommée *flos ferri*.

L'arragonite se dépose dans le parcours des eaux de Vichy quand elles ont encore une haute température. C'est probablement à l'arragonite qu'il faut rapporter une variété d'albâtre calcaire que sa translucidité et la finesse de sa pâte ont fait distinguer par le nom d'*albâtre oriental* (*onyx d'Algérie*).

C. — CHAUX CARBONATÉE MAGNÉSIFÈRE OU DOLOMIE

Elle renferme 0,46 d'acide carbonique, 0,30 de CaO et 0,21 de MgO. Sa forme primitive est un rhomboèdre de 106°,5 (fig. 420); sa densité varie de 2,85 à 2,90 ; sa dureté varie de 3 à 4. Ses couleurs sont ordinairement très faibles ; les variétés cristallines ont un certain éclat tenant du nacré ou du perlé qui aide à les faire reconnaître. La dolomie a été nommée *chaux carbonatée lente*, parce qu'elle se dissout dans l'acide azotique avec une effervescence lente et tranquille. Tandis que le calcaire se refuse pour

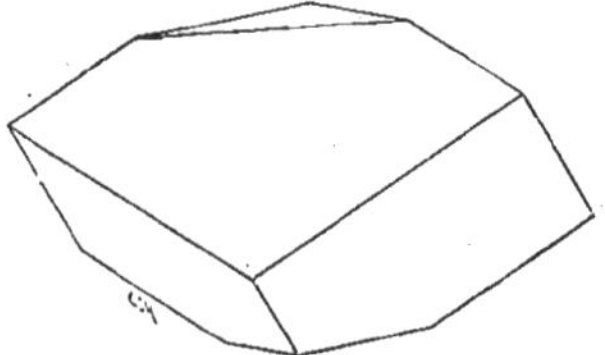

Fig. 420. — Dolomie.

ainsi dire à montrer sa forme primitive, la dolomie au contraire l'offre presque exclusivement et ses variétés amorphes qui sont presque toujours cristallines, saccharoïdes, grenues, compactes, paraissent être des agrégats de petits rhomboèdres. Les cristaux rhomboédriques de la dolomie sont ordinairement courbés ou contournés et possèdent un éclat nacré. La dolomie constitue des dépôts restreints dans plusieurs formations où elle est associée au calcaire. Les masses cristallines (Saint-Gothard) sont dues à des actions métamorphiques. Dans les filons, on rencontre le tapis cristallins nommés *spath perlé* par les anciens minéralogistes et dont la plupart sont formés par la réunion de petits rhomboèdres contournés.

Préparation. — On le prépare par double décomposition entre le chlorure de calcium et le carbonate de sodium (1).

$$CaCl^2 + CO^3Na^2 = 2\ NaCl + CO^3Ca$$

Propriétés. — Le carbonate de chaux est blanc, pulvérulent, insoluble dans l'eau pure, soluble dans l'eau chargée d'acide carbonique ; chauffé à l'air, il se transforme en chaux vive ; il fond sans s'altérer quand on le chauffe fortement en vase clos et il présente alors après refroidissement toutes les propriétés du marbre.

L'air est sans action sur lui. Porté au rouge avec du sulfate d'ammoniaque, il se transforme en sulfate calcique.

Dosage. — 1° On en dissout un poids connu dans un volume déterminé d'un acide titré, en ayant soin d'éviter les projections ; quand la réaction est terminée, on prend de nouveau le titre de l'acide.

2° Quelquefois on se contente de doser l'acide carbonique.

3° Dans certains cas, on attaque la substance par l'acide chlorhydrique ; on pèse le résidu lavé et desséché ; le reste est considéré comme carbonate de chaux. (*Essai sommaire des calcaires.*)

4° Pour essayer plus exactement un calcaire, on en attaque 4 ou 5 grammes par l'acide chlorhydrique ; la solution est évaporée à siccité ; on l'arrose avec de l'acide chlorhydrique concentré ; on laisse de vingt à trente minutes en contact ; on ajoute de l'eau chaude, on fait bouillir et on jette sur un filtre ; la silice qui pouvait être à l'état libre ou à l'état de silicate de chaux, est ainsi devenue libre et insoluble ; elle reste sur le filtre ; on la lave, on la sèche et on la pèse ; les eaux mères et les eaux de lavage sont réunies ; on en fait un volume connu. Une partie de la liqueur est exactement neutralisée par l'ammoniaque, puis acidulée par l'acide acétique et enfin on précipite la chaux par l'oxalate d'ammoniaque.

Une autre partie de la liqueur neutralisée en partie par du carbonate de soude est précipitée au moyen du sucrate de chaux ; il se précipite de

----

(1) « Chlorure de calcium fondu . . . . 100 gr.
Carbonate de soude cristallisé . . . . 260 gr.

Dissolvez chacun des deux sels dans un litre d'eau distillée. Filtrez les deux solutions et mêlez-les. Lorsque le carbonate de chaux sera bien déposé, décantez la liqueur surnageante et remplacez-la par une égale quantité d'eau distillée. Répétez la même opération jusqu'à ce que l'eau filtrée ne précipite plus l'azotate d'argent. Recueillez alors le dépôt et faites-le sécher. » (Codex 1884.)

l'hydrate de magnésie qu'on redissout dans l'acide chlorhydrique et que l'on dose à l'état de phosphate ammoniaco-magnésien.

Essai. — Codex 1884. « Le carbonate de chaux se dissout avec effervescence dans l'acide acétique, et la solution ne doit ni bleuir par le ferrocyanure de potassium, ni brunir par l'hydrogène sulfuré, ni précipiter par l'ammoniaque. »

Usages. — Le carbonate de chaux sert pour produire l'acide carbonique, la chaux, etc.

Usages médicaux. — Souvent on substitue au carbonate de chaux la craie pulvérisée et lavée qui n'a pas le même degré de pureté. La médecin, employait autrefois une foule de produits contenant plus ou moins de carbonate de chaux, tels que, écailles d'huîtres, coquilles d'œufs et de limaçonse yeux d'écrevisses, corail, nacre, cendres d'animaux (hérisson, lièvre, taupe, hirondelle, roitelet, etc.) ; on pulvérisait ces substances, après les avoir lavées. D'autres fois, on les dissolvait dans du vinaigre et on précipitait par le carbonate de potasse ; le produit prenait alors le nom de *Magistère* de corail, de nacre, d'yeux d'écrevisses, etc.

Doses : Le carbonate de chaux se donne à la dose de 0^{gr},50 à 8 grammes par jour dans l'eau ou dans les premières cuillerées de potage.

A faible dose, par ex. : 0^{gr},50, il est dissous par l'acide chlorhydrique du suc gastrique, et agit alors à la fois comme le chlorure de calcium et comme anti-acide. Quand la dose administrée est un peu forte, la majeure partie chemine le long du tube digestif, et produit de la constipation ; il peut alors remplacer le phosphate de chaux et même le nitrate de bismuth. A titre d'absorbant, il entre dans la composition d'un grand nombre de poudres dentifrices.

La *Chaux tungstatée* ou *Schéelite* possède une densité un peu supérieure à 6. Sa couleur est le blanc jaunâtre ou miellé, sa dureté est de 4,5. Sa cassure est inégale et conchoïde ; elle est difficilement fusible au chalumeau. Elle est presque toujours cristallisée en octaèdres très nets, assez aigus, simples ou modifiés par des facettes qui produiraient un second octaèdre alterne du premier. Comme le wolfram, elle accompagne les minerais d'étain.

La *chaux titano-silicatée* ou *sphène* a pour forme primitive un prisme rhomboïdal oblique ; ses cristaux se groupent d'habitude régulièrement dans le sens longitudinal, de manière à offrir la forme d'une gouttière. Sa densité est de 3,5 ; sa dureté de 5,5 ; elle est fusible au chalumeau, mais seulement sur les bords ; ses couleurs sont très variées ; les principales sont le gris verdâtre, le vert rougeâtre, le brun, le jaune orangé.

Le sphène se trouve en cristaux ou en grains cristallins disséminés dans certaines roches granitiques. En Norvège, il accompagne le fer oxydulé ; il existe aussi dans les roches volcaniques anciennes (Auvergne), etc.

CHAUX SILICATÉE

Il existe quelques silicates de chaux simples, mais ils n'ont que peu d'importance ; les silicates doubles sont beaucoup plus nombreux ; nous en passerons quelques-uns en revue.

PYROXÈNE

Sous ce nom, Haüy a réuni un certain nombre de minéraux considérés autrefois comme des espèces distinctes. Le pyroxène offre une grande analogie avec l'amphibole ; il en diffère par la valeur de l'angle primitif et par son rôle géognostique. On en distingue quatre sortes principales :

1° La *diopside* possède une couleur verte très claire ou nulle ; sa transparence est son principal caractère ; elle correspond à la trémolite et n'a qu'une importance purement minéralogique ;

2° L'*hédenbergite* est d'un vert plus ou moins foncé ; elle se présente en cristaux prismatiques ou en masses lamelleuses ou compactes. On n'y remarque pas, comme dans l'actinote, une grande tendance à la structure rayonnée ;

3° L'*augite* possède une couleur noire ; elle est opaque, presque toujours cristallisée en un prisme unoblique très court, hexagonal ou octogonal, terminé par un biseau. Des cristaux bien nets de cette forme se trouvent au sein des produits volcaniques ou isolés dans le voisinage de certains volcans anciens ou modernes (Auvergne, Vésuve, Rome). L'augite est un silicate de chaux, de fer, de magnésie avec 0,04 ou 0,06 d'alumine ; elle constitue l'élément coloré de presque toutes les roches volcaniques et même de certains trapps et mélaphyres ;

4° L'*hypersthène* est un minéral noir, d'un rouge cuivreux ou verdâtre, lamelleux et d'un éclat métalloïde prononcé.

AMPHIBOLE

Sous cette dénomination Haüy a réuni plusieurs *schorls* de l'ancienne minéralogie. Les caractères spécifiques sont les suivants :

La substance est un silicate de chaux, de magnésie et de fer ; la forme primitive est un prisme rhomboïdal unoblique ; le clivage est brillant et facile parallèlement aux faces de ce prisme. Sa densité est supérieure à 3 ; le couteau la raye facilement ; elle fond avec assez de facilité en un émail diversement coloré. On doit en faire trois sortes.

1° La *trémolite* est blanche ou d'un blanc grisâtre : elle possède un éclat sub-nacré. Sa texture est lamello-fibreuse ; sa densité est de 2,93.

L'*amiante* n'est qu'une trémolite filamenteuse et soyeuse. Elle peut se présenter en fibres douces soyeuses et flexibles ou en masses à fibres douces et feutrées, ressemblant à du carton ou à de l'agaric blanc.

L'amiante est incombustible, inattaquable par les acides, les bases et

autres agents chimiques ; il est mauvais conducteur de la chaleur ; ces
diverses propriétés le font utiliser dans une foule de circonstances ; on
en fait du carton qui sert pour les joints de vapeur, pour mettre sous les
capsules en guise de toile métallique et des fils pour tissus incombustibles,
de la poudre qui sert à confectionner un filtre très apte à arrêter les microbes
en raison de la ténuité des filaments (1/10 de μ).

2° *L'actinote.* — Ce mot veut dire rayonné ; ce minéral est caractérisé
par une couleur verte qu'il doit à l'oxyde ferreux. Il est vitreux, un peu plus
dur et un peu plus dense que le précédent, et fond en un émail vert. L'actinote se présente ordinairement en aiguilles vitreuses formant des masses
rayonnées ; cependant, dans la stéatite du Tyrol, elle est en prismes rhomboïdaux allongés distincts.

3° L'*hornblende* possède une couleur noire ou verte très foncée ; sa densité
varie de 3,1 à 3,4 ; au chalumeau, elle fond en un émail noir. Elle renferme
beaucoup d'alumine. Elle se présente en cristaux complets que l'on trouve
surtout dans les roches volcaniques. Elle se présente aussi en masses lamelleuses et compactes. La trémolite ne joue aucun rôle géognostique ; les roches
amphiboliques se rapportent à l'actinote et surtout à l'hornblende ; seules,
elles constituent les amphibolites massives ou schisteuses ; Associées à l'albite
ou à l'orthose, elles donnent naissance aux *diorites*, *syénites* et aux roches
compactes d'apparence homogène qu'on nomme *grunstein* et *aphanite*.

JADE

Sous ce nom on désigne plusieurs matières minérales compactes, tenaces,
à cassure esquilleuse ayant une composition assez analogue à celle des feldspaths. Il faut distinguer la saussurite et le yu des Chinois.

1° La *saussurite* est une matière blanchâtre souvent nuancée de vert, compacte, tenace, plus dure que le feldspath proprement dit ; sa densité est 3,44.
L'analyse y indique un silicate double d'alumine et de chaux avec un peu de
magnésie. Elle a une préférence marquée pour le diallage.

2° *Yu, Néphrite, jade oriental.* Cette belle matière n'est connue en Europe
que par les objets qui nous viennent de Chine. Elle est remarquable par la
finesse de sa pâte, par sa ténacité, par un éclat gras ou cireux qu'elle offre
sur ses surfaces polies et particulièrement par sa translucidité. Elle diffère
de la saussurite par la substitution de la soude à la chaux. On lui attribuait
autrefois la propriété de faire sortir les calculs de la vessie.

STRONTIUM

$$St'' = 87,5$$

HISTORIQUE. — Le strontium a été découvert par CRAWFORD en 1790.

PRÉPARATION. — Ce métal se prépare comme le baryum.

PROPRIÉTÉS. — Il ressemble au calcium par sa couleur jaune, mais il est un peu plus foncé. Sa densité varie entre 2,5 et 2,6. Dans l'échelle électro-chimique, il est placé entre le calcium et le magnésium K, Na,Li, Ca,St,Mg, etc. Il brûle comme le calcium et se comporte comme ce dernier avec le chlore, l'iode, etc., ainsi qu'avec l'eau et les acides.

Les nombreux travaux publiés dans ces derniers temps nous ont engagé à donner des généralités sur les sels de ce métal.

SELS DE STRONTIANE

PRÉPARATION. — Les sels de strontiane sont préparés soit à l'aide de la strontianite, soit encore au moyen du sulfate de strontiane naturel ; ce dernier, chauffé avec du charbon, est réduit en sulfure ; ce sulfure, attaqué par les acides chlorhydrique ou azotique, donne un chlorure ou un azotate.

PURIFICATION. — Les sels de strontiane du commerce retiennent facilement des sels de baryum ou de calcium dont il faut les débarrasser pour les usages médicaux. De nombreuses méthodes ont été proposées. MM. BARTHE et FALIÉRES d'une part, ADRIAN et BOUGAREL d'autre part, ont proposé l'addition soit d'acide sulfurique, soit de sulfate de strontiane ; d'après M. CANNEPIN tous ces procédés sulfuriques fournissent des résultats incomplets ; il s'établit une sorte d'équilibre entre les sulfates de baryte et de strontiane qui fait que la liqueur n'est jamais complètement privée de baryte.

M. CANNEPIN donne le procédé suivant pour obtenir l'azotate de strontiane pur.

Dans une solution de chromate de strontiane faite à froid, faire dissoudre, à froid, jusqu'à saturation, de l'azotate de strontiane. Au bout de vingt-quatre heures, filtrer la solution ; elle doit être colorée en jaune par l'excès de chromate de strontiane ; éliminer le chrome par le sulfhydrate d'ammoniaque, enlever l'excès de sulfure d'ammonium par un oxyde métallique (oxyde ferrique, bioxyde de manganèse), puis enfin filtrer et faire cristalliser.

Cet azotate pur peut être précipité par un carbonate alcalin pour obtenir un carbonate pur qui servira à préparer les autres sels, ou encore être calciné, ce qui donnera de la strontiane caustique.

Caractères. — Les sels de strontiane ne précipitent ni par l'hydrogène sulfuré, ni par le sulfhydrate d'ammoniaque ; par le carbonate d'ammoniaque ils donnent un précipité blanc ; on porte à l'ébullition et on filtre. Le précipité soigneusement lavé est dissous dans le moins possible d'acide acétique.

La liqueur fournit les caractères suivants :

1° Par le chromate de strontiane, rien (différence avec les sels de baryte qui donnent un précipité immédiat) (1) ;

2° Le sulfate de chaux ne produit de précipité qu'après quelques instants : à l'ébullition, le précipité se produit de suite avec une liqueur contenant 0,001 de chlorure de strontium et ne se produit pas avec une liqueur contenant 0,0005. Cette réaction est très défectueuse en présence des sels de chaux ;

3° L'acide fluosilicique ne donne pas de précipité. Se méfier de ce réactif qui est altérable ;

4° L'acide oxalique donne à la longue un précipité blanc ;

5° L'oxalate d'ammoniaque précipite d'une manière complète les sels de strontiane ;

6° Les sels de strontium volatils colorent la flamme en rouge intense ;

7° Les sels de strontium solubles dans l'alcool colorent la flamme en rouge carmin très intense.

8° Au spectroscope, les sels donnent plusieurs raies caractéristiques, notamment une ligne orange α, les lignes rouges β et γ et la bleue δ ;

9° Voyez sels de baryum.

Dosage. — Les sels de strontium se dosent à l'état de sulfate en présence de l'alcool, ou à l'état de carbonate. Mêmes précautions que pour les sels de calcium : le carbonate de strontium est inaltérable au rouge cerise.

---

(1) Au lieu de chromate de strontiane, on peut employer le chromate jaune et opérer en liqueur acétique, ou encore le chromate rouge et ajouter un acétate alcalin. En présence de la baryte, il se produit un trouble marqué dès qu'on chauffe la liqueur ; il ne faut pas que la solution de sel de strontiane soit trop concentrée, parce qu'il pourrait se former un précipité de chromate de strontiane, surtout à chaud.

Séparation. — *Du calcium.*

Il existe deux procédés :

1° L'azotate de strontium est insoluble dans l'alcool absolu, tandis que l'azotate de calcium est soluble ;

2° Le sulfate de strontium est insoluble dans le sulfate d'ammoniaque (solution à 0,2), tandis que le sulfate de calcium y est soluble.

Essai. — Après avoir vérifié l'identité du sel à examiner, il faut chercher s'il ne renferme pas des composés calciques ou barytiques.

A la solution à essayer faite à saturation on ajoute un acétate alcalin et du bichromate de potasse ; s'il se forme à chaud un précipité, c'est qu'il y a de la baryte ; on la sépare par le filtre ; à la liqueur, on ajoute de l'acide sulfurique en excès ; on chauffe ; on filtre pour séparer le précipité et on recherche la chaux dans le liquide par les procédés ordinaires (Lüdeking).

Au point de vue de la baryte, Patein a proposé d'ajouter à la solution saturée de sel de strontium 2 ou 3 gouttes de solution de bichromate ; la liqueur doit rester limpide, même après vingt-quatre heures. A une solution très diluée, on ajoute 2 ou 3 gouttes de solution de chromate neutre, la liqueur doit rester limpide, au moins quelques minutes.

Le chromate acide indique 1/1000 de sel de baryum.

Usages. — Les sels de strontiane et surtout le tartrate ont été employés pour détartrer les vins : cette pratique a été condamnée par le conseil d'hygiène publique et de salubrité de la Seine à la suite d'un rapport de M. A. Riche : il en a été de même pour les mélasses préparées à l'aide de ce produit.

Les sels de strontiane sont quelquefois employés en pyrotechnie.

Tous les hygiénistes (Gautier, Cables, etc.), tout en reconnaissant l'innocuité de ces sels au point de vue toxique, reconnaissent au moins leurs propriétés diurétiques et sont unanimes à en proscrire la présence dans les produits alimentaires.

Usages médicaux. — M. Laborde a étudié avec soin l'action des sels de strontium sur l'économie ; il a opéré par injections sous-cutanées, intra-musculaires, veineuses, et par ingestion dans l'estomac chez les animaux, par ce dernier procédé sur l'homme, et ce avec divers sels ; en fait d'accidents, il n'a observé un peu de congestion rénale que dans un seul cas à la suite de l'emploi du tartrate de strontiane et la quantité d'acide tartrique ainsi ingérée ne saurait être négligeable ; il lui a même semblé que l'ingestion de ces sels était favorable à la nutrition générale.

Les sels de calcium sont ceux qui se rapprochent le plus de ceux de strontium au point de vue de l'action toxique négative.

Les composés similaires du potassium provoquent une intolérance de l'organisme qui contraste avec l'innocuité et surtout avec l'action bienfaisante de la strontiane : celle-ci semble exercer une action conservatrice et antiputride sur les tissus, les liquides et les excreta organiques ; son élimination par les matières fécales et sa présence dans l'intestin sont incompatibles avec le développement et l'existence du ténia ; elle paraît se comporter comme les médicaments nutritifs et reconstituants et le phosphate semble surtout indiqué pour les applications que suggère cette déduction expérimentale ; enfin le lactate de strontiane, en particulier, favorise notablement l'excrétion urinaire en conservant à l'urine la clarté et la limpidité que lui enlèvent habituellement les sels de potasse (d'après M. G. Sée, l'action diurétique ne s'observerait pas chez l'homme).

Les sels de strontium, azotate, bromure, lactate, ont été employés à la dose de 8 et 10 grammes par jour sans aucun inconvénient ; outre l'usage du bromure de strontium en tant que bromure, ils ont été administrés contre la néphrite parenchymateuse rhumatismale, celle des goutteux et celle des scrofuleux, l'albuminurie des femmes enceintes et des nouvelles accouchées, l'albuminurie des scarlatineux ; ils sont inefficaces dans la néphrite interstitielle et contre l'albuminurie des tuberculeux cachectiques ; pour qu'ils réussissent, il ne faut pas que les malades soient arrivés à la période d'insuffisance urinaire et d'urémie. L'état de fièvre, même intense, n'est pas une contre-indication (C. Paul).

Le *chlorure de strontium* $StCl^2,6H^2O$ se prépare comme le chlorure de baryum par l'action de l'acide chlorhydrique sur le carbonate ou le sulfure de strontium ; il cristallise en prismes hexaédriques d'une saveur âcre et amère : 100 parties d'eau à 15° en dissolvent 66 parties et à 100° 125 parties : 100 parties d'alcool à 15° en dissolvent 4 parties et à 78° 6 parties. Cette solution brûle avec une flamme pourpre. Il est presque insoluble dans l'acide chlorhydrique ; sous l'influence de la chaleur, il perd son eau de cristallisation.

BROMURE DE STRONTIUM. $StBr^2,6H^2O$

Préparation. — 1° On sature le brome par la strontiane ; il se forme un mélange de bromure et de bromate ; on se débarrasse du bromate par calcination ou par l'action d'un courant d'hydrogène sulfuré ;

2° On décompose le bromure ferreux par l'hydrate de strontiane ;

$$FeBr^2 + StO = StBr^2 + FeO$$

3° On sature l'acide bromhydrique par du carbonate de strontium ;

$$2HBr + CO^3St = StBr^2 + CO^2 + H^2O$$

4° On décompose à chaud le bromure d'ammonium (le plus pur des bromures du commerce) par de la strontiane ; il se dégage de l'ammoniaque, et il reste du bromure de strontium ; si on avait employé un excès de strontiane, on la précipiterait par un courant de CO^2 (J. Casthelaz).

$$2\ BrAm + StO^2H^2 = Br^2St + 2\ AmOH$$

Propriétés. — Le bromure de strontium cristallise avec 6 molécules d'eau ; à 30° il se dissout dans son poids d'eau ; il est peu soluble dans l'alcool.

Il est efflorescent. Soumis à la chaleur, il fond dans son eau de cristallisation et peut être coulé en plaques contenant des quantités variables d'eau ; par fusion ignée, il devient anhydre.

Essai et usages médicaux. — Toutes les généralités données à propos des sels de strontium s'appliquent au bromure. Rappelons seulement qu'il s'emploie aux mêmes doses que le bromure de potassium.

IODURE DE STRONTIUM. I²St

L'*iodure de strontium* se prépare par double décomposition entre l'iodure ferreux et la strontiane ; c'est un sel éminemment altérable qui ne saurait être utilisé en thérapeutique.

L'*oxyde de strontium* StO se prépare comme l'oxyde de baryum ; il jouit des mêmes propriétés physiques et chimiques, forme les mêmes hydrates, mais ne peut absorber directement l'oxygène pour se transformer en bioxyde de strontium.

L'hydrate $StO^2H^2,8H^2O$ est soluble dans 50 parties d'eau froide et $2^p,4$ d'eau bouillante.

Cet oxyde est employé dans l'industrie sucrière pour l'extraction du sucre des mélasses et pour la préparation des sels de strontium.

Le *bioxyde de strontium* se prépare au moyen de l'eau oxygénée et de la solution aqueuse de strontiane.

Les *sulfures de strontium* correspondent à ceux de calcium et s'obtiennent de même. Ils servent à la préparation des sels de strontium ; ils peuvent présenter de beaux phénomènes de phosphorescence.

Le *sulfate de strontiane* se trouve dans la nature en prismes rhomboïdaux tronqués sur deux arêtes et terminés par des biseaux horizontaux accompagnés ou non de petites facettes. Ils sont ordinairement très réguliers, presque incolores et transparents. Cette espèce est désignée sous le nom de *célestine;* on la trouve sous forme fibreuse près de Toul. A Montmartre, elle est en rognons verdâtres accompagnés de calcaire et d'argile et divisés par prismes par suite de retrait.

La célestine est ordinairement blanche ou grisâtre ; mais les premières variétés connues offraient une teinte bleue qui avait suggéré à WERNER le nom de *célestine*. Il est rare de la rencontrer dans les filons ; elle se trouve presque toujours dans les terrains de sédiment associée au gypse et au sel gemme ; sa densité est de 3,89. Elle est soluble dans 3 à 4 000 parties d'eau ; elle sert à préparer tous les composés de strontiane.

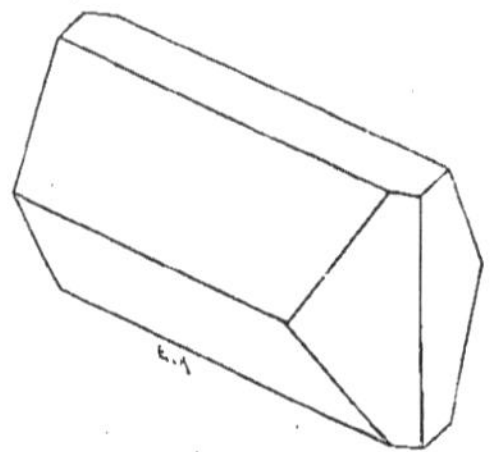

Fig. 421. — Célestine.

L'*azotate de strontiane* $(AzO^3)^2St$ se prépare en attaquant par l'acide azotique le carbonate ou le sulfure de strontium ; il cristallise en octaèdres réguliers ; il est soluble dans 5 parties d'eau à 0° et dans une à 100°. Il est insoluble dans l'alcool. La chaleur le ramène à l'état de strontiane. Il entre dans la composition du *feu rouge de Bengale*.

Les trois phosphates de strontiane ont été étudiés par L. BARTHE.

Le *carbonate de strontiane ou strontianite* est rare. Il est rarement cristallisé ; on le trouve le plus souvent en masses à structure fibreuse et rayonnante.

Dans quelques sources, le carbonate de strontiane se trouve en solution à la faveur de l'acide carbonique. Il cristallise en prismes droits incolores : sa densité est 3,65. Il est insoluble dans l'eau. La chaleur le ramène difficilement à l'état de strontiane.

BARYUM

Ba″ = 137

Historique. — Le baryum a été découvert par Scheele en 1774.

Préparation. — On prépare le baryum en décomposant la baryte par la pile ou par la vapeur du potassium.

Propriétés. — La grande difficulté qu'il y a à l'isoler n'a pas encore permis aux chimistes de faire une étude complète et exacte de ses propriétés. Pour Davy, il ressemble à l'argent, se précipite au fond de l'acide sulfurique concentré, s'oxyde vivement dans l'eau, dégage de l'hydrogène et se convertit en baryte.

Caractères. — Les sels de baryum ne précipitent ni par l'hydrogène sulfuré, ni par le sulfhydrate d'ammoniaque. Avec le carbonate d'ammoniaque, précipité blanc soluble dans l'acide chlorhydrique. Cette solution possède les caractères suivants :

1° Evaporée à siccité, elle laisse un résidu de chlorure de baryum insoluble dans l'alcool absolu ;

2° Avec la solution de sulfate de chaux, elle donne immédiatement un précipité blanc insoluble dans les acides, insoluble dans l'hyposulfite de soude. Cette réaction n'est pas très sensible en présence d'une grande quantité de sels de chaux ;

3° L'acide fluosilicique donne un précipité blanc cristallin, peu soluble dans les acides chlorhydrique et azotique dilués ;

4° Les chromates alcalins ainsi qu'une solution de chromate de strontiane donnent immédiatement un précipité jaune soluble dans les acides minéraux. C'est la réaction la plus sensible en présence des métaux du même groupe.

5° L'acide oxalique ne donne un précipité blanc d'oxalate de baryte que dans les solutions concentrées. La précipitation est favorisée par l'addition de l'ammoniaque ; elle n'a pas lieu dans les solutions étendues ;

6° Au chalumeau, les sels de baryte et surtout le chlorure colorent la flamme extérieure en jaune verdâtre.

Dosage. — Les sels de baryum sont toujours dosés à l'état de sulfate barytique. (Voy. p. 323.)

Séparation. — *a*. On sépare *la baryte de la chaux :* 1° en transformant le mélange en azotate ; l'azotate de baryte est insoluble dans l'alcool absolu ; 2° en se basant sur la différence de solubilité des deux sulfates dans l'eau ;

b. On sépare *la baryte de la strontiane :* 1° au moyen de l'acide fluosilicique ; 2° du chromate de potasse 3° en se basant sur l'insolubilité du chlorure de baryum dans l'alcool absolu ; 4° le sulfate de strontiane est décomposé par le carbonate d'ammoniaque ;

c. Pour séparer un mélange de *baryte de strontiane et de chaux ;* on précipite la baryte par l'acide fluosilicique, puis on sépare la strontiane de la chaux par l'un des procédés déjà indiqués.

Usages médicaux. — Les sels de baryte ont été rarement employés en thérapeutique ; d'après le docteur Bary de Dorpat, l'action du chlorure de baryum sur le cœur serait tout à fait analogue à celle de la digitale.

Toxicologie. — Les empoisonnements par les sels de baryum sont rares ; au reste d'après M. Bardet, ces sels seraient moins toxiques qu'on ne l'avait admis jusqu'ici ; il faudrait se méfier de l'arsenic qui accompagne souvent ces sels ; chez le lapin la dose toxique par kilogramme d'animal serait de 75 milligrammes.

Les doses fortes déterminent des accidents où dominent les symptômes d'un catarrhe intestinal très violent. La mort peut survenir au bout de deux heures lorsque la dose est très forte ; dans quelques autopsies on a signalé une irritation du cerveau et des méninges.

Recherches. — Pour rechercher ce métal, on détruira les substances organiques au moyen de l'acide chlorhydrique et du chlorate de potasse ; dans le résidu se trouvera le sulfate de baryte.

Le sulfate de baryte fondu avec quatre fois son poids de carbonate potassicosodique (15 parties de carbonate potassique sec et 10 parties de carbonate sodique anhydre) se transforme en carbonate de baryte ; on reprend par l'eau qui dissout l'excès de carbonate et les sulfates alcalins ; le carbonate de baryte reste ; on le dissout dans l'acide chlorhydrique ; en évapore à siccité ; on reprend par quelques gouttes d'eau distillée et dans la liqueur on constate les caractères des sels de baryum.

Contrepoison. — Comme contrepoison, on administre les sulfates de magnésie ou de soude.

CHLORURE DE BARYUM

$$Cl^2Ba,\ 2H^2O = 244$$

Préparation. — 1° On attaque le sulfure de baryum par l'acide chlorhydrique, on concentre et on fait cristalliser (1).

2° On attaque le carbonate de baryte naturel en excès (Withérite) par l'acide chlorhydrique ; on concentre et on fait cristalliser. Il faut employer un excès de withérite pour ne pas laisser entrer en dissolution les corps étrangers.

$$CO^3Ba + 2\ HCl = Cl^2Ba + CO^2 + H^2O$$

Propriétés. — Le chlorure de baryum cristallise en tables rhomboïdales contenant 2 molécules d'eau ; sa saveur est âcre et désagréable. Sa densité est 3,05. 100 parties d'eau à 15° en dissolvent $43^r,5$ et à 105° 77 parties. L'alcool n'en dissout que 1/400. Il est insoluble dans les acides concentrés.

Il se déshydrate entièrement quand on le chauffe à 100° ; puis il subit la fusion ignée.

Essai. — Lorsque le chlorure de baryum est pur et qu'on précipite sa solution aqueuse par l'acide sulfurique, la liqueur filtrée ne laisse aucun résidu solide par évaporation.

Réactif. — Sa solution aqueuse à 1/10 sert de réactif à l'acide sulfurique et aux sulfates.

---

(1) « Sulfate de baryte . . . . 500 gr.
Noir de fumée . . . . 200 gr.
Huile. . . . . Q. S.

Réduisez le sulfate de baryte en poudre très fine ; mélangez-le intimement dans un mortier avec le noir de fumée ; ajoutez une quantité d'huile suffisante pour imprégner légèrement le mélange, puis continuez à le triturer. Introduisez la matière dans un creuset dont vous laisserez un cinquième de la capacité vide ; remplissez le creuset de charbon végétal finement pulvérisé ; adaptez le couvercle du creuset et lutez. Chauffez d'abord le creuset avec ménagement ; portez graduellement la température au rouge, et entretenez le feu vif pendant quatre ou cinq heures. Laissez refroidir le creuset dans le fourneau, et brisez-le lorsqu'il sera entièrement refroidi. Triturez le produit obtenu ; extrayez-en toutes les parties solubles par une ébullition suffisamment prolongée dans l'eau distillée bouillante ; filtrez. » Codex 1866.

A la chaleur rouge, le sulfate de baryte se trouve décomposé par le charbon ; il se change en sulfure de baryum et dégage de l'oxyde de carbone. Dans la liqueur, nous avons donc une solution de sulfure de baryum. Cette solution sert à préparer la plupart des sels barytiques.

On en a fait une solution titrée pour doser le plâtre dans les vins.

Usages médicaux. — Hare, après Bary, a proposé d'employer le chlorure de baryum, en guise de digitale, dans les affections du cœur.

Toxicologie. — MM. Ogier et Soquet ont tué un chien de 8 kilogrammes en 4 heures, en administrant par voie stomacale 2 grammes de chlorure de baryum ; peu d'instants après l'ingestion, l'animal avait vomi la plus grande partie du poison ingéré.

Dans ce cas et dans une expertise judiciaire, ils ont constaté que ce toxique se localisait dans les organes suivants nommés dans l'ordre de quantité décroissante de baryte trouvée : foie, reins, poumons, contenu de l'intestin.

BROMURE DE BARYUM

$$Br^2Ba,2H^2O = 333$$

Préparation. — 1° On peut le préparer par double décomposition entre le sulfure de baryum et le bromure ferreux.

2° On peut saturer l'acide bromhydrique par l'eau de baryte, le carbonate ou le sulfure de baryum.

Propriétés. — Il cristallise en « tables rhomboïdales, incolores, inaltérables, d'une saveur âcre, amère, très désagréable, très solubles dans l'eau, solubles dans l'alcool absolu, et fusibles à une température élevée.

Essai. — « La solution aqueuse ne doit pas se colorer en jaune quand on la traite par l'acide sulfurique, ni se colorer en bleu par l'addition d'empois d'amidon et de quelques gouttes d'acide azotique nitreux ; elle ne doit pas être influencée par le sulfhydrate d'ammoniaque.

Toxicologie. — « Ce sel est *vénéneux*. » Codex 84.

« Décomposez cette solution de sulfure de baryum par de l'acide chlorhydrique dilué, jusqu'à ce que la liqueur présente une légère réaction acide. Cette décomposition donne naissance à une quantité considérable d'acide sulfhydrique. Il est convenable de l'enflammer au moment où il se dégage, afin d'éviter les inconvénients auxquels sa présence peut donner lieu. La liqueur sera filtrée ; le résidu sera lavé à l'eau chaude ; l'eau de lavage et la liqueur filtrée seront évaporées à siccité. Le résidu de l'évaporation sera redissous dans une petite quantité d'eau ; on ajoutera à cette dissolution un léger excès de sulfure de baryum pour précipiter le fer qu'elle pourrait contenir ; on filtrera de nouveau, on fera concentrer par évaporation lente et cristalliser. » (Codex 1866.)

On peut remplacer l'huile et le noir de fumée par 250 grammes de houille.

IODURE DE BARYUM

$I^2Ba = 391$

PRÉPARATION. — On dissout du sulfure de baryum dans de l'eau distillée bouillante, on filtre et on ajoute à la liqueur une solution d'iodure de fer. Il se dépose du sulfure de fer, et l'iodure de baryum reste dissous. Lorsque la solution n'accuse ni excès de sulfure de baryum, ni excès d'iodure de fer, on la filtre et on la concentre pour la faire cristalliser. Les cristaux sont égouttés avec soin avant d'être enfermés dans des flacons. L'opération demande à être conduite vivement pour qu'il n'y ait pas coloration des liqueurs.

PROPRIÉTÉS. — L'iodure de baryum cristallise en prismes à six pans, blancs et déliés. Il est déliquescent et d'une saveur âcre insupportable.

Ses dissolutions et le sel lui-même se décomposent rapidement à l'air. Il se forme du carbonate de baryte et l'iode devenu libre brunit la liqueur ou les cristaux.

USAGES. — L'iodure de baryum est vénéneux, et pour ce motif il est réservé aux usages externes. On en fait des pommades dont la décomposition est rapide. C'est un sel d'une conservation très difficile et peu usité.

OXYDE DE BARYUM

$BaO = 153$

SYNONYMIE. — Baryte.

PRÉPARATION. — On la prépare en décomposant par la chaleur l'azotate de baryte dans une cornue en porcelaine ; la température doit être portée au rouge blanc, mais il faut éviter de la prolonger au delà du temps nécessaire.

PROPRIÉTÉS. — La baryte anhydre est d'un blanc grisâtre, spongieuse ; sa saveur est âcre, très caustique ; elle est fusible au chalumeau oxhydrique ; 100 parties d'eau à 15° en dissolvent 5 parties et à 100° 10 parties.

Avec le soufre elle donne, suivant la température, des sulfates, des hyposulfites ou des sulfures.

Avec le chlore, dégagement d'oxygène et formation de chlorure de baryum.

Avec le phosphore, on obtient un hypophosphite et un dégagement de PH^3.

En faisant passer un courant d'air sur un mélange de charbon et de baryte, on obtient du cyanure de baryum.

A l'air la baryte s'altère ; elle est très avide d'eau, d'acide carbonique et se réduit en poussière.

Si on projette quelques gouttes d'eau sur un fragment de baryte, la chaleur dégagée peut porter la baryte à l'incandescence.

L'eau saturée de baryte à chaud laisse déposer par le refroidissement un hydrate cristallisé contenant 9 molécules d'eau $BaO,9H^2O$. Ces cristaux sont blancs, transparents, souvent très nets; ils appartiennent au système du prisme droit à base carrée. 7 molécules disparaissent à 100°; la huitième n'est expulsée qu'au rouge et la dernière ne peut être chassée par la chaleur; ce dernier hydrate $BaO,H^2O = BaH^2O^2$ est une poudre blanche, fusible en un liquide d'apparence oléagineuse.

L'acide sulfurique versé sur la baryte anhydre produit de l'incandescence; avec la strontiane ce phénomène n'a pas lieu.

La baryte désorganise les substances organiques comme la potasse et la soude.

RÉACTIF. — La baryte est souvent employée pour faire une liqueur alcaline titrée.

A. VILLIERS a démontré qu'on ne peut pas doser volumétriquement un acide libre, en présence du phosphate bisodique, au moyen d'une solution titrée d'eau de baryte, même en se servant comme indicateur de la phtaléine du phénol. Ces dosages s'effectuent assez exactement au moyen d'une solution titrée de potasse.

BIOXYDE DE BARYUM. BaO^2

PRÉPARATION. — 1° En traitant l'eau de baryte par l'eau oxygénée.

2° En faisant passer un courant d'air pur et sec sur de la baryte chauffée au rouge naissant.

PROPRIÉTÉS. — Le bioxyde de baryum est un corps blanc grisâtre, insipide, inodore et insoluble dans l'eau. Chauffé au rouge clair, il se décompose en baryte et oxygène.

L'iode le décompose, produit de l'iodure de baryum et un dégagement tumultueux d'oxygène.

A chaud, un courant d'hydrogène rend le bioxyde de baryum incandescent et produit de l'hydrate de baryte.

Il se délite dans l'eau sans dégagement de chaleur.

Les acides en solution aqueuse le dissolvent; il se produit alors un sel barytique et du bioxyde d'hydrogène ou un dégagement d'oxygène.

SULFATE DE BARYUM

$$SO^4Ba'' = 233 \quad \begin{array}{lll} S & = 32 & = 13,74 \\ O^4 & = 64 & = 27,48 \\ Ba & = 137 & = 58,78 \\ \hline & 233 & 100,00 \end{array}$$

ÉTAT NATUREL. — La baryte sulfatée, *barytine*, *spath pesant*, a pour forme primitive un prisme droit à base rhombe de 101°,30'; il possède un clivage facile parallèlement aux faces du prisme ; sa densité varie de 4,3 à 4,5 ; sa dureté = 3,5. Il est fusible au chalumeau. La barytine est ordinairement grisâtre, jaunâtre, blanchâtre ou d'un blanc de lait. Elle est souvent cristallisée ; c'est une des espèces qui offrent le plus de formes secondaires. Les plus habituelles sont des prismes rhomboïdaux plus ou moins modifiés, des

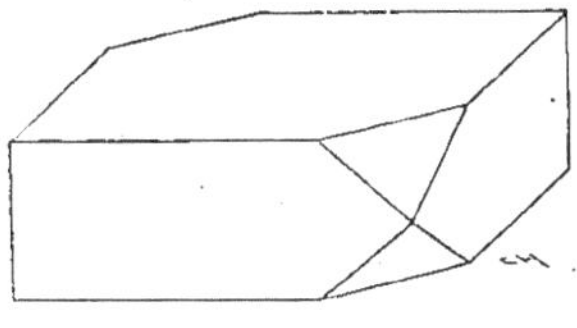

Fig. 422. — Barytine.

octaèdres cunéiformes et des tables rectangulaires biselées sur leur périphérie. On la rencontre aussi très souvent en masses laminaires. La barytine ne forme jamais de masses considérables, mais elle sert de gangue aux métaux et surtout aux minerais de plomb, de cuivre, d'argent, d'antimoine, de mercure et de zinc. On ne la trouve pas dans les minerais d'étain qui appartiennent à une époque plus ancienne. Elle se trouve fréquemment dans les arkoses situés vers la séparation des granits et des terrains secondaires.

Le *phosphore de Bologne* est de la barytine radiée pilée et agglutinée en gâteaux avec de la gomme.

Préparation. — On l'obtient par double décomposition.

Propriétés. — Ce corps est insoluble dans l'eau et les acides ; cependant il se dissout sensiblement dans l'acide sulfurique bouillant et concentré ; par refroidissement il se dépose un bisulfate de baryte que l'eau décompose en acide sulfurique et sulfate de baryte.

Sous l'influence de la chaleur, il fond mais ne se décompose pas.

Usages. — Il est employé comme fondant dans quelques fonderies de cuivre ; il entre dans la composition de certains verres ; il sert surtout à falsifier un grand nombre de produits.

Pour préparer le *chlorate barytique* $(ClO^3)^2Ba$ on traite le chlorate de potasse par l'acide fluosilicique, il se forme du fluosilicate de potasse et une solution d'acide chlorique. Cette solution est neutralisée par de la baryte. Ce sel a quelquefois été employé par les artificiers pour produire une flamme verte.

AZOTATE BARYTIQUE. $(AzO^3)^2Ba$

Préparation. — L'azotate barytique se prépare d'une manière analogue à celle employée pour le chlorure barytique. On prépare du sulfure de baryum ; on l'attaque par l'acide azotique ; on filtre, on concentre, on ajoute un léger excès de sulfure de baryum pour se débarrasser du fer ; on filtre et l'on fait cristalliser à deux ou trois reprises.

Propriétés. — L'azotate de baryte est cristallisé en octaèdres réguliers, anhydres, transparents, d'une saveur désagréable, amère et salée, solubles dans vingt parties d'eau à 15° et dans 2ᵖ,8 d'eau à 100°, insolubles dans l'alcool, inaltérables à l'air. Sa solution aqueuse ne doit pas se troubler par l'azotate d'argent.

CARBONATE DE BARYUM. CO^3Ba

ÉTAT NATUREL. — La baryte carbonatée ou *withérite* a pour forme primitive un prisme droit à base rhombe dont une forme dérivée ressemble beaucoup à un prisme hexaèdre régulier (fig. 423). Sa densité est de 4,3, sa dureté est de 3,5. Elle fond au chalumeau. Elle est assez rare, elle est plus vénéneuse que le carbonate artificiel. En Angleterre, elle porte le nom de *mort-aux-rats*. Elle accompagne presque toujours les minerais de plomb.

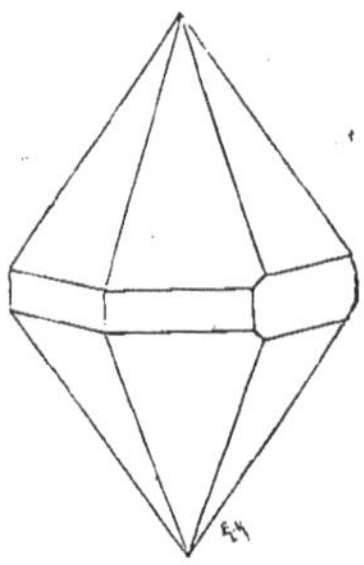

PRÉPARATION. — On peut l'obtenir par double décomposition.

PROPRIÉTÉS. — Elle est incolore, insoluble dans l'eau.

Fig. 423. — Withérite.

La chaleur la décompose très difficilement.

L'acide sulfurique ne l'attaque qu'avec difficulté. Pour rendre l'attaque facile, il faut ajouter un peu d'acide chlorhydrique.

En calcinant le carbonate de baryte avec du brai de goudron, on obtient de la baryte. Si on la mélange avec du charbon et qu'on fasse passer un courant d'air sur le mélange chauffé, on obtient du cyanure de baryum.

LITHIUM

Li = 7

Historique. — Le lithium a été découvert en 1787 par Arfwedson, étudié d'abord par Davy, puis en 1857 par Troost.

Préparation. — Le minerai le plus avantageux à traiter est la *triphyline*, phosphate à base de lithine, de fer et de manganèse contenant de 5 à 7 p. 100 de lithine, mais il est rare et on a le plus souvent recours au *lépidolithe*. On fait un mélange de lépidolithe, carbonate de baryte, sulfate de baryte et sulfate de potasse. On chauffe : le mélange fond facilement et se sépare en deux couches. La couche supérieure contient un mélange de sulfates de lithine, de potasse et de baryte ; on la traite par l'eau ; la solution des sulfates de potasse et de lithine est traitée par le chlorure de baryum ; on obtient ainsi une liqueur contenant des chlorures alcalins ; on évapore à siccité et on épuise le résidu par un mélange d'alcool et d'éther dans lequel le chlorure de lithium se dissout.

Pour obtenir le lithium, on traite le chlorure de lithium fondu par la pile.

Propriétés. — Le lithium possède l'éclat de l'argent ; dans l'air humide il se ternit peu à peu ; il est plus dur que le potassium et le sodium. C'est le plus léger de tous les corps solides connus ; sa densité est 0,59. Il fond à 180°.

Le soufre l'attaque au-dessous de son point de fusion et forme avec lui un sulfure jaune soluble dans l'eau.

Le chlore, le brome et l'iode l'attaquent à la température ordinaire.

Avec le phosphore, il donne un phosphure décomposable par l'eau.

Fondu, il étame le fer. Il attaque fortement l'argent, l'or, le platine, etc.

Il décompose l'eau à la température ordinaire, mais sans produire d'inflammation. Les acides sulfurique et azotique concentrés sont décomposés avec inflammation.

Il attaque le verre et la porcelaine à une température inférieure à celle de son point de fusion (180°).

Caractères. — Les sels de lithine possèdent les caractères suivants :

1° Avec l'acide picrique, précipité jaune ;

2° Avec le phosphate de soude, précipité blanc soluble dans les acides et les sels ammoniacaux ;

3° Avec l'acide fluosilicique, précipité blanc ;

4° Ils colorent la flamme en rouge carmin ;

5° Le spectre du lithium est très beau ; il est caractérisé par une magnifique raie rouge carmin α et une raie très pâle, rouge orangé β.

DOSAGE. — Le lithium peut être précipité à l'état de phosphate ; il est ainsi facilement séparé des alcalis.

M. A. CARNOT a proposé un procédé de dosage basé sur ce que le fluorure de lithium est presque insoluble dans l'eau et encore plus dans une solution d'ammoniaque et de fluorure d'ammonium.

USAGES MÉDICAUX. — L'urate de lithine étant soluble, les sels de lithium ont été employés pour favoriser la dissolution des dépôts de cet acide.

TOXICOLOGIE. — Les sels de lithium ne sont pas toxiques.

Le *chlorure de lithium* LiCl est cristallisable ; il est excessivement avide d'eau ; quand on évapore à siccité, une partie se décompose en acide chlorhydrique et lithine.

BROMURE DE LITHIUM

$$BrLi = 87.$$

PRÉPARATION.

« Brome.	80 gr.
Limaille de fer.	Q. S.
Eau distillée.	300 gr.
Carbonate de lithine	38 gr.

Préparez le bromure de fer ainsi qu'il a été indiqué, filtrez et ajoutez aux liqueurs encore chaudes le carbonate de lithine ; chauffez vers la fin de l'opération pour compléter la double décomposition. Les liqueurs doivent être faiblement alcalines. Filtrez pour séparer le carbonate de fer précipité ; lavez le précipité avec Q. S. d'eau distillée ; évaporez et coulez en plaques que vous enfermerez de suite dans des flacons bien secs. Un gramme de bromure de lithium est entièrement précipité par 1^{gr},95 d'azotate argentique. »

IODURE DE LITHIUM

$$ILi = 134$$

PRÉPARATION.

« Iode	127 gr.
Limaille de fer.	35 gr.
Carbonate de lithine	38 gr.
Eau distillée.	300 gr.

Préparez la solution d'iodure de fer avec la totalité de l'eau distillée, fil-

trez, ajoutez le carbonate de lithine aux liqueurs encore chaudes et portez
à l'ébullition pour compléter la double décomposition ; la liqueur doit être
légèrement alcaline. Filtrez, lavez le précipité, évaporez et coulez en plaques
l'iodure de lithium fondu.

Il est blanc, très soluble dans l'eau et dans l'alcool. Un gramme d'iodure
de lithium sec et pur est entièrement précipité par 1^{gr},27 d'azotate d'argent ».
(Société de Pharmacie.)

La LITHINE Li^{2}O se prépare en calcinant un mélange de sulfate de lithine
et de baryte ou en calcinant l'azotate de lithine anhydre et pur ; elle est
blanche, à cassure cristalline ; elle fond au-dessous du rouge ; elle se dissout
lentement dans l'eau et attire l'humidité, mais moins que la potasse ou la
soude. Elle est indécomposable par la chaleur ou le charbon.

CARBONATE DE LITHINE

$$CO^3Li^2 = 74$$

PRÉPARATION. — 1° On obtient le carbonate de lithine en précipitant par un
carbonate alcalin la solution d'un sel de lithine.

$$SO^4Li^2 + CO^3Na^2 = CO^3Li^2 + SO^4Na^2$$

Il faut laver longtemps le précipité qui retient énergiquement une petite
quantité des sels contenus dans la dissolution. Pour le purifier, on le délaie
dans l'eau à 0° et on fait passer un courant d'acide carbonique qui le dissout. On porte lentement la solution à l'ébullition : elle perd peu à peu son
acide carbonique, et le carbonate de lithine se précipite à l'état cristallin.

2° On l'obtient encore en calcinant l'azotate de lithine avec un excès d'acide
oxalique.

PROPRIÉTÉS. — Le carbonate de lithine est une poudre blanche, cristalline,
inodore, à réaction alcaline, soluble dans 46 parties d'eau (FLUCKIGER) 66 parties (DRAPER) 130 parties (KREMER) ; à l'ébullition, il est moitié moins soluble
(DRAPER). Quand il a été trop chauffé, il se dissout plus difficilement ; il suffit alors de le triturer avec un peu de sucre ou de bicarbonate de sodium
(CARLES).

A la pression ordinaire, 100 parties d'eau saturée d'acide carbonique en
dissolvent 5^p,41 : à la pression de 4 atmosphères, cette quantité s'élève à
6,87 (GOLDAMMER).

Il est peu soluble dans l'alcool.

ESSAI. — La solution dans l'acide chlorhydrique, évaporée à sec, laisse un
résidu complètement soluble dans un mélange à parties égales d'alcool et
d'éther. Il colore la flamme de l'alcool en rouge pourpre. Un gramme de ce

sel traité par l'acide sulfurique, puis évaporé et chauffé au rouge, doit laisser $1^{gr},48$ de sulfate de lithine qui, redissous dans l'eau distillée, ne précipite ni par l'oxalate d'ammoniaque, ni par l'eau de chaux.

Usages médicaux. — Le carbonate de lithine est un excellent dissolvant de l'acide urique ; à ce titre, il est préconisé contre la gravelle, la goutte et les calculs urinaires ; on le donne aux doses de $0^{gr},10$ à $0^{gr},50$, par jour ; à dose plus élevée, il agit comme alcalin et peut produire des accidents.

On l'administre quelquefois sous forme de sel effervescent.

CÉSIUM

$$Cs = 132,5$$

Le césium, plus rare que le rubidium, accompagne ordinairement ce dernier métal : ils se trouvent dans les eaux de Bourbonne-les-Bains ; le césium se trouve seul dans le *pollux*, minéral de l'île d'Elbe.

C'est un métal d'un blanc d'argent, ductile, très mou à la température ordinaire ; il fond à 26°-27°. Au spectroscope, il fournit de belles raies bleues d'où son nom (cœsius, bleu de ciel.)

D'après le système de classification des corps de MENDELEEFF, le potassium, le lithium, le rubidium et le césium appartiennent au même groupe chimique ; les propriétés physiologiques de ces métaux sont également analogues, ainsi que le démontrent les expériences de BOTKINE.

RUBIDIUM

$$Rb = 85,2$$

Le rubidium accompagne très fréquemment le césium ; on en trouve 0,001 dans les salins de betterave ; on l'extrait généralement du lépidolithe en même temps que la lithine.

C'est un métal d'un blanc d'argent, mou, fusible à 38°,5, donnant au spectroscope de belles raies rouges (rubidus, rouge.)

Ses propriétés physiologiques sont analogues à celles du lithium, du potassium et du césium, métaux à côté desquels il est rangé dans la classification de MENDELEEFF (BOTKINE).

On a quelquefois utilisé le *bromure double d'ammonium et de rubidium*.

POTASSIUM ET SODIUM

$$K' = 39. \quad Na' = 23$$

Ce métaux présentent de telles analogies que nous avons cru devoir les étudier ensemble pour en simplifier l'étude.

Historique. — Ces métaux ont été découverts en 1807 par Davy, en soumettant leurs oxydes hydratés à l'action de la pile.

État naturel. — Ces corps se trouvent dans un grand nombre de minéraux. Les plantes marines contiennent surtout du sodium et les plantes terrestres surtout du potassium.

Dans le sang les sels de potassium se trouvent dans le globule sanguin et les sels de sodium dans le sérum.

Préparation. — Gay-Lussac et Thénard décomposaient la potasse fondue en la chauffant dans un canon de fusil avec de la tournure de fer.

Le procédé Brunner et Sainte-Claire Deville est fondé sur ce qu'un mélange intime de carbonate alcalin et de charbon suffisamment chauffé laisse dégager le métal alcalin.

$$CO^3K^2 + 2\ C = 3\ CO + K^2$$

Dans le procédé Castner qui est récent, on décompose la soude caustique par un carbure de fer.

$$6NaOH + FeC^2 = 2\ CO^3Na^2 + 6H + Fe + 2Na$$

Ce procédé fournit du sodium à très bas prix.

Enfin M. Beketof a proposé d'obtenir le sodium par l'électrolyse du chlorure de sodium fondu.

MM. Donny et Mareska ont imaginé un appareil spécial pour condenser ces métaux (fig. 424) ; ils ont vu que quand on fait arriver un mélange d'oxyde de carbone et de potassium en vapeur dans un récipient spacieux et refroidi, il se produit un mélange de charbon et de potasse et en même temps des produits particuliers auxquels on a donné les noms de *croconate* et de *rhodizonate* potassiques.

Purification. — Pour purifier ces métaux, on les distille une ou deux fois,
et on les conserve dans du pétrole renfermant 0,01 d'alcool amylique ; quand
à la longue, ils se sont légèrement altérés à la surface, par formation d'une

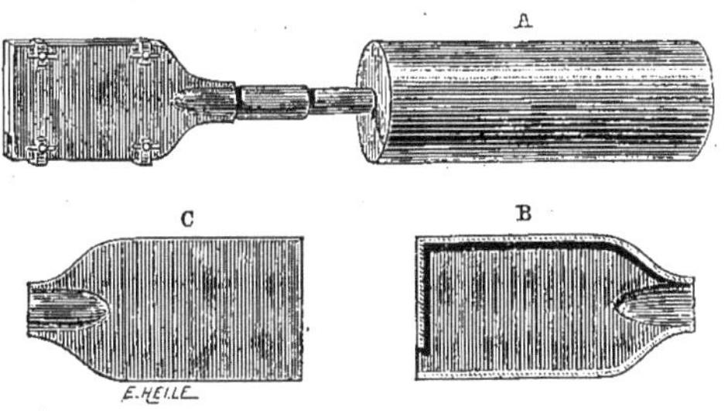

Fig. 424. — Récipient Donny et Mareska.

couche d'amylate alcalin, on les essuie avec du papier à filtre (Rosen-
field).

Propriétés physiques. — Ces métaux sont blancs, brillants, mous comme
de la cire à la température ordinaire ; au-dessous de 0°, ils deviennent
cassants et cristallins. Le potassium a une densité égale à 0,86 et fond à
62°,5 ; il se volatilise au rouge. Le sodium a une densité de 0,97 et fond
à 96°.

Propriétés chimiques. — A la température ordinaire, ils se ternissent rapidement à l'air et fournissent de la potasse ou de la soude ; à chaud, ils s'enflamment et donnent des oxydes K^2O^4—Na^2O^2.

Projeté sur l'eau, le potassium la décompose, s'empare de l'oxygène et met
en liberté l'hydrogène ; la chaleur dégagée par la réaction est telle que l'hydrogène s'enflamme et brûle avec une flamme violette dont la couleur est due
à la présence des vapeurs de potassium. La potasse qui a pris naissance est
à une température assez élevée pour passer à l'état sphéroïdal et n'être pas
en contact avec l'eau ; elle prend un mouvement giratoire ; quand la réaction
est terminée, elle se refroidit peu à peu et finit par se trouver en contact
avec l'eau ; il y a alors explosion et des fragments de potasse sont projetés
de tous côtés. Quand le potassium employé est ancien, il produit quelquefois
des explosions beaucoup plus fortes qui ont pu donner lieu à de graves accidents. On ignore la cause de ce fait.

Le sodium se comporte exactement comme le potassium, si ce n'est qu'il
n'y a pas inflammation ; cependant on peut produire ce résultat, en empêchant le mouvement giratoire, soit en employant de l'eau gommée, soit en
projetant le sodium sur une minime quantité d'eau. La flamme obtenue est
jaune.

CARACTÈRES.

	POTASSIUM	SODIUM
Chlorure de platine.	Précipité jaune-serin de chloroplatinate de potasse, surtout quand la liqueur est aiguisée d'un peu d'acide chlorhydrique. Le précipité est complètement insoluble dans l'alcool.	Rien.
Acide tartrique en excès. (Il vaut mieux employer le tartrate acide de soude).	Précipité blanc cristallin de tartrate acide de potasse, soluble dans beaucoup d'eau et dans les alcalis; la formation du précipité est favorisée par l'agitation.	Dans les solutions très concentrées, il pourrait se former des aiguilles de bitartrate de soude, mais elles sont faciles à distinguer du tartrate acide de potasse.
Sulfate d'alumine.	En solution très concentrée précipité cristallin d'alun.	Rien.
Acide picrique.	Comme le sulfate d'alumine.	Rien.
Pyro-antimoniate de potassium.	Rien.	Précipité blanc cristallin, si les liqueurs ne sont pas trop étendues et qu'elles soient neutres ou légèrement alcalines. L'agitation favorise la formation du précipité. La présence du carbonate de potasse peut empêcher la réaction; il faut alors neutraliser par l'acide chlorhydrique; il ne faut pas que la liqueur soit acide.
Flamme.	Les sels de potassium colorent la flamme en bleu-violet. La présence des sels de soude empêche la réaction; on regarde alors à travers une solution d'indigo ou un verre coloré en bleu par l'oxyde de cobalt.	Les sels de sodium colorent la flamme en jaune.
Hyposulfite de soude et de bismuth en solution alcoolique.	Précipité jaune-serin.	Rien.
Acide phosphomolybdique.	Précipité jaune, insoluble dans l'acide azotique.	Rien.

DOSAGE. — Pour doser la potasse, on la précipite le plus souvent à l'état de chlorure double de platine et de potassium en opérant dans une liqueur alcoolique; le précipité recueilli sur un filtre est lavé avec un mélange d'alcool et d'éther; on le dessèche et on le pèse; il faut se tenir en garde contre la présence des sels ammoniacaux.

M. DUBERNARD a rendu ce procédé volumétrique. La solution potassique est précipitée par un volume connu et en excès de chloroplatinate de sodium; on filtre; on ajoute une pincée de poudre de zinc qui précipite le platine, et dans la liqueur, on dose le chlore par une solution titrée d'azotate d'argent.

M. RAULIN a proposé un procédé basé sur l'insolubilité du phospho-molybdate de potassium; il est avantageux en ce sens que le précipité que l'on pèse est égal à 19 fois celui de la potasse à doser.

Quelquefois la potasse est précipitée à l'état de tartrate acide de potasse que l'on pèse, ou que l'on titre par un procédé acidimétrique, ou que l'on calcine pour le transformer en carbonate de potasse que l'on dose également par un procédé alcalimétrique.

Quelquefois encore, les sels de potassium sont transformés en sels, chlorures, azotates, sulfates, que l'on dessèche et que l'on pèse.

Quand les sels de sodium sont seuls, il suffit de les sécher et de les peser. On les sépare de la potasse au moyen du chlorure de platine.

RÉACTIF. — Le potassium ou le sodium surtout amalgamés sont souvent employés comme agents producteurs d'hydrogène.

TOXICOLOGIE.— D'une manière générale les sels de potassium sont beaucoup plus toxiques que les sels de sodium ; les caractères des empoisonnements étant variables suivant les sels, nous en parlerons à chacun d'eux. (Voyez *Iodures*.)

ALLIAGES

On connaît un hydrure K^4H^2 et Na^4H^2.

Les métaux alcalins absorbent l'hydrogène entre 300 et 400° ; les produits obtenus sont d'un blanc d'argent : ils ne commencent à se décomposer qu'à une température assez élevée.

' Un alliage de 3 parties de sodium et d'une partie de potassium est solide.

Amalgame de sodium. — On place du mercure dans un creuset en terre ; on le chauffe légèrement, puis on y introduit peu à peu le sodium coupé en fragments, jusqu'à ce que l'on ait atteint la proportion désirée. Chaque fragment de sodium ajouté s'unit au mercure avec incandescence ; il faut prendre quelques précautions pour se garantir des projections ; il est inutile de continuer à chauffer, car la température s'élève d'elle-même.

MULHAUSER fait arriver un filet de mercure dans du sodium fondu sous une couche de naphte. Le sodium se gonfle et finit par former une masse solide qu'on laisse refroidir sous le naphte.

FLUORURE DE SODIUM. FlNa

On l'obtient par l'action de l'acide fluorhydrique sur le carbonate de sodium.

Il cristallise en cubes anhydres ou en octaèdres solubles dans 25 parties d'eau.

Avec l'acide fluorhydrique, il donne HFl^2Na ; sa solution à 0,01, sans action sur les ferments chimiques, arrête les fermentations provoquées par les ferments figurés.

Usages médicaux. — Chez les animaux à sang chaud, à la dose de 0gr,50 par kilogramme d'animal (par la bouche), ou de 0,15 (en injections sous-cutanées ou intra-veineuses) il provoque les effets suivants : état de stupeur et de faiblesse qu'il faut attribuer en grande partie à la paralysie des centres vasomoteurs ; convulsions, accélération de la respiration avec paralysie consécutive, vomissement, salivation et larmoiement, rigidité cadavérique survenant de bonne heure (Tappeiner).

FLUORURE DOUBLE D'ALUMINIUM ET DE SODIUM

$$Al^2Fl^2Na^6$$

Ce sel désigné sous le nom de *cryolithe*, est en masses lamelleuses d'un blanc laiteux à 3 clivages perpendiculaires. Sa dureté est de 3,5 ; sa densité de 2,96. Elle a un aspect vitreux un peu perlé ; elle n'a été trouvée qu'à Ivikael dans le Groenland ; il est en veines dans un granit stannifère et wolframmifère. C'est un excellent minerai d'aluminium.

FLUORURE DOUBLE DE SILICIUM ET DE SODIUM

$$SiFl^6Na^2$$

Synonymie. — Fluosilicate de soude.

Préparation. — Ce sel se prépare directement par l'action de l'acide fluosilicique sur le carbonate de sodium.

Propriétés. — C'est un sel blanc, à légère saveur saline, inodore : 100 parties d'eau en dissolvent à froid 0p,61 et à chaud 2p,46.

Usages médicaux. — Il a été préconisé comme antiseptique par Thomson ; il n'est pas vénéneux ; il n'est pas volatil ; il résiste à l'oxydation. Sa solution saturée serait plus active que la solution de sublimé à 0,002. En chirurgie le Dr Robson emploie une solution à 0,001 ou 0,002 ; elle n'a d'autre inconvénient que d'agir à la longue sur l'émail et la porcelaine et les instruments en acier. C'est un excellent désinfectant pour les mains.

CHLORURE DE POTASSIUM ClK = 74,5

État naturel. — Il existe mélangé en petite quantité dans quelques mines de sel gemme d'Allemagne.

PRÉPARATION. — 1° Le Codex de 1866 le faisait préparer en attaquant le carbonate de potassium par l'acide chlorhydrique (1).

2° La majeure partie du chlorure de potassium du commerce provient des mines de Strassfurt ; le reste peut provenir de plusieurs sources ; eaux mères des marais salants ; cendres de varechs, salins de betteraves ; produits secondaires des savonneries, etc.

PROPRIÉTÉS. — « Ce sel est en cubes incolores, d'une saveur qui se rapproche de celle du chlorure de sodium, mais légèrement amère, peu soluble dans l'alcool, soluble dans 3 parties d'eau froide et dans deux parties d'eau bouillante. La solution aqueuse précipite abondamment en blanc par l'azotate d'argent et en jaune par le chlorure de platine ; elle ne doit pas précipiter par le ferrocyanure de potassium. » Codex 1866. Il fond au rouge sombre et se volatilise au rouge blanc. Il sert à préparer les autres sels potassiques.

USAGES MÉDICAUX.— Le chlorure de potassium, en tant que chlorure, active la circulation, mais en tant que sel de potassium, il diminue les mouvements du cœur. Il était autrefois connu sous les noms de *sel fébrifuge* de SYLVIUS et de *sel digestif* qui révèlent ses premières applications thérapeutiques. Il est à remarquer que ce sel se trouve sans chlorure de sodium dans les globules sanguins, tandis que le chlorure de sodium se trouve presque seul dans le sérum et dans les divers liquides de l'économie.

CHLORURE DE POTASSIUM ET DE PLATINE. $PtCl^6K^2$

SYNONYMIE. — Chloro-platinate de potasse.

PRÉPARATION et PROPRIÉTÉS. — Ce sel s'obtient en précipitant un sel de potasse par le chlorure de platine. Il se dissout dans 144 parties d'eau froide ; il est plus soluble dans l'eau bouillante ou l'eau aiguisée d'acide chlorhydrique ; il se dépose de cette solution en petits cristaux octaédriques. Il est complètement insoluble dans l'alcool absolu. En raison de son peu de solubilité, il sert souvent à caractériser les sels de potasse ou de platine. La chaleur le décompose en chlorure de potassium et en platine métallique.

---

(1) « Carbonate de potasse . . . . : Q.V.
Acide chlorhydrique. Q.S.

Dissolvez le sel dans une suffisante quantité d'eau, versez-y l'acide chlorhydrique jusqu'à saturation complète et en agitant, afin de favoriser le dégagement de l'acide carbonique ; évaporez la dissolution et laissez cristalliser. » (Codex 1866.)

CHLORURE DE SODIUM

$$\text{ClNa} = 58,5 \qquad \begin{array}{l} \text{Cl} = 35,5 = 60,34 \\ \text{Na} = 23 \ \ = 39,66 \\ \hline 58,5 \quad\ \ 100,00 \end{array}$$

Synonymie. — Sel gemme, sel marin, sel de cuisine.

État naturel. — Le chlorure de sodium a pour forme primitive un cube ; on le trouve rarement cristallisé ; il est le plus souvent en masses laminaires, lamellaires, grenues et même fibreuses, ordinairement souillées par de l'argile et de l'oxyde de fer qui leur communiquent des teintes gris rouge, quelquefois bleue ; quand il est pur, il est incolore, transparent et translucide. Sa densité est de 2,25 ; il ne décrépite pas quand on le chauffe ; il possède un clivage net et facile, parallèlement aux faces du cube. Il raie le gypse ; sa saveur salée est caractéristique.

Le sel gemme est en bancs stratifiés ou en amas cristallins produits par des éruptions thermales. Il est contemporain ou postérieur aux couches qui le renferment. En couches contemporaines, il appartient aux terrains de trias et surtout aux marnes irisées (Château-Salins); en couches postérieures, il est beaucoup plus fréquent, et se reconnaît par trois circonstances ; il est en stratification discordante ou en amas ; le sel se trouve dans plusieurs terrains ; il se trouve dans le voisinage des roches volcaniques.

Le chlorure de sodium est contenu dans les eaux de la mer et d'un grand nombre de sources ; il est apporté aux continents par les poussières d'eau marine ; aussi se trouve-t-il dans les eaux en proportion d'autant plus faible que l'altitude est plus grande. Les liquides organiques (lait, etc.) des animaux de la montagne sont moins riches en chlore que ceux des animaux de la plaine (Muntz).

L'homme en élimine de 14 à 17 grammes par vingt-quatre heures.

Préparation. — Ses origines sont multiples.

1° On le trouve à l'état de liberté dans la nature et on le purifie par solution et cristallisation (1).

___

(1) Dans certaines mines (Vieliczka en Pologne), on le trouve complètement pur ; dans d'autres moins favorisées, on se débarrasse des matières étrangères par solution ; on creuse des puits ; dans l'axe de ces puits, on place de longs tubes plongeant jusqu'au fond ; on fait arriver de l'eau dans la mine par le puits, cette eau se charge de chlorure de sodium ; la solution la plus saturée est aussi la plus profonde, le tube plonge donc dans cette solution : au moyen d'une pompe, on l'en extrait, on concentre et on fait cristalliser.

2° On le retire des sources salées (1).

(1) Il existe en Allemagne, en Prusse, en Savoie et dans quelques autres contrées
des sources salées que l'on exploite pour en extraire le chlorure de sodium. Comme
les eaux de ces sources ne sont pas généralement très concentrées, on est obligé,
avant de les évaporer par le feu, de les soumettre à une première évaporation à

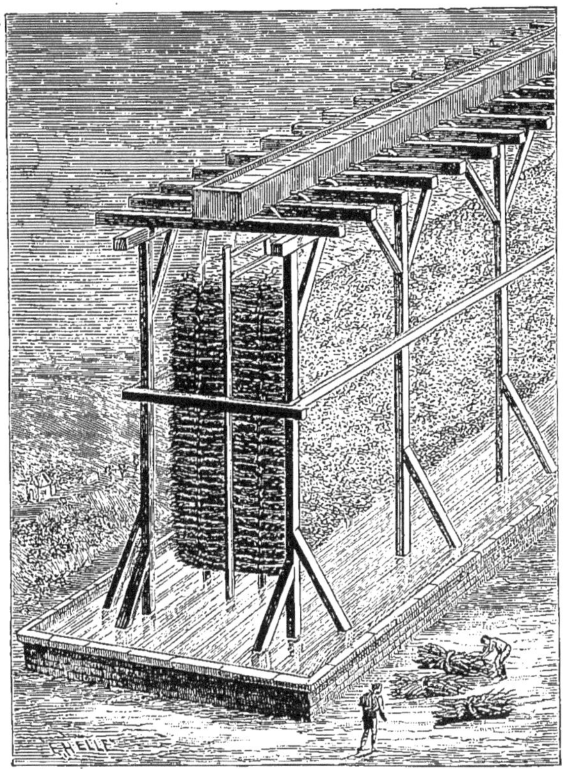

Fig. 425. — Bâtiments de graduation.

l'air libre. Cette opération s'exécute au moyen de grands appareils, nommés
bâtiments de graduation (fig. 425), lesquels consistent en un assemblage de pièces de
charpente, reposant sur des piliers en maçonnerie, et dont les intervalles sont comblés
par des fagots d'épines.

Au-dessous du bâtiment est un grand bassin, qui reçoit les eaux concentrées par
l'évaporation; au-dessus est un canal dans lequel sont amenées, au moyen d'une
pompe, les eaux de la source. Celles-ci s'échappent du canal par de petites ouvertures pratiquées le long de ses parois latérales, et descendent lentement à travers les
fagots, sur lesquels elles se répandent en couches minces, de manière à présenter
au vent une grande surface d'évaporation. On recommence plusieurs fois la même
opération jusqu'à ce que l'eau salée ait acquis un degré suffisant de concentration,

3° On le retire des eaux de la mer (1).

après quoi on achève de la concentrer dans des chaudières : il se forme d'abord du *schlot* (sulfate double de soude et de chaux) qui se dépose dans des *augelots* placés dans la chaudière ; quand le sel marin commence à cristalliser, on enlève les augelots, et l'on pousse l'évaporation jusqu'à siccité.

(1) L'eau de la mer renferme environ 0,027 de chlorure de sodium : pour l'extraire, on creuse sur le bord de la mer de vastes bassins appelés *marais salants*. Ces bassins,

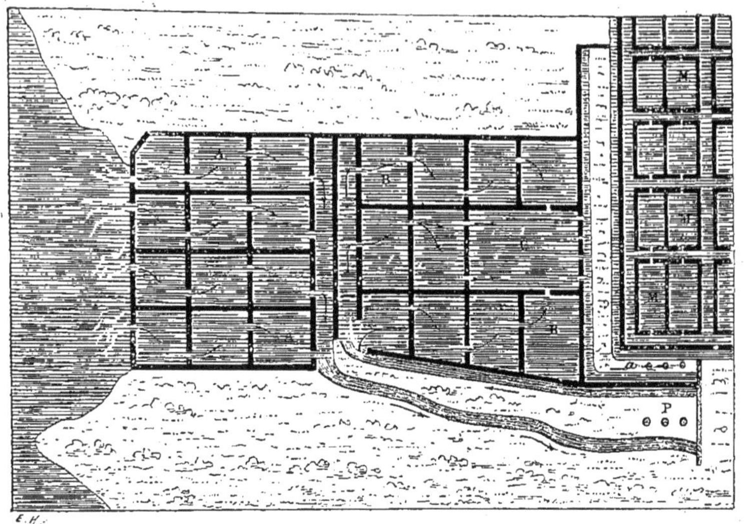

Fig. 426. — Marais salants.

très larges et peu profonds, sont divisés en une série de compartiments ou réservoirs dans lesquels l'eau de mer est successivement introduite par des canaux pour y être soumise à une évaporation spontanée (fig. 426). L'eau abandonne d'abord le carbonate et le sulfate de chaux qui se déposent dans les premiers réservoirs, puis elle passe dans d'autres bassins où elle se concentre de plus en plus, jusqu'au moment où elle abandonne le sel qui cristallise dans les derniers réservoirs, nommés *tables salantes*. Les eaux-mères sont recueillies ; on en extrait divers sels de potassium.

Dans le nord de l'Europe, on emploie un procédé tout différent qui consiste à concentrer l'eau de mer par la congélation ; une grande partie de l'eau se sépare à l'état de glace, et la liqueur qui reste contient alors assez de sel pour qu'on puisse l'évaporer avantageusement par le feu.

Le sel obtenu dans les marais salants est mis en tas que l'on recouvre d'une calotte d'argile, et que l'on abandonne à l'air pendant quelque temps : dans ces conditions, sous l'influence de l'humidité atmosphérique ou de l'eau de pluie absorbée par l'argile et qui filtre lentement à travers la masse saline, on élimine la majeure partie des sels magnésiens qui rendent le sel marin hygroscopique.

Purification. — On le purifie par cristallisation (1).

Propriétés physiques. — Le chlorure de sodium cristallise en trémies 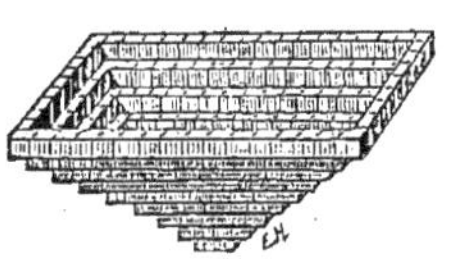
cubiques anhydres (fig. 427); en présence de l'urée, il cristallise en octaèdres ou en tétraèdres; ses cristaux sont incolores, inodores, d'une saveur salée et agréable. Sa densité est 2,13; 100 parties d'eau à 0° en dissolvent 36 parties et à 109° 40 parties; il est donc presque aussi soluble à froid qu'à chaud; il est soluble dans l'alcool

Fig. 427. — Trémie.

faible, mais insoluble dans l'alcool anhydre. Chauffé au rouge, il entre en fusion et il se réduit en vapeurs à la chaleur blanche.

Propriétés chimiques. — Il n'est déliquescent qu'autant que l'air est saturé d'humidité ou qu'il renferme des sels magnésiens. A —12°, une solution concentrée de chlorure de sodium laisse déposer des cristaux ayant pour formule $NaCl, 2H^2O$.

Nous avons déjà vu que son électrolyse par voie sèche fournissait du chlore et du sodium ; par voie humide, elle fournit du chlore d'une part, et de l'autre de la soude et de l'hydrogène.

Par double décomposition avec le bicarbonate d'ammoniaque, il donne du chlorure d'ammonium et du bicarbonate sodique (procédé Solway).

Chauffé au contact de la silice sèche, il n'y a aucune réaction; mais si l'on fait intervenir la vapeur d'eau, il se produit du silicate de soude et de l'acide chlorhydrique. Cette réaction est utilisée pour le vernissage de quelques poteries.

A chaud quelques oxydes le décomposent ; tel est l'oxyde de plomb.

Le chlorure de sodium préserve de l'altération un certain nombre de substances organiques (salaisons, saumures, etc.).

Caractères. — Outre ses caractères chimiques de chlorure et de sel

---

(1) « Sel marin du commerce . . . . 1000 gr.
Eau distillée. . . . . 3000 gr.

Dissolvez le sel dans l'eau ; ajoutez à la liqueur une solution de carbonate de soude que vous verserez goutte à goutte jusqu'à ce que tous les sels terreux soient précipités. Filtrez, évaporez dans une capsule en porcelaine et enlevez avec une spatule ou une écumoire en porcelaine les cristaux qui se forment par l'évaporation. Laissez-les égoutter dans un entonnoir, lavez-les avec une petite quantité d'eau distillée, et lorsque tout le liquide sera écoulé, faites-les sécher.

Cette opération a pour but d'enlever au sel marin du commerce les chlorures déliquescents qui l'accompagnent ordinairement. Le sel marin du commerce contient en outre des matières organiques qu'on peut détruire en le chauffant dans une chaudière de fonte. Le produit obtenu dans ce dernier cas porte le nom de *sel marin décrépité.* » (Codex.)

sodique, le chlorure de sodium est souvent caractérisé par sa forme cristalline.

DOSAGE. — Par la solution titrée d'azotate d'argent (v. p. 665).

ALTÉRATIONS. FALSIFICATIONS. ESSAI. — Le sel marin peut être altéré par des sels magnésiens, du cuivre, du plomb, du fer, de l'arsenic ; on l'a fraudé avec des sels de varechs, de la terre, de l'argile, du grès, du sablon, du sulfate de soude, du chlorure de potassium, du salpêtre, de l'eau et surtout du sulfate de chaux que l'on a eu la naïveté de vendre sous le nom de *poudre à mêler au sel.*

Le sel ne doit contenir que 0,08 d'eau en moyenne ; par fraude, la proportion peut s'élever à 0,18. On dose le sulfate de chaux en dissolvant le sel dans une solution saturée de sulfate de chaux et pesant le résidu lavé avec cette même solution et séché. Les autres substances se reconnaissent au moyen de leurs caractères respectifs ou de leur insolubilité dans l'eau.

RÉACTIF. — Dans les laboratoires, le chlorure de sodium est employé pour la préparation d'un grand nombre de corps, pour faire une liqueur titrée (1), pour obtenir une flamme monochromatique, pour faire des mélanges réfrigérants, etc.

USAGES. — Le sel marin est employé comme condiment, en agriculture, pour la nourriture des bestiaux, le chaulage des grains, l'amendement de certaines terres; comme antiseptique, pour la salaison des poissons, peaux, comestibles, pour préparer les feuilles de tabac ; il sert au vernissage des poteries de grès, pour le traitement de certains minerais argentifères, etc.

USAGES MÉDICAUX. — *Formes pharmaceutiques.*
   Solution dite *physiologique* à 0,006. (Ne négliger aucune précaution antiseptique.)
   Bain (5 kilogrammes).

Doses. — A haute dose, 30 à 40 grammes dans 2 à 3 verres d'eau, le chlorure de sodium est purgatif; il agit alors comme dialytique, car il n'augmente que légèrement l'énergie des contractions intestinales ; comme purgatif, on le donne le plus souvent en lavement (20 à 30 grammes pour 500 d'eau).

Absorption. — Le chlorure de sodium est très rapidement absorbé par

---

(1) La solution normale renferme 58gr,5 de NaCl par litre ; la N/10 contient 5gr,85. Pour les essais de matières d'argent, on fait une liqueur normale empirique contenant par litre 5gr,422 de NaCl et une liqueur décime empirique dix fois plus faible.

les poumons ou par le tube digestif; le sang en renferme toujours à peu près la même proportion variant de 4 à 5 p. 1 000; quand la quantité de sel ingéré est considérable, ce corps est rapidement éliminé par la sueur et les urines; les principaux effets de ce corps sont de retarder la coagulation du sang et de le rendre rutilant, d'augmenter le nombre des globules rouges et d'activer les oxydations; il rend le suc gastrique plus abondant et plus acide; il favorise la dissolution du phosphate de chaux dans l'estomac; il augmente la sécrétion lactée; en applications externes, il est irritant.

Usages. — Le chlorure de sodium a été employé dans la glycosurie, la phtisie, les fièvres intermittentes, les affections gastriques et intestinales, surtout chez les jeunes enfants: à l'extérieur, on l'a quelquefois usité pour le pansement des plaies.

Les injections sous-cutanées de la solution physiologique ont été employées contre l'anémie grave (PREGALDINO). Cette même solution physiologique a été employée par le docteur CANTANI, en injections sous-cutanées à la dose d'un litre par jour, pour effectuer un véritable lavage interne de l'organisme dans certaines affections telles que l'urémie, le choléra, la fièvre typhoïde, etc. On en a injecté 2 ou 300 grammes en cas de collapsus chloroformique. Cette solution a été également employée en injections intra-veineuses; elle est anti-pyrétique; elle donne des résultats prompts et excellents dans l'intoxication urémique, le diabète, l'ictère, etc.

Le Dr MOURATOW en remplit la cavité péritonéale au cours des laparotomies, aussitôt après l'enlèvement des tumeurs; il évite ainsi le collapsus, facilite le réveil et réduit au minimum les vomissements consécutifs à l'inhalation du chloroforme.

CHLORURE D'OR ET DE SODIUM

$$Cl^4AuNa = 398$$

SYNONYMIE. — Chloro-aurate de soude.

PRÉPARATION. — On le prépare en attaquant l'or par l'eau régale, ajoutant une proportion convenable de chlorure de sodium et évaporant à siccité (1).

---

(1) « Or laminé . . . . 10 gr.
Acide azotique officinal . . . . 8 gr.
Eau distillée . . . . 2 gr.
Acide chlorhydrique officinal. . . . . 40 gr.
Chlorure de sodium purifié. . . . . 3 gr.

Dissolvez l'or dans l'eau régale (voy. *Chlorure d'or*); évaporez ensuite dans une cap-

Propriétés. — Le chlorure d'or et de sodium cristallise en longs prismes à quatre pans, d'un beau jaune. Il est très soluble dans l'eau et inaltérable à l'air. Les matières organiques le réduisent comme le chlorure aurique.

Usages médicaux. — Ce sel double possède les mêmes propriétés médicales que le chlorure aurique et est employé de même : les médicaments dans lesquels il entre ne doivent être préparés qu'à mesure du besoin, parce que le chlorure d'or y est promptement réduit.

Le Dr Robinson l'a expérimenté avec succès sur deux diabétiques; ce sel était administré en solution aqueuse à la dose de 2 milligrammes chaque fois, répétée 2 à 3 fois par jour.

BROMURE DE POTASSIUM

$$BrK = 119$$

État naturel. — Dans l'eau de la mer Morte et de plusieurs autres sources salées, on trouve des quantités notables de brome; il en existe aussi dans l'eau de la mer et dans les cendres de varechs.

Préparation. — 1° Le Codex fait réagir le brome sur la potasse caustique; il se forme un mélange de bromure et de bromate (1).

$$6\ Br + 6\ KOH = 5\ BrK + BrO^3K + 3\ H^2O$$

---

sule la solution de chlorure d'or, jusqu'en consistance sirupeuse, de façon à expulser l'acide en excès; ajoutez au liquide son volume d'eau, puis le chlorure de sodium, en agitant avec une baguette de verre. Concentrez cette liqueur d'abord au bain de sable, puis au bain-marie jusqu'à siccité. Ce sel double doit être conservé avec les mêmes précautions que le chlorure d'or.

Pour obtenir le sel cristallisé, il suffit d'évaporer la solution jusqu'à légère pellicule et laisser refroidir. » (Codex 1884.)

(1) « Potasse caustique pure. Q. V.
     Brome . . . . Q. S.

Dissolvez la potasse dans une quantité d'eau suffisante pour obtenir une liqueur marquant 1,16 au densimètre; placez la solution dans un vase étroit et allongé; faites arriver le brome peu à peu dans les couches inférieures de la solution alcaline, à l'aide d'un entonnoir très effilé; mélangez les deux liquides en agitant légèrement la masse. Continuez à ajouter du brome jusqu'à ce que la liqueur reste nettement colorée en jaune; évaporez à siccité dans une capsule en porcelaine. Mettez le résidu de l'évaporation dans une bassine en fonte; faites-le fondre et maintenez-le en fusion pendant quelques minutes à la température du rouge obscur, afin de convertir le bromate en bromure. Faites redissoudre dans l'eau distillée la masse saline refroi-

Par calcination on transforme le bromate en bromure.

$$BrO^3K = O^3 + BrK$$

2° Le procédé de FALIÈRES consiste essentiellement à faire réagir du brome débarrassé de chlore sur le bicarbonate potassique, sel très pur (1).

PURIFICATION. — Le bromure de potassium du commerce peut contenir de l'iodure et du chlorure de potassium, de la potasse libre ou carbonatée, du sulfate et du bromate de potasse et quelquefois de l'azotate de soude. Nous avons vu comment on pouvait se débarrasser des iodures au moyen de l'eau bromée; la séparation des autres sels est d'une difficulté telle qu'il est préférable de préparer le bromure de potassium pur par le procédé FALIÈRES.

PROPRIÉTÉS PHYSIQUES ET CHIMIQUES. — Le bromure de potassium cristallise en cubes anhydres, incolores, d'une saveur salée et piquante ; il est très soluble dans l'eau, peu soluble dans l'alcool. Quand on le chauffe, il décrépite. Il fond au rouge et peut être volatilisé à une température plus élevée. Le chlore le décompose et élimine le brome. Le bromure de potassium dissout le brome, et donne des composés KBr,2Br et KBr,3Br qui sont très instables.

---

die ; évaporez jusqu'à pellicule et laissez cristalliser. Egouttez les cristaux et séchez-les à l'air. » (Codex 1884.)

(1) Le procédé suivant de M. FALIÈRES donne très vite un bromure de potassium chimiquement pur. On commence par purifier le brome, en l'agitant à plusieurs reprises avec le cinquième de son poids d'une solution aqueuse contenant 0,10 de bromure de potassium qui n'a pas besoin d'être pur. Au contact du bromure, le chlore que peut renfermer le brome produit du chlorure de potassium, et met du brome en liberté. Le chlorure alcalin reste en dissolution dans l'eau. Pour savoir si la purification est totale, on prend une petite quantité de la solution aqueuse surnageante, on la chauffe jusqu'à décoloration, et on y ajoute un peu d'azotate d'argent. S'il se dépose un précipité jaune de bromure d'argent incomplètement soluble dans l'ammoniaque, on en conclut que le brome est privé de chlore ; mais si le précipité est entièrement soluble dans l'ammoniaque, il n'est formé que de chlorure d'argent, ce qui indique que le bromure n'était pas en proportion suffisante pour absorber le chlore. On introduit de nouveaux cristaux de bromure dans la liqueur, tant qu'il n'y en a pas un excès. Lorsque la réaction est terminée, le brome ne retient plus que de l'iode qu'on éliminera à la fin de l'opération. On prend alors :

Brome purifié	80 gr.
Bicarbonate de potasse pur	100 gr.
Eau distillée.	500 gr.
Ammoniaque liquide à 0,875	30 gr.

On introduit le bicarbonate et l'eau distillée dans un flacon fermé par un bouchon de liège muni d'un tube à entonnoir qui ne pénètre pas dans le liquide. On ajoute

ALTÉRATIONS, FALSIFICATIONS, ESSAI. — Le bromure de potassium peut renfermer un grand nombre de sels que nous avons énumérés plus haut ; on constate la présence de ces corps au moyen de leurs caractères respectifs ; pour rechercher le bromate, on traite la solution de bromure par l'acide sulfurique ; si la liqueur renferme du bromate, du brome est mis en liberté ; on agite le liquide avec de l'éther qui s'empare du brome.

Dans le cas où l'iodure est en quantité notable, le bromure doit être rejeté, de même que s'il renferme du bromate ; pour le carbonate, il y a une tolérance de 1 p. 100.

Pour doser les chlorures, on s'assure d'abord que le bromure ne contient pas d'iodures ; s'il en contient, on les chasse par l'eau bromée ; on pèse alors 2 à 3 grammes du sel à essayer ; on les dessèche à l'étuve ; on en prend $1^{gr},191$ avec lesquels on fait 50 C.C. de solution aqueuse; on prend au moyen d'une pipette graduée 10 C.C. de cette liqueur ; on ajoute 1 ou 2 gouttes de solution de chromate neutre de potasse; au moyen de la burette graduée, on ajoute la liqueur N/10 d'azotate d'argent jusqu'à ce qu'une goutte produise un précipité rouge persistant de chromate d'argent. Si le bromure est pur il faudra 20 C.C. de liqueur d'argent; s'il contient des chlorures, il en faudra plus ; chaque $0^{cc},24$ de liqueur employée en plus de 20 C.C. indiquera 1 centième de chlorure.

Cet essai n'aura de valeur qu'autant que le bromure aura été bien desséché et qu'il ne contiendra pas de sels étrangers autres que le chlorure.

« 1 gramme de bromure de potassium pur et sec est complètement préci-

---

le brome, et quand le dégagement d'acide carbonique a cessé, on verse peu à peu la solution bromurée dans l'ammoniaque étendue de 3 fois son poids d'eau distillée. On évapore à siccité dans une capsule de porcelaine ; on maintient le résidu à une température peu élevée jusqu'à ce qu'il ne se dégage plus de vapeurs blanches, puis on le fait fondre à la chaleur rouge. Le produit est dissous dans l'eau distillée ; on porte à l'ébullition et on ajoute de l'eau bromée, jusqu'à ce que la liqueur agitée avec du sulfure de carbone et quelques gouttes d'eau bromée, ne colore plus le sulfure en violet. Le brome déplace l'iode, et comme on a dû employer un excès, on évapore à siccité pour volatiliser le brome libre, puis on redissout le sel et on le fait cristalliser de nouveau.

Quand on verse le brome dans la solution de bicarbonate, il se dégage des torrents d'acide carbonique, et il se forme du bromure de potassium et du bromate de potasse. Toutefois la décomposition n'est pas complète : il reste dans la liqueur du bicarbonate alcalin que le brome n'attaque même pas à chaud. C'est pour le décomposer qu'on ajoute de l'ammoniaque ; il se produit du bromure d'ammonium qui donne par double échange, quand on chauffe le sel desséché, du bromure de potassium et du carbonate d'ammoniaque. Le carbonate ammoniacal se volatilise et la fusion transforme le bromate en bromure de potassium.

pité par 1gr,427 d'azotate d'argent, et donne 1gr,578 de bromure d'argent. »
(Codex 1884.)

USAGES MÉDICAUX. — *Formes pharmaceutiques.*

Solution.

Sirop (1/20).

Les eaux alcalines, le sirop de groseilles, la bière, le lait masquent assez
bien la saveur de ce sel.

Doses. — Jusqu'à 10 grammes et plus par jour.

Absorption et élimination. — Le bromure de potassium est absorbé avec
la plus grande rapidité et éliminé de même ; dix minutes après son ingestion,
on peut déceler sa présence dans les urines ; cependant l'élimination complète est plus longue que celle des iodures ; elle se fait par le rein, les
glandes mammaires, lacrymales, sudoripares et les muqueuses ; il augmente un peu l'appétit ; à haute dose, il produit des évacuations alvines ;
les accidents du côté du tube digestif signalés par divers auteurs sont dus à
des bromures impurs ; cependant les bromures purs, même à dose faible, ont
produit des accidents suivis quelquefois de mort. Les phénomènes observés
consistaient en plaques sur les sourcils, le nez, les joues, et sur la face dorsale
des mains ; au point de vue histologique, il s'agissait de périadénites sébacées
et sudoripares, évidemment causées par l'élimination du médicament (JACQUET).

Ces accidents sont évités ou disparaissent en faisant de l'antisepsie intestinale (FÉRÉ) ou en administrant des diurétiques (C. PAUL) ou de l'arsenic (LABBÉ).

Emploi. — Le bromure de potassium est un agent névro-musculaire ; il
possède des propriétés hypnotiques. BROWN-SEQUARD donne habituellement
aux adultes 2 grammes de bromure de potassium avant le dernier repas, et
une seconde dose de 2 à 3 grammes et même un peu plus, avant le coucher.
Une dose de 10 grammes fractionnée dans les vingt-quatre heures ne produirait qu'un effet très faible. Il diminue la sensibilité réflexe à ce point que
chez les sujets qui prennent seulement 3 grammes de bromure de potassium
par jour, on peut titiller le voile du palais sans provoquer ni nausées, ni
vomissements ; il produit une grande torpeur des organes génitaux, au moins
chez l'homme ; il amène le ralentissement de la circulation et de la respiration, l'abaissement de température, une paresse musculaire, etc. ; il n'influence pour ainsi dire pas les excrétions et les sécrétions. Il a été employé
contre l'insomnie, l'épilepsie, le tétanos, l'empoisonnement par la strychnine,
l'éclampsie, la chorée, l'asthme, l'incontinence d'urine, les érections, la sper-
matorrhée, les vomissements incoercibles de la grossesse et pour faciliter les
observations laryngoscopiques.

BROMURE DE SODIUM

BrNa = 103

PRÉPARATION. — On le prépare comme le bromure de potassium en faisant réagir le brome sur la solution de potasse caustique. On calcine pour se débarrasser du bromate (1).

PROPRIÉTÉS. — Le bromure de sodium est blanc, en trémies cubiques. Il est presque entièrement soluble dans son poids d'eau et soluble dans l'alcool; sa solution ne doit pas précipiter par le chlorure de baryum, ni se colorer par une addition d'acide fort. Agitée avec quelques gouttes d'empois et d'acide azotique légèrement azoteux, elle ne doit donner aucune coloration bleue ou violette. 1 gramme de bromure de sodium pur et sec est complètement précipité par $1^{gr},650$ d'azotate d'argent. Suivant MITSCHERLICH, le bromure de sodium qui cristallise au-dessous de 10° forme des tables hexagonales ayant pour formule $NaBr,2H^2O$.

USAGES MÉDICAUX. — Le bromure de sodium est sédatif comme le bromure de potassium, et se prescrit de la même manière. Il paraît mieux toléré que celui-ci à doses élevées, et il ne produit pas comme lui l'affaiblissement musculaire.

IODURE DE POTASSIUM

IK = 166

PRÉPARATION. — 1° Le Codex fait réagir l'iode sur une solution de potasse : il se forme un mélange d'iodure et d'iodate :

$$6I + 6KOH = 5\ KI + IO^3K + 3H^2O$$

---

(1)   Lessive des savonniers (soude caustique) exempte de chlorure   Q. V.
      Brome pur. . . . .   Q. S.

Placez la liqueur alcaline dans un vase allongé, faites-y plonger un tube à entonnoir légèrement effilé et versez peu à peu dans celui-ci le brome à employer, en agitant souvent avec le tube lui-même pour bien mélanger les couches. Cessez l'addition du brome dès que le liquide conserve la couleur et l'odeur de ce métalloïde. Evaporez à sec le produit salin dans une capsule de porcelaine ; chauffez-le ensuite au rouge obscur dans un creuset, jusqu'à ce qu'il cesse de donner des bulles gazeuses d'oxygène. Laissez refroidir et dissolvez dans l'eau distillée la masse saline que vous évaporerez ensuite à siccité ou jusqu'à cristallisation.

On se débarrasse de l'iodate par calcination (1).

$$IO^3K = O^3 + IK$$

Il est important que la potasse ne soit pas mélangée de soude, car l'iodure de sodium se convertirait en carbonate de soude pendant la calcination ; il perdrait de l'iode, même à froid, en présence de l'air.

Pour assurer la bonne conservation des cristaux, on est dans l'habitude de leur laisser un léger excès d'alcali ; leur opacité tient à ce qu'ils ont été desséchés à l'étuve.

2° Le procédé sus-indiqué est celui de TURNER ; le Codex de 1866 décomposait l'iodure ferreux par le carbonate de potasse.

$$FeI^2 + CO^3K^2 = CO^3Fe + 2IK$$

Ce procédé donne un iodure que l'on débarrasse difficilement du fer ; et de plus il y a perte d'une partie de l'iode qui s'est fixée sur le carbonate ferreux. M. GIRAULT a substitué le zinc au fer ; on évite ainsi ces inconvénients et de plus le résidu fournit par la calcination de l'oxyde de zinc employé en pharmacie.

3° Procédé BARBET-LARTIGUE. On fait passer un courant d'hydrogène sulfuré dans un flacon contenant, en proportions convenables, de l'eau, de l'iode et du carbonate de potasse. L'iode se combine à la potasse, et l'acide sulfhydrique réduit l'iodate qui s'est formé en même temps que l'iodure de potassium.

4° On décompose par l'iode le sulfure de potassium obtenu par la réduction du sulfate potassique par le charbon.

5° Nous ne parlerons pas du procédé DORVAULT qui consiste à décomposer l'iodure de calcium par le sulfate de potasse. L'iodure de calcium est d'une préparation et d'une conservation plus difficiles que l'iodure de potassium.

---

(1) « Potasse caustique . . . . Q. V.

Iode sublimé . . . . Q. S.

Dissolvez la potasse dans l'eau distillée, de manière à obtenir une solution marquant environ 1,16 au densimètre. Introduisez peu à peu, et en agitant continuellement l'iode dans cette solution, jusqu'à ce que la liqueur reste légèrement colorée. Ajoutez alors une très petite quantité de potasse, de façon à obtenir la décoloration complète ; puis évaporez à siccité dans une bassine en fonte. Elevez suffisamment la température pour déterminer la fusion tranquille de la masse, afin de convertir complètement l'iodate en iodure. Dissolvez dans l'eau distillée chaude la masse saline refroidie, et faites évaporer à cristallisation. Conservez les cristaux égouttés et séchés dans des flacons bouchés. » (Codex 1884.)

Propriétés. — Cristaux en trémies cubiques, incolores, inaltérables dans l'air sec, transparents lorsqu'ils sont purs, opaques lorsqu'ils renferment du carbonate alcalin, d'une saveur salée, piquante et désagréable, d'une densité de 2,85.

L'iodure de potassium se dissout dans 0ᵖ,8 d'eau froide, dans la moitié de son poids d'eau bouillante, dans 18 parties d'alcool froid à 90°, dans 6 parties d'alcool bouillant, et dans 2ᵖ,5 de glycérine.

A la température rouge, il fond sans altération et il se volatilise à la chaleur blanche en répandant d'épaisses fumées. La chaleur ne le décompose pas. Le chlore et le brome agissent sur lui en mettant l'iode en liberté ; l'acide carbonique au contact de l'air et sous l'influence de la lumière met l'iode en liberté : presque tous les acides en font autant.

La solution aqueuse d'iodure de potassium dissout facilement l'iode en donnant naissance à des produits bruns qui ne sont que des mélanges, et auxquels on a cependant assigné les formules KI^2 et KI^3.

Dosage. — 1 gramme d'iodure de potassium pur et sec exige, pour être précipité complètement, 1ᵍʳ,025 d'azotate d'argent et doit donner 1ᵍʳ,414 d'iodure d'argent desséché.

Ce dosage peut encore être effectué :

1° Par le procédé Personne au moyen d'une liqueur titrée de chlorure mercurique (p. 615).

2° Par le procédé qui consiste à mettre l'iode en liberté par le chlorure ferrique, à le recevoir dans une solution d'iodure de potassium et à titrer par l'hyposulfite (p. 381).

3° Ce dernier procédé est assez régulier pour qu'on puisse doser la quantité de chlorure ferrique réduite par l'iodure de potassium à l'état de chlorure ferreux. (Voyez *Dosage du fer*, p. 762.)

Altérations, falsifications, essai. — L'iodure de potassium peut contenir des chlorures de potassium, de sodium, de calcium, de magnésium, du bromure de potassium, de l'iodate, du carbonate, du sulfate, de l'azotate de potasse ou de soude.

Pour rechercher les chlorures, on précipite par un excès d'azotate d'argent ; le précipité est traité par l'ammoniaque qui dissout le chlorure d'argent : en saturant ensuite la liqueur ammoniacale par un acide, on sépare le chlorure d'argent.

Pour reconnaître la présence du bromure de potassium, Personne ajoute à la solution de l'iodure à essayer du sulfate de cuivre, et il y fait passer à froid un courant d'acide sulfureux. L'iode se précipite à l'état d'iodure cuivreux ; on filtre et on verse dans la liqueur quelques gouttes d'eau chlorée qui la colorent en jaune, si elle contient du bromure de potassium ; on peut rendre plus sensible la présence du brome en ajoutant de la benzine ou de l'éther qui le dissolvent et prennent une teinte jaune.

Les chlorures et bromures peuvent être recherchés par le procédé Denigès que nous avons indiqué (p. 385).

Le carbonate de potasse peut être isolé en dissolvant l'iodure de potassium dans l'alcool. Le carbonate reste comme résidu ; on le caractérise en l'arrosant avec un acide qui détermine une effervescence due au dégagement de l'acide carbonique ; dans le commerce on admet une tolérance de trois centièmes de carbonate de potasse : on peut le titrer par une analyse alcalimétrique.

L'iodure de potassium renfermant un iodate, traité par un acide étendu ou par l'acide sulfureux, met de l'iode en liberté ; un tel iodure doit être *absolument rejeté* de l'usage médical ; il produit très rapidement l'iodisme (1).

En un mot, l'essai de l'iodure de potassium comporte essentiellement : 1° la constatation de l'absence de l'iodate ; 2° le titrage.

Usages médicaux. — *Formes pharmaceutiques :*
Solution
Sirop (0^{gr},50/20) ;
Pommade (4/34)
Comme pour le bromure, on masque la saveur de ce sel au moyen des eaux alcalines, du lait, de la bière, du sirop de groseilles, etc.

Incompatibles. — Chlorate de potasse, sulfate de quinine.

Doses. — Quand il est pur, on peut en donner jusqu'à 20 grammes par jour ; s'il renferme des iodates, il produit de graves accidents à faible dose.

Absorption, Élimination, etc. — (Voy. p. 387.)
(Voy. aussi *Iodure de sodium,* p. 927.)

Toxicologie. — Dans quelques cas d'affections rénales, on a observé un empoisonnement mortel à la suite de l'ingestion d'une faible dose d'iodure ; il se produit une éruption bulleuse ; on ne trouve pas d'iode dans les urines.

---

(1) Pour que cet essai soit bien concluant, il faut opérer de la manière suivante.
On dissout 2 grammes d'iodure dans 25 C.C. d'eau distillée bouillie, en se mettant à l'abri d'une lumière trop vive ; on ajoute quelques gouttes d'empois, puis 10 C.C. d'acide tartrique à 1/10 ou d'acide sulfurique au millième ; si l'iodure contient de l'iodate, il y a coloration *immédiate* (Robineau et Rollin).

IODURE DE SODIUM

$$INa = 150$$

L'iodure de sodium se prépare par double décomposition entre l'iodure ferreux et le carbonate de sodium.

Tout procédé dans lequel il faut calciner doit être écarté, parce que ce sel se décompose très facilement sous l'influence de la chaleur.

Il se présente en cristaux cubiques, déliquescents, altérables à l'air, solubles dans l'eau et l'alcool.

ALTÉRATIONS, FALSIFICATIONS, ESSAI. — Il peut être altéré par l'iodate de soude et falsifié par le chlorure et le bromure de sodium.

On l'essaie comme l'iodure de potassium.

Le sel du commerce renferme presque toujours une notable proportion d'eau, de 0,06 à 0,20.

USAGES MÉDICAUX. — MM. G. SÉE et LAPICQUE ont fait une étude approfondie de l'action des iodures de potassium et de sodium sur le cœur ; ils ont constaté qu'il n'y avait aucune analogie à établir entre ces deux iodures ; l'iodure de potassium possède une action manifeste sur le système nerveux central, tandis qu'il est loin d'en être de même avec l'iodure de sodium ; grâce à cette action, l'iodure de potassium est antithermique ; il abaisse le pouls et la respiration (TRASBOT).

COMPOSÉS OXYGÉNÉS

On connaît les composés OK^2 et $O'K^2$, ONa^2 et O^2Na^2, corps sont sans intérêt pour nous ; il n'en est pas de même des hydrates KHO et $NaHO$.

HYDRATE DE POTASSIUM

$$KOH = 56$$

PRÉPARATION. — 1° Le Codex obtient ce corps en décomposant en liqueur étendue une solution de carbonate potassique par de la chaux caustique ; on opère à l'ébullition ; on filtre et on concentre.

Ainsi obtenue, la potasse caustique n'est pas pure ; on la purifie, en la dissolvant dans l'alcool, filtrant et évaporant. On obtient ainsi la potasse à l'alcool (1).

---

(1) a. POTASSE A LA CHAUX :

« Carbonate de potasse purifié . . . . 1 000 gr.
Chaux vive . . . . 500 gr.
Eau distillée . . . . 1 2000 gr.

Eteignez la chaux et délayez-la dans cinq à six fois son poids d'eau, de manière à obtenir un lait bien homogène. Dissolvez le carbonate de potasse dans le reste de l'eau prescrite; portez cette liqueur à l'ébullition dans une chaudière en fonte; ajoutez-y le lait de chaux par petites quantités à la fois, de manière à ne pas interrompre l'ébullition; agitez le mélange avec une spatule en fer, et maintenez ainsi la liqueur bouillante pendant une demi-heure, en remplaçant par de nouvelle eau celle qui s'évapore.

A ce moment, une portion de la liqueur, étendue de son volume d'eau et filtrée, ne doit plus se troubler par l'addition de quelques gouttes d'eau de chaux. S'il en était autrement, continuez l'ébullition jusqu'à ce que l'essai de la liqueur filtrée ne décèle plus de carbonate de potasse indécomposé.

Jetez la masse sur des toiles pour séparer le carbonate de chaux du liquide; lavez avec soin le résidu. Réunissez les liqueurs claires; évaporez-les rapidement à siccité dans une bassine en argent, et chauffez le produit jusqu'à ce qu'il éprouve la fusion ignée. Prenez alors ce produit, par petites portions, à l'aide d'une cuillère en argent et à bec, et versez-le par gouttes sur un marbre légèrement huilé, de manière à obtenir de petites masses ayant la forme de pastilles dites *à la goutte*. Introduisez-les promptement dans des vases fermés par de bons bouchons de liège bouillis dans la paraffine.

OBSERVATIONS. — On emploie quelquefois la pierre à cautère sous forme de *cylindres* semblables à ceux de la pierre infernale. Il suffit, pour l'obtenir ainsi, de la couler, lorqu'elle est fondue, dans une lingotière, et de l'abandonner au refroidissement. Enfin on met aussi la pierre à cautère en *morceaux* irréguliers qu'on obtient en coulant, en couche mince, la potasse fondue sur un plateau en argent, dont elle se détache facilement en se solidifiant. On la casse en fragments que l'on enferme aussitôt.

CARACTÈRES. — Ainsi obtenue, la potasse caustique est toujours impure ; elle contient, à l'état de mélange, toutes les impuretés du carbonate de potasse et de la chaux, ainsi que des traces de métaux empruntées aux vases qui ont servi à sa préparation; elle contient en outre de la chaux et du carbonate de potasse. » (Codex 1884.)

b. POTASSE A L'ALCOOL :

« Potasse caustique à la chaux. . . . . Q. V.

Divisez la potasse en poudre grossière, et mettez-la en macération avec son poids d'alcool à 95° dans un vase en verre bien bouché ; agitez fréquemment le mélange pour favoriser la dissolution de l'alcali. Après quarante-huit heures, décantez la portion liquide, et versez la même quantité d'alcool sur le résidu. Décantez après le même temps ; faites un troisième traitement semblable. Réunissez toutes les solutions alcooliques dans un vase étroit et bien bouché ; laissez-les déposer ; décantez la portion limpide, distillez-la dans une cornue en verre jusqu'à moitié environ de son volume. Recueillez l'alcool que vous conserverez pour servir à des opérations sem-

2° On sature exactement une solution de sulfate potassique ou de carbonate potassique par de l'eau de baryte :

$$SO^4K^2 + BaH^2O^2 = SO^4Ba + 2\ KHO.$$

3° On met dans un flacon que l'on bouche bien :

Carbonate potassique. . . . . 10 gr.
Chaux récemment éteinte, lavée et séchée . . . . 10 gr.
Eau distillée. . . . . 120 gr.

On agite fréquemment pendant quelques jours et on décante. Ce procédé est commode dans les laboratoires.

4° On triture une partie d'azotate potassique avec 2 ou 3 parties de limaille

---

blables ; versez le résidu liquide dans une bassine en argent et évaporez rapidement. Sur la fin de l'opération, la liqueur prend une teinte rougeâtre foncée, et quelques instants après, on voit apparaître à la surface une matière noire charbonneuse qu'il faut enlever avec soin pour qu'elle ne colore pas le produit. Le liquide, débarrassé de cette matière brune, est limpide et incolore. Lorsqu'il sera en fusion tranquille, et que, malgré l'intensité du feu, il ne présentera plus d'apparence d'ébullition, versez-le, par parties, sur un plateau en argent.

CARACTÈRES. — La potasse ainsi obtenue est connue sous le nom de *potasse à l'alcool*. Elle contient seulement, avec une petite quantité d'eau en excès, quelques traces de chlorure de potassium que l'action de l'alcool n'a pas complètement éliminé, et une très petite quantité de carbonate qui s'est formé au contact de l'air pendant la dernière opération. » (Codex 1884.)

La teinte rougeâtre foncée indiquée par le Codex ne se produit pas si on ajoute un peu d'eau distillée à la solution déjà concentrée. L'alcool s'évapore complètement et ne peut pas alors se décomposer et donner naissance à la matière noire et à du carbonate de potasse.

Quand on fait réagir de la chaux sur le carbonate de potasse à l'ébullition, la chaux s'empare de l'acide carbonique et met la potasse en liberté :

$$CO^3K^2 + Ca^2H^2O^2 = 2\ KHO + CO^3Ca.$$

Il est à remarquer que cet échange ne se produit qu'en présence de beaucoup d'eau ; dans les liqueurs concentrées, ce serait l'acide carbonique qui serait enlevé à la chaux par la potasse.

Quand on essaie la solution alcaline, pour savoir si elle ne contient plus de carbonate de potasse, il faut avoir soin de la diluer. Autrement, la potasse pourrait précipiter la chaux du réactif, en la déshydratant.

Si au lieu de sel de tartre, on emploie du carbonate de potasse du commerce on aura une potasse contenant beaucoup de silicate. Pour se débarrasser de l'acide silicique, WURTZ recommande d'ajouter à la solution de carbonate de potasse quelques fragments de carbonate d'ammoniaque et d'évaporer à siccité. Il se forme du carbonate de potasse et du silicate d'ammoniaque ; ce dernier sel se décompose par la chaleur et abandonne l'acide silicique, lequel ne se redissout pas quand on reprend le carbonate de potasse par l'eau.

de fer ou de cuivre ; on chauffe au rouge ; quand le mélange est refroidi, on le traite par l'eau, on laisse reposer et on décante. La solution peut être employée telle quelle.

Propriétés physiques. — L'hydrate de potasse est solide, blanc, onctueux au toucher ; sa densité est 2,1. Il est déliquescent et soluble dans l'alcool ; sa dissolution se fait avec dégagement de chaleur ; il peut absorber jusqu'à 50 p. 100 d'eau sans perdre l'état solide. Il fond au rouge sombre et se volatilise au rouge blanc.

Propriétés chimiques. — La potasse maintenue en fusion au contact de l'air absorbe l'oxygène et se transforme en peroxyde de potassium K^2O^4.

Elle réagit sur le soufre ; si la température ne s'élève pas au-dessus de 200°, on obtient un mélange de polysulfure et d'hyposulfite ; si la température dépasse 200°, on obtient un mélange de polysulfure et de sulfate.

Quand on fait réagir le chlore sur une solution étendue de potasse, on obtient du chlorure et de l'hypochlorite potassiques : si la solution est concentrée, l'on a du chlorure et du chlorate potassiques.

Avec le phosphore, elle donne un mélange de phosphure et d'hypophosphite.

Quand on l'additionne d'une petite quantité d'eau, il y a dégagement de chaleur et l'on obtient un hydrate solide $KHO,2H^2O$; dans le vide, cet hydrate devient KHO,H^2O.

Abandonnée à l'air, elle en attire l'humidité et l'acide carbonique.

A chaud, elle attaque la silice et l'alumine, et par conséquent les vases en terre et en verre.

Elle attaque la peau et un grand nombre de substances organiques, en dégageant une odeur de lessive. Elle décompose ou dissout la plupart des substances animales, poil, soie, etc. Elle saponifie les corps gras.

Dosage. — On peut la doser par un procédé alcalimétrique.

Essai. — L'hydrate potassique peut renfermer de la chaux, de l'alumine, de la silice, des sulfates, des chlorures, divers oxydes métalliques, de l'eau, un peu d'azotate ou d'azotite.

Il doit se dissoudre sans résidu dans l'eau et l'alcool.

Calciné dans un creuset d'argent, il ne doit pas perdre de son poids.

Il doit se dissoudre dans l'acide azotique sans dégagement de gaz ; cette solution ne doit précipiter ni par l'azotate argentique, ni par le chlorure de baryum ; elle ne doit ni se colorer ni se troubler par l'addition d'ammoniaque.

Il sera bon de terminer l'essai par un dosage alcalimétrique.

Réactif. — La potasse et la soude sont fréquemment utilisées comme réactifs ; on emploie ordinairement des solutions concentrées à 1/3 :

La solution normale de potasse contient 56 grammes de ce sel par litre ; il faut prendre la potasse à l'alcool; comme elle renferme toujours un excès d'eau, il faut absolument la vérifier par rapport à la liqueur normale sulfurique.

On prépare aussi des liqueurs N/10 et N/100 : il est nécessaire de les vérifier par rapport aux liqueurs sulfuriques de même titre.

Ces diverses solutions doivent être conservées à l'abri de l'acide carbonique.

Usages médicaux. — La potasse n'est guère employée que comme caustique et pour établir des cautères. Pure, elle diffuse trop ; aussi la mélange-t-on le plus souvent à de la chaux qui limite son action. C'est ainsi que l'on obtient le caustique de *Vienne*, et le caustique Filhos.

Les solutions de potasse à 0,005 ou 0,01 ont été employées en injections autour des tumeurs cancéreuses à la dose de 2 à 3 grammes répartis en 5 ou 6 piqûres ; on répète ces injections tous les deux ou trois jours (Rossander).

Toxicologie. — Les bases alcalines, leurs carbonates neutres et les silicates alcalins ingérés à dose toxique développent une odeur de lessive très prononcée et corrodent souvent les premières voies et l'estomac au point que les parois sont non seulement ramollies, mais souvent perforées ; les matières vomies, la salive, le contenu du tube digestif possèdent une forte réaction alcaline ; l'urine au bout d'un certain temps présente la même réaction alcaline. La réunion de tous ces symptômes peut être regardée comme suffisante pour faire admettre une tentative d'empoisonnement par l'un des corps que nous avons nommés. La mort peut arriver en trois heures ; mais même quand elle n'a pas lieu dans les deux premiers jours, le patient est presque toujours voué à la mort.

Lésions. — Les muqueuses des premières voies digestives ont perdu leur épithélium ; elles sont rouges et ramollies. Le larynx et l'œsophage sont congestionnés. L'estomac présente des altérations qui peuvent aller jusqu'au ramollissement de tout l'organe. On a souvent observé des rétrécissements œsophagiens ; leur siège habituel, quand il en existe un seul, ou le dernier siège, quand il en existe plusieurs, se trouve dans le voisinage du cardia, à 4 ou 5 centimètres de cet orifice.

Les muqueuses duodénale et jéjunale sont desquamées, rouges et parfois noires en certains points.

Traitement. — « On administre immédiatement les boissons acides, le vinaigre étendu d'eau, le jus de citron, les solutions tièdes et faibles d'acide citrique. On provoque les vomissements en titillant la luette avec une barbe de plume huilée. On fait prendre ensuite de l'eau tiède avec de l'huile, mélange qui d'une part facilite les vomissements et amène des selles, et d'autre part, rend moins dangereux le contact du poison avec les parois du tube digestif. Il se produit même un commencement de saponification de ces huiles avec les alcalis ingérés. Des boissons et des lavements émollients seront administrés plus tard. On comprend que l'alimentation doive être légère. Enfin, dans les cas où il y a un ou plusieurs rétrécissements de l'œsophage, il faut vaincre ces rétrécissements par les moyens ordinaires, c'est-à-dire par l'introduction de sondes munies d'olives ou de boules de plus en plus grosses. On recourt à l'alimentation par le rectum, lorsque l'alimentation par les premières voies est insuffisante ou impossible. » (RABUTEAU.)

Recherche. — On constatera préalablement la réaction fortement alcaline des matières soumises à l'analyse, puis on les additionnera d'une grande quantité d'alcool ; on filtrera et, par évaporation, on obtiendra l'alcali caustique.

L'analyse quantitative seule pourra décider si l'empoisonnement a été déterminé par la potasse ou par la soude, car ces deux composés existent normalement dans l'économie. L'analyse doit porter sur le reste du toxique, des matières vomies, du contenu du tube digestif, sur les excréments et sur les urines. GORUP-BESANEZ a déterminé les proportions respectives de potassium et de sodium qui se trouvent dans les diverses parties du corps humain ; dans les cas douteux, il sera bon de consulter ces tableaux.

HYDRATE DE SOUDE

$$NaOH = 40$$

On prépare la soude par tous les procédés qui servent à préparer la potasse ; souvent on emploie cette substance en solution que l'on peut préparer de la manière suivante :

« Carbonate de soude sec . . . . 500 gr.
Chaux vive. . . . . 400 gr.
Eau distillée . . . . 6000 gr.

Opérez comme il est dit pour la préparation de la potasse caustique à la chaux, et quand la soude sera complètement décarbonatée, jetez le tout sur une toile. Recueillez le liquide clair ; lavez le résidu ; réunissez les liqueurs et évaporez-les rapidement dans une bassine en argent jusqu'à ce que le liquide bouillant marque 1,28 au densimètre.

Cette liqueur constitue la *lessive des savonniers*. Elle a une densité de 1,332 à + 15°, et renferme, en centièmes, environ 23 grammes d'oxyde de sodium anhydre, correspondant à 29 grammes de soude hydratée.

Toxique.

CONSERVATION. — Elle doit être conservée dans des flacons fermés par de bons bouchons de liège bouillis dans la paraffine. » (Codex 1884.)

La soude du commerce provient ordinairement du lessivage des soudes brutes obtenues dans le procédé LEBLANC.

En électrolysant le chlorure de sodium en solution, on obtient la soude. (BERGER.)

PROPRIÉTÉS. — La soude caustique possède les mêmes propriétés physiques et chimiques que la potasse. Elle diffère cependant de celle-ci en ce que le carbonate qu'elle forme, quand on l'expose à l'air, devient sec et pulvérulent à la longue, au lieu d'être déliquescent comme le carbonate potassique.

On l'essaie comme la potasse caustique.

RÉACTIF. — Voyez *Hydrate de potasse* (p. 930); on emploie moins volontiers les liqueurs titrées de soude parce qu'elles attaquent plus énergiquement le verre des burettes.

SULFURES

On connaît les sulfhydrates de sulfure, les mono, bi, tri, tétra et penta-sulfures de potassium et de sodium.

Les sulfhydrates de sulfure se préparent en faisant passer jusqu'à refus de l'hydrogène sulfuré dans une solution alcaline marquant moins de 35° Bé. L'eau-mère de monosulfure de sodium préparé par le procédé du Codex renferme du sulfhydrate de sulfure. Ces corps se distinguent des polysulfures et des monosulfures au moyen du sulfate de manganèse, du chloral et du nitro-prussiate sodique (voy. p. 305).

MONOSULFURES

Le *monosulfure de potassium* K^2S se prépare en ajoutant au sulfhydrate de sulfure une quantité de potasse égale à celle qui a servi à le préparer ; on l'obtient encore en réduisant le sulfate potassique par le charbon. Le *monosulfure de sodium* peut se préparer de même. Le Codex donne le procédé suivant:

« Soude caustique liquide à 1,332 . . . . Q. V.

Faites passer dans ce liquide un courant d'acide sulfhydrique lavé, jusqu'à ce qu'il cesse d'en absorber. Maintenez la dissolution à l'abri du contact de l'air : elle laissera déposer des cristaux transparents et incolores de monosulfure de sodium. Lorsque leur masse cessera d'augmenter, décantez le liquide, et faites égoutter les cristaux dans un entonnoir ; enfermez-les dans des flacons bien bouchés. » (Codex 1884.)

A l'air, les monosulfures prennent d'abord une teinte de plus en plus foncée ; ils se transforment alors en bisulfure et en carbonate, mais bientôt ils se décolorent de nouveau, le bisulfure s'étant transformé en hyposulfite.

Les procédés sulfhydrométriques (p. 300) permettent d'apprécier rapidement la valeur de ce produit.

TRISULFURE DE POTASSIUM. K^2S^3

SYNONYMIE. — Trisulfure de potassium impur. Sulfure de potasse. Polysulfure de potassium. Foie de soufre.

PRÉPARATION. — On le prépare en fondant ensemble du soufre et du carbonate potassique (1).

PROPRIÉTÉS PHYSIQUES ET CHIMIQUES. — Au moment où il vient d'être préparé, le trisulfure de potassium est rouge brun. Pendant son refroidissement, il devient jaune verdâtre à la surface, et cette teinte, indice de sa décomposition, finit par pénétrer jusqu'au centre des fragments. Son odeur est sulf-

---

(1) « Carbonate de potasse pur . . . . 2000 gr.
Soufre sublimé. . . . . 1000 gr.

Mêlez très exactement dans un mortier le soufre et le carbonate alcalin ; faites fondre le mélange dans une marmite en fonte munie de son couvercle, et maintenez-le à la même température tant qu'il y aura tuméfaction. Lorsque la matière commencera à s'affaisser, augmentez un peu le feu pour la liquéfier complètement. Retirez ensuite le vase du feu ; brisez-le lorsqu'il sera refroidi ; divisez le produit en fragments, et conservez-le dans des pots en grès vernissé, bien bouchés. » (Codex 1884.)

En s'unissant au potassium, le soufre chasse l'acide carbonique, dont le dégagement produit le boursouflement de la matière :

Le trisulfure du Codex n'est jamais pur. Il est mélangé d'hyposulfite de potasse, si l'on n'a pas chauffé au delà de 250°.

Il contient du sulfate de potasse, si la température s'est élevée au rouge ; parfois il s'y trouve du carbonate de potasse non décomposé, ou reconstitué au contact de l'air.

Remarquons en passant que le Codex fait opérer dans un vase en fonte et croit utile de le faire casser pour retirer le produit.

hydrique et désagréable. Il est entièrement soluble dans l'eau et dans l'alcool. L'air humide le convertit en hyposulfite et carbonate de potasse, et met le soufre en liberté. La chaleur ne le décompose pas.

Le *trisulfure de sodium* (*sulfure de soude*, *polysulfure de sodium*) se prépare de la même manière, mais en remplaçant le sel de potasse par 1 400 grammes de carbonate de soude sec du commerce.

Les quintisulfures de potassium et de sodium inscrits au Codex de 1866 ont été supprimés dans l'édition de 1884.

Usages médicaux. — *Formes pharmaceutiques.*

>   Sirop   (0gr,02/20)
>   Bain   100 grammes.
>   Eaux minérales artificielles.
>   Lotion   (0,01 à 0,02).

Doses. — A l'intérieur, de 0gr,02 à 0gr,06.

Introduits dans le tube digestif, les sulfures sont partiellement décomposés par l'acide chlorhydrique du suc gastrique ; l'acide sulfhydrique mis en liberté est absorbé ; une partie s'élimine par les voies respiratoires et la peau ; une autre partie se brûle dans l'économie et s'élimine à l'état de sulfate, par les urines ; si l'on a ingéré un excès de médicament, les urines elles-mêmes peuvent éliminer de l'acide sulfhydrique. De ces éliminations diverses, il résulte :

1° Une action sur les muqueuses des bronches dont la sécrétion est activée, ce qui rend l'expectoration plus facile ;

2° Les sueurs sont un peu augmentées ;

3° Des effets diurétiques dus, soit à l'acide sulfhydrique, soit aux sulfates éliminés par les reins. Enfin on a remarqué des effets généraux, tels qu'une suractivité de la circulation ; on a même cité un certain mouvement fébrile et une certaine augmentation de l'appétit ; mais ce qu'il y a de plus important à noter, ce sont les effets exercés du côté du système cutané, effets peu connus dans leur essence, qui dépendent sans doute d'une action toxique devenant thérapeutique à l'instar de celle du mercure, de l'arsenic, dans diverses affections cutanées parasitaires ou autres.

Les sulfures alcalins sont employés dans la bronchite simple, les douleurs rhumatismales, les hydropisies et diverses affections de la peau et des muqueuses.

Toxicologie. — Les sulfures alcalins ont été quelquefois pris à la place des sulfates ; ils agissent et comme caustiques analogues aux oxydes, et par l'hydrogène sulfuré qu'ils dégagent ; en outre les sulfures de potassium, agissant en tant que sels potassiques, se comportent comme des poisons musculaires. Les doses suffisantes pour amener la mort sont celles de 10 à 15 grammes chez l'homme adulte. Les lésions sont analogues à celles signalées pour l'acide sulfhydrique.

Traitement. — On administrera du sesquioxyde de fer hydraté, puis on fera respirer de l'oxygène, et on fera prendre des purgatifs et des boissons émollientes.

Recherche. — L'odeur sulfureuse dégagée des vomissements ou du contenu du tube digestif indique déjà le genre du sel toxique ingéré. Cette odeur est exaltée par l'addition de quelques gouttes d'un acide. On pourrait rechercher la quantité d'acide sulfhydrique que peuvent dégager les matières en les introduisant dans un ballon, ajoutant peu à peu de l'acide chlorhydrique et recueillant le gaz dans une solution alcaline d'arsénite ; l'opération terminée, on sursature la solution par l'acide chlorhydrique ; le sulfure d'arsenic se dépose ; il est lavé, séché, pesé ; de son poids on déduit la quantité d'acide sulfhydrique.

HYPOBROMITE DE SODIUM .

La solution de ce sel est fréquemment employée comme réactif. Le plus souvent on le prépare ainsi :

```
Lessive de soude . . . . . . . . . . . . . . . . . . .   40 C.C.
Eau . . . . . . . . . . . . . . . . . . . . . . . . .  120 C.C.
      Mêlez et ajoutez :
Brome. . . . . . . . . . . . . . . . . . . . . . . .    6 C.C.
      Agitez.
```

D'après QUINQUAUD les deux solutions suivantes sont seules capables de dégager tout l'azote de l'urée :

```
1°  Eau . . . . . . . . . . . . . . . . . . . . . . .   28 C.C.
    Lessive de soude . . . . . . . . . . . . . . . .  100 C.C.
    Brome. . . . . . . . . . . . . . . . . . . . . .    2 C.C. 8
      F. S  A.
2°  Lessive de soude . . . . . . . . . . . . . . . .  100 C.C.
    Brome. . . . . . . . . . . . . . . . . . . . . .    3 C.C.
      F. S. A.
```

Rappelons que tous ces réactifs sont altérés après quelques jours de préparation.

L'hypobromite de sodium est utilisé pour le dosage de l'urée, de l'eau oxygénée, et comme corps oxydant dans un assez grand nombre de réactions : caractères des sels de manganèse, etc.

Les flacons en verre contenant du manganèse sont quelquefois attaqués par ce réactif et le colorent. (DENIGÈS.)

HYPOSULFITE DE SODIUM

$$S^2O^3Na^2, 5\,H^2O = 248$$

PRÉPARATION. — On le prépare en faisant réagir le soufre sur une solution de sulfite sodique :

$$SO^3Na^2 + S = S^2O^3Na^2.$$

Il faut faire bouillir avant d'ajouter le soufre, parce que celui-ci, en réagissant sur le bisulfite, donnerait un mélange d'hyposulfite, de sulfite et de trithionate (1).

PROPRIÉTÉS. — L'hyposulfite de soude cristallise en gros prismes transparents et incolores, d'une saveur amère, solubles dans $0^p,6$ d'eau froide, insolubles dans l'alcool. Les cristaux fondent à 45° dans leur eau de cristallisation, et restent fort longtemps en surfusion.

L'hyposulfite de soude se dissout dans l'eau avec abaissement de température.

L'air ne l'altère point. Desséché dans le vide, il devient anhydre ; quand on le chauffe, il subit la fusion aqueuse et il se convertit en sulfate de soude et en pentasulfure de sodium :

$$4(S^2Na^2O^3) = 3SNa^2O^4 + Na^2S^5.$$

Les acides minéraux le détruisent. Il dissout plusieurs oxydes métalliques qu'il précipite plus tard à l'état de sulfures.

Il ne précipite à froid ni l'argent ni le plomb ; il dissout au contraire leurs sels insolubles.

L'iode le transforme en acide tétrathionique :

$$2\,SO^2 + 2\,I + H^2O = S^4O^5 + 2\,HI.$$

---

(1) « Carbonate de soude cristallisé . . . . 320 gr.
Eau distillée. 640 gr.
Soufre sublimé. 40 gr.

Faites dissoudre le carbonate alcalin dans l'eau. Partagez la dissolution en deux parties égales, et après avoir fait passer dans l'une un excès de gaz acide sulfureux, mêlez-y l'autre partie. Introduisez le mélange dans un matras de verre ; faites-le bouillir quelques instants pour chasser l'excès de gaz et obtenir un sulfite bien neutre ; ajoutez alors la fleur de soufre, qui se dissoudra en très grande quantité dans la liqueur. Quand celle-ci en sera saturée à l'ébullition, filtrez-la, faites-la évaporer à une douce chaleur jusqu'au tiers de son volume et déposez la dans un lieu frais. L'hyposulfite ne tardera pas à cristalliser. » (Codex 1866.)

Essai et dosage. — L'hyposulfite de soude peut être mélangé de sulfite, de sulfate et de chlorure sodique. Le procédé le plus simple pour s'assurer de sa pureté consiste à le titrer au moyen d'une liqueur (N/10 d'iode).

Réactif. — L'hyposulfite de soude sert inversement à faire une liqueur titrée destinée au dosage de l'iode. Cette liqueur *normale décime* renferme $24^{gr},8$ d'hyposulfite de soude pur par litre : elle doit être conservée à l'abri de la lumière ; quand il s'y est fait un dépôt blanc, elle est altérée et a perdu de son titre.

Usages médicaux. — Les hyposulfites introduits dans l'économie, à petite dose, sont rapidement absorbés et éliminés par les urines à l'état de sulfates ; s'il y a un excès de ce sel, une partie est éliminée à l'état de sulfite. A haute dose, l'hyposulfite de soude est purgatif. Injecté dans un cadavre, l'hyposulfite de soude se réduit en sulfure plutôt qu'il ne s'oxyde ; c'est un antiputride énergique ; il peut mettre obstacle à la putréfaction des cadavres, mais son influence est temporaire : il se transforme rapidement et alors n'agit plus.

On peut en donner de 10 à 20 grammes par jour dans un julep ; les lotions et collutoires peuvent en renfermer de 5 à 10 p. 100.

On a proposé d'administrer ce sel dans diverses maladies se rattachant à des ferments : fièvre typhoïde, septicémie, infections purulentes, etc.

Il réussit très bien dans le catarrhe chronique de l'estomac et pour le lavage de cet organe (Goll) ; il agit bien dans les cas d'aphtes, de furoncles, d'abcès scrofuleux, etc., d'après le Dr Nervth, qui l'a même proposé contre la rage.

Cependant d'après M. Perroncito, les cultures de virus de choléra des poules mises en contact avec des solutions de ce sel à 1/20 pendant quarante-huit heures ne seraient pas atténuées.

L'hyposulfite double de sodium et de bismuth sert de réactif aux sels de potassium (Carnot). On prépare ce réactif en dissolvant 1 gramme de sous-azotate de bismuth dans de l'acide chlorhydrique ; d'autre part on dissout 2 grammes ou $2^{gr},5$ d'hyposulfite dans un peu d'eau ; on verse cette solution dans la première et l'on ajoute de l'alcool concentré en grand excès. Avec les sels de potassium ce réactif détermine la formation d'un précipité jaune. Il n'y a que le baryum et le strontium, parmi les métaux qui ne précipitent pas par l'hydrogène sulfuré, qui donnent un précipité blanc au contact de ce réactif.

SULFITE DE SODIUM

$$SO^3Na^2,2H^2O = 162$$

Préparation. — 1° On dirige un courant d'acide sulfureux dans une solution concentrée de carbonate de soude (1 de carbonate pour 2 d'eau) ; quand la liqueur est sursaturée, on y ajoute aussitôt du carbonate de soude, et en quantité suffisante pour lui communiquer une réaction alcaline; on laisse cristalliser.

2° On peut également faire agir le courant de gaz sulfureux sur des cristaux de carbonate de soude, qui se transforment en sulfite en perdant une partie de leur eau de cristallisation.

PROPRIÉTÉS. — Le sulfité de soude cristallise en prismes à quatre ou six pans terminés par des sommets dièdres. Il est très soluble dans l'eau et il possède une saveur fraîche d'abord, puis alcaline. L'oxygène de l'air le convertit en sulfate. La chaleur le décompose; il se forme du sulfate de soude et du sulfure de sodium. Sa réaction est alcaline.

USAGES MÉDICAUX. — Pour l'injection des cadavres, on emploie 4 à 5 litres d'une solution marquant 25° Bé : pour que les instruments ne soient pas attaqués, on laisse cette solution pendant quarante-huit heures en contact avec de la limaille de zinc.

C'est un antiseptique et un désinfectant; il s'élimine à l'état de sulfate.

SULFITE MONOSODIQUE

$$SO^3NaH = 104$$

SYNONYMIE. — Bisulfite de soude ; sulfite acide de sodium.

PRÉPARATION. — On le prépare en saturant d'acide sulfureux une solution concentrée de carbonate de soude ; il y a dégagement de chaleur ; par refroidissement, le bisulfite cristallise.

Rappelons que ce sel n'est vraiment un bisulfite que dans les premiers moments de sa préparation ; il ne tarde pas à se transformer en métasulfite (BERTHELOT).

PROPRIÉTÉS.—On obtient des cristaux irréguliers et opaques à réaction acide, d'une saveur sulfureuse désagréable, solubles dans l'eau, insolubles dans l'alcool. La solution de bisulfite de soude, traitée par l'acide sulfurique ou l'acide chlorhydrique étendus, dégage de l'acide sulfureux sans former de dépôt ; elle ne précipite ni par l'azotate d'argent, ni par l'azotate de baryte. Elle décolore le caméléon violet.

Il donne avec les aldéhydes des composés cristallisés.

Il est employé pour la conservation des vins et des sucs végétaux.

SULFATE DE POTASSIUM

$$SO^4K^2 = 174$$

SYNONYMIE. — Sulfate de potasse : sel de DUOBUS ; tartre vitriolé.

ÉTAT NATUREL. — Ce sel se trouve en petite quantité parmi les produits d'éruptions volcaniques ; il recouvre les laves récentes d'un enduit léger, ou forme dans leurs cavités de petites masses mamelonnées quelquefois teintées de bleu ou de vert.

PRÉPARATION. — Le sulfate potassique s'obtient comme résidu de diverses préparations et surtout de celle de l'acide azotique ; mais aujourd'hui que cet acide est obtenu au moyen de l'azotate sodique, on prépare quelquefois le sulfate potassique de toutes pièces, en saturant directement par le carbonate de potasse l'acide sulfurique étendu. La saturation est accompagnée d'un dégagement d'acide carbonique.

$$CO^3K^2 + SO^4H^2 = SO^4K^2 + CO^2 + H^2O$$

On filtre la liqueur, on la concentre et on la laisse refroidir pour la faire cristalliser.

PROPRIÉTÉS. — Le sulfate potassique paraît cristalliser en pyramides à six faces ; mais en réalité ses cristaux dérivent d'un prisme droit à base rhombe. Il est blanc, anhydre, inodore, d'une saveur amère et désagréable ; sa densité est 2,4. 100 parties d'eau à 0° en dissolvent 8,36 : une élévation de température d'un degré augmente la solubilité de $0^p,741$, de sorte qu'à 100° 100 parties d'eau en dissolvent $25^{gr},77$: il est insoluble dans l'alcool. Ses cristaux sont très durs et décrépitent quand on les chauffe ; ils subissent la fusion ignée à une très haute température.

Il est inaltérable à l'air : au rouge, le fer le décompose en isolant de la potasse caustique. Avec l'acide sulfurique, ils donnent un sulfate monopotassique SO^4HK.

ESSAI. — Le sulfate de potasse pur, dissous dans l'eau distillée, ne donne aucun précipité avec l'acide sulfhydrique, l'azotate d'argent et l'antimoniate de potasse ; ce qui prouve qu'il ne contient ni métal étranger, ni chlorure, ni sulfate de soude.

USAGES. — Il sert à la fabrication de l'alun. Concassé en morceaux de grosseur égale, et introduit dans des flacons, il sert d'éponge pour retenir l'acide acétique des flacons à sels anglais.

Usages médicaux. — Ce corps est employé comme purgatif antilaiteux : on ne doit l'administrer qu'aux doses de 10 à 15 grammes, car il est toxique.

SULFATE MONOPOTASSIQUE

$$S O^4 KH = 136$$

Synonymie. — Sulfate acide de potasse. Bisulfate de potasse.

Préparation. — Le bisulfate de potasse s'obtient comme résidu de diverses préparations. On peut le préparer directement en traitant 100 grammes de sulfate potassique par $56^{gr},32$ d'acide sulfurique ; on chauffe jusqu'à fusion tranquille et on coule sur un carreau vernissé ; en reprenant la masse par les 2/3 de son poids d'eau bouillante et ajoutant à la solution 14 grammes d'acide sulfurique pour 100 de sulfate primitif, on l'obtient cristallisé (Carles) ; il est encore plus simple de faire bouillir jusqu'à dissolution 100 parties de sulfate bipotassique, 85 parties d'acide sulfurique à 66° et 200 parties d'eau ; les cristaux se forment par refroidissement.

Propriétés. — Il est en prismes incolores, d'une saveur très acide, très fusibles. Il se dissout dans 2 parties d'eau froide et dans 1 partie d'eau bouillante, mais en se dissociant. L'alcool enlève de l'acide sulfurique à cette solution aqueuse, et la convertit en une solution aqueuse de sulfate potassique.

Ce corps est très fusible, il se décompose à 600° en sulfate potassique et acide sulfurique ; c'est un réactif commode comme source d'acide sulfurique à haute température dans les essais au chalumeau.

On l'emploie quelquefois comme corps acide dans la préparation des eaux gazeuses au moyen des appareils de table et pour la préparation de l'acide tartrique.

SULFATE SODIQUE

$$SO^4 Na^2, 10H^2O = 322$$

Synonymie. — Sulfate de soude, sel de Glauber.

État naturel. — *A.* La *thénardite* est du sulfate de soude anhydre. On l'a trouvée dans les salines d'Espartine, près Madrid. Sa forme primitive est un prisme droit rhomboïdal.

B. L'*exanthalose* ou soude sulfatée hydratée a pour forme primitive un prisme rhomboïdal unoblique. Son nom vient de sa propriété de s'effleurir à l'air. Il forme des veines dans les terrains de gypse et de sel gemme. Beaucoup de sources en renferment. On en a trouvé des masses considérables dans la vallée de l'Èbre, où on l'utilise pour la fabrication de la soude.

C. La *glaubérite* ou *schlott* ou *soude et chaux sulfatées* se trouve quelquefois cristallisée dans le sel gemme. Au milieu des argiles salifères des mêmes localités, on trouve des rognons d'une substance grise ou rougeâtre à structure fibreuse, qui sont des mélanges variables d'un assez grand nombre de sels. On a donné à ces mélanges le nom de *polyhalite*.

PRÉPARATION. — Ce sel est le plus souvent le résidu de la préparation de l'acide chlorhydrique ; il est contenu en assez grande quantité dans les eaux mères des marais salants ; il se dépose à l'état de schlott pendant les évaporations de la solution du sel gemme.

Quand ses cristaux se déposent au-dessous de 33°, ils renferment 10 molécules d'eau de cristallisation ; s'ils se déposent au-dessus de cette tempéra-rature, ils sont anhydres (*thénardite*).

PURIFICATION. — Le Codex le purifie en le faisant recristalliser (1).

PROPRIÉTÉS. — Le sulfate sodique cristallise en prismes rhomboïdaux obliques, à 4 pans, terminés par des sommets dièdres ; ils sont incolores, d'une saveur salée désagréable ; ils sont très efflorescents et contiennent 55,90 p. 100 d'eau de cristallisation. Ils sont très solubles dans l'eau et surtout à 32°,73 ; 100 parties d'eau en dissolvent 16°,73 à 18°, 50 parties à 32°,73 et seulement 42 parties à 103°. Ils fondent dans leur eau de cristallisation quand on les chauffe, puis ils se dessèchent et subissent la fusion ignée sans s'altérer ; ils sont indécomposables par la chaleur seule ; un mélange de charbon et de chaux les réduit, puis les change en carbonate de soude.

A l'air, ils peuvent perdre toute leur eau de cristallisation.

La solution aqueuse de sulfate sodique présente des phénomènes remarquables de sursaturation.

Un mélange de 15 parties de sulfate de soude et de 12 parties d'acide chlorhydrique produit un froid considérable.

L'acide sulfurique s'y combine en formant un sulfate monosodique SO^4NaH.

ESSAI. — L'essai du sulfate de soude se fait comme celui du sulfate

---

(1) « Sulfate de soude du commerce. . . . . 1000 gr.
　　　Eau distillée . . . . 1000 gr.

Dissolvez le sel dans l'eau à l'aide de la chaleur : filtrez la solution et laissez-la cristalliser par refroidissement. Décantez les eaux mères ; faites égoutter les cristaux ; essuyez-les rapidement entre des doubles de papier buvard, et, aussitôt qu'ils commenceront à s'effleurir, enfermez-les dans des flacons bouchés. » (Codex 1884.)

Le *Codex* désigne sous le nom de *sel de Glauber* le sulfate de soude purifié et sous celui de *sel d'Epsom de Lorraine* le sulfate de l'industrie.

de potasse, au point de vue des sels métalliques, des chlorures et des sulfates étrangers. On trouve en outre quelquefois dans ce produit des sels ammoniacaux, calcaires et magnésiens. Les sels calcaires se reconnaissent au précipité blanc que fait naître l'oxalate d'ammoniaque dans leur solution aqueuse.

Les sels ammoniacaux dégagent de l'ammoniaque quand on les chauffe avec un peu de potasse caustique.

Les sels magnésiens donnent un précipité blanc avec les carbonates alcalins.

Usages. — Le carbonate de soude se prépare par le procédé Leblanc au moyen du sulfate de soude.

Usages médicaux. — Ce sel entre dans la préparation du *sel de* Guindre et dans la composition du lavement purgatif.

C'est un excellent purgatif dont la saveur amère est supportable et facile à masquer. On le donne à la dose de 30 à 60 grammes.

Il produit rapidement des selles séreuses ; son effet est de peu de durée. A faible dose, il constipe au lieu de purger ; injecté directement dans le torrent circulatoire, il produit également la constipation. Aux effets purgatifs qu'il a produits succède aussi un peu de constipation.

Avec le sel effleuri on prépare des collyres secs dont on se sert pour pratiquer des insufflations sur la cornée.

ALUNS

On donne le nom d'aluns à une série remarquable de composés cristallisant dans le système cubique, contenant 24 molécules d'eau de cristallisation et dont l'alun de potasse est le type :

$$(SO^4)^3Al^2, SO^4K^2, 24\ H^2O.$$

Ces corps, plus ou moins solubles dans l'eau, cristallisent facilement en octaèdres réguliers. Ils ne diffèrent du type que parce que l'alumine et la potasse peuvent y être remplacées en totalité ou en partie par leurs isomorphes. Ainsi on peut substituer à l'alumine les sesquioxydes de fer, de manganèse ou de chrome et à la potasse ses isomorphes, la soude, l'oxyde d'ammonium, les oxydes des ammoniums composés, etc. L'acide sélénique, et probablement l'acide tellurique, donnent aussi des aluns. Les aluns connus les plus importants sont :

L'alun ordinaire, l'alun de soude, l'alun d'ammoniaque, l'alun de manganèse à base de potasse, l'alun de chrome à base de potasse, l'alun de chrome à base d'ammoniaque, l'alun de fer à base de potasse, l'alun de fer à base d'ammoniaque. On a préparé en outre un certain nombre de composés mixtes en mélangeant les aluns en diverses proportions. On sait, par exemple, qu'un mélange d'alun de chrome et d'alun ordinaire ne donne qu'une seule espèce de cristaux contenant à la fois de l'alumine et de l'oxyde chromique en proportions quelconques. On sait également que l'on favorise la production de certains aluns, en ajoutant à leur dissolution une certaine quantité d'alun ordinaire. On peut aussi faire croître un cristal d'alun de chrome, dans une dissolution saturée d'alun ordinaire, ou inversement. Dans le premier cas, l'alun de chrome forme le noyau coloré d'un cristal de même forme dont les couches extérieures sont incolores.

SULFATE D'ALUMINE ET DE POTASSE

$$(SO^4)^3Al^2, SO^4K^2, 24H^2O$$

SYNONYMIE. — Alun. Alun de potasse.

ÉTAT NATUREL. — L'*alunite* est un minéral dont la composition n'est pas encore bien connue et n'est peut-être pas constante ; il faut peut-être la comparer à de l'alun saturé d'alumine. C'est une substance pierreuse en masses compactes, à cassure irrégulière ou légèrement conchoïde, d'un blanc jaunâtre ou rosé. Quelques échantillons sont caverneux, et alors les cellules sont le plus souvent tapissées de très petits cristaux rhomboédriques d'alunite. Sa densité varie de 2,69 à 2,75 ; pure, elle est assez tendre mais elle est presque toujours mélangée de quartz et de feldspath qui en augmentent la dureté. Elle forme des collines entières à la Tolfa et à Piombino en Italie ; on la trouve aussi en Hongrie, dans les îles Grecques, en Auvergne (Mont-Dore), à la Guadeloupe, enfin dans beaucoup de terrains volcaniques anciens et modernes, au milieu des trachytes et des ponces, et toujours accompagnée de feldspath dont les éléments ont pu contribuer à sa formation.

PRÉPARATION. 1° *Alun de Rome*. — On le prépare par calcination de l'alunite de la Tolfa et reprenant par l'eau (1).

---

(1) On calcine l'alunite de la Tolfa pour rendre insoluble l'excès d'alumine qu'elle contient ; le résidu est exposé à l'air pendant quelques mois et arrosé de temps en temps ; enfin on lessive la matière effleurie à l'air, on fait évaporer et cristalliser. L'alun de Rome diffère par plusieurs caractères de celui des fabriques françaises ou autres. Il est coloré en rose par du sulfate neutre d'alumine et de fer, mais ce composé est complètement insoluble et la dissolution est tout à fait exempte de fer. C'est cette absence de fer dans la dissolution, qui cause la supériorité de l'alun de

2° *Alun de Liège*. — Les schistes argileux mêlés de sulfure de fer sont abandonnés à l'air ; le soufre et le fer s'oxydent ; on grille avec des fagots chargés de fournir la potasse ; le résidu est lessivé ; on fait évaporer et cristalliser.

3° *Alun de Paris*. — On calcine de l'argile renfermant aussi peu que possible de fer et de carbonate de chaux ; on traite le produit par l'acide sulfurique ; il se forme du sulfate d'alumine qu'on mélange à une solution bouillante de sulfate de potasse.

4° On oxyde par exposition à l'air, ou par le grillage, des schistes argileux et pyriteux. On obtient des sulfates de fer et d'alumine. On lessive la matière et on sépare les deux sels par cristallisation. Puis on mélange la solution de sulfate d'alumine à une solution bouillante et concentrée de sulfate de potasse ; il se dépose de l'alun.

Purification. — On peut purifier ce sel par cristallisations successives.

Propriétés. — L'alun est un sel incolore, cristallisé en cubes quand il renferme un excès d'alumine, et en octaèdres quand il est pur ; il est un peu efflorescent. Sa densité est 1,71. Sa saveur est astringente. 100 parties d'eau à 0° en dissolvent 3,90, à 10° 9,52, à 20° 13,13, à 100° 357,48. Il est insoluble dans l'alcool. Chauffé à 92°, il éprouve la fusion aqueuse et devient vitreux ; en cet état, il est appelé *alun de roche*. A 100° il perd 10 molécules d'eau ; à 120°, il en perd encore 9, puis 4 à 180° et la dernière molécule à 200°. Ces divers dégagements gazeux ont fait gonfler le sel et ont produit une sorte de champignon. A cette température, l'alun est anhydre et porte alors le nom d'*alun calciné*. Si on chauffe au rouge, le sulfate d'alumine perd son acide sulfurique, et, à la chaleur blanche, l'alumine chasse l'acide du sulfate de potasse en formant de l'aluminate de potasse.

L'alun chauffé avec du charbon donne un pyrophore.

Le borax en précipite du borate d'alumine.

Essai. — On trouve quelquefois dans l'alun du commerce, de l'alun d'ammoniaque, de l'alun de soude, du fer, du zinc et de la chaux.

L'alun d'ammoniaque dégage des vapeurs ammoniacales quand on le chauffe avec de la chaux.

L'alun de soude se reconnaît à sa prompte efflorescence, à sa plus grande

---

Rome dans la teinture, mais la cause étant connue, on conçoit qu'on puisse arriver partout au même résultat à l'aide des procédés de purification. De plus, l'alun de Rome dissous à froid dans l'eau et concentré à une température qui ne dépasse par 42°, cristallise en cubes opaques ; tandis que si on le dissout ou si on l'évapore à une température supérieure, il abandonne une petite quantité de sulfate double insoluble et il se trouve converti en alun ordinaire, octaédrique et transparent. L'alun de Rome diffère donc des autres par une proportion un peu plus grande d'alumine.

solubilité dans l'eau et au précipité blanc qu'il donne avec l'antimoniate de potasse.

Le fer peut être accusé par le ferro ou le ferricyanure de potassium qui donne avec lui un précipité bleu.

Dans la solution d'alun bouillie avec un excès de soude caustique, le zinc donne, avec l'hydrogène sulfuré, un précipité blanc.

La chaux est précipitée par l'oxalate d'ammoniaque.

USAGES. — L'alun entre dans la préparation du bleu de Prusse en pâte ; il sert à la préparation des laques, des couleurs pour les papiers peints ; au collage de la pâte des papiers. Il est employé dans l'industrie des peaux, pour préparer des plâtres durs, pour mettre les bijoux en couleur, comme mordant.

USAGES MÉDICAUX. — L'alun fait partie des pilules d'HELVETIUS et de HUFELAND, de l'eau alumineuse de FALOPPE, et de l'eau hémostatique de PAGLIARI.

A faible dose l'alun est astringent. A hautes doses, 2 grammes et au delà, et même aux doses de $0^{gr},30$ à $0^{gr},70$ souvent répétées, il produit rapidement des troubles de la digestion ; il est très difficilement absorbé ; aussi les véritables usages de l'alun sont des usages topiques ; on l'emploie comme hémostatique dans les diverses espèces d'hémorrhagie, dans les conjonctivites, les ophthalmies, les gingivites. L'application de la poudre d'alun calciné est souvent préférée à sa solution. Appliqué sur les muqueuses, il les dessèche rapidement ; il est presque cathérétique.

TOXICOLOGIE. — Malgré ses emplois fréquents dans l'industrie, l'alun ne produit que rarement des empoisonnements mortels ; les doses capables de donner la mort sont peu connues ; cependant l'on sait que 30 grammes suffisent chez l'homme. Les symptômes, les lésions et le mécanisme de l'intoxication ne sont pas parfaitement connus. Comme traitement, on doit provoquer les vomissements et administrer le lait, la magnésie ou le carbonate d'ammoniaque. L'aluminium n'existant pas normalement dans l'économie, pour le rechercher, on détruit les substances organiques par l'acide chlorhydrique et le chlorate de potasse, et dans la liqueur on recherche l'aluminium par les procédés analytiques ordinaires.

On ajoutait autrefois, surtout en Angleterre, de l'alun à la farine ; le pain obtenu est indigeste ; suivant SNAW, le rachitisme serait l'une des conséquences de l'usage d'un aliment ainsi falsifié, le phosphate calcaire contenu dans la farine se transformant en sulfate de chaux inapte à la nutrition du système osseux. Pour rechercher l'alun dans le pain, on pourrait incinérer, reprendre les cendres par l'acide chlorhydrique et dans la solution constater les caractères des sels d'alumine. Le procédé suivant ne donne pas la certitude de la présence de l'alun dans le pain, mais donne une grande présomption. On trempe une tranche de pain dans une solution aqueuse de campêche ; au bout de peu de temps, si le pain renferme de l'alun, le campêche passe du jaune au violet ; la réaction n'est pas concluante parce que l'ammoniaque produit à peu près la même couleur.

SULFATE D'ALUMINE ET DE POTASSE DESSÉCHÉ

$(SO^4)^3Al^2$, SO^4K^2

Synonymie. — Alun calciné.

Préparation. — Ce sel se prépare par calcination de l'alun de potasse à basse température (1).

Propriétés. — Ce sel est plus astringent que l'alun ordinaire et lui est préféré comme caustique. On ne peut le préparer qu'avec de l'alun de potasse, l'alun d'ammoniaque ne laissant à la calcination qu'un résidu d'alumine absolument inerte.

Essai. — L'alun calciné doit se dissoudre dans l'espace d'au moins 48 heures dans 25 à 30 fois son poids d'eau ; la solution doit posséder les caractères de l'alun.

ALUN DE CHROME

$(SO^4)^3Cr^2$, SO^4K^2, $24H^2O$

On dissout 150 grammes de bichromate de potasse dans 800 grammes d'eau ; on ajoute 250 grammes d'acide sulfurique ; on laisse complètement refroidir et on verse peu à peu, en agitant sans cesse et de manière à éviter toute élévation de température, 60 grammes d'alcool. On abandonne le mélange à lui-même ; il s'y dépose de magnifiques octaèdres d'un rouge-violet, solubles dans l'eau, insolubles dans l'alcool. Sa solution chauffée à 80° devient verte et ne donne plus de cristaux.

---

(1) Codex :

« Alun de potasse . . . . 300 gr.

Réduisez-le en poudre grossière, et introduisez-le dans un creuset de terre, ou dans un têt qui n'en soit qu'à moitié rempli. Chauffez modérément ; le sel fondra dans son eau de cristallisation, se boursouflera, et se transformera en une masse blanche, légère, très spongieuse, qui est l'alun calciné. La chaleur doit être maintenue jusqu'à ce que toute l'eau de cristallisation soit évaporée ; mais elle ne doit jamais s'élever jusqu'au rouge, qui décomposerait complètement le sulfate d'alumine. L'alun convenablement calciné doit se dissoudre entièrement dans 25 à 30 fois son poids d'eau à la température ordinaire. Cette dissolution est longue à s'opérer, mais il est rare qu'elle exige plus de 24 heures. »

HYPOCHLORITE DE POTASSE. ClOK

SYNONYMIE. — Eau de Javelle. Chlorure de potasse.

PRÉPARATION. — 1° On fait traverser par un courant de chlore une solution étendue de carbonate de potasse ou de potasse caustique. Il se forme du chlorure de potassium et de l'hypochlorite de potasse :

$$CO^3K^2 + Cl^2 = ClOK + KCl + CO^2.$$

2° Pour le préparer à l'état de pureté, on décompose une solution d'hypochlorite de chaux par une solution de carbonate de potasse ; ou bien on combine directement la potasse à l'acide hypochloreux.

PROPRIÉTÉS. — L'hypochlorite de potasse est très peu stable ; il se décompose au contact de la lumière et les acides les plus faibles en fournissent le chlore. Il jouit d'un grand pouvoir décolorant et désinfectant.

ESSAI. — Le commerce colore souvent l'eau de Javelle en rose au moyen d'un peu de permanganate de potasse ; on pourrait la titrer par un procédé chlorométrique ; le commerce exige qu'elle décolore 3 à 4 fois son volume de vin ; le mesurage des liquides se fait au moyen d'un dé à coudre.

TOXICOLOGIE. — Voir *Acide hypochloreux*, p. 366.

HYPOCHLORITE DE SOUDE. ClONa

SYNONYMIE. — Chlorure de soude. Liqueur de LABARRAQUE.

PRÉPARATION. — 1° On l'obtient en solution par double décomposition entre le chlorure de chaux et le carbonate de sodium (1).

---

(1) « Chlorure de chaux sec à 90° . . . . 100 gr.
      Carbonate de soude cristallisé . . . . 200 gr.
      Eau distillée . . . . 4500 gr.

Triturez le chlorure de chaux dans un mortier en porcelaine avec une partie de l'eau ; quand il sera bien divisé, séparez par décantation les parties les plus ténues, triturez le dépôt ; délayez-le dans une nouvelle quantité d'eau ; décantez encore et continuez ainsi jusqu'à ce que vous ayez employé les deux tiers de l'eau prescrite. D'autre part, faites dissoudre le carbonate de soude dans le tiers d'eau restant ; mélangez les deux solutions, laissez déposer et filtrez.
Le chlorure de soude liquide doit contenir deux fois son volume de chlore actif.

Pour avoir le sel à l'état solide, on évapore rapidement sa solution.

2° On peut obtenir l'hypochlorite de soude en saturant de chlore une solution d'hydrate ou de carbonate de soude.

PROPRIÉTÉS PHYSIQUES ET CHIMIQUES. — Les mêmes que celles de l'hypochlorite de potasse.

DOSAGE. — Il doit contenir deux fois son volume de chlore actif.

USAGES MÉDICAUX. — A faible dose, il agit comme stimulant; à dose élevée, il est irritant et vénéneux. On l'emploie rarement à l'intérieur; dans l'économie, il se transforme en chlorure de sodium. Il sert au pansement et à la désinfection des plaies, ainsi qu'à la destruction des parasites végétaux et animaux. C'est encore un des antidotes de l'acide sulfhydrique et des sulfures.

CHLORATE POTASSIQUE

$$ClO^3K = 122,5$$

SYNONYMIE. — Muriate oxygéné de potasse. Sel de BERTHOLLET.

HISTORIQUE. — Il a été découvert en 1786 par BERTHOLLET.

PRÉPARATION. — 1° On le prépare en faisant réagir le chlore sur une solution concentrée de potasse ou de carbonate (1) :

$$3\ CO^3K^2 + 6\ Cl = ClO^3K + 5\ KCl + 3\ CO^2.$$

On y laisse toujours un petit excès de carbonate alcalin, qui rend sa conservation plus certaine. Il faut le conserver dans des flacons bien bouchés, en verre ou en grès, dans un lieu frais. » (Codex 1884.)

En remplaçant le carbonate de soude par le bicarbonate, le précipité est cristallisé et se dépose beaucoup mieux.

(1) Le chlorate de potasse peut être obtenu en décomposant une solution de carbonate de potasse par un courant de chlore. On fait passer le gaz dans une solution de carbonate de potasse d'une densité de 1,26, jusqu'à ce que la liqueur ait acquis une couleur jaune foncé. Le tube qui amène le chlore doit avoir un large diamètre pour n'être pas obstrué par les cristaux de chlorate qui peuvent s'y former. Il se fait d'abord un dépôt de chlorure de potassium mêlé de bi-carbonate de potasse; puis le bi-carbonate est converti en chlorate qui reste mélangé au chlorure alcalin.

Quand la saturation est complète, on décante pour isoler les cristaux, puis on fait bouillir la liqueur dans laquelle se trouvent du chlorure de potassium, un peu de chlorate et beaucoup d'hypochlorite de potasse. L'hypochlorite fournit, à l'ébullition, du chlorate de potasse et du chlorure de potassium. On cesse de chauffer quand les

2° Aujourd'hui on le prépare par électrolyse.

PROPRIÉTÉS PHYSIQUES. — Le chlorate potassique cristallise en lames rhomboïdales anhydres, incolores, d'une saveur fraîche et piquante. 100 parties d'eau en dissolvent : à 15°, 6 parties ; à 49°, 19 parties ; à 75°, 35 parties ; à 105°, 60 parties. Il est insoluble dans l'alcool. Il fond à 370° et se décompose à une température plus élevée d'abord en oxygène et perchlorate de potasse, puis en oxygène et chlorure de potassium. Cette décomposition est facilitée par la présence du bioxyde de manganèse, du sesquioxyde de fer, de l'oxyde cuivrique, etc. (Voir p. 219.)

PROPRIÉTÉS CHIMIQUES. — Il est inaltérable à l'air. Projeté sur les charbons ardents, il fuse.

Un mélange de charbon ou de soufre ou de substances organiques et de chlorate potassique détone par le choc.

L'acide sulfurique le décompose à froid, en dégageant des vapeurs jaunes d'acide hypochlorique. La réaction est caractéristique.

En présence de l'iodure ferreux, il donne de l'oxyde ferrique, du chlorure de potassium et de l'iode.

DOSAGE. — On calcine un poids connu de chlorate de potassium ; il est ainsi transformé en chlorure que l'on dose au moyen d'une liqueur titrée d'azotate d'argent. Il faut s'assurer au préalable que le chlorate à doser ne contient pas de chlorures et s'il en contient les doser au moyen de la même liqueur argentique.

ESSAI. — Le chlorate de potasse renferme presque toujours du chlorure de

---

vapeurs n'ont plus l'odeur du chlore ; on laisse cristalliser et on rejette les eaux mères. On réunit le produit des deux cristallisations ; on le dissout dans deux fois son poids d'eau bouillante, et on laisse refroidir. Le chlorate cristallise, et le chlorure qui s'y trouvait mélangé reste presque totalement en dissolution. On purifie le premier par de nouvelles cristallisations, tant qu'il contient du chlorure de potassium.

Dans l'industrie, on dirige un courant de chlore dans un lait de chaux. On obtient une solution d'hypochlorite de chaux, qui par l'ébullition donne du chlorure de calcium et du chlorate de chaux :

$$3 \ Cl^2CaO^2 = 2 \ Cl^2Ca + (ClO^3)^2Ca.$$

En mélangeant au chlorate de chaux du chlorure de potassium, on produit par double décomposition du chlorure de calcium et du chlorate de potasse :

$$(ClO^3)^2Ca + 2 \ KCl = CaCl^2 + 2 \ ClO^3K.$$

Cette opération réussit également bien quand on fait agir le chlore sur un mélange de chlorure de potassium et de chaux délayé dans l'eau.

On a proposé de remplacer la chaux par la magnésie ; l'opération serait plus facile à régler.

potassium ou de calcium provenant d'un défaut de purification. On lui a quelquefois ajouté de l'azotate et du bicarbonate de potasse. On en a trouvé d'arsenical ; ce fait est très important quand on emploie le chlorate potassique en toxicologie pour la destruction des substances organiques.

Sa solution ne doit pas précipiter par l'azotate d'argent ; elle ne doit pas produire d'effervescence avec les acides.

Après calcination, les caractères des azotates sont faciles à rechercher. On peut encore par l'hydrogène naissant (acide acétique et zinc) transformer l'azotate en azotite et rechercher les caractères de cet acide (réactif de GRIESS).

RÉACTIF. — Il sert à la préparation de l'oxygène et à la destruction des substances organiques.

USAGES MÉDICAUX. — *Formes pharmaceutiques.*
   Solutions.
   Tablettes ($0^{gr},10$).
   Gargarismes, collutoires, etc.

Incompatibles. — Iodures (formation d'iodates).

Doses. — On l'administre à la dose de 5 à 10 grammes par jour, dans le croup ; on peut aller chez les adultes jusqu'à 30 grammes : il ne faut cependant pas oublier que quelques grammes ont produit chez des enfants des accidents mortels.

Le chlorate de potasse est absorbé presque aussi rapidement que les iodures ; il s'élimine en totalité et en nature par toutes les sécrétions et excrétions, mais surtout par les urines. Il n'a aucune action sur le tube digestif ; à haute dose, il peut cependant produire quelques effets purgatifs. Il ralentit la circulation et par suite l'élimination de l'urée ; cet effet doit être attribué plus au sel de potassium qu'au chlorate. Ce sel augmente la sécrétion de l'urine, de la salive et de la bile ; il favorise d'une manière étonnante l'élimination des composés métalliques.

Il est employé dans le rhumatisme articulaire aigu, dans toutes les espèces de stomatites et de gingivites ; il agit également bien pris à l'intérieur ou en gargarismes ; on le donne contre l'angine couenneuse, le croup. Il a été employé à haute dose par le Dr CARREAU dans le traitement de la lèpre.

TOXICOLOGIE. — C'est un poison hématique, mais on ne connaît pas au juste son mode d'action.

CHORATE SODIQUE

$$ClO^3Na = 106,5$$

Préparation. — 1° On fait passer un excès de chlore dans une solution concentrée de soude caustique ou de carbonate de soude (comme pour le chlorate de potasse);

2° On décompose une solution de chlorate de potasse par le bitartrate ou l'hydrofluosilicate de soude, on obtient du bitartrate ou de l'hydrofluosilicate de potasse et du chlorate de soude;

3° On traite par le bicarbonate de soude une solution de chlorate d'ammoniaque. Il se forme par double décomposition du chlorate de soude et du carbonate d'ammoniaque.

Propriétés. — Le chlorate sodique cristallise en cubes incolores d'une saveur très faible. Ce sel est beaucoup plus soluble que le chlorate de potasse ; il se dissout en effet dans 3 fois son poids d'eau froide. L'alcool le dissout également. Ses propriétés chimiques sont celles du chlorate de potasse.

Usages médicaux. — On emploie le chlorate de soude comme succédané du chlorate de potasse. Sa solubilité plus grande semble l'indiquer comme préférable à celui-ci pour les applications topiques ; cependant il est à peine usité.

Le perchlorate potassique, ClO^4K se prépare en chauffant avec précaution le chlorate potassique en fusion jusqu'à ce qu'il ne se dégage plus d'oxygène et que la masse devienne pâteuse ; la matière refroidie est dissoute dans l'eau bouillante. Le perchlorate se dépose pendant le refroidissement, tandis que le chlorure et le chlorate potassiques restent dans la liqueur.

Ce sel cristallise en prismes orthorhombiques anhydres solubles dans 65 parties d'eau à 15° et dans une quantité beaucoup plus petite d'eau bouillante. Ce sel sert à préparer l'acide perchlorique.

AZOTITE DE POTASSIUM

$$AzO^2K = 85$$

Il se forme dans un grand nombre de circonstances ; on l'isole facilement en raison de sa solubilité dans l'alcool ; on l'obtient pur en décomposant l'azotite d'argent par le chlorure de potassium.

Il se présente en petits cristaux confus déliquescents ; les acides le décomposent et dégagent des vapeurs rutilantes.

L'azotite de sodium $AzO^2Na = 69$ cristallise en rhomboèdres déliquescents. Il est soluble dans l'alcool bouillant et peu soluble dans l'alcool froid.

AZOTATE DE POTASSIUM

$$AzO^3K = 101$$

Synonymie. — Nitrate de potasse, sel de nitre, nitre, salpêtre.

État naturel. — Ce corps est assez répandu, mais jamais en masses considérables ; le plus souvent, il forme des efflorescences blanches que l'on se procure surtout dans l'Inde, l'Amérique méridionale, et dans quelques parties de l'Espagne ; la plus remarquable de ces nitrières est celle du Pulo de la Molfetta dans le royaume de Naples ; il s'en forme beaucoup dans les plaines sablonneuses de la Perse, de l'Arabie et des Indes ; on attribuait autrefois cette formation à la combinaison de l'azote des substances animales avec l'oxygène de l'air ; aujourd'hui, on admet que l'acide azotique se forme aux dépens des éléments de l'air absorbés et condensés par les terrains poreux et surtout sous l'influence des ferments. (Voy. *Acide azotique.*)

Enfin il se trouve dans les vieux plâtras et dans un grand nombre de plantes.

Préparation. — 1° A une solution d'azotate de soude en ébullition, on ajoute du chlorure de potassium :

$$AzO^3Na + ClK = AzO^3Na + ClNa.$$

On concentre la liqueur, le chlorure de sodium se dépose, on l'enlève avec une écumoire ; puis on laisse cristalliser ; l'azotate potassique, beaucoup moins soluble à froid qu'à chaud, se dépose, tandis que le chlorure de sodium, presque aussi soluble à froid qu'à chaud, reste dans les eaux mères. L'azotate de soude se trouve en grande quantité au Chili.

2° On lessive des matériaux salpêtrés ; on obtient une solution contenant des azotates de potasse, de soude, de chaux et de magnésie. On verse dans la liqueur un lait de chaux qui élimine la magnésie :

$$(AzO^3)^2Mg + CaO = (AzO^3)^2Ca + MgO$$

on ajoute du sulfate de soude, qui convertit l'azotate de chaux en sulfate :

$$(AzO^3)^2Ca + SO^4Na^2 = 2\,AzO^3Na + SO^4Ca$$

on a alors une solution d'azotate sodique que l'on traite comme nous l'avons indiqué plus haut.

PURIFICATION. — L'azotate potassique du commerce renferme souvent du chlorure de sodium ; on les sépare par cristallisations successives ; on dissout le sel dans aussi peu que possible d'eau bouillante et on laisse cristalliser.

PROPRIÉTÉS PHYSIQUES. — L'azotate potassique cristallise en longs prismes rhomboïdaux droits à 6 pans, anhydres, presque toujours cannelés et retenant un peu d'eau interposée ; il est incolore et inodore ; sa saveur est d'abord fraîche puis amère et piquante. Sa densité est 1,93. 100 parties d'eau à 0° en dissolvent 13 parties, à 18° 29 parties, à 45° 74 parties, à 115° 315 parties. Il est insoluble dans l'alcool absolu et très peu soluble dans l'alcool hydraté.

Il n'est hygrométrique que dans un air saturé d'humidité. Il fond vers 350° ; si on le laisse refroidir, il est alors en masses opaques, dures, désignées sous le nom de *sel de prunelle, de cristal minéral*. Chauffé au rouge, il perd un atome d'oxygène et se change en azotite de potasse, que la chaleur blanche décompose à son tour en potasse, en oxygène et en azote :

$$AzO^3K = O + AzO^2K$$
$$2\,AzO^2K = K^2O + 2\,Az + O^3.$$

PROPRIÉTÉS CHIMIQUES. — Chauffé avec du soufre, l'azotate potassique donne du sulfate potassique, de l'azote, de l'acide sulfureux.

Projeté sur des charbons ardents, il fuse ; il se produit de l'azote, de l'acide carbonique et du carbonate de potasse. En qualité d'oxydant énergique, il facilite la combustion des matières organiques ; il détone même souvent quand on chauffe leur mélange.

ESSAI. — Dans l'azotate de potasse du commerce, on trouve de l'azotate de soude, des chlorures et des sulfates alcalins, de la chaux et de la magnésie ; on constate la présence de l'azotate de soude par l'antimoniate de potasse.

Celle des sulfates par le chlorure de baryum.

Celle des chlorures par l'azotate d'argent.

Celle de la chaux par l'oxalate d'ammoniaque.

Celle de la magnésie par le phosphate de soude et l'ammoniaque.

DOSAGE. — Les azotates de potasse ou de soude du commerce sont souvent titrés par les procédés de dosage signalés p. 424 à propos de l'acide azotique.

USAGES. — L'azotate de potasse sert à la préparation de l'acide azotique et de la poudre ; pour ce dernier usage, il ne doit pas contenir plus de 0,003 d'impuretés ; on ne peut le remplacer par l'azotate sodique qui est déliquescent.

USAGES MÉDICAUX. — *Formes pharmaceutiques.*

Il fait partie de la poudre diurétique, de la poudre de DOWER, de la poudre tempérante de STAHL. Il sert à la préparation des papiers et cartons fumigatoires.

A faible dose (5 gr.), l'azotate de potasse est absorbé, s'élimine très rapidement par les urines en produisant à ce moment une hypersécrétion urinaire, et occasionne un peu de constipation. A haute dose, il produit des effets purgatifs. Il diminue un peu la quantité d'urée et ralentit la circulation.

On l'emploie dans le rhumatisme articulaire aigu, les fièvres intermittentes, le scorbut (cette maladie est quelquefois attribuée au manque de sels de potasse dans l'économie), diverses hémorrhagies, la blennorrhagie, etc.

Il est rapidement absorbé, surtout à faible dose ; son élimination n'a pas été étudiée ; toutefois, on est obligé d'admettre qu'elle se fait très rapidement. En effet, on peut ingérer, par doses fractionnées, en un jour, jusqu'à 60 grammes de nitre, tandis que l'ingestion de 30 grammes de ce sel, en une fois, amènerait fatalement la mort, si cette dose était totalement absorbée sans produire d'effets purgatifs.

TOXICOLOGIE. — La dose toxique minima de l'azotate de potasse porté dans l'estomac paraît être de 15 grammes chez l'adulte.

En solution étendue, il ne produit aucun trouble dans l'appareil digestif, mais en solution concentrée, il produit des vomissements ; les patients éprouvent des douleurs violentes à l'épigastre et dans les entrailles ; ils ont des selles qui peuvent être parfois sanguinolentes ; si le sel, au lieu de produire ces effets purgatifs, est absorbé, on voit paraître les symptômes produits par les sels de potasse en général. La voix s'éteint, la respiration devient difficile par suite de la paralysie des muscles dilatateurs de la poitrine, le corps se refroidit, se couvre de sueurs glaciales, se cyanose par suite de la stase du sang que le cœur ne peut mettre en mouvement ; enfin cet organe finit par s'arrêter ; si la mort n'arrive pas, la convalescence est marquée par une faiblesse générale qui peut durer plusieurs jours, par des tremblements convulsifs, des accidents cholériformes. Ces accidents, surtout le ralentissement du pouls, la faiblesse musculaire, la somnolence, la pâleur du visage constituent l'intoxication chronique par le nitre qui a été signalée à la suite de l'usage prolongé de ce médicament.

Lésions. — Les solutions étendues ne produisent pas de lésions ; après l'ingestion des solutions concentrées, les muqueuses peuvent être rouges, enflammées, détachées par place et baignées dans un liquide sanguinolent.

Traitement. — On administrera de l'alcool, puis on prescrira les émollients ; on fera des frictions sur le corps pour ranimer la circulation ; on réchauffera le patient. L'électricité est indiquée dans les cas de paralysie ou simplement de faiblesse musculaire consécutive, soit à l'intoxication aiguë, soit à l'intoxication chronique.

Recherche. — Les matières bien divisées sont lavées à l'eau distillée ; les liqueurs réunies sont filtrées, précipitées successivement par le sous-acétate de plomb et le carbonate de soude, neutralisées par l'acide acétique et évaporées à siccité ; le résidu est traité par l'alcool qui ne dissout pas l'azotate ; on reprend ensuite par l'eau et on fait cristalliser.

AZOTATE DE SODIUM

$$AzO^3Na = 85$$

Synonymie. — Nitrate de soude. Nitre cubique.

État naturel. — Ce sel a été découvert en 1820 au Pérou sur une étendue de plus de 40 lieues, au nord et à l'ouest d'Atica où il forme un bassin. Vers le milieu du bassin se trouve une forêt souterraine, composée de grands arbres qui ont la couleur du vieil acajou. La matière saline essentiellement composée d'azotate sodique, mélangé à des iodates et des iodures, se trouve au-dessus, en lits distincts, séparés par de minces couches argileuses brunes.

Préparation. — 1° A propos de l'azotate potassique, nous avons vu comment on retirait l'azotate sodique des plâtras.

2° On purifie par plusieurs cristallisations l'azotate de soude du Chili.

Propriétés. — « Sel blanc, cristallisé en rhomboèdres, anhydres et transparents, d'une saveur âcre et fraîche, hygroscopiques. Soluble dans $1^p,2$ d'eau froide et dans la moitié de son poids d'eau bouillante, peu soluble dans l'alcool.

Altérations. — Chlorure et iodure de sodium, iodate de soude ; sulfates de chaux, de magnésie, de potasse, de soude ; cuivre, arsenic, matières terreuses.

Conservation. — Dans des vases bouchés et à l'abri de l'humidité. » (Codex 1884.)

Usages. — Il est employé comme engrais et sert à la préparation de l'acide azotique.

Usages médicaux. — Il peut être employé à la place de l'azotate de potasse ; il est beaucoup moins toxique ; il convient moins comme antiphlogistique, mais il est plus diurétique.

HYPOPHOSPHITE DE SODIUM

$$PO^2H^2Na = 88$$

Préparation. — Dans une solution d'hypophosphite de chaux on verse une solution de carbonate de soude. On filtre, pour séparer le carbonate de chaux qui se dépose, et on évapore avec précaution à une température de 50° au plus.

Propriétés. — C'est un sel blanc, amorphe ou cristallin, déliquescent, complètement soluble dans 2 parties d'eau et dans 15 parties d'alcool à 90°. Il possède les caractères des hypophosphites et des sels de soude. Il ne doit pas faire effervescence avec les acides, ni précipiter par le chlorure de baryum ou par les sulfates.

La chaleur le décompose avec facilité; à 100°, il détone souvent avec violence, par suite de la présence d'un phosphure, qui se produit dans la préparation de l'hypophosphite de chaux. On prévient la formation de ce phosphure en ajoutant de l'alcool pur au lait de chaux destiné à la préparation de l'hypophosphite calcaire.

Essai. — Il ne doit pas faire effervescence avec les acides et ne doit précipiter ni par le chlorure de baryum, ni par l'acide sulfurique. (Voyez *Hypophosphite de chaux*, p. 880).

Usages médicaux. — Voir *Hypophosphite de chaux*, p. 880.

L'hypophosphite de soude doit être administré à la dose de $0^{gr},50$ par jour. Chez les enfants, cette dose devra être réduite à la moitié ou même au tiers.

PYROPHOSPHATE DE SODIUM

$$P^2O^7Na^4, 10\ H^2O = 446$$

Préparation. — On l'obtient en calcinant le phosphate de sodium et reprenant par l'eau (1).

______

(1) « *Phosphate de soude cristallisé* . . . . *Q. V.*

Introduisez ce sel dans un creuset de platine; chauffez-le très lentement d'abord pour dissiper en grande partie l'eau de cristallisation qu'il renferme ; portez ensuite la température jusqu'au rouge ; maintenez celle-ci jusqu'à ce que les dernières

Propriétés. — Petits cristaux, non efflorescents, neutres aux papiers réactifs. Le pyrophosphate de soude cristallisé contient 40,36 p. 100 d'eau de cristallisation. A 20°, il exige environ 7 parties d'eau pour se dissoudre. Sa solution forme avec les sels d'argent un précipité blanc, et la liqueur surnageante est neutre.

Il ne précipite ni l'albumine, ni les sels de baryte.

Par une ébullition prolongée avec l'eau, il s'hydrate, et donne un phosphate sodique :

$$P^2O^7Na^4 + H^2O = 2\ PO^4Na^2H$$

Il dissout le pyrophosphate de fer.

Essai. — Vérifier les caractères des pyrophosphates, et au besoin le doser en le transformant en phosphate par ébullition avec l'acide azotique.

Usages. — Il ne sert en pharmacie qu'à préparer d'autres pyrophosphates.

Le Métaphosphate de soude s'obtient par calcination forte et prolongée du phosphate ammoniaco-sodique.

Il sert de réactif pour les albumines (Denigès).

PHOSPHATES DE POTASSIUM

Le phosphate tri-potassique PO^4K^3 cristallise en fines aiguilles non déliquescentes, mais attirant l'acide carbonique de l'air.

Le phosphate bi-potassique PO^4HK^2 est très soluble dans l'eau et incristallisable.

Le phosphate monopotassique PO^4H^2K est en prismes quadratiques pointés, très solubles.

PHOSPHATE BI-SODIQUE

$$PO^4Na^2H,\ 12\ H^2O = 358$$

Synonymie. — Phosphate de soude.

Préparation. — On traite une solution de phosphate monocalcique par le carbonate de soude, jusqu'à ce que la liqueur soit alcaline ; on filtre, on concentre, et on fait cristalliser.

---

traces de vapeurs aient disparu, et que le sel ait éprouvé la fusion ignée. Coulez le sel fondu, il se prendra en masse ; pulvérisez-le et traitez-le par 12 parties d'eau bouillante. Filtrez la dissolution ; concentrez-la jusqu'à ce qu'elle marque 1,20 au densimètre et faites cristalliser par refroidissement. » (Codex 1866.)

PROPRIÉTÉS. — Le phosphate de soude forme des prismes rhomboïdaux obliques, incolores, transparents, efflorescents, insolubles dans l'alcool. Il contient 60,33 p. 100 d'eau de cristallisation et 2,51 d'eau de constitution. Il se dissout dans 4 parties d'eau froide et dans 2 parties d'eau bouillante.

Chauffé au rouge, il perd son eau de constitution et est alors transformé en pyrophosphate.

ESSAI. — Sa solution, qui possède une réaction alcaline, donne, par l'azotate d'argent, un précipité jaune, et la liqueur devient acide ; le précipité est complètement soluble dans l'acide azotique. La solution, traitée par l'azotate de baryte, doit fournir un précipité blanc entièrement soluble dans le même acide.

Ce sel ne doit contenir ni chlorures, ni carbonates.

USAGES MÉDICAUX. — A la dose de 30 à 60 grammes, le phosphate de soude est un purgatif doux et peu usité, bien que sa saveur soit infiniment moins désagréable que celle des sulfates de soude et de magnésie. LIEBIG lui attribue l'alcalinité du sang et lui fait jouer un rôle important dans l'hématose.

En présence de l'acide urique, il donne de l'urate de soude et du phosphate monosodique ; c'est à ce sel que les urines doivent leur réaction acide : il favorise l'élimination de l'acide urique ; cette action activée par le bicarbonate de soude est entravée par le sulfate.

Sa solution à 1/50 dans l'eau de L. Cerise a été préconisée par le docteur CROCQ, en injections hypodermiques à la dose de 1 à 3 par jour, en remplacement des liquides organiques de M. BROWN-SÉQUARD.

ARSÉNITES DE POTASSE

Il existe plusieurs arsénites de potasse. Celui qui se trouve dans la liqueur de FOWLER a pour formule AsO^3K^2H. Il est déliquescent, presque incristallisable et possède une réaction alcaline.

ARSÉNIATE MONOPOTASSIQUE

$$AsO^4H^2K = 180$$

SYNONYMIE. — Arséniate de potasse. Sel arsenical de MACQUER.

PRÉPARATION. — Le Codex le prépare en faisant réagir par voie sèche l'acide arsénieux sur l'azotate potassique : il se dégage des vapeurs nitreuses et il reste de l'arséniate de potasse (1).

PROPRIÉTÉS. — L'arséniate de potasse cristallise en prismes à 4 pans, terminés par des pyramides à quatre faces. Il est très soluble dans l'eau ; sa dissolution rougit le tournesol ; il est inaltérable à l'air ; il renferme 0,6388 d'acide arsénique ou 0,4166 d'arsenic métallique.

ARSÉNIATE BI-SODIQUE

$$AsO^4HNa^2, 7 H^2O = 312$$

SYNONYMIE. — Arséniate de soude.

PRÉPARATION. — On le prépare comme l'arséniate de potasse en remplaçant l'azotate de potasse par l'azotate de soude (2).

PROPRIÉTÉS. — L'arséniate de soude est un sel blanc, à gros prismes très solubles dans l'eau, et dont la réaction est alcaline. Cristallisé à une basse température, il contient 7 molécules d'eau, qu'il peut perdre, en partie, par efflorescence ; quand il s'est déposé au-dessus de 20°, il ne contient plus que 4 molécules d'eau, et il n'est plus efflorescent. Quand il possède 7 molécules, il contient 0,3685 d'acide arsénique représentant 0,2403 d'arsenic métallique et 0,3173 d'acide arsénieux.

---

(1) « Acide arsénieux . . . . 500 gr.
  Azotate de potasse. . . . . 500 gr.

Réduisez les deux substances en poudre fine ; mélangez exactement ; chauffez le mélange au rouge dans un creuset de grès jusqu'à ce qu'il ne dégage plus aucune vapeur. Laissez refroidir ; traitez le produit par l'eau bouillante, dans laquelle il se dissoudra complètement. Filtrez la dissolution ; faites évaporer, et laissez cristalliser par refroidissement. Lorsque les eaux mères ne rougissent plus le papier de tournesol, elles ne peuvent plus fournir de sel cristallisable ; évaporées à siccité, elles laissent un résidu blanc, pulvérulent, déliquescent, qui est un arséniate de potasse contenant une plus forte proportion de potasse que le précédent. » (Codex 1866.)

(2) « Azotate de soude. . . . . 200 gr.
  Acide arsénieux. . . . . 116 gr.

Mélangez exactement les deux substances ; chauffez au rouge dans un creuset en terre ; laissez refroidir, et traitez le résidu par l'eau ; versez dans la liqueur du carbonate de soude en solution jusqu'à ce qu'elle ait une réaction alcaline bien prononcée ; faites évaporer et laissez cristalliser par refroidissement à une température comprise entre 15 et 20°. » (Codex 1884.)

L'arséniate de soude à 7 molécules d'eau étant efflorescent, offre une composition très variable suivant la durée de sa conservation ; pour un médicament aussi actif, c'est là un grave inconvénient. Il aurait mieux valu choisir comme officinal le sel non efflorescent qui ne contient que 4 molécules d'eau, et qu'on obtient en opérant la cristallisation dans une étuve chauffée à 30° environ. M. Falières a trouvé un autre correctif dans la substitution à l'arséniate du Codex de l'arséniate double de potasse et de soude, dont la constitution n'est pas modifiée par les influences atmosphériques :

$$AsO^4HKNa, 7 H^2O$$

Voici comment il conseille de préparer ce sel double :

Cobalt arsénical pulvérisé	15 gr.
Chlorate de potasse.	12 gr.
Eau distillée	40 gr.
Acide azotique	1 gr.

Quand la réaction est terminée, on chauffe à 60° jusqu'à disparition de l'odeur du chlore et on ajoute la solution suivante :

Carbonate de soude cristallisé	18 gr.
Eau distillée..	40 gr.

On fait évaporer la liqueur et on l'abandonne à la cristallisation. L'arséniate double de potasse et de soude est inaltérable à l'air.

Le docteur Luton emploie une solution au centième de ce sel en injections sous-cutanées : il fait deux ou trois injections par jour.

ANTIMONIATE ACIDE DE POTASSIUM

$$(SbO^3)^2HK, 2H^2O = 412$$

Synonymie. — Antimoine diaphorétique lavé.

Préparation.

« Antimoine purifié.	1 000 gr.
Azotate de potasse	2 000 gr.

Réduisez en poudre fine chacun de ces deux corps, faites-en un mélange exact. Projetez-le par petites portions dans un creuset préalablement chauffé au rouge. Lorsque celui-ci en sera presque entièrement rempli, adaptez-y un couvercle, et maintenez-le au rouge pendant une demi-heure environ. Enlevez alors la matière pâteuse qu'il contient et laissez-la refroidir. Lavez-la, après l'avoir porphyrisée finement, avec 10 fois son poids d'eau employée en trois reprises différentes ; assurez-vous que les dernières gouttes de l'eau de lavage ne renferment plus d'azotate ; jetez enfin le dépôt sur un carré de toile serrée et faites-le sécher à l'étuve.

L'antimoine diaphorétique doit être d'une blancheur parfaite et posséder une réaction alcaline ». (Codex 1884.)

Les eaux de lavage de cette opération, étant saturées par l'acide sulfurique, fournissent un précipité assez abondant, qui est l'acide antimonique hydraté, autrefois connu sous le nom de *Matière perlée* de KERKRINGIUS.

Dans cette opération, l'azotate de potasse se décompose et transforme l'antimoine en acide antimonique qui s'unit à la potasse. Le produit contenu dans le creuset est formé d'antimoniate, d'azotate et d'azotite de potasse. L'azotate et l'azotite sont entraînés par l'eau de lavage ; quant à l'antimoniate, il est dédoublé en antimoniate basique qui se dissout et en antimoniate acide insoluble.

PROPRIÉTÉS. — L'antimoniate acide de potasse est hydraté, blanc, amorphe, insoluble dans l'eau et dans les acides; la chaleur le déshydrate.

Il a été fraudé par le carbonate et le phosphate de chaux. Pour reconnaître cette fraude, on traite par l'eau acidulée à l'acide azotique, et on filtre. La liqueur filtrée ne doit pas donner de précipité, ni avec le molybdate d'ammoniaque, ni avec l'oxalate d'ammoniaque après neutralisation.

USAGES MÉDICAUX. — (Voy. *Antimoine*, p. 496.)
On le donne en potion à la dose de 1 à 6 grammes.

PYRO-ANTIMONIATE ACIDE DE POTASSIUM

$$Sb^2O^7K^2H^2, 6\ H^2O$$

SYNONYMIE. — Biméta-antimoniate de potasse (FREMY).

PRÉPARATION ET PROPRIÉTÉS. — Ce corps, qui sert de réactif pour les sels de soude, se prépare ainsi : Quand on a calciné le mélange qui sert à préparer l'antimoniate acide de potasse, on le lave avec un peu d'eau tiède pour enlever l'azotate et l'azotite de potasse : on fait dissoudre l'antimoniate qui reste dans un peu d'eau, on ajoute quelques fragments de potasse et on concentre pour faire cristalliser. Les cristaux obtenus sont un mélange de méta-antimoniate neutre et de biméta-antimoniate. On les met en contact avec 2 ou 3 parties d'eau à plusieurs reprises, sans laisser séjourner, pour enlever le méta-antimoniate neutre. Pour obtenir le réactif, il suffit maintenant de mettre de l'eau en contact avec ces cristaux pendant quelques minutes et l'on filtre.

BORATE DE SODIUM

$B^4O^7Na^2, 10H^2O = 382$

SYNONYMIE. — Tétraborate di-sodique. Borax. Tinckal. Chrysocolle.

ÉTAT NATUREL. — Ce sel est presque toujours en prismes hexagonaux ou octogones, très comprimés, terminés par une base oblique et par 2 facettes. Il se trouve surtout dans l'Inde, au Thibet, en Chine et dans deux mines du Potosi au Pérou ; c'est surtout du Thibet qu'il venait autrefois ; il se trouvait en solution dans les eaux de plusieurs lacs de cette contrée ; pendant les chaleurs, il cristallisait dans la vase ou sur les bords d'où on le retirait pour le livrer au commerce.

PRÉPARATION. — Aujourd'hui on prépare le plus souvent le borax en saturant l'acide borique naturel avec du carbonate de soude. On purifie le sel par plusieurs cristallisations successives. Si l'on prend soin que la liqueur ne marque, après concentration, que 22° B⁶, les cristaux sont prismatiques. La liqueur marque-t-elle 30° B⁶, on obtient des cristaux octaédriques, tant que sa température est au-dessus de 56° ; au-dessous de 56°, les cristaux qui se déposent sont prismatiques. En changeant de cristallisoir en temps opportun, on peut donc avoir les deux espèces de cristaux avec la même solution.

PROPRIÉTÉS. — « Prismes hexagonaux, terminés par un pointement à trois faces, s'effleurissant légèrement à l'air ; incolores, d'une saveur légèrement alcaline, ramenant au bleu le papier rouge de tournesol, se dissolvant dans 22 parties d'eau froide et dans 2 parties d'eau bouillante, insolubles dans l'alcool à 90°. La solution concentrée et chaude de ce sel, traitée par un acide, laisse déposer d'abondantes paillettes cristallines d'acide borique, qui communiquent à l'alcool la propriété de brûler avec une flamme verte. Sous l'influence de la chaleur, le borax fond dans son eau de cristallisation et se boursoufle ; au rouge il devient anhydre et fond, en donnant par le refroidissement un verre transparent.

OBSERVATIONS. — Le borax octaédrique, employé dans l'industrie, contient seulement 5 molécules d'eau. » (Codex 1884.)

Le borax octaédrique ne s'altère pas dans l'air sec, mais il devient opaque dans l'air humide ; sa densité est 1,81. Il est un peu moins soluble dans l'eau que le premier et il se boursoufle moins quand on le fond.

Quand le borax est fondu, il devient pâteux et anhydre et par refroidissement donne un verre transparent : il dissout divers oxydes métalliques.

Lorsqu'on porte à l'ébullition sa solution aqueuse additionnée de soufre, il se décompose et donne de l'hyposulfite de soude et du polysulfure de sodium.

Les acides en éliminent facilement l'acide borique.

On a proposé d'isoler plusieurs substances colorantes au moyen du borax : on fait bouillir le produit avec le borax ; la solution est traitée par l'acide sulfurique et abandonne alors la matière colorante (Palm).

En mélangeant parties égales d'acide borique et de borax, on obtient un produit nommé *boro-borax* qui se dépose de sa solution en cristaux résistants, neutres, dont l'eau dissout 0,16 à froid, 0,30 vers 40° et 0,70 à l'ébullition. Cette solution jouit des mêmes propriétés antiseptiques que l'acide borique aux mêmes doses.

Avec l'alun, il donne un précipité.

Le borax se combine avec les alcools polyatomiques primaires et avec les phénols polyatomiques de l'ortho-série en donnant naissance à des acides sulfo-conjugués ; cette réaction explique la décomposition du bicarbonate de soude par le borax dans certains cas (glycérine, miel, etc.).

Il dissout la fibrine, l'albumine, la caséine et l'acide urique.

Sa présence entrave un certain nombre de fermentations parmi lesquelles sont les fermentations alcoolique et putride.

Dosage. — On peut doser ce corps par un procédé alcalimétrique.

Réactif. — Il est employé pour les essais au chalumeau. On l'a employé pour faire des liqueurs alcalines titrées.

Usages. — Il sert à donner de la fusibilité au verre, du vernis à la terre de pipe, aux faïences fines, à la tôle émaillée. Dans l'industrie, on emploie de préférence le borax octaédrique, tandis que le borax officinal est le borax prismatique.

Usages médicaux. — *Formes pharmaceutiques :*
  Tablettes (0^{gr},10) ;
  Collutoire ;
  Gargarisme.

On peut prescrire le borax chaque jour à fortes doses, 5 et 10 grammes ; c'est un alcalin et un diurétique possédant une action plus douce que les carbonates alcalins. Il s'élimine en nature ; on a utilisé la propriété qu'il possède de dissoudre l'acide urique en le donnant comme lithontriptique. On l'emploie aussi comme antiseptique et agent destructeur des organismes inférieurs (muguet).

Il a été administré contre l'épilepsie à la dose de 1 à 6 grammes par jour surtout dans les cas réfractaires aux bromures ; la durée du traitement est de quatre à sept mois.

A la suite de son ingestion, on peut observer un liséré tout à fait analogue à celui produit par le plomb (Lemoine).

CARBONATE DE POTASSIUM

$$CO^3K^2 = 138$$

Synonymie. — Carbonate de potasse. Sel de tartre.

Préparation. — 1° Pour obtenir du carbonate de potasse pur, on calcine dans un creuset de platine, au-dessous du rouge, du bioxalate ou du bicarbonate de potasse.

On pourrait obtenir ce sel cristallisé en additionnant d'alcool sa solution aqueuse et exposant dans le vide.

2° On porte au rouge dans une chaudière de fonte, de la crème de tartre : quand le résidu ne dégage plus de vapeurs, on le dissout dans l'eau, on filtre et on évapore à siccité. Le produit porte le nom de *sel de tartre*. Il est à peu près pur.

3° On peut purifier la potasse du commerce; on l'abandonne à elle-même sur un entonnoir dans un lieu humide ; le liquide qui s'écoule (*huile de tartre par défaillance*) est une solution de carbonate de potasse. On peut encore dissoudre 1 100 de potasse dans 1 kilogramme d'eau distillée froide ; on décante après vingt-quatre ou quarante-huit heures de contact et on évapore. Le carbonate de potasse obtenu par ces deux procédés contient un peu de chlorure de potassium et des traces de sulfates, mais très peu, et revient à bas prix.

Propriétés. — Le carbonate de potasse est anhydre, amorphe, déliquescent et insoluble dans l'alcool. Il fond au rouge; il peut cristalliser en tables rhomboïdales contenant 2 molécules d'eau.

Sous l'influence de la chaleur, le charbon le décompose et donne du potassium.

Une solution *étendue* de carbonate de potasse est décomposée par un lait de chaux et donne du carbonate de chaux et de la potasse caustique.

Essai. — Le carbonate de potasse pur se dissout intégralement dans son poids d'eau distillée. La solution acidulée par l'acide azotique ne doit précipiter par aucun des réactifs suivants : sulfhydrate d'ammoniaque, carbonate d'ammoniaque, azotate d'argent, azotate de baryte ; elle ne contient alors ni chlorure, ni sulfate, ni métal étranger. Il serait également bon d'y constater l'absence de la soude et d'en prendre le titre alcalimétrique.

BICARBONATE POTASSIQUE

$CO^3KH = 100$

SYNONYMIE. — Bicarbonate de potasse, carbonate de potasse saturé.

PRÉPARATION. — On le prépare en saturant par l'acide carbonique une solution de carbonate de potasse marquant 1,21 au densimètre (1).

PROPRIÉTÉS. — Ce sel est en « prismes rhomboïdaux obliques, d'une saveur alcaline dépourvue d'âcreté ; il bleuit le papier de tournesol rouge ; il n'est pas déliquescent ; il est soluble dans 4 parties d'eau froide, insoluble dans l'alcool.

Sa solution aqueuse fait effervescence avec l'acide chlorhydrique, et le liquide ainsi obtenu précipite par le bichlorure de platine. Elle ne doit pas

---

(1) « Carbonate de potasse, sel de tartre. . . . . 100 gr.
       Marbre blanc . . . . 200 gr.
       Acide chlorhydrique . . . . Q. S.

Faites dissoudre le carbonate de potasse dans l'eau de manière à obtenir une dissolution qui marque 1,21 au densimètre ; introduisez, d'une autre part, le marbre concassé dans un flacon à deux tubulures d'une capacité convenable. A l'une des tubulures de ce flacon adaptez un tube à entonnoir pour verser l'acide chlorhydrique ; à l'autre, un tube deux fois courbé à angle droit, qui communiquera avec une série de trois flacons de WOLF ; le premier, contenant de l'eau, pour laver le gaz acide carbonique ; les deux derniers, contenant la dissolution de carbonate de potasse. Les tubes destinés à conduire l'acide carbonique doivent être d'un grand diamètre et faciles à déboucher, dans le cas où ils viendraient à s'engorger par la cristallisation du bicarbonate. Tout étant ainsi disposé, versez l'acide par petites quantités sur le marbre ; l'acide carbonique, après s'être lavé dans le premier flacon, passera dans le second où il sera absorbé. L'absorption de l'acide carbonique donnera naissance à du bicarbonate de potasse qui, étant moins soluble que le carbonate, se précipitera sous forme de cristaux plus ou moins volumineux. Lorsque l'acide carbonique ne sera plus absorbé, démontez l'appareil, enlevez les cristaux, mettez-les à égoutter, arrosez-les avec une petite quantité d'eau froide saturée de bicarbonate de potasse, afin d'enlever le carbonate dont ils peuvent être imprégnés, et faites-les sécher. En évaporant les eaux mères, à une douce chaleur, au-dessous de l'ébullition, et de manière qu'il ne se dégage pas d'acide carbonique, on obtient une nouvelle quantité de bicarbonate ; si l'on portait la liqueur à l'ébullition, une partie de l'acide carbonique se dégagerait, et l'on obtiendrait une quantité de sesquicarbonate d'autant plus grande qu'on aurait chauffé plus longtemps. » (Codex 1866.)

Ce sel est aujourd'hui devenu un produit industriel ; quand on le préparait dans les laboratoires, on utilisait les dispositifs indiqués par WELTER, VŒHLER, SOUBEIRAN, etc., pour faciliter l'absorption du gaz. On pouvait en obtenir une certaine quantité en préparant l'acétate de potasse.

précipiter par le sulfate de magnésie à froid ; sursaturée par l'acide azotique, elle ne doit donner de précipité ni par l'azotate d'argent ni par l'azotate de baryte. » (Codex 1884.)

Usages médicaux. Doses. — Les carbonates alcalins neutres, s'ils sont employés à l'intérieur, ne doivent l'être qu'en solutions très diluées (5 à 10/1000). Dans un bain alcalin, on met de 250 à 800 grammes de carbonate de soude.

Les bicarbonates peuvent être employés à doses beaucoup plus élevées. Un grand nombre d'eaux minérales naturelles doivent leurs propriétés aux bicarbonates alcalins (Vals, Vichy, Chateauneuf, Royat, etc.).

Un grand nombre de sels organiques se transforment dans l'économie en carbonates alcalins. La cure au raisin n'est en réalité qu'une cure au bicarbonate de potasse.

A faible dose, les carbonates alcalins sont transformés en chlorures et agissent alors comme tels, c'est-à-dire activent la circulation ; à dose plus élevée, une partie est absorbée en nature, s'élimine par diverses sécrétions et surtout par l'urine ; il en faut une quantité assez notable pour que ce liquide devienne alcalin, et, dans ce cas, on observe des effets diurétiques. Ces sels ralentissent la circulation, la production de l'urée et de la fibrine du sang ; à leur usage prolongé succède un état anémique prononcé et une dépression des forces musculaires.

Les alcalins dilués augmentent la sécrétion du suc gastrique ; en solution concentrée, ils l'entravent ; ils fluidifient la plupart des sécrétions, notamment celles des voies aériennes. Ces agents exercent sur les épithéliums vibratiles une excitation remarquable. Ils dissolvent bien l'acide urique, et peuvent favoriser l'élimination du cuivre. D'après Dufourt, ils augmenteraient la proportion du glycogène dans le foie. Leur influence sur les échanges nutritifs a été étudiée par Stadelmann.

Autrefois très recommandés dans le diabète sucré, par suite de théories erronées, les alcalins doivent être aujourd'hui abandonnés ; on les a employés, sans plus de raison, dans l'albuminurie ; on en tire au contraire des effets avantageux dans le rhumatisme articulaire aigu, la pneumonie, les bronchites chroniques, le scorbut, la pléthore, les coliques hépatiques, les dyspepsies. En applications extérieures, on les emploie dans l'ichtyose, le prurigo, le pityriasis, le psoriasis, l'acné (Rabuteau).

POTASSE DU COMMERCE

La potasse du commerce renferme du carbonate de potasse souvent uni à de la potasse caustique et mélangé de sulfate, de chlorure, même de sulfure potassiques et d'alumine, de silice, de chaux, de fer, de manganèse, etc.

PRÉPARATION. — On a recherché vainement jusqu'ici à retirer économiquement la potasse d'un certain nombre de minéraux et surtout du feldspath. C'est cependant de cette dernière source que nous retirons indirectement la potasse. Le feldspath sous diverses influences atmosphériques est désagrégé; le silicate de potasse formé, entraîné ou dissous par les eaux pluviales, est absorbé par les végétaux; par l'incinération, les végétaux nous restituent la potasse sous diverses formes, mais surtout sous celle de carbonate de potasse. En lessivant les cendres, et évaporant la solution à siccité, on a la potasse du commerce. Suivant sa provenance, elle est désignée sous les noms de *potasse perlasse, potasse des Vosges, de Russie, d'Amérique,* etc.

Quand on se contente d'évaporer la solution à sec, on a le *salin brun;* si l'on calcine à blanc, on a la *potasse perlasse.*

Les végétaux le plus ordinairement incinérés sont le bouleau et le sapin.

Sous le nom de *potasse factice,* on trouve des mélanges de carbonate de soude et de soude caustique.

FALSIFICATIONS, ESSAI, DOSAGE. — Les potasses sont très souvent falsifiées; le procédé le plus simple pour ne pas être trompé, c'est de les acheter au titre; ce titre peut être déterminé par un procédé alcalimétrique : on prend $47^{gr},10$ de la potasse à essayer; on la fait dissoudre dans l'eau et on fait le volume d'un litre. On verse 10 C.C. de cette liqueur dans 10 C.C. de liqueur normale sulfurique; on colore en rouge au moyen de quelques gouttes de teinture de tournesol et on ramène au bleu en ajoutant au moyen d'une burette graduée une liqueur normale alcaline. Le nombre de divisions trouvé en retranchant de 100 le nombre des divisions de liqueur alcaline employée, indique en centièmes la richesse en potasse K^2O du produit commercial essayé. Il faut ensuite s'assurer qu'il n'y a pas une trop grande quantité de soude.

Ce procédé donne le titre alcalimétrique total; pour savoir quel est le titre d'alcali caustique et celui d'alcali carbonaté, on emploie l'acide rosolique. A la liqueur alcaline diluée et froide, additionnée de quelques gouttes d'acide rosolique, on ajoute la liqueur normale sulfurique jusqu'à ce qu'il se produise une coloration jaune nette : ce point correspond à l'alcali libre; on porte à l'ébullition et on ajoute de nouveau de l'acide titré jusqu'à ce que la coloration rouge qui est revenue en chauffant ait viré au jaune persistant. La quantité d'acide employé à ce second titrage correspond à l'alcali carbonaté (ISBERT et VENATOR).

A propos de l'acide carbonique (p. 541) nous avons indiqué d'autres procédés pour résoudre ce problème.

CARBONATE DE SODIUM

$$CO^3Na^2, 10\ H^2O = 286$$

ÉTAT NATUREL. — Ce carbonate neutre se trouve dans quelques lacs situés à l'ouest du Nil. En hiver, une eau d'un rouge violet s'élève du fond de ces lacs; en été l'eau s'évapore, laisse une masse cristalline qu'on casse et qu'on livre au commerce.

Préparation. — L'industrie livre soit du sel de soude, soit des cristaux de soude. Elle les obtient par le procédé Leblanc ou par le procédé à l'ammoniaque. Ce dernier mode de fabrication donne des produits beaucoup plus purs.

1° Le *sel de soude*, ou carbonate de soude sec du commerce, constitue, d'après le Codex, une « poudre blanche, amorphe, inodore, d'une saveur caustique, très soluble dans l'eau, qu'elle rend fortement alcaline.

Le carbonate de soude sec, admis dans les officines, doit être la soude à l'ammoniaque, parce qu'elle est en même temps et la plus riche et la plus pure : il ne renferme pas de soude caustique ; il ne doit pas contenir moins de 95 p. 100 de carbonate pur ; il est soluble dans 5 parties d'eau froide, dans 1ᵖ,9 d'eau à 38°, et dans 2ᵖ,1 d'eau bouillante. Il se dissout avec effervescence dans l'acide azotique dilué ; cette solution ne donne, le plus souvent, qu'un trouble léger par l'azotate d'argent. » (Codex 1884.)

2° Le Codex fait préparer de la manière suivante le carbonate de soude pur cristallisé qu'il désigne encore sous les noms de *sel de soude cristallisé*, *cristaux de soude*.

« Carbonate de soude sec. . . . . 1 000 gr.
Eau distillée. . . . . 2 500 gr.

Dissolvez le sel à chaud dans la quantité d'eau prescrite, filtrez la solution et mettez-la à cristalliser dans un lieu frais. Après vingt-quatre heures de repos, décantez l'eau-mère ; mettez les cristaux à égoutter, essuyez-les rapidement entre des doubles de papier à filtrer blanc, et aussitôt qu'ils commenceront à s'effleurir, renfermez-les dans des flacons bouchés. » (Codex 1884.)

3° On obtient du carbonate de soude sec parfaitement pur en calcinant le bicarbonate, après l'avoir lavé.

Propriétés. — Le carbonate de soude cristallisé contient 62,94 d'eau pour 100 ; il se dissout dans 1ᵖ,6 d'eau à + 15°, dans 0ᵖ,12 à + 38°, et dans 0ᵖ,22 à + 100° ; il est soluble dans son poids environ de glycérine.

Il est insoluble dans l'alcool absolu. Maintenu à 34°, il subit la fusion aqueuse. Il s'effleurit à l'air, en perdant seulement 5 molécules d'eau. A 100°, il devient anhydre ; il fond au rouge vif sans se décomposer. Lorsqu'il est anhydre, il forme avec l'eau plusieurs hydrates, dont le mieux défini est celui qui contient 10 molécules d'eau.

Essai. — On l'essaie comme le carbonate de potasse.

Usages médicaux. — Comme le carbonate de potasse.

SESQUI-CARBONATE DE SOUDE

SYNONYMIE. — Trona, Urao.

ETAT NATUREL. — Dans l'état de Tripoli, on en trouve une quantité considérable formant de grandes masses striées, inaltérables à l'air, et très dures.

Ce sel peut être considéré comme une combinaison d'une molécule de carbonate neutre et d'une molécule de bicarbonate.

BICARBONATE DE SODIUM

$$CO^3NaH = 84$$

SYNONYMIE. — Carbonate monosodique. Sel de Vichy.

ETAT NATUREL. — 1° On le prépare en faisant arriver de l'acide carbonique sur des cristaux de soude.

$$CO^3Na^2,10H^2O + CO^2 = 2\ CO^3NaH + 9\ H^2O$$

Il y a donc de l'eau mise en liberté ; cette eau qui s'écoule entraîne les impuretés des cristaux de soude ; aussi ce sel impur fournit-il du bicarbonate sensiblement pur (1).

---

(1) « Carbonate de soude cristallisé . . . . 1 000 gr.
      Marbre blanc. . . . . 500 gr.
      Acide chlorhydrique . . . . Q. S.

Ayez un vase de grès ou de verre, muni à sa partie inférieure d'un diaphragme percé de trous, placé à peu de distance du fond. Ce vase devra porter deux tubulures latérales disposées, l'une immédiatement au-dessous du diaphragme, et l'autre très près du fond. Placez sur le diaphragme le carbonate de soude cassé en fragments de la grosseur du pouce : adaptez au vase un couvercle portant une douille, afin de pouvoir, au moyen d'un tube, conduire l'acide carbonique qui n'est pas absorbé dans un second vase contenant également du carbonate de soude. Lutez exactement le couvercle avec des bandes de papier collé. Adaptez à la tubulure inférieure un tube de verre courbé à angle droit ; ce tube est destiné à faire écouler, sans démonter l'appareil, le liquide qui s'accumule pendant l'opération ; il suffit, pour cela, de placer verticalement la branche libre, et de diriger l'ouverture en bas. Lorsque, au contraire, l'ouverture est dirigée en haut, le liquide cesse de s'écouler, et l'intérieur de l'appareil n'est plus en communication avec l'air.

La tubulure placée immédiatement au-dessous du diaphragme porte également un tube destiné à faire communiquer le vase avec la source d'acide carbonique. Ce

2° Dans la fabrication de la soude à l'ammoniaque on obtient du bicarbonate de soude (p. 972).

3° On peut avoir du bicarbonate de soude en gros cristaux en faisant passer de l'acide carbonique, jusqu'à refus, dans une solution de carbonate neutre.

Propriétés. — Le bicarbonate de soude est d'un blanc mat, en masses dures et résistantes, composées de petits cristaux agglomérés, d'une saveur un peu alcaline ; il bleuit le papier rouge de tournesol, et se dissout dans 12 parties d'eau froide. Sa solution aqueuse ne précipite pas par l'hydrogène sulfuré, ni par les sels de magnésie à froid ; elle fait effervescence avec l'acide chlorhydrique, et la liqueur ainsi obtenue ne précipite pas par le bichlorure de platine ; sursaturée par l'acide azotique, elle ne donne pas de précipité avec les azotates d'argent et de baryte.

Dès la température ordinaire, le bicarbonate de soude se dissocie et perd de l'acide carbonique (Bretet) ; c'est donc un mythe de chercher ce sel saturé.

Le borax en présence de la glycérine décompose le bicarbonate et dégage l'acide carbonique.

Essai. — D'après ce que nous venons de dire, il est inutile de vérifier si un bicarbonate de soude est saturé ; il faut se contenter de le titrer ; on y arrive en dosant l'acide carbonique par un des nombreux procédés que nous avons indiqués à propos de ce corps (p. 541), perte de poids, mesure du volume de CO^2 dégagé, procédé de Bretet, de Vizern, etc.

Usages médicaux. — Voir le *Bicarbonate de potasse*.

Lorsqu'on introduit le bicarbonate de soude dans un médicament, il faut éviter avec soin de chauffer, de crainte de provoquer sa décomposition.

---

gaz est produit, comme pour la préparation du bicarbonate de potasse, par l'action de l'acide chlorhydrique étendu, sur le marbre. Le dégagement doit être lent et régulier. Comme le carbonate de soude cristallisé contient beaucoup plus d'eau que le bicarbonate qui se forme, on voit cette eau s'écouler, à mesure que la transformation s'opère, en une dissolution saturée qui vient occuper le fond du vase. On la soutire de temps en temps, à l'aide du tube mobile dont il est question plus haut. On reconnaît que la totalité du carbonate de soude a été transformée en bicarbonate, à ce que le gaz cesse d'être absorbé, et à ce que l'eau commence à s'écouler des cristaux obtenus dans le second vase. Alors on arrête l'opération, on délute le couvercle du premier vase ; on met sur des claies garnies de papier le bicarbonate de soude, et on le fait sécher à l'étuve. » (Codex 1866.)

Dans le commerce, on opère d'une manière analogue à celle du Codex : on utilise le plus souvent des dégagements naturels d'acide carbonique ; on emploie le carbonate de soude commercial ; il fournit du bicarbonate pur, parce que l'eau qui s'écoule entraîne la presque totalité des sels étrangers.

Il fait partie des pommades alcalines d'Alibert et des frères Mahon, de la teinture de gentiane composée ou élixir amer de Perylhe.

Il a été employé en injections vaginales chaudes à 0,03 comme dissolvant des glaires.

SOUDE DU COMMERCE

1° Avant la révolution, on obtenait la soude par la calcination de diverses plantes, le plus souvent maritimes (barilles, salicornes, salsola, etc., etc.). Le produit obtenu était moins pur et plus cher que la soude obtenue par le procédé Leblanc.

2° Le procédé Leblanc que nous ne pouvons décrire avec détails consiste essentiellement dans les réactions suivantes :

1° Le chlorure de sodium est transformé par l'acide sulfurique en sulfate de soude ;

$$2\ NaCl + SO^4H^2 = SO^4Na^2 + 2\ HCl$$

2° On calcine le sulfate de soude avec du carbonate de chaux et du charbon. Le sulfate de soude, sous l'influence du charbon, donne du sulfure de sodium.

$$SO^4Na^2 + 8\ C = 8\ CO + Na^2S$$

Le sulfure de sodium avec le carbonate de chaux produit une double décomposition.

$$Na^2S + CO^3Ca = CaS + CO^3Na^2$$

Le sulfure de calcium se combine avec un excès de chaux pour donner de l'oxysulfure de calcium. Le mélange de cet oxysulfure de calcium avec le carbonate de soude constitue la *soude brute*. On la lessive pour en séparer l'oxysulfure de calcium. La liqueur, si elle est évaporée à siccité, fournit le sel de soude ; si on la fait cristalliser, on obtient du carbonate de soude cristallisé, du « *cristau* ».

Le sel de soude est beaucoup moins pur que le carbonate ; il renferme une proportion notable de soude caustique, mais comme il n'a pas d'eau de cristallisation, son transport est infiniment meilleur marché que celui du carbonate qui en contient 0,60.

3° Le procédé qui consiste à faire réagir le bicarbonate d'ammoniaque sur le chlorure de sodium (Solway, Schlœsing) fait aujourd'hui une redoutable concurrence au procédé Leblanc. Il est basé sur la réaction suivante :

$$NaCl + CO^3AmH = CO^3NaH + AmCl$$

Dans ce procédé on obtient donc du bicarbonate de soude, qu'il suffit de calciner pour le ramener à l'état de carbonate neutre.

4° Enfin, aujourd'hui, les procédés électrolytiques semblent devoir lutter avec les précédents.

Essai. — Le sel de soude du commerce a d'autant plus de valeur qu'il contient plus de soude Na^2O, soit à l'état caustique, soit à l'état de carbonate. On prend 31 grammes de sel à essayer; on les fait dissoudre de manière à obtenir un litre de liqueur; on prend 10 C.C. de cette liqueur que l'on verse dans 10 C.C. de liqueur sulfurique normale; on ajoute quelques gouttes de teinture de tournesol; on ramène au bleu au moyen d'une liqueur alcaline normale; on retranche de 100 le nombre de divisions de liqueur alcaline employée, on a la richesse du sel de soude en centièmes de soude Na^2O.

On pourrait déterminer les proportions relatives d'alcali libre et carbonaté par les procédés que nous avons indiqués pour la potasse.

Usages. — Le sel de soude est un corps extrêmement employé dans l'industrie; il sert pour la fabrication des verres, des savons, pour la préparation d'un grand nombre de sels de soude, pour les lessivages, etc.

SULFOCARBONATE DE POTASSE

(Voy. *Généralités sur les sulfocarbonates*, p. 557.)

SILICATE DE POTASSE

Préparation. — 1° On tient en fusion pendant six heures, dans un creuset de terre, un mélange composé de :

Carbonate de potasse. 100 gr.
Quartz pulvérisé. . . . . 150 gr.
Charbon pulvérisé . . . . 10 gr.

On obtient une masse noire en raison de l'excès de charbon qu'elle contient; on la concasse, on la dissout dans l'eau et on filtre. Puis on évapore, soit à consistance sirupeuse, soit à siccité pour avoir le sel à l'état sec.

2° On prépare aussi le silicate de potasse en dissolvant du quartz pur et très divisé dans une solution de potasse caustique maintenue à l'ébullition.

3° « Carbonate de potasse purifié marquant 78° alcalimétriques. 36 parties.
Sable de Fontainebleau blanc, fin et sec . . . . 63 parties.

On mélange et l'on chauffe au rouge blanc dans un four à réverbère de forme elliptique pendant quatre heures. Le verre est transparent, très homogène, incolore ou offrant une teinte légèrement ambrée. Pour préparer la solution officinale de ce sel, il faut introduire les fragments de verre grossièrement broyés avec la quantité d'eau nécessaire pour obtenir une dissolution marquant 33°, à 35° Bé, $= 1216$ au densimètre, dans un digesteur en fer à très haute pression. Il importe de se servir d'eau aussi pure que possible et de la débarrasser avec soin des sels calcaires donnant naissance à un silicate de chaux insoluble qui, par sa présence, rend les solutions de silicate de potasse plus ou moins troubles et opalescentes ; dans ces conditions, le silicate de potasse se dissout entièrement. » (*Société de pharmacie de Paris.*)

Propriétés. — Le silicate de potasse sec est vitreux et incolore s'il a été fait avec du quartz pur. On lui donne le nom de *verre soluble ;* sa composition n'a pas été déterminée avec certitude. Il est très soluble dans l'eau et il forme facilement des sels doubles. L'acide silicique qu'il contient est précipité par les acides, par le chlore et le brome, par l'acide phénique, la créosote, l'hydrate de chloral, l'albumine et la gélatine.

Le silicate de potasse employé en chirurgie est « un liquide incolore visqueux, d'une densité de 1,282, à réaction alcaline.

La solution de silicate de potasse exposée à l'air se dessèche facilement.

Essai. — L'acide chlorhydrique y produit un précipité blanc gélatineux d'acide silicique soluble dans l'acide chlorhydrique en excès : la liqueur filtrée précipite par le bichlorure de platine, mais ne donne pas de précipité avec le biméta-antimoniate de potasse, ni avec le chlorure de baryum. » (Codex 1884.)

Usages médicaux. — Le silicate de potasse sert en chirurgie à faire des bandages inamovibles. On en badigeonne des bandes de toile qui durcissent en cinq ou six heures, et qui forment un appareil rigide dont les principaux avantages sont l'imperméabilité, la solidité et la facilité avec laquelle on peut l'enlever à l'aide de l'eau bouillante. Il est très important que le silicate ne contienne pas de potasse libre, autrement son application produirait des cautérisations redoutables. Il faut aussi éviter qu'il ne soit mélangé de silicate de soude dont la dessiccation est très lente. On doit donc analyser avec soin ce médicament avant de l'employer.

Le silicate de potasse était autrefois connu sous le nom de *liqueur des cailloux.*

SILICATE SODIQUE

Préparation. — 1° On fait fondre du quartz avec de la soude ou avec du carbonate de soude.

2° On fait bouillir du quartz avec de l'eau et de la soude caustique jusqu'à dissolution ; on évapore et on laisse cristalliser.

PROPRIÉTÉS. — Le silicate de soude est soluble lorsqu'il est alcalin.

On ne connaît pas l'orthosilicate SiO^4Na^4 ; mais on connaît le métasilicate SiO^2Na^2.

Il est indécomposable par la chaleur et il se combine aisément aux autres sels.

Les fermentations alcoolique, putride, lactique, amygdalique et synapisique, sont plus facilement supprimées par le silicate de soude que par le borate de la même base.

USAGES. — On l'emploie pour la silicatisation des pierres calcaires, pour rendre les étoffes incombustibles, pour le fixage des mordants dans l'industrie des toiles peintes.

USAGES MÉDICAUX. — On attribue au silicate de soude la propriété de dissoudre l'acide urique ; l'énergie de son action est telle qu'il est prudent de ne pas l'administrer à l'intérieur ; il est, au contraire, à recommander pour les injections et les applications topiques. Une solution contenant 1/2 p. 100 de silicate de soude détruit, en un temps variable, les globules du pus, les parasites microscopiques, et en général tous les corpuscules organisés (RABUTEAU et PAPILLON). Le silicate de soude est impropre à la confection des bandages, auxquels il ne communique pas assez de dureté.

POTASSE SILICATÉE

La potasse silicatée ne se trouve pas à l'état isolé ; mais réunie à d'autres silicates en proportions très variées, elle constitue un très grand nombre de minéraux.

Terre de Vérone, outremer, pagodite, terre verte de la craie , stilbite, mésotype, labradorite, micas, albite, lépidolithe, oligoclase, feldspath, pétrosilex, ponce, etc., etc.

OUTREMER

C'est une substance rare, d'un beau bleu inaltérable par le temps et la lumière. Jusqu'ici on ne l'a trouvé qu'en Sibérie, au Thibet et dans quelques autres parties de l'empire chinois. Il est en petits grains arrondis d'un bleu pur et foncé dans une gangue de carbonate et de sulfate de chaux accompagnée de petits cristaux de fer sulfuré cubique. Ce mélange est enclavé dans une roche de quartz, qui paraît appartenir à la formation des granits. Ce sont ces parties bleues que l'on a nommées *lapis lazuli* ou *lazulite*.

C'est CLÉMENT et DESORMES qui ont découvert sa composition : pour la retirer de sa gangue on fait rougir le minerai, on le jette dans l'eau, on le pulvérise et on calcine avec de l'huile de lin. Le mélange introduit dans un linge est malaxé avec de l'eau tiède ; la première eau est sale, mais la seconde est chargée de très bel outremer.

Pour le fabriquer artificiellement on sature la soude de silice, on ajoute de l'alumine en gelée, jusqu'à ce qu'il y ait dans la liqueur parties égales de silice et d'alumine supposées sèches. On évapore à siccité, on pulvérise, on projette dans le sulfure de sodium fondu : on chauffe une heure, on laisse refroidir ; on lave avec l'eau bouillante pour enlever l'excès de sulfure de sodium ; on chauffe pour chasser l'excès de soufre : on broie avec de l'eau et on soumet à la dilution et à la décantation.

STILBITE

La stilbite a pour forme primitive un prisme rectangulaire droit ; elle offre un clivage très facile parallèlement à deux faces de la forme primitive. Sa densité est voisine de 2 ; elle ne raie pas le verre. Elle est ordinairement d'un blanc nacré. La plupart des cristaux rouge-chair qu'on rapportait à la stilbite paraissent dépendre d'une espèce très voisine (*heulandite*). C'est un silicate double de potasse et de chaux.

La stilbite et la heulandite se trouvent principalement dans les roches volcaniques, dans les amygdaloïdes et dans les filons métallifères.

MÉSOTYPE

La mésotype se présente habituellement sous forme de prismes, de baguettes, ou d'aiguilles réunies en faisceaux radiés. Dans les géodes basaltiques, on rencontre de ces cristaux fasciculés dont les extrémités sont libres et montrent nettement la forme de prismes droits presque carrés, terminés par une pyramide obtuse. Sa substance est principalement constituée par un silicate d'alumine et de soude avec 9 à 10 p. 100 d'eau.

Cette espèce comprend la *scolésite* et la *natrolite* de plusieurs auteurs. Cette dernière est ordinairement en globules radiés d'une couleur jaune assez agréable.

MICAS

Ce minéral est ordinairement en lamelles minces, planes et brillantes, à couleurs variées. Il est doux au toucher sans être onctueux, ce qui le distingue du talc. Sa dureté est un peu supérieure à celle du gypse. Ses lamelles offrent assez souvent la forme d'un hexagone régulier ou d'un rhombe de 120° ; elles sont élastiques ; cette propriété se remarque surtout dans le verre de Moscovie. Sa substance est très variable : cependant on peut le considérer comme un silicate de fer, d'alumine et de potasse. Dans certains micas, il entre un peu de magnésie et presque tous renferment un peu de fluor. Les micas ne renferment jamais de soude, ce qu'il faut attribuer à ce qu'ils appartiennent aux plus anciens terrains granitiques, tandis que les roches granitiques modernes renferment du talc ou de la chlorite au lieu de mica ; de l'albite au lieu d'orthose, etc.

Il y a des micas à base de lithine (*lépidolithe*).

Dans les micas de Sibérie, la magnésie domine ; ils n'ont qu'un seul axe de double réfraction, tandis que les autres en ont deux.

Le mica fait partie essentielle de plusieurs roches primitives et surtout du granit, du gneiss et du micaschiste ; ce dernier en est presque entièrement formé ; il y en a moins dans les terrains de transition ; ses parties atténuées paraissent constituer presque entièrement les schistes argileux. On le trouve disséminé sous forme de paillettes brillantes dans tous les autres terrains et surtout dans les terrains tertiaires. Les grandes lames se trouvent dans la pegmatite. Le brillant de ce minéral l'a fait surnommer, suivant sa couleur, *argent de chat, or de chat.*

FELDSPATHS

Sous le nom de feldspath (spath des champs) on désigne un minéral pierreux ordinairement blanc avec des nuances de gris ou d'incarnat plus ou moins vitreux ou nacré, difficilement rayé par l'acier, fondant assez difficilement au chalumeau en émail ou en verre presque toujours blanc. Il a beaucoup de tendance à la cristallisation. Sa substance est un silicate d'alumine, plus un silicate alcalin ou terreux.

Sa forme primitive est un prisme oblique à base parallélogramme ; sa dureté est de 6, sa densité varie de 2,5 à 2,7. C'est le principal élément des roches massives soit plutoniques, soit volcaniques.

On le divise en 4 sortes principales : l'orthose, l'albite, la ryacolite, la labradorite.

ORTHOSE

L'orthose est un silicate d'alumine et de potasse. Il possède 2 clivages à angle droit, nets et faciles. Il est ordinairement lamelleux avec un éclat un peu mat. Toutefois il existe une variété vitreuse presque transparente qu'on nomme *adulaire ;* elle se trouve surtout au Saint-Gothard.

Sa densité est de 2,56. Ses cristaux sont le plus souvent des prismes à 4 ou 6 pans, souvent aplatis, terminés par des biseaux. Dans les granits porphyroïdes, ces cristaux ordinairement nets et développés, sont habituellement accolés 2 à 2 avec retournement et pénétration. Les auteurs les font dépendre du cinquième système. L'orthose est un des éléments essentiels du granit, de la pegmatite et de la plupart des roches granitoïdes ; il se trouve dans ces roches en grains lamelleux. Il est aussi en masses laminaires, lamellaires, grenues et même compactes. Par perte de leur potasse, les feldspaths, surtout ceux des pegmatites, se transforment en kaolin.

Sous le nom de *pétunzé*, le feldspath lui-même est employé pour la couverture des porcelaines.

ALBITE

LEYMERIE joint à l'albite l'*oligoclase*, que quelques auteurs considèrent comme une sorte différente.

L'albite est un silicate double d'alumine et de soude ; ses deux clivages forment un angle obtus ; cette circonstance se manifeste par un angle rentrant dans les mâcles. Sa densité est de 2,64 ; elle est souvent blanche mais plus souvent encore grise, rouge ou verdâtre ; on la trouve ou en cristaux souvent mâclés, ou en masses grenues et compactes ou même lamelleuses. L'albite se montre ordinairement dans les diorites associée à l'amphibole ; elle existe aussi dans certains granits à l'état plus ou moins compact.

L'*oligoclase* serait un peu plus dense et un peu moins fusible au chalumeau que l'albite.

RYACOLITE (FELDSPATH VITREUX)

La ryacolite est un silicate d'alumine potassico-sodique. Elle ne diffère minéralogiquement de l'orthose que par son éclat constamment vitreux et par une texture fendillée ou étonnée. Son caractère le plus saillant est géognostique ; elle ne se trouve jamais dans les roches granitiques et par compensation joue le rôle principal dans les produits volcaniques les plus anciens, dans les trachytes ; on y trouve quelquefois des cristaux très nets.

LABRADORITE

La labradorite est un silicate d'alumine et de chaux sodique. Elle est en masses lamelleuses d'un gris cendré, mais avec des reflets vifs et changeants. Les cristaux n'ont qu'un seul clivage : leur forme primitive doit être rapportée au système bi-oblique. Sa densité varie de 2,70 à 2,75.

La labradorite a autant de sympathie pour le pyroxène que l'albite pour l'amphibole. Aussi entre-t-elle comme principe essentiel dans beaucoup de roches volcaniques anciennes et modernes, et notamment dans les basaltes.

Sous le nom de *pétro-silex*, on désigne un feldspath compact, ordinairement riche en silice, à cassure esquilleuse et qu'il serait souvent difficile de rapporter à une des espèces déjà décrites. Longtemps on l'a confondu avec le silex corné, mais il est fusible au chalumeau et WERNER les a distingués, en désignant le premier sous le nom de *hornstein fusible* et le silex corné sous le nom de *hornstein infusible*.

CHROMATE DE POTASSIUM

$$CrO^4K^2$$

SYNONYMIE. — Chromate jaune. Chromate bipotassique.

PRÉPARATION. — On l'obtient en saturant la solution de dichromate par le carbonate de potassium ; on fait cristalliser.

PROPRIÉTÉS. — Le chromate de potasse cristallise en prismes droits rhomboïdaux anhydres, inaltérables à l'air, d'un jaune citron. Sa saveur est amère et désagréable. 100 parties d'eau à 15° en dissolvent 48ᵖᵗ; à 100° l'eau en dissout des quantités considérables. Il est insoluble dans l'alcool ; il possède une réaction alcaline.

Il est indécomposable par la chaleur; il fond au rouge, prend alors une coloration rouge et redevient jaune par le refroidissement.

L'acide chromique et les acides énergiques le transforment en dichromate de potasse.

RÉACTIF. — Sa solution à 1/10 est employée comme réactif de divers sels.

DICHROMATE DE POTASSIUM

$$Cr^2O^7K^2 = CrO^4K^2, CrO^3 = 295$$

SYNONYMIE. — Chromate rouge. Bichromate de potasse.

Nous appelons l'attention sur la formule de ce corps ; ce n'est pas un bichromate, comme on le dit habituellement, qui aurait pour formule CrO^4HK; c'est un dichromate, c'est-à-dire une combinaison d'une molécule de chromate jaune avec une molécule d'anhydride chromique.

PRÉPARATION. — Dans un four à réverbère, on fond du fer chromé pulvérisé avec du carbonate et de l'azotate de potassium. On reprend la masse par l'eau ; on acidule par l'acide sulfurique, on filtre pour séparer la silice, et on fait cristalliser ; les premiers cristaux sont du sulfate de potassium.

Par économie on remplace quelquefois le carbonate et l'azotate potassiques par de la chaux potassée.

PROPRIÉTÉS. — Le dichromate de potasse cristallise en tables rectangulaires d'un rouge-orangé foncé ; il est anhydre et possède une saveur amère et métallique. L'eau en dissout 0,05 à froid et beaucoup plus à chaud ; il est insoluble dans l'alcool.

Il est plus oxydant que le chromate neutre.

Essai. — Ce sel est quelquefois mélangé de sulfate de potasse; il faut, pour rechercher l'acide sulfurique par le chlorure de baryum faire une solution étendue et aciduler fortement par l'acide azotique, parce que le chromate barytique est peu soluble dans l'eau. Il est encore mieux de transformer préalablement le chromate en le réduisant au moyen de l'alcool ou du chlorure stanneux.

Réactif. — On emploie une solution à 1/10. On fait une solution normale contenant 49 gr,17 de ce sel par litre : le plus souvent on emploie la solution N/10.

Usages. — Le dichromate de potasse est employé comme rongeur dans les fabriques de toiles peintes; il est employé dans cette industrie comme décolorant, tandis que le chromate jaune est employé comme matière colorante; il est employé pour la photographie au charbon et sert pour les piles au bichromate.

Usages médicaux. — Le bichromate de potasse est quelquefois employé comme caustique pour cautériser les plaques muqueuses, les végétations et raviver les ulcères.

Toxicologie. — Les chromates de potasse, surtout le dichromate, sont des poisons violents; à la dose de 5 à 30 centigrammes, ce dernier cause un trouble notable des voies digestives et une irritation qui peut aller jusqu'à une phlegmasie intense.

Le dichromate de sodium étant beaucoup plus soluble que celui de potassium remplace avec avantage ce dernier dans un assez grand nombre de cas.

PERMANGANATE DE POTASSIUM

$$MnO^4K = 158$$

Synonymie. — Caméléon.

Préparation. — On chauffe du bioxyde de manganese avec de la potasse et du chlorate de potassium; on obtient ainsi du manganate que l'on transforme en permanganate par addition d'un agent oxydant, acide azotique ou chlore (1).

---

(1) « Bioxyde de manganèse. 40 gr.
Chlorate de potasse . . . . 35 gr.
Potasse caustique . . . . 50 gr.
Eau . . . . Q. S.

Pulvérisez finement les deux premières substances; et faites-en un mélange intime.

PROPRIÉTÉS. — « Le permanganate de potasse cristallise en longues aiguilles prismatiques, presque noires, à reflets métalliques. Il se dissout dans 15 parties d'eau froide ; la solution, d'un violet intense, devient verte par l'action des alcalis ; elle est décolorée par l'acide sulfureux et les corps réducteurs. » (Codex 1884.)

La chaleur le décompose et en dégage 0,108 d'oxygène. Mélangé avec le soufre et le phosphore, il détone par le choc ou la chaleur.

L'acide chlorhydrique le décompose et en dégage du chlore, à froid quand il est concentré, à chaud quand il est étendu.

Les acides sulfurique et azotique concentrés le décomposent, produisent un dégagement abondant d'oxygène et un dépôt de bioxyde de manganèse.

- Les vapeurs nitreuses, l'hydrogène sulfuré, l'acide sulfureux, l'acide oxalique le décomposent également.

En présence de la potasse, il est ramené à l'état de manganate potassique par les corps réducteurs.

Il est réduit par les sels au minimum et par les substances organiques.

Cette dernière propriété a été souvent utilisée pour le dosage de ces substances.

RÉACTIF. — On fait grand usage de ce corps comme liqueur titrée. La solution normale se prépare en faisant dissoudre 31^{gr},60 de ce sel de manière à obtenir 1 000 C.C. de liqueur. Cette solution se conserve bien dans des flacons à l'émeri, à l'abri de la lumière et des substances organiques.

On fait également des liqueurs N/10 (3^{gr},16) ou N/100 (0^{gr},316). Souvent aussi on emploie des liqueurs à titre empirique pour le dosage du fer, du manganèse, des substances organiques, etc.

D'une autre part, dissolvez la potasse caustique dans la plus petite quantité d'eau possible, et ajoutez cette solution au mélange précédent. Introduisez la masse dans un creuset de fer, et chauffez-la en remuant continuellement jusqu'à ce qu'elle soit sèche et que la température se soit élevée au rouge obscur. Maintenez cette température pendant une heure environ, et laissez refroidir. Détachez le produit du creuset, pulvérisez-le, et traitez-le dans un ballon de verre, par 2 litres d'eau bouillante. Laissez reposer ; décantez la liqueur surnageante, qui doit être d'un rouge pourpre foncé ; filtrez-la à travers de l'amiante ou du verre pilé, et, après l'avoir neutralisée par l'acide azotique très étendu, évaporez-la à une douce chaleur.

Par le refroidissement, elle laissera déposer des cristaux volumineux de permanganate de potasse. Faites sécher ces cristaux sur une brique, et enfermez-les dans un flacon bouché à l'émeri que vous placerez à l'abri de la lumière. » (Codex 1866.)

Au lieu d'ajouter à la liqueur alcaline de l'acide azotique, il est préférable d'y faire passer un courant de chlore.

Dans l'industrie, on n'ajoute pas de chlorate de potasse ; mais on calcine dans un courant d'air.

Usages médicaux. — *Formes pharmaceutiques.*

Solution.

Pilules, etc.

Rappelons que ce corps réagit activement sur les substances oxydables et peut même donner naissance à des mélanges explosifs, notamment dans la confection des pilules ; il est bon pour cette dernière forme d'employer comme excipient un mélange de kaolin, de vaseline et de paraffine.

Le permanganate de potasse est un désinfectant et un antiseptique très actif ; on l'a employé en lotions sur les plaies fétides et gangréneuses, sur les blessures anatomiques ; en injections vaginales dans l'épithélioma du col de l'utérus ; en injections nasales dans l'ozène ; en gargarismes dans la fétidité de l'haleine. Les liquides en voie de putréfaction sont désinfectés instantanément par cet agent. Appliqué sur les plaies à l'état pulvérulent ou en solution concentrée, il est caustique.

Il a été considéré comme un spécifique de la blennorrhagie.

En Angleterre, on désigne sous le nom d'*eau ozonisée* une solution de 2 grammes de permanganate de potasse dans un litre d'eau.

La solution légèrement alcaline de ce sel est quelquefois employée pour teindre en brun la barbe et les cheveux.

La solution à 1/300 a été appliquée en compresses contre les brûlures et les engelures.

La solution à 1/100 a été utilisée en injections hypodermiques contre les morsures des serpents venimeux.

AMMONIUM

$$AzH^4 \quad \text{ou} \quad Am = 18$$

La propriété que possède l'ammoniaque de s'unir aux acides, d'être caustique, de ramener au bleu la teinture rouge de tournesol, de se substituer à un grand nombre d'oxydes métalliques en les précipitant de leurs dissolutions salines, de donner des sels isomorphes avec ceux de potasse ou de soude, a fait considérer depuis longtemps l'ammoniaque comme une véritable base comparable aux bases alcalines. AMPÈRE le premier a proposé une théorie ingénieuse pour expliquer le rôle basique de l'ammoniaque ; cette théorie consiste à supposer que l'ammoniaque AzH^3 n'est point une base et qu'elle ne devient basique que par le concours de l'eau ; l'atome d'hydrogène que contient l'eau s'ajoute aux 3 atomes d'hydrogène qui se trouvent dans l'ammoniaque pour former avec l'azote un radical particulier, une sorte de métal composé AzH^4 ou Am que l'on nomme *ammonium*. Ce radical s'unissant à l'atome d'oxygène de l'eau constitue l'oxyde d'ammonium $(AzH^4)^2O = Am^2O$ qui se combine alors avec les oxacides à la manière des oxydes ordinaires pour former des sels ammoniacaux, représentés d'une manière générale par la formule

$$(AzH^4)^2O,Ac \quad \text{ou} \quad Am^2O,Ac$$

En admettant cette théorie, on explique aisément que le corps AzH^3 a besoin d'eau pour se combiner avec les oxacides, que cette eau est inutile en présence des hydracides ; l'isomorphisme des sels ammoniacaux avec les sels de potasse et de soude se comprend facilement.

Du reste, il semble qu'on ait presque isolé l'ammonium.

Quand on soumet à l'électrolyse un globule de mercure contenu dans une petite couoelle de chlorhydrate d'ammoniaque légèrement humide, on voit le volume du métal augmenter considérablement et prendre une consistance butyreuse semblable à celle des amalgames formés par les métaux alcalins.

En plongeant dans une solution de chlorhydrate d'ammoniaque un amalgame de potassium, le potassium se transforme en chlorure de potassium et le mercure se combine avec ce qui reste, par conséquent avec l'ammonium.

L'amalgame d'ammonium obtenu dans ces deux expériences est très instable; la plus faible élévation de température, le contact de l'alcool, de l'éther le décomposent en mercure et en un mélange d'hydrogène et de gaz ammoniac convenable pour constituer l'ammonium.

Enfin, en chimie organique, les alcalis quaternaires sont exactement taillés sur le même modèle que l'ammonium.

Certainement la théorie de l'ammonium n'est pas sans soulever quelques objections, mais elle est si simple et si commode que nous l'adopterons.

PROPRIÉTÉS. — Les sels ammoniacaux sont isomorphes avec les sels de potassium ; ils sont solubles dans l'eau, incolores, d'une saveur piquante, inodores à moins que leur acide soit un acide faible.

Sous l'influence de la chaleur, les sels ammoniacaux sont décomposés, mais si l'acide est volatil, une partie du sel se reforme.

Traitée par l'oxygène naissant, l'ammoniaque se transforme en acide azotique. Le chlore fournit de l'acide chlorhydrique et de l'azote ; s'il est en excès on obtient de l'acide chlorhydrique et du chlorure d'azote.

Les bases fixes déplacent l'ammoniaque de ses combinaisons et la mettent en liberté.

Les sels ammoniacaux ont une grande tendance à former des sels doubles.

CARACTÈRES. — Dans la méthode générale d'analyse, l'ammoniaque se recherche dans la liqueur mère ; cette liqueur mère chauffée avec un alcali fixe dégage l'ammoniaque ; quand on opère en présence de certaines substances organiques, il vaut mieux ajouter de l'alcool parce que certains corps azotés sous l'influence de bases énergiques se décomposent et dégagent de l'ammoniaque.

L'ammoniaque dégagée par un alcali se reconnaît à son odeur, à ce qu'elle bleuit le papier rouge de tournesol, à ce qu'elle donne des fumées blanches à l'approche d'une baguette trempée dans l'acide chlorhydrique, etc.

Les sels ammoniacaux possèdent encore les caractères suivants :

1° Le bichlorure de platine précipite les sels d'ammoniaque comme les sels de potasse ; mais le précipité laisse par la calcination du platine métallique pur ;

2° Le sulfate d'alumine se comporte avec les sels ammoniacaux comme avec les sels de potasse ;

3° L'acide tartrique en excès donne un précipité blanc et cristallin de bitartrate d'ammoniaque, soluble dans beaucoup d'eau et dans les alcalis ;

4° Avec les acides chlorique, perchlorique et picrique, l'on n'obtient pas de précipité ;

5° Le réactif de Nessler ajouté à une liqueur contenant un sel ammoniacal donne une coloration jaune ou brune suivant la proportion d'ammoniaque en présence;

6° L'acide phospho-molybdique donne un précipité jaune insoluble dans l'acide azotique.

Dosage. — A propos de l'ammoniaque, nous avons indiqué les principaux procédés au moyen desquels on peut doser ce corps libre ou combiné.

Séparation. — Grâce à sa volatilité, l'ammoniaque est facile à séparer des autres bases. On peut la séparer de la potasse en précipitant les deux corps par le chlorure de platine ; le précipité est calciné : le chlorure double de platine et d'ammoniaque est complètement décomposé et ne laisse que du platine métallique, tandis que le chlorure double de platine et de potasse laisse un résidu de platine métallique et de chlorure de potassium.

FLUORURE D'AMMONIUM

$$AzH^4Fl = 37$$

Synonymie. — Fluorhydrate d'ammoniaque.

Préparation. — Ce corps s'obtient en saturant de l'ammoniaque au moyen de l'acide fluorhydrique.

Propriétés. — Il cristallise en prismes incolores inaltérables à l'air. Il est employé pour l'analyse des silicates ; on les chauffe avec 6 fois leur poids de fluorure d'ammonium ; toute la silice disparaît à l'état de fluorure de silicium ; il sert aussi pour la gravure sur verre.

CHLORURE D'AMMONIUM

$$AzH^4Cl = 53,5$$

Synonymie. — Chlorhydrate d'ammoniaque. Sel ammoniac.

État naturel. — Ce corps portait autrefois le nom de sel ammoniac parce que, d'après Pline, on le trouvait autour du temple d'Ammon.

Le chlorhydrate d'ammoniaque se forme journellement dans les éruptions volcaniques. L'Etna en produit beaucoup. Les Kalmoucks vendent celui qu'ils recueillent autour de deux volcans encore en activité dans la haute Asie. Les houillères embrasées en produisent.

Autrefois il venait d'Égypte, où on l'obtenait par sublimation de la suie provenant de la combustion de la fiente des chameaux. Aujourd'hui on le retire des usines à gaz, des urines, etc. (voir *Ammoniaque*).

PRÉPARATION. — 1° On décompose le sulfate d'ammoniaque par le chlorure de sodium, à l'aide de la chaleur :

$$SO^4Am^2 + ClNa = SO^4Na^2 + 2\ ClAm$$

2° On sature de l'acide chlorhydrique avec le carbonate d'ammoniaque qui provient des eaux d'épuration du gaz ou des vidanges.

PURIFICATION. — Lorsque le sel est coloré, on le purifie en le sublimant dans des matras, à la partie supérieure desquels il se condense.

Pour le purifier, on peut encore le dissoudre dans l'eau, on ajoute un peu de sulfhydrate d'ammoniaque, on laisse le précipité se déposer; on filtre, on ajoute de l'acide chlorhydrique jusqu'à faible réaction acide, on fait bouillir quelque temps, on sature avec de l'ammoniaque, on filtre si cela est nécessaire, et on fait cristalliser.

PROPRIÉTÉS. — Le chlorhydrate d'ammoniaque cristallise en octaèdres, en cubes, ou plus souvent en longues aiguilles groupées comme des barbes de plume. Il est anhydre, blanc, incolore, d'une saveur piquante et amère ; il n'a pas d'odeur sensible. Sa densité est 1,45. Il est soluble dans son poids d'eau bouillante, dans 2ᵖ,72 d'eau à 15°, dans 8ᵖ,3 d'alcool à 90° et dans 5 parties de glycérine. Il est élastique et difficile à piler ; pour le pulvériser, on agite sa solution saturée bouillante en la faisant refroidir.

Il se volatilise un peu au-dessous du rouge sombre et se dissocie en proportion d'autant plus grande que la chaleur est plus élevée.

Ce corps se trouve dans le commerce en pains volumineux orbiculaires, blancs, demi-transparents, d'une texture fibreuse, inaltérables à l'air.

Les métaux des premières sections lui enlèvent le chlore et dégagent de l'ammoniaque et de l'hydrogène.

Les oxydes l'attaquent presque tous et forment des chlorures métalliques, de l'azote et de l'eau. Il dissout un certain nombre d'oxydes (ZnO).

Il se combine aisément avec un certain nombre de chlorures et joue le rôle de chloro-base.

ESSAI. — Le sel ammoniac pur est incolore et complètement volatil. Il ne précipite ni les sels de baryum, ni le sulfhydrate d'ammoniaque, ni l'oxalate d'ammoniaque, s'il ne contient pas de sulfate, de métal ou de chaux.

RÉACTIF. — Le chlorhydrate d'ammoniaque est employé comme réactif pour empêcher la précipitation des sels de magnésie par le carbonate d'ammoniaque, etc.

Usages. — Le sel ammoniac est employé pour le décapage, la soudure des métaux, pour l'argenture à froid du cuivre et du laiton, pour l'extraction du platine, pour faire un lut destiné à sceller le fer.

Usages médicaux. — Le chlorure d'ammonium active la respiration et élève la température animale comme les chlorures de potassium et de sodium. Il active la circulation. Il paraît s'éliminer totalement en nature, en majeure partie par les urines, en très petite quantité par les sueurs et par les fèces. Injecté dans les veines, il ralentit le cœur et semble se comporter comme un poison musculaire à la façon du potassium. Il ne produit pas d'effets sudorifiques, lors même qu'on le prend aux doses de 5 à 10 grammes par jour (Rabuteau).

Il a été préconisé contre toutes les affections catarrhales à la dose de 3 à 5 grammes par vingt-quatre heures, par cachets de 0ᵍʳ,50 (Marotte).

BROMURE D'AMMONIUM

$$AzH^4Br = 98$$

Synonymie. — Bromhydrate d'ammoniaque.

Préparation.

Brome . . . . Q. V.
Ammoniaque . . . . Q. S.

On fait lentement arriver le brome dans l'ammoniaque en agitant continuellement pour faciliter la réaction et jusqu'à coloration légère et persistante des liqueurs par un faible excès de brome. On ajoute alors quelques gouttes d'ammoniaque pour décolorer la solution, on évapore et l'on fait cristalliser.

Propriétés. — Le bromure d'ammonium cristallise en longs prismes incolores, volatils sans fusion et sans décomposition, très solubles dans l'eau, peu solubles dans l'alcool, jaunissant à la longue au contact de l'air.

Le bromure d'ammonium en solution ne doit pas se colorer par addition de quelques gouttes d'acide chlorhydrique concentré. En ajoutant au sel dissous quelques gouttes d'empois d'amidon et d'acide azotique légèrement nitreux, on ne doit avoir aucune coloration bleue ou violette.

Un gramme de bromure d'ammonium pur et sec est entièrement précipité par 1ᵍʳ,75 d'azotate d'argent.

BROMURE D'AMMONIUM ET DE RUBIDIUM

$RbBr^3, AzH^4Br$

PROPRIÉTÉS. — Ce sel se présente sous forme de poudre cristalline blanche ou légèrement jaunâtre. Sa saveur est fraîche au premier abord, puis piquante et saline. Il est anhydre et très soluble dans l'eau.

USAGES MÉDICAUX. — Il a été employé dans tous les états épileptiques, excepté dans l'hystéro-épilepsie, à la dose des autres bromures ; après deux jours de traitement, on trouve le rubidium dans les urines.

IODURE D'AMMONIUM

$AzH^4I = 145$

SYNONYMIE. — Iodhydrate d'ammoniaque.

PRÉPARATION :

1°   Solution d'iodure de fer à 1/5 . . . .   Q. V.
      Carbonate d'ammoniaque. . . . .   Q. S.

Ajoutez peu à peu le carbonate d'ammoniaque jusqu'à décomposition complète de l'iodure de fer, filtrez, lavez le précipité, évaporez et faites cristalliser en ayant soin de maintenir tout le temps de l'évaporation un léger excès d'ammoniaque pour empêcher la décomposition du sel.

2° On dissout de l'iode dans de l'alcool, et on y ajoute du sulfhydrate d'ammoniaque jusqu'à ce que la liqueur soit devenue laiteuse et incolore. On filtre et on fait cristalliser.

PROPRIÉTÉS. — L'iodure d'ammonium cristallise en cubes; il est blanc quand il est pur ; il possède une saveur très désagréable ; il est déliquescent, très soluble dans l'alcool. Il se sublime sans altération quand on le chauffe à l'abri de l'oxygène. Le simple contact de l'air le décompose ; il abandonne de l'iode et il se colore en jaune, puis en brun. L'acide carbonique n'est peut-être pas étranger à cette altération ; tous les acides en éliminent l'iode.

Un gramme d'iodure d'ammonium pur et sec est entièrement précipité par 1^{gr}, 17 d'azotate d'argent.

CONSERVATION. — On le conserve facilement en le mettant en présence d'un morceau de carbonate d'ammoniaque plié dans du papier.

Les solutions qui sont altérées et qui contiennent de l'iode libre peuvent être décolorées en les agitant avec un peu de fécule.

Usages médicaux. — L'iodure d'ammonium est un médicament très actif, sans doute en raison de la facilité avec laquelle il cède de l'iode. On l'emploie comme les iodures alcalins en solution ou en pommade, mais à doses généralement plus faibles. Il est difficile à préserver de l'oxygène et de l'humidité atmosphériques.

HYDRATE D'OXYDE D'AMMONIUM OU AMMONIAQUE

(Voyez page 399.)

COMPOSÉS SULFURÉS

On connaît le sulfhydrate de sulfure et les mono, bi, tétra, penta et heptasulfures d'ammonium.

MONOSULFURE D'AMMONIUM. $Am^2S = 68$

Synonymie. — Sulfhydrate d'ammoniaque.

Préparation. — 1° On décompose une solution de sulfure de baryum par une solution de carbonate d'ammoniaque.

2° On fait passer jusqu'à refus un courant d'hydrogène sulfuré dans de l'ammoniaque ; on obtient ainsi du sulfhydrate de sulfure ; en lui ajoutant une quantité d'ammoniaque égale à celle qui a servi à la préparer, on obtient du monosulfure d'ammonium.

Propriétés. — Ce sel peut cristalliser en lames blanches, très volatiles, d'une saveur piquante et sulfureuse.

Sa solution récemment préparée est incolore et ne laisse pas déposer de soufre par l'addition des acides ; mais, sous l'action de l'air, il se colore en jaune, en même temps qu'il se forme de l'ammoniaque, de l'eau et du bisulfure d'ammonium. Si l'action de l'oxygène se continue, il se forme peu à peu des sulfures de plus en plus sulfurés ; plus tard, il se dépose du soufre, et à la fin on n'a plus qu'une dissolution pure d'ammoniaque, tandis que tout le soufre s'est précipité.

Réactif. — La solution est constamment employée en analyse.

Toxicologie. — Le sulfhydrate d'ammoniaque est un toxique énergique ; il agit comme les autres sulfures alcalins ; on le recherche de même.

SULFATE D'AMMONIUM

$$SO^4Am^2 = 132$$

SYNONYMIE. — Sulfate d'ammoniaque.

ÉTAT NATUREL. — Le sulfate d'ammoniaque se trouve dans les mêmes lieux que le chlorhydrate d'ammoniaque ; son principal gisement se trouve sur les roches ou dans les fentes du terrain où sont situés les lagoni de Toscane dont les eaux le contiennent en solution.

PRÉPARATION. — 1° On le prépare directement en neutralisant l'acide sulfurique par l'ammoniaque ;

2° On sature l'acide sulfurique avec le carbonate d'ammoniaque qui provient des eaux d'épuration du gaz ou des vidanges.

PURIFICATION. — On le purifie en le grillant et le faisant cristalliser à plusieurs reprises.

PROPRIÉTÉS. — Il cristallise en prismes droits rhomboïdaux incolores, inodores, d'une saveur piquante et amère ; 100 parties d'eau à 10° en dissolvent 50 parties et à 100° 100 parties. Il est insoluble dans l'alcool. Il fond à 140° ; au-dessus de 180°, il se transforme en bisulfate, puis en bisulfite.

Il a une grande tendance à former des sels doubles et en faisant volatiliser par la chaleur le sulfate d'ammoniaque, il reste souvent des sulfates anhydres cristallisés.

USAGES. — Il est employé comme engrais, mais il est un peu cher. On l'a employé pour rendre les étoffes incombustibles ; mais quand elles sont imprégnées de ce sel, elles se tachent lorsqu'on les repasse.

RÉACTIF. — Un grand nombre de substances sont insolubles dans des solutions saturées de sulfate d'ammoniaque, surtout quand elles sont nettement acidulés ; cette propriété a été utilisée par MÉHU pour séparer : des urines, la matière colorante des urines rouges hépatiques, l'urobiline, les pigments et les acides biliaires ; des matières fécales, la stercobiline ; de la bile, les acides biliaires, le mucus et les pigments ; des liquides séreux, les matières albuminoïdes ; du lait, la caséine et le beurre ; dans les sucs végétaux, il ne précipite pas la gomme, le sucre, le tannin.

SULFATE MONO-AMMONIQUE. SO^4AmH

Ce sel s'obtient en ajoutant une molécule d'acide sulfurique à une molécule de sulfate d'ammoniaque. Il est cristallisable, déliquescent et soluble dans l'alcool.

SULFATE D'ALUMINE ET D'AMMONIAQUE

$(SO^4)^3Al^2, SO^4Am^2, 24H^2O$

SYNONYMIE. — Alun d'ammoniaque.

PRÉPARATION ET PROPRIÉTÉS. — L'alun d'ammoniaque se prépare en faisant un mélange en proportions convenables de sulfate d'alumine et de sulfate d'ammoniaque et laissant cristalliser.

Il possède, à peu de chose près, les mêmes propriétés physiques que l'alun de potasse. Il s'en distingue en ce que, traité par la potasse, il dégage de l'ammoniaque.

Calciné, il laisse un résidu très pur d'alumine.

AZOTATE D'AMMONIAQUE. $AZO^3Am = 80$

ÉTAT NATUREL. — Ce corps se trouve dans les pluies d'orage et se forme pendant l'attaque de certains métaux, et notamment de l'étain, par l'acide azotique.

PRÉPARATION. — On obtient l'azotate d'ammoniaque en saturant de l'acide azotique étendu par de l'ammoniaque en léger excès. On concentre la dissolution qui cristallise par refroidissement.

PROPRIÉTÉS. — L'azotate d'ammoniaque cristallise en prismes droits à 6 pans terminés par des pyramides à 6 faces souvent cannelées, anhydres, incolores, inodores, d'une saveur piquante. Il est déliquescent et presque insoluble dans l'alcool absolu. Il fond à 108° et quand, on le chauffe entre 230-250°, il se décompose en eau et en protoxyde d'azote.

$$AzO^3AzH^4 = Az^2O + 2H^2O$$

Une température plus élevée le réduit en azote, bioxyde d'azote, acide hypoazotique et ammoniaque.

Il brûle quand on le projette sur des charbons incandescents, et il active la combustion des substances organiques.

A 150°, l'acide sulfurique concentré le dédouble en eau et en protoxyde d'azote.

Le fer et le zinc sont attaqués par l'azotate d'ammoniaque ammoniacal et donnent des azotites.

On obtient un froid considérable en faisant dissoudre 800 grammes de ce sel dans 600 grammes d'eau.

Usages. — L'azotate d'ammoniaque a été préconisé comme diurétique ; il n'est guère usité ; on l'emploie comme refrigérant, comme engrais et pour préparer le protoxyde d'azote.

PHOSPHATES AMMONIACAUX

Les différents phosphates ammoniacaux soumis à l'action de la chaleur laissent comme résidu de l'acide méta-phosphorique.

On les a employés pour rendre les étoffes incombustibles.

PHOSPHATE AMMONIACO-SODIQUE

$$PO^4HNaAm, 4H^2O$$

Synonymie. — Sel de phosphore, sel fusible de l'urine, sel microcosmique.

Préparation. — 1° On fait dissoudre dans 2 parties d'eau 6 à 7 parties de phosphate de soude cristallisé et une partie de chlorhydrate d'ammoniaque.

2° On combine directement par voie humide le phosphate de soude et le phosphate d'ammoniaque.

Propriétés. — Ce sel s'effleurit à l'air, perd de l'eau et de l'ammoniaque ; par calcination, il laisse du métaphosphate de soude.

Ce sel sert de réactif au chalumeau.

PHOSPHATE AMMONIACO-MAGNÉSIEN

État naturel. — En examinant le guano de la côte d'Afrique, on y a trouvé de nombreux cristaux d'un sel dont la forme primitive paraît être un

prisme rhomboïdal droit. Sa formule est $(PO^4)^2$ MgAm⁴, 8H⁹O; il diffère donc
du phosphate obtenu pour le dosage de la magnésie et qui a pour formule
PO⁴Mg″Am, 6H²O.

Le *guano* est un produit d'origine animale, que l'on a trouvé d'abord sur
les côtes du Pérou et dans diverses îles. Il forme des dépôts très étendus de
16 à 20 mètres d'épaisseur et paraît avoir été produit par les excréments des
oiseaux. Il se présente ordinairement sous forme d'une matière humide, pulvérulente, de couleur brunâtre, d'une odeur forte et aromatique.

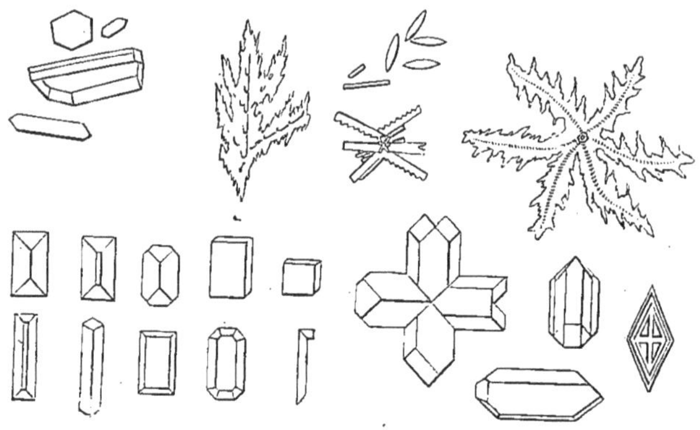

Fig. 428. — Phosphate ammoniaco-magnésien.

PRÉPARATION. — On prépare le phosphate ammoniaco-magnésien en additionnant une solution de sulfate de magnésie, de chlorhydrate d'ammoniaque,
puis de phosphate de soude et d'ammoniaque.

Le précipité est lavé avec de l'eau légèrement ammoniacale et desséché
au-dessous de 100°.

PROPRIÉTÉS. — Obtenu lentement, ce sel PO⁴MgAm, 6 H²O se présente sous
la forme obtenue dans la partie inférieure du dessin ; quand la précipitation
est plus rapide, on obtient l'autre forme ; sous l'influence de la chaleur ce
sel décompose et se transforme en pyrophosphate de magnésie. $P^2O^7Mg^2$.

BORATE D'AMMONIAQUE

BO², AzH⁴, 2 H²O

On le prépare en traitant à 50° une solution d'acide borique par un excès
d'ammoniaque.

Il forme des cristaux efflorescents. On a décrit plusieurs autres borates
d'ammoniaque cristallisés.

Il a été proposé contre la phtisie à la dose quotidienne de 25 centigrammes.

Le docteur CRITTENDEN l'emploie avec succès contre les coliques néphrétiques, à la dose de $1^{gr},25$ toutes les deux heures, jusqu'à ce que la miction soit facile, et ensuite toutes les quatre heures, jusqu'à cessation des douleurs. Entre temps, on prend 3 doses de un gramme par jour, au moment des repas, et cela pendant plusieurs mois, avec interruption d'une ou deux semaines.

CARBONATES D'AMMONIAQUE

Le carbonate neutre d'ammoniaque CO^3Am^2 n'est pas connu à l'état isolé ; on l'a obtenu en solution dans l'eau et dans l'alcool. Quand on fait réagir l'anhydride carbonique sur le gaz ammoniac, on obtient le carbamide, ou carbamate d'ammonium ; du reste il est fréquent parce que tous les carbonates d'ammoniaque tendent à le produire en perdant une partie des éléments de l'eau qu'ils renferment.

Le bicarbonate d'ammoniaque peut exister sous trois états différents d'hydratation. On le prépare en faisant passer un courant d'acide carbonique en excès dans l'ammoniaque, ou en lavant le sesqui-carbonate avec l'alcool à 90°. Ce sel est isomorphe avec le bicarbonate de potasse ; il répand à l'air une odeur légèrement ammoniacale : il est soluble dans 8 parties d'eau froide. L'eau bouillante en sépare de l'acide carbonique.

SESQUI-CARBONATE D'AMMONIAQUE

$$(CO^3)^3H^2 (AzH^4)^4, 2H^2O$$

Le sel du commerce paraît être un produit complexe formé par une molécule de carbamate d'ammoniaque avec une molécule de bicarbonate $(CO)^2$ $(AzH^2) (OH) (OAzH^4)^2$.

SYNONYMIE. — Carbonate d'ammoniaque des pharmacies, sel volatil d'Angleterre, alcali volatil concret.

FORMATION. — Il se forme en même temps que les produits empyreumatiques.

PRÉPARATION. — 1° On décompose le chlorhydrate d'ammoniaque par la craie. On pulvérise les deux sels, et on chauffe modérément leur mélange dans une cornue de grès communiquant avec un récipient refroidi. Il se forme du sesqui-carbonate d'ammoniaque, de l'eau et du chlorure de calcium.

Dans l'industrie on opère dans des alambics construits exprès. Quoiqu'on emploie des proportions convenables pour obtenir un carbonate neutre, c'est toujours un sesqui-carbonate que l'on obtient.

PURIFICATION. — Pour le purifier, on le fait dissoudre dans l'ammoniaque concentré et on fait cristalliser.

PROPRIÉTÉS. — Ce sel cristallise en prismes rhomboïdaux droits hydratés, blancs, très volatils, d'une odeur ammoniacale et irritante, d'une saveur piquante et caustique. Il se dissout à 15° dans 4 fois son poids d'eau ; quand on le dissout dans très peu d'eau, il se dédouble en carbonate neutre et en bicarbonate qui cristallise.

Exposé à l'air, il s'altère rapidément ; il perd de l'eau et de l'ammoniaque et il se convertit en bicarbonate ; avec le temps il finit par se volatiliser entièrement. Si on le chauffe, il se décompose en partie et en partie se volatilise.

RÉACTIF. — Dans les laboratoires, on emploie une solution d'une partie de ce sel dans 4 parties d'eau à laquelle on ajoute une partie d'ammoniaque.

USAGES MÉDICAUX. — Autrefois on employait beaucoup un carbonate d'ammoniaque spécial, désigné sous le nom de *sel volatil de corne de cerf.*

On a proposé une solution à 0,10 pour conserver les pièces anatomiques.

Appliqué sur la peau à l'état pulvérulent, il détermine une vive irritation et même la vésication, suivant la durée du contact.

Ingéré à la dose de 5 grammes par jour, il diminue l'urée et n'active pas les sueurs.

MOLYBDATE D'AMMONIAQUE

Le molybdate d'ammoniaque ordinaire est l'heptamolybdate d'ammonium MO^7O^{24} $(AzH^4)^6$, $4H^2O$. On l'obtient par l'évaporation de la solution ammoniacale d'acide molybdique.

Il se présente en gros prismes hexagonaux transparents, quelquefois bleuâtres.

L'ébullition de sa solution donne un di ou un trimolybdate moins soluble.

Comme réactif des phosphates et des arséniates, on emploie la solution suivante. On en fait dissoudre 15 grammes dans 100 C.C. d'eau distillée chaude ; on laisse refroidir la solution et on la verse après refroidissement dans 100 C.C. d'acide azotique à 25° Bé ; il ne faut pas faire l'inverse. Chauffée à 40 ou 50°, cette solution ne donne aucun précipité ; au-dessus, elle en donne un, à moins qu'on n'ajoute une plus grande quantité d'acide azotique. Cette solution renferme environ 0^{gr},60 d'anhydride molybdique par C.C.; elle est quelquefois désignée sous le nom de réactif de SONNENSCHEIN. M. MOREAU a étudié avec grand soin le degré de concentration, d'acidité et de température pour que la réaction s'effectuât dans de bonnes conditions.

Pour laver les précipités de phospho-molybdate d'ammoniaque, on emploie la solution suivante.

Solution de molybdate. . . . . 100 gr.
Acide azotique à 25° Bé. . . . . 20 gr.
Eau distillée . . . . 80 gr.

CHROMATE (BI) D'AMMONIAQUE

$$Cr^2O^7 \, (AzH^4)^2 = 252,8$$

« Cristaux d'un rouge grenat, inaltérables à l'air, très solubles dans l'eau. Chauffés directement jusqu'à présenter un point en ignition, ils continuent à brûler en donnant de l'oxyde vert de chrome très volumineux : chauffés en vase clos, ils sont décomposés en oxyde de chrome, vapeur d'eau et azote. » (Codex 1884.)

TABLE ALPHABÉTIQUE DES MATIÈRES

CATALOGUE

DE

LIVRES SUR LA CHIMIE

PUBLIÉS PAR

LA LIBRAIRIE POLYTECHNIQUE, BAUDRY ET Cie

15, RUE DES SAINTS-PÈRES, A PARIS

Le catalogue complet est envoyé sur demande.

Histoire de la chimie.

Histoire de la chimie. I. Histoire de grandes lois chimiques. — II. Histoire des métalloïdes et de leurs principaux composés. — III. Histoire des métaux et de leurs principaux composés. — IV. Histoire de la chimie organique, par R. Jagnaux. 2 volumes grand in-8°, contenant plus de 1 500 pages . .   32 fr

Aide-mémoire du chimiste.

Aide-mémoire du chimiste. Chimie inorganique, chimie organique, documents chimiques, documents physiques, documents minéralogiques, etc., etc., par R. Jagnaux. 1 beau volume contenant environ 1 000 pages, avec figures dans le texte, solidement relié en maroquin. . . . .   15 fr.

Vade-Mecum du fabricant de produits chimiques.

Vade-mecum du fabricant de produits chimiques, par le Dr G. Lunge, professeur de chimie industrielle à l'École Polytechnique fédérale de Zurich, traduit de l'allemand sur la 2e édition par V. Hassreidter et Prost, chimistes-industriels. 1 volume in-12, avec figures dans le texte, relié. . . . .   7 fr. 50

Chimie appliquée à l'industrie.

Traité de chimie appliquée à l'industrie, par Adolphe Renard, docteur ès sciences, professeur de chimie appliquée à l'École supérieure des sciences de Rouen. 1 volume grand in-8°, avec 225 figures dans le texte . . . . . .   20 fr.

Analyse chimique.

Traité d'analyse chimique des substances commerciales, minérales et organiques, par R. Jagnaux. 1 volume grand in-8°, avec figures dans le texte.
20 fr.

Analyse chimique.

Tableaux d'analyse chimique minérale d'après Frénésius, par C. Desmazures. 11 tableaux figuratifs renfermés dans un carton. . . . .   20 fr.

Méthodes de travail pour le laboratoire.

Méthodes de travail pour les laboratoires de chimie organique, par le Dr Lassar Cohn, professeur de chimie à l'université de Kœnigsberg, traduit de l'allemand par E. Ackermann, ingénieur civil des mines. 1 volume in-12, avec figures dans le texte, relié. . . . . 7 fr. 50

Docimasie.

Docimasie. Traité d'analyse des substances minérales, par Rivot, ingénieur en chef des mines, professeur de docimasie à l'École des mines de Paris. 2e édition. 5 volumes grand in-8°. . . . . 50 fr.

Matières colorantes artificielles.

Traité pratique des matières colorantes artificielles dérivées du goudron de houille, par A.-M. Villon, ingénieur chimiste. 1 volume grand in-8°, avec figures dans le texte. . . . . 20 fr.

Matières colorantes.

Traité des matières colorantes, du blanchiment et de la teinture du coton, suivi du dégommage et de la teinture de la ramie ou china-grass, par Adolphe Renard, docteur ès-sciences physiques, professeur de chimie à l'École supérieure d'industrie de Rouen. 1 volume in-8°, avec figures dans le texte et un album de 83 échantillons. . . . . 20 fr.

Teinture des soies.

Traité de la teinture des soies, précédé de l'histoire chimique de la soie et de l'histoire de la teinture de la soie, par Marius Moyret. 1 volume in-8°.   20 fr.

Teinture et impression.

Traité pratique de teinture et d'impression. Teinture et impression des tissus et des écheveaux de coton, de fil, de soie, de laine, etc.; blanchiment des toiles de fil, coton, soie, laine, etc.; apprêts; teinture des housses, de la pelleterie, des plumes pour modes, des chapeaux de paille; produits chimiques utilisés à la teinture et à l'impression, par Michel de Vinant. 2e édition complètement revue et considérablement augmentée de procédés nouveaux spéciaux et pratiques. 1 volume in-8°, avec planches. . . . . 40 fr.

Dégraissage. — Blanchiment.

Traité pratique du dégraissage et du blanchiment des tissus, des toiles, des écheveaux, de la flotte, etc., ainsi que du nettoyage et du détachage des vêtements et des tentures, par A. Gillet. 1 volume in-8°, avec gravures dans le texte. . . . . 5 fr.

Épuration des eaux.

Traité de l'épuration des eaux naturelles et industrielles; analyse et essais des eaux, inconvénients de l'impureté des eaux, examen des procédés physiques employés à l'épuration des eaux, épuration ou correction chimique, systèmes mixtes, correction des eaux dans les chaudières, description et examen critique des appareils, épuration des eaux résiduelles, par DELHOTEL. 1 volume grand in-8°, avec 147 figures dans le texte, relié. . . . .   15 fr.

Epuration des eaux.

Appareil d'épuration et de filtration des eaux, système Pullen. Ce mémoire a paru dans la livraison de décembre 1890 du *Portefeuille des machines*. Prix de la livraison. . . . .   2 fr.

Note sur la filtration mécanique par tissus : filtres Loze et Helaers, Breitfeld-Danek, Rolikowski, Müller, Bontemps, Philippe, avec 1 planche. Ce mémoire a paru dans la livraison de juin 1891 du *Portefeuille des machines*. Prix de la livraison . . . .   2 fr.

Fabrication du gaz.

Traité théorique et pratique de la fabrication du gaz et de ses divers emplois, à l'usage des ingénieurs, directeurs et constructeurs d'usines à gaz, par EDMOND BORIAS, ingénieur des arts et manufactures, directeur d'usines à gaz. 1 volume in-8°, avec figures dans le texte, relié. . . . .   25 fr.

Emplois chimiques du bois.

Des emplois chimiques du bois dans les arts et l'industrie. Du bois considéré comme combustible, carbonate de potasse, charbon de bois ordinaire, charbon de bois pour poudre, bois torréfié ou charbon roux, charbon moulé, dit charbon de Paris, goudron et ses dérivés, essence de térébenthine et ses dérivés, esprit-de-bois et ses dérivés, acide pyroligneux et ses dérivés, gaz d'éclairage au bois, tanin (extraits tanniques pour tannerie et teinture), cellulose (pâte chimique et pâte mécanique de bois pour papier), glucose (pour alcool), acide oxalique, par O. PETIT, ingénieur, ancien élève de l'École nationale forestière. 1 volume grand in-8° avec de nombreuses figures dans le texte. . . . .   15 fr.

Conservation des bois et des substances alimentaires.

Traité de la conservation des bois, des substances alimentaires et des diverses matières organiques, par PAULET. 1 volume grand in-8°. . . . .   9 fr.

Corps gras.

Corps gras. Huiles, graisses, beurres, cires, par A. RENARD. 1 volume in-8°,
6 fr.

Fabrication de la cellulose.

Traité pratique de la fabrication de la cellulose, à l'usage des directeurs techniques et commerciaux des fabriques de papier et de cellulose, des chefs d'atelier et des écoles professionnelles, par MAX. SCHUBERT, directeur d'usine, traduit de l'allemand avec notes et additions par E. Bibas, ancien élève de l'École Polytechnique, sous-directeur de la Société des Papeteries du Marais et de Sainte-Marie. 1 volume in-12, avec de nombreuses figures dans le texte. Relié. . . . .   10 fr.

AGRICULTURE

Le gros et le petit bétail.

Histoire naturelle agricole du gros et petit bétail; zootechnie générale, produits du bétail, zootechnie descriptive, parasites et maladies, législation et police sanitaire, par le Dr GEORGES PENNETIER, directeur du Muséum d'histoire naturelle de Rouen. 1 volume grand in-8°, avec 108 figures dans le texte, dessinées par Jules Adeline, relié. . . . . 20 fr.

Phosphates de chaux.

Les phosphates de chaux naturels, recherche des gisements, essais chimiques, extraction, emplois dans l'industrie, phosphates industriels superphosphates, par PAUL HUBERT. 1 volume grand in-8°, avec figures dans le texte.   3 fr. 50

Les Maladies de la vigne.

Les maladies de la vigne. Résumé analytique des conférences agricoles, par J. DUPLESSIS, professeur départemental d'agriculture du Loiret. 1 brochure in-8°. . . . . 2 fr.

Fermentation alcoolique du vin.

Étude sur la fermentation alcoolique du vin, par V. MARTINAND. 1 brochure grand in-8°. . . . . 2 fr.

9 782019 272729